临床教学缺陷与矫正

Correction of Defects in Clinical Teaching

主　编　李玉明　李西达　陈礼明

副主编　王振国　吴　名　吴志东　毛中鹏　陈　浩

科学出版社

北　京

内 容 提 要

本书作者总结几十年的实践经验,针对目前临床教学工作中各种缺陷,提出了纠正的思路、策略与方法。全书共 16 章,包括教学管理、教学意识、优质大课、讲授内容、课堂讲授、开场结尾、课件管理、病历检查、临床带教、临床示教、教学查房、基础理论、基础知识、基本技能、提高素质、言传身教;各章又分若干条目,通过具体的事例分析,从业务技术、情感思维和教学管理等方面总结经验教训,并提出改进措施。

本书资料翔实,内容实用,阐述入情入理,融临床教学、人文科学和文学知识等于一体,可供各级临床教学人员、医院管理人员、医学院校师生阅读参考。

图书在版编目(CIP)数据

临床教学缺陷与矫正/李玉明,李西达,陈礼明主编.—北京:科学出版社,2017.1
ISBN 978-7-03-051150-8

Ⅰ. 临…　Ⅱ. ①李…　②李…　③陈…　Ⅲ. 临床医学－教学研究　Ⅳ. R4

中国版本图书馆 CIP 数据核字(2016)第 317479 号

责任编辑:杨磊石　车宜平 / 责任校对:钟　洋
责任印制:徐晓晨 / 封面设计:吴朝洪

科 学 出 版 社 出版
北京东黄城根北街 16 号
邮政编码:100717
http://www.sciencep.com

北京京华虎彩印刷有限公司 印刷
科学出版社发行　各地新华书店经销

*

2017 年 1 月第　一　版　　开本:787×1092　1/16
2017 年 8 月第二次印刷　　印张:39 1/4
字数:930 000

定价:168.00 元
(如有印装质量问题,我社负责调换)

编著者名单

主　编　李玉明　李西达　陈礼明

副主编　王振国　吴　名　吴志东　毛中鹏　陈　浩

编　者　（以姓氏笔画为序）

王素莉	尤胜义	田伟军	冯凯琳	刘　彤
刘洪琪	孙圣凯	孙洪涛	李　杨	李国强
李素慧	吴凤云	张　柏	张淑香	郑淑芳
陈　晓	陈　峰	陈姿如	孟庆永	赵　鹏
赵玉娟	赵季红	胡春秀	钟士江	贺思健
袁　飞	袁　滨	贾志龙	夏　群	顾欣宁
戚　峰	崔学军	章志翔	梁　泉	逯　宁
雷　声	薛佳怡	穆海玉	魏路清	

序

　　作为"临床行为学"的一个组成部分,《临床教学缺陷与矫正》这部专著终于破土而出,临床医学与教学领域增加了新成员,势必对临床医学教学向更高、更深层次的发展起到一定的推动作用,成为可供临床教师参考的重要资料,引导更多的临床教师为研究教学、总结教学、提高教学质量付出更多的努力。

　　临床教学在医学教育中占有重要地位,是医学人才成长过程中的"中流砥柱"环节。其授课内容的门类之多、范围之广,反映了临床授课与带教的难度之大;参与临床教学的人数之多、授课教师年龄分布之广,反映了管理教学的实行之艰;靠"教医研"意识,扭转"医教研"或"研教医"习惯模式非在朝夕间一蹴而就;只有靠临床教师仔细研读教学原理,不断改进教学方法,才能进一步提高教学质量。

　　本书的编者,有着在综合性教学医院临床一线工作、长时间基层实践、国外学习的经历,专职从事过教学管理,担任着城市病案质控管理的工作。他们通过参加院内外会诊活动与各级医务人员频繁接触,收集和整理了大宗教学案例,掌握了编著成书的第一手资料,为本书的撰写奠定了坚实的基础。

　　本书编写着重于教学原理、教学理论与教学方法框架的构筑,避开了师范专业教学宏观的深奥知识,不追求成书的面面俱到,将视角直接指向临床教学缺陷,通过一个个浅显易见的事例、现象,摆问题、讲道理,从而找出矫正的途径和方法。

　　临床医师从登上讲授殿堂开始,转眼之间就被冠以"临床教师"的称呼,其授课能力多源于"师傅带徒弟"式的积累,"师傅"是曾经授课的诸多老师,"徒弟"就是自己。凭借着自己咀嚼过的滋味,带着"摸着石头过河"的勇气,以及对学生"一腔热血"般的关爱,力所能及地承担起教学重任,因而常会出现教学质量参差不齐的情况。

　　有了这本专著,如同在案头上放了一面镜子,临床教师抽暇翻阅有关章节,浏览其中的一个个案例,并参与其中,或顿醒、或反思、或点评、或激辩,至此就开启了探索教学之窗、步入了研究教学之路、登上了提高教学质量之阶,也翻开了学生爱戴优秀临床教师的新篇章。如此,供佐餐的专著就有了品尝的滋味,进而收获教学能力的长足发展。

　　临床教学与日常临床工作一脉相承,临床教学缺陷往往是临床工作缺陷的公开体现,发现临床教学缺陷对提高医疗质量、规避医疗风险有着重要作用。所以这部专著与已经出版的《临床行为缺陷与矫正》《医疗安全缺陷与矫正》互为相辅相成的姊妹篇,构成了针对临床医疗教学缺陷与矫正的集合,希望能够成为临床教师、临床医务人员、医学生喜闻乐见的参考书。

吴咸中

2016 年 6 月 28 日

前 言

《临床教学缺陷与矫正》是一部针对临床课堂讲授与临床带教缺陷与矫正的专著,资料来源于编者收集到的教学案例,取之于身边的教学实践活动,通过分析整理,总结升华而成书。

医学人才的培养属于系统工程,在校的医学生必须接受基础课程与临床课程的知识传授,充实好基础理论、基础知识、基本技能,带着学习过的书本知识步入临床工作。接着,以住院医生为起点,以接触患者为契机,开始认识、理解、分析、采用逻辑思维推理疾病,娴熟应对疾病的漫长过程。在从事临床医学实践的道路上,走过学龄期、青年期、成年期、壮年期,直至活到老、学到老,都离不开接受教育。

临床医师转化为临床教师多以承担教学任务为标志,教学知识或许不足。临床教师自学临床教育学常无从下手,难以寻觅到随身恩师的指点,致使教学质量难有更大的突破。这就要求临床医师在收集学习素材时,通过正反两方面的案例,展示深蕴其中的道理,在实践中发现任教过程中的优缺点,使自己成为知教学、会教学、能教好的适用人才。

本书共分 16 章,包括教学管理、教学意识、优质大课、讲授内容、课堂讲授、开场结尾、课件管理、病历检查、临床带教、临床示教、教学查房、基础理论、基础知识、基本技能、提高素质、言传身教等,涉猎了临床教学的方方面面,涵盖了医学教育学的基本原理、基本理论、基本方法。

为了提供临床教学应有的宏观认识,在"教学管理"部分,初涉教学管理的框架;从不同侧面强调了"教学意识",借优质大课指出了授课教师的努力方向。"课堂讲授"部分主要介绍的是如何确定"讲授内容"、课堂讲授的方法、"开场结尾"的设计与应用。"课件管理"介绍了课件制作的原则,提供了优、劣课件的具体表现形式。通过"病历检查""临床带教""临床示教""教学查房"四个层面,介绍了临床带教内容与方法,指出了常见问题,为读者提供教学查房、临床会诊、病例讨论的素材,指出积淀教学底蕴离不开集腋成裘。通过"基础理论""基础知识""基本技能"的教学案例,突出培养基本功的教学宗旨。在"提高素质"部分,从密切医患关系、规避医疗风险、提高综合素质等不同角度,强调对服务意识的全面培养。通过"言传身教"的具体案例,启示临床教师率先垂范、深入教学实践的重要性。

本书编写过程始终本着"有的放矢"的原则,即摆出一个个现象,提出作者的理解、分析,再贴近教学原理、教学理论、教学方法,加以浅显说理,或深入剖析,寄期望对提高教学质量有所裨益。

本书收集到的教学案例取之于实践活动,必然存在多种缺陷现象集中到一个命题中,也存在一个命题中包含了多种缺陷的情况,这给本书的章节划分带来相当大的难度。为此,编者只能按照主要阐述目的进行"划片归类",好在每个小段都能独立存在,未偏离本书的主轴线。书中涉及的教学与临床案例,均已进行了加工,以求远离案例的原始面貌。

编者仍属于"医学教育学"的看客,限于编者的能力与水平,书中可能存在一些错漏和不当之处,恳望读者予以批评指正。

李玉明　李西达　陈礼明

2016 年 6 月 28 日

目 录

第1章　教学管理

"临床授课"重头戏

临床课程的讲授不同于基础课,也和医学院校以外的课程讲授有明显的区别。主要表现在以下几个方面。

1. 临床课传授给学生的知识是相当多的　医学生需要了解的临床医学知识是相当丰富的,只有对人类疾病有了整体认识以后,才有可能真正了解每一个具体疾病。而且,从对疾病的理性认识转化到感性认识还必须有见习和实习的过程,需要长时间的实践经验的积累。比如说,患者到医院求治时医生并不一定知道患者得的是什么病,医生之所以能够通过患者的症状、体征,以及一些辅助检查,就能够初步得出疾病的诊断,是因为医生能够掌握住疾病的主要矛盾,能够正确分析各种症状和体征之间的关系,对患者存在的问题能迅速进行深加工,对症状和体征进行排列组合,筛选掉了与之毫无关系的疾病,圈定或缩小了有可能被选中的疾病范围,经过提炼最后才能确定具体的疾病。如果医生没有渊博的临床医学知识,掌握不住必要的信息,思路不宽,思维方法不科学,就不可能掌握决定诊断的关键环节,很难得出正确的结论。临床课的讲授任务就是向学生传递今后认识疾病最起码的知识,其知识量可想而知。

2. 临床课的传授任务是通过多渠道完成的　临床课程的讲授受到临床医生专业、繁重的工作和诸多因素的制约,只能由多种专业、多名教师完成全部课程的讲授。这就出现了讲授内容必须交叉进行、授课教师频繁更换、讲授风格明显反差、讲授质量参差不齐等"先天"不利因素。在这种状况下,如果授课教师整体素质不高,教学意识不强烈,研究教学规律和方法的风气不足,对自己要求不严格,就很难谈到讲授教学质量的提高。在教与学的过程中,学生的积极性既影响自己的学习,也影响教师讲授的情绪;既影响个别课程的讲授质量,也影响整体的授课质量。多渠道讲授特点要求整体讲授质量的高水平。

3. 临床课的授课质量受到医院综合实力的制约　临床授课内容是"死"的,讲授过程是"活"的,由"死"变"活"的过程靠的是临床实践和经验的积累。以一个科室来说,科室是不是有良好的查房习惯、高水平病历书写习惯、详细的病程记载习惯、高质量病历讨论习惯、高质量的出院病历总结习惯、高质量的学术讲座习惯,有没有重视基础知识的积累,能不能训练教师对临床问题的表述,提倡不提倡把精力投入到教学方面,都决定每一位授课教师的讲授质量。授课教师对教材的认识没有一定的深度和广度,相关知识匮乏,讲授课程的时候还在担心别讲错了,别说不齐全,还在现场考验自己的背书能力,自己都不知道在说什么,也就没有质量可言。需要综合实力的另一种表现是,医院究竟有多少可供选择的讲授教师,"竞争上岗"的可调控空间有多大,有经验或高水平的讲授教师所占比例有多少。

4. 临床授课质量受到教学整体布局调控　临床讲课教师的讲授内容是医院总体教学链条中的一个环节,你这个环节究竟有多大,处于什么位置,与前后环节的关系,决定了讲授的内容和技巧。整体布局由教学管理部门和科室领导控制,教学管理部门和科室主任必须对讲课教师讲授内容实施监控。例如,什么样的教师适合讲授系统性比较强的课题、什么样的教师适合讲授推理性比较强的课题、什么样的教师适合讲授比较直观的课题、什么样的教师适合讲授知识面广的课题等。教学管理部门和科室主任必须善于发现和培养教师的讲授风格,设法将讲授教师推向一线,还要送上一程。整体布局还包括很多教师对"耳熟能详"的问题因为好讲授就都"不厌其烦"投入精力,直到"令学生厌烦";相反,需要教师投入精力"排疑解难"的重要内容,因为不容易讲解清楚就集体"绕道而行",出现教学内容的"空白"。

5. 临床教学需要科室集体智慧的支持

集体智慧的获得靠集体的帮助和向集体学习两个方面。教师登台讲授是代表医院和科室向学生传授知识,所讲授的内容应该是医院和科室的最高水平,绝不是你一个人在讲授自己,这一点往往不被授课教师所认识。讲授教师是不是心悦诚服地主动要求在科室进行"试讲",能不能愿意接受别人的指点,愿意不愿意接受别人观摩教学,听到不同意见能不能感到欣喜,能否主动倾听其他教师的讲课,从中发现自己的不足,有没有认为自己的讲课效果已经"登峰造极"了,是检验个人从集体智慧中吸取营养能力的试金石。

6. 临床课的讲授内容必须忠实于专业教材 授课教师的讲授内容是受到限制的,制约教师授课内容的大法就是国家规定的"全国高等医药院校教材"。国家统编教材是经过医学专业方面的专家、学者们构思和编写的,经过实践检验是科学的,普遍适用于医药学教学的,符合我国国情的,也是必须遵从的唯一教材。临床教师除了少部分人能够准确掌握教材的内容以外,不少讲课教师未必能透过教材的字里行间,恰如其分地理解好

教材的内涵,远远不具备超出教材范围的扩展能力。在讲授过程中,允许授课教师根据医学现状或发展趋势作适当的调整,但是不能脱离传授给学生完整知识的唯一目的,绝对不允许超越教材大纲的要求,随心所欲地减少或增加知识量,更不能"喧宾夺主"或"挂一漏万"。

7. 临床课的讲授对象是全体学生 临床课的讲授过程是这样的,即每一位授课教师都是面向全体学生讲授,对于学生来说,所有的授课教师都是在向自己传授知识。这种过程是"单向"的,授课教师可以讲多讲少,讲浅讲深,可以选择各种讲授方式,使用各种教学"道具",可以按照个人的设计安排讲授过程。学生没有权力选择教师,只能跟随着教师设计和讲授的思路走,他们唯一的权利是听懂、听明白、听出了兴趣。授课教师站在讲堂上,必须知道自己是在干什么,学生把你当成什么角色。临床教师的任务是给学生讲授教材,在课堂上充当的角色充其量是"会说话的教材"。学生在学习过程中,一定不会把授课教师的讲授内容当成"金科玉律",在我们的记忆中,只有极少数教师的讲课令自己"终身难忘"就说明了这一点。学生在被动听课的情况下,也许把教师当成了"照本宣科教材"的"录音机",也许当成了"破解教材内容"的"VCD",也许当成了"声情并茂教材"的"导游",也许当成"活灵活现教材"的"演员"。你塑造了什么形象,学生们就会承认你是什么角色。

8. 临床授课教师要吃透教材的精神 临床医学教材对疾病介绍基本上是按照流行病、病因、诊断、鉴别诊断、辅助检查、治疗、预防等顺序进行的,讲授教师多数是遵循这样的顺序展开讲授。其实,教师讲授疾病是有内在规律的,和教科书规定的内容不一样,教科书作为文字资料必须强调其完整性,变成讲授就要根据不同的内容有不同的侧重,讲授方法也要相应改变。例如,讲授肿瘤类疾

病要突出肿瘤的局部和周身特征,动态展示肿瘤损害程度,不同的诊断和治疗措施。炎症类疾病突出的是感染与机体的关系,切断疾病进展的环节等。每种疾病都有其存在的特征和表现形式,需要教师能够发现和合理运用,有的要把重点放在解剖上,有的放在病理上,有的突出临床表现,也有的重在治疗选择上。吃透教材精神就能够设计好主次关系,把精力投入到矛盾的主要方面,对教师来说做到心中有全局,合理分配时间和精力,对学生来说听起来合乎逻辑,顺理成章,不知不觉地和老师产生共鸣。

9. 临床教师要掌握教材提示的重点

教材的重点需要授课教师根据个人的理解能力给予提炼。有的教师由于对疾病的理解不深,看不出来什么是重点内容,或者不敢确定重点内容,不得已只能全面讲述,把很精彩的内容平铺成乏味的"豆腐块"。提炼重点内容能力的获得需要"高屋建瓴"地掌握本专业的全部课程内容、研究不同内容的侧重点、接受讲授过同样教材内容教师的指点、听取不同特点内容的讲课过程,进行有智慧的总结并付诸行动。教材的重点部分需要授课教师"浓墨重彩"或"敲山震虎"地强调,被强调的内容也许就是很平常的一句话、一个段落,也许需要通过逻辑推理才能说清楚。重点内容突出了,教学的阶段或总体高潮就比较容易出现。

10. 临床教师要分析教材内容的难点

教材的难点是指学生的难点,有的教师认为是难点的未必是学生的难点;有的教师不认为是难点的学生反而认为是难点。例如,涉及基础知识的内容,学生也许比教师记忆或理解得更清楚,教师已经习以为常的内容没有详细讲解,学生听起来"满头雾水"搭不上车、找不着筋,听课就觉得费劲,思维跟不上教师的讲解,出现教与学的脱节。难点的确立,有的是通过讲授课程前的预判断,有的是现场凭借观察力及时发现,当然也有的是依

靠事后的意见反馈。授课经历不长,讲授经验不多的临床教师比较容易从教材内容上找难点,有丰富临床讲授经验的容易从临床实践方面找难点,两者的结合就比较全面。

11. 临床教师要研究教材的推理过程

教材内容有着严密的内在联系,如果不注意推理过程,很可能把完整的知识给讲得"支离破碎",或者把毫无关系,不需要联系的内容"强拉硬拽"到一块,失去条理性。要想做到推理清楚,教师必须掌握由基础到临床的整体知识,牢记问题的症结所在,记住解释问题的关键环节,注意层次和语言技巧的表述。在进行推理过程中必须一气呵成,不能自设迷津,自己跟自己过不去,越搅和越乱。不能重复或翻来覆去地钻牛角尖,要有能伸能缩的心理准备。

12. 临床教师要掌握教材的文字细节

讲述前的备课不同于一般的念书,平时念书有浏览、粗读和细读之分,讲授前的备课则不然。利用教材讲授疾病,教师就成为教材的"代言人",必须讲教材的内容。编写教材的作者落笔的时候,是字斟句酌的,必须禁得住推敲,不能有半点马虎。遵从教材不仅仅是字面上的内容,更重要的是体会作者用词、设问句的分量,否则就偏离了作者的本意。没有经验的教师在讲授的时候,为了弥补讲课空间或者有意提高讲授的吸引力,往往有意或无意地对教材进行了不恰当的渲染,曲解了教材的真实含义。有经验的教师之所以能把课程讲解得有滋有味,除了有大容量的知识库以外,忠实使用了教材的文字细节也是其中的奥秘之一。

13. 临床教师要善于推敲表述的力度

讲授的表述力度是由教材内容决定的,任何讲授教师只负有如实表述的义务,不能因为教师个人的专业兴趣、讲述经历、钻研程度等因素过于随意。例如,有的教师把个人的研究课题内容搬上讲台,对学生讲述;有的教师不受限制地讲授个人的"过五关斩六将";有

的教师向学生介绍很多与主题无关的个人体会等，导致学生用猎奇的心理听讲述，偏离了教学的中心目的。教师的语言表述对学生也有非常大的影响，诸如"治疗的最佳方案""诊断的金标准""万无一失""照我说的办法去做就没错"等，如果不是教科书上的原文所述就尽可能地避免使用。有临床经验的医生听了类似的话会有分析地接受，没有一定知识的学生听了也许记一辈子，所记的如果是错误或不确切的信号，对学生今后的影响会很大。

14. 临床讲授的内容不是越多越好 临床教师给学生讲课要侧重基础与临床的联系，是进行临床启蒙教育，是在给学生今后自学打基础，因此必须把讲授的内容严格控制在教材限定的有限范围内。有的教师没有把主要精力投入到研究教学方法上，不去研究学生的听课和学习心理，而是认为讲课内容越多越有水平，提出的问题越深奥越好，代表国际先进水平越现代越好，现有条件越办不到越好。岂不知道，学生既有判断力的优点，又有不能充分自控的不足，教师如果不立足于现在所处环境或者学生分配以后的条件，有选择地或有分析地介绍相关知识，不注意适度、适量的原则，不说清楚现实与将来的辩证关系，一味灌输过多的所谓"先进的东西"未必是高质量的教学水平。学生分配工作以后，一旦也学着夸夸其谈，奢谈先进，看不起现在，不满足于所在单位的条件，就适得其反。

15. 临床课讲授教师要慎用暗示性语言 学生对教师的最大的尊重是接受和听从。学生之所以对教师肃然起敬，是因为学生从教师身上发现了自己效仿的"亮点"，由接受到效仿，由效仿到崇拜。例如，有的学生因为欣赏教师的板书，绘画技能对老师终身不忘，有的学生因为欣赏教师的讲授风范，受到教师人格魅力的影响，从此喜欢上老师所从事的专业。因此教师必须注意自己的一言一行，切不可给学生任何暗示，更不能做某种宣

传。例如，一个病有多种辅助诊断方法，教师在讲授过程中过分强调了某一种，忽略了平衡介绍的原则就无意中起到推崇某一项的暗示作用，有多种药物都可以起到治疗作用，过分强调了其中的一种，或者过分强调其作用都属于暗示的范畴。如果教师按照医院的现有条件、个人的使用习惯，把个人的观点融入教学内容，起到不恰当的宣传作用就更不应该了。

16. 临床讲授要以教师的讲授为主 临床课程的讲授是否都要求使用多媒体是有争论的，按照武警医学院的规定必须使用，临床教师则必须服从于上级领导的安排，因此对于多媒体的使用也应该列入教师讲授元素之一。最理想的多媒体教学课件应该是自己制作的动画片或电影，我们没有这样的精力、能力、物力和财力，短时间不可能实现。现有条件只能制作稍有动态的幻灯片，因此现有的多媒体资料只能起到提示和破解疑难的两个作用。有了多媒体教学课件以后，临床教师必须研究课件的画面数量、课件的文字内容、表现手法和使用技巧。青年教师必须避免是在对学生讲授课件的倾向，忘掉向学生讲授自己的所思所想；避免高年资教师不重视课件的制作，讲授课程的时候把课件作为摆设，导致课件不但不起作用，甚至还可能干扰讲课。在使用课件过程中还必须强调以教师讲授为主的原则。

"临床教师"知授课

几位老教师与参赛的临床教师共同为高等医学教育改革和发展而努力，搞了一次临床授课质量分析，共同感觉是重视教学工作已经落实到具体的教员身上。为了进一步提高教学质量，靠整体实力出效果，靠讲授风格出成绩，体现出临床教师的综合素质、创新能力和实践能力。需要做到以下几点。

1. 临床授课必须突出"五性"，即思想性、科学性、启发性、先进性、适用性。忠实于

目前使用的统编教材就完全能够满足"五性"的要求。

2. 临床教学必须突出"三基",即基本理论、基本知识、基本技能。忠实于我们目前使用的统编教材就完全能够满足"三基"的要求。

3. 临床教学必须突出"三特定",即特定对象为经5年本科学习将要从事临床医学工作的医学生;特定要求为贯彻预防为主的卫生工作方针及加强预防战略;特定限制为一定的教学时间和教学内容。忠实于我们目前使用的统编教材就完全能够满足"三特定"的要求。

4. 课堂质疑的手段非常多,启发式教学贵在使学生在不断质疑中紧紧跟随教师的思路,切不可使用"谁能知道""你们说说"等之类的纯表演手段。

5. 课堂讲授指的是临床教师向学生传授知识,利用口语仅仅是传授知识的一部分,课件上文字、图像、图表、颜色、符号等属于书面语言,临床教师的形体、动作、表情、站位等属于行为语言,这三方面语言的结合就是讲授,不可偏废其一。

6. 临床授课必须有个纲,其后才是提纲挈领和纲举目张。授课的纲是告诉学生我要讲什么,讲多大范围,教给学生听课的线索,做好心理沟通和相互适应。课堂讲授疾病的纲就是疾病的定义。

7. 提纲挈领和纲举目张指的是如何演绎出疾病的特点、规律和内容。教科书是按照国家教材编写委员会的统一要求编写的,不能没有规定的格式。临床教师要根据讲授内容的需要整合教材内容,形成自己的讲授风格,切不可受教科书格式的限制。千篇一律地采用流行病学、病因、病理、临床表现……的书面顺序,既老生常谈,又淡而无味。

8. "开场白"是演讲学界极其关注的学术课题,好的开场白能起到"一鸣惊人""别有洞天""画龙点睛""仙人引路"等奇效,切忌"下午好""今天由我给大家讲课"等等说了等于没说的话、可有可无的节外生枝,或者大煞风景、吊人胃口的枯燥语言。

9. 临床教师是教科书的代言人,切忌"根据我的经验""这是我的研究结果""我参与了这方面的工作"等拉大旗、假虎皮,也不要轻易提出教科书上没有的某某专家、学者、知名人士的"所说"等惊人语言,要知道"村长不可能有总理的形象",口气越大,距离学生就越远。

10. 必须使用科学规范的语言,例如教科书上写的是"常见",临床教师就不要说成"极其常见""太多见了""很常见"等,也不要为了渲染而采用过多的修饰性语言,不要使用不科学的缩语、容易产生歧义的不规范语言或商业用语。

11. 经过刻意准备之后的临床教师,要养成脱离课件讲授的能力和习惯,课件是一把"双刃剑",运用好了可以起到协同或递加作用,运用不好就会出现无关或拮抗作用。好的课件能吸引学生的眼球,好的授课教师是利用课件,而不是讲述课件或者依赖课件,成为课件的奴隶。

12. 临床教师有决定讲授内容和讲授含量的权利,有经验的授课教师能边讲授边计算出剩余时间,是因为讲授内容和含量设计得合理,讲授经验少的授课教师往往因为讲授内容和含量的设计不合理,才出现或赶时间或故意拖延时间的现象,要根据自己的讲授能力和特点确定讲授内容和含量。

13. 教师的授课是从站立在讲台上的那一瞬间开始的,而不是从说出"现在开始上课"开始,要掌握课堂的静场规律,要树立临床教师的形象,要留给学生们观察、感觉、亲近的时间。有经验的授课教师能把自己的第一句话传授给学生,因为它是最重要的定场要语。

14. 课堂小结指的是精髓、内核,必须小结出重中之重,最好的是几个能上口的字,或者是极其简练,合辙押韵的顺口溜,小图小画,为的是学生脱口而出。切忌"面面俱到""微雕兰亭序""短说三国""昙花一现"式的摆设。

15. 激光笔的使用越少越好,切忌开着激光笔"龙飞凤舞""指东道西""警灯长明""圈地为王""板胡独奏""帕金森症"等没事添乱现象。

16. 站在讲台上就成为公众人物,成为名副其实的演员,因此,最忌讳"狗熊拥抱式""指点江山式""领受手铐式""清洁卫生式""抓耳挠腮式""傲视群雄式""面壁九年式""摇摆不定式"等有损个人形象的姿势和动作。

17. 临床授课的主导是教师,讲授顺序由自己编排,要说就说透,要讲就讲明白,切不可出现"这部分内容我以后还要讲",既然要讲究现在就讲出来,何必中途切断学生的思维规律,非得留到后面去讲,只要科学地处理好授课内容,应该不会出现这样的问题。

18. 发现自己的问题是比较难的,这倒不是授课人故步自封,而是个人的思维受到限制,相对来说,发现别人的问题比较容易,因为观众的心态比较客观。要求授课教师能够广学博览,掌握整体状况,规避缺陷,各取所长。

19. 要充分做好不断改进和只争朝夕的精神准备,多与督导教师沟通,静下心来冷静思考,不刻意追求某一次、某一点的成绩,不要为了巩固已经取得的进步而"重演上一次",要深究道理,要摸索规律,要敢于取舍,要精益求精。备课阶段要把主要精力放在对教材的研读上,对照着教材内容找差距,找语言,提高讲授的技能技巧是课堂讲授的真正质量。临床教师口语以外的准备是锦上添花,是后一阶段的工作重心。

"指导授课"八环节

临床教师来自于医学生,毕业后主要从事临床工作,根据需要走上了讲台,转而就成为临床教师,基本上追忆着自己的老师,或步老师的后尘,或照猫画虎地学着自己的老师,朴素地理解教学工作,凭借自己说课的素质和对教学工作的执着,逐渐成熟起来,功不可没,确属散养,提升空间相当大。

师范大学专门培养授课教师,打基础需要五年左右的时间,而我们的临床教师连一节课都没有听过,势必与教师资质有相当大的差距。笔者担任教学医院的教学副院长后,曾经专门到过师范学院听课,结果如学天书一般,听课几天与五年相比,如拔十牛之一毛,所愿不得。请师范学院教授来医院讲课,结果因为科班与猎奇、专题与贫瘠、师范与临床、抽象与具体等相距甚远,离开了师范大学的环境,再优秀的授课教师也与我们无缘,效果也不佳。

为了教学管理工作的需要,笔者只能自己找参考书,从口才与演讲开始,研究课堂讲授效果,慢慢地悟出了一些规律。利用听课的机会,广泛接触了心仪临床教师的授课风格,组织学生们给授课教师挑优点,丰富对临床教学的理解。借助自己的职守,将自己的感想广而告之于临床教师,反倒还能够解点渴。运用到辅导医学院优质大课评比准备后,陆续摸索出点滴规律。

要想临床医生热爱教学,就必须从教学活动中得到满足,愉悦于教学,直到有一股子想登上讲台的瘾,教学工作也就由接受督导和检查变成了自觉,否则授课教师亮相后就缺氧,学生们如坐针毡,好端端的一衣带水,却难有师生结缘,吆喝的结果是双双赔本。目前绝大多数临床教师还没有放开,带有照本宣科或说课的痕迹,对自己的授课质量没有底,蕴藏着的潜力还没有迸发出来,还需要为其提供肠外营养,补充多种维生素,或者是微量元素。借助临床授课常识的讲座补充教学营养,通过服务型管理带给临床教师们人文关怀,助燃更火旺的教学热情,需要补课。

临床教师们调整好教学理念,重新构思讲授模式,搞清楚以下教学环节,逐渐摸索出自己的教学风格,教学质量就有望提升。

1. 不是我要给学生讲什么,而是学生需要我给他们讲什么。授课教师掌握着一定量的授课资本,登上讲台后就容易以恩师的姿态出现,主宰着学生的听课权利,决定着自己要讲什么与怎样讲。忽视了传授知识为的是学生的需要,必须考虑学生需要什么,适应学生的胃口,站在学生的立场上思考讲授。

2. 如何突出讲授内容的科学性、先进性、实用性、适用性和启发性。临床教师在备课阶段究竟想什么,这是每位任课教师回避不了的问题。绝大多数的教师会坦述"讲规定的章节",少有主动设计自己授课的"五性",即科学性、先进性、实用性、适用性和启发性,由于缺乏讲授"五性"的主动意识,也就容易影响自己的授课质量。

3. 必须心悦诚服地认知在游泳中学会游泳,在教学中学会教学。授课教师很少学习授课原理,能够娴熟自己讲授的内容,难能知晓其他教师的授课技能技巧,授课水平常年一贯制。当临床教师对教学有了极大兴趣后,就会不断反思所讲过的课,体味每次授课的经典之处,找到授课的不足在哪里,不但会游泳,还要游得出色,讲授质量才可能有望提升。

4. 为什么要以定义为讲授疾病的主线,如何提纲挈领地展开内容。讲授疾病的目的离不开讲授疾病的定义,以疾病定义为主线,再纲举目张地展开,才能给学生听课的"抓手",与教师提供的线索同步,才不至于像切香肠那样,将完整系统的内容一段段地喂食给学生。

5. 理解开场白是讲授疾病的惊堂木、镇静剂、定盘星、药引子。教师进入课堂之前必然有授课的整体构思,其中包括思考如何将学生带入教学情境。学生听课可不是说听就能听的,必须有听课的适应过程,即被教师所吸引。这就需要有个话题沟通教师与学生的内心活动,这就是起到惊堂木、镇静剂、定盘星、药引子功能的"开场白"。

6. 结束语要超越讲授疾病的简单总结,莫伴随下课铃声即偃旗息鼓。经过授课教师整节课的侃侃而谈,该说的说了、该解释的解释了、该强调的强调了、该提醒的提醒了,即将离开课堂各干各的之前,授课教师还应该留下什么话,决定了收场的精彩与否,这就是抛出"画龙点睛""绕梁三日""回味无穷""终身难忘"的结束语。

7. 讲授课件是把"双刃剑",必须扬长避短,巧于运用,为己服务。在计算机走入课堂之后,课件将与师生结下不解之缘,成为教师授课的"随身带",学生听课的"不可少"。然而课件是把"双刃剑",运用不好致使课件成为教学的累赘,离开了课件就讲不了课,甚至不备课、念课件、靠课件、整堂课变成了讲课件,也就不可能有高质量。必须认识到课件的功能,扬长避短,巧于运用,使课件真正在为教师与学生服务。

8. 科室主任审查临床教师的试讲,贵在瞄准智商、情商、逆境商。科室主任审查临床教师试讲,给出的结论五花八门,甚至以个人取向乱点鸳鸯谱,弄得临床教师无所适从。也有的科室主任将视角局限在"站得歪了""声音小了""说得快了""太紧张了"等微观授课方面。这就要求指导者首先是教学的行家,掌握教学的"三基""三个面对""五性",有理有据地评判授课教师的内在质量。

辅导教师"讲大课"

汇总几位教授对临床课堂讲授点评的结果,结合课堂讲授容易出现的常见问题,特汇总如下,供临床教师参考。

1. 能够达到优质大课水平的讲授内容要求

(1)授课教师必须清楚讲授内容的类型,例如,外科课堂讲授基本上可以区分为炎症、肿瘤、外伤、畸形和其他等五种类型,其他专业也各有不同的讲授特点和要求。本次,心肌梗死属于心脏血管疾病,其本质是血管栓塞,势必决定了栓塞部位和影响范围,由此表现出疼痛、心电图改变和相关酶学表现,这是讲授的主线,决定了讲授内容的取舍和确定讲授方法。特发性面神经麻痹的关键是神经功能受到影响,表现为神经支配范围的麻痹表现,只要能够紧紧围绕神经支配线路讲授,就是抓住了重点和主线。帕金森病护理讲授的关键是震颤和麻痹,由此表现出形体、动作、语言等临床表现,并针对病理改变确定护理措施。三种疾病分别是血管、外周神经和中枢疾病,前两者讲授的是诊断和治疗,后者的重点是护理。血管性疾病要讲解出慢性过程和进展的态势,外周神经系统是瞬间病变后的结果,稍有过程或少有过程,各自的韵味不同,讲授技巧也不一样。督导检查的重点就是首先分析讲授主线是否清晰,是否做到提纲挈领和纲举目张,引出问题过程是否合理,给学生的印象是否有逻辑性,讲授内容和布局是否规整,讲授效果到什么程度等。

(2)临床教师首先要确定讲授的难点,心肌梗死的讲解必须解决梗死部位多样,进展过程类型多的矛盾,针对这样的授课内容,可以采取突破一点,照顾其他,演绎一个过程,捎带其他,即所谓的提纲挈领,务使讲授的线条清晰,避免面面俱到,出现很多干扰学生思维的枝节。特发性面神经麻痹的难点是神经通路的多环节表现,设计不好就会使学生出现"八比九"现象,稍有一处不明白就切断了听课的思路。帕金森病护理讲授的难点倒不是演绎疾病的表现,而是护理措施的多环节和内容的庞大。临床教师要敢于大胆取舍,择其重点,宁少毋多。心肌梗死的讲解必须突破心电图一个最典型图形的成因,教给学生识别的线索,供学生们课下自学,并到此为止。随后是找出相关图像的共性,即定位和定性的关键图像,随病情进展的图像规律,而

不是细致到不同阶段一一介绍。特发性面神经麻痹的干扰因素是不同平面,多条线路,可以设计的一种方法是突出一个部位,讲深讲透,然后利用对比法,与之相比较,比较前告知还有几个环节,比较时仅提症状,淡化中间环节,借此突出重点。帕金森病护理的讲授教师已经占有教材内容倒背如流的优势,临床部分讲授向"形体教学"方向引导,靠形体动作的编排提升讲授情绪,后半的护理部分帮助授课教师合理取舍,并前后呼应,讲授效果有望可以大幅度提升。

(3)讲授内容是由教师设定的,必须以适应受众对象为第一原则,临床教师之所以能够讲授不同课题,既取决于教材规定的讲授范围,也决定于能够针对不同受众的设计和编排。比赛的属性决定了讲授对象已经不是学生,否则的话评审组可以不事先告知,直接深入讲堂作现场评分。因为我们是参加比赛的,所以,包装和加工是不可避免的,加工是对教材讲授内容的加工,包装是对讲授艺术的包装。不要受讲授内容的限定,要研究规避难点,突出重点,由浅入深,展示艺术的策略和方法。具备讲授能力的,可以增加难点,进一步突出讲授能力,展示逻辑思维推理能力,靠演绎疾病的内在规律争取听众;讲授能力稍微差一些的,靠直观的内容编排、合理的现场表演、紧凑的时间、欢快的场面、动静结合等方法感动听众。在众多授课教师竞相登场的情况下,任何与众不同的讲授风格都有出奇制胜的可能,这就要看每位教师如何理解比赛和适应比赛了。

2. 课堂讲授的技巧

(1)课堂讲授的风格。授课风格是可以区分类型的,例如,艺术表演类型、讲解员类型、平铺直叙型、诙谐幽默型、耐心劝慰型、逻辑推理型等,要根据教师各自的特点、经验等决定,不可强求划一。各种类型都能讲得非常出色,重在风格和持之以恒,避免刻意追求他人,结果反倒成了四不像。

（2）要正确理解课堂上的质疑和互动。针对大学生的讲授要有别于中学和小学，质疑要内心在质疑，互动要皆在不言中。所谓的质疑是指启发性教学，例如，临床教师讲出"给帕金森病患者买鞋和一般中老年人不一样，是鞋底光滑些的好，还是摩擦力大的好？"，这种自问自答性质问题的提出，属于不需要学生集体回答的"质疑"，此时，听课的学生自然会产生究竟买什么样的鞋更适合，教师为什么会提出鞋子问题，到底是光滑一些好，还是摩擦力大一些的好，鞋子果真就这么重要吗？甚至还可能已经做出对或错的判断等，在这种瞬间，学生的思维相当活跃，尽管没有任何学生会正面站出来回答问题。授课教师在这种情况下挑开谜底，学生则恍然大悟。这就属于真正意义上的互动。由此不难看出，问题的关键是授课教师有没有互动和质疑的意识，是不是采用了启发式教学法。

（3）讲授课程的关键是能不能使学生听课时感到轻松，例如，讲解心肌梗死的成因时，如果事先没有解释最后的结果是血栓形成和心肌坏死，上来就从血管壁改变讲起，连拖带拉地向着血栓形成的方向带，学生没有讲到哪里是尽头的精神准备，不知道究竟落脚到什么地方，就如同不知道干什么去就跟着教师走，走到百货商场才恍然大悟一样，这样的听课就不放松。讲授教师始终绷着脸，笔直站立，纹丝不动等也会感染给坐着的学生，"听课疲劳"就可能早期出现。

（4）要设想到，临床教师讲授的一句话，一段话中究竟有多少知识量，学生听起来能接受多少，可能有什么疑问，要照顾大多数学生的水平。最简单的例子，如什么是震颤，什么是麻痹，两者结合的含义是什么？什么是梗死，梗死的基本特征是什么，基本病理是什么？特发性面神经麻痹中，什么叫特发性，什么是麻痹，面神经是什么？如果不把这些看似浅显，实则十分关键的问题解释清楚，讲授效果就很难突出。这也是我们始终强调对疾病定义讲授的重要性。例如，麻痹的定义为"机体某一部分的感觉或运动功能部分地或完全地丧失"。"颤是指震动或颤抖，震是指震动，两者结合是指震动或颤抖。""梗是指阻碍，梗死在医学上是指组织因缺血而坏死，梗塞是指阻塞、不畅通，医学上是指局部动静脉堵塞，血流停止"。"特是指不一般的或者是超出一般发生的，特发性是指被一般解释或超出一般解释而发生的"。花费有限的时间，解除学生的模糊认识，授课效果才容易提升。

3. 课件的使用

（1）课件是把"双刃剑"，使用好的能起协同作用或相加作用，使用得不好就成了拮抗或无关摆件。课件需要精致、美观，但是不能喧宾夺主。临床教学课件比基础课课件好制作，就在于取材非常丰富，来自于实践，有一定的感染力，直观性强，与讲授不脱节。贵在如何使用。

（2）过分追求课件的华丽，出现无关的内容或色调，以至于起到涣散学生注意力的干扰，课件就出现了瑕疵。

（3）每帧课件的内容是有规定的，课件不是教材整段内容的翻版，否则就无需临床教师口语讲授了。课件不能密密麻麻到学生找不出重点的程度，陷入引导学生在课件中找重点，顾上看课件就顾不上听老师讲解，老师的讲解效果就被冲淡。课件是文字语言，和口语起到同样作用，不能重复使用。出现动画固然不错，但是动画能造成讲授的脱节，处理不好就会适得其反。

（4）课件是平面媒介，设计课件时要想到受众的美学体验，文字过小、颜色不讲究，每帧内容量多少差异过大，规格不统一等都会影响讲授效果。

（5）最好的讲授是虽有课件，但是不依赖课件。因为有了课件就会影响授课教师的完整思维，身体、朝向、站位、姿势、手势、语流语速等都或多或少地倾向于课件，合理地使用就是能把课件用活。

4. 其他注意

（1）口头语问题。口头语分为习惯、紧张、不熟练等很多原因，如果平时没有，所出现的口头语频率不高，且种类繁多，则多数属于讲授内容不熟练，是需要临时深入思考的产物。口头语多出现在一节课的中后期，思维不集中，出现无关闪念时，只要熟练授课内容就可以克服。

（2）激光笔是不能随意使用的，课件简练，内容一目了然，无需激光笔指指点点。"夜灯长明""龙飞凤舞""圈地为王""指东道西""二胡独奏""以点盖面""校正准星""开合闪烁"等现象必须避免。

（3）参加优质大课评比的目的可不是仅仅考核自己的能力，我们是代表医院的团队，靠整体的实力，有医院领导和这么多的老专家在投入这项工作，还有很多时间深加工，不过多想自己就能减少紧张情绪。各位参赛教师已经凭自己的能力获得了比赛机会，目前的准备是提高而不是巨变，进步程度的大小是由自信心支持着，豁出去了，能提高多少就提高多少，就此一搏，对得起自己就一定能够更上一层楼。

（4）流行病学知识在教科书上永远放在内容之首，这是统一教材编排的规定，讲课时，学生还不知道基本内容就灌输流行病学知识，很难给学生疾病流行状况的整体感受，而且这部分内容摆在授课之初起不到轰动效应，究竟放在什么地方讲授可以根据章节内容合理安排。

（5）有素养的授课教师是教科书的代言人，其中包括准确讲述教科书上的文字内涵，例如，多见、常见、少见、偶见、罕见是有背景的，不能随意使用，非常敏感、敏感、不甚敏感、不敏感的含义不同，切不可因为我们理解不慎而影响学生。

（6）介绍临床病例的作用值得商榷，有人认为应该尽量不使用。因为授课教师坚信自己的讲解能够到位，无需再利用病例渲染。课堂上，学生能够掌握教师讲授内容的一半就相当不容易了，刚刚接受新鲜事物，还没有容得消化和吸收，头脑还处在朦胧状态，接受临床病例的能力比较差，再者提供的病例究竟典型到什么程度，为什么举出这样的病例，想达到什么目的，能起到什么效果？应该是比较难回答的问题，利用多个病例讲授就更不合适了。我们做过调查，学生反映希望提供病例的目的是想多知道点临床见识，多少有些猎奇的意味，对介绍病例起到的作用，回答却是不清楚，再问能不能记住，回答的是我们根本就没想记住病例，理由是那是具备看病能力以后的事情。如果有介绍病例的必要，为什么教科书上不附带典型病例供临床教师参考？其根本原因是不存在可供学生理解教材的标准病例，更没有通过病例引导学生掌握教材内容的必要。

（7）课堂讲授的核心是讲解，不是传递，讲解是指说明、解释，讲授是指讲解、传授。讲解的目的是使对方明白，要想使学生明白，首先是试问自己如何明白，基于这种考虑，我们究竟说明和解释了什么？有经验的教师是讲解教科书上未被学生品味的字里行间，而不仅仅是面上明摆着的内容。唯有能解析其他教师不注意的精髓，才能提供给学生意想不到的收获。研究教材应该解释和说明的所在是十分重要的。

（8）"小结程式化"给我们的启示是要不断创新，小结起到两个作用，一个是善始善终，再掀起一次讲授的高潮，给学生们留下难以忘怀的记忆，另一个是教给学生学习和记忆的方法，提出警示性经典教诲，获得某种启发，造成余音绕梁的氛围等。千篇一律的程式化，淡而无味的内容堆积，无助于讲授效果，很容易成为"垃圾内容"，应该引起我们的思考。

（9）正视督导教师的分析内容。督导教师在历次准备工作的基础上，已经形成了非常好的督导模式，掌握了督导规律，是长期重视教学管理的成效之一。准确接受和适应督导教师的现场指导并不容易,这里有理解、接收、转变、提高的问题,临床授课教师不要仅从督导教师的举例就事论事,而是要想到督导教师对自己的讲授有什么感觉,这种感觉反映了什么,力求从根本上思考个人讲授的优缺点。

(10)"课件暗、散、乱""起伏跌宕""抑扬顿挫""画蛇添足""内容衔接和节奏""动作和站位""激光笔的使用""精雕细刻""确定高潮""声音、语调""语流、语速""动作僵硬""表情呆板""文字、图像、背景、动画等缺欠""小结九条""形体动作""动画配合"等很多方面,其实都暗含着教学构思、对教材的理解、讲授技巧、教学组织、比赛的应激状态等很多深层次的问题,切不可认为仅仅是局部不慎,或者是一时疏忽。

"评审教师"取之道

评审教师具有对授课教师的点评能力,应该是本专业授课的佼佼者。评审教师评审其他专业的授课时,也会受到专业的局限,对讲授内容的定义、串联环节、内在质量等方面的点评未必到位,这就需要评审教师在突出授课原理的同时,博采众长,不断提高自己的教学素养,承担好评审任务。

1. 评审教师积累了丰富的讲课和听课经验,很容易辨别出背诵教材、叙说教材、讲解教材和表演教材的区别。接受评选的教师已经经过了医院的初步筛选,基本上达到了讲解教材的水平,目前准备工作的重点是消除每位教师讲授过程中的背诵和叙述成分,通过融入表演元素,形成讲解风格,提高讲解质量。

2. 评审教师是在执行医学院的评审任务,意在讲授教师的告知、说服和鼓励技能逐年提高。讲课教师必须表现出善于解释、建议、说明、澄清、论证的能力,善于影响、劝说、刺激、推销、激励学生和通过由浅入深、制造

高潮、视听效果等激发学生听课兴趣的能力。

3. 除了同专业评审教师以外,评审教师也和学生一样,可能对所讲授的知识内容不甚了解,同样喜欢接受层次清晰的简介、过渡和归纳。要求讲课教师对课堂讲授的整体结构和局部结构作精心的构思,做到立意清楚、论据充分、剖析到位,把教材的精髓内容简而明地交代给每位评审教师。

4. 评审教师在听课过程中比学生增加了评审的内容,既要听取讲授内容,又要分析讲授效果,因此对节奏缓慢、深思熟虑的讲课风格的接受能力最好。要求讲课教师在对教材娴熟的基础上,坚信自己一定能按照计划把问题交代清楚,避免出现临阵动摇,不要急于推销心里想说的话,不要一边讲授一边想着以后要说的话,要非常耐心地传达教材内容,避免前松后紧、前紧后松或松松紧紧。

5. 评审教师即使有充分的精神准备也不会愿意倾听与自己专业毫无关系的技术性讲课或复杂的演说,评审教师最容易接受构思新颖的讲课风格。要求讲课教师敢于拿出新的创意,变复杂为简洁,通过自己的编排把死的教材演绎成活生生的现实,从吸引评审教师的注意力开始,逐步深入到认同、共鸣,直至欣赏。

6. 评审教师对教师的讲课能力有基本的估计,然后才是按照个人的视听角度和审核标准给予讲课教师一定分数,这种给分的多少有很大的伸缩性,第一印象是评分高低走向的关键。要求讲课教师精雕细刻自己出场一瞬间的行为举止,撞击评审教师的认识定式,消磨评审教师的消极情绪,尽量多地延缓评审教师决定给分的构思时间,争取评审教师只能在听完整节讲授之后再决定给分的高低。

7. 课件作为评审的内容之一,评审教师不可能不把注意力分散在课件与讲授两个环节上,课件出色了评审教师就会倾注于课件,讲授精彩了评审教师就会专注于听讲。要求

讲课教师始终吸引评审教师的注意力,牢记课件是为讲授服务的,出色的教师能够把课件和讲授融为一体,利用好课件说话的能力,用完整的声像效果,说出统一的声音。

8. 评审教师处于优势地位,是在居高临下地评审讲课教师,评审过程有着非常复杂的心理活动,讲课教师讲课的"局部亮点"有可能弥补整体的不足,某一点"微小闪失"可能被泛化。讲课教师必须摸准评审教师的脉搏,不犯讲课的通病,尤其不能重复出现别人犯过的低级错误,重复犯评审教师曾经指出过的错误就是"自投罗网"、申请"提前出局"。

9. 评审教师的松散组合不容易形成很强的凝聚力,教师讲授内容刚刚超出评审教师专业知识上限的设计能获得最好的效果,接受能力最强。要求讲课教师避免出现避重就轻的思想,不要对浅而易见的问题大肆渲染,对难以讲解的问题逃之夭夭。讲课教师必须随时观察评审教师的反应,学会及时发现评审教师中出现的烦躁不安、心不在焉和神游天外的信号,及时调整讲授策略。

10. 评审教师一般不参加预评选工作,事先不十分了解讲课教师的总体状况,随机评判就不可避免出现给分标准的差异。讲课教师必须掌握评选动态,了解全部参赛人员的讲课命题,尽可能做出不同教师讲课风格的推测,并根据自己参选的序号决定开场白的策略,除了序号第一名的讲课教师以外,每位教师必须尽快获得现场信息,扬长避短。

"教学方法"趋先进

在教学思想、教育观念不断更新,医学科学不断发展的推动下,医学教学方法也在不断发展和更新。国内外医学教学发展的总体趋势是教学方法的多样化。在这种多样化的发展趋势中,围绕培养自学意识、创新思维、创造能力的总体方向,课堂教育的目的、方式、内容、环节和技术等方面都在发展变化,呈现下列发展趋势。

课堂教学目的由单纯传授知识,向传授知识和培养综合能力方向发展。随着医学科学进步,知识的更新越来越快,知识量越来越大,出现了所谓的"知识爆炸",医学生靠单纯从大学课堂学习到的知识,很难适应临床工作的需要。有人推测,临床医生所需知识的70%以上,需要毕业后重新学习,大学期间学习的知识只能满足工作需要的30%。为了培养适应医学发展需要,医学教育必须注重获取知识能力的培养,加强医学生自学能力,把医学生培养成整体素质高、综合能力强的终身学习者。

课堂教学方式由灌输式教学,向启发式教学发展。传统的医学课堂教学以传授知识为目的,在教学方式上采用灌输式或填鸭式教学,学生则课堂上记笔记、课下背笔记、考试默写笔记地刻板学习,不可避免地出现"高分低能"现象。随着现代教学思想、教育观念的不断更新,医学教育模式的转变,新的教育学、心理学研究成果越来越多地运用到医学教育领域,新的医学教学方法应运而生。逐渐推出了"以问题为中心""自主学习""发现式""启发式"教学方法等。这些方法都特别注重:①通过启发式向学生传授知识,培养学生的能力;②在教学内容上,注重智力、能力和非智力因素的综合培养、协调发展;③在教与学的关系上,强调学生学习的主观能动性,学生在教师带领或引导下主动学习,而不是被动接受教师传授的知识;④在教学过程中,着眼于调动学生学习的主动性,把教学重点放在组织、指导学生的独立学习活动上等。体现了当代教育思想和教育观念,适合现代化医学教育模式,成为医学教学方法发展的主要趋势之一。

教学内容由单纯传授专业知识,向传授专业知识与道德心理素质培养并重方向发展。医学教学方法和教学内容是密切相关的,教学内容总是通过一定教学方法体现出来,并最终传授给学生。教师在讲授不同的教学内容时,总是要选择与其相适应的教学方法,才能取得满意的教学效果。要想学艺,必须先学会做人,是所有行业的座右铭。临床医生的工作面向病人,必须要有很高的道德情操和心理素质,才能处理好与上级医生、下级医生、护士及其病人的关系。医务人员必须热爱自己的工作,同情和理解病人才能胜任工作。这就要求重视智力开发,改变灌输式,在使学生不仅会学、更要想学和乐学的同时,教会临床医生如何做人,加大重视道德情操和心理素质培养的权重。

教学环节由只注重理论教学,向加强实践教学方向发展。传统医学教学方法注重理论课教学和理论知识的传授,对实验、实践教学重视不够。既往尽管基础医学课程都有实验课,但实验课程的设计完全依赖于理论课,强调实验课为理论课服务,内容上简单重复,仅起到验证所学习的理论知识,不能真正达到基本技能训练的目的,体现不出创新思维训练和创造能力的培养。重理论、轻实践的教学使得教学方法单调。加强对实践的教学,能使教学方法体系结构趋向完善和完整,还能影响到教学活动结构模式。加强实验、实践教学,还应该鼓励学生走出学校、走向社会,在社会实践中获取知识、锻炼才干。加强实验、实践课教学,能增强学生观察事物、分析问题、解决问题能力,提高创新思维的训练和创造能力。由学校走向社会,搞开放式教学,由脱离实际走向理论联系实际,有助于培养学生的社会适应性、社会责任感和实际工作能力,加强学生动手能力、创造能力和创新能力培养。

广泛地采用计算机技术和现代信息技术。现代计算机技术和信息术的发展,为医学教育技术的发展提供了广阔的天地,大大推动了医学教学方法的进步。医学教学方法进步的重要标志,是现代教学媒体技术的发展和普及。视听设备趋向于自动化、智能化和综合化,教学软件趋向灵活、多样、专门化

和模块化,已经发展到医学教学的各个环节。计算机辅助教学、信息高速公路、网络教学和远程教学等的发展,将大大改变学校和教育的面貌,使之更加多方位、更具有交互性和更加开放。

让我们认识教学、研究教学、适应教学、改进教学,更好地投入教学事业。

"组织教学"三要素

讲授临床课是传授知识的过程,众多大学生按部就班地坐在教室里集体听讲,似乎不需要教师的组织,其实不然,课堂教学仍然需要教师现场组织,不但需要而且非常重要。一名优秀的授课教师,之所以能够出色地完成讲授任务,除了讲授内容完整、重点突出、逻辑清楚、表达透彻、语言生动、课件醒目、形体到位以外,还离不开对教学现场的精心组织。稍差一些的教师,尽管使出浑身解数投入讲解,因为组织不好学生则事倍功半,学生并不完全买账,讲授效果也不可能理想。没有经验的教师仅能顾得上个人的讲述,谈不上组织教学,教师和学生各自分家,讲授效果不可能高端。为了帮助临床教师认识讲授现场组织工作的重要性,找到组织学生的途径和方法,仅就现场组织的有关问题做以下介绍。

1. 课堂讲授需要树立教师的核心地位

临床课堂讲授的特点是教师向学生讲解知识,所讲解的内容是"全国高等医药院校教材"的局部章节,学生相对固定,教师经常轮换,师生之间没有很深的交往,甚至互不了解。课堂讲授又需要授课教师对学生说话,如果教师没有核心地位,不能令学生肃然起敬,提升不了学生专心倾听欲望,不能把学生的精力全部吸引到自己身上,就不容易把教材内容很丰满地传达给学生。

学生听课过程不一定都能自始至终地专心致志,有自控能力的学生能投入更多的注意力,不受教师讲解质量的影响;绝大多数的

学生容易受教师讲授质量的影响，需要教师不断提升兴趣；也会有少部分学生精神涣散，不但自己听不好讲解，甚至还会影响别人。教师站在讲堂上，不能因为学生还在坐着就认为他们在紧跟着自己，不要因为有几双眼睛在盯着自己就认为所有学生都没有走神，而是要随时观察学生不经意的反应，随时调整自己的讲授方式，使自己处于优势地位。

2. 教师取信于学生必须精通教材　临床课程讲授不同于一般的随意演说或演讲，教师必须忠实于教材，在教材内容规定的范围内，按照教材要求进行讲解，必须说教材的话，讲教材的事，不得随意增减。教材内容又事先被学生掌握，多数有预习习惯的学生能够知道教师要说什么、为什么说和怎样说。即便事先不知道，上课以后临时翻开教科书，也能对教师所介绍的内容有初步的了解，在这种师生双方共同掌握教材的情况下进行讲解，则必须要求授课教师要比学生更精通教材，永远先于学生一步。

有的教师因为自己已经有了不少的临床经验，就误认为已经精通教材了，这是影响教师不断提高的思维误区。临床经验固然对授课质量起到重要的辅助作用，但是临床经验不能代替教材。我们知道全国高等医药院校统一教材的编写是非常不容易的，每一章节都浸透了编写作者集体的智慧，要求十分严格，例如，对章节要求科学性、先进性、实用性、可操作性；对知识信息要求适度、适量，对文字要求准确、精辟，而且尽可能做到图文并茂。如果我们临床教师有兴趣做一下试验，即离开教科书自己编写一份临床讲课教材，然后再与统编教材对照，就必然能够发现漏洞百出，诸如概念不确切、语气不妥、表述失真之处很多。另外一种办法是按照教材的提示，换成自己的语言表述，再回放录音资料，也会发现与原意会大有出入。因此，对教材的精读任务之大，远比教师个人估计的要多。

学生的特点是思维奔放，几十位学生甚至更多的学生同时听课，每个学生都会对教材内容和教师讲解产生不同的回应，浮现出来的问题少不了。讲授教师唯有精通教材，把教材内容一竿子插到坚实的地基下，不可撼动，表意程度与教材同步，与教材发出共同的声音，不产生歧义，学生不论听教师讲解还是私下阅读教科书，都能得到一致的接收效果，教师的讲解能取信于学生，学生用不着另辟蹊径在教科书上求解、找答案，一门心思听教师讲解，舍不得丢掉教师讲解的精彩片断，师生的行动就同步了。

3. 组织学生就是要把学生"忙活起来"　授课教师的组织能力还表现在对学生的调动能力方面。教学工作是教师和学生互动的过程，除了教师的努力之外，还需要学生有积极反应。两者缺一不可。有经验的教师从进入课堂开始就注意吸引学生，直到整节课的结束。也有的临床教师带着一副冷面孔进入课堂，一心只盘算着自己所要交代的内容，没有顾及自己的学生听到什么，有什么反应，师生如同陌路人。也有的教师把师生互动误解为学生不断回答自己设计的问题，或经常提出"听明白没有？""我说得对不对？"等必须由学生回答的问题，使学生处于高度紧张状态，学生顾得上听，顾不上想，好好的一节课被教师肢解得零零碎碎。也有的临床教师不修炼内功，只图形式上的热闹，找一些奇谈怪论，结果适得其反。好的授课教师能使学生紧跟着自己的思路走，生怕耳膜震动滞后于教师的讲述，不得不将注意力"忙活起来"，靠活跃的思维接受知识，授课效果也就出来了。

"管控质量"说查房

在现代"生物-心理-社会"医学模式下，以主任讲解疾病为主的传统查房已经适应不了当前的需要，必须改变查房工作的观念，提升查房的实效。随着物化设备对诊治工作的支持，计算机挤占了从师的空间，如果查房活动吸引不住各级医务人员的关注，供非所需，查房就容易流于形式。为此，教学管理部门要研究现代医学模式下的临床查房要素，并以此为据检查教学查房效果。

1. 临床查房的基本概念　临床查房的核心是"查"，按照字典的解释，"查"的含义为"调查发现"，即调查和发现诊断疾病、管理患者的经验、成绩、缺点或不足。离开了调查和发现的针对性，陷入了"漫谈""说书""惯口"的误区，言者无心、闻者无味，就达不到示教查房在医学教育中的作用。

2. 临床查房的合理定位　按照病房集体业务活动的分类和作用，我们可以区分为专题讲座、读书报告、病例讨论和三级查房等，专题讲座的目的是提高整体学术水平的上限，读书报告的目的是督促员工全面掌握疾病的内核，病例讨论贵在训练逻辑思维推理能力，而三级查房的主要目的是提升医务人员基本功的底线。只有定位合理才能够去粗取精、去伪存真，规范活动人的行为举止，做到言之有物、闻之有感、行之有效、愉悦其中，调动好主动参与意识。

3. 临床查房的质量标准　查房内容必须体现科学性、先进性、实用性、适用性和启发性。遵循查房的基本目的，要区分好主流观点与个人认识、居高临下与基本教材、博览群书与有的放矢、锦上添花与雪中送炭、要我求知和我要求知的关系，克服表演医学和浮躁心理。有了临床查房质量的"五性"标准，公之于众并取得共识，医疗质量就由抽象变为具体，通过公议和自审，在基本功孰优孰劣的竞争中，起到鼓励、鞭策、批评、提携的作用。

4. 临床查房的基本内容　作为临床查房的基本活动，需要靠注意力、观察力、记忆力、理解力、分析力、逻辑思维推理能力和诊治疾病的技能技巧，挖掘基本功缺失环节，逐步提升科室的学术底蕴，靠基本功提高医疗质量和抵御医疗风险。离开了具体患者和疾病，远离了注意和发现的查房就成了无源之

水，代之以空中楼阁的虚谈，即便自古至今，由国内到国外地阔论，也掩盖了当前亟待弥补的基本功缺失，没有了基本内容，查房质量也就无从谈起。

5. 临床查房的自律要求　考验临床查房组织者的学术和管理能力的关键，不取决于组织者想说什么，而是针对疾病和对患者的管理决定查什么和怎样查，在目的、方法、结果、影响的一致性上言传身教，体现和谐科室和凝聚员工的查房功能。查房是对基本功的检验，借助互通有无和相互帮助的途径，达到共同提高的目的，来不得半点虚假，尤其对组织查房的高年资医生提出了相当高的要求，唯有自律，唯有主动接受查房活动的考验，才能够提升科室的综合实力。

6. 临床查房的后放效应　查房的媒介是患者，主要靠智商落实医疗质量，靠情商争取患者的"四心"，即信心、诚心、信任、信赖，将查房工作与巩固病源和开拓医疗市场紧密结合起来，体现查房工作的经济效益和社会效益。临床查房要兼顾宣传患者、教育患者、组织患者的功能，珍惜临床活动对患者的心理影响作用，靠建立良好口碑和树立威望，提升临床医生的社会地位，避免形成一枝独秀、群山皆小的印象，借助虎狼之师的声势影响患者，实现医患间双赢，医务人员内部共赢。

"科室查房"之于教

综合性教学医院有别于其他类型的医院，最主要的区别是综合性教学医院的学术含量高，始终致力于对疾病机制的探讨，做到知其所以然，以高质量的诊治效果和先进的学术观点指导医疗、教学和科研工作。

综合性教学医院有别于一般医院的特点，包括大查房。某教授分析"二两大米炒鸡蛋的营养价值"，某教授讲"妊娠中毒症与机体的关系"，某教授"对病历的系统分析"，某教授讲"慢性胰腺炎的体征"，某教授对"甲状旁腺功能亢进的推理逻辑"，某教授讲"溃疡

病穿孔非手术治疗"等老一辈专家的大查房，给我们留下难以忘怀的记忆，成为我们效仿的楷模。

能和一代医学界的伟人同坐在一起，令我们感到自豪。直接向教授背述病历，受到名家的表扬，从此更加重视病历的询问和书写，从被质询"二两大米炒鸡蛋的营养价值"时无言以对的窘态中体会到老一辈科学家治学严谨和博才多学，开启了我们的从医之路，从实习生转入实战状态，自信心油然而生，归根结底是从大查房带给我们机遇开始。

某教授的查房，可谓气势宏大。头一天做准备，全体人员更换白大衣，病床更换床单，患者更换病号服，几十人或跟在教授身后，或围在教授身边，或团坐在示教室，全体人员听病历汇报，看教授检查患者，跟着教授的思路分析病历。这时才体会到什么是医院、科室和个人的尊严，为什么医院能在社会上享有如此大的声誉。没有教授至高无上的地位，没有众星捧月的弟子，没有适合的环境，就不可能给我们把医院和科室做大做强的信念。

某教授每周的大查房"厚古博今、统揽全局"，以其知识的渊博，分析的精辟，语言的严谨，工作的细微等楷模作用，激励我们在渺小中看到方向，锻炼了思维，培养了精益求精的工作作风。他们的和颜悦色并没有减轻我们对他们的敬畏，他们的谈笑风生同样是一种无形的压力，他们的拍案而起反而使我们觉得是一种支持，他们的无形鞭策把我们逼上医学的坦途。

老一辈的专家学者的大查房，也许因为年龄差距更大一些，多了一些隔辈人的距离，更能从中学到他们的经验。在他们的指点和教诲之下，我们的受益包括：学到他们对疾病认识的"整体感、大局观"，能在庞大的知识库中迅速提取出恰到好处的论据，抓住主要矛盾，推导出正确的诊治原则，能画龙点睛、循循善诱，以高度的教学意识展开疾病的讨论，

能及时汇总大家的意见，做出果断的决定。

总之，我们的进步和成长与大查房的熏陶有直接关系。大查房促使我们详细询问病史，严格查体工作，完成各项辅助检查，认真书写病历，精心准备发言内容，接受上级医生的质询，详细记录查房内容，不断总结和进步。

综合性教学医院的大查房，尤其是外科，随着影像学诊断的进步，有被弱化的趋势。重影像诊断忽视对疾病全面分析，重结论忽视对疾病的推导过程，重检验标准，忽视发现疾病早期体征，重手术治疗忽视医疗文书基础管理等现象比较普遍，应该予以纠正和克服。

综合性教学医院的大查房必须加强，理由如下。

1. 大查房是科室管理的重要环节　行政主任是科室的领路人，通过大查房可以现身说法，言传身教，在比较之中推出优秀的工作模式，以典型促发展，构筑浓厚的学术氛围，提升科室人员的总体素质。

2. 大查房可以增强科室的凝聚力　没有科室的大查房就容易强化医疗组的小集体活动，尤其形成不同专业组之后，组与组之间的活动如果没有相互之间的串联，不通过大查房的融会贯通，就很容易形成各自为战的团体，不利于科室综合实力的发展。

3. 大查房可以提高科室成员的素质　批评和自我批评是每个人进步的武器，批评的方式不一定通过嘴与嘴的交流，进步的动力不一定非要从自己的失败中得到，通过查房发现问题，就能从最小的失误中警示全科室，让大家从中受益，学到别人管理患者的经验，避免或克服同样的缺点或不足，提高全员的素质是科室主任贡献给大家的最好礼物。

4. 大查房可以提升科室的威望　大查房是向患者、患者家属、实习医生、见习医生、进修医生展示科室实力的良机。大查房体现了科室浓厚的学术空气，体现了科室整体步

调,增加患者、家属,以及在院学习的人员对科室的信任,通过他们逐步向社会传达科室的信息,最终形成有别于其他医院的外科特色,以其他医院外科不能比拟的威望求生存、求发展。

5. 外科大查房是科室是不断改革的探索 查房是医疗、是教学、是科研,在医教研的高度上认识大查房就能出智慧、出方法、出效益。大查房的基本要素必须包括:出现场突出"查"的内涵、有内容突出疾病的"系统性、完整性"、有声势突出科室的"集团作战和凝聚力"、有方法突出查房的"灵活性和实效性"。

6. 大查房是科室管理的艺术再现 不论病历讨论或其他的业务活动,从来都是局限在业务范围内的学习和深造。任何人的发言或表态只反映其对疾病的认识,言者暴露的是一种观点或认识,无所谓最终的对与错;闻者倾听的是一种思维逻辑和推理过程,只需要判断是不是合理,只有这样才能烘托出一种讨论的氛围,形成良性循环。三言两语的结论性判断是"押宝",容易引起无端争议,一环紧扣一环的分析是讨论,能起到抛砖引玉的作用,引起共振和共鸣。没有低年资发言的讨论突出的只能是结论,没有中年资发言的讨论缺少了整体认识疾病的过程,只有不同年资发言的讨论才是有骨头有肉的实际意义上的讨论。科室主任在大查房的过程中,既承担学术带头人的作用,又担当组织者的义务,系统发言和汇总结论同样都能体现学术带头人的渊博知识,后者因为融入了管理者的天赋,同样能以楷模的作用贡献给科室。

7. 大查房的骨干应该是中低年资的医生 在大查房的过程中,高年资的医生思维已经定型,对疾病规律的认识比较成熟,准确多于失误,较有自信;在学术讨论上少有顾虑,不需要中低年资医生对其表态做出新的评价,发言和表态仅仅是责任的驱使,别无其他。中低年资的医生在成长过程中还没有走过高年资医生所走过的路,体会不到高年资医生的所思所想,还摆脱不掉"发言或表态对与错"的"思维误区",影响其成为大查房的骨干力量。通过科室对大查房的管理,培养中低年资医生的注意力、观察力、记忆力、理解力、分析力和逻辑思维推理能力,从基础做起,把他们推向查房的一线,使之成为科室的中坚力量,对内人人勇于发言,对外个个能说会练,科室的兴旺就指日可待了。

8. 大查房的氛围要逐渐养成 高水平的大查房是目标,不可能一步到位,苛求高水平的大查房就束缚了我们的行动,从点滴做起逐步完善到最后就有了高水平大查房的可能。大查房可以用启发式教学的模式,从基本功开始,从病历开始,从诊断和鉴别诊断开始,从病历分析开始,创造环境,培养感情,以便逐步向高层次发展,不失为当前科室展开大查房的良策。大查房要有准备,事先要有"安民告示",明确重点,选择重点发言人,以点带面。大查房不一定影响所有手术的进行,还必须让所有不上手术的人参加,这就需要科室统一指挥,步调一致。大查房要和科室分配制度挂钩,要有相互制约的机制,引起重视,保证质量。

"示教查房"守其位

示教查房是临床教学的集体活动之一,参与示教查房的各级人员,包括临床医生和学生都应该明确各自的角色,找到自己的合理位置,恰如其分地行使每个人的权利和义务,才能保证示教查房有底蕴地持续发展。

1. 示教查房的特点 临床示教查房是以具备查房能力的教师负责,相关教师共同参与,并组织学生完成的教学工作。在教学医院,示教查房既是例行的医疗活动也是例行的教学活动,示教查房既是临床讲授大课的补充又是增加实践知识的提高,示教查房既能培养学生的素质又能提高科室的综合实力。临床示教查房必须通过典型病例发现问题和解决问题，典型病例是不可缺少的教学媒介，是面对学生最直接的教学，临床示教查房代表了科室的水平。

示教查房与临床讲授大课有质的区别。临床讲授大课是由一名教师按照教学计划安排的顺序，按部就班地讲解教科书规定的教学内容，其最主要的特点是临床教师面向全体实习学生，教学内容多不可能即时与临床病人直接联系。

示教查房与临床专题小讲课也有显著不同。临床专题小讲课是由一名教师有针对性地向实习学生讲解本专业范围内的医学知识，所讲解的内容可以是现实的具体疾病，也可以是按照科室教学计划安排的本专业其他疾病，其最主要的特点是以承担教学任务的教师讲解为主，意在与临床患者尽可能地接近。

示教查房和示教巡视病房也有区别，巡视病房可以由各级医生组织学生进行，对所管辖的有关病人采取边说、边检查、边议的形式，提高学生对疾病的认识。其目的主要是解决疾病的具体问题，深入讲解为辅。

查房的性质应该属于医疗活动，所谓的"房"是指"病房"，"查"是"检查"、"查验"，"查房"就是检查和查验病房工作。临床示教是临床教师针对具体患者的现身说法，有目的地讲解医学知识，提炼出教材的精华，属于教学活动。临床示教查房是高年资医生或主任检查或查验低年资医生的医疗和教学质量，在总结成绩和发现问题的过程中不断提高科室的业务能力和教学艺术。

2. 示教查房的角色概念　明确了上述各种教学活动的特点和要求，也就不难明确各级人员在示教查房过程中的角色、应有的位置及其应尽的责任和义务。

示教查房是借助疾病的师生对话和交流过程，教师的责任是唤起学生的记忆、启发学生的思维、提出自己的观点、传授临床知识；

学生的责任是调动自己的潜能、活跃个人的思维、畅谈自己的认识、接受临床知识；高年资医师或主任的责任是整合实践所见和教材知识、寻找探索疾病的规律、提供认识疾病的方法、为学生排疑解难。这样的过程必须有启动程序，那就是学生要充分展现自己，低年资教师要踊跃发言，高年资医师或主任要及时、全面地发现问题和解决问题。所以，这样的过程必须是互动的，如果学生缺乏积极性，教师就无的放矢；如果低年资教师事不关己，高年资医师或主任就被束之高阁；如果高年资医师或主任剑拔弩张，摆出围追堵截的架势，实习学生和低年资医生也就只好退避三舍、敬而远之了。

示教查房需要高年资医师和主任的现场组织，调动集体的智慧，发现成绩和总结不足，并针对实际问题进行必要的讲解。示教查房不要搞成现场小讲课。示教查房是以统编教材为蓝本，除非所示教的内容是大纲要求的，临床大课又暂时还没有讲到，否则就没有必要由高年资医师或主任占用示教查房的宝贵时间，通过最不容易接受的现场口语表达方式，系统介绍长篇大论的临床知识。指导教师在示教查房的过程中，不要只想自己要说什么，而是需要时时刻刻想到别人需要听什么。实习学生最愿意听的是教师诊断和处理问题的思路，如何在错综复杂的现象中去粗取精，去伪存真，顺理成章地引出结论，得到临床思维的训练。低年资医生需要听的是如何缩短临床思维的运转过程，比较自己和导师的分析差距，增长临床经验。采用小讲课的形式替代临床查访，势必有一部分教师或学生感觉不解渴，时间长了就有可能失去对示教查房的兴趣和热情。

组织示教查房的高年资教师必须学会树立低年资医生的威信。学生在病房实习，毕竟要长时间跟着低年资医生学习，面见高年资医生的时间毕竟是很短暂的，如果低年资医生不能成为他们心中崇拜的偶像，就可能降低对所学知识的可信度，也就谈不上对高年资医生的尊重。因此，树立团队整体的威信就成为每位临床教师的责任和义务。知识的差距不足为贵，能力的差距应珍重，高年资的教学能力尤为珍贵。

有教学经验的高年资医生在长年的工作中，已经养成了比较强的教学意识，能够按照自己的能力和水平发现科室的教学状况、各级人员的教学能力，以及低年资医生的优缺点。最简单地说，一个科室的示教查房寒气十足，人们心情紧张，学生畏畏缩缩，再有天大的本事也不可能组织好有质量的示教查房。相反，高年资医生能融入学生的集体，善解学生心意，启发低年资医生的智能潜力，低处理自己、多树立低年资医生的教学地位，鼓励学生的积极性，就必然有另一种示教查房的质量。因此，我们应该提倡高、低年资临床医生相互学习，取长补短，在互勉中不断提高，把自己的肩膀奉献给低年资医生，让他们更上一层楼，自己也就能够坐享其成了。

示教查房是训练学生表达能力的过程，高年资教师和主任为了培养学生的表达能力就必须认识实习学生，掌握实习学生的共性和具体人的个性。历经数千年"师道尊严"的束缚，绝大多数实习学生会敬畏老师，在老师面前谈话多有心理紧张，当着患者、周围的医生、实习学生和老师谈话就更加紧张，原本很清楚的问题说不清楚了，原来还有些印象的也被紧张搞得无影无踪，想表现的也难以实现，这是非常正常的现象。如果我们教师不能清楚地分析学生，笼统地认定没有学习好、不认真，就可能错怪了实习学生，泛化了批评工具，就可能使学生因"惧怕井绳"就更不敢主动回答问题，造成长时间的查房"冷场"。有经验的教师绝不可能自缚手脚，把自己送上孤家寡人的绝路，而是通过"仙人指路""铺路架桥""扶上马，走一程"和"众志成城"等手段，心平气和地把自己要说的话挤压到学生的头脑中，学生在和谐的氛围中受挤压最易

接受，思维的运转最迅速，最后再由实习学生说出来，就达到了教与学的目的。如果实习学生一旦有深陷"穷途末路"的可能，贴身的上级医生能站出来，对下"雪中送炭""近水解渴"，对上"战前救驾""顺水推舟"，原本紧张的示教查房场面也能被一一化解，问题是指导教师给不给大家这样的机会，会不会利用这样的机会。

教师必须知道"子不教父之过"的道理。我们亲手招来的学生，经过我们教师的培养，学生的水平却不很高，板子自然要打在我们教师身上，如果不是出现违规行为，我们教师就应该先责问自己是否尽到了责任，而不应该一味责备学生。高质量的示教查房不可能出现过多地批评，常言说"知己知彼方能百战百胜"，优秀的指导教师通过常年积累经验，应该能够掌握学生的实际能力，能够通过现场察言观色决断出该做什么和不该做什么，即使是下级医生或实习学生回答不出过去反复强调多次的问题，责任也应该由指导教师主要承担，按照"诲人不倦，孜孜以求"的原则检查自己，在提高传授效果和教学查访的艺术方面再下工夫。

3. 示教查房的内容 示教查房的目的是向学生传授基础知识，培养学生的基本功。因此，示教查房的内容必须以全国高等医药院校统编教材为蓝本，以示教查房的具体患者为依据，以实习学生具体知识缺欠为落脚点。组织示教查房的高年资教师必须具备以下三方面条件，即精通所示教疾病的教材内容、能全面深入地掌握所示教疾病的特点、了解学生的具体情况。

一切临床教学活动的目的都是为了学生掌握教材规定的疾病知识。检验高年资教师精通示教疾病教材内容的唯一标准是能否用教材说话，传统的教学医院之所以能够培养出高质量的学生，很重要的条件就是有能用教材内容传授知识的教师群体。能用教材内容说话未必是很容易的，需要反复精读教材

和长年磨炼过程,能形成使用教材内容传授知识的群体就更难,没有相当时间的实践培养不可能一蹴而就,因此必须对临床教师施以示教查房教学能力的培养。

高年资教师对教材内容的了解不深刻,说出的话就很难扣住主题,必须要说的也许没有说,有限时间被不该说的内容所填充,非常重要的概念得不到突出,必须掌握的要点没有被概括,相关知识没有引起学生的注意,活生生的疾病没有淋漓尽致地演示给学生,这样的示教查房看似很热闹,对学生的针对性却并不很强,对学生的能力培养也就因为教师水平受到限制。

教材内容是认识疾病的大纲,高年资教师如果对教材理解不深刻,也就必然对疾病的认识肤浅。长年在教学医院工作的临床医生受到环境的熏陶加之个人的努力,比较容易掌握对疾病的敏锐观察力,良好的专业记忆力、理解力、分析能力和逻辑思维推理能力,容易在高水平上积累经验。在缺乏良好教学氛围的医院,尤其在新型教学医院工作的临床医生如果不能正视自己的差距,不能沉下心来潜心学习别人的长处,满足于已经有了形式上的示教查房,不能深究教学质量,就有可能贻害自己,耽误学生。

示教查房要有明确的安民告示,要分清层次。学生的记忆能力也是有限的,如果教学查房之前先有个安民告示,一部分学生有可能提前看一些相关知识,归纳一下个人的思路,做一定的精神准备,这将有利于调动示教查房现场的思路,提高应答能力和接受效果。临床医生就某一种疾病可以从不同侧面、不同角度谈出很多问题,比如,有专题讲座的话题、学术活动的话题、课堂讲授的话题、医疗查房的话题等。而对学生来说,他们所需要的知识是有限的,没有一定的临床基础知识,学生就不容易听懂临床讲授,没有一定的临床工作经验就不容易接受更高深或范围更广的知识,教师不论有多少加大讲授知

识量的良好用心,无论怎样引导,学生也只能从中摘取他认为所需要一部分,其余的将随着时间的流逝而被逐渐遗忘。因此指导教师必须为学生设计好一定的知识量,并严格掌握。

4. 示教查房的组织形式 示教查房的组织者一般由科主任或高年资医生担任。示教查房要突出示教作用,主要的发言者应该是主管病人的各级医生或实习学生,由他们勾画出疾病的整体形态,提出个人的观点和主张。示教查房是通过查房的过程提高实习学生的认知能力,而不是按照本院医生的水平考问学生,更不能轻易地批评实习学生,因为他们不具备接受批评的资本。组织者应该起到的作用是肯定和总结各级医生的工作,鼓励各级医生各抒己见,逐步提高各级医生的实践能力。组织者的发言次数越少越好,这能证明科室的综合实力在组织者的带领下已经得到提高;发言内容越能引申越好,这能证明科室的成员已经在科室组织者的带领下掌握了基础知识;提出的要求越有内涵越好,这证明了科室的组织者能够高瞻远瞩,虚怀若谷。组织者和下级医生的知识差距源自诸多因素,只有有意识地做出缩小差距的姿态,才能使临床示教查房有更多的生命力。

“实习医生”小讲课

实习学生处于学本领、长知识阶段,必须全面发展才能适应社会需要。目前的教学理念仍处于灌输式,停留在临床教师讲大课,临床带教老师具体指导,学生在听课、背书、接受考试的往复中处于非常被动的地位,学习的积极性还不够高。因此,有必要深入研究如何调动实习学生的积极性,激发他们的求知欲、表现欲和参与社会活动的意识。

基于这样的构思,可以开展实习学生讲座活动,例如,请学生讲一些“接待患者的技能技巧”“问诊的体会”“查体的体会”“如何观察患者的心理活动”“听临床大课的体会”“怎

样品味临床教师的课堂讲授""药物使用后的观察体会""静脉输液的体会""参加手术的体会""我所敬慕的临床教师""从护士身上学到了什么"等,也提倡学生自己命题,借以引导学生学以致用。这样的活动突出了学生的主人翁精神,促进相互学习,共同提高。同时,为教研室收集第一手材料,为进一步提高教学质量总结经验。

可以首先由医院组织一次活动,由班干部做具体工作,先在学生中组织讨论,集思广益后推举出讲座代表,其后由教学部组织审核,帮助学生组织素材。利用一些时间在学生中演练讲座,提高后在医院组织一次教学活动。这样的活动对临床教师也是很好的提高过程。

开展"实习学生临床讲座"活动的具体构思如下。

在医院的统一领导下,为了提高教学质量,促进实习学生全面发展,向社会输送综合素质高、适应社会医疗活动能力强的合格人才,提前将学生推到临床一线,参与临床工作,激发实习学生主人翁精神,自觉主动获取知识,决定本年度开展"实习学生临床讲座活动"。

在学本领、长知识阶段,受到医疗环境、学识能力还不足,医疗工作底蕴不深,还不具备活学活用的条件,必然影响实习学生积极主动、充分参与的热情,临床实习学生的思维活跃,接受新鲜事物的能力强,具备敢想、敢说、敢做的蓬勃朝气的特点难以充分体现。如何引导实习学生能想、能说、能做就成为教务部门必须解决的问题。

为了活跃临床教学活动,充分展示实习医生的综合素质,决定在实习学生学本领、长知识阶段,引入启发式教学理念,提倡实习学生模拟临床教师和医疗活动,提前走上讲台。

目前绝大多数教学医院仍然延续了灌输式教学理念,把工作精力局限在如何提高课堂讲授和临床带教质量方面,忽略了调动学生的主观能动性。实习学生停留在被动接受水平。

开展"实习学生临床讲座"活动是把临床实习学生推向临床一线,给他们充分发表观点的机会,通过谈体会、讲收获、找经验、看不足的讨论和交流,促进对临床工作的认识,找到学习方法,在深入临床工作的过程中,由"让我学"转变为"我要学",提高临床实习的兴趣,为今后积极投入临床工作,奠定基础。

自我总结是提高知识底蕴的必由之路,念书不等于收获,反思能够促进学习,发言能够促进理解,讲座才是真正的检验。

书写"完整大病历"

这里所谈到的"按需培养"是指教学医院培养出来的学生必须适合接收单位的需要。完整病历的书写是指诊断学要求的"住院大病历",即包含完整的主诉、现病史、既往史、生育史、个人史、家族史、体格检查、化验检查、辅助检查、诊断和鉴别诊断、诊治方案等。为了说明"按需培养离不开完整病历的书写训练"的重要性,有必要剖析不按需培养的弊端和没有完整病历书写训练的不良后果。

众所周知,教学医院是综合实力较强的医院,在医院之间人力、财力、物力尚存在明显差别的医疗环境下,如果不考虑学生的去向,不设想毕业生今后的工作环境,完全用教学医院的标准训练学生,用具备"阳春白雪"的条件,培养需要"雪中送炭"的学生,既不能为学生创造良好的工作能力,也会对学生的心理造成不可弥补的损失。因此能不能按需培养学生是教学部门必须研究和探讨的重要课题。

提到"按需培养",就需要宏观地看待现有的医疗布局和医院之间的差别。我国现有的医院布局有着如下特点,即城市医院高于县级医院,大城市医院高于中小城市医院,教学医院高于一般综合性医院,一般医院高于基层医院,大型医院除个别城市外医院间也有着明显的差别。从人员状况看,综合性医院、大型医院、城市医院的人员普遍超员,医学院的毕业生不可避免地大批流向基层单位。教学医院不得不有针对性地向基层人才培养方向转移,这是战略需要的培养方向转移,不这样做就不可能从实际意义上提高教学质量。

不同环境造就了不同的工作模式和思维定式。综合性教学医院的疾病谱有其特殊性,工作热点在于疑难、老弱和重症上,对训练高水平医务人员有优势;综合性教学医院有着雄厚的师资队伍,有着丰富的临床经验,教师普遍能说善讲,对低年资人员能实施长期的不间断培养。综合性教学医院有着比较雄厚的财力,占有相当份额的设备条件,实验室检查和辅助检查能力远远超过一般医院,设备诊断的使用率是一般医院不可比拟的。到综合性教学医院的患者经济承受能力普遍高于一般医院,对诊治费用的支出比较能够接受,为医院深层次开展业务提供了外在条件;综合性教学医院的学术交流、对医生的职业培训和提高有着得天独厚的条件。一般医院很少具备这样的条件,尤其是缺少师资队伍,更需要毕业生有扎实的基本功和自学能力。

临床医生诊断能力的养成必须开始于对病史和体征的准确把握,有经验的教师历来都把完整的病历书写作为医学生实习阶段的重要训练内容。

完整病历书写的训练是否重要,是否必须要写,是否必须一定要有训练量的要求,这在很长一段时间内成为教学医院或教师之间有争议的问题。不主张用完整病历书写作为重要的训练手段的理由主要集中在以下三个方面,第一是书写完整病历对学生能造成很大的负担,每一份完整病历需要占用学生3~4小时的时间,只要知道怎么写或者练习着写几份就行了,没有必要做这些重复劳动;第二是现代化医院的诊断能力明显提高,医生的劳动已经很大程度上被现代化设备取代,国外医院的医生已经很少书写完整病历;第三是认为,很多医院,尤其是专科医院已经有表格化病历替代传统的完整病历,今后电子化,甚至智能化电子病历一定会逐步取代手写病历等,不主张将完整病历的书写作为训练学生基本功的主要内容。减轻劳动强度的观点比较能得到学生们的共鸣,成为一些教学单位管理者推行完整病历训练的阻力。从以上争论的三方面主要矛盾不难看出,不主张书写完整病历的观点很大程度上来自于有规模的、设备比较先进的教学医院,那些没有雄厚教学能力的一般医院,设备远远比不上比较现代化的教学医院,对电子病历根本没有产生过幻想的基层用人单位的声音传达不到教学医院的决策人那里,更没有机会参加这样的讨论,很可能带有某些教学医院的主观性。

临床教师中存在着两种观点的争议,有的教师认为没有必要在书写完整病历上消耗学生的大部分精力,有的教师认为非常有必要对学生进行完整病历书写的系统训练。针对两种不同的观点,教学管理部门从实际出发,利用管理渠道畅通,调查信息的可信度高等优势,采取尊重接收单位意见的途径,进行了相关调查。调查结果是绝大多数基层单位主张必须要有书写完整病历的严格训练,而且只能加强不能削弱。

根据来自用人单位的意见,医院对教学内容进行了调整,把完整病历书写教学作为培养学生的重点内容,并组织临床教师投入精力研究适合现代化教学的"完整病历书写模式",使其既能保证病历书写的科学性、完整性,又能节省学生的宝贵时间,走出完整病历书写教学的新路子。

我们采取的办法如下。

1. 规定书写完整病历的数量 根据记忆第一法则,对于你想记忆的事物,要想获得深刻、生动而且持久的印象,就必须集中注意力,通过坚强的训练和意志的培养和练习。参照艾宾豪斯教师对记忆的重要发现,即背诵 38 次或一口气读 68 次可以全部记住你要记的东西;对林肯的出色记忆力的描述,即如同一块钢板,很难刻上,一旦刻上就很难忘掉。我们认为认真重复书写完整病历的次数上限不得超过 38 次为宜。

2. 规定书写完整病历的分段性 根据记忆的第二法则,即分段时间内的记忆实验还证明,坐下来,一再重复一件事直到记住为止,所消耗的时间和精力,恰好两倍于在一定时间间隔的时间分段进行重复而获得的结果。分段时间内的记忆,不至于产生疲劳感。一位会 27 种语言的查利伯顿爵士(天方夜谭的翻译者),每次练习或研究语言的时间不超过 15 分钟。超过 15 分钟,头脑就失去了他的新鲜感。按照分段记忆的原则,将完整病历书写的时间距离拉开。我们规定将书写完整病历的时间拉出间隔,即每周书写一次完整病历。

3. 规定书写完整病历的内容 记忆的第三法则是用联想的方法增进记忆。头脑是一部联想的机器。要想记住一件事,必须有个索引,这个索引就是联想。完整病历的书写内容确实有很多的重复,占用学生很多的时间,既易产生枯燥情绪,又影响学生集中精力。根据病历书写的目的是训练学生的基本功,而不是实用于临床的特点,我们采用虚实结合的方法,即有的完整病历必须实实在在地完整书写,有的病历采用联想的方式,规定出书写的代码,用简单的代码替代烦琐的劳动。例如系统回顾和既往史的内容,有的与疾病没有关系,在书写病历的时候就是用每个项目的代码,无形中缩减学生工作量的 80%,对代码的记忆等同于对文字内容的记忆,而且通过代码的翻转过程更能加强对内容的记忆,受到学生的普遍欢迎。

不论争议如何,目前有相当多的医学院毕业生写不好完整大病历,询问病史残缺不全,捕捉体征的能力差,分析病例时找不到证据所在,病程记录草草了事,埋下了医疗质量不高、医疗安全事件难以避免的隐患。更重要的是通过大病历书写,训练临床医生接待患者的智商、情商、逆境商,在工作中养成一丝不苟和精益求精的作风、严于律己的意识、踏实工作的毅力等。我们的主张是,见习医生与实习医生必须接受一定数量的大病历书写训练,在"物化诊断"替代临床诊断的局势下,防止医学培养出现漏洞。

"考试方法"知利弊

我们可以将临床教学常见的考试方法区分为:论述考试、口试、多选题考试、模拟考试、现场考试、跟踪考试、论文课题考试等七种。在临床教学过程中,结合实践检验,分析了每种考试方法的应用价值,比较各种方法的优缺点,从中探索全面考核学生的途径,为不断改进考试方法,提高考试质量做出了努力。

1. 论述式考试 论述式考试是通过对问题的质疑,由学生解答,反映学生对知识的记忆、分析、理解程度,反映学生的思维能力、理解和运用知识的能力。

(1)优点

1)由教师命题,考验学生对命题的理解,能否运用所学知识,靠自己的综合能力做出合理解释。

2)主要考核的是学生的记忆能力和逻辑思维推理能力。

3)能够考察学生的思维表达能力。

4)考察的标准统一,考题的答案明确,学生对考试结果少有争议。

5)拟定考题时省时省力。适合阶段和结业考试时使用。

(2)缺点

1)考试题的数量有限,考试内容所覆盖的面窄。

2)评定考试成绩时,容易受考试教师的

责任心影响,评分成绩容易出现微小差距。

3)受到回答问题时的文字书写影响,简洁明快、文字清晰、内容逻辑性强的容易从教师心理上多得分。

4)书法差、卷面乱和文字错误常成为内容质量之外的扣分因素。

5)开卷考试时,容易受临床教师平时印象的影响,同等质量的试题答案,印象好的给分容易多。

6)评分前后,容易受教师情绪影响,连续于几份高分试卷之后的低分试卷心理上容易被压低分数,反之心理上容易给高分。

7)出题概念稍有含糊,就容易影响学生的思考,与总体考试成绩呈正相关。

8)因考题数量有限,考试成绩不足以反映学生的真实水平,不便于反馈调查。

(3)提高论述式考试质量的思考

1)避免单独使用论述式考试,适当补充一定量的多选考题,增加考试试题的广度和深度。

2)出题时要避免概念模糊,内容伸缩性大,允许多角度解释等现象。

3)提供给学生充分的思考和组织答卷的时间。

4)由考试部门针对论述式考试方法的弊端,采取相应措施,如采取闭卷考试、教师分题判分、提高审核环节的质量,抽查给分标准。

5)严格评分标准,减少给分时受到印象、心理影响造成的偏差。

2. 口试式考试　口试与论述式考试有近似处,所不同的是试题由考试教师口头提出,或抽取试题获得,通过学生口述提供答案,并接受主考教师的追加问题。

(1)优点

1)随着口试对问题的提出,追加补充提问,有针对性地质询,可以更深入掌握学生对知识的记忆、理解、分析、判断程度。

2)通过直面回答问题,有利于考试教师

对学生真正能力的观察和分析,突出区分个体能力的考试优势。

3)由几位临床教师共同考核一位学生,有利于试题的内在质量,评分相对客观。

4)能够使用诸如 X 线、心电图、超声、CT、磁共振、PET-CT、病理图片等影像结果,融入口试中,更接近临床实际。

(2)缺点

1)口试内容的随机性大,系统性差,客观评分尺度差,容易受考试教师印象的影响。

2)补充试题的内容无法统一,对学生考试的难易程度有差别。

3)大面积考试时,学生多,考试教师少,常影响考试的内在质量。考试间隔时间内,受考学生之间容易串通,影响学生的成绩。

4)部分学生受到性格影响,内向的学生容易出现紧张心理,影响表达结果。

5)教师需要更高的解读试题能力、应变能力、缓解学生紧张的能力。

6)容易缺乏统一的试题标准,尤其补充提问的标准更难统一。

(3)提高口试式考试质量的思考

1)不适宜应用于大范围考试,可以多应用在对少部分学生的精选考试上。

2)做好充分的考前准备,养成口试的习惯和能力,提高教师的考试能力。

3)组成考试组,取分数的中位成绩。

4)增加模拟机会,也可以在论述式考试后增加口试,深入考核学生对论述式考试命题的认知程度。

3. 多选题式考试　多选题考试源于美国,主要考核学生的记忆力,常用来配合其他考试方法,借以调整考试内容的偏僻。

(1)优点

1)根据出题量的多少,可以合理调整知识覆盖面。

2)评分标准高度统一,评分结果最为客观。

3)适合大面积快速考试,快速评分,尤其

适用于计算机管理考试。

4)便于调整试题难易程度,事先掌握考试的总体结果。

5)容易建立标准试题库,试题可以反复使用。

6)便于反馈性调查。

(2)缺点

1)出题的难度大需要很高的出题技巧和概括能力。

2)侧重于知识考查,对运用能力的考查作用小。

3)概念性考试题目多,运用能力的考查作用不足。

4)受到选择范围的限制,任选其一就有碰运气的成分,影响评分结果的公正。

5)容易引导学生死记硬背,容易与临床实践脱节。

(3)提高多选题式考试质量的思考

1)不断扩大考试题库的容量,增加对考题的挑选概率。

2)考试前设计好总体考试规划,确定好正态曲线,根据要求命题。

3)提高试题的宏观难度,避免在文字雕刻上误导学生犯错误。

4)答案要确切,观点不能存在分歧,不能有双重否定的绕弯子试题。

5)试题量要根据考试经验确定,避免过少或过多。

4. 模拟式考试　是模拟临床工作的考试,常用来考查学生解决问题的能力。

(1)可以采取多种形式的模拟考试

1)单病例模拟考试:提供给学生一名患者,由学生向患者采集病史,获得体征,并根据需要设计辅助检查和实验室检查,由学生做出诊断、鉴别诊断、提供诊治措施。体现了考试的灵活性。

2)阶段模拟考试:向学生提供一组病例,由学生根据病例提供的线索,设问、释疑、提出观点,并解决问题。体现了考试的启发性。

3)综合模拟考试:提供给学生一个模拟试题,由学生根据命题设计试题,提出设问、确定考试重点、难点、提出解决问题的路径,给出释疑的答案。体现了考试的适用性。

(2)优点

1)突出了考试的实用、适用、启发功能。

2)便于考核学生解决问题的能力,更接近于临床工作。

3)灵活性强,寓教学于乐,有利于开拓学生的思维。

4)将考试融入教学,密切师生关系,便于发现学生的优缺点,评分结果的说服力强。

(3)缺点

1)需要考试教师高超的组织能力,善于诱导和启发。

2)组织考题的难度大。

3)容易出现考试的评分结果偏差,不适用于严格分数档次的取分考试。

(4)提高模拟式考试质量的思考

1)要有组织地实施模拟式考试,使其成为配合其他各种考试的辅助考试手段。

2)加强临床实践过程中的引导,使学生适应这种考试方法,提高适应考试能力。

3)建立模拟考试的题库,健全模拟考试的手段和方法,提高模拟考试的设备。

5. 现场式考试　是考查学生基本功的考试方法,适用于临床实习阶段的考试,能够考查学生的问诊能力、捕获体征能力、观察辅助检查和实验室检查能力,病历书写能力、疾病的分析能力。便于观察学生的学习态度和工作能力。

(1)优点

1)能够根据学生的实践活动给出恰如其分的成绩。

2)能够考核学生的综合知识能力,体现创造力和发挥力。

3)能够观察到学生实践的程度,掌握实际工作的能力。

4)理论联系实际的学习态度,平时要求

自己的水平。

（2）缺点

1）遇到的考试选题不同，影响结果可能比较大，评判分数可能有差距。

2）患者的就医能力直接影响学生的考试结果，需要竞选患者和课题。

3）考试花费的时间长，很难大面积推广使用。

4）评分时容易侧重技能，理论方面的考核依靠其他考试方法弥补。

5）分数容易受到考试老师的印象影响。

6. 跟踪式试题　这是按照教学目标考查学生对问题的研究态度、学习习惯、技能掌握和运用能力的方法。而且追踪的时间长，观察的内容广泛，角度涉及多个侧面，因此是最能够考核学生的方法。

（1）优点

1）考试贯穿到学生学习和工作的每个环节，属于最深入内情，考核范围最广，效果最好的方法。

2）由教师队伍组成的考试队伍，始终与学生共同生活和学习在一起，提供的考核数据最准确，最少片面性。

3）长期观察的结果，防止了考试假象，情报真实，结果可靠。

（2）缺点

1）有资格的教师往往跟踪学生的机会少，观察学生的角度不全面，是影响考核效果的关键。

2）要求临床教师高度重视对学生的考核，平时必须投入相当大的精力观察学生，不断提出考试项目，才能使考试和考核常态化。

3）考试成绩容易受学生社会交往能力的影响。

（3）提高现场式考试质量的思考

1）研究现场考试的规律，制订评价学生的细则，做出评价学生成绩的标准。

2）组织好严密的现场评价考核体系。

3）提高考试教师的教学意识，重视对学生的平时考核。

4）组成考试研究小组，不断提高考试质量。

7. 论文式试题　是医学教育最高的考试档次，限于时间有限，医院的科研水平良莠不齐，科研覆盖面不广，引领科研队伍的师资力量薄弱，论文考试的优越性还没有被充分反映出来。

（1）优点

1）能够根据导师设计的论文方向收集综述资料，设计命题，完成论文路径，制订程序，获得结果，进一步加工成稿。

2）充分发挥学生的主观能动性，便于观察学生投入的精力，完成论文过程中的付出程度，攻关内容的多少，论文的价值。

3）便于发现学生解决问题的能力，攻克难题的毅力，实现目标的毅力。

（2）缺点

1）学生的论文课题受指导教师的左右，课题内容缺少竞争力，模仿课题多于创新课题。

2）高质量的课题少，多数不是医学生参与考试的内容。

3）受到实验环境、科研经费的影响，论文内容的深度不够，少有配套的系列课题支持教学。

4）当前仅能够做到初级论文考试。

（3）提高论文式考试质量的思考

1）论文考试是一种反映学生综合实力的考试方法，还有很多潜力待临床教师开发。

2）论文考试必须与科室的总体工作结合，成为科室教学和科研的有机组成部分。

3）更要强调提高学生完成论文的主观努力，通过反馈调查提高考试质量。

4）鼓励临床教师提供优质论文课题，提供优质设计范例，评选优质论文成果，树立学生接受论文考试的样板，鼓励积极投入。

通过以上优缺点比较，就能帮助我们找出不同需求的考试和考核方法。例如肿瘤总论的教学目的是宏观认知疾病特征、沿革、全貌、前沿，就不适用现场、多选题、跟踪和模拟考试方法，论文考试不适宜在校学生，首选论述式，辅以口试，必要时增加少量多选题的考试方法较好。为某临床学院医疗系设计毕业试卷，校方未认清以上考试方法的优缺点，坚持主张多选题加论述式，100 分内还要包括外科、内科、妇产科、小儿科，致使试题主干不清、内容分散、考点模糊、成绩难分良莠，考试结果远离了成绩的正态曲线，教务部门不得不安排大批学生补考，学生叫苦，教师无奈。

"出科考试"看质量

参加了普外科实习医生出科考试的考评工作，随同某主任观察了一名实习医生的考试情况。实习医生对一名肝脏疾病患者进行了病史的询问、系统的体格检查，给一名甲状腺患者的伤口进行了换药。

1. 病史的询问情况　采集病史是对患者全面了解的重要环节，是掌握患者系统情况的侦察阶段，是联系患者，密切关系的途径。因此，在考核实习医生的时候教师首先要观察实习医生问诊的科学性，即问诊的结构是不是完整，通过什么样的过程发现疾病特点，怎样引导患者把注意力集中到医生所策划的主线上来，展开病史询问是不是符合逻辑，系统性表现得是否清晰，病史采集的结果是不是已经能够达到诊断和鉴别诊断的目的，主要诊断和次要诊断是不是全面等。

在观察实习医生的时候，教师要有如下标准，即实习医生是怎样接触患者的，他所设计的询问过程是如何开始的。接受询问的患者是一名知识分子，对自己病情表述得十分自信，对以前接受诊治的经历比较细致，直到各个阶段的诊断结论等都较为准确。对这种类型患者的问诊条件是非常好的。反过来，如果没有经历很好的问诊训练，实习医生很容易被患者牵着鼻子走，影响自己的临床思维。本次问诊就出现这种情况。实习医生在问诊的时候没有重视患者疾病的发生、发展、高潮过程，注意力没有集中到患者首发症状是什么，疾病的病理属于炎症、损伤、畸形，还是肿瘤性质等。由此可以设想这位实习医生在询问病史的时候，过多局限在想要知道患者的诊断是什么，而不是建立在我必须推导出患者得的是什么疾病。

在患者提供的诊断线索中，尤其是提供其他医院的诊断结果以后，这位实习医生的诊断思路很快被局限了，以后就较难捕捉到非常重要的诊断和鉴别诊断信息。例如，患者提供了长年服用治疗银屑病的药物雷公藤，治疗糖尿病的药物就没有引起实习医生的注意，也就不可能详细询问使用药物的时间、剂量、临床反应等。对患者提到自己感染过"肝炎"的重要病史也没有详细了解。

患者提到上腹部疼痛，这是诊断疾病的重要线索，应该抓住这样的线索紧追不舍，力求从中发现是什么脏器或器官发生了问题、发生了什么问题，到了什么程度等。如果想到了肝脏疾病，还要追溯病灶发生在肝脏的什么部位、影响到什么功能等。这位实习医生因为缺少独立工作的训练，没有从探索疾病的角度对待这次实习演练，难以唤醒更深入的观察力、理解力、分析力，也就草草结束了现病史的问诊。

在询问患者时，计算实习医生与患者之间谈话的时间，基本是各占 50%，甚至实习医生询问的时间还要稍稍超过患者的表述。诱导式和启发式询问病史的区别就在于由谁主导病史的询问的思维展开，理想的病史询问应该是医生提出"简"而"明"的问题，由患者沿着医生提供的线索，表述自己的感受。符合这样的病史询问，在时间分配上患者的表述时间要占用 70%～80% 的比例。只有这样才能保证患者介绍的内容翔实、可靠，不掺杂被诱导的成分。当患者逐一回答实习医生提问次数多了以后，很容易陷入"是""否"的被动局面，实习医生的思路也将受到限制。

正因为实习医生急于想得到最终的诊断,不是想听患者在说什么,而是我需要患者说什么,就不可避免地出现了"无故打断患者的谈话""突如其来的,不沾边际的问题""一句话翻来覆去""令患者心情烦躁"的现象。

从总体分析,这位实习医生没有询问出鉴别诊断的有关资料,例如,患者的上腹部疼痛属于四种疼痛的哪一种,与相邻的器官疼痛有什么区别,更不要谈到上腹部疼痛必须想到膈肌、胸膜、肺脏、心脏等问题了。即便是肝脏肿瘤性疾病,也应该想到肿瘤的病理阶段,是不是同时存在周围脏器的并存疾病,有没有出现转移等。反映出平时实习时还缺少在询问病史训练方面下足工夫。

患者还存在糖尿病。当患者主动介绍自己有糖尿病以后,实习医生可能联想不到糖尿病对这位患者的诊断和治疗有什么影响、影响到什么程度,联想不到我应该怎样治疗患者的糖尿病。因此,对糖尿病的基本询问内容跟蜻蜓点水一样,轻描淡写地漏过去了。同样,患者有吸烟的历史,患者接受吸烟史的询问时,第一句话是"十年前我已经戒烟了",十年前究竟有多少年的吸烟史、吸烟到什么程度、为什么戒烟等,都是我们临床分析的重要内容,属于必须问到的病史。这反映出实习医生缺乏逻辑思维推理能力的训练。

我们还应该在临床考试中考核实习医生的技能技巧。简单归纳如下:首先观察实习医生询问病史的动力,分析实习医生是在捕捉诊断,还是在推导诊断,借以判断实习医生的训练水平;实习医生询问病史的框架是不是科学、完整,在整个询问过程中所处的位置是不是合理,判断实习医生的思维过程;通过实习医生询问各个环节的衔接的技能技巧,分析实习医生的素质和能力。其次才是内容方面、行为表现等要求。

2. 体格检查情况 分析实习医生查体能力,可以从两个方面进行:一个是宏观观察,看实习医生查体时的目的性,是在摆弄查体套路还是在力求发现异常体征,另一方面是看实习医生查体动作的一招一式是不是规范了。通过这两方面的观察,能评估出实习医生的基础知识、基本理论和基本技能的状况。

接受考试的这位实习医生在这方面出现了很多问题。

为了获得体征需要患者采取什么样的体位,这是观察实习医生的重要线索。对于身体状况允许按照医生要求设计体位的患者,医生完全可以设计最佳体位,为科学诊断服务。这位实习医生令患者仰卧位检查头部,头的后枕部位就没有检查,触摸颈部淋巴结的两手非常蹩脚,没有触摸甲状腺,对肝脏疾病的患者没有观察蜘蛛痣,对银屑病的患者没有观察周身的皮肤表现等。检查腹部时没有暴露耻骨联合以下部位,没有观察臀部和会阴等部位。触摸肝脏、脾脏、腹水、神经反射等的体位也不合理。可以看出在整体构思上,这位实习医生缺少标准体位的概念,还不清楚为什么强调颈部三种检查体位,为什么检查腹部时需要纠正脊柱前屈,为什么有检查脾脏时的三个支点,神经反射对体位严格要求的重要性等。这些问题看似是一些"小节",但是暴露出的是科学素养,对自己还远远没有严格要求。接受考试还能如此草率,今后独立工作状况可想而知。

某主任在考核过程中,指出"给患者检查下肢神经反射和做浮髌实验、膝震挛实验时,患者还穿着病号裤子,怎么能做到准确?",确实是这样的。天气不凉,环境不冷,又是在考试,两件套头的上衣,自己的裤衩加上一套病号服掩盖了多少重要体征?腋窝淋巴结、腹股沟淋巴结、腘窝淋巴结、阴囊和外生殖器、臀部、上臂根本没有观察,就是因为服装影响了暴露现场。

检查眼肌时,实习医生的手指与患者眼部距离不合理,实习医生的手指运动速度超过患者的反应能力,这样的检查效果如同虚设。眼、耳、鼻、口腔的检查也存在类似问题。肺部检查的"望、触、叩、听"四环节既没有顺序，也支离破碎。叩诊时分不出境界叩诊和比较叩诊，根本没有规范的手法可言。叩肺下界时从肩胛下开始就让患者吸气，憋住气以后再找肺下界，不知这时怎样确定肺下界的基础值。听诊肠鸣音时，仅取距离脐部周围7平方厘米的巴掌大的区域内，代表不了整个腹部肠管的运动状态与血管杂音。腹部的四步触诊被胡乱地摸过去，叩诊的声音如同敲门声，有快有慢，有大有小，所叩诊的肝浊音界、讨贝氏区、移动性浊音结果很难令人相信。神经反射的检查更无体位可言。这些都属于检查体征的不规范。

3. 换药的考试情况 换药时的无菌技术、换药器具的准备，揭取黏膏的手法、消毒程序、敷料的使用层次、粘贴黏膏的方向和长度及方法、换药的美学观念都属于基本功训练。实习医生在操作时，一上来就把自己的口罩放在换药桌子上，缺少无菌区的界定，揭去黏膏的方向不合理，没有掌握有菌和无菌伤口对消毒的要求，对伤口施加的损害过多，使用了两块纱布覆盖伤口超厚，在颈部使用了十字交叉的黏膏，黏膏的长短不一，仰卧位换药时没有想到如何粘贴牢固等问题，缺陷还是很多的。

通过这位实习医生的片面表现，给我们的考试工作提出了许多问题，值得我们反思。

教育的根本任务是培养实习医生的素质，素质的核心是能力，能力包括注意力、记忆力、理解力、分析力和逻辑思维推理能力，以及技能技巧等。实习医生所暴露出的问题集中表现在科学意识上。素质的养成需要由基础做起，需要实习医生有接受素质教育的主动性。询问病史支离破碎、检查患者粗制滥造、换药操作不规范等，与教师的责任不无关系，不应漠视这些最起码的要求，面对考试都不知道临时摆出个样子，缺陷就暴露得比较多了。

临床医学知识的获取绝大多数来自于读书和观察。读书和观察能力取决于志向和兴趣。有了志向就能产生毅力，有了兴趣就能促进投入精力。实习医生人手一册的物理诊断学已经全面阐述了临床诊断的详细要求，其中包括对环境、体位、部位、手法、顺序、标准等都有非常具体说明，只要认真读书就不难掌握。

"岗位比赛"出实效

很多医院习惯组织"岗位比赛"，意图在提高岗位工作的基本功。评审岗位比赛效果时，很容易发现模仿意识。对此，组织我院参赛人员做了以下专题培训，获得了较好的效果。

岗位比赛的特点：①给出了规定的技术操作项目及其评分标准，岗位比赛就成为规定动作的比赛；②因为均属于基础操作技术，所以既容易得分，又极容易被扣分；③因为考试内容过于基础，在毫厘间比优劣就变成比风格、比特色、比构思、比演技；④唯有掌握比赛规律，由被动接受考试结果，转变为主动左右考试评分，才可能在不利的外部环境中争取到较好的分数结果。

以下6种操作技能考核的得分要点：①胸腔穿刺和腹腔穿刺的两个雷同的技术操作，比的是程序和逼真；②心肺复苏比的是演绎效果和节奏、力度适中；③气管插管比的是双手配合和操作到位；④肢体包扎比的是美观和连贯；⑤穿隔离衣比的是耐心和无菌技术；⑥常用的缝合和打结技术比的是合理和技巧。

参赛人员被单位遴选后，首要考虑的是如何给单位争第一，希望符合考官评委的意愿，容易忽略自己就是临床教师，曾经的考官，考核标准的制订者，丢失了教学医院的霸气，心理上远离岗位比赛的擂主地位。

为了适应比赛，赢得比赛，要求参赛者必须注意以下几点。

1. **由意识上用仿真模型练，转变为在活人身上练** 在患者身上比赛一招一式突出的是操作，应考者不得不跟患者做有形或无形的交流，比的是现场流程，亮出的是真工夫。因为没有患者愿意承担实验角色，就使用了模型，将日常操作变成了模拟演练。在这种情况下，参赛成员的动作由真变假，无须考虑临床效果、医疗安全、患者感受，不涉及医疗责任，也就出现了做不是做、说不是说、夹说夹做、以说补做、以假乱真现象。参加技术岗位比赛时必须去掉模仿意识，用对待患者的心态和意识对待模拟人。

2. **由意识上照猫画虎操作，转变为临床实际工作** 技术操作考核的内容不外乎医疗质量和医疗安全，参赛者面对模型不可能产生关爱之情，因为没有临床责任就容易偷工减料，因为不考虑诊治效果就容易虚晃一招，因为明知是假就容易以讲代做，结果造成了以模拟意识进入状态，以模拟动作的支离破碎结束考核的现象。参加技术岗位比赛时必须避免照猫画虎，强调用活人练习基本动作，待全部技术动作合格后再转入使用模拟人比赛。

3. **由意识上接受考官考核，转变为现场技能表演** 基础操作技能比的不是自选动作，没有花样和高端，突出的是科班和规范。为了能够表现和证明技术动作的内涵，就离不开口述对动作的讲解，做到"以口述引导技术操作、靠口述告知技术动作要领、凭技术操作落实口述讲解，靠口述与动作的天衣无缝打动考官"。尽管是考操作，实际上口述占70%（防扣分），操作占30%（争给分），影响考官评分标准后，没有了扣分机会，也就剩下了给分。

必须认识到，参加基础性操作技术岗位比赛比的是"说功"，或者是"边说边做"的能力，为此需要：①认清比赛特点和规律，尽快进入"能说会做"的角色；②避免无效投入，切莫误解练习的髓核是埋入，而是一步到位；③将主要精力构思在比赛脚本的设计上，靠研究脚本规范动作要领；④在脚本引导下练习技术操作，就毫无技术奥秘可言，脚本就成了缓解精神压力的中流砥柱；⑤在练习场所张贴"提高现场意识、演练实用本领"的标语，提醒随时进入应考状态；⑥熟悉脚本后，精雕每个动作的局部细节，提高可视性效果；⑦突出医院的参赛风格，写出医院以考代练的文字资料，形成独具特色的应考模式，为卫生系统提供货真价实的考核标准；⑧必须给主考官们眼前一亮的"声视觉效果"，将被考变成主动表演，靠动作内涵争取优异成绩。

按照以上的比赛意识，就有希望获得几个项目的第一名。

第2章　教学意识

"竞争优势"挺教学

核心竞争力、核心能力、核心专长、核心竞争优势是近年来较为流行的管理新理念，"核心竞争力"是指"在一个组织内部经过整合了的知识和技术，尤其是关于怎样协调多种生产技能和整合不同技术的知识和技能"。核心竞争力是保持持续竞争优势的源泉，竞争优势是竞争比较的结果，核心竞争优势是领先竞争对手较大，不容易被竞争对手赶超的竞争优势。核心竞争力的内涵包括局部环节优势与竞争对手；总体优势与对手两部分，核心竞争力的优势包括五个方面，即局部优势性、显著增值性、延展性、独特性和时间性，只要从这五方面入手增强核心竞争力，就有可能形成局部竞争优势，为逐渐提升综合竞争实力创造出机遇。

武警后勤学院附属医院属于新型综合性教学医院，尽管从总体能力上难以和全国的老牌医学院校乃至天津市内医科大学教学医院全面竞争，但是，只要有不甘落后的竞争意识，树立高度的核心竞争管理理念，着眼于建立核心竞争优势的大目标，找到突破点并付诸实行，争取在一两个环节上占有其他教学医院不容易模仿的明显优势，显示出我医学院独特能力，在核心竞争方面显示出局部优势地位，则是我们教学管理部门当好领导参谋，组织好教学工作和应该潜心研究的重要课题。

教学工作属于"长线培养"类型，在学校的教学阶段不容易测评学生的内在质量，缺乏教学优势的比较指标；教学工作需要发挥教师与学生两方面的积极性，教师努力了不一定就能够全部体现在学生身上，学生努力了未必就能够真正从教师身上学到真才实学，尤其是综合性医院的教学工作容易受到众所周知因素的冲击，教学工作的地位被排在临床和科研之后，甚至被视为临床教师的工作负担，教学质量得不到保证。分析其原因，既有大环境疏于教学工作、教学意识薄弱问题，又有局部对教学工作投入不足和教学工作管理不力等问题。由此不难看出，教学工作中存有非常大的竞争空间，存在可争取的核心竞争优势环境和突破点。

武警后勤学院附属医院具有一些地方医学院校无法竞争的管理体制优势，政令下达及时、顺畅，执行过程不变形、不走样，能够"一竿子插到底"，只要管理部门管理到位就能够保证各个部门和个人的诚信执行。部队医院"全国一家"，尽管分散到全国各地，但是没有地区、地域限制，能够保证信息交流及时、可靠，便于收集学生的质量反馈调查，对医学院校的教学工作重点的调整和人员整合起到很好的支持作用。医院受到"临床专家治院"思想的影响最小，集体观念或团队精神较强，对社会不正风气的影响抗御能力相对较强，能比较正确地对待教学工作，在新兴的教学医院内部教学风气比较浓厚。医院的学生接受的是军事化管理，服从命令意识很强，有一般医学院校无可比拟的组织性和纪律性，学习的热情高涨。医学院领导对医院的财力、物力、人力的支配权力远远超过一般教学医院，对教学工作的政策倾斜远远大于一般教学医院。医院容易得到地方教学医院的有力支持,容易得到地方政府和卫生部门的支持,便于对教学工作的探索和改革。以上诸多方面就能够保证医院教学工作形成核心竞争优势。

武警后勤学院附属医院属于新型的综合性教学医院,教学经历时间短、教学经验不足、师资力量总体水平低于地方教学医院、师资梯队不理想、教学管理技能有待充实、学生入学质量普遍较低等是短时间内难以改变的现实,不可能具有全面的综合竞争实力,暂时还谈不到全面竞争优势。但是,医院占有上述的"先天优势",尤其是教学管理体制胜出一般医院、师资队伍综合素质高,有很大的可调控性,以及学生接受管理能力好、可塑性强等优势,决定了我们享有一般地方教学医院所不具备的条件,能够在某些方面有所突破,取得局部优势、显著增值优势、延展性优势、独特性优势和时间优势。

我们的具体工作如下。

1. 确立我们的局部核心竞争优势 对学生的培养核心是能力培养,医学院校的医学生的能力应该体现在今后的临床工作、科研工作和教学工作上,尤以临床工作能力为主。临床工作能力体现在接待患者、采集病史和体征、运用辅助手段、制订诊断、鉴别诊断和治疗方案及具体实施等方面。这是一般医学院校能够做到的,然而,要想对学生能力培养方面确立我们的核心竞争优势就必须在一般教学医院工作的基础上有所突破,这就是发挥我们的流程综合效率的明显优势,实行"双轨教学管理",即将临床教学分为科室管理的教学工作和医院管理的教学工作。具体的分工是由科室负责日常一般教学医院的教学任务,医院负责专项的教学提高,两者同样重要,没有主体和从属的分别。

所谓的日常一般教学任务是指临床实习。由学生在教师组的指导下具体管理患者,在完成医疗诊治过程中学到临床知识。教学任务达标后,学生的质量应该等同或接近一般医学院校。此项教学工作由教学管理部门按照教学大纲的要求实施,实行学生轮转制度,参加具体工作,通过阶段和期末考核评定学生的学习成绩。医院管理的教学工作是由医院组织的教学,由医院选派本院或聘请外院有经验的教学专门人才对学生进行定期的专题教学、示教、演示、研讨或实习,包括反复进行询问病史、体格检查、病历分析、临床资料的运用、具体操作的演示和训练等。这种方式有别于科室组织的小讲课、会诊、讨论,而是由医院统一管理,有专职或兼职的教师担任导师,有固定的时间、计划好的系统内容、有规定的模式、有完整的教学课件的系统教学。医院管理的教学起到对临床科室基本功和基本技能教学的监管、提高,对科室教学不平衡状态的补充,是对学生总体质量的把关。这种管理符合启发式教学要求,适应学生的递进式学习规律,便于将实践所得及时上升到理论水平,在高水平上达到教学大纲所规定的培养标准。

实现"双轨教学管理"必须彻底改变原有一般医学院校的管理模式,临床科室必须接受医院对其质量的监管,与医院组织的教学互动,提供适合教学的临床资料,反馈学生的学习状况并适当参与医院组织的活动,提高科室的教学能力。对学生的要求也不同于一般教学医院,学生必须在保质保量地完成科室实习任务的基础上参加医院组织的教学活动,要求学生参加医院组织的教学活动必须做到事先有准备、现场有共鸣,事后有总结,在临床实习中显现有形的提高。双轨教学管理还要求教学管理部门利用我系统的管理优势,靠信息的畅通传递、调度的灵活有序、组织的深入细致和对人员整合的力度,确保有效地贯彻实施。

2. 确保显著增值性核心竞争优势 争取医院培养的学生能在毕业后有竞争优势,能给接收单位显著的优势印象,体现出我们培养的学生高于一般医学院校的学生价值,是医院培养学生的核心优势目标。医学生的显著增值性体现在对医院有比较深刻的了解,对医院整体工作有足够的认识,能尽快适应新的工作岗位,有很好的亲和力,有充分的自信心理,愿意并且能够表达个人观点,能大胆投入工作。

为了实现增值性核心竞争能力的培养,除了上述手段以外,医院还从以下几方面对学生进行重点训练。这就是组织学生全面了解现代化医院的职能、布局、建设、组织形式,了解医院的不同部门的工作流程;组织学生对代表医学发展前沿的影像学、微创医学、移植医学等进行专题学习;专题讲授和训练学生对患者的接待技巧,应对不同类型患者的不同要求;训练学生参与病历分析、病历讨论,掌握临床医学的科学思维和科学语言,积极主动地参加临床工作。

3. 确保延展性核心竞争优势　核心竞争力还表现在学生适应接收单位的潜在需要方面,使学生在新的工作岗位能够运用所学到的知识,缩短在所在单位的适应期,使学生掌握通用的技术专长。延展性竞争的焦点在于知识的掌握面和深度,按照一般规律,接收单位对刚刚参加工作的毕业生更看重知识面的宽度,其次才是深度的积累。在医学知识的宽度上,除了对常见病和多发病的掌握以外,更重要的是传授给学生在新的工作岗位不容易接触到,又必须掌握的知识。

对此我们确立了以下内容,这就是必须使学生掌握超声检查设备和原理,能够了解超声图像的产生机制,能够运用超声检查为患者发现典型影像;必须使学生了解常用的临床、生化和免疫检查功能,掌握简单的操作技术;必须使学生了解 X 线、CT、磁共振的设备原理、检查方法和对图像的简单识别;必须使学生能够掌握常用的检查手段和技术操作。以上几方面在一般医学教学院校受到医院管理的限制,相关科室的教学意识和配合、时间分配等矛盾很少能够纳入教学内容。

医院管理体制具有此方面的优势,通过学生"见缝插针"的时间管理自己找时间,按照"学分制"的制约机制必须完成所规定的质和量要求,教师必须完成规定的人数和质量教学要求,由学生与有关部门的教师直接联系,制订教学计划,安排好时间,由师生合作共同完成教学任务。这种方式既能训练学生的社会接触能力、主动学习的能力、实际动手能力,又能提高学生的学习兴趣,深入医学诊断技术的前沿,获得宝贵的诊断技能,提高核心竞争能力。

4. 确定独特性核心竞争优势　核心竞争力必须是特有的,不容易被对手模仿的,能够保持长时间优势,具有领先性和超前性是核心竞争力的必要条件。除了上述三方面优势以外,医院在独特性方面着重进行了物理检查的"刻板教育",在学生进入临床前就开始不厌其烦地对学生逐个进行物理检查培训,从分解细节开始,演示正规动作,纠正错误操作,使每位学生都能够按照教科书要求规范操作,灵活掌握。院校的学生对各种规范要求的接受能力强,按照军训要求操练每一项动作的掌握程度快,举手投足很快就接近临床医生的水平,事半功倍,一生受用。医院组织的病历分析专题教学过程是对学生逻辑思维的领先性教育的重要环节,通过每周一次的病历讨论和分析,训练学生的记忆力、注意力、理解力、分析力、逻辑思维推理能力。使学生能够做到见到病例以后,不茫然,知道应该从什么地方入手展开思考,对临床资料能够大胆取舍抓住重点,能够按照五大病理改变去粗取精,进行分类和排查,能够得出合理的诊断和鉴别诊断结论,能够对治疗发表自己的看法,对预后敢于谈出观点。这种训练是由高层次教师组织进行的,既有数量又有质量,很多思维过程已经固化到学生的头脑中成为他们自己的宝贵财富,具备了在新的工作岗位进行诊断的扎实基础,能够体现医院的培养优势。超前性核心竞争优势是有意识地培养学生一专多能，为学生创造今后专业选择提供途径。

5.确定时间性核心竞争优势　医院所具有的竞争优势是相对的，不意味着永远处于局部领先地位，必须对核心竞争力持续不断地创新、发展和培育，不断维持和扩大核心竞争力与竞争对手之间的领先距离。我们采取的策略是和地方教学院校广泛联合，"借鸡下蛋""落叶生根"，对本院师资力量采取"人员整合""竞争上岗"，不断提高教学能力。在组织层面上扩大智能化管理队伍，鼓励教学管理干部掌握现代教学管理理念，深入教学科研工作，不断发现新的核心优势项目，培养更多更好的医学事业接班人。

重视排序"教医研"

医学院校有"医教研"或者"教医研"两种专有名词，除了"研"之外，经常在"医"与"教"之间强调孰先孰后，就有了从教者排出了"教医研"，从医者摆出了"医教研"现象，显然将医学教学与医学临床割裂成了两部分，因为习以为常，大家也就入乡随俗了。

这两个专有名词分别针对的是医学院校与附属医院而言，区别的产生就在于医学院校不接触患者，不可能将医疗摆在首位，而附属医院不得不接收患者，能够默认医疗为主业，看似合理，其实忽略了"附属"的定义，割裂了医学教育的整体性。

附属医院有别于非教学医院医院的名称，是因为其必须依附于某个实体，离开了其依附的医学院校，就只剩下了连注册资格都没有的"医院"，换句话说，附属医院的定义就是为了医学院校教学服务而建立的一所医院，有了这种从属关系也就谈不上医疗与教学的孰先孰后了。

医学院校的定义是为了培养医学生而设立的专门院校，根据医学教育的需要就必须有基础课、桥梁课、临床课的三个层次，临床医学又属于经验与实践性质，就必须建立从

属于医学教育的附属医院，才有了附属医院的存在必要。

医学院校的服务宗旨是为了学生，学生的成长离不开教学的序列性，就必须承认临床教学的源头在医学院校。学生入学的第一天始于学校，毕业结束于学校，毕业证由学校颁发，他们不认为曾经走出过一个大门，进入过另一个大门，又回到了原来大门的事实告诉我们，医学院校与附属医院之间为统一的整体。

附属医院必须从事医疗工作，否则就没有了赖以生存和发展的经济来源、没有了教学对象、没有了师资培养的基础、没有了科研和强势的依托，也就无法培养符合社会需要的医学生。受到国家体制的影响，医学教育的投入明显不足，附属医院反哺医学院校已成规律，个人收入构成被区分为基本工资与附加收入，甚至额外收入，临床医生追求学衔不在于从教的目的，而是策略，再加上众所周知的诸多原因，轻视教育是不争的事实，也就有了独属于中国特色的"教医研""医教研"名词。

能否认知"教学相长"，是衡量附属医院临床教师底蕴的试金石，底蕴越深的越重视临床教学，对教材内涵的挖掘能力越高，教学能力越强，教学质量也就越高，越发珍惜教学机会，从教学工作中享受的愉悦也就越多。轻视教学的临床医生，不很好地探究教材中的科学性、思想性、先进性、适用性和启发性，享受不全基础知识、基础理论、基础技能的滋养，甚至还读不好书，也就高不到哪去。还做不到干一行爱一行，干一行好一行，也就谈不上能力有多大了。

其实，在医学院校内部不存在医疗与教学之间的排位现象，基础课和桥梁课的教学目的与临床教学没有截然区分，假如临床教师具备基础课的教学能力，基础和桥梁课教师有临床工作能力，都身兼二职也就不存在医疗与教学的区分了。因为教学需要出现了

分工,有了分工就必须格外强调统一,有必要淡化不甚合理的专有名词。针对附属医院的职工而言,因为磁石在医疗上,必然忽视教学,已经增加着医院管理的难度,就必须通过提高教学意识抵御社会不良倾向的干扰,教育职工抑制不符合教学需要的潜意识,争取临床教师归位本职。

从事过附属医院的教学管理,运用好医院和医科大学强化教学意识的"双剑",主动请来医科大学的领导到医院做教学专题讲座,检查见实习教学,管理就轻松了很多,效果也不错,走的是突出教学之路。

"争取授课"育人才

武警后勤学院附属医院普外科获得了在某传统性综合医科大学临床学院授课的权利,这是我院社会声誉提高、普外科立足于扩大社会影响、临床教师已经具备良好授课能力、全体职工不懈努力的结果。

某老牌的综合性教学医院,拥有一个教学医院和七个附属性质的教学医院,综合教学实力要强于我院,这仅仅是整体实力,具体到每一位临床教师来说,与我院相比可谓各有千秋,而我们的管理理念是充分调动生产力,挖掘社会潜力,主动拥抱社会,发挥特长,不满足已有的过去,不轻视和畏惧竞争对手,靠主观努力和自身实力参与社会的公平竞争,这就是我们能够走出去,能够被对方所接纳的先决条件。

医院虽然尚处于新兴医院的位置上,但是崛起、振兴、腾飞的势头咄咄逼人,这就是我们敢于走出去的资本。比较几所综合性医学教学医院,如果我们能够在两所教学院校授课,就比仅能够在一所医学院校授课的临床教师多占有了接受锻炼和扩大影响的机遇,从今天起步,桃李更满天下的将是医院和普外科,这就是我们必须走出去的利益所在。

敢不敢向传统挑战,取决于我们有没有能力,有没有胆量。普外科的授课内容以其阶段性强、逻辑推理过程紧缩、讲授的透明度高、诊治效果直观,以及容易博得学生兴奋的大课效应,因此较其他专业更具讲授优势,这就是我们能够承担教学工作的自信,也是我们在医院能够率先走出去的优势。医院普外科的教学实力有目共睹,充分发挥这部分内存的潜在能力,我们的优质大课评比就可能在社会上开花结果,我们的付出就有了更大的收益,是工夫下在个人,效益呈现于集体的必然结果,因此我们的集体有胆量挑战传统。

社会声望是对职业地位、职业声誉和名望的综合评价和反应。教学医院临床医生的声望来自于四个群体,即患者人群、本医院内部群体、医学同道,以及学生群体,其中的学生群体属于声誉储备群体,其既具有讲课瞬时的轰动效应,也有不可估量的后放效应,是独属于临床教师的声誉来源。我们不但要抓,而且必须抓住、抓紧、抓好。

医学人才的竞争属于社会竞争的一部分,谁占有更多的社会声誉份额,谁就享有更大的社会威望,临床医生既要珍惜工作的小天地,在学界内部扩大影响,更要看到社会的大环境,争取更多的社会舆论,看似虚实并举,其实是治业之道,两者缺一不可。所以,医院普外科的临床医生必须竭尽全力地走向社会,把关注的焦点超脱到与社会广泛竞争,这是科室长远的利益所在,握紧我们竞争的双拳,聚焦到一致向社会要财富,我们的工作就乐在其中了。

临床医生除了必须具备良好的个人品质、身体素质、医德以外,还必须精通专业知识,具有一定的观察能力、记忆能力、注意力、思维能力、想象能力、操作能力、自学能力、表达能力、管理能力、应急能力和很强的临床操作技能等。这种较高的职业素养决定了临床医生较高的社会声望,即被社会广泛承认的声誉。这就是我们走出去实践成组会诊和挤占医科大学授课空间的目的,靠我们的综合实力接受社会的考验,一步一个脚印地争取声誉,站稳一个点,播撒一大片,矢志不移地走下去,在社会上要效益,我们就打造了自己的传统,就能够工在今天,乐享其后了。

有了构想的蓝图和奋斗的目标,眼前的得与失就不在话下,只要我们鼓励内部的基本功竞争意识,践行对外开发的竞争意识,靠内部的和谐与凝聚搞活一盘棋,相互协助、相互补台,我们就有了时间和精力,守家就守得住,创业就创得开,个人行为就融入集体行动,成为每位临床医生的竞争实力。

基于这样的考虑,普外科此次到某医科大学临床学院的临床医学系授课只能搞好,而且一定能够搞得非常出色。院首长之所以能够信任我们,批准我们的外出授课,是对我们发展普外病区和肿瘤外科病区工作的鼎力支持,是对我们的鞭策和寄托,只要我们能够在天津医科大学插下针,立了足,今后还会有更广泛扩大影响的余地,付出眼前的辛苦值得。

为了减轻我们的工作压力,落实好院首长务必旗开得胜的指示精神,经过与某医科大学临床学院协商,由原来的108课时缩减为54学时,由上午授课改变为下午授课,每周四下午为医院的普外科授课时间,每次3学时,全学期共到临床学院授课18次。如果将这部分授课任务分摊到我们的每位授课教师身上,就将困难降低到最小程度。这种变动和授课时间的更改说明某医科大学临床学院对我们的信任和支持,如同临床学院领导直言"敬重我院的作风,希望带给我们良好的教学氛围",言外之意是把我们作为了星星之火。

我们的授课教师人才济济,在原有授课的基础上,作为科室的集体行为,将由病区主任、汇同主管教学工作的同志们共同研究此项工作,认真学习和落实医院首长指示精神,做好内部的工作安排。

"教学付出"实有价

"天下没有无偿的付出"和"天下没有免费的午餐"一样,都是说要想干好一件事就必须有相应的付出,只要你为某件事做到了付出,也就一定能够收获应有的回报,这样的比喻同样适合临床教学工作。

提到教学工作就不得不谈到临床教学医院、临床教学工作和临床教师的性质。临床教学医院是从属于医学院校的,面向未来临床医生传授医学思想、医学知识和医疗技术的专门医院,是归属于教育系统管理的少部分综合性医院,社会声誉常高于非教学性质的医院。临床教学工作是指现有临床医生与未来临床医生之间教与学的共同活动,通过临床教学的疾病讲授、见习、实习等临床实践,培养和训练医学生,不断向社会输送具备一定医疗技能和有发展潜质的医务人员。在教学医院工作的临床医生同时具有两种身份,一种是具有医疗职称的临床医生,另一种是具有教学职称的临床教师。临床医生和临床教师的最大区别是前者服务对象仅仅是患者,后者除了服务于患者之外,还必须服务于未来的医生,负有教育学生和讲授疾病的义务。从普遍意义上说,临床教师必须是经过专业的正规教育和严格训练,有别于临床医生的"科班"人才,临床教师的一切医疗活动必须规范到国家为培养医学生规定的通用教材水平,成为国家统编教材在教学医院的代言人。

在"天下没有无偿的付出"的命题下,我们不妨站在第三者的立场,剖析医院一位青年临床教师对课堂讲授的倾心"付出",从中领悟临床教师的标准,在共享她取得成绩的启示下,把更多的精力投入教学工作。

1. **背景介绍** 妇产科的一位主治医生具有比较好的临床工作能力,被科室公认为同年龄组的佼佼者,获得了临床讲授"子宫肌瘤"的机会,并以此课题参加医学院系统的"优质大课评选",获得了学院系统的二等奖。参赛前,这位青年医生为了讲授好子宫肌瘤做了精心准备,先后四次邀请有几十年教学经验的高年资临床教师审查她的授课教案、课件制作、讲授方法和授课水平。我们暂且把第 1 次审查作为这位青年教师的原有能力和水平，比作为"临床医生"；第 4 次审查作为现有能力和水平，比作为"临床教师"，做以下比较。

第 1 次审查时，这位教师向学生讲授了子宫肌瘤的定义，明确指出："子宫肌瘤是子宫平滑肌的增生，其间有少量的纤维结缔组织"，随后介绍了病理改变，重点讲解了临床主要症状和体征，也讲到玻璃样变、囊性变、红色变性、癌变和钙化，以及治疗等。通过讲解，不难看出她已经掌握了这个疾病的临床应用问题。用教科书比对，该讲的内容没有遗漏，主要问题有了，课件制作得也不错，讲授面也照顾得比较全，讲授风格很好，语言表达得比较顺畅，而且教师的形象很突出，然而，用教学医院标准衡量这位教师的讲授却不得不给予"临床医生水平"的结论。

这位临床教师的讲授显现出这几方面问题：①向学生交代了子宫肌瘤的定义，指出"子宫肌瘤由子宫平滑肌组织增生而成，其间有少量纤维结缔组织"以后，全部讲授过程就很少与定义相联系过；②讲授内容全部按照统编教材的小标题说给学生，每个小标题下的内容均独立山头，如雨后春笋般一个个冒了出来；③看似讲授疾病，实则勾画不出疾病的立体结构，给人枝不茂、根不牢、叶不盛的感觉，听起来既烦神又费力；④讲授过程还反映这位授课教师对师生人手一册的"统编教材"研究不深；⑤可以看出，在临床工作中还没有养成运用教材的习惯，一些本应在临床过程中解决的问题被带到课堂上；⑥没有通过备课弥补临床工作中的知识缺欠，暴露了讲授疾病的随意性。原因出在这位教师的思维没有达到教学医院"科班"程度，没有超越"看病"的水平，仍然用临床医生的"眼"看教科书，用医生的"心"说教科书上的内容，人虽在讲堂上"角色"却没有转化成"教师"，缺少

临床教师的"内功"。

从教学效果分析，这位临床教师在授课的开始，首先提出子宫肌瘤的定义，学生们听课的时候也必然听到教师介绍，教师通过口述或课件上的书面文字向学生交代了疾病的定义，似乎已经完成了教与学的过程，然而，一节课下来，能够完整地记住疾病的定义、能准确地复述出疾病定义的学生却微乎其微，说明定义的概念并没有深深地印在学生的头脑当中，与之相反的是大多数学生能够记住疾病的症状、体征等临床表现，以及诊断和治疗等内容，相互之间又串联不起来。没有了疾病定义的总纲领，随着时间的推移，不少学生将逐渐淡化了对疾病的认知，原本掌握不牢靠的疾病知识也就会慢慢退出自己的记忆范畴。这种"定义空白"的现象和"死记硬背"的记忆方法是非教学医院临床医生较常见的通病，反映临床工作不是用定义统领全局来判断和处理疾病，用经验医学替代了学术思考。正因为这位临床教师在讲授子宫肌瘤时，残留了过多经验医学的影子，缺少临床教师的素养，还没有认识到疾病定义的重要性，才导致了授课教师对疾病的定义进行了轻描淡写的简单处理，没有传达自己如何重视疾病定义的信息，学生也就把定义当成了讲授疾病的铺垫成分，有可能比授课教师更轻视定义的作用。

我们对子宫肌瘤的定义进行文字剖析，就可以看出子宫肌瘤定义准确地说明了三个问题：①子宫肌瘤是由子宫平滑肌组织构成的；②病变属于组织增生性质；③在平滑肌之间有少量的纤维结缔组织。定义告诉我们，子宫肌瘤的本质是增生了的子宫平滑肌，具有子宫平滑肌的共性，所以子宫肌瘤同样能接受女性激素的影响。与正常子宫平滑肌不同的是在增生的基础上，由于雌激素受体和雌二醇含量的增加，$17-\beta$ 羟类固醇脱氢酶含量减少，产生了正常子宫平滑肌所不具备的病理生理改变。依此可以推导出以下诸多

问题。

子宫平滑肌的增生和少量纤维结缔组织构成的子宫肌瘤，决定了属于良性的子宫肌瘤没有自身的包膜，没有专门的滋养血管，子宫肌瘤只能依靠周围被推挤的子宫组织形成的假包膜上的放射状血管供应营养，在血供不足因素的基础上，比较容易发生有别于其他肿瘤的玻璃样变、囊性变和红色变性、恶性变，以及营养不良性钙化等多种变性。

子宫肌瘤是在正常子宫平滑肌的基础上增生的，其存在部位必然在全部子宫的范围内，不可能超越于子宫之外，至于可能生长在子宫的什么部位那要看子宫肌瘤生长的随机性了，也正因为如此，才有了为临床服务的，按照肿瘤生长不同部位的肌壁间肌瘤、浆膜下肌瘤和黏膜下肌瘤，以及宫体肌瘤、宫颈肌瘤，乃至子宫肌瘤数量的临床分类。生长在不同部位的子宫肌瘤会引起不同的临床症状，表现为月经改变、腹部肿物、白带增多、腹部疼痛、压迫症状、不孕和继发性贫血等症状和体征。

正因为子宫平滑肌增生形成的球形结节与假包膜之间有疏松的网隙区，才有了单纯的子宫肌瘤摘除术、子宫肌瘤切除术，因为子宫肌瘤的体积可以较大，且有恶变的可能性，也就有了子宫次全切除和全切除手术，同时可以保留卵巢。因为子宫肌瘤受女性激素的影响，也就有了非手术方法的激素治疗。

子宫肌瘤的定义已经为我们活灵活现地展示了疾病的特点，围绕子宫肌瘤的定义能环环紧扣该病的流行病学特点、病理生理改变、诊断思路、鉴别诊断范围、处理原则等临床重要问题，也较容易将多种变性进行归纳和分类。对如此重要的基本概念如果不做突出讲述，不运用定义层层剖析，也就没有可供讲授的基本框架，学生和教师之间形不成交流的统一口径，学生只能等着教师一口一口地喂养，限制了学生的思考空间，违反了启发教学的规律。

从上面的分析，我们不难看出"掌握主线、解析本质、交代内容"是讲授疾病的特征，缺少了这样的精髓就达不到讲授疾病的最低要求。而这部分内容不可能写在统编教材的文字上，只能靠临床教师的悟性和理解，被临床教师挖掘出来的，属于个人无形资产的宝贵财富。

在周围教师的指导下，经过对教材内容的反复精读和认真剖析，这位青年教师"茅塞顿开"，认识到课堂讲授必须忠实于教材的科学性、系统性、先进性、思想性和适用性，把教材规定的知识完完整整地教给学生。经过对子宫肌瘤教材逐字逐句地研究，她自然而然地理出一条清晰的讲授主线，找到了以子宫肌瘤定义穿针引线的讲授方法，把各个分散的重点内容通过定义的推理进行有机的衔接和必要的捆绑，最后再把全部内容归结到定义上，做到了自己清楚，学生明白。这位临床教师在参加第4次试讲课时，集众家所长以全新的面貌出现在讲堂上，授课质量与第1次相比出现了质的变化，获得武警医学院系统的二等奖也在情理之中。

2. 收获的表现　这位青年教师第1次讲课和第4次讲课前后究竟发生了哪些变化？通过这种变化能不能揭示临床医生与临床教师的区别？认识到这种区别能不能使临床医生体会到教学的付出必然收获丰硕的成果？

这位青年教师的变化之一是，对所讲授的疾病由"知其然"转化到"更知其所以然"。有不少妇科临床医生干了十几年或者几十年专业工作，一谈到子宫肌瘤就顾名思义，仅从子宫肌瘤的名称上，不假思索地把子宫肌瘤定义为"子宫平滑肌的肿瘤"，忽略了定义同样重要的两部分内容，这就是其间含有少量纤维结缔组织和病变属于平滑肌组织增生性质。这样的妇科医生因为能熟练地记忆有关子宫肌瘤的诊断和治疗内容，能处理好子宫肌瘤的临床问题，而且积累了丰富的临床经验,因此能成为比较好的临床医生。他们无须时时处处推导疾病的机制,没有面对学生周而复始讲授疾病的任务,长此以往就形成了非教学医院诊治疾病的思维模式,一旦涉足教学领域,他们的缺欠和不足就会明显地暴露出来,造成一部分临床医生不能适应教学工作。这位青年教师,尽管临床经验还有不足,但是仅就子宫肌瘤这一个疾病来说,已经具备了"演绎疾病的思维模式",在逻辑思维水平上得到升华,她永远不会再把子宫肌瘤的定义说成是"子宫平滑肌肿瘤",而是一听到这样阐述定义就觉得刺耳,同时能够通过对方对子宫肌瘤的讲述估计到对方知识的缺欠。正因为如此,这位临床教师有资本与任何妇产科同业人员商讨有关子宫肌瘤的相关问题,有资格和勇气在综合性会诊场合提出自己观点,有能力回答对方的质询。由此可以看出,"知其然"与"知其所以然"已经不在同一条起跑线上,前者不能承担教学任务,后者对教学工作游刃有余;前者与书本知识可以拉大距离,后者必须紧跟教材和各种专业书籍;前者的自由空间越来越小,后者的医疗活动范围越来越大。

这位青年教师的变化之二是,通过临床教学对国家统编教材有了认识。现有的临床医生可以花很多时间看参考书,买很多自己所关注的医学专业杂志,唯独很少有人花钱购买五年一更新的统编教材,认为统编教材是卖给学生的初级临床材料,临床医生无须再把统编教材作为自己的常备武器。其实不然,国家统编教材是最有权威性的实用教材,是临床医生掌握基本知识、基本理论、基本技能的良师益友。我们这位年轻的临床教师之所以能把子宫肌瘤的有关问题弄清楚,很大程度上归功于统编教材提供的知识深度和广度,适量和适度的知识含量,以及广阔的拓展空间。产生这种状况的主要原因是临床医生是以实用为基础,以需求决定学习方向,以需要充实自己能力,以掌握高精尖知识为自豪,

不甚注重"三基"的再学习。临床教师受到工作任务的驱使,自觉或不自觉地把自己平时的关注焦点倾向于学生,所以必须通过学习统编教材扩大基础知识的外延,形成知识的必然整体,从中受益。师生人手一册的统编教材一般由教学医院免费提供给教师,用教学法把教师固化到不低于统编教材的水平,成为教师与学生互动的媒介,给了教师重新学习和认识统编教材的机会。

这位青年教师的变化之三是,掌握了精读教材的方法,懂得了如何学习。每位临床医生在学校的学习阶段是集中学习的最好时期,那个时期的学习有很大的盲目性,有不少成分是为了应付考试,还不知道所学的知识究竟有什么用处和怎样应用,而且很容易接受教师的引导或限制处于被动地位,基本上属于由书本到书本的充实过程。工作以后可能面临晋升、考研等考试,有可能第二次集中一段或长或短的时间学习,因为有了一定的医疗实践锻炼,学习的目的性比较强,学习效果要好于学生阶段。然而,这种性质的学习还隐藏有应试的目的,不可能面面俱到,也不一定非常深入。临床教师以登台讲授为需要的所谓的第三次学习则与以往任何阶段的学习都不同。因为有了讲授疾病的需要,临床教师第一次以分析教材为突破点,研究教材的编写和文字的运用技巧、全面观察教材内容之间的内在联系,第一次注意到如何解读教材内容的为什么和如何向学生表达,设想学生会出现什么问题,第一次在公开场合说服别人承认和接受自己的观点,完成系统的书本知识向自身能力的转化。因此,临床教师不得不复习或重新学习有关的解剖、生理、病理、药理,以及所涉及的很多其他医疗专业的相关知识,所花费的时间最多,精力最专著,速记和铭记能力调动得最强,每年所重复的次数之多,发现自己知识缺欠的反馈率高等均是其他学习过程无法达到的。

通过发生在这位青年教师身上的变化,

我们不难看出临床医生与临床教师之间在知识层面上的区别。非教学医院的临床医生没有教学义务，缺少讲授疾病系统知识的约束机制，处理不好由谁来讲和谁应该听的问题，更缺少谁必须讲什么，必须讲到什么程度的规范要求。教学医院的临床教师受到教学任务的约束和教学氛围的影响，以及医院各级领导和众多学生的监督，已经形成严密的教与学工作模式，上级医生有向下级医生和学生讲授疾病的责任和义务，下级医生和学生有监督上级医生讲授质量的权利，上级医生不讲不行，讲不好还不行，下级医生和学生不听不行，接受知识不到位也不行。临床教师为了要讲好病就必须结合具体患者讲授教材内容，比非教学医院的临床医生增加必须结合患者读书的重要环节，提高了认识疾病的全面和深入程度，逐渐提高了诊治疾病的科学性，个人的能力得到提高，医院的综合素质也就越来越高。

准备教学和参与课堂讲授均需要经过长时间的磨炼，以这位青年教师备课为例，她为了准备子宫肌瘤的讲授，开始自己学习教材，反复精读教材，接受多方面的质询，在充分暴露不足的基础上虚心接受了很多学习方法，然后又多次请教医院高年资教师，几易其授课稿，修改教学课件，更改讲授方式和风格，调整讲授重点，还先后进行了四次试讲，请来学生听课征求意见，最后才以比较成熟的课堂讲授模式参加评比。她的付出缩写了每一位临床教师的备课过程，她的提高也缩写了教学医院的临床教师成长过程。

3. 收获的价值 临床教师付出的心血值不值，值在什么地方？这是我们今天探讨"天下没有无偿的付出"的目的所在。我们说她的付出"很值"，值在她找到了自己在教学医院工作的自信心，确定了自己在教学医院的位置，有可能由此改写了自己的人生轨迹。

教学医院是以教学能力论短长的，这位教师经过个人和集体的帮助，教学能力得到

提高，教学质量得到大家的肯定，形成个人良好的公众印象，从此获得讲授子宫肌瘤的权利，也同时得到讲授其他疾病的认可，取得了竞争的优势地位，这是每位临床教师不可或缺的精神满足感和占有了仅仅属于自己的无形资产。这位青年教师具备了很好的素质，并且在教学实践中得到提高，入了教学殿堂之门，开启了临床工作和教学工作新局面，才真正有了自己认识疾病的一技之长。如果不是这样，她有可能认识不到自己的不足，停留在对疾病的一知半解，满足于"知其然"的水平，很难在医学界有所造诣。"青出于蓝"是说学生要追随授课教师的水平，"而胜于蓝"是指学生要争取超过教师的水平，前提是教师必须有较高的水平。没有真才实学的临床医生所带出来的弟子，即使能"胜于蓝"，其色调也同样不纯，没有办法弥补与教学医院培养出来临床教师之间的差距。

教学医院是以综合教学为己任的，这位青年教师通过课堂讲授把子宫肌瘤演绎得非常清楚，她就同时具有了临床示教查房的"就病说教材"能力，面对疾病，她可以现身说法，把自己对教材的理解转化成查房的资本，向学生提出很多容易被忽略的教材内容，做到言之有据，一语道破问题的实质，衔接相互之间的关系，避免滥竽充数或东拉西扯的拼凑现象。而且，她有能力结合患者回答学生的各种问题，随心所欲地安排好示教查房的重点和时间，掌握查房的主动权。经过长时间的训练，她同样能够应对其他疾病的示教查房、病历书写和患者管理等工作，逐渐成为临床教学的青年骨干力量。到了中年阶段，她可以发挥承上启下的作用，运用她的经验培养青年教师；到了老年能发挥临床教学中流砥柱的作用，并以教学财富世袭传承，在完整的教学体系中体现自己存在的价值。

教学医院是以学生为服务对象的，临床教师为学生付出心血的过程并不想让学生知道，然而学生通过教师的讲授却十分清楚临

床教师的爱心，他们有能力分析哪位教师讲课认真、准备充分，哪位教师的授课水平高，所介绍的知识容易被接受，哪位教师能够贴近学生，体会学生的所思所想。学生们能够按照他们的标准给予临床教师应有的评价和舆论回报。学生的评价既有应时效应，可以在当届学生中广为传颂，成为他们褒奖临床教师的话题，在以后的多届学生中继续发挥作用，而且能够通过学生的媒介作用传向他们今后所工作的单位，起到临床教师向社会扩大影响的纽带。这位青年教师的课堂讲授已经受到学生的普遍赞许，在学生心目中占有一席之地，学生希望所有的临床教师都能够像这样的教师讲授疾病就是很好的证明。

教学医院是以患者为服务对象的，由于学生的存在，提升了教学医院的知名度。教学医院的实习学生是把"双刃剑"，调动不好就会给患者"用实习大夫对付我们，拿我们练手"的感觉，调动好了就会给患者"这里的大夫有理论、有技术，不然的话能承担教学任务嘛"的良好印象，临床教师向学生传授知识的过程离不开具体患者，患者既是教学对象也是教学最大的受益者，他们通过切身体会做出分析和判断，将会更加尊重临床教师，使教学医院获得更多的经济效益和社会效益。这位青年教师有很好的授课水平，具有示教查房的业务资本，成为学生们主动追随的对象，在患者面前就比较容易出现众星捧月的效果，再加上语出惊人，得到学生的良性回应，患者在从众意识的驱使下对她敬而待之，更加容易取得患者和家属的信任，进而又比较容易成为患者主动追随的目标，逐渐形成以临床教师为中心的患者人群，支持了医疗工作的深入开展。

4. 带给我们的启示　子宫肌瘤的课堂讲授和青年临床教师的生动事例，只是我们医院众多临床教师中的一位。这次参加武警医学院优质大课评选的几位青年教师都从不同角度说明了"天下没有无偿的付出"的道

理。在"天下没有无偿的付出"的命题下，我们还应该同时提出"天下没有免费的午餐"，看到武警医学院附属医院的临床教师中，还有一些临床教师身在教学其"位"却未谋教学之"政"，他们放松对教学工作的要求，忽视教学能力的积累，甚至置身于教学工作之外，这样的临床教师松动了教学医院的核心优势，影响到教学医院的综合实力，迟早要退出教学舞台。也有的临床教师虽在教学其"位"却未能谋好教学之"政"，他们还没有认识到搞不好临床教学的根本原因是临床业务能力不足，基本功还不扎实，还没有沉下心来钻研教学业务，掌握教学理论和方法，这些教师随着医院和科室综合实力的提高能逐渐丰满起来，成为教学集体的可靠力量。也有的临床教师虽不在教学其"位"却已经在思考教学之"政"，他们是教学医院宝贵的生力军和潜在力量，他们不满足于现状，不墨守成规，敢于挑战和冲击各种教学阻力，而且肯于学习和善于思考，代表了教学工作的发展趋势，是医院和科室重点培养的对象。

在教学医院重医疗和科研、轻教学工作的倾向带有一定的普遍性，临床教学受到诸多社会因素的冲击，临床教师的无形付出得不到近期效益，学生质量得不到及时反馈，教学管理制度和教学团队意识对临床教师的约束能力不足等，导致对教学工作付出良莠不齐的局面。有少部分临床医生把教学工作当成了"不得已而为之"的差事，安排成"副业"，始终感受不到教学工作给予的回报，并由此形成恶性循环，这是我们大家不愿意看到的消极因素。我们今天剖析的临床教师没有超越现有的环境，如果她没有高度的教学意识，没有对自己的高标准、严要求，没有提高教学质量的愿望，任何外力都不可能在她身上发挥作用。她用自己的表现说出了一个最简单的道理，这就是"事在人为"。

我们从她身上还可以看到医院各级领导对"教学兴院"的高度责任感，对教学工作持

之以恒的管理力度,对教师成长的关心和培养,临床科室正在潜心研究教学工作,鼓励青年教师脱颖而出,良好的教学氛围正在形成,这种支持教学工作的环境和氛围对临床教师的成长是弥足轻重的外部条件,只要我们珍惜机遇,充分占有机遇,利用好教学医院核心优势来充实自己,我们同样可以像这位青年教师一样获得教学的自由。

"教学效果"求颇丰

传统医学课堂教学方法比较固定,通常是教师按照统编教材的顺序和内容在讲台上讲,学生按照老师编排的顺序在台下听课,并以记笔记的形式记下教师讲授的内容。在这种课堂教学模式中,教师的重视的是已经编排好的讲稿,独占鳌头的姿态将讲授内容公布给学生;在课堂教学全部完成之后,考查学生对所传授知识的掌握情况,并给学生评定成绩。随着教学越来越强调学生获得的真知,传统的呆板教学模式被新的教学方法取代。新的教学方法侧重于不仅要传授知识和技能,更要注重影响教学效果的诸多环节,影响教学质量的各种因素。在教学方法上要求重视学生的主动学习,在教师的教与学生的学之间架起沟通的桥梁,使教学的各个环节有机地结合起来,使学生不仅在教师的教学过程中直接学到知识,还能利用这些知识去发掘更多的知识,即产生启迪效应。新的教学模式要求教师能通过与学生的互动,使学生获取新信息,实践新技术,扩大自己的知识领域,重新构架起自己的知识底蕴。而且高度重视教学效果与学生、教学环境、教学内容紧密相关。提高教学效果,离不开以下几个环节。

1. 因材施教 提高课堂教学质量与课堂教学效果的关键,是教师要充分理解,系统掌握教学内容,分清教学内容的主线,认识教学内容的主次,思考哪些内容是学生接受的重点、难点,知道哪些教学内容需要刨根问底

到基础知识,哪些问题要适当解释,哪些内容可以一带而过。要根据不同性质的教学内容采取不同的教学方法,例如肿瘤内容的讲解不同于炎症类疾病,各有各的因教材内容的施教方法。另外的因材施教指的是针对学生的接受能力、基础状况、临床工作需要对所传授内容的有所侧重。取得良好的教学效果,离不开教师能用学生可以理解的话语讲解清楚所传授的内容,使学生完全明白教师所教授的意图。还要求授课教师能知道学生曾经听过的课,能预见教学的进展情况和学生的知识沉淀,能用学生所知的知识,选择恰当的事例或比喻,借以解释一些关键的问题,能将相关的教学内容联系起来,以及能恰当地评估学生对教学内容的掌握情况。

2. 创造良好的学习环境 给学生创造良好的学习环境,有利于提升教学效果。良好的学习环境包括课堂氛围,教师所站位置是否得当,有的授课教师习惯在讲台前转来转去,甚至走到课堂的最后端继续讲课,周围的环境十分嘈杂,教室采光或过明亮,致使课堂上的荧光屏暗淡难辨,或灯光过分不足,师生们如入洞穴,给人以压抑感,有的教具破旧不堪,电源线不时中断,激光笔时明时暗,甚至重要教具安装得不合理等,对教学与听课感受大受干扰。良好的学习环境还包括教师授课的兴奋性,学生听课的积极性。取决于师生关系密切到什么程度。授课教师在讲授之前,必须与学生有情感沟通过程,善于表达理解学生的学习需求,对学生的学习需求做出恰当的回应,对学生的学习意识进行恰当的启发。

3. 启发学生主动学习 教师在选择教学方法时,应注重选择那些有利于在教师和学生之间建立合作和互信的模式。在教学策略上,教师应对学生多进行正面的鼓励,帮助学生建立自主学习的信心。为了帮助学生成为自主学习者,首先要求授课教师放下"为师"的架势和生冷的面具,通过各种可行的方

式,准确告诉学生教学目标,对学生学习效果的预测,自己的讲授模式与特点,令学生认识教师,适应教师,贴近教师,实现心理融合。教师要对学生充满热情,相信学生的学习态度和接受能力,相信学生能够学好。同时,还要指导学生建立和发展自身与课程内容的联系,与学生一起回顾学习过程,总结学习经验和教训,引发学生的兴趣,激发学生的学习热情。

4. 不断地反思教学　反思教学是获取教学经验,避免教学瑕疵的有效途径。在不断从自己的经验和教训中学习,才能逐渐改进教学方法、提高教学质量,被学生所接受,受到学生的爱戴。教学效果好的教师总是花时间认真、仔细地反思和总结过去的教学工作,包括自己教了些什么、怎样教的、为什么要这样教,教学效果如何等,靠认真观察学生,倾听来自包括学生在内的各方面的反映或意见、建议,认真观察分析学生的学习情况,也就更能够找到有效的办法改进教学,提高教学质量,也能找到有效的方法去帮助学生解决在学习中遇到的各种问题的技能技巧。

"师生同步"教与学

临床课讲授有三大特点:第一是必须忠实于学生人手一册的教材内容,临床教师不得随意增加或删剪教材内容;第二是教师充分掌握引进与教材内容紧密相关的临床知识的权利;第三是所讲授的疾病都是有骨头有肉、活灵活现的具体疾病。因此临床讲课应该是学生可信的、动听的、喜闻乐见的传授知识的过程,能够引起学生极大的学习兴趣,听课时不会出现注意力的分散。

学生在学习阶段,思维奔放、活泼好动,注意力不容易集中,集中的注意力又不能长时间地保持,普遍存在开始听课时进入状态的慢热、中途听课的精神涣散、听课接近结束阶段的提前放松现象。另外,学生在听课时

比较容易受周围环境、教师讲授行为、课件,乃至与教学无关因素的影响,容易出现注意力的分散。如果授课教师不注意讲授方法,抓不住学生的心理活动,使学生对陌生的疾病产生枯燥乏味、不感兴趣,调动不起学生求知欲望,就很难要求学生在听课时始终保持高度的注意力。因此,临床授课教师必须时刻牢记组织教学的重要性,"紧紧抓住学生注意力"的教学基本原则。

临床授课教师讲课时,为了组织好教学需要带上三件"法宝",即一根可以鞭策自己的教鞭、一条可以捆住双手的绳子和一架高倍数的望远镜。当学生听课出现昏昏欲睡状态时,授课教师不要忘记取出备好的教鞭,使劲地抽向教师自己的臀部;当学生不能跟着授课教师的思路听课时,最好的办法是教师把自己的双手捆住,绳子的另一头交给学生请学生拉自己一把;当学生听不明白教师讲授的究竟是什么的时候,请教授课教师取出高倍数望远镜,窥视一下学生人手一册的教科书上是怎样记载的。

1. 教师必须向学生传授听课的方法,提高听课的技能　学生的素质不一样,少部分学生很会听课,能够全神贯注地倾听教师的讲解,接受教师的启发,紧跟着教师设计的思路走,而且能够做到边听课、边融入个人的见解,一节课下来收获颇丰,基本能够掌握大部分教材内容;绝大多数学生达不到这样的水平,对教师讲授的印象不够全面、不够深入,还必须通过课下学习教科书的内容才能获得较为完整的知识,这部分学生还容易受到讲课教师的影响,苛求教师的讲授方法,需要教师的提携和指导。

课堂讲授的内容是在一条主线统领下进行的,例如,肿瘤类疾病是以肿瘤在局部和周身反应,以及转移的主线展开的;炎症类疾病是以炎症和局部解剖相结合为基调;损伤是以受伤机制和机体局部和全身较量为特点;畸形是在病生理正常与不正常之间作比较而

推理出来的等。交代好每种疾病的主线,学生就能及时适应教师的讲授思路;每一个阶段讲解时或运用主次分明或纲举目张或排列对比或归纳集中,不时地变换讲授技巧;制造一个个的发生、发展、高潮、结尾的短篇;做到段落清楚、层次分明、言简意赅、寓意逼真,就是在调动学生听课的技能,就没有抓不住学生注意力的道理。

教师的讲授方法千差万别,风格迥异,可谓是八仙过海各显其能,这种百花齐放的态势对学生最有吸引力。青年教师没有必要仿效某些教师的讲授模式,更不能拼凑不同教师的授课风格,应该以纯真的姿态出现在学生面前。唯一可揣摩的是高年资教师通过什么样的途径向学生传授听自己讲课的技能技巧,通过多听老教师的讲课,观摩老教师的举手投足和一招一式,品味老教师的无形感召力,推敲老教师传授听课方法的用心,逐渐提高运用讲堂展示才干的能力。

2. 教师必须有效控制学生记笔记,提高笔记的效能 大多数医学院校大学生听课时有记笔记的习惯,学生记笔记也有很大的不同,有的力争尽可能多地记录教师讲解,有的扼要记录,有的仅记录其认为有价值的内容。记笔记按理说是一种提高注意力的好办法,但要看学生记笔记是出于什么目的,有的学生具备边听讲解、边写、边记的能力,记笔记只是平时养成的良好习惯;有的学生多记录教师的讲授是为了课下便于学习,课堂上的吸收率未必很高;有的虽然记录的不多,但是很扼要,所记录的内容恰好是课下学习教材的提纲;有的学生是在听明白教师讲解以后,仅仅记录自己的心得体会,记录的内容全部是已经能够掌握的重点。

临床课的讲授不一定要求学生系统记笔记,理由是教师讲解的主要内容离不开教科书规定的范围,解疑的推理、演绎过程又离不开教材提供的方法,没有必要把过多的精力投入文字记录上。其次,现代化教学引入了大量的课件资料,课件资料提供的文字和图像是学生无法在短时间内完整记录下来的,无形中形成很多笔记的空白,过多地记录必然影响学生对教师讲授的注意力。有的学生采取边听教师讲授,边在教科书上标记重点的方法,做到笔记与教材合一,也不失为一种提高注意力的听课手段,所不足的是教师的讲述未必与书上记录的顺序一致,在学生查找书上内容的时候也会造成注意力的分散。

教师的讲授内容和提供的学习指导、临床经验、典型病例、相关的基础知识、医学进展或辐射到的边缘问题,个人心得等与教材内容同样重要,要求学生必须掌握的应强调做笔记,以免被学生遗忘。

因此,临床教师不应该随意提倡学生一定要多记笔记或少记笔记,或干扰学生记笔记的自由,而是应该有效控制学生记笔记,指导学生会记笔记和记好笔记。这就要求教师在讲述过程中统筹兼顾到绝大部分学生,分别照顾到记笔记、在书上做标记和专注听讲学生的利益,不使任何一部分学生感到听课吃力。教师讲授教材时应该有明确的告知义务,使学生了解哪些是教材范围内的,哪些是教师补充的,哪些是应该必须记录的,哪些是不被强调的。教师站在讲堂上应该成为出色的指挥官,能够调动全体学生该看课件时目不转睛,该接受讲解时洗耳恭听,该做记录时共同发出齐刷刷的写字声,学生的注意力就不可能有任何转移。

3. 投学生所好,引起学生的关注 我们不妨替学生想一想,教师走上讲台,非常生硬地高喊"上课了,坐好了,别说话了!""静一下,你们怎么还说话?""是听你们的还是听我的?",学生能因为教师这样的讲话就立即对教师肃然起敬,立即进入学习状态吗?教师事先不交代这节课讲什么,将要怎样讲解,开门见山地从"第一条"说起,学生还没有很好地适应教师,能有清晰的听课思路吗?教师讲授如同"默读天书",声音语调好似"咏诵经诗"，形体表情状若"泥塑木雕"，面对学生其实"目中无人"，学生怎么能与教师交流，能从哪个角度引起对教师的注意？临近结束时，不遵守时间，或戛然而止，或悄然离开，学生能欢迎这样的教师再来讲课吗？完全具备这种表现的教师不可能走上讲台，但是犯这类大忌的教师确实存在，只是程度上不同。

投学生所好，指的是教师必须清楚学生喜好什么样的教师，听什么样的授课。简单地说，学生最欢迎能把问题讲清楚，能把复杂的事情说简单，能把一堆知识串起来，能把书面上的死教材给说活了的教师。喜欢听有滋有味的讲述。喜欢听教师说白话、说直话、说短话、说套话、说有悬念的话、说有激情的话、说有警示的话、说有幽默感的话、说好记住的话。喜欢听教师在讲台上边讲边议的分析，听教师讲支持观点的佐证，听教师对教材资料的引申，听教师对问题判断的自信。

引起学生关注靠的是教师讲授风格和个人魅力，以及对教学的投入。能够引起学生的关注可不单单是靠教材内容和讲授方法，更重要的是教师能不能主动吸引学生的关注。在我们教师的记忆中，总会有一些恩师的音容笑貌永驻心中，那些铿锵有力、掷地有声的教诲时常萦绕在耳边，传授的知识已经融入我们的工作之中，教师的典故成为我们言谈话语的精彩小段。也有的教师的讲授令我们昏昏欲睡，早已被我们遗忘得一干二净，似乎就没有在世间有过接触。唯有能始终想着学生，一门心思传授知识，重视启发学生的智能，教给学生学习方法，提供记忆要诀的教师才能引起学生的关注，被学生关注的教师就一定能够有吸引学生注意力的能力。

4. **要想抓住学生的注意力，还要讲求教师的讲授技巧** 教师通过口语传授知识必须了解口语的功能和弊端。口语的优点是能直接传达信息，可以从不同角度，反过来对过去述说的一件事，可以进行各种修饰，可以通过语速、语流、语态表示不同的内涵，可以通过

体态和无形语言、表情、动作、课件辅助等手段使语言具有更多的情感。口语也有弊端，这就是说出的话在瞬间消失和无法收回。

教师使用口语讲授，必须充分发挥口语的积极因素，避免口语的弊端。我们很难统计出学生对着教材听教师讲课后，究竟有多少记忆来自于教师的讲授，有多少是凭着自己从教材中得到的；当学生在临床工作中遇到问题时，学生是在教科书中找答案，还是通过对教师讲授回忆，才最终把问题解决的，毫无疑问占据学生头脑主要位置的还是教材内容。这就十分清楚地告诉我们教师，口语传达知识的能力是非常有限的，课堂讲授的目的绝不是为了灌输给学生全部教材内容，即使教师给学生一字不差地背诵了全部教材，学生也不可能速记住，更不可能铭记住教师的全部讲授内容。教师通过口语的讲解，使学生能够了解教材的全貌，圈定了知识范围，掌握到重点内容，能为学生深入学习教材指点迷津就相当不错了。

因此，教师要想抓住学生的注意力，教师必须解决为什么讲课的问题。也就是说，教师必须把讲授的重心由传授知识转向传授掌握知识的方法，由讲解全部教材内容转向讲授重点知识，由泛泛地讲授教材转向点石成金的提炼，由对教材的述说转向传授教师的心得体会。不这样做就不可能真正做到引起学生的注意。

为了吸引学生的注意，教师在讲授过程中必须克服语言传达的弊端，力争做到语言表达的"达意""适境""得体"，注意语言表达的"规范性""针对性""启发性""逻辑性""情感性""激励性""形象性""趣味性"，恰如其分地使用语调的"提升""停顿""延长""委婉"适时使用"重复""强调""提示""肯定""批判"等讲课技巧，设法延长口语停留时间，强化学生接受口语的能力。

由此不难看出，课堂上因教师失误唤醒不了学生听课热情，就需要教师用教鞭提醒

自己,抓不住学生的注意力,就要把捆住自己双手的绳子教给学生猛拉一把,当学生听课时感到茫然无措时,就需要教师架起高倍数的望远镜,看透学生质疑在哪里,及时矫正自己的授课缺陷,满足学生的迫切需求,与学生同步。

"授课教师"凭能力

临床教师的基础能力是指临床教师必须具备的最起码的能力。主要包括教师的观察能力、思维能力、想象能力、记忆能力、审美能力、口语表达能力、形体语言的能力和教师的书写和多媒体制作能力。

1. 临床教师的观察能力 观察是一种知觉活动,指的是对统编教材与学生有目的、有计划、有准备的知觉活动。临床教师的观察能力体现在能够抓住教材的主线,理解教材的精髓所在,也包括对学生迅速而准确、细致而深入、全面而客观地预判。临床教师可以通过学生在课堂上的外在表现和内心活动的流露,对讲授颇有兴趣,不时地发出赞叹、与教师讲授同步程度,判断自己的讲授效果。

2. 临床教师要必须敬业 教师认真备课,掌握好临床授课与示教,源自对学生的热爱,对职业的敬业精神,才可能以身作则地与学生互动,从中不断加深对学生的了解、理解,培养自己对学生的细致耐心程度,提高自己的心理品质。教师的思维必须机敏灵活,善于权变,在对临床教学进行分析、综合、判断、推理的过程中,拓展自己思维的敏捷性、广阔性、深刻性、条理性、创造性,以适应课堂上有可能出现的变故,理出清晰的处置预案,取得最佳效果。

3. 临床教师要先于学生 临床教师靠智力启发引导学生,需要动员学生、组织学生、教育学生,接受自己对教材内容的讲解。就需要教师及时地运用自己的思维、启发、感染、感动学生。要求教师必须具备渊博的知识,开阔的视野,提高教学质量。对教学难点

的思路开阔,能从不同角度、不同方面思考和解决问题。

4. 临床教师要具备良好的洞察能力 在研读教材的过程中,能够认识到知识内涵及外延,洞察到学术知识的本质,能将教材中难以理解、理论抽象、远离学生认知水平的内容,概括成有规律性的知识,总结出有条理的学习信息,比学生认知得更有深度、广度,掌握讲授的雄厚资本,才能有深层次地讲授内容,给学生以启迪,指引给学生一条正确思考和认识问题的捷径。

5. 临床教师要有很好的创造能力 培养学生的创新精神和实践能力,首先要求教师有很好的创造力,能够凭借自己的创造精神演绎给学生,启发学生智慧,在学生的头脑中引起共鸣,与教师同步创造性加工,再由学生加以提炼概括,编排组合,使之变成学生容易接受的东西。教师的创造性思维,能够促使设计好高效实用的教案,课堂上能够调动每一位学生的思维积极性,产生良好的授课效果。

6. 临床教师要持之以恒地学习 临床教师的长处,必须具有良好的临床与教学的求知欲、不断强化思维训练、养成良好的思维品质。要在主动学习过程中,不断地发现教材的内在规律、潜在语言,在追求探索中结合临床实践不断发现问题,总结规律,找到解决问题的途径与方法。知识越多,越丰富、涉猎的知识范围越广,越能够唤醒自己的敏感性和创造性。在学习过程中要充分相信自己的能力,肯于学习他人之长,愿意接受学生们的质疑,经常与各位教师交流对教材的理解,随时调整自己的讲授手段,不断提高讲授的内在质量。

7. 临床教师要学习唯物辩证法 临床医学属于人与人、人与自然斗争的产物,需要医务人员经常在感性与理性之间深入思考,权衡个别与一般的规律,再经过自己的综合分析能力,提升出普遍适用的抽象概括,不断

用矛盾对立统一的观点、发展的观点、联系的观点研究教材与授课规律,靠自己的观察、分析、思考、判断能力,恰如其分地推导出合乎实际的正确结论。以适应学生们的需要,成为学生们爱戴的优秀教师。

"言之有物"苦读书

按照教学医院的工作安排,与临床教师进行了课堂讲授、临床见习、实习带教专题讨论,重点探讨了如何理解教材问题。随后,与会临床教师观摩了两位主任的课堂讲授。

某甲主任讲授了"门静脉高压症",这节课在我院的优质大课评选中获得一等奖。某乙主任讲授了"子宫内膜异位症",在医院系统的优质大课评选中获得二等奖。他们的共同特点是,投入了相当大的精力组织讲授内容,娴熟地掌握了讲授环节,做到条理清楚,结构严谨,内容充实,推理清晰,而且课件处理生动,口语表达能力强,可接受的效果好。某甲主任采用的是陈述式,层层推进的授课方法,某乙主任采用的是说服式,边叙边议的授课方式,既符合讲授内容的要求,又适合个人的性格特点,被评为院级优秀当之无愧。

优质大课评审和教学质量评审是不同的两个概念。优质大课的评审教师来自于不同基础教研室和不同的临床专业系统,不侧重核对教材内容和实际的教学效果,更倾向于讲授能力的评审。教学质量评审则突出的是讲授效果,更倾向于关注学生能够获得什么。因此两种评审可能得出截然不同的结论。

在肯定两位主任获得优秀成绩之后,不得不中肯地做出"讲课质量还有待商榷"的结论。问题出在"对教材的理解"有误上。因为他们原封不动地照搬了优质大课的讲授材料,没有重新审视自己的讲授内容,还与教学大纲的要求有一定的距离,因此不能算是成功地讲授。支持结论的依据如下。

1. 没有认真研究教材内容　"门静脉高压症"在疾病分类上隶属于"肝硬化",是"肝

硬化"的并发症。外科讲授的内容必须围绕门静脉高压症"并发症"的诊断和处理方面展开。某甲主任在规定的时间内,花费了相当多的时间介绍流体力学术语的静水压,用于学术讲授局域性门静脉高压症的脐静脉入肝途径,临床不多见的硬化性胆管炎等知识,反之对教科书上"门静脉高压症的主要外科并发症包括消化道出血、腹水和脾功能亢进"一带而过,有可能干扰学生围绕主线专心致志地听课,增加学生掌握知识的复杂性。如果某甲主任能够掌握教材中强调的主线,就不会出现"喧宾夺主"的内容安排。整堂课的讲授没有紧紧抓住教材规定的重点内容,学生没有学到教学大纲规定的知识,也就谈不到有很好的教学效果了。

2. 忠实于教材不等于照搬教材　从"门静脉高压症"一节的讲授来看,某甲主任做到了忠实于教材,确实是按照教材上的书面文字讲授给学生了。但是,书面教材的特点是必须体现其系统性和科学性,有一些内容不得不作必要的罗列,例如"解剖概要""病理生理"部分在内科讲述的"肝硬化"和"门静脉高压症"被同时写出,外科讲授时,只要指出其中的"门静脉系统的静脉没有瓣膜""门静脉压力升高以后必然产生门-腔静脉的分流""门-腔静脉分流的途径是四组侧支循环""最危险的并发症是食道胃底曲张静脉破裂的大出血""脾大的结果产生脾功能亢进",外科还需要治疗"由此产生的腹水"就满足了教学需要。这样的讲述仅仅需要 8～10 分钟的时间。这样的讲授符合"五性"中的"启发性"教学要求,也就是说,临床教师从教材中提炼了有利于讲授的精髓,抓住了"纲",学生也就学会了如何随"纲"而听、而动、而思、而学,至于更详细内容完全可以依靠学生结合教科书看懂和深入学习。节省下来的 20 多分钟时间放在并发症相关内容的详细讲解上,学生可以获得更加充实的外科知识,效果将会更好。而且,24 分钟的讲授属于"灌输",8～10 分钟

的讲授属于"启发",两者有本质上的不同。

3. 必须向学生传授基本知识 两位主任讲授的对象是学生,是没有临床经验的学生,因此必须认识什么是应该讲授的基本知识。例如,"门静脉高压症"一节,对食管胃底静脉曲张破裂的产生机制,必须讲授出"门-腔静脉分流的途径最短""距离贲门5厘米以外解剖结构的固有肌层特点""物理化学刺激因素"三方面构成,缺少任何一部分都不能算完整的基本知识。在讲述门静脉高压症的侧支循环时,必须强调这四条通路在正常时就存在,只是血流量不多,而不能介绍为"正常时,这四条侧支循环通路是关闭的",因为教科书上介绍的是"这些交通支在正常情况下都很细小,血流量都很少",因此才有后面的"四个交通支大量开放"的后文。"子宫内膜异位症"的诊断讲授时,教师强调超声诊断最好,不同意"有的人认为CT和磁共振更好"的观点,理由是超声检查最经济、简便。教科书上没有进行几种影像诊断的优缺点比较,超声诊断的最大缺点是受到应用人员的能力和水平的影响,因此认为CT和磁共振同样好的观点是能够成立的。教师谈到腹腔镜检查是"诊断的金标准",这和教材介绍的"腹腔镜检查是目前诊断子宫内膜异位症的最佳方法"是截然不同的。"金标准"带有一定的商业气味,从来没有出现在教科书上,"诊断的金标准"意味着是"最佳的标准",而不是教材提倡的最佳方法。

4. 解释内容时略显随意性 两位授课教师解释内容时,涉及的实例有的不切题,有的没有必要。例如,讲述"门静脉高压症"时,教师利用水库容量解释脾大由淤血所致,就显得过于浅显。因为脾大是学生早已经掌握的知识,门静脉淤血引起脾脏淤血性肿大是非常容易理解的,在这样浅显的问题上增加水库蓄水后存水量增加就松弛了授课节奏,造成学生听课的紧张度下降。教师利用树冠、树干、树根关系解释门静脉系是非常好

的经典举例,很好地体现了临床教师由浅入深的设计构思。两者产生截然不同的效果。"子宫内膜异位症"可以出现在身体其他部位,临床讲授可以略加渲染以增强学生对疾病的深入了解,如用"可以表现为鼻出血",强调一下就可以了。然而,花费时间介绍一位"流鼻血"的患者,由开始就医说起,到最后诊断清楚,再结合中医的"倒经"编排成了一个故事,就显得有些随意和臃肿了。"子宫内膜异位症"一节讲述超声诊断时,教师将超声诊断表现归纳为"四种类型",用意是帮助学生记忆,出发点是好的。然而,这样的分类既无超声理论的支持,也不符合超声基本图像分类方法,更没有教材书面材料的支持,当属于随心所欲的主观分类。"子宫内膜异位症"对疼痛的讲述,采用"像魔鬼""像刀子"的比喻,资料尽管来自于美国,它只代表了部分学者的观点,不是教科书希望传授给学生的内容。因为学生不知道究竟有多痛,这样的形容很容易留给学生错误的印象,是不是所有的子宫内膜异位症患者都要疼痛到"像魔鬼""像刀子"的程度才能诊断?事实远不是这样的。难怪在评审时,有的人发言被改编成"血淋淋的刀子",原因是我们没有严格按照规范的医学术语表达基本知识。对"子宫内膜异位症"的总体描述采用了"说它不是肿瘤,可是它具有肿瘤的转移和复发",与教材所使用的"类似"相比,显得不科学。

5. 向学生传达了错误的概念 两位主任讲授时过多地增加了个人观点,一旦自己的观点与教材限定的观点有出入,就可能向学生传达了不科学的知识。例如,教师在讲述"门静脉高压症"的门静脉高压性胃病时,提到"这种病不多见",随后又讲到"这种病的发病率约为20%",而教材上对门静脉高压性胃病是这样提出的"约20%的门静脉高压症患者并发门静脉高压性胃病,并且占门静脉高压症上消化道出血的5%"。教材介绍的重点不是单纯讲授门静脉高压性胃病,而

是提醒或强调临床医生警惕门静脉高压性胃病的存在,在门静脉高压症导致上消化道出血的患者中,还有约 5% 的患者出血部位不属于食道胃底静脉曲张部位,处理方法有别。这部分内容的讲授既不能按照疾病系统知识过于强调,又不能置于可有可无、过于随意的地位,只能设计为主要并发症的辅助说明材料。"这种病不多见"的结论性表态,暗示给学生"并不重要",与教材编写的"切不可忽视"意图大相径庭。"子宫内膜异位症"的发病机制讲授时,需要向学生交代四方面学说,某乙主任在交代四方面的学说以后,做出"其中第一种学说是大家公认"的以一己之见表态。分析教材的内容,之所以提出四种学说是因为每种学说只能解释一类现象,没有任何一种学说能够取代其他学说,因此四种学说应该是并列存在的。如果"其中第一种学说是大家公认的",言外之意是"其他学说还有站不住脚之处",既然站不住脚,还在教材中写出来,就说明教材向学生传达的不是"基础理论",显然是讲授教师误解了编著教材专家学者的编写意图,与著名学者之间存在认识差异与缺陷,向学生传达了错误的信息。实际情况是,关于子宫内膜异位症的学说还有很多,确实有很多学说是站不住脚的,教材所选取四种学说都是站得住脚的,被公认的。在备课时,如果我们临床教师能够忠实于教材"五性"的"科学性",利用教材内容扭转自己的认识,就不会出现这样的错误了。

由以上分析,我们不禁要问,为什么具有优秀授课能力的临床教师会出现这样的问题? 结论还应该归结为"对教材的理解"上。

1. 临床教学的最终目的是向学生传授知识,对学生讲授知识,不取决于临床教师兴趣和知道多少,而是决定于学生需要多少。我们这两位优秀主任所掌握的知识远远超出学生的需要量,如果不以教学大纲束缚自己,超纲讲授也许就成为讲授的缺点或不足。所以,在我们教材的"前言"和"修改说明"中特

别指出了我们的讲课不能等同于讲座、专题讨论和著作,必须对学生"适用"。

2. 给学生讲课不仅仅是知识输出,还包括临床教师的再学习。临床教师的知识库存未必都能涵盖教学需要,每个人的速记力和铭记力也不完全一样,允许存在知识缺欠,但是不允许带着问题上讲坛。一位优秀的临床教师不见得能做到对所有知识都面面俱到,但是优秀教师必须是能及时补充知识,能不断扩大自己知识面的善于学习者。临床教师承担课程以后,必须有"用教科书反省自己知识"的过程,用教科书检查自己的知识水平,通过再学习弥补自己的知识空白,纠正自己的错误认识。千万不要用自己对疾病的理解水平找寻书上的答案,有选择地接受教材内容。这两种态度的区别是前者不断前进,永不满足,后者是故步自封,停滞不前。

3. 每位临床医生的基础理论、基本知识和基本技能的综合造就了科室和医院综合素质,构成了教学医院和一般非教学医院的质量差别。教学工作是提高临床教师基本功的媒介,通过备课的再学习过程和授课的实践检验,可以促成良好的学习环境和竞争态势,备课的学习除了获得科学知识内容以外,更重要的是学会精细读书方法,充分占有书本知识才能"说必有根,言必有据",成为统编教材的代言人,教材内容就会充斥我们医院的各个角落,医院的工作就上升到教材水平,才能具备教学医院的基本条件。

4. 热爱临床教学,能抽出一定精力研究教学工作,临床教师才能思学生所想,想学生所想,才能把自己对社会的态度,自己的思想观点传授给学生,带动学生致力于临床工作。临床教师能娴熟地掌握教材规定的内容,能从教材中提炼出经典资料,学生也就潜移默化地跟着教师的思路更深入教材,掌握的知识更加合理和实用,这就是临床教师向学生传授教材思想性的目的所在。

5. 启发性教学是启动学生注意力、记忆

力、分析力、理解力和逻辑思维推理能力的重要手段。临床教师要想启发学生,首先需要自己对教材有深刻认识,挖掘教材的深度和广度,明确要向学生传达信息的"度",有了"度"才能思考"量"的多少,才能确定讲授途径和方法。启发性教学有"点石成金"的效果,"指点迷津""一语道破""化繁为简""萌生遐想"等都有启发的内涵,临床教师有没有启发学生的能力直接影响教学效果。

6. 临床教师容易在讲授内容的科学性方面出错。研读教材的基础决定于个人对教材的理解能力,在阅读教材时有可能读出不同的结论,每研读一次教材的收获也不尽相同。例如,讲述门静脉的压力时,教科书上的"在门静脉未加阻断的情况下"就非常重要,强调与不强调这句话就能够看出读书的深度。文字"就定义为……",严格强调了门静脉高压症的定义不包括其他文字、"血液淤滞"是指病因还必须包括此项、"进而发生"的含义有递进成分、"肝窦变窄和闭塞"、"外科并发症"的限定、"终末期肝病"的特定所指等,都是我们学习时不可忽视的重要内容。以上仅仅是门静脉高压症概述部分的细节内容,讲授教师是不是看到了,是不是理解了,是不是准确传达给学生了?在讲授时注意了这些内容,讲授的基调就更准确,传达的知识就更科学、更严谨,学生接受教师的观点就等于提前深入了教材。

我们的临床教师要想跨越这一步,需要静下心来找差距,切不可满足现状,错失提高个人临床工作能力的机遇。需要甘当小学生,从点点滴滴开始深入教学领域,立足于长远,始步于当前,以教学为突破口,建立正确的得失观,逐渐认识提高教学质量是"标",提高临床教师的工作能力是"本";研讨教学工作是"标",培养教师读书能力是"本";参与教学研讨活动是"标",增强科室和医院团队精神是"本";指出教学中存在问题是"标",调动教师的积极性是"本"。

曾有一位临床教师,介绍自己临床授课生涯经历的满足、抵触、迷茫和解脱过程。这位教师曾经在农村基层工作过,承担过某地区卫校的外科全部章节内容的讲授任务,自认为两年的授课实践已经成才,多少有些满足。回到传统的综合性教学医院后,接受了"阑尾炎"和"疝"的讲授任务,胸有成竹地接受了试讲评审,结果被科室的主任和教学骨干批评得一无是处,产生过抵触情绪。在科室的帮助下,听课学习,反省自己的讲课内容以后,似乎感觉到自己的讲授质量低于其他有经验的临床教师,开始迷茫了,不知道怎样才能扭转授课状况。担任医院的教学管理工作以后,才开始静下心来研究教学工作,逐渐认识到认真读书,理解教材的重要性,工夫必须下在备课阶段,有了充分的基础能力,才可能进一步讲求教学方法,展示自己的教学能力,获得了精神上的解脱,教学质量开始逐渐提升。终于熟悉了读书的技能技巧,养成了调动基础知识的习惯,提高了临床教学质量。

"随堂听课"常领悟

随堂听课后,点评了室间隔缺损、前置胎盘、白内障、烧伤创面处理、超声诊断基础、腰椎间盘突出症的讲授。

听课的体会如下。

1. 定义是贯穿全部讲授的主线,究竟怎样运用还有不小的差别。烧伤的定义说了半天没有谈到热力致伤,等于把定义最关键的内容抽掉了。椎间盘突出症的讲授基本没有突出主题。前置胎盘的讲授有突出定义的愿望,致使定义的内容使用得不充分。白内障非常注意定义,但是与后面的讲授结合得不严密。室间隔缺损讲授时离题太远。

2. 室间隔缺损的内容主线清楚,讲授内容不复杂,只要说清楚室间隔分流的走向,影响肺动脉循环和反向血流的原因就可以了。讲解时由胎生开始讲解了很多先天性心脏畸形,与本课题关系不大。如果一位教师没有准备讲稿,登上讲台想背诵教材内容也不行,这时候的讲授只能凭自己挖掘属于自己的授课内容,另一位授课教师准备了几千字的讲稿,在课堂上就只能按照讲稿上的文字照本宣科。因此好的教师唯有掏出心里话才能算讲授。

3. 由遵循教材,到随心所欲地讲解需要有个过程。关键是什么?教师讲课内容是教材,但是和学生交流的内容可不只是拘泥于教材语言。室间隔缺损其实就是两个心室间的隔膜出现了窟窿,右心血提前进入左心,影响到肺脏的血流增加,高压力的肺动脉血流,导致肺血管出现病理改变,影响血流过量进入肺脏,造成了肺动脉高压,压力传导到左心室,超过右心室压力,造成左肺血流反向流入右心室,右心血混入肺动脉的缺氧血,形成外周发绀。为什么这样简单的过程变成了讲授就变得复杂了呢?一个是需要解决从什么部位开始讲授和怎样讲授;一个是室间隔缺损属于先天性心脏病,因为室间隔缺损不是胚胎过程中必然存在的,有别于动脉导管未闭和房间隔缺损。抓住了讲授的主线,就没必要把话题扯得太远。

4. 多说话清楚,还是少说话清楚?课堂讲授是教师和学生的思维交流,人与人之间沟通是简洁明快好,还是絮絮叨叨,说车轱辘话好?当然是竹筒倒豆子,直来直去的好。可是一到讲台上,授课教师的思维就变了,就是不敢说自己愿意说简单话、明白话,脱离教材文字束缚的顺畅话。如果临床教师能够将教材内容掌握得滚瓜烂熟,早已经把教材内容吃深吃透,想让他照着书本说话都不可能,因此,课堂上的语言库来源于知识库,知识面越宽,语言就越随便,讲授的味道就越接近生活。

5. 讲课的和听课的都是一样的,共同点是针对教材内容再理解,不同的是教师帮助学生去理解,学生是听教师对教材的理解。听什么,是听内容为主还是听思路为主?学生是通过思路听内容,以接受内容为主。教师是用思路讲内容,讲思路为主。这两者的结合点不是内容而是思路。因此,教师的讲授关键是表现自己的思路。讲思路是启发式教学的核心。

6. 一节课究竟能传授给学生多少知识?课堂讲授的内容其实是有限的,室间隔缺损的传授内容非常简单,无非就是心室间隔缺损了,出现了血流的两种分流表现,一种是开始左向右分流,轻的没有临床症状,严重的出现右向左的分流,表现为发绀。导致的原因是肺动脉由容量性转变为梗阻性。随着血流的异常,出现心脏形态的两心室改变、肺动脉扩张,瓣膜的杂音随着改变,可以通过影像学诊断。关闭室间隔缺损是治疗目的,可以有不同的方法。教师的讲授之所以能够花费40分钟,是因为需要给学生一点点说清楚,使学生承认事实就是这样。我们都是从学生阶段走过来的,我们学习的知识较之一节课不知道要多多少,可是到头来我们能够记住的究竟有多少?可以说微乎其微,我们的知识绝大多数是毕业以后慢慢积累的本专业知识。原因就是我们教给学生的知识没有得到停留,学生没有真正通过的大脑的思考,没有真正弄懂,靠死记硬背获得考试分数。我们训练自己的教学能力就是为了使我们的学生能多记住一些知识,引导学生学会在思维指导下的学习方法。

7. 前置胎盘的讲授也很简单,造成前置的原因是受精卵没有能力着床,子宫不适宜着床,胎盘体积过大。因为胎盘前置了,妊娠28周以后随着子宫下段改变,胎盘前置问题开始显露,以致发生没有诱因、没有疼痛的反复出血,影响母亲和胎儿的安全。处理目的是同时保护母亲和胎儿,不可能双保的优先保护母亲。不搞妇产科的学生能够了解这样的关键内容,一辈子不忘就可以了。我们讲授目的就是让学生掌握这些关键内容,为了说明问题,我们讲解了子宫和妊娠相关知识,讲解的目的是铺垫,而不是为了讲解而讲解。

不了解这一点,而是为了介绍子宫和妊娠解剖、病理生理而讲授就本末倒置了。因为讲授中心偏移了,学生思维不可能集中,学生被无关紧要的内容耗费了精力,主要问题反而被冲淡,讲授质量就难以提高了。

8. 教材内容写得比较清楚,如果没有临床教师讲授,学生同样能够理解,通过自学也能参加考试。不听课和听课有什么区别?听课可以加深对教材的理解,能比教科书上的内容更丰富,更好接受。我们的教师原封不动地翻译教材对学生的作用就不大,如果我们能够以教材为基础,以临床实践为依据,把死的知识讲活了,将会对学生有非常大的帮助。谁能够讲到学生心里去,谁就是优秀教师。

9. 什么是讲授深度?讲授的深度标准是学生听懂,听明白教材的内容。讲授深度是指一个问题的深度,一竿子插到底。深度不等于国内外先进内容,深度不等于多说话。讲授白内障的新月影,有示意图,有讲解,费了不少时间,学生听明白没有?我认为没有听明白。关键在于没有讲授清楚瞳孔小于晶体的直径,瞳孔与晶体之间有液体存在,而且两者间有一定的距离,远处的光沿直线进入瞳孔、透过前房透明液体打到反光的混浊晶体上,超过瞳孔直径的晶体外周部分得不到直线光的照射,就出现了阴影,呈新月状。假如教师能够运用日常在阳光下观察深井,就会在水面上出现类似的阴影,也呈新月状,如果能把水井里的水添满,以致水面和井口相平,阴影就不存在了。由浅入深地将这部分内容解释清楚,随着时间的推移,学生可能忘记白内障,但是新月影的出现的常识却永远忘不了了。学生很可能因为记住了新月影的形成原因,反而永远记住了白内障,这就是授课的深度。

"课堂讲授"非临床

笔者的一位内科老师学术渊博,是笔者心目中的崇拜人物。

这位老师带学生实习时,对学生的基本功要求相当严格,事必躬亲还紧追不放。他性格内向,不善言谈,但到了诊断分析时却变了一个人,可谓出口成章,只要开了头就收不住闸门,总能够掰开了揉碎了,由浅入深、由表及里地讲给学生,直听得学生目瞪口呆、心知肚明,这样还不算完,似乎还要刨出学生的心看个究竟。

带学生管理患者时,询问病史有种没完没了的势头,查体似乎要钻到患者的颅胸腹盆腔里,分析诊断要过大网、上小网、密罗筛,细致得密不透风,处理问题时必须严丝合缝、面面俱到,随诊之多,观察之细都给笔者留下了深刻印象,在诸多老师中他对笔者的影响很大。

这位老师是临床工作的高手,却不是课堂授课的能人,说到不是课堂授课的能人是高抬了老师,说这位老师不应该进讲堂也许更为贴切。这倒不是大不敬恩师,事实确实如此。

记得笔者参加了授课教师质量检查活动,赶上了检查这位老师讲授。这种检查属于医院内常规活动,每位教师必须授课,否则将因为授课时数不足给临床医生晋升晋职带来不利影响。参加检查工作的教师都知道这位老师不善讲授,但因为讲授的需要也必须检查。

这位老师身材不高,体型瘦弱,宽大的额头下配上了一副硕大的眼镜,眼镜还是黑边框,在小鼻子小嘴、瘦削的地阁衬托下,瓶子底似的镜片尤显突出,埋没了整个面颊的斯文,却饱含满腹经书的韵味,给人一种纯天然的幽默情调,不张嘴就能令人发笑,一张嘴也许令人狂笑不止。

老师只要站到了讲台上就"四大皆空",老师不愿意看着学生说话,必须用讲稿挡在眼前,都具备了编写教材的能耐,说给学生却必须照着草稿念,念的时候还磕磕巴巴,说是老师在授课,其实是在受罪。参与检查的老师照例坐在了最后排,距离远,只能见到讲台上站着一位半遮半掩的老师,最醒目的是一份讲稿,讲稿上边露着额头和半个圆圆的眼镜,仅此而已。

老师讲授的什么内容忘记了,听着不连贯的读稿也不可能上心,课堂上出现了乱哄哄的私下说话声,估计老师全然不在乎这些。突然,老师念稿声中断了、停顿了、熄火了,教室内一下子静了下来,同学们东张西望不解其意,不知道发生了什么。接下来是老师第一次放低了讲稿,露出了真容貌,郑重其事地声明"对不起,刚才我念差行了"。停顿了瞬间,突然课堂内爆发出哄堂大笑,笑得同学们前仰后合,上气不接下气,弄得老师莫名其妙地问:"你们笑什么呢?"

有了这样的冷幽默,课堂内反倒静息得出奇,听讲的人多了,私下说话的没了,笔者正在捉摸这也许能够构成一种调整课堂氛围的经典之作。就在这当口上,老师突然停住了,似乎明白过来刚才同学们狂笑的原因,杀了个回马枪,说到"刚才对不住大家了",同学们听后并没有反应,老师又补充道"这句话讲稿里没有",一下子引爆了导火索,课堂内再也没有了娴静,局面失控了,稿子念不下去了。老师不得不弃稿熬时间,由读稿变成说内容,直到下课。

课后,同学们反映老师备课最认真,后边说的比前边读的好多了,真难为了认真备课的老师,难为了认真听课的学生。

"授课时间"守法规

人所共知,课堂讲授的空间属于师生共有,在授课过程中任何教师和任何学生都没有擅自进入或离开这个空间的权利,也很少有人不遵守这样的常识。然而,对时间的共有性却往往因为个别授课教师缺乏控制授课时间的意识,或者因为临床授课教师不善于控制授课时间而受到影响。

所规定的每节临床授课时间对授课教师和学生有同样的约束力。临床授课教师对学生不遵守上、下课时间,对学生的迟到或早退非常反感,轻则个别告诫,重则当众严厉批评学生破坏了课堂纪律。授课教师指责和批评学生的根据是个别学生没有遵守法定时间,既影响了自己的讲授,也干扰了其他学生听课。然而,个别临床授课教师却认识不到自己不遵守法定的时间规定,经常拖延下课时间或提前结课也同样是在违反课堂纪律,其严重程度远远重于学生,因为学生没有公开提出批评,自己也得不到纠正,甚至习以为常。

临床授课教师同时肩负临床工作,难免会因为紧急的临床抢救无法按时到场讲课或必须提前离开课堂,遇有这种极其个别的情况需要立即请示教学管理部门,征得管理部门的同意,并由教学管理部门妥善安排后才允许临床教师做出处理,否则将同样以"教学事故"论处,此类问题不属于我们这节讨论的范畴。我们所谈的是,有些临床教师没有或缺乏授课的时间概念,最常见的是经常拖延下课时间,越临近下课时间越有说不完的话,而且为了控制学生的不满和骚动,说话的嗓门越来越大,说话的语速越来越快,情绪越来越不稳定,全然不顾及在超时授课的"垃圾时间"内,学生还能够有多大的耐心听课,还有多少授课效果,更为可悲的是临床授课教师没有意识到自己已经违反了课堂纪律,剥夺了学生们的法定休息时间,甚至影响了下一节接课教师的授课效果,费力不讨好。

更多的情况是临床授课教师虽有严格掌握授课时间的愿望,只是不善于掌握授课时间,出现授课时间的超时或不足。多数青年教师因为缺少授课现场的训练,现场语速常快于备课语速,容易出现还没有到规定的时间就无话可说了;有的青年临床教师为了调整时间,故意放慢讲授的语速拖延时间,或不得不赶速度,和学生抢时间,找不到其他弥补的方法；也有的青年教师虽已经有了时间控制计划，一旦到了授课现场却因为临时出现的举例、复述、解释占有了他心目中的预计时间，接下来的讲授速度不知不觉地加快了，难免出现松松紧紧的现象。

经常授课的临床教师非常注意严格掌握授课时间，有的教师能以"秒"为单位约束自己的授课时间，教师结束的话语与结课时间丝毫不差，被学生誉为"踩点教师"。这些教师出于对学生尊重，创造师生和谐的氛围，取得与学生情感沟通的目的，在备课阶段多能同时设计好所需要的讲授时间，而且在授课现场能够不断调整授课进度，避免出现前松后紧、前紧后松或松松紧紧的现象，确保了时间的合理利用。有经验的临床授课教师一般将授课所需时间分为三部分，主要讲授内容时间约占全部时间的四分之三左右，其他还有三分之一时间被用来作开场白、结束语和各种铺垫使用。

为了控制时间，在备课时需要敢于取舍。我们知道，每一节课所能传授的知识量是有限度的，不是越多越好而是越精练越好，重点越突出，讲授的效果就越好。备课时临床教师必须分析教材，确定哪些内容是必须交代的，哪些内容是可交代和可不交代的；哪些内容是必须详细介绍的，哪些内容是学生不需要教师指点就一定能够自己掌握的。有了这样的分析以后，临床教师就掌握了调整讲授内容的主动权，现场讲授的时候对必须讲授的内容丝毫不节省时间，可讲可不讲授的就成为教师校正授课时间的机动内容，利用压缩或延伸授课内容量来调整时间，既不影响授课效果，又避免出现语速上的明显差别，才能保证学生充分、合理的吸收。

备课时要合理地设计各种证据和举例。授课现场需要教师提供证据和必要的举例，但是不需要那些冗长的故事、笑话、典故，不要做过多的描述和铺垫。例如，为了说明疾病的发生率，可以提出一些国内外主要的统计资料，给学生某种概念就行了，有的临床教师却介绍了美国的、英国的、日本的、印度的、埃及的、甚至还包括坦桑尼亚、莫桑比克、毛里求斯、埃塞俄比亚等的，就完全没有必要了。有的教师为了介绍某种临床综合征，同时简要介绍提名科学家的功绩，有助于学生的关注是可以的，如果占用很多时间介绍这位科学家的生卒、出身、家庭、婚姻、爱好、生平经历等就无形中占用了授课时间。

讲授时要修饰和提炼语言、措辞，不要因为各种赘述耽误宝贵时间。临床授课教师必须避免说"车轱辘话"，能够用一句短话解释的就不要说长话，能够一次说清楚的就不要重复，能够集中说明白的就不要分散在不同部位介绍。我们不妨作这样的设想，教师向学生介绍："人体的消化道有一种自我保护功能，这种功能是你有、我有、大家都有的，它产生于生命的必然，有时能被人所控制，有时有可能因为不经意而失于管理，甚至令人尴尬，它能刺激周围人的鼓膜，污染周围的空气，甚至造成人与人之间的矛盾……，介绍到这里我相信同学们都会知道，这不是别的，这是放屁。"把放屁这样简单的一句话演绎成了一个故事，就显得画蛇添足了，更重要的是占用了授课时间。

授课现场既浪费时间，又影响授课效果的是复述课件的内容。语言分为口头语言和书面语言等，教学课件上的文字同样是语言，不需要授课教师一定有文字就必须复述出来。很一目了然的有限几个文字，被授课教师先展示，再复读，又讲解，还说明，不但时间被拖走了，还留给学生啰啰唆唆的印象，甚至使学生产生"如此简单的一句话都要讲解几遍"的被轻视感觉。

授课现场的时间出现空余，既需要反思也可以弥补。临床授课时间不足常因教学的原始资料不足造成的，有的需要讲授教师反思是不是有些重要内容被忽略了。我们曾听过一位年轻临床教师试讲，全部用时比规定的时间少了 14 分钟,他所讲授的内容等于是教材的翻版,绝无丝毫超教材内容,也无添加任何个人主张,更没有必要的证据、佐证或举例,长达 14 分钟没有话讲也在情理之中了。临床教师事先准备大量授课教材和参考资料,现场随意取舍就不会出现这类问题。

有些原因是授课教师在开始授课时,将语速定格在"快速挡位"上了。授课教师在开始授课时,首先要调整自己的语速,以免一进入状态就已经提速,导致整节课的速度过快。曾经有一位临床教师接受医院的试讲课检查,授课质量包括时间利用都非常好,现场讲课时,讲授内容几乎没有任何变化,唯独开场时的语速快了半拍,结果整节课下来时间缩短了 5 分钟,在下面听他试讲过课的教师都知道他的讲课速度加快了,可是授课教师自己没有觉得,授课的质量也因为它的提速受到一定影响。

课堂讲授不仅仅是介绍内容,还必须在规定的时间内完成讲授任务,这就要求临床教师边讲授边估算所用时间和剩余时间。没有经验的临床教师虽然使用可供观察的计时器,但是在备课时没有分段计算时间,所备用的计时器只是在开始和结束时起作用,当授课教师恍然大悟时,计时器已经定格在无法挽回的位置上。因此,要求授课教师在备课时,必须进行分段计时,现场讲授时既需要核对已经用掉的时间是否合理,还需要随时估算剩余时间是多了还是少了,以便随时调整授课进度。

第3章　优质大课

"含苞绽开"遍地花

优质大课评选属于医学院的中心活动之一,受到医院与科室的普遍重视,也存在不同的认知缺陷,参加评选的思想不甚统一,出现了盲目乐观、求好畏失、过度紧张、到哪算哪等不良情绪,有必要进行必要的意识动员,使优质大课评选步入正轨,为此,做了以下工作。

1. 优质大课评选的形势分析　讲授大课是教学工作的重要环节,为此,我们组织了多种形式的专题讲座,编写了课堂讲授教学方法的资料,从不同方位对讲课质量进行了讲评,跟踪教师的讲课状况,加强讲课的环节管理,取得了一定的成绩,在医学院历年的优质大课评选中取得了不错的成绩。历年优质大课评选结果对教务部门的工作固然得到肯定,但是,这种成绩远远不能说明我们的工作做得很好,没有真正反映出我们讲课的质量。实际情况是,如果我们不能解决优秀讲课教师的"可持续发展"问题,不能凭借自己的力量发现和培养出色的讲课教师,后继人才不能脱颖而出,不能高标准地提高教师综合实力,就不可能在教学系统长时间处于领先地位。

为了提高临床教学质量,深化对教学改革工作的探索,把课堂教学管理深入到每一位教师,在教学督导的基础上增加对具体教师的直接培养,争取在课堂讲授环节上推出看得见、能模仿、行之有效的几种模式,最终达到全面提升课堂讲授质量的目的。本着这样的思路,教务部门按照既定的工作计划,决定把今年的优质大课评选工作细分为三项内容:①力争继续获得优异成绩;②提炼三种课堂讲授标准模式;③总结出培养优质课堂讲授人才的方法和规律。

2. 力争继续获得优异成绩　成绩可喜,成绩的含金量高可喜,成绩的"可持续获得"更可喜。我们之所以提出"力争继续"是因为本次推出的参赛教师分别代表高年资和低年资两类人群,有的已经是科室的讲课骨干,有的是今后讲课的中坚力量,也有的是刚刚涉足讲课的临床医生。如果我们医院能在短时间内把这部分教师送入"优秀"行列,从中总结出某种方法和规律,无疑是一笔巨大的财富。

之所以提出力争继续获得优异成绩,是因为科室推荐的参选教师的讲课能力远远比不上以往的水平。以第一次"试讲"为例。

(1)按照讲课水平技能的"蒙昧、自发、自觉、自由"四阶段分类,参赛教师的水平最高的也只能是接近"自觉"。

(2)按照讲课方式的"背诵、叙述、讲解、表演"四种类型分类,参赛教师水平只有个别的能够做到"讲解"。

(3)"课件"的准备按照"照抄、摘录、提纲、创造"教材资料四种分类,参赛教师的水平最好的达到"提纲"程度。

(4)对课件的利用能力按照"依赖、脱节、统一、超脱"四种分类,没有一位参赛教师能够做到"统一"。

(5)对讲课要素开场白的设计按照"忌讳、没有、勉强、出色"四种分类,绝大多数参赛教师处于"忌讳"和"没有"。

（6）对讲课要素结束语的设计按照"消极、平淡、风趣、经典"四级分类，没有参赛教师能够达到"风趣"的水平。

（7）按照运用语言技巧的"顺畅、精练、生动、精彩"四级分类，参赛教师的水平还达不到"生动"。

（8）按照形体语言利用的"盲目、主动、刻意、修炼"四级分类，个别参赛教师充其量能做到"局部主动"。

（9）按照组织课堂教学能力的"被动、引导、调动、核心"的四级分类，年轻参赛教师只能达到"引导"层次。

（10）按照参赛教师课堂兴奋性的"紧张、放松、兴奋、激动"的四级分类，多数参赛教师"兴奋"不起来。

上述状况，反映出参赛教师对教学方法的生疏，实际讲课经验缺乏，对自己的实际潜力动员不足，缺少具体的或者是"一对一"的讲课指导。透过不足，第一次"试讲"也凸显出我们教学管理的力度之大，除了我们主要负责人不当旁观者，现身说法传授经验以外，还组织了本院最有经验的两位主抓教学工作的主任，对参赛教师逐一进行会诊。参赛教师的积极性异常高涨，主观能动性得到发挥，认识到第一次"讲评"对自己的震撼作用，讲好课的信心倍增。在这种有利条件下，我们要重点解决以下问题。

（1）根据参赛教师的性格、年龄、专业、口才、表现能力和整体布局等要件，重新"量体裁衣"，该更换教材内容的重新选题，对不适合教师讲解风格的内容进行校正，有利于教师才能表现的进行渲染，解决了教材内容适宜参赛的问题。

（2）对课件作了统一的要求。明确了课件是"会说话的工具"，只能起到"提示"和"解难"两个作用，对课件内容作了"大手术"，分别对内容、文字、图像、列表、动画、版面、颜色、背景、数量等细节进行了再创造。

（3）对参赛教师进行了"开场白""结束语"作用和使用技巧等讲课要件的讲授，与每位参赛教师共同研究和设计了多种表现形式，通过参赛教师的消化、提炼后成为有特色的内容。

（4）对参赛教师的讲课内容进行分解，除了开场白和结束语以外，按照主体要求和内容需要划分出讲授阶段，总结出每阶段的"发生、发展、高潮、结尾"的演绎过程，对讲解重心进行了权重分析，在讲授的 40 分钟内设计好每阶段的使用时间等，用"分镜头"和"远、中、近"景的方式进行排演，促进教师迅速进入角色。

（5）针对每位教师的具体情况，本着提升"档次"的原则，扬长避短和取长补短相结合，发挥潜能，认识讲课规律，获得优异成绩。

以上工作进展顺利。

3. 提炼三种课堂讲授标准模式　经过几天的准备工作，教师的讲授风格已经初显端倪，进一步加强风格的塑造，是下一阶段的主要工作。临床教师的讲课方法基本可以分为告知型、说服型和鼓动型，必须不断完整形象、突出风格、形成特色，规范管理。每种讲课风格特点、风格和要求简要如下。

（1）"告知型"的讲课风格。特点：构思严谨、逻辑清楚，能够注重细节，有条不紊地讲授内容。

风格：不需要特殊的亮点，不增加额外的插话，形体语言简洁明快，在静中取胜。

要求：靠旋律的语言，朴素的风格，始终如一的情绪，刻板的动作和刻板的时间分配等，争取评审教师。

（2）"说服型"的讲课风格。特点：删繁就简、敢于取舍，能够抓住重点，有节奏地讲解内容。

风格：把重心放在几个关键环节，敢于增加插话的内容，需要形体语言的配合，在动中取胜。

要求：靠流畅的语言，沟通的风格，始终如一的情绪，丰满的动作和错落有度的时间分配等,争取评审教师。

(3)"鼓动型"的讲课风格。特点:突出纲要、侧重说理,能够制造波澜,风趣地讲解内容。

风格:全神贯注地推销知识,敢于脱离书本的束缚,靠形体语言表现,在趣味中取胜。

要求:靠引领的风格,高昂的情绪,跳动的语言,表演的动作和随机需要的时间分配等,争取评审教师。

4. 总结出培养优质课堂讲授人才的方法和规律 课堂讲授是由临床教师个人承担的教学任务,工作性质相对独立,讲授教师本人有相当大的自控空间,容易陷入惯性模式,比较难以发现自身存在的缺点,过早地"定型"。讲授教学的经验交流困难,出色的讲授效果不容易推广,可望获得教学能力的无师可循,只得"自立门户"。没有走上讲台的临床教师很少思考讲授原理,没有及时探讨讲课的技能、技巧,获得了讲课机会只能仓促上阵,"摸着石头过河"。究其原因,最主要的是临床教师缺少教学经验,教学氛围还达不到引起临床教师兴奋的程度,教学监管措施深入不到具体的每一位讲课教师,缺少必要的讲课质量评价手段。针对以上问题,我们提出以下管理措施。

(1)必须制订讲课质量的量化评价系统。评价课堂讲授质量在大学院校专职教学的单位有很多的评价方法,相关的理论很多。医学临床单位的教师绝大多数属于兼职讲课,很少接受系统的教学理论教育,尤其是不可能把课堂讲授作为临床医生的主业,不适用其他教学单位的讲课质量标准。临床讲课的内容是以疾病的诊断、鉴别诊断和治疗为中心,基本属于直观教学范畴,教材内容统一,不容易出现教学内容的偏差。因此,必须以讲授方法为突破口,以提高讲授方法激发教学兴趣,带动对讲授内容的研究热情,最终达到提高讲授质量的最终目的。

(2)初步认定,可供临床教师提高教学方

法的评价指标可以划分出 10 项内容,即讲课技能、讲课方法、课件准备、课件利用、开场白、结束语、语言技巧、行为语言、组织教学、课堂情绪。对每项内容制订出 4 个等级标准,进行"优、中、差、劣"的定性评定,总括起来成为"考核讲课教师质量"的指标,再逐渐根据每项内容的考核功能的权重,制订出量化指标。

(3)以优质大课评选为契机,在全员范围内集中组织有关讲授教学的学习活动,在提高临床教师的教学意识基础上,讲授教学的心理学、方法学;创造交流教学经验、体会的条件;提供观摩教学、反思教学和评价教学的场所;推广典型的教学模式,提倡创新精神;引入优秀教学人才的激励制度,鼓励现有教师脱颖而出。

(4)建立中青年优秀教师和准优秀教师的听课制度。优质讲授教师必须具备基本的讲课素质,即热爱教学事业,具备一定的临床知识,懂得教学方法和善于语言和形体表达,并肯于为讲授大课付出辛苦。优质讲授教师的养成既要有自身的条件,也需要教学环境的扶植,在竞争讲授的氛围中产生。中青年教师和准讲课教师必须不断积累讲授经验,不断深入教学环境,取得更多的感性认识,听别人讲课是重要的捷径。

(5)在教学管理方面,继续推行对教学工作的院级和科级的两级管理模式,由医院组织以本院优秀讲授教师为主体的宏观管理体系,承担传授教学经验和对中青年教师的指导任务。由科室组织具有或具备条件的临床教师的微观管理体系,以形成优质教学团队为工作内容,完成教学计划。

5. 鼓励在优质大课评审过程中的科研意识。根据组织优质大课的体会,提出撰写以下科研论文的建议

(1)临床课堂教学质量与教师讲授的技能技巧。

(2)临床教师要探讨适合自己的课堂讲

授风格。

（3）教学管理部门培养优秀课堂讲授人才的实践体会。

（4）临床课堂讲授质量的调查及评价讲授质量的量化指标。

（5）从临床课堂讲授质量,看"开场白"的重要性。

（6）从临床教师讲课风格,看"多媒体课件"的制作。

（7）临床新老教师的讲课风格与教学质量的提高。

（8）浅议提高中青年讲课教师讲课质量的有效途径。

（9）临床中青年讲课教师课堂讲授的常见误区。

（10）中青年临床讲课教师制作"多媒体课件"的常见缺陷。

"聘请教官"强体魄

医学院组织优质大课评选的目的是为了提高教学意识,提升临床教学的地位,提高课堂讲授的质量,培养年轻教员的授课能力,形成督导教学的团队,通过总结经验,发现不足,改进教学工作。为此组织了优质大课的辅导工作。

1. 调整了授课内容　参赛教师选择授课内容是非常重要的,这次课题选择主要本着以下原则:①必须是教学大纲规定的;②必须是遵循教材内容的;③必须符合授课教师风格的;④必须是有利于突出授课教师能力的;⑤必须是主题单一的。基于这种构思,我们更换了几位授课教师的讲课题目,包括"葡萄胎""多普勒原理和临床应用""眼底疾病""乳腺基础""脊柱的检查",调整了"烧伤诊断"与"烧伤创面处理"两位教师的讲授重点,改写了"椎间盘突出"的授课内容。经过调整的授课内容是:烧伤诊断、烧伤创面处理、下肢静脉曲张、室间隔缺损、前置胎盘、超声诊断基础、椎间盘突出、白内障、脊柱和四肢的

检查。

2. 进行了教学基本知识和技能的介绍　由学生转为临床医生,再由临床医生转换为授课教师,在教学医院表面上看是工作的延续,其实不然,学生的任务是接受知识,临床医生为患者服务,临床教师是向学生传授知识,内中工作性质发生了本质变化。学生不用想如何讲授,临床医生给患者讲授的仅仅是临床知识的片断,无须系统,而授课教师则必须向学生完整介绍临床知识。为了适应工作性质的转变,每位临床教师都应该学习和研究临床教学的基本知识。临床教师的学习任务包括:①逐字逐句地学习教学大纲所规定的教材;②研究教材内容的"三基"和"五性";③研究课件和口语的传媒作用规律;④学习口语和形体语言表达的技能技巧;⑤研究不同的授课风格,形成个人的讲授特色。

3. 分析了参赛教师的基本情况　这次由科室推荐的参赛教师共有九名,大致的状况是:①临床授课经历分类,基本可以分为有多年讲授经验的、仅有很少授课经历的和基本没有讲授过临床课程的三类;②性别和年龄分类,包括男性教师 4 名,女性教师 5 名,年龄以 30 岁段为主,30 岁以下 1 名;③授课主题的专业分布,手术科室的 6 名,非手术科室的 1 名,诊断类的 2 名;④按讲授内容分类,不需要深层演绎的 4 名,需要一定推理的 4 名,必须严格逻辑推理的 1 名;⑤按照讲授规律分类,讲授主线清晰的 6 名,授课内容分散的 3 名;⑥按照课件表现力分类,便于直观表现的 6 名,需要理解表现的 3 名;⑦按讲授风格分类,倾向鼓动性的 1 名,倾向叙述性的 5 名,倾向解说性的 2 名,初出茅庐的 1 名;⑧按心理素质分类,适合现场发挥的 5 名,需要严格遵循备课脚本的 4 名;⑨按照可塑性分类,可塑性较强的 4 名,不便于过多调整的 2 名,适当调整的 3 名;⑩按照可接受性分类,传统讲授模式的 7 名,探索情境授课的 1

名,探索接近双语授课的1名。

4. 进行了教学内容的试讲 9名参赛的临床医生均进行了试讲,有的多次试讲。参加试讲听课的人员由医院组织的高年资临床教师组、在校学生和部分进修医生。试讲目的是:①认识参赛教师的总体状况;②发现授课教师提升空间;③确定集中培训的策略和方法;④记录每位授课教师存在的优点和问题;⑤记录临床授课质量的底线,为提高授课教师自信心作准备。

5. 调整了参赛教师的心理状态 被科室推荐的参赛教师有一些紧张心理是必然的,然而,基于每位授课教师的背景情况不同,也会有不同的心理状态。有过讲授经验的临床教师可能略有盲目的自信,没有较多讲授经历的可能感到一丝茫然,我们辅导组希望使他们的心理状态统一到相同的水平线上,充分认识到扭转不符合教学规律的习惯和在一张白纸上构图没有什么差别,均须一切从头开始。为了调整参赛教师的心态,使他们能够把最好的面貌发挥在优质大课的评选现场,开始阶段必须全面打乱参赛教师的原有授课构思,用事实指出每个人的学业不精、授课质量低劣、讲授差错百出,击毁他们的盲目自信心理,激励他们做认真思考。在每位教师进入状态后,适时引导他们不断品味收获,感受集中培训前后的变化,逐渐提升自信心理,直到相信自己的讲授质量无懈可击,带着强烈的表现欲进入优质大课评比的讲台。

6. 对每位教师逐一进行了讲授辅导 参赛的临床教师尽管接受了一些说理,也复习了以往优质大课的录像,然而,如何将别人的经验转变成自己的能力,还不是一朝一夕能够做到的,个别辅导就显得非常必要了。个别辅导工作包括:①调整了讲授内容,将原准备的"葡萄胎""眼底疾病""多普勒原理与临床应用""乳腺概述""脊柱的物理检查"等内容更改为"前置胎盘""老年性白内障""超

声诊断基础""下肢静脉曲张""脊柱和四肢物理诊断";②与每位教师共同学习教材、分析教材,指出讲授疾病定义的重要性,介绍以疾病定义为主线的讲授技巧;③利用每位教师原有课件现身说法,通过每帧图像揭示问题,研究解决办法;④按照讲授主线,在教科书提供的知识库和语言库中寻找授课素材,丰富自己的讲授天地;⑤突出医院特色,扩大自己的视野,把课堂讲授引向实际的生活和工作,为授课框架添油加肉;⑥发现与讲授主题有关的趣味话题,增加讲授的兴奋程度;⑦确定课件与口头表述的结合点,研究每个授课阶段之间的语言过渡技巧;⑧引导授课教师推理出恰如其分的开场白和课堂小结;⑨研究发挥自己优势,规避自身先天不足的技巧,指出注意事项;⑩对英语文字和口语、结合专业特色、网上资料来源和提供个人信息等做出严格要求。

7. 对某授课教师的具体分析 某医生是这次被推荐的参赛医生中年资最低的一位,年龄不足30岁,身材不高,声音不大,讲授的不是临床一线课程,加之没有过授课经历,竞争能力明显不足,如果没有超常的设计很难脱颖而出。然而,这位医生表情自然,仪表端庄,讲述的声调、语流和语速控制能力比较好,有强烈的表现欲,心理素质好,有一定可塑性。她的突出之处是具备很好的英语口语能力,适合讲授逻辑推理性不强、图像资料堆积、便于直观理解和便于学生直观接受的课题。如果我们把她的讲授定位于"培养年轻教师的方向""临床双语教学的样板""实施全员教学的培训",为她构思好授课内容,选择好适用、适量的课件,整合好汉语、英语和课件的运用关系,也许能获得评委的认可。通过对这位授课教师的精雕细刻,加之其自身的潜在能力强,口语与形体语言的表达能力尤为突出,心理素质超众,正式参加比赛时的讲授效果超出了接受辅导阶段,终于脱颖而出。

"问卷评委"掌稳舵

指导授课教师提高教学质量的功能毋庸置疑,提高评审教师的内在质量更为重要,这就需要有督查评审教师的内在机制,我们通过读评审教师的问卷调查,起到了对评审教师的督促作用。

1. 你认为本次比赛在组织上还有哪些需要改进的地方?

绝大多数评审教师反映非常好。其中也有的授课教师对宏观组织、授课特点、讲授规律,课堂氛围等方面提出了不同见解,涉及面广,指出的存在问题有深度。

2. 您认为参赛教员在授课中,还有那些需要改进的地方?

参赛教员都非常认真,体现了对教学工作的重视程度。

有的授课教师指出,研究教学非一朝一夕就能取得成果。本次体现的是不同风格和特点,应该是特点鲜明,并结合了本人的性格、能力,能够看出是下了工夫的。评比的重点是发现优点,找出差距,总结不足,今后改进。因此,有资格的教员还应该更多地倾听,授课教师不要讲完课就离开演播厅,否则就失去了靠优秀教员推动学院整体教学水平提高的宗旨。当然时间上会有冲突。

有的评审教师将教师讲授的特点区分为平述式、推演式、逻辑展开式、情境式等,很难划一地结论为孰优孰劣,加之评审委员专业多门,既考验了授课教师,也检查了评委们的教学能力,形成了良性的互动过程。如果增加现场简要评述,使教员知晓分数取得的根据,起到宣传作用,引导作用,普及作用,效果可能会更好些。时间上可能不允许。

3. 您认为教员在教案书写上,还有哪些需要改进的地方?

大多数评委教师认为,授课教员需要解决的是讲述内容的纲在哪里,何为提纲挈领,否则讲授的主线就漂移不定。教科书提供的是讲授内容的基本范畴,如何重新组织成教案,就不是罗列,而是创造。纲就是环环紧扣主线的环节管理,提纲就是抓住教学的主线,挈领就是讲授的围绕和展开。教案与讲授不是分离的,融为一体是关键,讲授不是单纯的口语、形体语言、平面语言的表现,而是教案的再现。

4. 您认为教员在多媒体课件制作上,还有哪些需要改进的地方?

多数评委教师认为,多媒体是辅助教学的手段,制作好了能够提高讲授内容的渗透力。课件也是一把伤及授课质量的"双刃剑",一旦喧宾夺主、节外生枝、理解歧义、混沌不清,就影响了学生的听课效果。

5. 您认为评分标准还有哪些需要改进的地方?

因为教员的讲授内容涉及多学科,评委们又来自于不同专业,对教学内容不熟悉,甚至不清楚,也就难以判断课堂设计质量。因为不清楚不同专业对授课教员的具体要求,评分结果也仅能供参考。当然也存在评委们的再学习课题。

个人的认识如下。

(1)评委们给出的评分结果与自己的认知有的吻合,有的差异相当大。由此分析,评委们的给分标准有差异。例如,讲授动脉粥样硬化的教员给分相当高,但是按照教学的五性分析,即科学性、先进性、实用性、适用性、启发性,讲授内容实在太少就不尽科学,如此讲授能否适用于现有的学生,究竟如何启发学生等值得深思,剥除掉英语的贯穿和解释,就十分简单了,重要的环节上一带而过,课堂上究竟是讲述教师,还是讲述学生更多需要,就成了值得争议的课题了。

(2)仍然存在灌输式教学痕迹。课堂上的珍贵之处,是解决学生看书时的难点,教给学生学习方法,很重要的是体现教师对教材的理解和转用。教师自己心里非常清楚,教给学生的仅仅是内容,就不能算作高质量。

自己讲给了自己就是背书,只有讲给学生才算是讲课。

(3)过分偏重于课件是授课教师的普遍意识,尤其参加比赛。本次课件的质量良莠不齐。好的令人赞叹,质量差的不在少数。例如,一帧图像上的文字过多,教师讲授时并未讲授出课件上的内容,学生看课件文字又跟不上讲授,课件不但成了摆设,还影响了效果。很多课件上出现了无关图像,右上角加了小人,右下角添上一支笔,背景有花有草,有楼房,讲授内容还与此无关。不注意美学,冷色的背景,加上冷的文字,就成了雾里看花,一帧图像上 28 个文字使用了六种色调,结果就没有了重点突出。文字、图像混杂,堆成了一团。引用的视频晦暗,与讲授内容结合得还不够好,就显得多余了。一个小人跑得自始至终,一个箭头紧跟不断地流动,看着实在累得慌。

(4)有的教师的语流、语速、语感非常好,而且很有磁力感,听起来就感觉好接受。有的不善于靠语言交流,就成了散布声音。有的教员过多地念课件,就行成了口语与平面语言双加料,效果反而不好。一位教师的口头语是"是不是",结果反复引起助阵学生们的应声回答,课堂上看似在互动中,其实毫无意义。

(5)有的教师为了活跃氛围,使用了没有意义的苹果和橘子的触摸,将常识性内容摆到了课堂上,如同给小学生授课。使用叉子卷面条的创意可以利用,然而,课堂上的面条因放置时间过久,都成了卷不起来的面条小段,暴露出教员的设计不严谨,忽视了教学无小事。

(6)一位讲述追捕嫌犯的授课风格很突出,肢体动作粗犷,声音铿锵有力,就突出了课堂效果,一位讲授救护的采用同样的形体语言,女教师的右臂动作过大,就显得造作。有的教师站不稳,来回小移小动,有的教师一动不动,就比离开讲坛与学生共鸣的差一些。

有的激光笔来回晃动,有的手里掌握着激光笔却从未使用,课件制作好了,醒目了,未必一定使用激光笔。

(7)一切为了讲授质量服务。有的引用现成的图像毫无意义,一幅就够了,结果舍不得放弃,就一股脑地使用了几幅,结果反而乱了。有的举例过于细致,名人、名事、名段,未必一定如此,贵在于说教材的理,借用的目的是托起讲述,而不是轰动。

(8)盲目引用视频未必好。只有一位教员引用视频时关掉了原有的声音,更多的教员拱手交出了授课权,任由视频声音领走了学生,自己一边站着,成为观众。视频资料很难找,恰如其分的不多,必须经过加工,变成了授课的有机部分才算好的视频。一位讲授伪装,听到了三声枪响,结果只见穿着白大衣的女英雄被围着,不知意义何在。

(9)说课的质量普遍不高。有的说提纲,有的将教学法的理念都加入到说课中,其实不可能一次讲课涵盖所有手段,手段都是用上了也就不是讲课了。

(10)小结不等于总结,一位教师用了 49 个字,还编成了顺口溜,结果因为庞杂,学生不可能跟着顺口,溜不出来,也就没有了小结的意义。简而精是关键的结论。

"授课优质"历艰辛

临床授课的原理复杂,临床医生难有系统学习临床授课的机会,通过与临床教师沟通,了解到必须掌握授课的以下须知,有助于临床教师设计教案,游刃有余地讲授疾病。

1. 优质大课,顾名思义是指质量优秀的临床课堂讲授,优质大课的评比是在众多参加讲授的教师中推举出大家公认的更优秀者。

2. 临床授课的形式很多,包括课堂对学生的集体授课、针对患者的小讲课、示教查房、病历讨论、病历检查、个别指点、回答学生问题等。课堂讲授指的是通过教室提供的空间,讲授学生还不了解的临床知识,教师把思想、知识和技能传授给学生的过程。是教师教和学生学的师生共同活动。

3. 讲授时要突出教材三基(基础理论、基本知识和基本技能)、五性(思想性、科学性、先进性、启发性、适用性)的特点,注重教材的整体优化及编写的标准化、规范化。

4. 临床授课有三个特定,即特定对象为经五年本科学习从事临床医疗工作医师;特定要求为贯彻预防为主的卫生工作方针及加强预防战略;特定限制为教材总数字应与教学时数相适应。

5. 临床课的讲授任务就是向学生传递今后认识疾病最起码的知识,不包括对所讲疾病面面俱到的临床认识。

6. 如果医生没有渊博的临床医学知识,掌握不住必要的信息,思路不宽,思维方法不科学,就不可能掌握决定诊断的关键环节,很难得出正确的结论,也就难有高质量的授课效果。

7. 临床教师对讲授下工夫,表现在对教材的理解、临床教师的注意力、观察力、分析力、逻辑思维推理能力和临床教师的授课技能、技巧。

8. 讲授意识,包括:①讲授的是教材内容;②讲授你为学生想到的;③讲授学生不注意的;④讲授学生最后能获得的;⑤讲授出学生对临床医学的兴趣;⑥讲授出学生对临床教师的崇拜。

9. 学生心目中偶像的标准,无非就是课堂讲授效果明显优于其他教师,听讲授寓教于乐,轻松自然,自己已经想到的问题被教师一带而过,自己十分费解的问题被教师一语道破,自己没有注意到的问题被教师反复强调,自己没有掌握的学习方法被教师指点迷津。

10. 教学大纲规定的"了解"是指知道得清楚;"熟悉"是指清楚地了解;"掌握"是指熟悉并能充分地运用。

11. 定义是对于一种事物的本质特征或一个概念内涵和外延的确切而简要的说明。疾病的定义是对于一个疾病的本质特征或一个概念内涵和外延的确切而简要的说明。

12. 概述是指对重要内容的大概、简单扼要的说明、叙述、大概情况。通过概述使学生了解所讲授内容的总体情况,先提出概述有引导作用,后提出概述有总结效果。

13. 授课时常遇到的基本概念:"生理"是指机体的功能,即整个生物体及其各个部分所表现的各种生命活动。"病理"是指疾病发生与发展过程中有机体细胞、组织、器官的结构和功能发生变化的规律。"症状"是指机体因疾病表现出来的异常状态。"体征"是指身体表现出来的现象、特征。"现象"是指本质的外在表现,是疾病比较表面的、多变的方面。"特征"是指可以作为事物特点的征象或标志。"诊断"是指诊察之后判断患者的病症。"鉴别诊断"是指辨别并确定疾病诊断的真假、对错。"治疗"是指为解除疾病痛苦而实施的医疗措施。"预防"是指事先防备。

14. 允许授课教师根据医学现状或发展趋势对统编教材作适当的调整,但是不能脱离传授给学生完整知识的唯一目的,绝对不允许超越教材大纲的要求,随心所欲地减少或增加知识量。不能"喧宾夺主"或"挂一漏万"。

15. 吃透教材精神就能够设计好主次关系,把精力投入到矛盾的主要方面,对讲授教师来说做到心中有全局,合理分配时间和精力,对学生来说听起来合乎逻辑,顺理成章,不知不觉地和老师产生共鸣。

16. 要想做到推理清楚,教师必须掌握由基础到临床的整体知识,牢记问题的症结所在,记住解释问题的关键环节,注意层次和语言技巧的表述。

17. 教师如果不立足于现在所处环境或者学生分配以后的条件,有选择地或有分析地介绍相关知识,不注意适度、适量的原则,不说清楚现实与将来的辩证关系，一味灌输过多的所谓"先进的东西"未必是高质量的教学水平。

18. 授课教师对教材的认识没有一定的深度和广度，相关知识匮乏，讲授课程的时候还在担心别讲错了，别说不齐全，还在现场考验自己的背书能力，自己都不知道在说什么，也就没有质量可言。

19. 提炼重点内容能力的获得需要"高屋建瓴"地掌握本专业的全部课程内容、研究不同内容的侧重点、接受讲授过同样教材内容教师的指点、听取不同特点内容的讲课过程，进行有智慧的总结并付诸行动。

20. 集体智慧的获得靠集体的帮助和向集体学习两个方面。教师登台讲授是代表医院和科室向学生传授知识，所讲授的内容应该是医院和科室的最高水平，绝不是你一个人在讲授自己，这一点往往不被授课教师所认识。

21. 为了弥补讲课空间或者有意提高讲授的吸引力，往往有意或无意地对教材进行了不恰当的渲染，曲解了教材的真实含义。有经验的教师之所以能把课程讲解得有滋有味，能够"激扬文字、指点江山"，除了有大容量的知识库以外，忠实使用了教材的文字细节也是其中的奥秘之一。

22. 做到忠实于教材内容，理解教材内涵，遵从教材要求作适当调整，首先需要教师承认教材的先进性。随心所欲地处理教材内容，就会事与愿违，反而违反了教学内容先进性的要求。

23. 如果授课教师对不该重复或赘述的内容作了过多的讲述，就等于先知的临床教师思维落后了，步子迈小了，后知的学生队伍反而走在了教师的前面，等着教师慢慢跟上来，思维也就出现了停顿。

24. 在学生全神贯注地听课过程中，临床教师使用了不恰当的举例，说了不该说的话，造成学生注意力的分散，这样的"举例"和

插入的"话"引起学生不必要的兴奋，造成喧宾夺主的后果。

25. 临床教师经常要处理讲授内容的分解问题，典型的一句话是"这部分内容以后再讲"。教师的这句话属于"悬念"性质，有可能支持讲授效果，也有可能干扰学生的系统听课，需要临床教师慎重处理。一般的处理原则是，该集中的就尽量不分散，能提前的就不要错后，少有实在难于处理，又必须在两处同时讲解。

26. 临床教师在讲授过程中避免使用了不恰当的"设问"，使设问成了无本之木，无源之水，不但起不到启发式教学的效果，反而分散了学生的精力。例如临床教师使用了"有的同学会问，头顶上的脂肪瘤有必要和脚底下的鸡眼鉴别吗？"的设问，意在引出体表肿物的鉴别诊断。除了教师自己能这样糊涂，小看了学生就肯定不受学生的欢迎。

27. 临床教师给学生的第一印象非常重要，切忌使用早已经被学生厌烦的套话。例如"同学们好、上午好、下午好""我今天给同学们讲授的内容是，某某疾病的流行病学、病因、病理、临床表现、诊断、鉴别诊断、治疗和预防知识。""今天我和大家共同学习这个疾病""大家安静一下，我开始讲课了！"等套话，或灭火话。

28. 讲授疾病切不可与学生相联系，不能引导学生往自己身上联想。如"在座的女同学一定会有月经失调的，男同学也不要因为自己没有月经而忽视月经失调，你还有家属呐！""这个病的发病率占人群的 10%，也就是说，我们在座的 100 名学生中，有 10 位左右的人以后可能得这种病！"

29. 讲授疾病时不允许"排他性"，例如某教师讲授常见病、多发病时，谈到，我曾经接诊了一例市内某大医院、某大医院、某大医院等三家医院诊断不清的患者。忽视了其他医院皆大，自己的医院必小，所谓的大医院也难免有劣质医生，与劣质医生比对，自己也好

不了多少。学生也绝不会因为这位医生的诊断,高看出多少。

30. 课堂讲授效果是靠"磨铁杵"的工夫缔造的,不可能靠"善说善讲"一举成名师。讲授疾病的大敌是浮躁心态,讲授内容的陷阱是远离教材,活跃课堂氛围靠的是讲授效果的入木三分,博得学生欢迎必须缘于教师热爱学生。

"秣马厉兵"备粮草

优质大课的评选工作是医学院提高教学质量管理的一项内容,关系到医院和参赛教师的公众形象,是能够抓好和一定要抓好的重要工作。研究优质大课的评选规律,掌握参加评选的方法,合理发挥每位讲授教师的核心优势,做好授课内容的组织和准备,运用好各种技能技巧,把握住现场个性的发挥,避免在关键问题上出现低级错误,就一定能够出色地展示医院的讲课特色,获得理想的成绩。在总结以往评选工作的基础上,对本次优质大课的评选准备工作,提出教学管理部门的以下想法。

1. 以正确的心态对待优质大课的评选工作

(1)优质大课的评选是教学医院的管理工作之一,目的是总结教学工作,提高课堂讲授质量,因此得到医院各级党政领导的高度重视。评选是一种形式,优质是通过医学院内部横向比较中产生的,凡是被医院选中的教师均已经达到优秀的标准,进一步做好讲课前的准备工作贵在提高。

(2)临床教师讲课内容是"活灵活现"的疾病,只要能把书本上的内容"由浅入深"说明白就一定能够打动受众,得到评审教师团组的认可。基础部教师讲课内容是"铺砖垫瓦"的疾病局部,不容易跳出"灌输"的模式,教师自我发挥的空间有限。从这个层面上分析,临床教师和基础部教师同台较量则占有先天优势,没有理由不获得好的成绩。

(3)医院的临床教师应该有这样的共识,这就是:参加医学院的优质大课评选更重要的是"分子"之间的竞争,是医院内部教师的竞争,是教师"超越自我"的竞争。如果我们不能给评审教师团组"耳目一新"的感觉,如果不能突出每位教师的个性,或者说没有风格特色,评审的天平就有可能偏移到其他部门。

(4)这次增加高年资教师接受优质大课的检查,是对临床教师授课质量是否真正优质的重新审视,在这种情况下,高年资教师的讲课经验和人气指数将对临床教师构成威胁。高年资临床教师的授课质量将左右医院的总体形势,有高年资教师参加优质大课的讲授,无形中提高了评审难度,必然对中青年教师提出更高的要求。

基于以上对这次参赛形势的分析。我们对每位参赛教师提出的要求是:服从医院的整体安排,敢于跳出原有的讲课模式,发挥个人的核心优势,靠集体会诊"精雕细刻",靠群策群力"疏而不漏",高年资教师要讲"巧",中低年资教师要讲"好",完善我们推出的不同年资教师的课堂讲授样板,为提高教学质量做出应有的贡献。

2. 选择好富有吸引力的讲课主题

(1)优质大课是面对评审教师团组的讲课,是有别于对学生讲课的特殊讲课,讲课内容固然重要,但是更重要的是突出讲课的主题、层次和讲授技巧。

(2)要选择教师最熟悉的、符合评审教师感官接受意愿的、能与其他部门教师讲课反差大的内容。各临床专业都有符合这些条件的授课内容。

(3)每位教师都有自身的思维特点、性格特点、表现特点,选择好能突出个人核心优势的内容,就一定富有吸引力。

(4)避免选择需要演示动作、过程、解剖、药理、生化等类型的内容。

(5)外语语言和文字要和内容紧密衔接,

要考虑学生的接受能力作适当介绍,选择好介绍的方式。

3. 准备好优质大课的课件

(1)清醒认识"课件"在讲课进行过程中的作用和弊端。"课件"是一把"双刃剑",利用好了能够提高讲授质量,使用不好就会影响讲课效果。

(2)"课件"的内容要根据个人把握讲课的能力做具体安排,善于表达的教师要有意识压缩"课件"的文字量,避免"课件"视觉效果影响教师的讲授,反之可以增加"课件"的容量。

(3)"课件"的每帧内容不宜过多,字号不宜过大或过小,内容不宜先于教师的讲授,不宜反复转换画面,调取内容。

(4)"课件"的背景要与环境协调,要和讲授内容一致,要符合教师的身份,要适应学生的接受心理。

(5)切忌教师通篇宣读"课件"内容,"课件"上有的内容就是教师讲授的内容,就是教师通过图像在说话,要充分设计什么时候口述、什么时候借助图像表述,什么时候讲授与图像并用。

(6)要充分利用"课件"上的文字替自己说话。"课件"上的文字是不动的,只要教师的语言引导到位就能够吸引学生对文字的关注,从而达到增加对问题的说明作用,过多地使用激光笔点击文字如同"画蛇添足"。激光笔的使用仅仅适合对图像内容的具体指引,仅仅用于教师语言无法定位、不点击具体部位就无法说明的时候,点击时切忌光点的位置胡乱移动。

(7)研究如何增加"课件"的调整情绪效果。

4. 设计好开场白和结束语

(1)开场白的作用是:让评审教师做好心理准备,建立融洽的关系和激发评审教师的热情。其次是为评审教师提供认识角度,提示演讲的结构。

(2)结束语要总结讲课的要点,深入提炼主题。其次要指出至关重要的要点,为学生们课下复习知识敞开大门。

(3)开场白和结束语要简明扼要,避免开场白和结束语的误区。

5. 通过讲授技巧提升讲课质量

(1)必须时时抓住评审教师团组的注意力,使评审教师始终能够紧随授课教师的思维活动,具体的方法是:运用归纳推理、演绎推理、因果推理、类比推理等,一环紧扣一环地展开内容,争取评审教师参与进来,认可授课教师的观点,引起共鸣。

(2)要不断激起评审教师团组的听课兴趣,使评审教师能够接纳授课教师的具体表述,具体的方法是:解释好生疏的词语或概念、多举例来说明要点、用统计数字量化和验证要点、引用权威的证词、整理好证明材料,化解听课评审教师的疑点,运用好呼吁的技巧,能心悦诚服地接受授课教师的说服艺术。

(3)要能够和评审教师团组相互交流,使评审教师能够不断回味授课教师的风趣语言,具体做法是:是语言明白晓畅、使用恰如其分、生动多变的语言,巧用幽默和体态语言,制造即兴讲授的表达场景,将授课内容直接渗透到评审教师的心中。

"反复锤炼"强筋骨

授课教师普遍具备较好的授课能力,对教材十分熟悉,课件制作好,演绎和推理严谨,语流语速适中,少有口头语,而且讲述的连贯性强。共同的不足是基本属于灌输式教学,和学生的情感交流还没有到位,没有脱离课堂讲授意识的束缚,没有达到表演和比赛的层次,还有很大的提升空间。在这里仅谈上午讲课的以下不足,给各位教师略加提醒。

1. 四位教师讲课的精神头不足,站位、讲解、一招一式的感染力度不够,形成不了发生、发展、高潮的态势,尽管语流语速非常好,但是缺少应有的穿透力,横比起来就缺少了争取分数的资本。我们的教师从进入状态开始，就必须显示出附属医院的"精、气、神"，忘掉自我，豁出小命，兴奋起来，占领课堂，一夫当关，群山皆小，放开胆子，全身心地表演。

2. 课件内容熟练仅仅是参加比赛的起码条件，我们四位参加比赛的人员在同一水平，无须多虑。上午，四位教师中的两位过多地看课件，没有注意照顾听课的专家和学生，只是在说内心所准备的"要说的话"，没有考虑到听众能接受多少，效果还没有给渲染出来。产生这种现象的原因是教师的思维受到课件的限制，有的是因为课件上的图像和文字过多，有的是推理过于频繁，看似设计周密，实则被课件分心。这是我们的教师必须及时克服和避免的，切记课件仅仅是语言的一部分，关键在于表现自己的演讲能力，一定要把专家的注意力吸引到自己身上。

3. 课堂上已经有了挂钟，时间的控制相对容易了。两位超时教师的遗憾在于没有预留伸缩时间，其中一位开始讲授的起步时间被放慢了，一位中间的讲授被讲述试管婴儿占据了，多少出现离题发挥的成分。时间没有被占满的就更不应该了，只要再增加几句话就能够踩着结束的铃声收场，却没有创造出应有的效果，白白地丢掉了争分的机会。我们的教师一定要给自己预留出填补空间的时间，看着钟表，踩着钟点结束讲课。四位教师尽管没有把握好时间，但是还有值得我们佩服的地方，这就是他们没有被时间限制，进入状态后忘乎所以。

4. 几位教师已经有了开场白的意识，但是，没有创造出更好的效果，有的与课堂讲授脱节，有的出现中断，有的渲染过度。结束时过于平淡，没有再掀起另一次高潮，显得收场或者尾声的力度不够，没有制作出令人回味的效果。我们的教师一定要把精气神贯彻始终，切不可有马到南山、解甲归田，可算万事大吉和一了百了的意识，尤其是在结尾时不能松劲儿，最起码要把声音更加放大，站立的

时间要长，要向各位专家表示敬意。

5. 再检查一遍课件，课件中出现了括号内容的有头无尾、有始无终，黑体的"T"细胞，被埋在蓝色背景下，有的过于频繁地采用了"闪出"效果，有的空白背景出现的时间违背视觉接受规律，有的出现无关文字，赘述图像，甚至存在课件内容和讲授的不同步等。有一位教师处理课件内容和讲授之间的关系非常好，已经到了严丝合缝的程度，值得我们学习。

6. 教师的手势普遍不符合教学要求，随意动作过多，其中有的教师将激光笔当成了教鞭，随意指指点点，有的双手处于"手铐式"，多动的手势和呆板的表情形成鲜明的对比，只能说明教师的讲授经验不足，或者精神紧张。我们的教师一定要有笑脸，评委专家连续两天整天处于紧绷着的面庞下，感受可想而知。我们要提倡给各位专家一个笑脸，感动他们放松下来，更何况我们的参赛教师个个都是俊男靓女，何不站在舞台上表现自己美的内心世界。自报家门后的任务不是开始讲课，而是向各位专家送去笑颜，其后才是进入授课，增加这样的中间环节，教师的心态会更加平稳和放松，如果能得到专家和评委的会意，这节课就算完成了一半。

7. 讲授抗原的课程十分困难，不得不借助图像说明，讲授的天赋被课件剥夺了一大部分；讲解缺氧的不足是缺少临床实践，不得不把讲授的重心向高原转移，反而造成讲授内容的不平衡；继承法的难点在于规范法律语言，否则就缺少了骨头和肉，举出三个例子，又出自同一个家庭，造成了理解的混乱；讲授胎儿发育的难点是四十多个名词和概念，试管婴儿本不是重点，但用时过多，尽管事件很精彩，但实际挤占了关键问题的阐述，得不偿失。尽管我们没有给出纠正课堂讲授注意事项的时间，但是可以通过分析其他教师的优缺点得到启示。务必再做一次深加工，按照现有的参照物取长补短或扬长避短。

8. 临床课远比基础课好讲，更能和听众产生共鸣，对此，我们必须坚信不疑，而且事实已经摆在我们的面前。抗原这节课能讲到这种程度已经相当不容易了，只要听众能够有印象就不错了；缺氧能讲到听众能看懂课件也很不容易；继承法最好讲，但是效果远远没有出来；胚胎的讲授细节被淡化，充其量也就是大概地接受。而我们的课却是专家们愿意接受的心肌梗死、老年人容易关心的牙病、新颖热门的干细胞移植、容易理解的肺结核、多发疾病的胆囊结石，都属于看得见摸得着的现象，只不过被教师科学地提炼和总结了，只要克服背书的习惯，在精心准备的基础上敢于表现"讲"的特长，消灭刻板的平述，一旦进入状态，就会一泻千里，这就是我们的自信。

9. 听别人讲课是一种享受，作为旁观者，笔者收获了很多，尤其是对武警医学院的总体状况有了感性认识，十分钦佩该院的教学氛围，品味着各级领导的良苦用心，看到大家的积极性，增强了今后教学的动力。各位教师参加比赛之前听别人的讲授，多少有些享受不起来，这里面存在着心理因素的影响，很容易用别人的长处比自己的短处。正确的思维应该是着重分析别人的不足，承认自己的讲授水平不可能在一天之内会发生质的转变，必须仍然保持自己的原汁原味，因为我们是通过竞争后上岗的，没有优点和特色是登不上今天的讲堂的，看别人的缺点才能发现和避免，甚至克服自己的不足。

10. 授课教师必须以医院的整体利益为重，忘掉成绩和名次，通过今天上午四位教师讲授质量的横比判断，我们医院已经又一次名列前茅了，这其中就有你的一份努力和奉献，据实而言，每位教师的名次早已经固定在应有的位置上，无须顾虑、无须担心。切记，讲授内容不要轻易改动，课件已经定型，内在质量已经很高了，所差的只是现场表现。只要现场兴奋起来，名次就成了囊中之物。注意开场的静场效果，冷静下来再开口，结束时的情绪不要掉下来。极为关键的是必须争取在时间上得分，一定警惕自己踩着钟声结束。

"授课点评"随笔谈

某教师：您好！

收到电邮。

参加本次优质大课评选是个机遇，你是其中的佼佼者。

之所以表现突出，是占据了年轻、专业、课件、表现等多种因素。其中最重要的是看中了你的观察力、注意力、记忆力、理解力、分析力和逻辑思维推理能力，以及讲授的技能技巧。也包括有比较好的心态。当然距离高质量还有不足。

讲授是一种能力，你还有很多可以开发或者是突出的提升空间。形成一种讲授风格远远比讲好一节课更有收益。

中医课讲授大体可以分成传统风格和现代风格两类，更老的教师讲授已经见不到了。年轻教师讲授中医，用现代语言述说老祖先传授的文章古韵十足的不多。

如果没有记错，参加武警医学院系统评比的中医学讲授你可能是第一份，或者是独一份，与其他专业的讲授有明显的区别，比较容易获得认可或推举。

便秘的中医理论讲授内容无须再加工或更改。

你需要想，当你站在讲堂上，众位阅历高深的评委会从什么角度分析你，换句话说你要亮相给众位评委什么（有别于其他教师的）内在素质。

继承中医学自不待言。

发展中医学则需要具备博览现代医学的欲望和能力，为达到知识"渊博"而不懈努力。表现在你同时掌握了西医学的便秘知识。适当选一点能够中西医串联的汇合点（不是讲述西医学的内容）。

古代汉语和英语，是现代中医学专业学

习的敲门砖。古代汉语好的不足为奇,英语好的可能以后会越来越多,目前还不是很多。

我希望你能够适当提高课堂上与学生交流的能力,通过交流增多学生接受知识量,有别于不管学生最终能掌握多少的自我表白。由"解说员"风格转向"交流"风格,靠内心活动与学生说话。

英语是你的特长之一,自然流露和故意显露有着本质的区别,假如用英语表述辨证论治,这是显露,因为临床教师不是讲授英语课,而且也没有必要靠英语讲授辨证论治。开始或结束时使用整段的英语讲述是显露,讲课过程中不断出现英语单词或短句,对英语水平本就不高的学生来说也是显露,绝对不应该提倡。

专有名词的便秘,写出英语单词,这是学生应该掌握的,属于教学范畴的,写出来就不是显露,不写出来反而有缺欠,应该写出来。一节课在不同部位提供给学生 5～6 个英语单词就可以了。可有可无的一定不要提供给学生,宁缺毋滥。

突出你的英语水平还有巧妙构思的余地,可采取的形式很多,如果能有英语的,与便秘有关的幽默小段,用三五句话告诉给学生,再用汉语翻译过来,就能很好地突显个人英语能力。因为,没有讲授能力的不可能设计小段,不具备英语能力的不会想到英语幽默小段,没有英语口语能力的不敢讲给学生,没有胆量的不敢在这种评审场合使用,因此,这样的小段就属于设计合理,关键在于处理技巧。

暂以此回复你的专注。用文字说活不容易,约定时间详谈。

"优质大课"集花絮

优质大课上,参赛教师挖空心思地设计讲授内容,制作课件,使出了浑身解数,力求表现得淋漓尽致。也有的授课教师做过了头,或者没有做到位,出现了一些所谓的"花絮"。立足于褒奖,用积极心态审视讲授过程中出现的优劣成分,对课堂讲授不无裨益。

1."拳王阿里"　讲授帕金森病时,利用了很多人都知道的拳王阿里患病表现,很容易联想到疾病的所在部位,主要特点,对课题讲授起到辅助作用。

2."其实心虚"　某授课教师的开场白为"请大家给我提出缺点"。接受审查的目的就包括发现优点和缺点,没有必要借此以示谦虚。尤其避免的是切莫暴露出不自信的心态。

3."名人之照"　开始讲授溃疡病的外科治疗前,课件上出现了学界泰斗"裘法祖的相片"。随后,授课教师说,每次讲课我都愿意把这张图像介绍给大家,这是一张展示裘法祖的相片。裘法祖不是溃疡病并发症的诊治专家,与讲授疾病不发生直接关系,讲授时也没有与裘法祖发生内在联系,借题并没有收到发挥之效。

4."习以为常"　某位教师设计了"讲述急性胰腺炎的小段"。"我先给大家讲个发生在病房的真实小故事,一个年轻的家属背着一位妇女,闯进了急症室,惊呼患者痛得受不了了。"目的是为讲述急性胰腺炎做铺垫,背患者到急症室的铺垫内容不精练,很多患者都可以如此进入急症室,这种情况不属于急性胰腺炎的专利,起到的效果就未必符合事先的预想。

5."千篇一律"　"首长们下午好"。这是部队绝大多数授课教师的习惯用语。如果每位教师都这样开场,就成为套话,未必符合教学需要。再者授课教师进入讲台时,就已经向首长们施以注目礼了。尤其好的开场白,需要创造一鸣惊人的热效应,就没有必要使用形式语言。

6."他山之石"　讲授妊娠合并高血压的课堂讲授时,大胆地引入了一段视频节目,理念上属于引入创新意识。首先放映了"VCD"资料,辅以教师"用十分钟的时间给大家放映一段故事"的表白,占用了授课的四分之一时间,最终的目的只是引用了视频资料中的一句话,给人以兜大圈子的感觉。临床授课不等于放映节目,十分钟的时间显然过长,再好的影视资料也不可能与课堂讲授吻合。

7."漏洞百出" 妊娠合并高血压讲授时引用视频节目,这种文艺视频有相当多的地方违反医学规范,我们轻而易举地就能够挑出"非医学专业语言""非医学查体动作""与统编教材内容拮抗"等几十处毛病,换句话说向学生传递了伪科学知识,这是引用视频节目的最大弊端。

8."误入歧途" 因为引用了漏洞百出的文艺视频节目,授课教师不得不就节目中的膀胱炎的诊断、人工呼吸和心脏按压手法错误、病房管理混乱,医务人员综合素质低下等部分加以分析和判断,好端端的临床授课,被授课教师自己设下的圈套束缚,结果使授课内容被肢解,重点反倒突出不出来了。

9."老生常谈" "今天,我给大家讲述疾病的病因、病理、临床表现、诊断和鉴别诊断、治疗和预后"。以上内容是教科书上法定的编写顺序,是任何临床教师讲授疾病都必须如此对待的,因此属于没有必要介绍的废话。以此内容为开场白起不到提升授课氛围的作用。

10."如同没说" 授课教师开场时讲到"今天给大家讲授的重点是临床表现和护理"。如果临床授课教师不讲临床表现和护理又该讲授什么?课堂上字字值千金,当讲则讲,不需要讲的必须严格控制,不该说的一定不说。

11."目的不详" 授课教师告诉学生"昨天感冒了,今天给大家讲课很抱歉"。感冒了属于人祸,能够带病坚持参加讲课体现的是热爱教学的一片赤诚,焉何有值得抱歉之理?更何况学生们并没有看出教师有感冒的迹象,何必徒增紧张空气?不必要的铺垫起不

到好的效果,就不要说。

12."聋人听闻" 授课教师告诉学生"卵巢每个月排卵一次,时间长了就变得百孔千疮了"。这是一句错话,错就错在了忽视人体的修复功能,没有任何医生能够看到变得千疮百孔的卵巢。授课教师必须使用规范语言,必须讲授教材内容,而不是随意添加未经过推敲的自我理解。如果教材里见不到"千疮百孔"的形容字眼,就不得随意使用,以免误导学生。

13."铺天盖地" 对学生讲授卵巢肿瘤病理分类时,一股脑排列出十几种表现,而且边讲解,边鉴别,边介绍,边对比,用不了几个回合就将学生的头脑翻腾得乱作一团,学生就听不进去了。临床教师尽力所为的善意需要落到实处,多讲未必能够多得,就莫不如少讲,记住了精髓,由此触类旁通,精髓就成了授课的纲,看似少,其实纲举目张就带出了一大片,看似多给了,其实是滥竽充数。

14."查无实据" 授课教师讲到"产钳助产是正在消失的技术"。讲课时使用这样的结论性语言必须十分慎重,因为在医疗技术落后地区,产钳助产仍在发挥着重要作用,因为错误地采用了剖宫产,才导致产钳助产的数量减少。首先需要分析这样的话是谁说的,有多少权威性,产生哪些影响,传达给学生又会起到什么副作用?综合了以上思考后再决定说还是不说为妥。为人师表难在必须以科学立命,不得走板。

15."机械理解" 授课教师给学生讲课时提出"阑尾可以有三个压痛点",随后在示意图上指出"就是这三个压痛点的位置"。阑尾可以在右下腹的各个部位,压痛点应该不计其数。教科书上指出的是"常见的"压痛点,参考书上常提到的有十几个常见压痛点,切不可机械地告知学生只可以有几个压痛点。

16."丈二和尚" 授课教师告诉学生"阑尾可以有 6 个方向",结果在学生中间引起一

番骚动,想必搞不清楚阑尾为什么可以有 6 个方向。问题出在授课教师没有介绍"以阑尾根部为中心,阑尾盲端可以指向 6 个方向"。

17."如同虚设"　授课教师按照教科书上的文字,将"阑尾动脉为终末动脉"的关键特点一带而过,其后没有讲解"终末动脉有什么特点",也就引不出阑尾容易坏疽,老年人患急性阑尾炎的特点,一把快刀就如此浪费掉了。

18."人血馒头"　讲授肺结核病时,授课教师花了很多篇幅介绍了鲁迅笔下的人血馒头,随后讲述了当时的白色瘟疫,再引入肺结核。这种安排未尝不可,然而,肺结核病的名称对于临床三四年级的学生来说应该不算陌生,直接提出不会产生误解。提出鲁迅的文章,再转入临床讲解肺结核,就给人文学分析的感觉。开场白不干脆利落。

19."口吐莲花"　授课教师掌握授课内容如数家珍,向学生传递信息如同竹筒倒豆子,讲授者口吐莲花,出口成章,合辙押韵,马不停蹄,如同在录音间里录制"惯口"节目,语速超过了学生耳膜震动的频率,少了听众的回应。

20."复述天书"　授课教师面朝课件,背朝学生讲述。课件制作确实精良,随着每一帧课件出现,授课教师先念文字后解释,讲课变成了讲解课件,整堂课下来学生们很少看到教师的正脸。如讲授心肺复苏时使用了 54 帧课件,哪还有时间朝着学生讲课了。

21."慎而言之"　授课教师告诉学生,讲授急性阑尾炎的重点是病因和病理,手术不是重点。这只是授课教师的独家观点,其实阑尾手术是教学重点,即所谓的"痔瘘阑疝和大隐静脉"是教授学生手术基本功的重点疾病。

22."出师无名"　一位授课教师向学生们介绍"我来自肿瘤外科,今天讲授的内容是溃疡病的外科治疗"。在教学医院,授课任务与自己的专业可能密切相关,也可能略有出入,讲授溃疡病的外科治疗属于外科的基础知识,无须告诉学生似乎是外行讲授内行知识。

23."查无实据"　某教师给学生讲述外科学时,提出"裘法祖是西医外科的奠基人",显然查无实据。西医外科已经有上百年的历史,西医外科进入中国时,还没有这位裘法祖。较之裘法祖,黄家驷外科、钱礼外科都极其有名望。这位授课教师之所以敢如此说,想必没有严格遵守临床教学的科学性。

24."未必如此"　授课教师谈到"普外科医生知道裘法祖,就跟中国人知道毛泽东一样",言过了。裘法祖确实是普外科学界的著名科学家,但是影响力还相当有限,推崇一位科学家切忌排他性,不要误导学生眼光短浅。

25."纯属臆造"　授课教师给学生举例道"裘法祖经常询问'听懂了没有',表示裘法祖的谦虚"。有经验的授课教师非常清楚讲授效果,无须询问学生,不可能倾听到"是否听懂了"的反馈。授课教师如果连学生听懂了没有都心中没底,这样的教师也就谈不上有水平了,与谦虚二字风马牛不相及。

26."露出马脚"　某授课教师在课堂上讲到"内科也讲授溃疡病,而且比外科讲授得更细致",应该属于自我能力的表白。临床教师对溃疡病的理解不可能按照内科外科加以区别,只能是谁都不可能有知识短缺。内外科讲授溃疡病的侧重点不同,内科讲授溃疡病的产生机制要比外科讲授得更精细,外科讲授溃疡病是溃疡病的并发症部分,理论上要比内科讲授得更精彩。

27."房倒屋塌"　某授课教师给学生讲课时提到"主任查房时对一 59 岁的患者称为老年人,结果患者提出他不是老年人",其用意是严格定义年龄界限,结果暴露了自己的主任竟如此低能,主任领导下的成员也就好不到哪去了。举例一定要适境、得体,切莫牺牲教师集体的利益。

28."排列绝佳" 授课教师介绍裘法祖的人生哲理时指出"做学问要不知足,做事要知不足,做人要知足",将"知、不、足"三个孤立的单字排列组合出三句话,很有哲理,绝好记忆,应该能够受到学生们的欢迎。

29."雾里看花" 教师提供的课件必讲求美学,例如课件的背景颜色偏藏蓝色,使用的文字近似天蓝色,展示到屏幕上就如同在碧波万里的大海上闲庭信步,结果是什么也看不清楚。

30."节外生枝" 某教师讲授贫血时,使用了水库比喻血液,其后谈到了水库的容量,水的质和量,很不贴切。贫血的讲授必须紧紧扣住红细胞和血色素,血色素的主要功能是携带氧。更像一列火车,将红细胞比作车厢数量,将血色素比作车厢内容,一旦放到了水库中就很难理解了。

31."指东道西" 给学生讲解急性阑尾炎时,谈到阑尾的梗阻学说,即阑尾开口水肿后影响了阑尾腔内容物排出,阑尾的黏膜层受累,炎症进一步向阑尾的黏膜下层进展。此时教师讲道了"流水不腐,户枢不蠹",与讲解的内容似乎无关系。

32."比喻庞杂" 某教师讲解末梢循环障碍时,提出"为了帮助大家记忆,我利用这样的比喻",随后将自己设计的比喻侃侃道来,未曾想提出了"彼岸的人、船、船上的人等,六方面的比喻",加上还需要对原来的概念反复解释,结果就更糊涂了。

33."言行一致" 某教师讲课时,告诉学生"我把这四个方面知识用一条纽带贯穿起来",就像这个图片一样,结果"这个图片上画是一个直杠子"。"用一条纽带贯穿起来",纽带就应该是抽象的关联内容,或者是一脉相承,而不应该是直杠子。

34."一概不知" 讲授糖尿病治疗时,授课教师强调必须记住"诺和灵区分为五种类型,患者不容易区分,其实只要看笔帽上的颜色就行了"。授课教师既没有告诉五种颜色就行了"。授课教师既没有告诉五种颜色是什么,也没有告诉如何使用各种颜色,图片展示的颜色还模糊不清,给学生留下的是一概不知。

35."服务听众" 授课教师自己十分清楚所讲授的内容,但是对于学生来说也许十分陌生,必须站在学生的角度审视自己的讲授内容。例如告诉学生胰岛素注射部位时谈到,随患者的意愿选择注射部位就行了,实际指的是可以在患者的腹壁上,由患者自己选择适当的部位,皮下注射。没有解释到位,学生就很难想象是往腹壁上注射。

36."煞费苦心" 讲授腹外疝时引用了英国查尔斯王子和萨达姆的疾病史,告诉学生这两位名人都患有腹外疝。原以为提出的目的是靠两位名人告诉学生们什么实事,或者通过疝手术切口证实什么问题,结果提出两位名人后就此杳无音讯了,与讲授内容之间没有特殊意义上的衔接必要,只起到暴露名人隐私的作用。

37."日新月异" 7版教材的腹外疝内容有别于6版。7版为"体内某个脏器或组织离开正常的解剖部位,通过先天或后天形成的薄弱点、缺损或孔隙进入另一部位,即称为疝。"较之"任何脏器或组织离开了原来的部位,通过人体正常或不正常的薄弱点或缺损、间隙进入另一部位,即称为疝"的定义更科学,纠正了原有的错误观点。然而,授课教师讲授腹外疝的定义时,仍然使用了6版定义,就构成了讲授的失误。

38."手下留情" 激光笔不同于教鞭,授课教师必须警惕到"激光笔长明不关,激光笔龙飞凤舞,激光笔乱点鸳鸯谱,激光笔漫天画龙"等。

39."重点突出" 课件属于无声语言,只要放在了屏幕上就会影响学生视觉,学生要争取看清楚,看完全内容。如果在课件的同一帧图像上出现了过多的图像、注解,使画面杂乱不堪,学生们接受起来就很吃力。

40."受到干扰" 投放课件受到周围环

境的影响,白天讲授的课件就需要背景暗一些,晚间讲课就需要背景色暖一些。有的教师不注意环境需要,不恰当地使用了暖色和冷色,致使投照后的效果不好,内容不突出。

41.“密密麻麻” 每帧课件的文字不能过多,一般要限制在学生一眼就能够扫全,基本上以看完内容为度。有的授课教师把讲稿制作成课件,照本宣科,结果束缚了讲授人员的思维,听起来如同嚼蜡。

42.“自娱自乐” 某教师在结束讲课前,告诉学生“为了给这节课留下美好的记忆,给大家说个笑话”,接下来的就是告诉有一只小猪,一只小羊,小猪和小羊之间发生了争斗,结果闹得个你死我活。讲完笑话后,没有一位学生跟着笑了,因为没有听明白笑话的来龙去脉,不知道谁死谁活,不知道老师想达到什么目的,不但没有增加美好,反而减色不少。讲笑话必须获得笑的效果,否则要慎重使用。

43.“故弄玄虚” 讲授某体征时,授课教师告诫“这个体征是考研究生时的必考题目”。讲授的对象是本科学生,所谈内容是考研究生的体征,势必在研究生与本科生中勾画出差别。再者,哪里可能有考研究生的必考题之说?违反了教授内容的适用性原则。

44.“词不达意” 临床教师给学生讲授不断积累临床资料时,谈到经常读书,随后出现了一帧图像,展示的是一本书,书的名字是“飘零的秋夜”,不知道读这本书与授课之间有什么内在联系。

45.“城际铁路” 有的教师对授课内容非常熟悉,以至于记忆得滚瓜烂熟,进入了不假思索的程度,给学生讲述疾病时如同乘上了城际铁路,以至于听课的学生来不及反应,跟不上教师讲授的语速,还没有跟着教师登上城际列车,就到站了。

46.“构思三子” 讲授便秘时,为了能够使学生记住排便间隔延长,便干,自我感觉排便难的三主症,授课教师编撰了老大、老二、

老三的小故事,运用长子的谐音是“长”,二子是干瘪瘦弱的“干”,三子是男人谐音的“难”,学生反映很容易记。

47.“枯涩无味” 讲述肝癌时,开场“今天给大家介绍的重点是……,必须掌握的是……,必须熟悉的是……,必须了解的是……”好端端的精彩开场,被这几句平淡无味的话冲淡了。

48.“蹩脚表演” 在没有多媒体的年代,讲授胚胎学是非常困难的,为了介绍受精卵的发育变化,一位高龄男教师在课堂上脱掉了白大衣,身体转了个圈以后,又脱掉了制服外衣。随后又脱掉了毛衣,最后剩下了贴身的棉毛衫,逗得学生们狂笑不止,结果还没弄明白究竟是怎么变过来的。

49.“自作多情” 某教师讲授发热时,当众询问学生“同学们,你们有过发热的经历吗?”,同学们异口同声地回答“有过!”“是不是可以通过体温表检查出来温度升高了?”同学们加大了声音喊道“是!”“是不是有病了?”接下来的喊声更大“是!”显然学生们是在以回答的声音一浪高过一浪,回应老师的幼稚问题。原因就是给大学生讲课时,使用了小学生的提问方式。

50.“形象表演” 几十年前,给我们讲授神经系统疾病时,一位平时慢条斯理的老师,给我们模拟了患者的“搓丸动作”,包括了形体动作和面部表情,终身不忘。

51.“阑尾口诀” 讲授急性阑尾炎时,给学生编纂了口诀“先痛后吐再发烧,右下腹痛最重要,检查莫忘直肠诊,化验先作白细胞”。阑尾口诀体现了阑尾发病的进展程序,反映了疾病的病理变化,容易被学生掌握。

52.“超过极限” 新生儿疾病的概述是非常难讲授的部分。教材内容提供给学生18个概念,如新生儿、新生儿学、围生医学、围生期、足月儿、早产儿、过期产儿、低出生体重儿、极低体重儿、超低出生体重儿、正常体重儿、巨大儿、小于胎龄儿、适于胎龄儿、大于

胎龄儿、早期新生儿、晚期新生儿、高危儿等，包含了容易混淆的几十个数字。学生即便有再好的速记力，也容纳不下陌生的 18 个概念，教师全部讲授，学生就全部糊涂，需要授课教师择其重点，有所取舍。

53. "道听途说" 某教师给学生讲课，提到小孩喜欢吃冰激凌，家长吓唬孩子"不能多吃冰激凌，多吃了要得大脖子病"。因为不知道这句话的来源，不清楚是在什么情况下讲的。授课教师提出的目的，显然是为了突出结节性甲状腺肿。然而，把家长吓唬孩子的话，使用在临床课堂上就大错而特错了。

54. "难解近渴" 给学生讲述带状疱疹时，介绍给学生的是英国、日本、美国、加拿大等国家的发病率，远远比国内的发病率高。如此引证无助于提高教学质量，不代表讲授内容的先进性。

55. "抓住焦点" 讲述鼻的应用解剖和生理功能时，授课教师紧紧抓住"鼻梁骨"这个主干，一环紧扣一环，在比较中延伸，在比较中深入。讲授技巧上，看似忽而基础，忽而临床，忽而正常，忽而异常，实际上始终没有偏离主线，制造一个个小高潮，吸引学生的注意力。

56. "根基不牢" 在介绍癫痫和痫性发作时，临床教师首先提出的是两者的区别，需要学生同时听到两个医学名词，边接受，边鉴别，就会产生混乱的感觉。如果首先提出的只是癫痫一个名词，把癫痫介绍清楚以后再提出痫性发作，再介绍两者的区别，效果就大不一样。

57. "埋藏谜底" 授课教师使用了立位腹平片，辅助讲授高位、完全性、机械性、单纯性肠梗阻。X线图像上没有注明气液平的位置，明显的体征被包裹在较大胃泡和胀气的肠管之间，令初学者不清楚该影像资料的用意。

58. "鱼目混珠" 介绍血清电泳时，课件的图像上有好几条线，讲授时既没说清楚诊断根据，也没告诉干扰图像的成因，理解起来就比较困难。如果对几条线做艺术处理，交给学生如何记忆这几条线的方法，给学生留下更多的记忆，引起学生关注，对学生今后拓展临床知识会有好处。

59. "锈迹斑斑" 授课教师告诉学生"本次讲课的课件是去年讲课时使用的，没来得及修改"。展开课件后发现，该使用逗号的，写成了顿号，文字漏误，断句不妥，文字和图像编排不合理，显然，去年讲课时就已经如此了，时隔一年仍原封不动地拿了出来。

60. "感情渲染" 一位教师讲授不孕症时，声情并茂地朗诵道"一封封真实的信件，一个个期待的家庭，结婚八年、十年没有孩子。妻子要离婚，丈夫怨气横生，无助的眼神，无奈的求助，哭诉道'医生帮帮我吧''救救我吧'。"学生们屏住呼吸，教室里鸦雀无声，开始讲授就制造了悲剧情节，未必理想。

61. "堆积如山" 一张图像上出现了九项注解，每个注解都使用了中英文对照，致使整个课件上遍布上百个字符，看不出授课教师是在讲授英语，介绍中文，还是突出图像。

62. "无所不到" 讲授超声知识时，授课教师讲到，超声是利用超声的特点检查腹部，可以说是"无所不到"。了解超声原理的医生都知道，超声具有直射、反射、折射、散射功能，利用超声检查肝脏时，受到肋骨的影响，有时可以造成误诊。讲授时不但不能够告诉学生超声无所不到，相反，却要警示学生超声有盲区。

63. "提纲挈领" 讲述深龋时，授课教师告诉学生四个字，即"视、探、扣、测"，形象地指出牙痛的临床表现和检查手段，简洁明了，便于记忆。

64. "舍近求远" 讲授骨折一节课上，授课教师选取了网上的图像资料，该资料既不新颖，也不醒目，还有干扰学生视觉的内容。其实，教科书上有非常多的既生动又丰满的临床知识，有严格的综合表现，有严密的说理过程,有清晰的解剖线索,未被临床教师所采纳。

65.“水上浮萍” 教师在告知学生观察心尖冲动时,强调视线要平“胸廓”,而且反复提出“要与胸廓同高”,还利用图像做了具体说明。“胸廓”是什么概念?胸廓的上下界线可以长达 30 厘米,何谓“同高”?教材讲述的是“与左锁骨中线第 4 肋间平行”,精读教材,使用教材规定的语言就不会出现这种瑕疵了。

66.“形象生动” 讲授动脉导管未闭时,授课教师讲到“新生儿在娩出的瞬间,通过三种方式告知父母。第一种方式,是告诉父母我终于离开羊水的环境,出来了!第二种方式,是告诉父母我发出了第一声呐喊,会哭了!第三种方式,就是与我们今天讲课有关的报告,我的动脉导管闭合了!”很容易被学生理解,也好记忆。

67.“直捣龙门” 讲授白内障时,授课教师采取开门见山、直入主题的方式,指出:“屏幕上的白内障是由三个各不相关的字组成,障是障碍,内是内外有别,白是白黑分明,组合到一块的白内障就成了疾病的名称。”随后,进一步解释白内障的定义是“晶状体混浊称为白内障,晶状体是位于眼球内部晶莹透明的凸透镜样结构,一旦混浊就增加了白色成分,患者的视力出现障碍”,既科学又形象。

68.“曲线救国” 教师的开场白讲到:“要想认识白内障疾病的特点,我们必须了解晶状体的组成、周围的解剖关系,为什么会出现混浊,临床医生怎样发现晶状体混浊的动态变化,以及如何解决患者视力减退和失明问题,这就是我们这节课的讲授思路。”其实就是疾病的流行病学、病因、病理、症状、诊断、治疗等的高度概括,交代得井井有条,学生就明白了这节课的讲授主线,效果很好。

69.“泰山压顶” 一位讲授烧伤的年轻授课教师,待课堂静场后,使用了“水火无情

人有情,爱心铸就鱼水融,烧伤罹难虽憾事,创面痊愈妙手生”的四句的定场诗,别开生面地描述了医患关系,突出了这节课讲授的核心内容,使问题的提出不唐突,给学生以和谐风趣的印象,拉近了教师和学生之间的距离,就比原来采用的“今天由我介绍烧伤创面的处理”好多了。

70.“制造悬念” 讲授子宫内膜异位症时,授课教师是这样开场的:“有一种疾病说它是恶性肿瘤,它不具备恶性肿瘤膨胀性生长和转移的基本特征,说它不是恶性肿瘤,可是它又具有类似于恶性肿瘤的异位生长,这种疾病就是子宫内膜异位症。”使用了比较的方式“质疑”,首先肯定这种疾病既不是恶性肿瘤,又有异位生长的特点,还能在子宫以外出现症状的三大特征,就起到了一语惊天的效果。

71.“以理服人” 讲授营养不良一节时,授课教师提出维生素缺乏是“海上凶神”,随后讲述了意大利哥伦布的航海日记,如何在返回陆地时运输尸体。朝鲜战场患夜盲症,如何影响夜间战斗。为了改善饮食状况,吃蔬菜、找野果、喝松针汤的治疗作用等,给学生留下深刻印象。

72.“昙花一现” 讲授腰椎间盘突出时,授课教师投影了腰椎间盘突出的定义为“腰椎间盘突出症主要是因为腰椎间盘髓核、纤维环及软骨板,尤其是髓核,有不同程度的退行性改变后,在外界因素的作用下,椎间盘的纤维环破裂,髓核组织从破裂之处突出或脱出于后方或椎管内,导致相邻的组织,如脊神经根、脊髓等遭受刺激或压迫,从而产生腰部疼痛,一侧下肢或双下肢麻木、疼痛等一系列临床症状。”授课教师没有解析如此丰富的内容,容不得学生浏览其中的关键词就翻页了,好端端的定义被轻描淡写地放过了。

73.“趣味小结” 讲授便秘课的结束语,使用了“桃园三结义”,其中的关云长表示排便间隔时间“长”;刘备“鞭打督邮”“三顾茅

庐""赤壁战赢""猇亭大胜",创下丰功伟业,奠定三分天下的基础,终成"蜀汉开国君王",真乃一"中华美酷男"也!就说明刘备不但便秘,还必须属于便秘的"难"型。张飞"他四弟翼德性情有,丈八蛇矛惯取咽喉",常言道"四尺为棍,八尺为杆",张飞使得是"丈八蛇矛",必为"杆(干)"也。所以说:"桃园三结义"的三位都是"便秘患者",博得了学生们的一片掌声。

74."下回分解" 课件上已经出现了讲授内容,被授课教师告知"这部分内容下节课讲述"。授课内容是由教师决定的,既然不在本节课上讲授,为什么还要提前展示出来?造成的原因是离不开教材的束缚,没有大胆地构筑自己的授课框架。

75."一团乱麻" 讲授白癜风一节时,授课教师在同一帧图像上安排了全身型、局限型、泛发型的"旧三型",与寻常型、节段型的"新两型",在寻常型中又区分为全身型、局限型、泛发型,与此同时还附带了四张展示病变的图像。学生搞不清楚"新两型"分类,不知道"旧三型"如何区分,效果是一团乱麻。只要稍微构思,分设两三帧图像,就不会成这种乱麻般的效果了。

76."立意可嘉" 讲述白斑鉴别诊断时,授课教师为学生们编排了"后天发生,色素脱失;面积增大,数目增多;界限清楚,周边色沉;没有鳞屑,摩擦发红;动态观察,伍德氏灯。"的口诀,立意很好,然而对于没有临床阅历的学生,却难以起到预期的记忆作用。

77."星罗棋布" 一帧课件的容纳量有限,文字越多越干扰授课。讲授药疹时,一帧课件上收集到"①IgE 依赖型变态反应(Ⅰ型),可出现荨麻疹、血管性水肿及过敏性休克等症状;②细胞毒型变态反应(Ⅱ型),可引起溶血性贫血、血小板减少性紫癜、粒细胞减少及相应的皮疹;③免疫复合物型反应(Ⅲ型),如血管炎、荨麻疹、血清病及血清病样综合征,可伴关节及肾损害;④迟发型变态反应

(Ⅳ型),如湿疹样及麻疹样药疹、剥脱性皮炎等。"内容,学生看不过来,岂不等于没有演示出来。

78."重点突出" 讲授心脏听诊的主要内容为心率、心律和心音,其中难点是心音的产生机制。教材中,对心音产生机制尽管举出了四种,实际上只强调了第一心音和第二心音,将第三、四心音作为附带提出。授课教师同时讲解了四种心音产生机制,而且作为了并列讲授,就无形中将讲授内容复杂化了。设计讲授内容时如果按照大纲要求,完全可以将后两种心音作为附带讲授内容,留给学生刻下自学的要求,再在临床实习时逐渐传递这方面的知识,就避免了讲授的混乱。

79."相互干扰" 讲授血栓和检测一节时,授课教师选取了海上旅游的背景,课件上似乎没有关联的文字为"您的世界依然风平浪静""是一门新兴的边缘学科""导致多种疾病""据美国统计血栓疾病引起死亡的人数是癌瘤的 5 倍",就既集中不起来,又谈不上哪里是重点,给人以散乱的感觉。

80."莫要添乱" 给学生讲述糖尿病时务求删繁就简,重点突出,尤其不要再额外增加书本以外的内容,以免冲淡对核心主干的讲授。一位教师,提供了以下一帧课件,同时通过文字强调是"重点内容"。课件为"特殊类型糖尿病"罗列了 β 细胞遗传缺陷(MODY),胰岛素作用遗传缺陷,胰腺疾病,内分泌性疾病,药物或化学因素诱致感染,少见的免疫介导性糖尿病,遗传性糖尿病综合征等病因,而且有的病因前还注明着"少见的"。对于初涉糖尿病的学生,灌输得越多,就越掩盖住主要内容。

81."分而治之" 讲授发热机制时,授课教师将体温上升期、体温高热期、体温下降期放了同一帧课件上,致使出现了涉及解剖、生理、病理、机体反应、临床表现、诊断名称等36 个单语或短语,布局拥挤不堪,文字模糊难辨。只要分为三帧课件,就既醒目,又

明了。

82.**"抓住纲绳"** 讲授白内障的教师仔细研读了白内障的定义,在"晶状体混浊称为白内障"十个字中挖掘出疾病的解剖位置是晶状体,出现的病理改变是混浊的内涵,由此导出了疾病的临床表现。讲授的重点是为什么唯独晶状体能够具备混浊的条件,是什么原因造成混浊的,通过混浊的发生、发展就很容易逐步剖析四种不同病理改变的外延。有了这样的铺垫,临床症状和治疗的讲授就像摘桃子一样方便。

83.**"告知开场"** 授课教师试验过以告知开场的讲授。讲授动脉导管未闭时,授课教师以告知开场,讲到胎儿在母体内靠脐带供血获得氧气,不需要肺部呼吸,肺循环和体循环必须靠动脉导管通道连接。出生以后伴随着肺循环的开放,动脉导管必须闭合,如果到时候不闭合就会造成先天性疾病,临床上称为动脉导管未闭。这种病能产生一系列循环系统血流动力学的改变,出现相关的症状和体征,需要医生的帮助,采取不同的治疗措施。讲授这部分内容时,观察学生的注意力,可以见到学生们的正面应答反应,再辅以醒目的课件,费力不多,效果颇好。

84.**"说服开场"** 讲授动脉导管未闭时,授课教师以说服开场,讲到动脉导管是胎儿的正常结构,动脉导管的存在是因为胎儿的肺部处于羊水的环境,没有自主呼吸功能,就必须有动脉导管的存在,否则无法生存。胎儿出生以后,随着第一声哭声,肺部开始工作了,动脉导管就没有存在的必要了,就应该闭合。如果胎儿出生后动脉导管迟迟不闭合就破坏了血液的正常循环路径。这节课就是介绍动脉导管没有闭合的问题。

85.**"鼓动性"开场白** 讲授动脉导管未闭时,授课教师以鼓动开场讲到:动脉导管大家有,你有,我有,是从娘胎里出生的人就都有!我说的有错吗?没错!为什么?你想呀,胎儿在母体内能呼吸吗,能往肺里吸羊水

吗?胎儿的肺没有呼吸功能。胎儿的肺还没有张开,不需要大量的血液灌注,血液就必须通过动脉导管把肺循环的血液导入体循环。出生后,肺开始工作,肺循环立即建立,人体就不需要再导血了,动脉导管就随之自然闭合了。该闭合的动脉导管到时候还不闭合,在那捣乱,帮倒忙,人能好好活着吗?这节课研究的就是动脉导管不闭合产生的临床症状和体征,探讨解决的办法。

86.**"提纲挈领"** 讲授子宫肌瘤时,授课教师开场告诉学生"肌瘤长在子宫上,检查直观;病理分类有三种,其实不乱;临床表现看似多,归纳简单;治疗手段需实践,重点说完。"将整节课的内容一股脑告诉了学生,而且强调了病理的三种分类,统领着临床表现,起到了安民告示的作用。

87.**"喧宾夺主"** 讲授门静脉高压症时,授课教师抓住"脐旁静脉的解剖关系",强调只有肝内弥漫性病变,累及肝内门静脉左支的血流受阻以后,才出现脐旁静脉曲张,以及单纯脾静脉血栓形成时,没有腹壁静脉曲张。引导学生全面认识门静脉循环和侧支循环路径。讲授至此可谓完美,结果授课教师做了进一步引申,开始介绍了"局域性门静脉高压症",即没有腹壁静脉曲张的门静脉高压症,该病临床少见,在统编教材中没有记载,对讲授起不到辅助作用,没有必要对学生讲述,显然超纲了。

88.**"合辙押韵"** 讲授门静脉高压症的教师,开场时顺口说出了"吃橘子必须剥皮(儿),吃核桃必须找仁(儿),谈疾病必须有劲(儿),听讲课必须入门(儿)。门脉循环是皮(儿),病理改变是仁(儿),症状体征来兴趣(儿),治疗方法更提神(儿)。"寥寥几句话,再配合上效果颇佳的课件,一下子提升了学生们的听课兴趣。其实,教师所讲的开场白全是一套废话,但是由于经过编排,反而适应学生听课的"找眼"心态,活跃了氛围,交代给学生教师的性格特点,讲授风格,效果也很好。

89."深入浅出" 讲授子宫内膜异位症的教师,如此将学生带入意境"异位这个名词对我们大家并不陌生,比如说,异位胰腺、异位心脏、异位胃黏膜、异位小肠、异位肾脏、异位妊娠……,也包括子宫内膜的异位。子宫内膜组织离开子宫腔,异位到别处生长,出现症状就成了病。子宫内膜异位的范围可以到宫颈、阴道、外阴、膀胱、输尿管、肾脏、肺、胸膜、乳腺、淋巴结、肚脐、手臂、上肢、下肢,不过这种情况极其罕见。绝大多数病变出现在盆腔内生殖器官和邻近器官。子宫内膜能不能异位到子宫自己的肌层?能!不但能,还不少见,为此还有子宫腺肌症的专有名词。"囊入了很多知识量,引出还很自然,给学生宏观认识,效果就比赤裸上阵好了很多。

90."张冠李戴" 讲授消化性溃疡时,课件上放映了胃幽门部位的溃疡,该溃疡直径达5厘米,周围似乎出现了穿凿样改变,基底糜烂,还可见到出血。授课教师告诉学生,这帧图像很像胃的恶性肿瘤表现,因为溃疡病的溃疡直径一般小于2厘米。给学生讲授基础知识,必须提供确凿,且明显特点,不能掺杂混淆内容。

91."尚有争议" 某医生讲授疾病时,采取了朗诵方式,如"夜,静悄悄的,星星在调皮地眨着眼睛,劳累了一天的人们已进入了甜蜜的梦乡。可在妇产科的诊室内,却是一片紧张的忙碌。"120"急救车刚刚送来一个孕妇,30岁,孕2产0,孕28周。从睡梦中醒来发现自己躺在血泊之中就诊。再看这位女患者,面色苍白,表情安静,她的身下已有一大片血迹,汩汩的鲜血顺着裤腿还向下流淌。血压90/60毫米汞柱,脉搏102次/分且细弱,胎心118次/分。"讲述的是前置胎盘。有的老师认为很精彩,有的教师认为仅为前置胎盘的个案,给学生授课还是突出共性内容为妥。

92."难觅知音" 有的授课教师具备很好的英语基础,临床授课时使用了非常多的英语单词和内容串联。学生的绝大多数英语水平有限,再加上授课教师任由自己讲出所熟悉的英语,就拉大了与学生的距离。例如,讲授诊断学时,很多疾病名称、器械设备构件、临床检查术语、检验种类等专有名词对于学生来说属于偏僻范畴,再使用英语讲出来,学生就很受罪了。

93."偏僻生涩" 授课教师给学生讲述疾病时,亲口说出"樊尚咽峡炎"这个疾病不多见。随后介绍不久前遇到了一例,还花费了相当长的时间,讲授给学生。授课教师以为自己是办了件非常好的事情,然而忽略了教学大纲规定的讲授内容必须具备实用性和适用性的原则。不取决于临床教师对"樊尚咽峡炎"如何感兴趣,关键在于学生是否需要接受。

94."形象讲授" 授课教师讲授"O形腿"时,首先给学生表演了"O形腿"的步态,形象生动,一目了然,得到了学生们的内心反响,随后,由胫腓骨起因开始,讲授"O形腿"的成因,临床诊断根据,如何区分程度等。临床教师掌握了学生的心态特点,教学内容令学生感兴趣,对提高授课效果起到了促进作用。

95."恰如其分" 授课教师对疾病的理解必须与教科书一致,讲授语言必须科学,不得随心所欲地渲染。例如,讲授阴道出血时使用了"血流成河"、讲述白带多时,使用了"白带哗哗的"、白带有异味时用的是"恶臭呛鼻",失血后面色苍白说成"面色吓人"等。临床教师渲染讲授内容的现象比较普遍,根源在于本身就对疾病理解得肤浅,再加上为了吸引学生对疾病的关注程度,结果讲偏了。

96."讲授教材" 临床教师是教材的代言人,讲授疾病时不得掺杂个人的意愿。例如讲课时频繁加入"美国的资料""加拿大的观点""某某科学家说""根据某某杂志""网上下载的""我的经验""在学术会上""我的论文上""医疗事故鉴定会上"等,误导学生对教材先进性的动摇,要知道授课教师已经是学生心目中的"圣人"了,切莫因为讲授的无关干扰,将自己从权威地位一落千丈。

97."此处无声"　提倡启发式教学的目的是强调授课教师必须与学生内心沟通,调动学生的听课兴趣,跟上教师思维,进入主动获取知识的境界。有的授课教师为了突出与学生的沟通,采取了提问的方式,不断向学生提问,使用"为什么?""你们想想?""对不对?""是不是?"等故作悬念的语言,因为不属于内心或启发式沟通,很少有学生与授课教师呼应,不但静场,甚至冷场。

98."自设陷阱"　授课教师提问学生时,必须对提问效果有所估计,既不能够提出过于浅显的尺牍性问题,也不要提出学生回答不出来的问题。例如一次听课,授课教师问学生你们知道"交叉过敏及多价过敏现象吗?"如果学生回答,就必须讲出"交叉过敏是指药疹治愈后,如再用与致敏药物化学结构相似,或有共同化学基团的药物可诱发药疹。多价过敏是指在药疹发生的高敏状态下,甚至对平时不过敏,与致敏药物化学结构不同的药物也出现过敏的现象"。如此深奥,需要长时间思考,费时费力解释的问题,不可能有学生回应教师的提问。此时的授课教师又追加提问"谁能够说出来?"仍然继续冷场。授课教师仍然不死心,居然点名"后边第三排那位穿花色衣服的给说说!"那位学生扭扭捏捏地站立起来,毫无疑问的是更加冷场。这种情况属于教师明明知道学生没有听过,不可能回答的问题,还一个劲地往牛角里钻,结果落入自己刨出的陷阱内。

99."欺君盖主"　有的授课教师喜欢在课件上使用各种手段提升对内容的关注程度,结果出现了文字的大小不一,颜色的强烈对比,构图的千姿百态,布局的神出鬼没,再加上放映时的多种动画效果,整节课下来给人"乱乱哄哄""不消停"的感觉。课件不能替代讲述,不能取代讲述,更不要欺君盖主。

100."头重脚轻"　安排讲授内容时,授课教师解析教材内容的工夫没下到,安排讲授时间不合理,导致仓促结课。例如讲授糖尿病时,花费了大量时间介绍胰岛素的发现历史,信息似乎来自于药商提供的商业经营资料,冲淡了对糖尿病的病因、临床表现、诊断和治疗的讲述,对糖尿病的并发症只能草草带过。也有的教师存在头轻脚重,忽松忽紧现象,除了缺乏讲授经验之外,与对教材掌握不无关系。

第4章 讲授内容

"讲授内容"科学性

临床课堂讲授的科学性包含教材内容、课件制作、讲授方法等很多方面。要想使讲授内容具备科学性,首先决定于临床教师是否具有科学的头脑。目前高等教学医院使用的统编教材——"全国高等医药院校教材"用非常醒目的"面向21世纪课程教材"告示了内容的先进性和科学性。临床授课教师只要能够精读教材,忠实地向学生传达教材内容,就能够保证讲授内容的科学性。

在日常临床教学工作中,由于部分教师缺乏科学的头脑或教学经验,认识不到被我们视为经典授课教材的科学性,没有很好地读懂教材内容,往往按照个人的理解向学生传达了不科学的概念或知识,我们不妨举出以下一些讲授疾病的例子,供大家对比参考。

以定义为例,定义是对于一种事物的本质特征或一个概念的内涵和外延的确切而简要地说明,疾病的定义是对某种疾病的界定,定义所界定的疾病具有专一性,学习疾病首先要认识疾病的定义,通过学习疾病的定义才能了解疾病的内涵和外延,进而诊断和治疗疾病。所以科学性地讲解疾病就要求临床教师重视疾病的定义,花大力气讲解疾病的定义,把定义作为贯穿整节课的主线,得到反复强化。教师在讲授定义的时候必须一丝不苟,给学生留下深刻的印象,铭记在学生的心中。

临床授课教师在讲授具体疾病时,毫无例外地要介绍疾病的定义,学生们听课的时候也必然听到教师介绍了疾病的定义,按理

说已经完成了教与学的过程,然而,一节课下来,能够完整地记住疾病的定义,能够准确地复述出疾病定义的学生却微乎其微,与之相反的是大多数学生能够记住疾病的症状、体征等临床表现,以及诊断和治疗等内容。随着时间的推移,不少学生因为得不到疾病定义的统领,逐渐淡化了对疾病的认识,原本掌握不牢靠的疾病知识也就会慢慢退出自己的记忆范畴。

在我们从事临床工作的教师中,能够准确记住自己业务范围内疾病定义的数量未必很多,绝大多数教师能模模糊糊地知道一些,但是经不起推敲,直到遇到问题查阅时才知道自己对疾病的认识存在差距。更有甚者是担任授课的临床教师对自己讲解疾病的定义没有准确掌握。

以子宫肌瘤为例,我们曾听过一位年轻教师讲解子宫肌瘤,讲解时她首先提出子宫肌瘤的定义是:"子宫肌瘤由子宫平滑肌组织增生而成,其间有少量纤维结缔组织",随后,对子宫肌瘤的定义进行了文字剖析,讲道:"定义准确地说明了三个问题。①子宫肌瘤是由子宫平滑肌组织构成的;②在平滑肌之间有少量的纤维结缔组织;③病变属于组织增生性质。"讲授到这里,按理说已经把子宫肌瘤的定义交代清楚了,这位青年教师仍然没有就此停止,又继续介绍:"有的学生容易顾名思义,仅从子宫肌瘤的名称上,不假思索地把子宫肌瘤定义为由子宫平滑肌组成的,忽略了定义同样重要的两部分内容,这就是其间含有少量纤维结缔组织和病变属于组织增生。"通过这样的讲解,学生们开始对定义

的内涵重视了,知道定义不是一句可记可不记的附加内容。教师还没有结束对定义的讲授,又继续说:"子宫肌瘤的本质属于子宫平滑肌的增生,人所共知,子宫平滑肌能受到女性激素的影响,增生的子宫平滑肌也毫不例外地要受到女性激素的影响,产生了正常子宫平滑肌所不具备的病理生理改变。""子宫平滑肌的增生和少量纤维结缔组织,又决定了子宫肌瘤没有自身的包膜,没有专门的滋养血管,子宫肌瘤只能依靠所谓的假包膜上的放射状血管供应营养,比较容易发生缺乏营养物质的变性"。把子宫肌瘤的定义和病理生理改变有机地结合起来。继续讲授到:"子宫肌瘤是在正常子宫平滑肌的基础上增生的,其存在部位也必然只能分布在全部子宫的范围内,不可能超越于子宫之外,不可能长在卵巢或输卵管上,至于生长在子宫的什么部位那要看子宫肌瘤生长的随机性了,也正因为如此,才有了为临床服务的,按照肿瘤生长不同部位的临床分类,生长在不同部位的子宫肌瘤会引起不同的临床症状,有了症状和体征我们就能够发现它和治疗它。""子宫肌瘤的定义已经为我们活灵活现地展示了疾病的特点,我们只要按照定义指引的线索去学习,就能够准确地认识疾病的症状和体征,归纳出典型的临床表现,也就能够理解各种治疗方法和手段了。"至此,子宫肌瘤的定义介绍告一段落。随后的讲解也同样始终围绕定义进行,做到纲举目张、前后呼应、反复强化和不厌其烦,给学生留下了深刻的印象。这位青年教师能用科学头脑讲授疾病,观点非常明朗和集中,经过千锤百炼的定义概念逐渐融入学生的头脑中,起到了向学生传授科学思维能力的作用,教材内容随着定义的演绎过程渗透给学生,与学生产生共鸣,有了水到渠成的效果,这种始终以定义为主线逐渐扩大知识面的讲授技巧令人叹服,值得推崇。

讲授的科学性还表现在对教材的理解方面。我们曾听过一位临床教师讲授"门静脉高压症"的体格检查,非常清晰地指出:"如果能触及脾脏,就可能提示有门脉高压症。如果有黄疸、腹水和前腹壁静脉曲张等体征,表示门静脉高压严重。如果能触到质地较硬、边缘较钝而不规则的肝脏,肝硬化的诊断就能成立,但有时肝硬化缩小而难以触到。还可以有慢性肝病的其他征象如蜘蛛痣、肝掌、男性乳房发育、睾丸萎缩等。"讲授中,突出了三个"如果"和一个"还可以",把门静脉高压症的各种症状和体征进行了动态的分类,给予各种症状和体征应有位置,看似平淡的内容被他讲授得非常精彩,火候适中却一语道破天机,恰到好处。这位临床教师之所以能够这样讲授,说明他精读了教材,吃透了教材的内涵,理解和应用了教材,有了临床的体会和经验,再把知识搬上讲台就活灵活现了,也就能够把自己的科学思维传达给学生,供学生效仿了。如果不是这样,一摞一筐,囫囵吞枣地把各种体征不分主次、不加分析地平铺给学生,如同摆地摊一样散落在地上,由学生们弯下腰一个个去捡拾,效果肯定不一样。

我们再以子宫内膜异位症的发病机制的讲授为例。我们观摩了一位临床教师讲授子宫内膜异位症的发病机制时,首先指出"发病机制尚未完全阐明,目前有下列学说",随后一一介绍了子宫内膜种植学说、淋巴及静脉播散学说、体腔上皮化生学说和免疫学说等四种学说,最后进行了这样的总结:"总之,目前有关子宫内膜异位症的发病机制的学说甚多,但尚无一种可以解释全部内膜异位症的发生,因而有可能不同部位的内膜异位症有不同的发病机制,各种学说可以相互补充。""尚未完全阐明"的含义是已经有了阐明,只不过还没有完全阐明,正因为如此才出现了以下的"几种学说",很清楚地交代给学生为什么要介绍几种学说的目的,勾画出当前的学术观点,以及各种学说的等同地位,反映出教师个人的学术思想的科学性。最后的总结,突出了我们现在介绍的学说只是沧海一粟,切莫只停留在现有水平,固化了现有的学说,还必须随着时代的发展和科学的进步不断地探索,留给学生广阔的思考空间,并且通过对各种学说相互补充的强调,使学生能够灵活运用各种学说,达到启发教学的效果,可谓非常精湛、十分透彻,而且通过这样的串联,使整个发病学说形成统一的整体,相互粘连到一块,再加上这位教师运用出色的讲授技巧,用"离家出走、随波逐流、异地生根和失之管教"等形象地拟人比喻,达到"入木三分"的效果,堪称经典之作。

讲授课程的科学性还表现在讲授教师能够深入浅出和高度概括。例如教师在讲授门静脉高压症的时候,先介绍了"人体内有三种循环,体循环、肺循环,还有门脉循环"。随后引出门静脉,用门脉循环"一桥飞渡"在"南北"两个毛细血管网之间,非常生动地描述了门静脉的位置。介绍消化性溃疡动脉出血的胃镜下表现时,把胃窦部的动脉出血形容为"井喷样的血柱",就与静脉出血的"涌泉样"有了形象上的区别。介绍幽门螺杆菌实验室检查时,同时介绍了胃镜下检查手段和使用^{14}C HP检测仪的两种检查方法,在比较两者的优越性后,临床教师讲到"前者需要接受有些痛苦的胃镜检查采集标本,所以临床医生不会因为单纯采集标本给患者施以胃镜操作,经常是在胃镜检查的同时顺手牵羊,就取检了幽门螺杆菌的标本。而后者可以由患者对着监测仪器吹口气就可以读出准确的数值,得出诊断结果,可谓一气呵成"。如果不是这样,单纯强调了胃镜下检查是有痛苦的检查,后者没有痛苦,就会使学生产生胃镜检查方法是授课教师不提倡的手段。容易产生误解。讲授颅内高压时,授课教师同时将临床上的三种呕吐同时提出,通过反流性与反射性呕吐的区别,突出介绍了喷射性呕吐就比单刀直入地介绍喷射性呕吐容易接受,提供给学生比较完整的临床知识。

"讲授内容"思想性

研读教材"科学性、适用性、先进行、启发性、思想性"的"五性"要求中,最容易忽视的是"思想性"。

谈到"思想性"就不得不说一说"思想"和"思想性"的概念。"思想"的定义是:"客观存在反映在人的意识中经过思维活动而产生的结果。思想的内容由社会制度的性质和人们的物质生活条件决定,在阶级社会中,思想具有明显的阶级性。""思想性"的概念是"文艺作品或其他著作中所表现的政治倾向,是衡量作品或著作的政治标准"。由此不难看出,授课教师的讲授内容要受到意识的支配,听课的学生要受到授课教师意识的影响,授课教师的倾向性就是思想性的体现。

临床授课教师为了体现讲授内容"先进性"的手段之一是大量引用国外的资料,引用最多的是国外的医学史、国外的流行病学、国外的发病率、国外的治疗手段、国外的专有名词等。引用国外的资料有两种情况,一种是引用的内容与讲授有明显关系的,通过引用可以增强学生对所讲授内容的理解,扩大学生的知识面和认知深度,另一种引用内容则是无须占用宝贵授课时间的"垃圾内容"。

为了说明引用国外资料的目的和意义,我们必须首先明确目前使用的大专院校统编教材内容是否先进,能否满足医学生的需要问题。大专院校的统编教材是由国家教委组织编写的,集国内著名专家学者之大成的权威教科书,而且,经过五个层次的审阅最后定稿出版,并每五年进行一次修改,因此所编写的内容应该是属于五年之内先进的。给学生讲述基础知识、基本理论和基本技能的目的是使临床医学生对医学全部有个概括的了解,为今后从事专业工作打基础。

明确了教材的先进性和学生的需求以后,我们再分析引入国外资料的必要性就比较清楚了。在我们的统编教材中,有的章节介绍了疾病的发展史,其内容往往是具有里程碑性质或与疾病命名有关。疾病的发展史对学生了解疾病有一定帮助,如果讲授时间允许也未尝不可,关键在于讲授目的和有无必要。流行病学知识有的应该讲授,例如人种与胆石症的发病率关系、肿瘤发病率与国家发达程度有关等应该介绍一些有好处。国外的发病率如果与国内相同则未有必要介绍很多,国外的治疗手段和进展内容要视疾病种类和国内状况决定。医学专有名词的介绍也视学生的需要决定。

还有一部分国外资料没有必要介绍或介绍的出发点有问题。例如,有的教师不讲统编教材公认的资料,给学生讲述疾病时引用了"圣经创世记"内容,长篇累牍地介绍了十几个国家的统计资料,甚至连莫桑比克等国家的资料也做了引用和介绍,唯独没有介绍我们国家的疾病史,就令人感到其介绍的目的脱离了教学主线。介绍流行病学时,采用了国外某个国家的统计资料,讲述了该国家的疾病流行情况,与国内流行病学现状毫无内在联系。为了说明国外的发病率与国内相同的,其中既没有人种、地域、国家经济状况,也没有疾病的特殊性,也要引用很多篇幅进行一一介绍,治疗手段的介绍也未必都需要学生知道。专有名词的介绍需要有一定的量的限制,不能喧宾夺主。

引用国外资料取决于授课教师的构思,如果授课教师是出于学生的需要考虑,引用的资料尽管未必能起到预先作用,出发点还是好的。如果没有经过慎重考虑,盲目引用就可能向学生传了"国外的月亮比中国圆"的错误信号。

"讲授内容"先进性

临床课堂讲授内容必须具有先进性,这是非常重要的基本要求,如果临床教师不能把最先进的科学知识传达给学生,培养出来的学生跟不上时代的发展,即便有多好的讲授技巧,也不能称为有质量的课堂讲授。

要想做到临床课堂讲授内容的先进性,临床教师就必须懂得什么是教学内容的先进性和怎样做到先进性。

临床课堂讲授内容的先进性是有标准的,这个标准就是指临床教师传达给学生的知识内容必须达到当前国内公认的前沿水平。随着医学事业的迅猛发展,知识在不断地更新换代,十几年前讲授的临床知识和十几年以后相比肯定是落后了,所以先进性必须界定在当前或现阶段水平。医学事业的发展不平衡,我们必须立足于自己的国情,培养适合我国需要的医学人才,传授的知识还必须界定在我国国内的前沿水平。受到诸多方面的影响,我们的一些临床授课教师未必能够掌握国内领先水平的前沿知识内容,因此还必须有国内公认的要求。正因为有讲授内容先进性的要求,所以国家教育部和卫生部为临床教学编写了《面向 21 世纪课程教材》,其内容体现三个"特定":①特定的对象,是临床医学专业五年制本科学生;②特定的要求,是培养从事临床医疗工作的通科医生;③特定的限制,是有别于参考书、专著、综述和医疗诊治规范等。整个编写过程是先由各编写人完成修订的初稿,经分编小组审阅,再经分编小组负责人集体讨论定稿,最后由主编全面整理,并规定每五年进行一次集体修订,因此应该是适合我国国情的先进内容。我们临床教师只要忠实于教材内容,理解教材内涵,遵从教材要求作适当调整就能够达到讲授内容先进性的要求。

做到忠实于教材内容,理解教材内涵,遵从教材要求做适当调整,首先需要教师承认教材的先进性。如果临床教师忽略了学生这一特定的对象、特定的培养要求、特定的内容限制,脱离了基础理论、基本知识和基本技能的要求,没有认真读懂教材,没有理解好教材的内涵,随心所欲地处理教材内容,就会事与愿违,反而违反了教学内容先进性的要求。

我们在观摩听课过程中发现，只要一谈到内容的先进性，授课教师就会挖空心思地找寻国内外近一两年内的文献资料，似乎觉得不如此就不是最先进的，所介绍的学说、观点、内容、手段、方法、设备等远远不是学生工作后短时间内能够接触到的内容，或以猎奇的心态搜罗出来国内外的信息以示先进等，不但达不到启发学生智能的效果，反而冲淡了学生对教材内容科学性的坚信不疑，因此就不宜列为课堂讲授内容，如果授课教师有讲授的愿望可以在临床小讲课或临床示教查房时顺便提出。

在我们强调统编教材先进性的同时，不排除授课教师讲解或介绍一些当前国内外的进展状况，关键在于授课教师用什么样的目的介绍。例如，统编教材确实有个别内容跟不上当前的发展趋势，临床教师采用已被医学界公认的新观点，而且估计到学生工作以后很快就能成为主流趋势的内容补充给学生，就体现了知识的先进性，应该被教师所采纳，并列为主讲内容。有的补充内容尽管体现了先进性，但是经过权衡教材内容以后被认为是可讲可不讲的，被授课教师舍弃掉也不为过的就可以不作介绍，即便是介绍也要给予恰当的评价，供学生有选择地吸收，切不可喧宾夺主。

临床授课教师必须承认统编教材的先进性。例如，尽管我们很多医院尚未能开展肝移植手术，学生毕业后很少有机会直接接触到，但是脏器移植手术代表了21世纪先进医学水平，很多医院将实现肝移植手术视为追求的目标，因此，在讲授门静脉高压症的时候应该，而且必须介绍肝移植，否则就失之内容的先进性。讲授门静脉高压症的临床教师对此做了如下的安排："脏器移植手术代表了21世纪先进医学水平，很多医院将实现肝移植手术视为追求的目标，我们医院已经为此做了大量工作，具备了肝脏移植的条件。肝移植是治疗终末期肝病并发门静脉高压食管

胃底静脉曲张出血患者的理想方法，既能替换了病肝，又使门静脉系统血流动力学恢复到正常。"随后授课教师又谈道："肝移植适合肝内型门静脉高压症并发食道胃底静脉曲张出血的患者，前提是肝硬化已经进入终末期，对这样的患者尽管是理想的，但也是无奈的一种方法，因为我们还没有阻止肝病向肝硬化方向发展的能力"。最后讲授教师又接着说："目前肝移植手术的开展受到供肝的短缺，移植后需要终身服用免疫抑制药，手术有比较大的风险，而且费用昂贵等问题，延缓了这项医疗技术的进展。我相信在不久的将来，当你们成为医学栋梁的时候，这项技术将可能成为比较普通的治疗手段之一了。"分析这位临床教师对肝移植的讲授处理过程，不难看出他对肝移植治疗门静脉高压症病肝的适应证有着清楚的认识，既提到了肝移植是医学发展方向，也指出肝移植治疗的局限性，还谈到今后应该朝什么样的方向继续发展，达到教给学生完整的肝移植概念的目的。如果不是这样的处理，使学生产生唯有依靠肝移植才能最终解决门静脉高压症的并发症，将肝移植视为治疗手段的顶点，就阻断了学生继续思考的空间，尽管介绍肝移植是先进的内容，介绍的结果却是停滞不前的。

同样是这位临床教师在介绍外科治疗门静脉高压症时，抓住了教材的先进理念，没有罗列各种门体分流术的非选择性分流和选择性分流术式，没有逐一介绍各种断流手术的具体方法，而是从医学的进展角度，分析了多种渠道设法减低门静脉的压力的设计思想，所进行的大量医学探索的临床效果，最后把讲授的重点放在目前国内首推的治疗手段上。这位教师很有动感地介绍了多种手术方式，做到散而不乱，多而不杂，层次非常清楚，重点也很突出是因为他心中有清醒的目的，掌握了教材编写意图，恰如其分地把学生应该掌握、熟悉和了解的内容进行了深加工，并合理地传达给学生。

"讲授内容"系统性

临床授课内容的系统性既表现在每节课程内容的系统性,也包括临床教学整体内容的系统性,尤其是后者。

绝大多数教学医院是采用多科室、多临床教师分别讲解临床医学知识的办法来完成教学任务的。有不少医学问题被同时出现在不同专业的讲授范畴内,表现最突出的是有些疾病被内科临床医生和外科临床医生从不同角度同时讲解,如果临床教师不能掌握整体教学的系统性,就可能出现不和谐、甚至出现相互矛盾的结果。我们曾经遇到过这种情况,在考试时,学生提出"这道试题要求我们按照内科教材回答,还是按照外科教材内容回答"的问题,经过我们核对内外科教材,才发现了内外科教材对同一问题有不同的阐述。

以门静脉高压症为例,门静脉高压症被外科列为重点内容,自成一个章节,内科将其收入肝硬化章节内,以肝硬化并发症的形式提出来。比较内、外科教材内容,我们可以发现有些问题的阐述略有差别。如果内外科临床医生没有相互查阅对方的教材,不注意教材的系统性,就有可能影响学生对教材的理解。我们不妨对内外科相关章节内容作简单的比较。

内科学教材始终围绕肝硬化是一种以肝组织弥漫性纤维化、假小叶形成和再生结节形成为特征的慢性肝病这一定义展开的。外科教材在讲解门静脉高压形成过程中,没有紧紧扣住肝硬化的定义,揭示得不很清楚。外科临床医生讲授门静脉高压症的病理生理部分,最好借鉴内科教材介绍。

发病机制部分,内科教材对肝内血循环改变的介绍是:"表现为血管床缩小、闭塞或扭曲,血管受到再生结节挤压;肝内门静脉、肝静脉和肝动脉小支三者之间失去正常关系,并相互出现交通吻合支等,这些严重的肝血循环障碍是形成门静脉高压症的病理基础。"强调是三类血管支之间失去正常的关系,外科教材只提到"两种血管支之间失去正常的关系",而且十分强调所出现的动静脉短路。内科学介绍的"相互出现交通吻合支"其实也是指外科教材所介绍的内容,只不过接于上半句,就产生了"三种血管相互出现短路"的歧义。内、外科临床医生在讲授时均应予特殊说明。

腹水发生机制部分,内科教材介绍的是:"肝功能减退时,肝脏对醛固酮和抗利尿激素灭能作用减弱,致继发性醛固酮增多和抗利尿激素增多";外科教材则介绍为:"门静脉高压症时虽然静脉内血流量增加,但中心血流量却是降低的,继发刺激醛固酮分泌过多"。显然后者的观点有些偏僻。外科临床医生讲授内容应该参考内科教材,或同时提出两种解释。除此之外,内科教材介绍腹水产生机制既全面,又清晰,更适合门脉高压症的专题讲授,外科教材的介绍方法则略逊于内科。

门静脉高压症产生机制部分,内科教材介绍的是:"门静脉系统阻力增加和门静脉血流量增多,是形成门静脉高压的发生机制";外科教材则介绍为:"门静脉血流阻力增加,常是门静脉高压症的始动因素"。显然,后者的介绍在门静脉高压症的早期,回避了门静脉血流量增多因素,直到出现了门静脉和肝动脉之间短路开放以后,才把门静脉血流量增加正式提出来是合理的。外科临床医生按照教材讲授此机制时,要做好学生提出问题的准备。

关于侧支循环部分,内科教材介绍的是:"临床上有三支重要的侧支开放",对腹膜后交通支的介绍是:"也可相互连接";外科教材则介绍为:"门静脉系与腔静脉系之间存在有四个交通支""四个交通支大量开放""腹膜后的小静脉也明显扩张、充血"。外科教材是把四支交通支并列介绍,不分主次,只是在交通支与临床关系时才提出了某一种交通支的重要性。外科学教材内容更具科学性。

关于脾大部分，内科教材介绍的是："脾脏因长期淤血而肿大"，"晚期脾大常伴有白细胞、血小板和红细胞计数减少"；外科教材则介绍为："门静脉血流受阻后，首先出现充血性脾大"，"还有外周血细胞减少，最常见的是白细胞和血小板减少"。内科介绍的内容及其描述优于外科教材，两者对脾功能亢进地描述又均显不足。最准确的介绍应该是："脾功能亢进是指脾功能病理性增强，大量清除循环血液中的有形成分，导致血细胞减少的一组症候。血细胞减少可累及红细胞、中性粒细胞和血小板，可出现脾性全血细胞减少症；也可以只累及一种或两种细胞，如脾性贫血、脾性血小板减少症、脾性中性粒细胞减少症等。"

关于胃肠道表现部分，外科学提出了"门静脉高压性胃病"的诊断，有发病率、病因、病理基础的具体介绍，内科学显然没有提出这样的概念，仅从出现胃肠道反应角度一带而过。

在肝功能分级的介绍部分，内外科教材出现了两种评价标准，内科按照 Child-Pugh 分类，列出了"血清胆红素、肝性脑病、腹水、血浆白蛋白和凝血酶原时间的五项内容"，外科教材则按照 Child 分类，列出了"血清胆红素、肝性脑病、腹水、血浆白蛋白和营养状态的五项内容"，前者突出了凝血酶原时间，后者强调的是营养状态，显然外科学所介绍的内容落后于内科学教材，尤其是内外科教材均没有对这种分类的优缺点加以分析，不能代表当前主流评价指标，讲授时要慎重斟酌。

诸如此类的问题还很多。因为我们不是研究教材，所以不一一赘述。我们的学生人手一册教材，而且同时掌握了不同教师讲解的不同教材，如果我们教师没有事先精读不同版本的教材，只按照自己掌握的单一教材讲授，讲授任务是完成了，一系列问题就将留给了缺乏临床知识和辨别能力的学生。因此

我们在评价教师授课质量时，必须认真分析临床教学的系统性。

系统性还表现在每位教师的授课内容方面，临床教师讲授的教材内容所涉及的知识相当广泛，除了解剖、生理、病理等基础知识以外，还包括相关的其他专业知识，如果没有系统性知识，也不容易讲授好具体的疾病。

同样以门静脉高压症为例，内科和外科教材都同时提到了食管吞钡 X 线检查，外科教材指出："在食管为钡剂充盈时，曲张的静脉使食管的轮廓呈虫蚀状改变；排空时，曲张的静脉表现为蚯蚓状负影"，内科教材介绍的是："食管显示虫蚀样或蚯蚓状充盈缺损，纵行黏膜皱襞增宽"。请教放射科专业的教师则认为食管静脉曲张的钡剂对比表现应该有部位、严重程度之分，伴随有黏膜皱襞的不同表现，食管张力改变和钡剂通过时间等也相当重要，内外科教材都同时把不同时期的食管静脉曲张影像学改变拼凑到一起，忽略了轻度食管静脉曲张和重度静脉曲张的典型表现。有经验的临床专业教师，为了掌握门静脉高压症的系统知识，都事先请教相关科室的同道，力争弄懂讲授所涵盖的主要问题，具体讲授的时候不论讲解多或讲解少都要向学生介绍："这种检查手段是临床疾病筛选阶段的首选措施，能够提供食管静脉曲张严重程度的参考，教材内容仅提供了中等程度食管静脉曲张的一些表现，希望同学们接触到具体患者时注意观察，有兴趣的同学可以直接请教影像学科室的教师。"

谈到这里，有的临床教师可能提出："按照你的观点，我们临床外科教师是不是还要同时详细讲解放射科专业的内容？"提出这样的问题非常重要。多数临床教师认为，临床教师有责任向学生讲授和解答与疾病有关的各种问题，凡是能够涉及的问题当然就应该讲授。临床可以有专业分工，例如，外科和放射科属于不同专业，可是给学生讲课时是不能够在外课讲授途中，再聘请放射科教师同

台讲述。更何况这部分临床必需的,属于其他科室凤毛麟角的相关知识非常有限,而且早已应该被临床医生所掌握,成为自己工作的武器,就不能再视为本专业以外的内容,作为系统知识理所当然地应该由外科教师介绍。分清任务以后,授课教师是不是一定要详细讲解,则要根据教师的理解做出决定。例如,有的教师认为,食管静脉曲张的钡剂对比造影除了与少数下行性食管静脉曲张鉴别以外,仅在门静脉高压症时出现,影像表现有特征性和局限性,只有在此节课介绍最好;有的教师则认为,尽管需要学生了解,但是这种诊断方法不一定要求学生在课堂上掌握,只需提出,无须过多讲解,两者讲与不讲的道理均能够成立。我们所强调的是,临床医生必须同时掌握教材规定的相关知识,教材规定的知识就毫无例外地成为授课教师专业范畴内的知识,就负有讲授义务。

临床讲授内容的系统性还表现在教学的整体安排方面。综观学生毕业后的实际工作能力,绝大多数学生对影像诊断、实验室检查、药理学知识、内外妇儿科以外的临床专业等知之甚少,反映我们的教学工作存在很大的漏洞,对此,临床教师应该承担的责任是没有以身作则,忽略了讲授内容的系统性。

例如,很多临床教师对影像学的基础知识掌握得不牢靠,影像学专业教师很少有接触学生的机会,学生也就很难得到这方面的知识,弥补的办法只能由临床授课教师负责补课。很多药理知识进展非常迅速,一些临床教师跟不上知识的更新,索性就避而不讲,弥补的办法是提高教师的自身水平。

系统性还包括讲授内容的取舍方面。教学大纲规定,教材内容是必须向学生讲授的基本知识,但是没有强调授课教师必须面面俱到,一定要在有限的授课时间内讲授全部内容。临床课堂讲授只是全部教学过程的一部分,临床教师不可能将传授知识的任务全部寄托于短时间的课堂讲授上,课堂讲授只

能起到介绍纲要的作用,还需要临床工作中借助其他手段辅助教学,通过学生的实践训练和自学逐步掌握教材规定的内容。所以,临床授课教师需要在实践当中逐渐摸索教学规律,按照学生必须掌握、熟悉和了解的不同层次,决定各自的讲授重点,做出合理的时间分配。

系统性还包括内容的必然联系。在讲解子宫肌瘤变性问题时,临床教师抓住“肌瘤能够逐渐增大,增大的结果必然带来血供不足,引起缺血、坏死和营养不良”的根本原因,再提出“玻璃样变、囊性变性和红色变性都属于这种表现的结果,只是变性的程度不同,红色变性是一种特殊类型的坏死”就把三种不同的变性归纳和系统起来,否则学生要分别记住每一种变性,无形中增加了学生记忆的复杂程度和遗忘速度。顺着思路,授课教师在此基础上,再添加肿瘤的恶变和营养不良的钙化,就把原本分列五项内容,简化为三项内容,即使多年以后学生也不会遗忘。

“洞晓前言”授课前

为了教学工作需要,曾经调查过临床教师研读教材状况,对教材的掌握,对临床授课的基本原则认知程度,发现绝大多数授课教师没有掂量出教科书的分量,挖掘教材的深度和广度不够,运用教材的能力略显不足,授课时就不容易做到忠实于教材。

调查发现,有相当多的授课教师没有看过教科书上的前言内容,一半以上的临床教师不知道教科书的出炉过程,绝大多数授课教师不清楚编写过程还受几个特定的限制,对教材的五性理解得也不深刻。反映有的临床教师把教科书当成了讲授疾病的参考书,借助于教科书提炼自己头脑中的讲授内容,给学生讲课的主导意识是告诉学生“我将如何治病”。有的临床教师向学生边叙边议教科书内容,相似于评论员,有的充当了教科书的同声播音员,还没有达到向学生传授系统

性医学知识的标准。

临床教师缺少教学技能的指导，今天是临床医生，明天就升华到了授课教师，多数靠自我教育，摸索着教师的角色，教学本职较容易成为诸多工作中的弱项。临床教学介于书本理论与疾病实践之间，如果不注意挖掘疾病的共性，就很容易将学生的宏观认知引导到微观的看病，这就要求授课教师深入教科书，由诊治疾病转向认识疾病的丰富内涵，挖掘出编著者书面文字背后的信息量，破解字里行间的为什么，即所谓的教学相长。

十年磨一剑，是比喻靠日积月累积淀知识和能力。笔者回忆自己入门临床授课的前几年，始终被科室主任安排讲授"阑尾炎"与"疝"，随着比自己年资低的医生已经讲授到了"肠梗阻""溃疡病"，而自己一成不变地固守着所谓低端的两个疾病，开始产生了"尝鲜高端"的念头并反映给了科室主任。科室主任的告诫是："你讲授的内容是学生必须掌握的重中之重，是普外科确保质量的守家课，是给学生们雪中送炭，所以是科室工作和学生的需要，也应该是你成长过程中的需要。你必须解决的是如何提高讲授质量，怎样讲出特色和风格，由泼墨和大写意进入到素描和工笔，一定要让学生们记你终身，直到没有人能够取代这个位置。"

死心塌地地讲授"阑尾炎"与"疝"的过程中，由开始受急于求成和一鸣惊人意识的干扰，曾经走过照猫画虎、催肥充胖、哗众取宠、故弄玄虚等浮躁的弯路。参与编著国家组织的专著后，方知晓统编教材的所有细节都必须查有实据，教材中耗时几个月精雕细刻出来的"阑尾炎"与"疝"章节，被十几分钟就浏览过去，形同蜻蜓点水，不可能言及授课质量。进入了研究教科书阶段之后，重新调整了讲授思路，安排了讲授内容，纠正了讲授方法，再组织教学的效果就大不一样了。随着讲授的反复熏陶，增强了阅读教科书的能力，提高了诊治疾病的效果，再回过头来反思既

往的讲课，也就年年进步，永无满足了。

结合自己所走过的路，真正认知教学是从阅读教科书的前言开始。教科书的"前言"告诉临床教师本教材的基本内容、编著意图、成书过程、学术价值、对著译者介绍等，着重强调这是由国家按需组织的，面向规定学制的，为全科医生使用的唯一统编教材；介绍编修过程是由面向全国推荐作者开始，历经组织编写、完成初稿、小组审阅、集体讨论，直到主编定稿，汇集了国内最高段位的专家学者，收集和总结了大量医学信息，经过了去粗取精、去旧存新、顾及左右、字斟句酌成书的，所以节节铿锵有力、段段言之凿凿、句句深奥、字字闪光，有理由被临床教师奉若神明。前言的宗旨是告诫临床教师要全神贯注、一门心思地遵循教材、执行教材、落实教材内容。实际工作中，有的临床教师未能忠实执行前言的启示，违规了教科书的限定，背离了教材的五性，尽管使出浑身解数，教学质量却提高不上去。这方面的事例不胜枚举，在这里不妨略举一二，作为同道们研究教材的线索。

1. 统编教材不是参考书　教科书的定义是"教科书是一个课程的核心教学材料"，参考书的定义是"主要用于查询而不用于连续阅读的书籍"，两者的区别在于前者是课程不可或缺的核心教学材料，后者是可查，或可不查询的书籍。有的临床教师对此感到疑惑，认为自己讲课时是按照核心教学材料准备的，并没有视教科书为参考资料。看现象确实如此，问题是授课时是否体现出对教材的"连续阅读"了。如果我们深问自己，对所讲述内容的概念、原理、定义、论证、图表、数据、公式、符号、单位、术语、文献、文字等是否都清楚，都逐一研究透彻了，已经准确无误地传达给学生了，如果没有花足力气、下够苦功，与原文作者对讲述内容理解还有相当大的差距，教科书就降格成为临床教师头脑中的参考书了。

2. 统一教材不是专著和综述　专著的

定义是"专门著作"，是对某一学科或某一专门课题进行全面系统论述的著作，通常是作者阐述其"一家之言"，提出自己的观点和认识，而较少单纯陈述众家之说。综述是指"就某一时间内，作者针对某一专题，对大量原始研究论文中的数据、资料和主要观点进行归纳整理、分析提炼而写成的论文"。检查授课质量时，我们能够听到临床教师讲到类似于"统编教材中，这部分内容不是美国认为的主流观点""教材的介绍内容与我的观点不同""天津医学会课题组制订的标准是……""我们主任查房时认为……""我请示某位专家的结论是……""归纳世界上对这一问题的认识，一共有 4 种分歧意见，分别是……"。这种介绍如果建立在教材基础上，另外增加些许学生们的知识面尚且无可厚非，如果离开了教材的主干，将自己所谓的边缘博学融入到课堂上，突出了讲述教师的一家之言，鱼目混珠了核心教材的坚不可摧，则背离了教学的宗旨。

3. 统一教材不是医学诊疗常规　医学诊疗常规指的是"沿袭下来经常实行的规矩或规定，经常使用的处理方法"，而教科书介绍的是经常实行的处理原则，而不仅仅是规定和具体的方法。医学诊疗常规仅仅针对的是现代"生物-心理-社会"医学模式中的生物属性部分，而临床工作还需要包括诊治疾病的心理和社会属性，必须考虑到病情的动态变化、患者所处的社会和经济地位、身居的地域环境、当地沿袭的诊治习惯等因素，不可能照搬教科书上的具体内容。有的临床教师讲授诊治原则时，告诉同学"这是最好的药物""一定安排这种检查""必须……"，甚至讲解如何治好一位具体的患者等，机械地传授着教科书上的内容，就将教科书当成了诊治常规。在反馈毕业生工作调查中，就曾经听到过有的医院反映"你们告诉学生的用药档次与我们这里大相径庭，诊治手段超出我们的承受能力，建议教学时最好不要强调必须使

用什么药物，必须做什么检查，否则分来的学生一进医院就带着三甲医院的工作意识，一张嘴就花钱如流水，还容易跟上级医生顶牛"。

4. 正确理解教科书的科学性　科学性是指"发现、积累并公认的普遍真理或普遍定理的运用，已系统化和公式化了的知识"。教科书被认为是现阶段最科学的核心资料，内含着丰富的基础理论、基础知识、基础技能，所以要求所有的授课教师必须向教科书靠拢。例如，疾病的定义"是指疾病的本质及其外延"，讲授疾病就必须紧紧地扣住疾病定义这个纲，高擎定义的大旗，做中流砥柱的磐石，在疾病本质的引导下纲举目张到外延的相关知识，就做到了提纲挈领，知识内容才能够鱼贯进入学生头脑中。讲授课程时，有的临床医生不重视疾病定义的剖析，做不到对疾病定义的浓墨重染，擂鼓猛捶，甚至当成了可有可无的摆设，轻描淡写地一带而过，也就抓不住讲授的纲，原本能够顺藤摸瓜的逐层剖析，运筹帷幄的逻辑推理，被分段解释成各自独立的条目，摆出的是一个个豆腐块，学生获得的知识就成了一堆一摊的粘连拼凑。学生的记忆能力是有限的，课堂讲授的目的是强化学生的铭记力，疾病定义就是唤醒铭记力的导火索，能够起到"一嘟噜一串"的唤醒作用，豆腐块似的讲授能够刺激学生的速记力，但其整体效果并不好。如果一节课讲下来，学生还不知道疾病的定义是什么，授课教师对疾病定义所包含的内容也一头雾水，就影响到教学的科学性了。

5. 正确理解教科书的先进性　先进性是指"位于医学的前列"。经过编著专家团队的遴选，已经确保了教科书在五年内能够满足学生需要的先进性，否则通不过集体定稿。授课教师容易受先进性号召的影响，误以为多增加国外的信息，多谈些国内的其他，掺入绞尽脑汁收集到的高谈阔论就反映了讲授的先进程度，尤其在优质大课比赛时，加入额外

的先进性尤为突出，其实反倒喧宾夺主了。这里有个对学生的认知问题，医学生不但不是医生，还是临床工作的门外汉，课堂讲授内容已经是学生们的新知，授课教师引经据典到世界各地，遍及到国内大医小院，对学生来说都属于天书之列，添加的内容越多，就越不能被学生记住，兜的圈子越大，越远离学生的关注，求知欲望再强的学生也不欢迎重负的压力，聪明的授课教师是把教科书讲薄讲少，最受欢迎的教师是讲清楚疾病后，留给学生的仅仅是孤零零的疾病定义，终身不忘，仅此而已，却是难上加难。有的授课教师，在流行病史方面增加了相当多的国外统计资料，讲授诊断指南时过多介绍了不适用于中国的信息，讲授治疗时大篇幅地介绍国内承受不起的手段等，无形中贬损了统编教材的真实先进性。

6. 正确理解教科书的思想性 思想性是指"客观存在反映在人的意识中，经过思维活动而产生的结果"。思想性贯穿在整个教学活动中，渗透在讲授的各个环节，讲授疾病过程就反映了授课教师对疾病的认知程度，体现在如何将教科书内容揭示给学生们的思想上。有的授课教师发现不了教科书里蕴涵着深邃的思想性，不清楚一张嘴讲授就体现着思想性，难免增加了额外的直白性社会主义教育内容，例如，讲授急性阑尾炎时，授课教师反复强调要想到这是"劳动人民"，要关心"患者疾苦"，却不知思想性蕴藏在科学认知疾病、关心体现在详细采集病史、准确捕捉患者右下腹部的压痛点，为患者利益把关体现在认真鉴别诊断，抓紧时间完成必要的术前检查等。

7. 正确理解教科书的启发性 启发性是指"开导指点受教育者，使其产生联想并有所领悟"，这是教学活动的主旨，不同于灌输式的教学手段。启发式教学是通过反复质疑，不断释疑的过程，靠"明敲暗点"的语言，"铺路架桥"的引导，对"曲径幽深"的适时揭盖，靠"此处无声胜有声"的暗示和形体沟通等讲授技巧，与学生展开会意的内心交流，使学生借助现象，究其根源，推导道理，主动剖析出本质和外延，说白了是授课教师设套，等着学生被开导点拨明白，最后落入联想和领悟的圈套内。有的授课教师错误地理解启发式，课堂上有意安排一些师生互答，如"谁知道人体有多少块骨头？""血液是不是红色的？""休克时的血压是不是下降？""你们说该不该给患者做手术？""你们听明白了没有？"等，因为没有起到开导、指点、联想、领悟的作用，师生对答就形同虚设，也因为对大学生使用了低幼教育手段，未必受到学生们的爱戴。

8. 正确理解教科书的适用性 适用性是指"符合客观条件的要求，适合应用"。现有的教科书主要为五年制全科医生编写，基本满足了学生们的需要。然而在教学医院讲授疾病时，容易忽略学员今后的去向，讲授疾病时对病史和体征的重要性强调得不到位，增加了一些属于少数医院才有的设备检查项目，而且作为重点内容传授给学生。也有的超出学生接受能力，对缺乏系统知识的学生们过多地讲解临床经验，突出不了内容的重点。具体到武警医院课堂讲授需要解决两方面的适用性问题，即如何对营区学员讲授，放射科、病理科、检验科等如何做到适用性。据了解营区学员返回部队后，主要工作仍是居于连队，很少涉足疾病的系统诊治，对其适用性就表现在"见多识广"，而非"根深蒂固"，尤为注意的是"安心本职""心无旁骛"。讲授放射科、病理科、检验科等专业时，必须解决讲授的主线是专业，必须开门见山的是专业，讲授的逻辑推理是专业，穿插引线的是专业，落脚点仍然是专业，而不是系统疾病。

沉溺于"阑尾炎与疝"的讲授几十年，近得学生们的赞誉口碑，远获弟子们会诊的求知若渴，捞得个"李疝人"的雅号，八方输出了"阑尾口诀"，年届七旬尚有 40 余家会诊去处，竟伊始于不起眼的两个"小不点疾病讲述"，为当初所料不及。如果几十年前未辛勤耕耘则无今日之桃李，若当时课堂内养育了众多的嗤之以鼻，今天就到处有拦路之虎，一左一右差之天地。

以上既谈到研读教科书前言后的感想，也罗列了点滴授课现象，意在提醒广大授课教师从阅读教科书前言开始，深入思考如何成为教学队伍中的行家里手，占尽教学医院的优势，尽早踏入"我要讲授"的境界，蕴藏于身的各种优势就会被调动出来，小小的讲台就真正让自己充分展示，剩下的就是待到弟子们"成事"时，有心人在丛中笑了。

"统编教材"源头水

临床授课需要有蓝本，这就是统编教材。经过长年授课，对统编教材逐渐有了些认知，授课思路越来越靠近教材，由对教材的粗读、精细到对每句话的研读，越读越学习越觉得拉近了与作者的距离。随着对统编教材的视若珍宝，也慢慢发现了部分临床教师对教材还没有足够的重视，在没有搞懂教材内涵的情况下就登台讲授；有的三基知识被曲解，不善于使用教材中的科学术语，好讲的内容被渲染放大，难讲的内容被一带而过；更有其者，有的教师从互联网上转载资料，以互联网讲述的专题为自己的讲述教材，再编写成课件，忽视了互联网资料不是由国家遴选的国内著名专家学者编著，未必反映当今的学术前沿，难免有误，会贻害学生。为此，有必要重申统编教材对教学工作的重要意义。

1. 教材是根据教学大纲编写的教学用书，是教学的主要依据，成为临床教师讲授疾病的核心内容。

2. 临床授课教师必须熟悉教材，研究教材，驾驭教材，运用好教材，换言之，要将全部精力集中到统编教材中，研究教材的内涵和外延。学习教材是向作者学习的最好途径，接受专家思想是拉近与专家距离的最好途径。

3. 研究和发现教材中培养学生良好医德医风的内容，注意教材的思想性。

4. 抓住教材的基础知识、基本理论和基本技能，深挖其中的知识含量，拓展教材的深度。必须强调研读教材中的文字内涵和外延，字斟句酌，在字里行间品味教材，接近编者的构思。

5. 抓住教材突出临床常见病和多发病的原则，重视培养学生的大局观，建立好综合思维能力，注重能力培养。

6. 尊重教育的科学规律，根据学生的接受能力，确定讲授容量，便于学生接受，激发学生的学习兴趣，引起学生自学的愿望。

7. 研究教材的成书规律，体会作者的立意，通过字里行间理解教材内容的深度，挖掘教材的精髓，靠再创造演绎好教材主旨。要根据学生的特点重新组织教材内容，允许教师调整先后顺序，适当增减内容。

8. 通过研读教材，领会原著的编写内容、取舍原则、文字技巧、前后关联等，深入认识疾病的发生发展规律。做到对教材倒背如流，出口成章，深入浅出，驾驭教材。可以借鉴有关参考书，使授课内容更加丰满。

9. 解析教材内涵和外延，设计好向学生传递知识的途径和方法，结合学生的实际情况合理取舍教材内容，编排好教学程序。善于利用参考知识，选择参考资料必须本着对学生掌握知识有利，适合学生胃口。要学会质疑，不要不求其解。

10. 为学生设身处地分解教材，发现学生的认知难点，寻找学生的兴趣，严谨知识逻辑，教给学生系统完整的知识。潜移默化地培养学生的素质。

11. 找出教材的重点、难点和关键所在，分析知识结构。首先要确定教学重点，围绕重点展开，精心勾画教学程序，将抽象的知识变浅显、复杂的知识变简单，充分发挥学生的想象能力。

12. 掌握教学的突破环节，突破难点和

突出重点是教学关键。新旧知识需结合。只有教师娴熟教材内容才能解决学生的难点和关键所在。

"讲授定义"统全局

现代汉语词典对定义的解释是：定义是对于一种事物的本质特征或一个概念的内涵和外延的确切说明。演绎为疾病的定义就是对特定疾病的本质特征或疾病所涉及的概念的内涵和外延的确切说明。

现代汉语词典对诊断的解释是：在检查病人的症状之后判定病人的病症及其发展情况。其中的病症即为疾病的定义。

临床经常谈到的是疾病诊断，通过病人的症状和体征、辅助检查所见判断是什么病，这个"是什么病"的含义是疾病的名称是什么，名称是由定义决定的。提到疾病的鉴别诊断时，也常常讲"需要和哪些疾病相鉴别"，鉴别的根据是不同疾病有不同的定义。日常工作中疾病定义并没有时时浮现出来，是因为我们在诊断与疾病定义之间画上了等号，使诊断成为疾病定义的代名词。

定义时常被忽略，例如我们都是人，却未必都知道为什么说我们是人，因为我们忽略了人的定义。人的定义是"能制造工具并使用工具进行劳动的动物"。面对人的定义，有的人认为根本没有必要知道什么是人的定义，可是对于我们医生来说要"治病救人"，所以知道比不知道好一些，而专门研究人类进化和动物学的专业人员就必须知道人的定义。对疾病的定义也一样，老百姓患病以后只要知道疾病的名称就行了，一般医院的医生对疾病定义未必都要研究，教学医院的临床医生因为要给学生讲述疾病，不知道疾病的定义是很难有质量而言的。

世界上任何"物"都有定义，教学医院、综合医院、专科医院、内科、儿科、骨科、眼科、诊断科、教研组或室、高血压、糖尿病、腰椎间盘突出、白内障、前置胎盘、超声、烧伤、室间隔

缺损等都有定义，综合素质好的医务工作者应该重视疾病的定义。教学医院的临床工作者能够比一般医院的水平高，其中就包括对疾病认识得更深刻，原因是在教学过程中自觉或不自觉地深入了教材的字里行间。教学相长，是说通过教学活动不但学生的知识增长了，教师也同样获得了知识，这种相长不是说教师从学生身上学到了什么，而是因为有了学生的需要而促使教师先于学生、深于学生研读教材，从中获得一般医院的医生所不容易获得的深层知识，其中包括了对疾病定义的认识。

定义决定了疾病本质特性，临床疾病定义是诊断疾病，确定诊断名称的依据，谁掌握疾病定义越精确，谁的诊断水平就越高。学生诊断能力低是因为他们不很清楚疾病的定义，不清楚与之相关的其他疾病的定义；临床教师比学生掌握较多的疾病定义，就比学生的诊断能力强；高年资教师比低年资教师的诊断能力高的实质是认识更多疾病，掌握和理解疾病的定义深刻，诊断水平可能更高些。教学医院的医生要承担院内外会诊，很多会诊目的是需要确定疾病的名称，离不开对疾病定义的认识和理解。

不同的医生对教材中用文字记载的定义会有不同程度的理解，谁对定义的内涵和外延理解得越深刻，谁的能力就越高。以室间隔缺损为例，室间隔缺损的定义是"胎儿在胚胎发育阶段心室间隔发育不全所形成的先天性心脏病"，粗略地观察文字似乎没有什么费解之处，也没有什么值得分析的内容，不就是室间隔缺损嘛。但是认真分析一下，定义中界定了疾病必须是先天性心脏病、病因必须是发育不全、病变部位必须是心室间隔、病理改变必须是缺损、发病时间必须起自胚胎发育阶段，这就是定义中所谈到的本质特征。由于有了心室间隔的缺损就必然有心脏结构的异常，必然存在循环路径的改变，必然发生肺循环和体循环的紊乱，必然导致肺血管的

容量变化和梗阻变化,必然出现各种临床表现,这就是定义的内涵。其外延就是决定了疾病的特有诊断手段和特有的治疗方法。看不到疾病定义,及其定义的内涵和外延,完整的疾病就被人为分割成不同的团块,讲授给学生就必然成为零售知识。运用疾病的定义讲授,始终在演绎疾病的定义,定义就成为讲授主线,沿着主线的逐层剖析,通过疾病的逻辑推理过程,以万变不离其纲的捆绑态势把知识批发给学生,引导学生的思维方式向自己靠拢,效果就大不相同。

讲授疾病最忌讳枯燥无味,学生最厌烦讲授内容杂乱无章,这就需要讲授的内容有序,环环紧扣学生的思维,吸引学生不停顿地跟着教师讲授的逻辑走,听了前言还迫切想知道后语,唤起求知的欲望,产生兴趣,轻轻松松地获取知识。讲授教师也一样,围绕主线推理出全部讲授内容,连着筋、挂着线地层层递进,越讲越兴奋,越说越有劲,就享受了讲课的乐趣,也就享受了生活。这是师生双赢的授课方法。

什么是启发式教学?启发式教学绝不是向学生提问,使用"为什么?""你们想想?""对不对?""是不是?"等故作多情的语言,也不是靠举一些临床的事例帮助学生理解。真正的启发式教学是指唤醒学生的求知欲望,思维与教师同步,甚至想在教师之前。以定义为主线的讲授方法是先给学生基本概念,讲述定义起到"质疑"的作用,使学生产生"释疑"的需求,学生就会处于接受知识的主导地位,在超前地做出自我解释的同时,还迫切期待教师给予答案,拾遗补阙,教师就起到了启发的作用。团块分割的讲授,学生不知道为什么和怎么办,调动不起独立思维能力,教师的讲述形同灌输,效果不好是情理之中的必然。

讲授疾病的定义在形式上必须首先提出,其道理是定义一定涵盖疾病的全部内容,概述是对疾病的梗概解释,对定义内涵和外延的提出;解剖和病理生理是基于阐述定义

的需要,临床表现和诊断、治疗的介绍自不待言。讲授疾病的定义既有交代概念作用,也是"质疑"的手段,究竟怎样处理需要授课教师根据自己的讲授内容、讲授特点和能力决定。可以一语道破,也可以含蓄地推出,不拘一格。定义非常直观和明确的适宜一语道破。室间隔缺损的定义比较不容易被学生掌握,可以由教师多费些篇幅,多给些时间,说深说透,说扎实。以定义为主线的讲授不等于定义不离口,贵在使用定义串联各个片断,起穿针引线作用,并前后呼应。

如果授课教师都能够重视疾病的定义,医生都掌握疾病的定义,学生都能够从定义的讲授中受益,医疗质量和教学质量就能够得到保证。

"深度广度"需裁量

课堂讲授的深度和广度是有标准的,唯一的标准是讲授教学大纲规定的范畴和教材规定的内容。教学大纲规定要向学生传授临床医学的基础知识、基本理论和基本技能,为此,特为临床教师编写了统编教材。

按学时计算,统编教材内容的讲授量远远超过了学时规定的容纳量,说明教材内容的一部分需要学生自学掌握,不同地区的医学院校可以根据本地区需要筛选不同的课堂讲授内容,才有了不同医学院校的具体课时安排。例如,南方的医学院校讲述肝硬化病因是以血吸虫病为主,北方则以肝炎后肝硬化病因为主,军事院校更重视对战伤的讲述,一般医院的战伤讲述就不作为重点等。按照教学大纲规定了讲述内容以后,再由授课教师按照自己对教材的理解,决定具体的讲授深度和广度。

不同的临床教师认识教材深度和广度的程度不同,传授给学生的知识程度就会出现明显的差别。以门静脉高压症为例作一说明,肝硬化是内科讲授的重点内容,是以讲授肝硬化病因为主,演绎出疾病的症状和体征,

进而解决非手术治疗手段和方法。肝硬化主要并发症的上消化道大出血、脾功能亢进和腹水等需要手术治疗，则门静脉高压症就被外科作为讲授上消化道大出血为主的课程，由外科讲授，这就是教学大纲规定的讲授范畴。内外科讲授内容是有所侧重的，按照肝硬化疾病的系统性分析，内科部分必须讲授更多的基础知识，同时指出外科治疗的目的就完成了讲授任务，而外科讲授的内容必须以手术治疗的适应证方法为主，以及为了学生掌握外科治疗的有关基础知识，两者结合的结果，就交给学生完整的肝硬化疾病的系统知识。规定的授课时间是个常量，在有限的时间内把教材规定的知识量传授给学生，就必须恰如其分地讲授该讲出来的内容，不得内外科混淆讲授，否则就违背了讲授内容的深度和广度要求。

判断讲授内容的深度和广度需要看学生是不是获得了应该得到的知识。如果外科讲授门静脉高压症一节时，过多介绍肝硬化基础知识，由肝脏的正常解剖结构开始讲述肝脏的功能，不同病因产生肝前性、肝性、肝后性肝硬化的机制，假小叶形成后肝脏血液循环的改变，侧支循环建立后的上消化道大出血、脾功能亢进和腹水的产生机制，非手术治疗和手术治疗的原则和方法，以及预防等内容，外科教师如果将内科教师应该讲述的内容一股脑地传授给学生，讲述的内容还不全面，重点也就难以突出。这种讲授的广度是有了，但是外科内容的讲授深度却被挤掉了。例如，一位外科医生讲授门脉高压症时，为讲授外科部分所占有的铺垫时间约为 26 分钟，进入外科部分的讲授却只有 14 分钟，等同于内外科同时讲授了肝硬化，外科治疗适应证和手术原则的推理内容被淡化，学生所获得的知识被抽空了。这样的讲授就缺少了必要的深度。究其原因是外科教师与内科教师共用了同一本教材，外科教师没有研读教材，凭印象哪里有热点就往哪里倾斜。

深度是指要讲授出教材的内涵，广度是指要讲授出教材内容的外延，而且深度和广度要合理搭配，不能偏废其一。深度必须一步到位。深度不是无休止地引申。广度必须放开眼界。广度不是无边际地展开。深度和广度必须想学生所想。深度和广度必须适应学生的接受能力。对讲授过肝硬化的学生来说，外科的讲授部分只需要从门静脉的侧支循环入手，讲授门静脉高压症的出血机制，有关肝硬化的其他内容可以在讲授过程中零敲碎打地灌输给学生，唤醒他们的记忆。辅助听课效果。外科讲授的重点就成为讲解食道胃底静脉为什么会曲张，表象的静脉曲张反映了肝硬化的什么病理改变，手术治疗的目的与方法等。

"授课备料"吃夜草

为学生讲授"挤压综合征"之前，授课教师要备足课堂上的"口料"，在研究教材的基础上，丰满自己的知识底蕴。包括：

1. 认识挤压综合征的定义　挤压综合征的定义："挤压综合征是指人被石块土方压埋，尤其是肌肉丰满大腿等肢体被压 1 小时以上，而后引起身体一系列的病理改变，临床上主要表现为少尿甚至无尿，以肾衰竭为特点。"为了使学员认识挤压综合征，就必须逐一分析"定义"中的每个专有名词，或常用词语的本质特征、内涵，为进一步演绎定义的外延做好铺垫。

(1)定义：定义是对于一种事物的本质特征，或一个概念的内涵和外延所做的简要说明。

(2)挤压：从上面加力，挤、排和推至躲避不开的受压物体，有持续制服、控制毁坏的含义。

(3)综合征：在病理过程中出现一个症候时，同时伴有另外几个症候，这一群症候是很定型的，对其进行综合观察则称为综合征。综合征出现一群症状，反映一些相互关联的器官病变或功能紊乱,本质上不是一种独立的疾病,常可出现几种疾病或由于几种不同原因所引起的疾病。

(4)压埋:一般指房屋倒塌、地下作业塌方、战时空袭与炮弹爆炸等外力,掀动石块土方,落到人或物体上,谓之压埋。

(5)压埋伤:人体受到压埋导致的伤害。

(6)压埋伤的特征:①伤势一般较重,可伤及头颅、胸腹、脊椎、四肢;②可造成颅内、内脏破裂大出血、四肢骨折、脊椎骨折、瘫痪;③可以在体表未见伤损或出血,但很快因内脏破裂所致内出血或头部压震后颅内出血,导致昏迷或死亡;④可因伤后肌肉释放出一些有毒化学物质,这些物质随压力解除迅速扩散到身体其他部位,导致急性肾功能衰竭和严重休克;⑤被压埋患者,一旦被救出后,虽是"轻"伤,也要当重伤救治。

(7)肌肉丰满的肢体:肢体包括了上肢和下肢,肢体的肌肉为横纹肌,丰满的肌肉首推下肢肌肉,依次为大腿,小腿,其次为上肢的上臂,前臂。

(8)被压:被压指的是被挤压,还导致了挤压伤。

(9)1 小时以上(如大腿):表示的是持续时间。持续的含义是不间断、不终止、无间隔地施加挤压压力。此处的 1 小时,是大腿被埋压的必要条件。

(10)一系列:表示一连串的、联属的、成组的。

(11)病理改变:即疾病发生发展的过程和原理。包括疾病发生的原因、发病原理和疾病过程中发生的细胞、组织和器官的结构、功能和代谢方面的改变及其规律。

(12)主要:起关键、决定作用的。

(13)表现:表示出来,显现出来。

(14)少尿:24 小时尿量少于 400ml 或者每小时尿量少于 17ml 为少尿,见于心、肾疾病和休克患者。妇产科中"妊娠期高血压病""流行性出血热"的少尿期中,少尿标准为

24 小时尿量小于 500ml。

(15)无尿:24 小时尿量少于 100ml 称为无尿或者闭尿,见于严重心、肾疾病和休克患者。"流行性出血热"的少尿期中,无尿标准为 24 小时尿量小于 50ml。

(16)肾衰竭:是肾脏功能部分或全部丧失的病理状态。按其发作之急缓分为急性和慢性两种。急性肾衰竭系因多种疾病,致使两肾在短时间内丧失排泄功能,简称急性肾衰竭。慢性肾衰竭是由各种病因所致的慢性肾病发展至晚期,而出现的一组临床症状组成的综合征。根据肾功能损害的程度将慢性肾衰竭分为 4 期:①肾贮备功能下降,患者无症状。②肾功能不全代偿期。③肾功能失代偿期(氮质血症期),患者有乏力、食欲缺乏和贫血。④尿毒症阶段,有尿毒症症状。

(17)特点:人或事物所具有的特别或特殊之处。

搞清楚组成定义的各个环节和内在联系,讲课内容就有了主线,即:①讲授综合征定义的内涵为"发生房屋倒塌、地下作业塌方、战时空袭与炮弹爆炸等意外事件后,石块土方持续压埋,挤、排、推到患者丰满的下肢、上肢肌肉,时间不间断达 1 小时以上,致使由压埋伤进展到少尿、无尿、急性肾衰竭等病理阶段"。②讲授综合征的外延为"学习这一群症候的致病原因、发病原理和疾病过程中发生的细胞、组织和器官的结构、功能和代谢方面的改变及其规律,从而找出诊断、鉴别诊断、治疗、预防的途径和方法,服务于救援医学"。

2. 紧紧围绕定义,分解讲课内容,立足于普及,突出实用

(1)分析压埋对机体的作用机制:①通过房屋四种结构,分析砖木结构、砖混结构、钢筋混凝土结构、钢结构的致伤机制;②分析作用力从伤者俯卧位、仰卧位、侧卧位方向与挤压伤轻重的关系;③分析压埋伤的构成要件,即压埋物体、压埋部位、范围、着力模式、受力

方向、持续时间、实际力度。

（2）构成挤压综合征的条件：①被压埋患者被救出后，不论伤情轻重，必须是有生存能力，或有可能存活的；②受伤后，大面积受压肌肉能释放出有毒化学物质，且能迅速扩散到身体其他部位；③有毒化学物质最终能够导致少尿、无尿、急性肾衰竭；④可以同时合并头颅、胸腹、脊椎、四肢损伤；⑤可以因内脏破裂所致内出血或头部压震后颅内出血；⑥最终结果可以导致休克、死亡。

（3）肢体被压埋后发生了哪些变化：①受伤部位毛细血管的破裂，阻塞和通透性的增加，就有不同程度的出血和血浆渗出，血液中有一部分红细胞破裂，大量的水分、钾离子、蛋白质等，聚积在组织间隙，使伤部严重肿胀；②肌细胞的破坏，使得肌细胞内成分的肌红蛋白、肌酸、肌酐和组织分解的其他酸性产物大量释出，也使细胞内钾离子进入细胞外液；③这些物质都可以被迅速吸收入血，对心脏、肾脏成为有害物质，引起了全身的病变；④伤部因血浆的不断渗出，局部很快出现肿胀，如小血管破裂，可有斑块。肿胀加剧，全身症状亦将明显，病人血压不断下降，出现休克。

（4）为什么会出现肾脏缺血：①创伤后全身应激状态下的反射性血管痉挛；②有效循环的血容量减少；③肾小球滤过率下降；④肾间质发生水肿；⑤肾小管功能减退；⑥体液与尿液酸度增加，肌红蛋白在肾小管内沉积。

（5）挤压综合征的关键两环节：挤压综合征的发生主要是通过创伤后肌肉缺血性坏死和肾缺血二个中心环节所致。

3. 根据挤压综合征定义的外延，抓住认识和处理疾病的逻辑主线

（1）观察受伤的肢体时考虑的是什么：①首先用挤压综合征的定义，思受压、判方向、断时间、寻压痕；②问疼痛、问麻木、问痛苦发生、发展、高潮过程；③检查有无显性出血、骨折、神经损伤，远端血管有无动脉搏动；④测量髌上和髌下对应部位的周径，定性有无肿胀及程度；⑤按压下肢软组织，比较局部张力，硬度；⑥在受压皮肤周围有无水疱形成；⑦主动活动与被动牵拉患肢时有无疼痛，对判断受累的筋膜间隔区肌群有所帮助。通过这些检查获得的证据，判断毛细血管和肌肉的损伤程度，是否进入了挤压综合征的恶性循环之中。

（2）周身状况提示我们什么思考。①休克：强烈的神经刺激，广泛的组织破坏，大量的血容量丢失，是休克的主要原因，需要综合判断进展速度；②肌红蛋白尿：是诊断挤压综合征的一个重要条件，伤员在伤肢解除压力后，24小时内出现褐色尿或自诉血尿，应该考虑肌红蛋白尿；③高血钾症：细胞内钾离子随肌肉坏死进入循环，加之肾衰竭排钾困难，在少尿期血钾浓度可以上升到致命水平；④酸中毒：肌肉缺血坏死以后，大量磷酸根、硫酸根等酸性物质释出，使体液 pH 降低，致代谢性酸中毒；⑤氮质血症：严重创伤后组织分解代谢旺盛，大量中间代谢产物积聚体内，非蛋白氮迅速升高。

（3）实验室检查的主要数据。①尿液检查：早期尿量少，比重在 1.020 以上，尿钠少于 60mmol/L，尿素多于 0.333mmol/L，在少尿或无尿期，尿量少或尿闭，尿比重低，固定于 1.010 左右，尿钠多于 60mmol/L，尿素少于 0.1665mmol/L，至多尿期及恢复期一般尿比重仍低，尿常规可渐渐恢复正常。②尿肌红蛋白阳性，肌红蛋白尿在血中和尿中的浓度，在伤肢减压后 3～12 小时达高峰，以后逐渐下降，1～2 天后可自行转清。③尿中含有蛋白、红细胞或见管型。④血色素、红细胞计数、血细胞比容：以估计失血、血浆成分丢失、贫血或少尿期水潴留的程度。⑤血小板、出凝血时间：可提示机体凝血、溶纤机制的异常。⑥谷草转氨酶（GOT），肌酸激酶（CPK）：测定肌肉缺血坏死所释放出的酶，可了解肌肉坏死程度及其消长规律。⑦血钾、血镁、血肌红蛋白测定:了解病情的严重程度。⑧尿中尿素氮与血中尿素氮之比,小于10:1,尿肌酐与血肌酐之比小于20:1。

(4)挤压综合征的临床分级根据是什么。①一级:肌红蛋白尿试验阳性,肌酸激酶大于1万 U(正常值130U),而无急性肾衰竭等全身反应者。若伤后早期不做筋膜切开减张,则可能发生全身反应。②二级:肌红蛋白尿试验阳性,肌酸激酶大于2万 U,血肌酐和尿素氮增高而无少尿,但有明显血浆渗入组织间,有效血容量丢失,出现低血压者。③三级:肌红蛋白尿试验阳性,肌酸激酶明显增高,少尿或闭尿,休克,代谢性酸中毒,以及高血钾者。

(5)现场急救措施包括哪些。①抢救人员应迅速进入现场,力争及早解除重物压力,减少本病发生机会。②伤肢制动,以减少组织分解毒素的吸收及减轻疼痛,尤其对尚能行动的伤员要说明活动的危险性。③伤肢用凉水降温或暴露在凉爽的空气中,禁止按摩与热敷,以免加重组织缺氧。④伤肢不应抬高,以免降低局部血压,影响血液循环。⑤伤肢有开放伤口和活动出血者应止血,但避免应用加压包扎和止血压带。⑥凡受压伤员一律饮用碱性饮料（每 8g $NaHCO_3$ 溶于1000～2000ml 水中,再加适量糖及食盐）,既可利尿,又可碱化尿液,避免肌红蛋白在肾小管中沉积。⑦不能进食者,可用 150ml 5% $NaHCO_3$ 静脉滴注。

(6)伤肢的处理原则。①早期切开减张:使筋膜间隔区内组织压下降,防止或减轻挤压综合征的发生。②肌肉已坏死后,通过减张引流也可以防止有害物质侵入血流,减轻机体中毒症状。③清除失去活力的组织,减少发生感染的机会。④有 1 个以上筋膜间隔区受累,局部张力高,明显肿胀,有水疱及相应的运动感觉障碍时,要尽早切开。⑤尿液肌红蛋白试验阳性,隐血阳性时,宜切开减压。⑥患肢已无血供或严重血供障碍,保留

肢体后无功能者,应该截肢。⑦全身中毒症状严重,经切开减张等处理,不见症状缓解,继续保留患肢将危及生命者,应截肢。⑧伤肢并发特异性感染,如气性坏疽等,应截肢。

(7)注意需要格外解释的名词。肌红蛋白、肌酸、肌酐、低血容量休克、肌红蛋白尿、碱化尿液、血液净化、筋膜间隔区、酸中毒、氮质血症、血细胞比容、谷草转氨酶、肌酸激酶、5-羟色胺、肾素、色素颗粒管型、筋膜间隔区综合征、再灌流、氧自由基、细胞膜的脂质结构、脂质过氧物、黄嘌呤氧化酶。

经过上述诸多方面的知识储备,头脑中建立起疾病的立体概念,心理谋算出可供表述的资本,就可以构想如何摆布这些信息,怎样突出授课的精髓,如何使学生更容易接受,也就有了授课的基本模式,再经过反复地斟酌,大胆地取舍,距离登堂讲课也就不远了。

"发现食材"巧加工

书本上的知识是疾病的共性内容,具体的患者表现出的是个性特征。临床教师要训练自己的科学思维,既要能够掌握疾病的共性,又要认识存在于具体个例上的症状和体征特点,能够做出合理的解释,推导出疾病的诊断和鉴别诊断,首先必须充分掌握可靠的临床资料,主治医生要向学生交代清楚,强化对基础资料收集的训练。推导的过程实际上在去粗取精,去伪存真,要留给学生必要的思考时间。

抓住主要矛盾,尤其应该指出的是能够从病生理角度认识各种症状和体征,不是先入为主,而是采用排除法,在所给的各种条件中筛选出支持自己观点的论据。这样的分析思路就是科学的临床思维。

手术治疗方案的制订需要遵从这样几个原则:以挽救生命为原则、以提高生活质量为原则、以机体承受能力为原则、以减少经济承受能力为原则、以使用先进的技术和先进的材料为原则。

作为临床医生必须使用医学专用的语言，也就是医学词汇。在医学词汇中，"大概"这样模棱两可是不行的。像"差不多""也许"尽量少使用。

完整的病历除了必要项目齐全以外，更重要的是内容层次清楚，每一个症状交代的有头有尾，不要光注意阳性体征，还要注意阴性体征。尤其需要说明的是病历不是流水账，不能患者说什么就写上什么，更不能写无关紧要的内容。

一些警示性的语言或结论对学生很重要。教师要善于引导学生静下心来，投入紧张的学习和工作中，使学生知道什么是对的，什么是好的，什么是高水平的。这样，他们就有了模仿的对象，教师高大的形象使他们终身难忘，教师才能起到表率的作用。

疾病的诊断最重要的病理诊断。从现病史、既往史、个人史、家族史中主要推导出疾病的病理改变是什么。究竟是肿瘤，还是炎症、先天性畸形、损伤，或者属于全身疾病在局部的反应。

把疾病的病史和临床应用结合起来，着重说明采集病史的重要性，同时指出病史采集上的常见错误，是一种很好的教学方法。

医生的查体最忌讳的是挂一漏万，注意力过多地集中在所谓的外科疾病上。患者是个整体，有的体征能够帮助诊断，有的体征能引起对患者手术前后的重视，有的能提供比对的资料。所以症状和体征既是诊治疾病的信号，又是观察疗效的灯塔。

对于任何一帧影像资料，不要拿过来就先看是什么疾病，要养成阅读资料的良好的习惯。这跟识乐谱一样，不要一上来就唱。首先要看一看给的条件是不是合理，什么方法，什么部位，比对基础，再分哪些图像是异常的，属于什么样的异常。这样才能给临床很大的帮助。

医学的进步，尤其是外科的进步有赖于影像诊断的支持。对影像图像的利用，有的

医生靠诊断科室的临床报告，有的医生能亲自阅读影像资料。临床医生千万不要忘记影像诊断同样是把"双刃剑"，使用好了有助于诊断，跟着错误的诊断走，结果是自己的失误。

所谓的难点，其实就是鉴别诊断问题。有的疾病特点突出，鉴别诊断的内容就少。多种疾病混杂诊断起来就相对不容易。有时表现是简单的疾病，其实很复杂，那就是我们常说的"在常见病中隐藏着少见病"。有的时候，患者不善于表达或不能表达，医生不善于采集病史，工作不过细，当然不包括医生的基础知识不足，没有鉴别的能力。

"授课规律"释质疑

笔者曾经对授课教师进行短期培训，发现了这样的现象，即原本认为授课质量比较好的、受到多次表扬或肯定的临床教师，在公开接受医院检查的教学现场发挥未必都好，而一些被多次纠错的教师却以出色的授课质量得到好评。我们也经常听到一些临床教师和我们交换看法，提出"为什么同样一节课，有的时候觉得讲述得很好，有时按照同样的方法却没有讲授出应有的效果来"等问题。经过我们对所培训教师几次课堂讲授的对比，发现了这些教师授课质量波动的原因是没有深刻认识临床授课的规律。

临床授课属于口语讲授，有很大的随机性，每位授课教师不可能像演员那样有固定的台词、固定的环境和场景、固定的程序，因此就必然有不同的讲授效果。我们辅导的临床教师之所以在授课现场大打折扣，很重要的原因是因为他们刻意追求以前出现过的"效果"，寻找已经失去的感觉，出现了模仿过去"我"的潜意识，缺少了现场讲授的激情，致使授课质量受到影响。

每一节课的授课质量主要依靠自己的现场发挥取得的，别人的经验和自己过去的体会如果没有经过自己的深加工，没有深蕴其

内在规律就都不属于自己,尽管曾经发生在自己身上也同样不属于自己。例如,有的教师在介绍疾病的痛苦程度时,非常巧妙地引用了某杂志的生动描述,效果很好,受到学生的欢迎。临床教师再次讲授此病时,为了取得上次讲授的同样效果,在已经按照某杂志描述的痛苦程度介绍清楚以后,又再次提出并复述了某杂志的具体描述,还进行了多角度的渲染,暴露了画蛇添足的痕迹,不但没有能像上一次那样抓住学生,反而因为这次引入某杂志内容是多余的,使学生们没有任何反应。这种现象只能归咎于授课教师在不适合的场合,使用了不适当的举例。

一位讲授动脉导管未闭的青年教师为学生订制了这样的开场白:"母亲都愿意自己的孩子能够有健康的体魄,茁壮地成长。孩子一旦患病,母亲的焦虑可想而知。当一位母亲从产房抱起自己缔造的孩子,他却患有先天性疾病——动脉导管未闭,母亲将无言以对…… 医生啊,医生……"她采取了朗诵的口吻,既动情、又动听,学生能全神贯注地倾听,并随着对授课教师意想不到的开场白产生兴趣,开始学习动脉导管未闭知识,效果非常好。同样是这样一段开场白,换一位语言和表情缺少女性温柔和贤惠的男性授课教师,不但产生不了预先设计的效果,甚至可能引起学生的反感。

一位讲授颅内压增高的青年教师,采用了借助名家效果的开场白:"诺贝尔奖要授予世界上最杰出的人士,荣誉证书要颁发给那些贡献卓著的人,城市的金钥匙要献给最尊贵的荣誉市民,享誉世界的神经科教授,已故的库欣老先生也有一把金钥匙,他最希望奉献给在座的大家!"这位教师先通过人所共知的诺贝尔奖,再借助荣誉市民的金钥匙,最后提出库欣教授的金钥匙,简短的三句话迅速引入正文,引起学生探知金钥匙的欲望,精力很快集中到教师的身上。同样是这样的开场白,如果运用第一人称的口气,开门见山就提出"我交给大家一把金钥匙",学生们的第一反应很可能怀疑"这把金钥匙是纯金的,铜的、铁的,还是假冒的?"因为授课教师尚不具备给别人金钥匙的财力。库欣教授把金钥匙奉献给大家属于象征性的,授课教师所给的金钥匙可就是具体的了,前者有鼓动性,不会产生学生的怀疑,后者就不十分可信,容易使学生产生联想,反而分散学生的注意力。

一位讲授消化性溃疡的青年教师,采用这样的开场白:"'溃疡'是个耳熟能详的病理名词,同学们没有不知道的。如果问大家什么是溃疡? 有的人也可能又觉得'似曾相识'。有些事情就是这样,身为中国人却一时说不准确什么叫'中国人'。弄清楚'溃疡'的定义,也就很容易接受了'消化性溃疡'。按照'溃疡'的思路学习,主线也就有了。"这样的开场白,很显然是在强调消化性的"溃疡"概念,同时还运用了大家几乎都不好立即回答的问题缓解了气氛,告诫大家一定要记住溃疡的定义。这样的开场白既引起学生的思考,又不至于冷场,虽有敲山震虎的作用,又不至于造成学生的紧张心理,而且适用于所有的授课教师,就属于设计比较好的开场白。如果不是这样,授课教师一开始就向学生提出溃疡的定义,学生回答得不准确,授课教师还需要自己找台阶下来,一节课是以不和谐的气氛开始,效果自不待言。

在讲授课程的过程中,教师的语言一环紧扣一环,没有丝毫的松动就可能产生好的效果,反之,弦上得过紧或没上够劲,效果就产生不出来。

"沙漏布局"变陀螺

"沙漏"的特点是两头大,中间细,通过细小的空隙漏沙子,起到计时作用。"沙漏"恰恰与中央大两头小的"陀螺"形状相反,借助这两种形态比喻临床授课的内容权重,谈谈对某一类疾病的讲解认识。

临床授课内容可分为疾病的系统讲授和

局部讲授。例如高血压、大叶肺炎、肝癌、肾小球肾炎等就属于系统疾病讲授，一般的程序为流行病学、解剖和病生理、临床症状、诊断和鉴别诊断、辅助检查、治疗、预防等。另外一种内容，如放射科、病理科、检验科等专业，是否也要按照系统疾病讲授就值得商榷。

我们不乏见到一些授课教师讲授放射科、病理科、检验科内容时，也按照系统疾病讲授方式，先讲授流行病学、解剖和病生理、临床症状、诊断和鉴别诊断，然后再告诉学生本专业的内容，就出现了开始讲解内容如同复习，讲授本专业内容时不得不重复开始讲的内容，如同对号入座，再往后还需要重新进入临床，就出现了两头重，本专业内容反而不突出的"沙漏"现象。学生随着教师听课，因为重点内容被埋在了先后内容之中，反而显得不突出了。

如果变换一种方式，授课时总是围绕放射学科、病理学科、检验学科的主线逐渐蔓延到流行病学、解剖和病生理、临床症状、诊断和鉴别诊断等相关知识，主干就十分清楚了。例如，首先讲解疾病的病理改变，通过大体和镜下表现阐述到为什么，这为什么就是病因学，通过病理改变推导出临床症状，诊断和鉴别诊断也就脱颖而出，再针对病理改变讲解如何使之恢复到正常，就带出了治疗。授课的主渠道是病理改变，不论如何向外蔓延，都是在反复强调病理与诊治的因果关系，这节课就在病理专业范围由第一次告诉现象，第二次告诉现象的为什么，第三次告诉现象的结果，第四次告诉现象被纠正、铲除，或其他转归，仅此就至少围攻了病理本质四次，讲授内容通过"陀螺"式手段夯实到基本功里。

授课教师容易被教材的书写顺序所左右。其实教科书与讲授截然不同，教科书必须按照统一规定的模式编写，否则就不成为教材，而讲授是将教材内容加工后变成口语反映出去，否则就失去讲授的作用。正因为如此，讲授质量的高低就取决于授课教师对

教材的理解，以及对讲授过程的巧妙安排，谁能够把握住内容的髓核，谁能在同样的时间内传达的信息最好接受，谁的授课质量就越好。按教学质量的要求标准，只分解了教授内容的熟悉、了解、掌握权重，没有对授课教师提出讲授逻辑的限制，就给授课教师提供了自己掌握的空间。

众所周知，采取"沙漏"模式的讲授是最容易的，只要按照教材的顺序铺开，就能够完成教学任务。"陀螺"模式的讲授则需要大量的实践知识，通过深入进去再走出来，走出来再钻进去，还不能像拉抽屉般地肤浅，必须靠逻辑思维推理能力引领学生遨游在自己的专业内外，被壮骨强筋后的病理知识就在一个个为什么中，撞击到学生的脑海，涟漪到共振和共鸣，知识就活灵活现了。

由"沙漏"讲授模式逐渐向"陀螺"模式转化，需要首先相信自己的讲授能力，先在熟悉教材的基础上挪动一下讲授顺序，抓住病理的纲，纲举目张到病理的外延，就可以编排好内容的孰先孰后，经过一段实践后再针对新的构思大胆取舍，逐渐编写出新的课件，完善新的"陀螺"式讲授方式，形成自己的讲授风格，我们就为医学教育事业添上了一块砖。如果各个教研室都能够优选出更加合理的改进措施，就形成了一堵捍卫教学质量的墙，成为推动医学教育发展的动力，愉悦的实惠就降落到自己身上。

"潜心教学"经风雨

对44名授课教师进行了跟踪听课，做出了以下总结。

1. 授课教师分布及讲授内容

内科系统教师11名，讲授内容为：心律失常、心肌梗死、心肌梗死心电图诊断、心脏检查、支气管哮喘、肺炎、再生障碍性贫血、肺和胸膜视诊、单纯性甲状腺肿、上消化道出血、溃疡病。

急救医学教师9名，讲授内容为：急性冠

状动脉综合征、有机磷中毒、一氧化碳中毒、发热诊断与处理、多器官功能衰竭、淹溺、糖尿病酮症酸中毒、尿路结石、心肺脑复苏。

外科系统教师 4 名,讲授内容为:消化性溃疡外科治疗、阑尾炎、乳腺疾病、骨折总论。

皮肤科系统教师 1 名,讲授内容为:带状疱疹。

神经系统教师 4 名,讲授内容为:颅内压增高、脑血管疾病、癫痫、神经系统检查辅助诊断。

儿科系统教师 2 名,讲授内容为:新生儿疾病、维生素 D 缺乏性佝偻病。

五官科教师 5 名,讲授内容为:气管切开、龋齿、青光眼、耳部解剖、急性扁桃体炎。

影像科室教师 2 名,讲授内容为:原发性肝癌与血管瘤影像学鉴别、骨关节影像学检查。

检验科室教师 3 名,讲授内容为:血液一般检测检查、尿液检查、血清蛋白质功能检测。

护理系统教师 3 名,讲授内容为:静脉导管感染、系统化整体护理概述、计划免疫。

其中,①单一疾病:单纯性甲状腺肿、溃疡病、有机磷中毒、一氧化碳中毒、淹溺、糖尿病酮症酸中毒、尿路结石、阑尾炎、带状疱疹、癫痫、维生素 D 缺乏性佝偻病、龋齿、青光眼、急性扁桃体炎、支气管哮喘;②总论性质:骨折总论、新生儿疾病;③多枝节性质:多器官功能衰竭、心肺脑复苏、颅内压增高、脑血管疾病;④影像学:原发性肝癌与血管瘤影像学鉴别、骨关节影像学检查;⑤诊断学:心脏检查、肺和胸膜视诊、神经系统检查辅助诊断。

2. 内容分析

(1)"一脉相传":多见于单一疾病的讲解。需要沿着一条主线逐渐演绎出疾病的全部内容。其模式,往往是先提出疾病的定义,再围绕定义展开,顺次介绍。如单纯性甲状腺肿、阑尾炎、带状疱疹、癫痫、维生素 D 缺

乏性佝偻病、龋齿、青光眼、急性扁桃体炎、支气管哮喘等。

(2)"四世同堂":多见于总论、综合征或多脏器、器官类疾病的讲解。它传授的是一组相同或类似疾病、体征等的综合概念,其特点是基本概念多、医学名词多,缺少统一的模式,讲授空间大,讲授难度往往大于单一疾病。如骨折总论、新生儿疾病、多器官功能衰竭等。

(3)"平摆浮搁":多见于体格检查内容的讲解。这类讲授基本是按照望、触、叩、听的顺序进行,内容相对稳定,比较容易组织教学。如心脏检查、肺和胸膜视诊、神经系统检查辅助诊断。影像学诊断的原发性肝癌与血管瘤影像学鉴别、骨关节影像学检查;检验学的血液一般检测检查、尿液检查、血清蛋白质功能检测,以及气管切开和耳部解剖也属于此类性质。

(4)"腾云驾雾":多见于抽象类内容的讲授。这类讲授往往缺少直观现象的支持,内容相对枯燥,讲授的难度比较大。如系统化整体护理概述、血清蛋白质功能检测

3. 授课难点与问题

(1)"繁星密布":一眼望去,夜空中闪烁着密密麻麻的群星,看得见,摸不着,如果没有星象学家的指点,学习起来就非常困难。比较典型的代表内容,如新生儿疾病的分类,可以引出 18 个子项目,包括新生儿、新生儿学、围生医学、围生期、足月儿、早产儿、过期产儿、低出生体重儿、极低体重儿、超低出生体重儿、正常体重儿、巨大儿、小于胎龄儿、适于胎龄儿、大于胎龄儿、早期新生儿、晚期新生儿、高危儿,同时还要提出几十个数字,讲授的难度可想而知。在讲授过程中,临床教师必须研究怎样能使学生容易接受,不枯燥和便于记忆的方法。

(2)"喧宾夺主":在学生全神贯注地听课过程中,临床教师使用了不恰当的举例,说了不该说的话,造成学生注意力的分散,这样的

"举例"和插入的"话"引起学生不必要的兴奋,造成喧宾夺主的后果。如一节课内频繁加入"美国的资料""加拿大的观点""某某科学家说""根据某某杂志""网上下载的""我的经验""在学术会上""我的论文上""医疗事故鉴定会上"等。

(3)"空中楼阁":在讲授鉴别诊断过程中,必然会有很多疾病是学生不知道的,临床教师如果不做必要的介绍,只提出应该鉴别的具体内容,就会造成师生之间交流的空白,拉大了双方的距离,引起学生的不解。这样的讲授就属于空中楼阁性质。

(4)"顾此失彼":在讲授乳腺疾病时,临床教师为了强化规范检查的重要性,在介绍乳腺触诊时,指出必须从乳腺的外上象限开始,顺次沿着外下象限、内下象限、内上象限以后,又强调了"大家一定要注意,检查乳腺肿瘤必须按照顺时针方向进行",当时临床教师是以左侧乳腺为例的,乍听起来似乎很正确,可是对于右侧乳房就错了,右侧乳房的检查必须沿着"逆时针"方向进行。原因在于对乳腺的触诊不应该引入"时针"概念,即便使用,也要注意不要顾此失彼。

(5)"言不符实":临床教师必须正视教科书的科学性,使用规范的科学术语。有的临床教师习惯用临床工作口语,使用了超出统编教材的术语。如有的教师在授课过程中愿意用"金标准"强调讲述内容的重要性,使用"罪恶病变"概括病变的具体内容,随意简化医学术语等。

(6)"下回分解":有的临床教师经常要处理讲授内容的分解问题,典型的一句话是"这部分内容以后再讲"。教师的这句话属于"悬念"性质,有可能支持讲授效果,也有可能干扰学生的系统听课,需要临床教师慎重处理。一般的处理原则是,该集中的就尽量不分散,能提前的就不要错后,实在难于处理的必须在两处同时讲解。

(7)"无中生有":有的临床教师在讲授过程中使用了不恰当的"设问",使设问成了无本之木,无源之水,不但起不到启发式教学的效果,反而分散了学生的精力。例如,临床教师使用了:"有的同学会问,头顶上的脂肪瘤有必要和脚底下的鸡眼鉴别吗"的设问,意在引出体表肿物的鉴别诊断,肯定是不受学生欢迎的。

(8)"言多语失":临床教师要学会节约使用口语,切忌使用降低身份的废话。例如"我今天讲授的内容都是临床医生必须要掌握的""大家要想全面掌握这个疾病,就必须听好我今天的讲解""为了强调这节课的重要性,我会慢慢地讲授给大家""我这是第一次讲课,讲不好请学生们多多原谅""我相信大家都见过疖子,今天我就给大家讲讲疖子""同学们一看大屏幕就能猜出我今天要讲授的题目是什么""这是南方常见的疾病,北方的同学愿意去南方工作的,一定要学好这个疾病"等。

(9)"千篇一律":临床教师给学生的第一印象非常重要,切忌使用早已经被学生厌烦的套话。例如"同学们好、上午好、下午好""我今天给同学们讲授的内容是,某某疾病的流行病学、病因、病理、临床表现、诊断、鉴别诊断、治疗和预防知识""今天我和大家共同学习这个疾病""大家安静一下,我开始讲课了!"等。

(10)"作茧自缚":有的临床教师很希望有好的讲授效果,也很有自信心,因此向学生讲出这样的话"今天我给大家做一次别开生面的讲授""我今天的讲课一定会令你们捧腹大笑""听我的讲课,你们想睡也睡不着""我今天给大家讲授某某疾病,希望大家喜欢,谢谢"等。这类话是没有讲授经验者的表白,这种话具有"消字灵"的作用,只能降低讲授效果,起不到任何好的作用。

(11)"南辕北辙":有的临床教师会出现讲授内容的错乱,产生的原因有的属于教材不熟悉,有的属于讲授过程的精神涣散。例如"我更正一下,刚才我把下一段的内容提前讲了""我补充一下,教科书上写的是四个症状,我刚才只讲了三个,还差一个,我先补充完了再接着讲下面的内容""课件上的这部分是我下一个标题要讲的内容,大家先不要看它,请大家集中精力先看我指出的这一部分"。

(12)"自相矛盾":有的临床教师说出的话,讲授内容安排等会有自相矛盾的现象。例如"在讲授疾病之前,我先给大家介绍一下这个疾病的概述",概述难道不属于讲述疾病的范畴吗?"我开始讲授给大家的疾病三个症状都不如我下面介绍的症状重要",既然重要为什么不提前讲出来?"由于我准备的内容比较多,有可能晚下课十几分钟",既然知道内容多,为什么不在备课时提前压缩内容?"这个病很不好讲,听起来也费劲,希望大家不要着急,耐心听我讲述",教师的责任就是解决这样的问题,只存在不好讲的教师,不存在不好讲的疾病。

(13)"坦白交代":有的临床教师讲课时情不自禁地把不该说出的心里话交代给学生,不利于树立临床教师的威信,降低了授课的可信性。例如"实在对不起,我昨天值夜班,到现在还没有阖过一眼""我讲的这部分内容,估计大家还没有听清楚""这个课件是我们主任让我添加上的,我觉得有了这个课件还挺不错的""由于时间的关系,我还有非常多的临床经验和参考知识没有讲出来""同学们还缺少临床经验,听这节课就比较抽象""这种疾病很不容易诊断,光我一个人就误诊十几位了"。

(14)"一鸣惊人":"在座的女同学一定会关注月经失调,男同学也不要因为自己不会得病而忽视月经失调""这个病的发病率占人群的10%,也就是说,我们在座的一百名学生中,已经有十位左右的人应该有病了"。

(15)"居高临下":临床教师要融入学生当中,先交朋友后讲课,起这种作用的媒介是

情感交流,居高临下的口语是起解离作用的促酶。例如"我可不是说废话来的,我讲授的内容都是重要的,大家必须全面掌握""如果谁认为这部分内容不重要,那就大错特错了""如果患者得了脚癣,你不让患者脱鞋、脱袜子,你能看得见吗""不了解疾病的诊断,也就谈不上鉴别诊断了"。

(16)"明知故犯":临床教师的讲述内容不是统编教材的翻版,必须经过自己的加工和整理。"我讲的这部分内容,只是我个人的观点,未必正确,仅供大家参考""我是按照第5版教科书制作的课件,有与第6版内容不符的地方,我会随时更正的""教科书上对这段内容写得很蹩脚,我也只能这样说给大家了""我讲的这部分内容已经超出了教学大纲规定的范围,同学们不需要记忆""我没有注意中国的发病率,加拿大发病率是这样的……""影像学这部分内容不属于我讲授的重点,到时候参考影像诊断报告就行了"等,从不同角度反映了这样的问题。

(17)"自作主张":有的临床教师按照自己的水平处理教材内容,有可能向学生传达了不科学的信息。例如"我一个月就收治了5例某某患者,可见发病率是很高的""我们医院还没有这种设备,所以就不给大家讲这部分内容了""这项检查费用相当昂贵,一般人支付不起,所以我就不讲了""我曾经使用过教材上介绍的这种药,效果并不好,我建议今后大家不要使用""我今天讲的是外科部分,有关内科部分的问题,请大家请教内科医生""听不清楚没关系,课下看看书就明白了""这节课有很多数字,没有别的办法,只能靠大家下工夫死记硬背了"。

(18)"为人师表":有些临床教师无意识地讲述了一些不应该讲授的内容,影响了教师的形象,背离了为人师表的原则。例如"这个疾病很容易在大医院误诊,我前天还收治过某某大医院误诊的患者""内科医生经常不认识急性阑尾炎,离开外科医生就做不出诊

断""有很多外科医生就是想不到请耳鼻喉科医生会诊,明明摸到颈部淋巴结肿大也不去想鼻咽癌的转移""你不注意无菌操作,患者感染了,别说家属连我都得跟你打架""昨天夜里抢救了十几个患者,我这是强打着精神来上课的""患者分泌物的那种臭味直撞脑门子,我真怕他走到我的跟前""这个病到了休克阶段,治也没用了""大家知道这是为什么吗?不用我说,大家也知道,他把绳子套到脖子上去找死,能不出现窒息嘛"。

(19)"活鱼死卖":有的临床教师明明知道备课不充分还带着问题讲授,好好的内容被破坏,留给学生作风不严谨的印象。例如"课件背景上的这些花是我为了增加图像的可视性而添加的,大家不要分散精力去欣赏这些无关的东西""课件上的背景颜色和文字颜色太接近了,下次讲课的时候我会改过来的,这节课先凑合着看吧""因为内容太多,课件上的文字不得不写得很小,坐在后面的同学可能看不清楚,现在我把课件上写的文字念给大家""课件上使用的血压标准值仍然按照教科书上写的 kPa,不过大家一定要记住,现在已经又重新恢复使用 mmHg 了"。

(20)"脱口而出":有的临床教师忘记自己是给学生讲授疾病,说出一些不科学、不严谨的口语。例如"患者发烧可以高到烫手的程度""这种患者瘦得像麻秆一样""癔症患者做出了非常好笑的动作""这种病不用想,一进门就能知道是什么病""只要使用了这种设备,其他的诊断仪器都得退出历史舞台""在检查这个体征的时候,必须强调医生的双眼要与患者同高"。

(21)"朝食夕粮":有的临床教师容易犯朝食夕粮的错误,该顺着说的事被逆着说出来,该以后讲的被提前告诉大家。例如"学习这节课有个诀窍,我会在讲到小结部分时告诉给大家""大家不要着急,听我把话都说完了就会明白我要说什么了""只要大家听我介

绍临床表现就知道诊断如何困难了""你没有实践经验,光听我讲的这点东西还是诊断不了疾病"。

(22)"照本宣科":有的临床教师可能因为对教材不熟悉、没有讲课经验或缺乏讲授的自信而不敢脱离讲稿,不得已采取了照本宣科的讲授方法。属于这类授课的临床教师或低头看讲稿,或背对学生看课件,或担当解说员的角色向学生议论课件所表示的内容,也有的虽能把教材内容倒背如流,翻版了教科书上的文字,但起不到讲课效果。

(23)"囫囵吞枣":有的临床教师不善于课上表达,实现不了把自己很清楚的问题通过口述,使学生也弄明白的过程。这部分教师在课下的口语表达能力并不差,能把别人提出的问题解释得头头是道,到了课堂授课时因为没有了提出问题的对象,自己又很少接受课堂主动质疑和释疑的训练,没有设计出问题来,缺少了和学生交流的假设,也就缺少了把问题阐述清楚的思想准备。这部分教师多属于备课时缺少对学生心理的研究,主观上没有一定要高质量讲授的需求,不注意塑造临床教师的形象。

(24)"池水浮萍":有的临床教师不注意讲授内容的基础知识,讲授不出症状、体征的根基,说不出每个问题的因果关系,道不出由此及彼的推理过程,看不出临床教师怎样理解教材内容,临床中如何利用教材,备课时对教材做了哪些深加工,通过讲课自己得到了哪些新的收获,教师的潜力没有得到应有的发挥。"听不清楚没关系,课下看看书就明白了""这节课有很多数字,没有别的办法,只能靠大家下工夫死记硬背了""这节课和过去的解剖知识联系非常紧密,如果同学们事先没有很好地复习解剖知识,听起课来就比较费劲""如果哪位学生有兴趣的话,可以看看诊断学上是怎么说的"。

4. 总结出以下经验

(1)四个第一次:第一次集中了解了44

名临床医生的讲课;第一次集中研究或分析了临床教师的状况;第一次有了反思提高临床教学质量的途径;第一次认识到评审临床教师授课质量的重要性。

（2）四个评审标准:按照临床教学需要的评审标准,按照医学院附属医院总体水平的评审标准,按照参加讲授的临床教师的讲授内容难易程度的评审标准,按照各级临床教师基础状况的评审标准。

（3）四个评审要素:讲授框架及其构思的完整性,讲授内容的可接受性,临床教师付出的可评价性,临床教师讲授能力的可提高性。

（4）四个体会:临床授课教师都做了充分的准备,都有展示自己靓丽侧面的积极性,都从不同角度反映了深厚的教学潜力,用事实说明了临床教学管理力度。

（5）四个暴露:暴露了临床工作的底蕴不足,暴露了临床教学的基础薄弱,暴露了对教学工作的投入不平衡,暴露了教学团队的核心作用没有得到充分发挥。

（6）四个缺欠:没有机会追踪每位教师的系统讲授,没有评审教师与授课教师的现场对话,没有倾听授课教师自己的点评,没有学生亲临现场。

5. 听课之前对授课教师讲述的内容,做了必要的复习或再学习

（1）支气管哮喘是由嗜酸性粒细胞、肥大细胞和 T 细胞等多种炎症细胞参与的气道慢性炎症。这种炎症易感者对各种激发因子具有气道高反应性,并引起气道狭窄。临床上表现反复发作性的喘息,呼气性呼吸困难、胸闷或咳嗽等症状,常在夜间和（或）清晨发作、加剧,常常出现广泛多边的可逆性气流受限,多数患者可自行缓解或经治疗缓解。治疗不当,也可产生气道不可逆性缩窄,因此,合理的防治至关重要。全球性哮喘防治建议已成为目前防治哮喘的指南。

（2）肺炎是指包括终末气道、肺泡腔及肺间质等在内的实质炎症,病因以感染为最常见,如细菌、病毒、真菌、寄生虫等;其他尚可由理化因素、免疫损伤、过敏及药物所致。注意倾听授课教师是否交代气管隆凸以下是否无菌。

（3）心律失常是指心脏冲动的频率、节律、起源部位、传导速度与激动次序的异常。窦性心律异常是窦房结冲动形成异常所造成的心动过速、过缓、心律不齐和窦性停搏。

（4）心肌梗死是心肌缺血性坏死。为在冠状动脉病变的基础上,发生冠状动脉血供急剧减少或中断,使相应的心肌严重而持久地急性缺血所致。临床表现有持久的胸骨后剧烈疼痛、发热、白细胞计数和血清心肌酶增高以及心电图进行性改变;可发生心律失常、休克或心力衰竭,属冠心病的严重类型。

（5）再生障碍性贫血是一组由于化学、物理、生物因素及不明原因引起的骨髓造血功能衰竭,以及造血干细胞损伤,外周血全血细胞减少为特征的疾病。临床上常表现为较严重的贫血、出血和感染。

（6）单纯性甲状腺肿是由于多种原因引起的非炎症性或非肿瘤性甲状腺肿大,不伴有甲状腺功能减退或亢进表现。呈地方性分布者,多属缺碘所致,称为地方性甲状腺肿;因甲状腺激素合成障碍或致甲状腺肿物质等引起者,常呈散发性分布,称为散发性甲状腺肿。

（7）原发性慢性肾上腺皮质功能减退症分为原发性与继发性两类,原发性者又称艾迪生病,由于自身免疫、结核、真菌等感染或肿瘤、白血病等原因破坏双侧肾上腺的绝大部分引起肾上腺皮质激素分泌不足所致。继发性指下丘脑脑-垂体病变引起促肾上腺皮质激素不足所致。

（8）酮症酸中毒是糖尿病急性并发症,也是内科常见急症之一,一旦发生,应积极治疗。

（9）有机磷农药对人畜的毒性主要是对乙酰胆碱酯酶的抑制,引起乙酰胆碱蓄积,使胆碱能神经受到持续冲动,导致先兴奋后衰

竭的一系列毒蕈碱样、烟碱样和中枢神经系统等症状;严重患者可因昏迷和呼吸衰竭而死亡。

(10)维生素D缺乏性佝偻病是由于儿童体内维生素D不足致使钙、磷代谢失常的一种慢性营养性疾病,使正在生长的骨骺端软骨板不能正常钙化,造成骨骺病变为其特征。

(11)心肺脑复苏:现代医学将有关抢救各种重危病人所采取的措施都称为复苏。是指针对呼吸和循环骤停和神经系统功能恢复所采取的医疗措施。

(12)乳腺的淋巴结:这部分知识归纳在乳房的淋巴引流一节内,这节内容讲述了乳房的淋巴引流、淋巴管和淋巴结。重点介绍了与乳房有关的区域淋巴结。乳房的区域淋巴结共包括了腋淋巴结、胸肌间淋巴结、胸骨旁淋巴结、肋间淋巴结、锁骨上淋巴结五部分。在腋淋巴结部分按照临床需要和解剖学概念,进行了两种分类。分别是解剖学分组和临床分组。解剖学分组一共分为五组,分别是前群,又称为胸肌间淋巴结或乳房外侧群淋巴结;外侧群,又称为外侧群淋巴结或腋静脉淋巴结群;后群,又称为肩胛下群淋巴结;中央群位于腋中央;尖群,又称为锁骨下淋巴结或尖群淋巴结。由此看来,锁骨下淋巴结的位置不是在体表的锁骨下方,而是在腋窝尖部位的锁骨下。临床分组是1955年Berg提出的,是将腋窝淋巴结按照淋巴结所在部位与胸小肌边缘的关系进行的分类。分别是胸小肌外侧、胸小肌深面、胸小肌内侧。腋区的概念:腋区包括位于肩关节和肱骨近侧部与胸廓之间呈锥形的软组织,前界为胸大肌的下缘,后界为大圆肌和背阔肌的下缘,内侧界为胸部边缘。

"临床举例"有宜忌

临床教师讲授疾病离不开现场举例,学生听课也愿意听到"临床现象",决定了"举例"在课堂上有"需与求"的市场。这就给授

课教师的举例提出了很高的要求。即思想性、科学性、知识性、必要性、通俗性、精巧性。切勿忽视了以上的"六性",影响教学效果。

1. 思想性要求 思想性属于德育范畴,反映教师的人生观与世界观。例如讲解农药中毒时,授课教师讲到"这位患者家里相当穷,受生活所迫,再加上孩子发生了婚变,不想活了,结果乘家人不注意服下了农药"。事情果真如此,然而,在课堂上就不宜原样端出,改说为"患者口服了农药",既不至于被学生联想到穷到什么程度,孩子为什么发生了婚变,也不至于浮想联翩,给纯真的学生们心理带来不利影响。

2. 科学性要求 科学性指的是举例要实事求是、比喻恰当、避免夸大、用词准确,表达完整,不违反客观规律。曾经听到过一位临床教师给学生讲授"我接待过一例患者,历经几家大医院都没有诊断出来,经过我的诊断,就是今天讲授的这种疾病"。言外之意唯有其诊断能力超群。这位教师忽略了讲授的是统编教材规定的常见病、多发病,属于临床基础知识。忽略了"大医院"里也有劣质医生,更何况难免虚构。

3. 知识性原则 知识性指的是融入课堂讲授,与所讲授内容的一致性,便于学生理解和记忆,有助于启发学生的思维,拓宽视野。某位教师讲授梗阻性黄疸时,引用了帕瓦罗蒂患了胰头癌,还制作了帕瓦罗蒂演唱会的特写图片,介绍了其歌唱造诣,唱了一段"我的太阳",花费了不少时间,最后落脚在"帕瓦罗蒂患了胰头癌"。对于学生来说确实起到了提示作用,但是远离了帕瓦罗蒂患病后究竟痛苦在哪里,有哪些临床症状与体征等知识内涵,举例就显得喧宾夺主了。

4. 必要性原则 课堂举例常用来解释抽象概念、帮助学生理解疾病,而不是用浅显的例子迎合学生的猎奇心理。某位教师讲授腹部开放性损伤时,介绍到"昨天正赶上我值夜班,120送来了一位腹部被刀刺伤的患者,

来了一大群人。患者用手捂着血沥呼啦的肚子,家属拎着一把带血的匕首",引起学生们一阵骚乱。同学们知道这是腹部锐器所致的开放性外伤。要求教师告诉学生:伤后应否将匕首拔出,对局部伤口的紧急处理措施是否正确,迅速观察伤者的重点在哪里等学术内涵。

5. 通俗性原则 通俗性是指通俗易懂、比较常见、便于理解的举例。曾经有一位教师给学生讲解胆石症,为了扩大学生的知识面,介绍到世界上最大的胆石重达两公斤,对开阔学生认知胆石有所裨益。接下来的介绍是"这例患者的胆石通过了胆囊肠道瘘,进入到肠道,造成了肠梗阻,不得不接受手术治疗",话音未落,学生们马上提出"那怎么可能,肠道才有多宽?"于是,授课教师不得不讲解胆石性肠梗阻形成的机制,还不得不主动制止学生们的继续质疑。对学生来说,胆石

性肠梗阻并不是临床上常见的疾病,即便有些临床经验的医生,诊断这种病也需花费不少精力。举例给学生就如同给自己"蹩了马腿"。

6. 精巧性原则 是指举例必须短小精悍,言简意赅,条理清晰,逻辑严密。有一位教师为了讲述大叶肺炎,利用课件摘录了病房内的一份病例,被删节的病史极其简单,提供的体征很不齐全,诊断未必符合临床规律,既不像病例摘要,也谈不上择其重点。费了不少时间也没说清楚大叶肺炎的四个阶段,各病期的基本特征。等于凭空而降了一份"四不像",违反了精巧原则。

举例是教学中的一种常用手段,更是一门讲授艺术。处理得好能够帮助学生理解、强化识记、防止遗忘、启迪思维。若使用不当,则适得其反,事倍功半。

第 5 章　课堂讲授

"串联讲授"靠定义

何谓讲授的串联？串联就是在讲述过程中各个阶段之间的过渡语言。

讲课是有阶段性的，例如由定义转入病理生理，再转入临床表现等，必须有合理的过渡。按照一般讲话规律分析，我们说一件事情的经过是很连贯的，不可能出现内容和语言的不连贯。可是临床授课是按照定义、历史、病理生理、临床表现、诊断、治疗、预防的顺序逐渐向学生交代的，尤其是使用了课件以后，明显地影响了介绍内容的连续性，处理不好就会出现讲解"洋片"上的图像，完整的内容受到分割。因此，在图像过渡、段落过渡时需要有合理的语言过渡。

临床医生在讲述疾病时常常会说"下面我给学生介绍一下病理生理"，讲完了以后接着说"讲完了病理生理以后，下面我再给大家说说临床表现"，诸如此类均属于串联。这种串联应该是非常常见的。透过教师的语言，可以看出内在的思维，明显地反映出授课教师按人为分类的阶段式讲课特征。正因为教师的人为分段，传授给学生的也就容易按照段落接受，忽略了知识的系统性和完整性。

还有一种串联方式是系统性串联，把知识内容看成一个整体，弥合各个阶段的分离，突出逻辑推理过程。例如，前置胎盘是由定义限定为妊娠 28 周以后，胎盘位于子宫下段，位置高于胎先露。定义内容必然包含了疾病的子宫解剖部位和胎盘的位置，生理涉及受精卵的着床过程、病理涉及受精卵没有条件着床的原因，以及胎盘前置以后为什么

会出现无痛性、无诱因和反复的阴道出血，继而推导出，妊娠 28 周以后的三种出血方式，引出了不同的症状和体征，决定了各种治疗方法。按照定义的界定和逻辑思维推理规律的讲授方式，临床授课教师不可能不讲授子宫的基本结构和妊娠后的子宫变化，受精卵是如何着床的，为什么受精卵不在正常位置上着床，为什么着床位置低下以后就会出现阴道出血，必然提到妊娠 28 周以后的子宫和胎儿变化，讲授出血在时间上的区别等临床表现，进而讲述出以后的内容。把这样的逻辑推理过程变成讲授，就可以从子宫在妊娠期的改变、胎儿的胎盘与子宫的关系、子宫内膜、受精卵相互之间的关系，受精卵在子宫低位着床以后可能出现的表现形式，胎盘前置以后的临床表现等一系列问题等。很容易推导出讲授主线，避免出现一个一个阶段的零散状况。

按照定义的讲授，最主要的是贯彻启发式教学精神。对着课件一张张地讲述，学生不知道教师下一步要讲什么，没有接受知识的提前量，处于被动地位，形成老师说什么自己听什么，讲授效果不会很好。使用定义讲授的关键是告诉学生什么是定义，定义内包含了什么，怎样把定义内含演绎给学生。因此，应用定义讲授绝不是讲授的形式，而是教学方法向启发式教学的转化。定义内容的剖析起到提纲作用，按照纲举目张的原则，层层递进，实际上是给了学生听课的线索，随着推理的演绎，学生有准备地等着教师往下继续说，就处于主动地位了。

所谓的串联，不是简单地决定怎样说，而

是指是不是紧紧扣住定义,始终坚定地围绕定义的解析。

"铁杵磨针"授课前

课堂讲授是指在课堂上,通过教师的口语及辅助手段,将已经准备好的教材内容传达给学生的过程。讲授的内容是教师已知的,既来自于统编教材的资料提供,也包括能够查阅到的相关资料,以及日常工作中积淀的知识、临床工作中经验的总结等。讲授还需要将教师头脑中的思维内容转化成课堂口语,体现出授课的完整性、条理性,而且能够调动学生的听课情绪,提高教学效果,这些离不开充分的课前准备。

课前准备大致可以分为以下三个阶段。

1. 授课资料的整合阶段　按照教学大纲领受到讲课任务后,首先要分析授课内容的基本框架,如"休克"一节必须以微循环障碍导致的病生理改变为主线,逐渐扩大休克概念的知识外延,推导出临床症状与体征的"5P",在此基础上,总结出休克诊断的要件、鉴别诊断的范围和依据、所采取的治疗原则等。然后,逐渐清理自己的思路,收集好必须提供给学生的三基资料,逐一解析基本概念的内涵,弥补或纠正自己的知识缺陷或认知不足,做到让学生明白,首先自己明白,即靠胸有成竹,完成教案的设计,组织教材、制作课件。

2. 课堂讲授的润色阶段　经过反复研读教材,构思好讲授内容的逻辑顺序,完成了教材整理工作之后,很容易地进入到组织授课口语准备的润色阶段。需要:①设计讲课情节,如同讲故事那样设计好口语的"发生、发展、高潮、结尾"几个环节,反复推敲开场白与结束语的合理性。②每节课都有讲授难点,需要教师如临现场,研判自己的讲授内容及方法能否被学生们所接受,对学生的吸引力有多强烈,学生可能在哪个环节上存在难点,如何释疑,莫等学生质疑后再杀回马枪。

③拷问自己的知识结构与学生间的差距,避免因为"说天书"脱离授课轨迹,防止"老生常谈"耗竭学生的听课热情,研究一环紧扣一环的授课技巧,研究好书面语言口语化的具体落实。④规划和整理课堂讲授的"插入语""插入事"是非常重要的,该重复、该强化的要恰如其分、言之凿凿;该引路、该说明的要一步到位,不拖泥带水;该缓解紧张、调节气氛的要轻松自然、缓进缓出。⑤病例举例或案例陪衬要慎重采用,所选内容务求十分精准、严丝合缝,避免断章取义,给学生留下对号入座,甚至歧解教师的用意。⑥要合理使用所涉及的课件,避免喧宾夺主,课件与授课两张皮等。这种对授课内容的反复推敲,无疑可以加深对教材内容的理解,在玩味教学资料的过程中更多地设想学生们在课堂上的思维活动,给师生同步奠定基础。

3. 授课前的排练阶段　经过了把教材内容转化成自己的想法,确定授课的具体内容,完成具体授课构思,组织和充实授课语言,进一步为讲授润色之后,整堂讲授就有了雏形。早期练习阶段,可以按照实际授课的场景、时间要求,模拟现场授课。按照开场白的设计要求,结合本次讲解的内容需要,私下构思,或者借鉴周围教师开场白的思路,进入讲授状态,开始演习授课。排练过程中,必须使用真实的授课语言与声音,入静到如同现场彩排,自信地大声授课,也就容易发现讲授到哪个环节不流畅、遇到哪个环节的讲解比较生涩、讲解到什么内容时头脑中闪现出动摇、对哪些讲解觉得连自己都不满意等,知道结尾阶段靠好的结束语落幕。排练阶段多数是分段进行的,在顺讲过程中会不断遇到新思路、新感觉,需要调整原有的授课计划,这非常正常,唯有发现才能提高。

条条大路通罗马,能人背后有能人,以上谈的只是个人备课。临床教师接受试讲,借此征询有经验教师的宝贵意见或建议,与周围的教师畅叙自己的想法,展开互动式的讨论,发现自己未能发现的问题和解决问题,取各家之所长丰满自己。有的单位在教师试讲时引入录像、录音设备,帮助授课教师观看或倾听自己的讲授,对提高教学质量大有裨益。人无完人,课无最好,唯有不断总结经验,才能在自己原有基础上更上一层楼。

"临床教师"常听课

针对教师的授课方式,已经得到几位听课教师的认同。有必要再细化分析这节课的优缺点。

教学无常例,每位教师只要遵循个人特点,充分发挥自己特长,完成所规定的教学任务就应该给予肯定。

教学效果可以有几种要求层次。最简单的是完成向学生传授既定知识的任务;高一些层次是被学生认同,感觉教师讲得不错;更高层次的授课效果是给学生留下终身难忘的回忆,引起学生的共鸣和效仿。能做到后者其实是很难的,然而在教学医院里工作,每年都要给学生讲授大课,接受学生的评议,这就要求教师向后者目标努力。

学生与教师是一对矛盾。对于教师来说需要解决"我要向学生讲什么,还是学生需要我讲什么"的认识问题。教师站在讲堂上,惯常是讲解自己事先准备好的内容,向学生传授教科书上规定的基础知识,把自己作为教学的主体,这是我要向学生讲什么。学生们虽然在被动地听老师讲解,思维却始终不会停留在老师的介绍中,他们需要教师把教材变成经验介绍出来,听圣旨,根据圣旨去看书,这是学生对老师的需要。

授课教师与听课教师又不一样,听课教师是对授课教师"品头论足",看结构、评技巧、论实效、找差距。

课堂讲授质量的自我评估,最简单的办法是问一问自己,我是不是想方设法调动起学生听课的积极性了,是不是设计好几个层次的铺垫,是不是处理好了重点内容的强化,

能不能通过自己的讲述将教科书化繁为简了等。如果立足于让学生便于掌握、便于记忆和应用,教师就会研究讲授方法,编排具体内容,并动用各种技能技巧达此目的。多数教师很少考虑学生接受多少,只是注重自己讲了多少。

以胃癌为例,早期胃癌的内镜下分型属于外观的"形态分类",隆起型和凹陷型很容易理解,难点在表浅型。表浅型介于隆起与凹陷中间,而且还要将表浅型再细分成隆起、平坦和凹陷三类,对初学者来说应该作为重点内容。平铺直叙地介绍3种类型,就不如以表浅型为突破口,或浓墨重彩,或举一反三,或对比地介绍,特别强调或反复强调出"5毫米上下"的重要性,多媒体提供图像资料再加以显示或说明,效果将会更好。一堂课讲下来,绝大多数学生们能够记住"5毫米上下"的概念,还能由此想到早期胃癌的三种形态分类,五种图形,就达到了讲课的目的。平铺直叙就属于灌输,强调其中的关键环节就有教师分析和启发,学生感到接近临床知识,兴趣提高了,效果就比较好。

有些概念性的问题,能够让学生容易接受,首先在于教师自己有让学生接受的故意。如果教师强调了溃疡病的恶变率并不高,学生就会想到良恶性溃疡的关系;如果教师强调了2厘米以上的胃息肉多为腺瘤性,学生们就能想到胃炎性息肉和胃癌并无关系;教师提出结肠型肠上皮化生与胃癌关系更密切,学生们就会注意为什么等。在癌前期病变范畴重点在于给学生总体认识,使学生能恰如其分地看待所谓的各种癌前病变,既不忽视癌前病变,又不草木皆兵,教师通过很细化地进行概括或对比分析,看似是讲授,其实是给学生灌输临床思维,提出悬念,引起联想。

"胃幽门螺杆菌"部分,应该是重点讲述的内容。原因不单单是幽门螺杆菌是胃癌的重要发病原因之一,更重要的是强调了胃癌

与机体的内在联系,其中,涉及尿素酶、氧自由基、毒性产物、DNA 和基因突变、癌基因产物、诱导细胞凋亡等概念,是非常有滋有味的内容,很能引起学生的兴趣。如果没有了这样的推理和阐述,简单地或顺便带过去,学生自己复习时才发现"还有这样好的内容"没有听到,就可能不重视教师讲解的内容。再者,经过前一段的叙述后,增加一部分逻辑推理的介绍,既可以丰富讲课的内涵,又可以集中学生的注意力,传授自己的观点,留下广阔的空间。

教科书上记载的内容是最基本的内容,教师不能不介绍,然而还要有自己的分析。比如说,残胃癌的发生时间,必须介绍为术后 5～20 年,还必须介绍术后 20～25 年发生者最多,如果不这样动态地介绍,学生们会把术后 5 年作为考虑的基调,其实 5 年是很少发生的,更何况有的资料强调手术后 14 年以上才有可能。"真菌污染食品"与胃癌的关系,"胃远端腺癌"与饮食有关,国际上的 PTNM 分期,直肠前壁检查的重要性等,也应重点告知学生。目的是教给学生怎样看书,怎样动态地学习静态的书本知识。

教师要提炼内容,将书本上没有表述的内容,或者说是潜台词破解给学生。如果说早期胃癌的分类是看表面深浅,那么进展期胃癌的分类则是看表面和周围,表面看结节还是溃疡,周围看局限还是浸润。局部的分成结节和溃疡,浸润的分成溃疡浸润和弥漫浸润。这样一来学生就很容易抓住"纲",随时能够推导出早期和进展期胃癌的分类要点。

还要思考的是,教师课堂授课是把内容越讲越少,还是越讲越多?教师的任务是把内容的"纲"交给学生,由学生来"纲举目张",因此应该是越讲越少。比如,介绍胃的淋巴结归纳为"三站十六组"就属于一种提炼。如果教师再引导学生,进一步细分为"周六、动五、干三、脾二、胰二一",用口诀补充"三站十

六组"(胃的周围六组、动脉周围五组、腹腔干周围三组、与脾脏有关的两组、再加上胰腺后方和十二指肠韧带各一组)学生们就有可能举一反三地各自设计自己的记忆方法。把书面上死的东西变成容易掌握的活的东西,学生感到不枯燥,由繁化简,给了他们一种方法是最受学生欢迎的。

除了内容以外,多媒体材料的准备必须与本人授课风格、授课方式、教材内容、教室大小,局部环境、受众人数等相配合。

胃癌讲授是"新生物"授课方式,不同于阑尾疾病为"炎症性疾病"、疝为"解剖结构性或畸形性疾病",腹部外伤为"损伤性疾病",胆石症为"外科分类其他类疾病"。胃癌是围绕肿瘤病理为基础逐步展开的,肿瘤的恶性是通过局部浸润和转移体现出来的,今后的临床表现、诊断和鉴别诊断、手术和综合治疗及预后是顺次推出的,因此不需要更多的图例,阶段性比较清楚,能以文字表述为主。授课方式可以采取逻辑推理型,不过分渲染,比较含蓄稳健,且声调平和,语速柔缓,适合图像资料比较多的支持。

多媒体资料需要避免的是:①每帧图像文字拥挤,讲解内容及语速滞后于文字资料,以免造成学生注意力转移到多媒体;②每帧图像的内容跨越时间不宜过长,以免需要学生提前预知内容过多;③每帧图像的重点必须突出,避免主、次内容被平铺出来;④所选择的图像要注意疏密结合,该分两帧的就不要放在一起,该合二而一的就合并在一起;⑤文字字体不宜太小,以免坐在后面的学生看不见;⑥颜色采用暖色,要适合所在教室的环境,以免造成学生的眼疲劳;⑦每帧图像的标题需要斟酌,要画龙点睛,要适合同学理解和记忆。

讲课时要注意拉近老师和学生距离的问题。

例如,开始讲课的时候,授课老师第一句话说的是:"大家坐好了!"随着的第二句是:

"别说话了,开始讲课啦!"这不像大学教师,反而像不受欢迎者作报告前说的话。其实,我们有很多的话可以起"定场"作用,比如,居高临下式的开场白:"课间休息的时候,我怎么没有见到大家出去散散步?"调侃式的开场白:"你们这些靓女俊男们可别大门不出二门不迈呀!"轻松式的开场白:"大家还有十秒说话的时间!"自辩式的开场白:"我历来是严格掌握时间,是准时下课的!"只要老师一说话,甚至一站立,学生们就自然会静下来。要记住,开场的艺术是拉近距离和提高兴趣!例如可以联系自己的事情,开场讲到,接受医院的派遣,到蓟县农村工作了一段时间,为贫穷地区进行了体检工作,今天是焕发精神后的第一节课!也是不错的开场白。教师说话的时候,学生可以听也可以不听,目的是静下心来。

老师的站位很重要,不倚不靠、不轻易移动位置,动静结合。合理地利用讲台上、讲台下、黑板前、屏幕前,稍微左、稍微右都可以,忌讳的是没有目的的乱动。

老师的语言很重要,比如反复强调几次"根据文献",一次"根据文献"给人的印象是尊重科学、两次"根据文献"给人的印象是根据充分,三次"根据文献"给学生的印象是咱们的老师没干工作,多次"根据文献"学生就会认为老师在"现趸现卖"。把书本上的知识变成老师的学问,甚至让学生感到老师的学问比书本上写得还多很多,是非常必要的。由对老师的崇拜,转到对知识的渴求是教学艺术的产物。

说写结合,不能冷场。说必须提前于写,因为老师说了学生就可以随着记笔记。最忌讳的是老师不说,自己背着学生们写,老师写完了再说,学生们再看,再赶着记笔记就感到很累。最好的是一边说,一边写,老师写完了学生也记好了,贵在同步。再有老师必须想方设法不要挡住自己写的字,通常的办法是老师学会侧身写字。

板书和多媒体是矛盾的一对。因为我们所谓的多媒体还远远没有够档次,充其量算得上是电脑制作的幻灯,幻灯就已经起到板书的作用,再写板书等于画蛇添足。不过,我们也可以根据要求,板书和幻灯互补。板书写什么?例如,写"5毫米上下"就比写些标题有价值,写有警示作用的名句名言,很重要。从另一个角度分析,之所以学生们反映老师多写一些板书,是因为老师制作的多媒体资料不理想,学生看着费劲,不精练、不吸引人。有了多媒体教学资料以后,学生们接受的文字资料变成了教科书、多媒体资料、教师的板书,三者结合是需要细致分析的。

好的老师能抓住学生的心理,不论有没有多媒体,有没有课堂板书,有没有各种限制,都能讲出生动、精彩,耐人寻味的好课。关键是掌握"课堂讲授五十分,课下铁杵磨一针"的道理,精雕细刻,字斟句酌,一招一式都要在行在理。

"口语讲授"应适境

适境是指口语讲述必须适宜特定的时间、地点、场合、对象、话题,以及语言双方的身份、性格、爱好、处境、心情等。

临床教师的语境具有相对的稳定性,例如有固定的医院、固定的专业、固定的课题、固定的教室、固定的学生、固定的授课时间等。这种稳定性决定临床教师必须采用教师主讲,学生受众倾听的模式。

临床教师必须在固定的时间内讲授固定的内容,其中,时间是不容随意更改的,讲授内容必须服从于时间,这是适境的要求之一。如果我们以每节课的标准时间为准,临床教师提前结课所剩余或超时间讲授所占用的时间,均应该称为"垃圾时间"。"垃圾时间"打乱了学生的学习规律,影响讲授的效果,降低教师的威信。产生临床讲授"垃圾时间"的原因,除了临床教师没有很好地处理教材内容之外,更主要的原因是没有注意口语的适境要求。把固定的教材内容浓缩在有限的时间内，并且讲授清楚是一种讲授艺术，我们常用"没有无法控制时间的讲授内容，只有无法控制时间的临床教师"这句话，形容没有时间观念的临床教师。经常提前结课的临床教师肯定没有认真研读教材，才出现不想说或无话可说的局面，经常超时讲课的临床教师也属于没有把握好教材的精髓，不知道教材对知识量有哪些限制。

教师讲授内容的合理，是适境要求之二。这里所谈到的讲授内容适境是指针对学生部分。临床授课要考虑学生状况，比如对新学期开始的所谓新学生和听过很多课的所谓老学生讲授内容要有所斟酌，对新学生要多介绍一些临床基础知识，诸如超声诊断、X 线诊断知识、CT 诊断、内镜诊断基础等，对老学生就尽量避免重复这些基础知识，否则就显得多余或老生常谈。也包括比较容易讲解的都讲给学生，不容易讲解的都回避，造成学生知识的缺欠。有的内容是由多科室讲解的，临床教师必须同时熟悉其他科室的讲解内容和讲解方法，不要造成科室和教师之间的不协调。

临床教师讲授疾病时要注意讲授对象，是适境要求之三。例如，讲授子宫肌瘤的发病率，就有可能使听课的女学生联想到自己，讲到"35 岁以上尸检资料证明女性有 20% 的发病率"就更容易使女学生联系到自己是不是在 20% 之列，如果临床教师再补充上"在座的女同学今后肯定要有人患上子宫肌瘤"时，女学生们就一定要直接联想到自己，当男女同学为此出现一阵骚动时，临床教师再加上一句"男同学也别幸灾乐祸，前列腺癌可是男人的专利"，把全体学生推向疾病人群中，把讲授疾病变成了给学生们"添病"，就违反了适境的要求。有的临床教师为了活跃课堂气氛，常采用和学生一问一答提问的方式衔接讲课。有的临床教师不善于观察学生特点，先提问一名两眼显示茫然的学生，再提问

一名性格内向、容易怯场的学生，第三个又选择了一名已经低头不敢看教师的学生，结果三名学生谁也回答不出教师提出的问题，弄巧成拙，泼出的水还得自己收回来。

教师的口语讲述要注意自己的身份是适境的要求之四。青年教师讲授时切记不要使用"根据我的经验""我认为""我的观点是"等语言。因为青年教师说这些话的时候，学生会产生"你的经验可信吗""你认为的能带有普遍性吗""你的观点能成立吗"等逆反心理，影响讲授课的可信性。高年资教师对这样的语言更要慎重，因为凡是这样讲述都有一定的排他性，有违统编教材的原意，误导学生的思维。即使确有需要提出最新观点或认识，也要非常策略地使用第三人称，增加可信度，客观地供学生选择吸收。

教师的口语要适合学生性格特点是适境之五。临床讲授是临床教师服务于学生，必须以学生为主。学生并不一定要求授课教师年龄越老越好，学问越多越好，而是讲授内容和讲授方法越好接受越好。所以临床教师必须研究自身的闪光点，充分发挥个人特长，找到和学生沟通的突破口。临床授课的整个过程不可能始终处于欢快、活跃的气氛中，能够有一两处引起学生兴奋的闪光点就很不容易了，不要要求过多，否则就会降低闪光点的成色。有一位皮肤科的临床教师给学生讲授"酒糟鼻"时，为了说明目前还没有很好的治疗方法举了自己的实例，说道："一位门诊患者询问我有什么好的治疗方法，我回答患者这个问题比较好回答，你只要看看我的鼻子就知道了！"因为这位皮肤科的临床教师同样患的是酒糟鼻。学生们听到这样的讲授后哄堂大笑，临床教师的自嘲收到很好的幽默效果，给学生留下深刻的印象。另一位皮肤科教师在讲授酒糟鼻时，无意中发现了一位学生患酒糟鼻，随之产生了制造同事讲授的类似效果，把患病的学生设计为接待患者的门诊医生，结果却引起学生们的普遍反对，认为

这位教师在嘲笑患病的学生。

教师的口语话题切忌千篇一律，是适境之六。我们很多临床教师在给学生讲授时，经常使用"同学们好""同学们上午好""同学们下午好"等演唱或演说语言，歌星或演说家使用这样的语言能引起学生的广泛回应，每位临床教师都使用这样的语言就会使学生感到"套话""没话找话"，不会对这句话有任何回应，教师等于在"自作多情"。有些临床教师错误地理解讲授的思想性，经常告诫学生"如果不掌握这些临床表现，能正确诊断疾病吗""我们必须全心全意地为病人着想""有的医生不负责任……"等。

"口语讲授"应准确

既有讲课内容，又有很好的口才是讲授成功的关键。临床教师通过口语的表达，使学生能更深层地了解教师，信任教师，增强授课的说服力。同时，教师的口语能影响学生的情绪，调节学生适时的松弛或紧张情绪。

临床教师口语表达的语义必须准确，才能流利地表达出自己的意图，把道理说得清楚、动听，使学生乐意接受。

"共价键"电子理论被社会承认过程，是说明语言准确性的典型事例。1916年，美国科学家路易斯首先提出了"共价键"的电子理论，这个理论对有机化学的发展具有重大意义，由于路易斯不善表达，不能准确地向学术界表达该理论的发现过程、成立依据和实用价值，长时间得不到学术界应有的反应。直到1919年，美国的另一名化学家朗缪尔发现和潜心研究了路易斯"共价键"电子理论，准确地向学术界做了宣传，才使很多化学界的权威人士开始了解和承认了这一引导化学发展潮流的新理论。由于朗缪尔的准确表达深入人心，致使很多学者谈到"共价键"的理论时，首先提到的不是路易斯，而是朗缪尔做出的贡献。如此重要的电子流理论推向社会还要受到作者准确表达能力的影响，临床教师

在向学生传授疾病知识的时候就更要训练自己口语表达的准确性，不要因为自己口语没有表达出自己真正意图，影响学生接受自己的观点。

临床教师要想准确表达自己的授课意图，首先需要自己准确掌握统编教材内容，认真理解教材的含义，弄懂教材所涉及的相关问题。

我们以疝的定义为例，统编教材第4版对疝的定义是这样介绍的："任何脏器或组织离开原来的部位，通过人体正常的或不正常的薄弱点或缺损、孔隙进入另一部位，即称为疝。"统编教材第5版的介绍更改成了："体内某个脏器或组织离开其正常解剖部位，通过先天或后天形成的薄弱点、缺损或孔隙进入另一部位，即称为疝。"在疝的定义问题上，后者将"任何脏器或组织"更改成为"体内某个脏器或组织"、将"原来的部位"更改为"其正常的解剖部位"、将"人体正常或不正常的"更改成为"先天或后天的"，两者的含义出现了质的变化，而且对标点符号的使用由"薄弱点或缺损、孔隙"更改为"薄弱点、缺损或孔隙"使之符合规范的标点符号使用规律。"任何脏器或组织"的含义是体内所有的脏器或组织都可以出现疝的问题，按照"任何"所表示的意义推导，头颅、脊柱、四肢，鼻子、耳朵、口唇，滑膜、韧带和血管也可以发生疝，这显然是不准确的。后者指出的是"体内某个"，专门指出可能存在疝问题的部分脏器或组织就比较恰当。前者提出的"人体正常或不正常的"的概念也是比较含糊的，对某一个具体的患者来说，在他身上存在的薄弱点、缺损或孔隙，就应该对于他是正常的，只是和其他绝大多数人比较才显示出不正常来，能产生局部疝的薄弱点、缺损或孔隙就永远不可能是正常的，原定义之所以使用"人体正常或不正常的"的原意恐怕是针对手术或外伤的有无所言，因此是不准确的。后者更改成为"先天或后天的"就比较清楚地反映了疝的本质。我

们遵照第 4 版统编教材讲授疝的定义时,为了学生不产生歧义,常常要特别说明不是所有的脏器或组织都能够出现疝,对"人体正常或不正常的"部分也要花费时间区别什么是正常的和什么是不正常的。第 5 版统编教材对疝定义的准确更改,可以减少很多不必要的讲述,由此可见准确把握教材和讲述教材的重要性。然而,第 5 版对疝定义的介绍也存在不妥之处,它用"某个脏器或组织"就不如使用"某些脏器或组织"更好一些,因为临床上也可能出现疝内容物为多个脏器或组织,如滑疝合并小肠疝、膈疝内容物可以有胃肠和脾脏等。

门静脉高压症一节,统编教材第 5 版对前腹壁交通支的描述:"门静脉的血流(左支)经脐旁静脉与腹上深静脉、腹下深静脉吻合,分别流入上、下腔静脉。"第 4 版的介绍是:"脐旁静脉与腹上、下深静脉交通支扩张,可以引起前腹壁静脉曲张。"前者的介绍侧重于血流途径,隐藏了腹壁浅静脉的存在,需要临床教师必须向学生讲解腹壁血管的深浅组成,否则就容易把腹壁浅静脉曲张理解为腹壁深静脉。后者的介绍更接近腹壁静脉曲张的表现,"可以引起"四个字省去了很多不十分必要的讲授内容。某临床教师按照第 5 版教材讲解此部分内容时,为了弄清楚教材的含义,不得不翻阅第 5 版教材有关胸壁静脉曲张章节的介绍,不得不查阅诊断学对腹壁静脉曲张的介绍,不得不查阅腹壁静脉的局部解剖,为此花费了不少时间,才能做到既按照教材介绍了血流途径,也强调了腹壁浅静脉曲张对诊断的意义。比对统编教材第 4 版与第 5 版,我们可发现内容上有了非常大的改动,表现在第 5 版对门静脉高压症解剖和病生理的了解更深刻、精细,增加了较多血流动力学知识,提出了新观点,诊断水平更高,治疗更先进,表述得更准确。

医学生毕业后的临床实践能力,常常能反映临床教师讲授疾病的准确性。我们在参加会诊时,经常遇到有不少医生对胀大的胆囊实施墨菲征检查,似乎没有墨菲征检查结果就不能充分诊断急性胆囊炎。有的临床教学医院的高年资教师在学生报告胆囊胀大以后,也要强调墨菲征检查是否阳性。然而,从墨菲征检查的目的和手法分析,它只适用于没有胀大的胆囊,或在肋缘下触摸不到的胆囊,不适用于已经有局限性腹膜炎或已经有可触及的胀大的胆囊。这种现象的存在应该归过于诊断学或讲授急性胆囊炎的临床教师没有讲授清楚,当然也应该与统编教材的讲述不确切有关。墨菲征是胆囊疾病特有的体征,对诊断部分急性胆囊炎有重要作用,应该在教材中做比较详细的专门介绍,不能依赖于诊断学的讲授。临床上,对慢性阑尾炎误诊率高的原因很多,其中就与临床教师对此病重视不够有关。教科书将阑尾炎的讲述内容分为四节,按顺序分别为"解剖生理概要""急性阑尾炎""特殊类型阑尾炎"和"慢性阑尾炎",其中"慢性阑尾炎"教材内容的文字量最少,编排在最后一节,往往成为被压缩或一带而过的讲授内容,致使临床上比较常见,在基层医院经常容易误诊,诊断的复杂程度远远难于"特殊类型阑尾炎"的重要疾病被忽视了。而且,统编教材在编写时没有结合临床应用中存在的问题,着重强调"这是比较容易误诊的疾病"。

"口语讲授"应达意

语言表达的过程,就是表达者运用语言形式和语言手段对一定的思想内容进行包装和传递的过程,是思想内容语符化、形式化,所以口语表达必须满足达意的基本要求。

达,意味着必须准确。教师的表达应该把最恰当的语言用到最恰当的位置上,不能满足于差不离、大概。用词分量的轻重、范围的大小、感情的褒贬都要恰当,不能掉以轻心。

例如,统编教材对子宫肌瘤的发病率是

这样介绍的："其发病率较难统计,根据尸检资料,35 岁以上的妇女约 20%有子宫肌瘤,因很多患者无症状,或因肌瘤很小,因此临床报道的发病率远较其真实的发病率为低。"统编教材同时提出"子宫肌瘤是女性生殖器最常见的良性肿瘤,也是人体最常见的肿瘤"。教材没有直接提出具体的临床发病率,只提出了尸检资料是因为其真实的发病率较难统计,尸检资料是印证临床较难统计的具体证据。为了做到达意的准确性,临床教师在向学生传递这样的内容时,必须应用尸检资料解释清楚为什么子宫肌瘤的发病率有两个"最常见",临床所见仅仅是子宫肌瘤有症状或需要治疗的一部分,尸检资料介绍的也不是子宫肌瘤尸检所见的全部,而是只统计了 35 岁以上的妇女,这部分妇女是子宫肌瘤发病"多见于 30~50 岁妇女,以 40~50 岁最多见,20 岁以下少见"中的"多见"和"最多见"范围内,否则就不能恰如其分地交代好统编教材对子宫肌瘤发病率的据实描述。曾经有一位授课教师讲给学生的是,从自己的临床体会,妇科门诊经常会遇到子宫肌瘤的患者,考试时不可能考发病率,你们就记住发病率很高就行了。如此讲授可以满足临床工作需要,但是忽视了对传授教材内容的准确性,影响学生了解对子宫肌瘤普查工作的重要性的认识。

达,意味着必须明晰。明晰就是明白清晰。教师的表达切忌模糊含混。语义含混,模棱两可容易造成学生无所适从。

同样以子宫肌瘤为例,子宫肌瘤的分类是这样介绍的："按肌瘤所在部位分为宫体肌瘤和宫颈肌瘤。肌瘤原发于子宫肌层,根据肌瘤发展过程中与子宫肌壁的关系分为 3 类。"然后分段介绍了肌壁间肌瘤、浆膜下肌瘤和黏膜下肌瘤,最后又谈到"子宫肌瘤常为多个性,各种类型的肌瘤可发生在同一子宫,称多发性子宫肌瘤"。这节内容所介绍的是子宫肌瘤的三种分类方法,分别是按照肿瘤

部位、肿瘤与子宫肌壁的关系和肿瘤数量,其中,非常简短地介绍了肿瘤的部位分类和数量分类,比较详细地介绍了肿瘤与子宫肌壁关系的分类。临床教师在向学生介绍的时候,不能以统编教材文字的多少和书写顺序决定讲述的重点,所谓的明晰,就必须将三种分类方法及其内容按照并列关系等同介绍,教给学生完整的概念,不可重此轻彼。临床教师必须强调所有的子宫肌瘤都是原发于子宫肌层,这句核心内容,只不过随着子宫肌瘤的增长方向的不同,才出现了仍然被子宫肌层完整包裹的肌壁间肌瘤,部分突出于子宫浆膜面方向的浆膜下子宫肌瘤和部分突出于子宫黏膜方向的黏膜下的子宫肌瘤,既理顺三者的内在关系,又能使学生动态地进行肿瘤的分类。对子宫肌瘤的数目介绍部分,必须清晰地表明最后一个段落中的标点符号所包含的"逗号"关系,即所谓的多发性子宫肌瘤包括了数量的多发,也包括了各种类型的肌瘤可以发生在同一子宫的两层意思。

达,必须意味着周密。周密是严密周致,没有漏洞。语言表达必须简练,但是不能为了简练而牺牲语义,必须言简意赅,无懈可击。必须仔细斟酌,认真推敲,该形象修饰的要修饰,该限制的要限制。

以子宫肌瘤的病理为例,统编教材对子宫肌瘤的巨检部分有这样的描述："肌瘤为实质性球形结节,表面光滑,与周围及组织有明显界限。虽无包膜,但肌瘤周围的子宫肌层受压形成假包膜,其与肌瘤间有一层疏松网状区域,切开包膜后肿瘤会跃出,手术时容易剥出。"这是一段非常完整的描述,如果肿瘤不是实质性的对周围的子宫肌层就不容易造成压迫,如果不是球形的,就不容易和周围形成清楚的界线,如果不是光滑的就不容易和周围形成疏松的网状间隙,也就不会切开包膜后跃出,也就没有手术剥出的方法。临床教师在讲述这部分内容时,必须用简练的语言做详细的介绍,否则就不容易讲授清楚随

之带来的子宫肌瘤因为依靠假包膜的血液供应，随着子宫肌瘤的增大，假包膜上呈放射状血管受压引起循环障碍而发生变性的原因。而且，临床教师还必须解释清楚，伴随着子宫肌瘤的增长，血供也要随着增加，否则肿瘤就不可能获得必要的营养成分，子宫肌瘤变性常出现在体积比较大的肿瘤，假包膜的位置容易缺少血供或假包膜扩张的速度赶不上肿瘤的生长等，否则就不会造成对血管的压迫。这样的介绍就做到了严密周至的要求。有了这样的病理基础知识，学生就比较容易理解带蒂的浆膜下肌瘤、游离性肌瘤、带蒂的黏膜下肌瘤的血供状况。

达，还意味着顺畅。教师的表达不能东拉西扯、语义跳脱、组织混乱，必须做到伦次清楚、语脉连贯、衔接得当。

在讲述子宫肌瘤变性时，把五种变性改变进行有机地组合，其中，玻璃样变、囊性变和红色变性用"坏死"的病理改变统一起来，玻璃样变和囊性变只是坏死的程度不同，红色样变的特殊性在于血管破裂的出血，恶性变无须赘述，钙化的实质是肿瘤的营养不良。子宫肌瘤出现的这些结构改变被缺血的主线贯穿起来，讲授的时候就能够保证脉络清晰，衔接得当。有了这样的构思，对每种变性的特征就容易掌握，玻璃样变性是没有发生液化，囊性变性没有血管出血，具体再详细介绍每种变性特点就非常容易了。

"口语讲授"应得体

得体一般是指语言适切妥当，恰到好处。临床教师讲授疾病要求通俗、明白，避免使用艰深、孤傲、晦涩的词语和过长、过复杂的句子。要讲求平实、简约、实用，力求生动形象，避免枯燥呆板。

临床教师的口语得体是指要适应学生的注意、记忆和思维规律。学生的注意能力是有限度的，只有学生在情绪振奋，精神紧张时注意力才最好，所以临床教师要掌握学生注

意力的特点和规律，主动调动学生的注意力。一节课的开始几分钟内学生的注意力不容易集中，不要急于讲授重要内容，必须进行必要的吸引注意力的铺垫。有经验的临床教师强调开场白的重要性就是基于这样的道理。一节课接近尾声的时候，学生的注意力更容易分散，总以为该听的课已经听完了，课间该办的事情需要着手准备了，需要临床教师想方设法归拢学生的注意力。讲授过程中，每一阶段的结束也是学生注意力涣散的时候，需要临床教师设计好过渡的技巧，给学生放松的机会，以便进入另一个新的兴奋阶段。

临床教学的得体是指要适应学生的记忆能力。学生的记忆力分为速记力和铭记力。速记力和铭记力超群的学生总归是很少数的，临床教师必须根据学生普遍水平设计自己的讲授，给学生提供速记和铭记的手段和方法。例如讲述急性阑尾炎时，临床教师给学生编写："先痛后吐再发热，右下腹痛最重要，检查莫忘直肠诊，化验先做白细胞"的口诀，能使学生比较容易记住。通过颅内压增高标准和门脉高压标准均是 20cmH$_2$O 的联系，可以使学生同时掌握两种疾病的诊断标准，而且便于记忆。把急性阑尾炎的鉴别诊断区分为妇科疾病、泌尿科疾病、上腹疾病和胸腔疾病就比分别记住十几个疾病简单得多。在讲授肠管壁疝和小肠憩室疝时，学生比较难以记住 Richter 和 Littre 两个英文名称，考试时经常弄错。我们根据肠管壁疝被嵌顿的疝内容物是部分肠管壁，英文名称是 Richter 疝，英文字头的"R"很像小肠憩室的球形，小肠憩室疝的英文名称是"Littre"，英文字头的"L"很像是肠管的折曲，只要把两者反向记忆，就不再混淆了。

临床教学的得体是指要适应学生的思维能力。学生的思维规律有反应迅速、停留时间短和联想不足的特点。临床讲授时就要根据学生的特点，多采用直观、启发式教学，不要急于把教师的观点强加给学生。例如讲解

腹外疝时，临床教师首先向学生交代腹外疝的定义："体内某个脏器或组织离开其正常解剖部位，通过先天或后天形成的薄弱点、缺损或孔隙进入另一部位，即称为疝。"随后，向学生提出问题："把舌头伸出来，算不算疝?""流眼泪、吐唾沫、解小便，算不算疝?"使学生了解脏器和组织，以及正常的解剖部位是定义疝的关键，同时诱导学生进入思维状态。再提出身体都可能有什么样的薄弱点、缺损和孔隙，就比较容易引起共鸣，起到直观和启发的效果。对以后继续介绍促成疝的因素和治疗奠定了基础。

临床教学的得体是指要注意教师语言的均衡美、变化美、侧重美、联系美、形象美。临床教师讲授疾病的目的是为了解除患者的疾苦，提高患者的生活质量，讲授内容本身就属于美学范畴，与之相适应的，符合美学要求的得体语言。

"口语讲授"应自控

教师通过口语向学生传达信息，口语就成为教师与学生之间的双向交流工具。临床课堂讲授是在特定的课堂、特定的范围，传达特定的内容，课堂讲授语言就成为医学临床课堂讲授的专业口语。临床教师可以通过停顿、语音、语速、声调等各种语言手段表达情意，可以使用多种通俗的语气词、感叹词，使用省略句、倒装句或短句、短语等加强语言的说服力。也可以通过表情、动作、手势等态势语言等加深学生对语言的理解。可以根据授课当时的情境，现场发挥、随机应变，有很大的自控空间，发挥口语的直接、灵便、快捷的特点。

1. 临床教师的口语必须具有教育性和科学性　临床教师依托于医药学专业教材，通过口语进行疾病系统讲授，分析疾病发生、发展、转归的规律，评述和诠释疾病的症状和体征、各种临床表现、诊断原则和方法、治疗目的和手段，启发学生的思维，解答学生的问题，因此，属于教育性口语范畴，浸透教育的旨意。这就要求教师用"爱心"说话，通过口语体现出教师传授医学信息的决心、答疑解难的信心、循循善诱的耐心、察言观色的细心。

以讲解子宫内膜异位症的定义为例，定义的书面语言是这样写的："当具有生长功能的子宫内膜组织出现在子宫腔被覆黏膜以外的身体其他部位时称子宫内膜异位症。""定义"需要传达给学生的概念包括这样几层内容：①疾病的最根本的原因是子宫内膜组织造成的；②子宫内膜组织离开了子宫腔被覆黏膜；③子宫内膜组织出现在身体其他部位；④离开了子宫腔被覆黏膜的子宫内膜组织还必须具有生长功能。妇科教师在深刻理解子宫内膜异位症定义的基础上，从定义的文字语言描述入手，很有层次地剖析了定义包含的全部内容，使学生掌握子宫内膜异位症的本质、是什么原因造成的"离开"，离开以后可以生存到什么部位，在子宫内膜继续生长过程中造成什么样的影响。并且能够始终围绕着定义提供的线索，引出了"离家出走、流落他乡、蜕化变质、失之管教"生动形象的发病学说，很自然地将子宫内膜异位症的局部和周身的病理改变剖析清楚，引导学生加深了对书面文字的理解，增加了讲授疾病的动感效果，吸引学生的注意力。

讲授颅内压增高的定义时，讲授教师针对课件的书面文字："颅内压增高是神经外科常见临床病理综合征，是颅脑损伤、脑肿瘤、脑出血、脑积水和颅内炎症等所共有征象，由于上述疾病使颅腔内容物体积增加，导致颅内压持续在 $2.0kPa(200cmH_2O)$ 以上，从而引起的相应的综合征，称为颅内高压增高。"讲授教师在讲解时，强调了"高压持续"的关键环节，引出了可能造成的疾病，提到了失代偿的病理变化，抓住了讲授疾病的总纲。

临床教师出于教育和为学生献"爱心"的目的，备课时吃透了教材，做了细致认真地思考,有预见性地分配了不同阶段的讲授重点,给学生授课时就不会掺杂各种私心杂念,一个心思投入到教材内容的口语表达,用简洁的口语体现教材的精华,静下心来不急不躁地演绎疾病,想方设法破解学生对教材理解的疑点和难点,并根据学生的现场反应调整讲授进度。

临床教师向学生传达医学科学知识,包括不同的疾病概念、规律、定律、名词、术语、定理和规则等均离不开教学内容的科学性。口语表达的科学性还体现在语言的准确、完整和严谨。

传达临床医学知识不同于其他专业课程的讲授,对科学性的要求极为严格,稍有不慎可能得出错误的结论,尤其对口语的教学有更高的要求。教材的书面文字是非常严谨的,容不得临床教师有丝毫偏离的表述,没有忠实于教材的随意表述就可能差之千里。例如,动脉导管未闭的定义:"小儿出生后 3 个月左右,动脉导管持续开放,并产生病理生理改变,即称为动脉导管未闭。"其前提是小儿出生后随着呼吸的开始,血氧分压提高,动脉导管于 10~15 小时在功能上关闭,未成熟儿动脉导管关闭延迟,多数婴儿于生后 3 个月左右,在解剖学上也完全关闭。如果不把这些情况十分清晰地交代学生,就可能导致学生对动脉导管关闭的动态过程,未成熟儿发病率高,以及 3 个月左右的时限缺少深刻理解。口述时,用"月经逐渐增多"表述的是一种增多趋势,给人月经越来越多的印象,如果口述成"月经逐月增多"就成了月经必须一个月比一个月多,把抽象的月经变化,转意为具体的每月的月经变化,意思就不一样了。有的时候,教师为了形象化表述,对教材内容做了有意或无意的不恰当渲染。例如,对某些疾病的介绍时提出"这是最难诊断的疾病""这是诊断的金标准""这是认识疾病的诀窍"等,教师所要表达的实际意义是希望学生知道诊断比较难、对诊断的重要性、提供认识疾

病的方法等,学生接受了不恰当的渲染内容,就可能顾及一点而忽视全面。

2. 教师的口语必须是口头性和正规性语言 教师的语言形式可以分为书面语言和口头语言,教师书写教案、制作课件或板书等属于书面语言形式,课堂传授时使用的是口语形式。所谓的口头性是指教师通过通俗易懂的词句、生动形象的句式,传达给学生容易理解和接受的内容。书面语和口头语的区别在于后者的随机性,口语可以根据学生听课时的具体状况以及内容要求,不断进行调整;可以随时应对教学现场各种偶发的事件,交代突然出现的新意和思路;随机转换话题、嵌入一些相关知识、重复先前的讲解,甚至借题发挥等。

口语表达的内容是经过教师加工后的声音教材,很多教师忽略口语讲授的目的,不敢大胆地使用口语的口头性优势。学生人手一册教材,大学生又已经具备了初步自学能力,为什么还需要教师进行口语教学?就是因为书面教材的属性是"纸上文章",必须通过教师唤醒沉睡的文字,给书面教材注入生命力,才能使一个个文字"跃然"纸上,欢蹦乱跳地进入学生的头脑里,产生刺激,激发学生进入再创造程序。口语表达和书面表达的根本区别还在于口语提供给学生学习教材的方法,教师的讲授不仅仅是在传达教材的内容,而更重要的任务是向学生展示教师自己是怎么学习教材的,是在向学生谈体会、谈心得。教师如果照本宣科、东拉西扯、以次充好、故作高深,学生对教材既走不进,又出不来,这样的讲授也就无从谈及效果。

教师的口语的随机性不是漫无边际的,还必须受到规范性的限制。例如,口语要受到教材内容的制约,说出的话必须符合教材内容的要求,结构必须完整、重点必须突出、语义必须连贯、逻辑必须严谨。临床授课面向的是接受高等教育的大学生,他们性别不同但是年龄相仿,是在医院的环境之中,讲授

人类疾病的高尚课题,因此教师的口语要与个人的身份相匹配,适合学生的口味。

有的教师讲授疾病唯恐不能面面俱到,替学生收集和整理了非常多的课外教材,挖掘了很多临床案例,制作了丰满的教学课件,讲授时又马不停蹄地开快车,学生处在四面包抄的态势下被压得喘不过气来,如同"危改房区建宾馆"远水解不了近渴;有的教师在课堂上情不自禁地宣讲自己所精通的部分内容、大谈过五关斩六将的诊治经历、大讲自己研究的成果,忽略了教材内容的重点或平衡关系,学生听得眉飞色舞,看得眼花缭乱,真正的收获却不大,如同"乡下佬住总统套间"所闻所见全给不了自己;有的教师在讲授过程中出于善意,为了吸引学生的注意,提高课堂的活跃气氛,不恰当地使用提问,所提出的问题或难度太大或不值得回答或内容量太多或学生一时反应不过来,造成学生听课时精神紧张,人人自危,如同"钻冰屋子戴头套"直打哆嗦怕见人。

3. 临床教师的口语还需具有反馈性和可控制性　口语交流必须具备"目的一致、彼此交融"的基本原则,医学临床专业的讲述要求授课教师主动提出学生认可的话题,能引起学生的求知欲,同时还必须引起学生的兴趣,萌发兴趣并产生共鸣。教师的口语需要与学生沟通,在向学生传达的过程中接收学生的反馈,分析学生是不是能够在共同话题的基础上同步了。教师通过"语出—观察—再讲述"周而复始的口语交流,边讲解、边反思、边校正、边深入的序列演进,判断学生有没有产生应有的兴趣,才实现高效率的讲授。

如果一个人站在大庭广众之下,即使有说相声的口才、表演小品的功底,仪表堂堂的衣装、华丽耀眼的打扮,如果不和周围的人相呼应,独自在那说、演、做、打,与周围的人没有同一话题,很可能被认为是精神不正常。课堂讲授必须有固定的主题,并围绕主题展开,换句话说就是一切为了授课主题服务,才

能使学生有充分的精神准备。唯有和学生不间断地进行沟通,利用口语的媒介达到思维的同步,才能充分传达教师的授课意图。

教师的口语始终主动地控制整个课堂教学活动,按照自己制订的计划有步骤地启发和指导学生们应该做什么和怎样做,带领学生进入教学过程,激发学生创造性的思维。口语的控制性表现在很多方面,既包括对教材内容深入浅出的讲述,又体现在对学生的因势利导。

(1)准确简明,富有示范性:口语交流最重要的是简明准确,尤其课堂讲授,向学生传授的知识具有严格的科学性,只有准确严密的语言表述,才能保证知识传授的正确性,学生听课才能准确地理解知识。词不达意,或讲授的指示含含糊糊,容易造成学生听课的混乱,影响教学效果。拖泥带水地讲授、颠三倒四地重复、没有目的地反复说教既影响传授信息量,又使学生感到厌烦。授课教师尤其应该注意的是使用规范的科学用语,起到示范性。

(2)通俗生动,富有幽默感:统编教材使用的是规范的书面语言,表达出严格的知识体系,不便于学生理解和记忆。教师通过对文字语言的加工,用通俗易懂的语言阐述概括性很强的学术内涵,给学生明确、具体的概念或知识,使学生一听就懂,非常直观和生动。再配合教学课件的文字和图像,给学生勾画出一幅声情并茂的图画,形成一个清晰的概念。语言幽默能增加讲授内容的形象性和鲜明感,促使学生处于兴奋状态,通过幽默的语言和事例增加学生的形象思维,提高激励和理解能力。

(3)条理清楚,富有层次感:学生听课是最重要的是思维和思想的连贯性,条理清楚地讲授,做到语意流畅,不打断学生有层次的接受。临床医学的很多内容需要论证和推理,准确、鲜明、生动、形象、精练,逻辑性强,再加上一环扣一环地运用科学性、逻辑性、启

发性和创造性的语言,鼓励学生不断进取。

(4)点拨启发,富有激励性:催动学生的心理和感情就必须使用启示性语言,使学生能够茅塞顿开,给学生终身不忘的效果。授课教师知识送到学生的心坎里,留有回味的余地。

(5)抑扬顿挫,富有节奏感:语调的高低影响讲授效果,学生喜欢授课教师的语调又抑扬顿挫,语速有快有慢,像念经一样的语调和语速只能催人困顿。避免嗓门过大或难以听清,高低避免悬殊,起伏不宜过大。语速过快影响学生接受,过慢影响浪费学生的时间。授课教师的语言节奏是内在情感的反映,要做到平稳、分明、速度,与教师情感一致。就一节课来说,起始阶段的语言宜新颖、有趣、简明并舒缓徐进;分析阶段的语言宜准确、深邃、犀利且波澜起伏;课堂高超的语言宜神采飞扬,渐趋昂奋;结束阶段语言宜概括重述且微昂微收。以音质激发人耳的兴趣,以音量拨动学生的心弦,以音速牵动学生的思绪,以音色烘染课堂氛围。

“口语启发”收缆绳

启发式和灌输式的区别就在于临床教师能不能引导学生和自己的思维同步。诱使学生产生联想和主动思维是启发式教学的讲授技巧之一。

1. 以“结石”和“石”的区别为铺垫,再讲述“结石”就能够引起学生的思考。从授课开始既交代内容梗概,又体现讲授风格。

2. 如果仅介绍胆囊结石,学生听课时的思维不容易敞开,假如增加体内“胃石”“粪石”“膀胱结石”的医学常识,甚至可以极其简单地告知不是“钙化”,就可以使学生的思维更加集中,概念被强化。

3. 介绍胆囊收缩功能和膀胱的收缩有什么区别,就能够给学生胆囊收缩不受主观意识的控制,而且收缩的力量远远小于膀胱。认识到其力量既可能使“结石”移动到胆囊出

口,又有力量使“结石”突破胆囊管的阻力,形成嵌顿的感性认识。

4. 介绍胆囊解剖和功能时,最为关键的是突出胆囊管,因为胆囊管是造成“结石”嵌顿的重要解剖结构,由此引出“结石”的大小、形态等导致梗阻的因素,讲述的阶段性被弥合,讲授就更加生动。

5. 介绍“绞痛”时,同时将疼痛的常见表现,如“隐痛”“胀痛”“刀割样疼痛”一带而过,也会使学生在疼痛范畴内有过进一步的分析,可以增加知识理解的深度。同时体现出教师理解教材和讲授的用心。

6. 结束总结时,可以使用:胆囊“分娩”,殃及“鱼池”,提纲挈领,审慎待之。这四句话合辙押韵,十分上口,便于学生熟记。

7. 小结的目的是画龙点睛、再掀高潮,而不是降温和复述。使用了“胆囊‘分娩’”,属于触类旁通,移花接木,别出心裁,给学生一个冷不防,能提起再一次的兴奋。而且“结石”的排出确实是胆囊在分娩一个“石胎”,既总结了胆囊的结构特征,又涵盖了“结石的发现和移动”,形象比喻合理,而且与前面的讲述不雷同,听起来不枯燥。

8. “殃及鱼池”是指胆囊结石的局部表现和并发症。这里故意提出“鱼池”,而不是“池鱼”,学生开始觉得是写错了,当教师稍作解释后学生会恍然大悟,原来是教师的“精心构思的结果”,印象会非常深刻。将胆囊形象地比喻成“鱼池”,是使用了夸张的手段。这里强调的是“殃及”,顺理成章地过渡到被“殃及”的范围和程度,临床诊断和鉴别诊断就被脱颖而出,看似是在解释“殃及”其实是在进一步总结课堂讲授,有了“殃及”作掩护,学生听起来容易接受,避免产生重复听课的弊端。

9. “提纲挈领”是指介绍诊治思维,强调临床医生诊断胆囊结石时切不可仅凭辅助检查,而忽略重要的病理和解剖知识,也不要将胆囊结石孤立在周身之外。这句话就是宏观认识疾病的逻辑推理能力的总结。引导评审

专家对自己讲授风格的认同。

10. "审慎待之"除了强调诊断要审慎之外，还可以带出治疗和预后。

11. 后两句的解释可多可少，是授课教师调整讲授时间的"机动"成分，时间少了就一带而过，时间富余就可以借题充分发挥。有了这样的调整空间，讲授时就没有必要担心时间多少了，精神会进一步放松。

讲授时，需要为学生设计的质疑与释疑内容包括：①胆囊内的"石"这是什么石、胆囊里怎么会长出"石"来、都有哪些种胆石、胆囊有什么功能、胆囊结石的成因。②结石的发生有什么规律、什么是牵扯性痛、胆囊管的直径与结石的关系、导致胆囊收缩的因素有哪些。③胆囊结石的临床表现有什么规律、在什么情况下会出现无症状结石和静止性结石。④墨菲征产生原因为什么专指炎症的小胆囊，检查的关键手法是什么。⑤超声、CT诊断胆囊结石的原理与应用。⑥急性和慢性胆囊炎的病理基础、胆管压力低于胰管压力反映了什么。⑦非手术与手术的适应证，常用的手术方法。

围绕着授课主线，再逐渐托出所涉及的授课内容，学生在周而复始的质疑过程中，很容易展开思维，教师无须顾及学生是否听进去了，学生听起来轻松自如，授课效果也就很容易收获了。

解析"讲授胆石症"

要使学生能够明白临床教师的讲授，首先要清楚学生听课的心态和听课规律。这就需要临床教师注意以下几个方面的问题。

1. 临床教师明白的问题，学生未必都知道。由浅入深和层层剖析就显得非常重要了。在这一点上，临床教师往往从自己的角度看待课程内容，容易和学生产生距离感。例如，胆囊结石究竟是什么病？换句话说就是"什么是胆囊结石的定义"，这是整个讲授过程的重点。胆囊结石的定义就是"胆囊内出现了结石"，如果不交代清楚，学生就会从开始接触胆囊结石就产生了疑问。交代定义的效果就是"质疑"，使学生产生"为什么"和"出现结石后又怎么样"，就能够从一开始讲授就吸引了学生们的注意力。这就是启发式教学的精髓。

2. 提出了胆囊结石的定义以后，顺理成章地就会引出"什么是结石"和"为什么在胆囊内会出现结石"的疑问，这时临床教师可以教给学生"胆管结石""泌尿系统结石""胃石""粪石"的概念，从而加强对胆囊结石的印象。最后落脚点在讲授胆囊的解剖和生理，以及成石的原因。在这个过程中，学生自然会产生"弄明白的心态"，注意力将更加集中，由此品味到临床教师知识的渊博，并肃然起敬。再往下讲解就比较容易了。这就是争取学生的过程。

3. 学生弄明白胆囊结石的产生原因后，再提出胆囊结石出现后为什么会有"无症状结石"和"有症状结石"，学生就会进一步了解胆囊内结石的症状和什么因素有关。这就为讲授诊断和鉴别诊断提供了依据，铺平了道路，随后就是讲授治疗过程了。

4. 再一个问题是，学生初次和临床教师见面，相互之间十分生疏，这就需要临床教师首先给学生留下什么印象，与此同时，还要给学生预留下精力集中的时间，因此，临床教师必须设计好"开场白"，避免非常唐突地进入正题。"胆石"和"胆识"谐音，我们可以由此设计出能够吸引学生的"开场白"，例如，日常生活中形容一位开拓型的人，往往说这个人是"有胆有识"，我们医务人员，尤其是研究肝胆疾病的医生，听起来就是这个人有个胆囊，胆囊内有石，一位开拓性的人才就变成了胆囊结石的患者，成了个患者。你们学生中有胆有识的人很多，这些有胆识的学生，研究胆囊结石就是有胆有识，还有诊治胆囊结石的知识和能力了。顺便引出本次讲授的内容，随后再补加说明所谓的"胆石症"包括"肝内胆管结石""肝外胆管结石","胆囊内结石"仅仅是"胆石症"的一部分。全部课程由此展开。

5. 首先介绍"胆囊结石的定义"就是把定义作为讲授课程的"纲",由定义推导出疾病的全部内容,这就是"提纲挈领",每一个阶段的讲授都围绕着定义的"纲"学生听课就没有支离破碎的感觉,这是灌输式和启发式教学理念的区别。我们讲课的目的就是使学生掌握疾病的基本定义和定义的外延。不是搞外科的学生很多年以后,可能记不住胆石症的全部内容,但是能够通过推理回忆起临床教师的关键提示,我们的讲授就达到了基本目的。有了"纲"和"提纲挈领"的讲授规律,就不会照搬书本知识,把书本上的一个一个小标题像一块块"膏药"似的转贴给学生,讲授质量就有了明显的提高。

6. 临床教师的讲授具备思想性,是指临床教师要讲授给学生学习方法,从中提高学生的观察力、注意力、记忆力、理解力、分析力、所及思维推理能力和学习的技能技巧。临床教师如何处理讲授的逻辑思维推理能力,掌握讲课的技能技巧,就是言传身教。因此,临床教师的讲授的本质是教育,通过自己对教材的理解,展示自己的能力,最后的效果是灌输给学生学习方法和学习能力。

7. 还要有个很好的结尾,前后呼应。如果把胆石症的流行病学知识放在这里讲授,学生会很容易接受宏观的知识,而且不感到生涩,比在开始时介绍更容易接受。

8. 在全部讲授过程中,还要设计出几个高潮。讲授的难点和重点是结石的成因,课件上结石成因的示意图比较暗,容易影响学生的听课,讲授时必须设法引导学生兴奋起来。胆汁的形成、贮存和排出的动画效果很好,但是容易出现和讲授的不同步,必须特别注意,妥善处理。好的图像未必能够获得好的效果,关键在于临床教师如何利用。过分依赖图像效果,是临床教师讲授过程中存在

弊病的共性问题,认真处理可以起到锦上添花的作用。

9. 临床表现也是重中之重,需要注意的是几个症状之间的联系,不要讲散,必须突出结石的大小和解剖之间的关系。胆汁淤积、胆绞痛、结石嵌顿、排石过程和胆囊炎的程度和节奏要十分清楚。

"灌输式授课"举例

受医院之邀,笔者观摩了一位初次授课的年轻教师试讲,讲授"室间隔缺损"。按照平时接触的印象,这位教师属于内向型,工作能力不错,平时交往的口语表达能力也好,按理说能够讲好这节课。这位教师登台后,很快进入了背书状态,显然经过了非常认真地备课,再加上心理的紧张。课是这样讲的。

"今天,我给大家讲的是'室间隔缺损'。"说这话时,大出了一口长气。

"做人要有心术,心术要正,不能邪门歪道,做人缺心眼不行,多了不必要的心眼也不行,这是说道德。心脏疾病很大部分是研究'窟窿眼'的,例如,瓣膜狭窄是指瓣膜孔这个'窟窿眼'狭窄,闭锁不全是说瓣膜孔在心脏收缩时残留了漏血的'眼',我们今天讲授的'室间隔缺损'也是研究'眼'的。"讲述这段话时,多少有些结巴,双眼不时地眨动,看着天花板,不敢与坐在下边的老师们对眼神。

"'室间隔缺损'指的是左右心室之间的隔膜,其作用是保证两个心室各行其道,缺损指的是缺失和损伤,用老百姓的话说就是有了窟窿。隔膜的缺损造成了血液流向的紊乱,必然导致胎儿出生后的一系列症状和体征,形成疾病的特征。这种病发生在胎儿发育阶段,所以属于先天性心脏病,与房间隔缺损和动脉导管未闭归在一个章节介绍。"讲述这段时,紧张的心态似乎稍微缓解些,面部表情不再木僵,声音也有了高低,语调也显得平和些。

"胎生学主要介绍为什么会出现室间隔

缺损,胎儿病理生理学介绍缺损后的血液循环改变,儿科学主要介绍的是如何发现疾病和怎样治疗。为了认识疾病,我们这节课从胎儿的病理生理开始层层剖析,重点是认识症状和体征是怎样形成的,各种治疗手段和方法的介绍是为理解疾病服务的,属于了解内容。"至此,讲授进入了放松阶段,语速增快了,语流顺畅了,表情也比较自然了。

"掌握室间隔缺损病理生理改变特点有三个环节,这就是右心血进入左心室,出现右左分流的心脏改变,随后是怎么又出现了左心室向右心分流的左右分流,第三个环节是以肺部改变为中心的心脏以外改变。"

"右左分流和左右分流表面上是血流方向的不同,对人体危害的本质却是缺氧血是否进入了体循环,缺氧血进入体循环在临床上的标志性表现就是出现发绀,一旦出现发绀就预示着存在左右分流,为临床诊断提供了重要依据,如果再有多种辅助手术的定性支持,就不难做出确切的诊断。用分解动作来解释血流的动态过程,既可使我们容易认识疾病,也帮助我们认识疾病发展的不同阶段。把心脏和肺脏结合成一个整体就非常容易理解和记忆。这就是学习方法。"介绍这两段内容做到了一气呵成。试讲也被听课教师打断。

这位教师在试讲前做了充分准备,设计了由"心眼"入手,引入到"室间隔缺损",涉及胎生学、解剖与生理,由浅入深地概括了讲授内容,构思非常好。经过了精心准备之后,登上讲台就开始搜寻着倒背如流的口语备存,顾得上脱口而出,顾不上讲述给受众,势必形成了"灌输式"讲课。

"灌输式"讲课的特征为"哑巴吃饺子",自己心里明白;只顾自己在说,不管学生们的听课感受;只考虑自己完成讲述任务,不想学生究竟能够接受多少;只按照自己的逻辑思维推理展开内容,不考虑学生能不能跟上自己的思路;只顾自己连珠炮地发声,不思考学

生听课时被教师接踵而至的语言打乱了多少。

经过听课教师们的循循善诱,这位授课教师认识到自己授课的缺点所在,很快地调整了讲授意识,讲课效果有了显著提升。

"授课风采"塑和谐

心理学中有一个"首因效应",也就是说一个人给别人的第一印象,常常影响别人的感情、兴趣和注意力,影响着别人是否愿意与之做进一步的交流。可见临床教师的风采,传递给学生的第一印象是多么重要。

教师必须用良好的印象靠授课开端感染学生。这就不得不约束自己的穿着打扮和内在的精神气质。人们都有自己在服饰、发型、装饰等方面的美学体验与职业需要。临床教师又与职业医生不同。

授课教师除了穿着整洁、舒适、色彩协调,还必须考虑学生的视觉感受,与教师本身的体型、肤色、年龄匹配。给学生以形象美及舒服感觉。

1. 穿戴整洁 穿戴整洁的授课教师屹立在课堂前,传达的是高度自信,不言而喻的自尊心理。有的授课教师穿着污迹斑斑的白大衣,几个口袋里填充着钢笔、叠纸,头发蓬乱、胡子拉碴,衣领不整,鞋裤肮脏,怎么看都不像能够担负授课任务的教师,谁能相信会讲好一节课。一旦授课教师不敬重了自己,学生会对授课教师产生不信任感,听课时就容易缺少信心。

2. 以目传神 眼神具有传递生动、复杂、微妙情感与传递信息的功能。有经验的授课教师能靠眼神公示自己的满腹经纶、学业有成、热情友善、矢志不移。能够通过学生的眼神,判断其内心的坦诚、思维的敏捷、急急可可的求知欲望。授课教师的眼神既能够横扫全部学生,也能够聚焦到各个角落的听课学生,吸引学生别无旁骛,与自己的授课紧追不舍,积极地参与到授课内容上,与自己进

行内心的交流。靠眼神的穿透力,掌握学生的心理活动,调控授课进度,鼓励学生们的听课热情。

3. 傲然屹立　授课教师的站姿会被学生一眼捕捉到,经过严格培训的教师会非常注重自己的站姿,始终保持住"立如松"的挺拔身姿。做到这种程度不是很容易,尤其对"溜肩膀""体侧屈""后驼背""骨瘦嶙峋""肥胖叠肚"的教师更难做到。但是,必须要求自己不要"塌背再低头""歪身还倾斜""身胖还乱晃""骨瘦还叉腿""溜肩还倚靠""身高还跷腿""矮胖还俯身"等。更不要在课堂前毫无目的地走来走去、两脚摆无是处、不自主地颤抖等。

4. 约束双手　双手在课堂上最多起到的是干扰功能。留意一下电视节目的主持人,绝大多数央视主持人的双手常制动在有限范围。临床教师不要给学生留下缺乏自我控制的误解,否则容易分散学生的注意力。教师必须以静止的状态站着,必须刻意地控制住自己的双手,最好保持双手自然下垂的姿势,靠泰然自若感染学生。避免因为过于紧张,或者过于放松,出现单手抱臂、指指点点、胡乱挥手、指东道西、双手互抱在胸前、背手到后背、单手或双手插入口袋、支撑到讲桌上、抓耳挠腮、理头瘙痒、支托下颔、捂嘴遮鼻、点击敲桌、玩弄东西、自打节拍等,让学生看了很不痛快。

5. 善用手势　手势动作的变化归属于形体语言,有时是下意识的,常被用来判断内心活动,有些犯人就是因为手势暴露了情感,被公安人员捕捉到,不得不承认自己的罪过。课堂上适度地利用手势,能辅助语言声音,甚至可以代替声音语言,辅助表达情意,展示教师的个性风采,成为教师的"第二语言",被广泛利用。授课教师要避免下意识的盲动手势,过快的速度、超范围的幅度、毫无节律地挥舞、毫无节制地胡乱摆设,能使学生心烦意乱、涣散注意力,误以为授课教师轻浮,远离

稳重、诚实和温雅。手势也要避免过于枯燥、单调、千篇一律,形同机器人那样,给学生留下呆板、死沉、毫无生气的误解。

6. 和颜悦色　教师与学生未处于平起平坐的位置上,在学生的眼里,教师是高自己一等的,总是朝着仰视的角度看待授课教师的。这就需要教师放下身段,秉承"种瓜得瓜"的道理,始终面带悦色,用自己的喜悦换来学生的回敬,靠微笑取信于学生,换来对自己的敬重。有朝气的学生最希望周围人向其投以示爱的信号,十分厌恶孩童阶段时常出现的冷面孔,教师切莫认为"不苟言笑""目光炯炯""寒气四射""冷若冰霜",不摆出"四大金刚"的架势就不能够"镇住学生",那就大错特错了,一旦学生对教师感到兴味索然,听课时浑身紧巴巴地,对教师的敬慕变成了与师隔绝,乃至于心都凉了半截,也就不可能欣赏这种讲课的台风了。

"观察学生"善应变

经常授课的临床教师一定能够发现,在你讲授疾病的过程中,有的学生经常会与教师进行眼神的交流,或做出使教师能够理解的表情,用有声或无声的语言向授课教师传达自己的注意力、记忆效果和思维信息,成为临床教师了解学生接受能力、掌控讲授进度、判断讲授效果的晴雨计,借以调动教师的积极性,提高讲授信心和兴奋性。

在学生群体中,除了应答明显、迅速的学生以外,也有的学生从来没有鲜明的表情,即使授课教师有意识用眼神与其交流的时候,也不会得到他确切的回应,给教师留下难以捉摸的印象,也有的学生介于两者之间。学生的不同表现主要取决于各自的性格,外向的学生动作敏捷,反应迅速、口语流利、落落大方,敢于在课堂上放声大笑,干脆爽直地表述观点,有一定的表现欲,不十分顾及情面;内向的学生比较安静,写出来的东西比说出来的要流畅,不希望授课教师对自己提问,也

不愿意回答课堂问题,处事比较谨慎。

口语讲授尽管没有一问一答的形式,实际上却始终按照一问一答的规律进行着。例如,临床教师讲授"动脉导管未闭"一节课,学生首先会出现"今天讲授什么内容"的疑问,临床教师解答的潜台词是"讲授动脉导管未闭",随后就是"什么是动脉导管未闭"回答时由教师提出"动脉导管未闭的定义",接下来的问题依次是"动脉导管在哪里""动脉导管存在的意义""动脉导管为什么要关闭""动脉导管不关闭产生什么样的后果""动脉导管未闭为什么会出现相关的临床表现和体征""临床怎样诊断和治疗"等,临床教师就是按照学生这种问题顺序进行讲授的。学生的问题有的是自己必然产生的,有的是被临床教师有意识启发出来的,一个接一个问题的出现和破解就成为临床教师与学生联系的纽带。

如果我们承认课堂讲授是师生一问一答的交流过程,那么制造悬念和解决学生问题就成为临床教师必须刻意追求的讲授效果。不言而喻的一问一答的数量越多,问答的表现形式越清晰、越紧凑、越顺理成章、越有内涵,讲授的质量就越高。所谓提倡启发式,反对灌输式教学方法,就是提倡临床教师要鼓励学生听课时不断产生问题,诱导学生产生问题,甚至故意给学生设置问题,使整个教学过程充满置疑、质疑和释疑内容,学生就不得不随着临床教师的思路走,不敢有丝毫懈怠,临床教师也不得不绞尽脑汁,一环紧扣一环地严密讲述,通过师生携手共同深入教材,由表及里、举一反三、步步为营,溯本求源,促使学生相信临床教师讲述内容的不可动摇性,敬仰教师智能和综合素质,欣赏临床教师的讲授技巧与风格,主动承接临床教师赐予的临床知识,心悦诚服地把课堂时间提供给临床教师在空间畅游。

为了争取这样的讲授效果,临床教师就必须要研究学生的性格表现形式,善于观察不同性格学生的心理活动,充分利用好学生性格中的积极因素,组织好教学工作。

例如,学生往往以性格取向决定师生往来的密切程度,反映在课堂上就容易出现男女生分别集中,内外向学生分别集中的现象,随之而来的是性格内向学生座位比较集中,多倾向靠前、靠中间,外向型学生多较分散,倾向于中后排,而且座位常不固定。学习成绩稍微差的、学习情绪不高或休息不好的学生常坐在边角或后排座位,具有凝聚力的教师容易吸引学生趋向于集中,否则学生容易分散。掌握了学生这些特点之后,临床教师在讲授疾病的时候,就需要快速判断学生分布状况,通过倾听回应声音的来源,观察学生动静状况,有意寻找外向学生集中的区域,优先引起他们的兴奋,并控制他们过激的有声反应,求得学生群体反应的平衡。其次,必须照顾内向性学生和反应速度比较缓慢学生群体的心理平衡,在讲授内容比较平和部分时,把精力有意向这部分学生转移,如此往复循环就能比较好地制造课堂气氛。同时要随时注意后排和边角座位上的学生,尽可能地避免这部分学生脱离课堂讲授的监控。

临床教师有时需要提出一些必须由学生回答的问题,课堂提问最尴尬的局面是没有学生主动回答,或没有学生能够准确回答,出现冷场或授课意外停顿。为了避免这种情况,除了临床教师要设计好所提出的问题以外,还要注意选择适合回答问题的学生。教师提出问题后,学生的反应不一样,外向型学生会比较清楚地表露出能够回答、不能够回答,有把握或没有把握等,跃跃欲试的学生都属于外向型学生,而且绝大多数能准确回答问题,眉头紧锁或摇头示意的学生是不能回答的暗示。内向型学生一般没有很突出的情绪反应,也看不出有没有主动回答的愿望,唯一能够使临床教师做出判断的是这部分学生的眼神,能够不回避教师眼神的学生一般能够准确回答问题,有意躲避或脱离教师视线的学生多属于回答不出来的心理反应。比较简单的问题可以多选择外向型学生回答,甚至有意制造外向型学生集体回应的效果,比较复杂的问题由内向型学生准确回答的把握性较大。

还有的时候,临床教师会向学生提出"你们清楚了吗""还有没有没听懂的"等需要学生正面回答的问题。按道理说,临床教师是不应该向学生提出这种低级问题的,因为临床教师有责任和义务一遍就要讲清楚,不要轻易重复讲解,再者,决定学生们懂与不懂的前提取决于自己是怎么讲的,教师讲解清楚了学生就一定清楚,没有必要由学生告诉教师,回答教师的问题。如果实在有必要由学生正面回答的,也需要临床教师选择合理的对象,外向型学生回答的内容未必能代表绝大多数人的意志,如果临床教师不希望重复讲解的可有意把问题提向外向型学生集中区,比较容易得到已经弄懂了的回应,如果临床教师希望再讲解一遍的话,就可以把问题提向内向型学生集中区域,利用这部分学生往往不迅速对教师提出问题做出回应的特点,找到再讲一遍的根据。

"手的摆放"趣味谈

授课教师的双手或单手处理得好有助于提高授课效果,切莫下意识地增加动作,甚至成为累赘。

1."前铐式"　授课教师经常在体前侧交叉双手,如果再辅以身体直立,双腿叉开,就与铐住双手无异。

2."后铐式"　授课教师将双手交叉放于身体后侧。

3."拥抱式"　授课教师前臂屈曲,用一只手抱住对侧的肘部,最常见的是左手托拿激光笔的右手肘部。

4."搭臂式"　授课教师一手拿激光笔、话筒等,或者做出指点动作时,另一只上肢屈曲,手臂搭放于对侧的肘窝上方。

5."交叉式"　授课教师的上臂屈曲,相

互成交叉式。

6."叉腰式"　双手或单手叉腰,或者插于裤子口袋内。

7."背飞式"　授课教师的一侧上肢屈曲,并且背于体后侧。

8."指挥式"　授课教师的一只手不断地挥来挥去,如同演奏时的指挥家。

9."助力式"　授课教师的双手配合讲授,不停地比画来比画去,毫无目的可言。

10."搔抓式"　授课教师用手抓抓身体,挠挠面颊,蹭蹭鼻子,甚至抓抓耳朵。

11."捧腹式"　授课教师张开一只手,且放于腹部腰带附近。

12."抚胸式"　授课教师将一侧上肢屈曲,伸开的手贴于对侧的腋窝附近胸部。

13."穿插式"　授课教师张开两手,五指相互穿插,似抱拳状。

14."握手式"　授课教师双手如同相互握手。

15."指点式"　授课教师的一只手的示指伸出,其余四指并拢。

16."捻球式"　授课教师单手或双手有规则地如捻球状。

17."托腮式"　授课教师的一只手托于下颌。

18."搓手式"　授课教师的双手相互搓动。

19."摆弄式"　有的授课教师边讲授,边摆弄手中的物件。

20."越墙式"　授课教师的双臂支撑于讲桌上,似引体向上做越墙动作。

"讲课站姿"被挑剔

授课教师独立讲台,成为众学生们品头论足的对象,难免被学生们总结归类为不同趣味站姿。

1."傲雪迎春"　是指授课教师直挺挺地矗立在讲台前,看似非常有精气神,因为少了与学生互动意识,面朝荧光屏,反而没了应有的风采,如同冰天雪地中的一棵青松,傲雪迎春于岗位,如果不是在课堂,更像忠实于事业的护旗手。

2.“大江南北” 是指授课教师不注意站姿的美感,不论男女教师,立于讲台上双腿劈开超过肩宽,如同鼎立于天南地北,很不雅观。要知道站立位、坐位时均须双膝并拢,或者只亮相给对方身体侧面。

3.“金鸡独立” 是指授课教师单脚站立,一条腿稍微屈曲,或者踩踏到周围的物体上。授课教师如果感到下肢酸累,允许变换姿势,双下肢交替站立,但是要尽可能躲开学生们的视线。

4.“挺身弓腰” 是指授课教师如同伸懒腰般,时不时地挺身弓腰。有的是因为腰肌劳损,确实感到劳累,有的是站立后下肢疼痛。遇到这种情况后,要尽可能减少动作的幅度,也可以直接告诉学生原因。

5.“云游天下” 是指授课教师在讲台上,离开本位,从东走到西,再折返回来,如此往复,致使学生的注意力不得不随之云游。因为教师的走动没有目的,不会给讲授增添益处,反而影响了学生听课。

6.“离乡背井” 是指授课教师随意地在课堂通道走来走去,更有甚者从讲台前一直走到教室的后方,边走边讲,吸引着学生的回头率。时间长了,乃至于学生们适应了老师的离乡背井,也因为常扭头致脖颈酸累,不再回头跟着老师走,呈现教师从学生后侧讲授的怪现象。

7.“远亲近邻” 是指授课教师占位始终朝向一个固定方向,似乎仅讲给部分学生听,最常见的是就近朝向教师身体的左侧,坐在教室中间,以及远离教师侧的学生很少能够体会到教师对自己的关注。

8.“避而远之” 是指授课教师背朝学生,自始至终面朝荧光屏,如同丑媳妇见不得公婆般。其中包括对课件内容不熟悉,眼睛离不开荧光屏,有的教学经验不足,对讲授缺

乏自信,不敢面对学生的目光。

9.“出尔反尔” 是指授课教师在原位不住地前蹭蹭,后蹭蹭,毫无目的地往前走两步,往后退两步。因为教师站立不稳,影响到学生替老师感觉累得慌,容易涣散注意力,影响听课效果。

10.“销声匿迹” 是指受授课教师突然下蹲,如同销声匿迹一般。例如,授课教师不停地鼓捣激光笔、粉笔、圆珠笔,甚或话筒,一不留神跌于地下,不得不弯腰捡起,引起学生的不解其意。还遇到过教师讲课过程中鞋带开了,不得不中途停止讲课,蹲下来系鞋带。

“讲授会用”激光笔

随着教学越来越多地使用多媒体课件,激光笔就像“教鞭”那样普遍进入课堂。使用激光笔的教师未必了解激光笔的原理,难免造成“激光长明”,甚至“激光扫眼”。检查教学质量时,还曾见过授课教师提问后,用激光笔直接照到学生的头部,示意由被照射的学生回答问题,显然对激光伤害眼睛所知甚少。

激光是 20 世纪以来,人工制造的光源,被称为“最快的刀”“最准的尺”“最亮的光”,甚至“死光”。激光是被激发出来的一队光子,这些光子的特性一样,光束的步调一致,朝着共同的方向,潜在的能量相当大。激光应用很广泛,例如军事上的激光雷达、武器,可以用于焊接、切割、通信、测距,医学上用于激光矫视、美容,民用的激光灭蚊等。激光笔用的是激光束长距离发射后不会散乱,光度不减,焦点集中,具有很好的“激光指示”功能,在救援现场会越来越多地被使用。

人眼对于绿光、红光很敏感,人们在黑暗的环境中能看到激光笔发出的漂亮光柱,以及其所指的位置。眼睛如同人体上的精密照相机,人体从外界获得的信息 70% 来自眼睛。激光对眼睛的各个部分都有损伤功能,随着激光的波长不同,对眼球作用的程度不同,后果也不同,其中最严重的后果是永久性

的失明。

波长在远红外光范围内的激光,几乎全部被角膜吸收,能够严重损伤角膜。长时间被照射后,患者常感到眼睛有异物样刺激、怕光、流泪、视力下降等。波长在紫外光范围内的激光,能够被晶状体会强烈吸收,过度接受辐射后,可以导致晶状体损伤后的白内障。若被角膜和结膜吸收,可导致角膜炎、角膜上皮脱落和结膜炎,也可能产生与雪盲相似的效应。波长在紫外光范围内的激光,对眼睛的损伤主要是角膜和晶状体。因为晶状体会强烈吸收该波段的激光。如果过度接受辐射,可以导致白内障。若被角膜和结膜吸收,可导致角膜炎、角膜上皮脱落和结膜炎,如电光性眼炎,也可能产生和雪盲相似的效应。

波长在可见光和近红外光范围内的激光,强度大的可见光或近红外光进入眼睛时可以透过人眼屈光介质,积聚于视网膜上,能使视网膜上的激光能量密度及功率密度会提高到几千甚至几万倍,大量的光能在瞬间聚中于视网膜上,致使视网膜的感光细胞层温度迅速升高,造成感光细胞凝固、变性、坏死而失去感光的作用。激光聚于感光细胞时过热而引起的蛋白质凝固变性是不可逆的损伤,焦点如果在视网膜的黄斑上,黄斑会被灼伤而造成失明。

临床上可以对眼底病采用激光治疗,属于对激光趋利避害,合理利用了激光的特性。在治疗中,对黄斑疾病采用的是特殊波长的激光,能量在 100mJ 以下,照射时间必须短于 0.1 秒,同时还要避开黄斑中央凹,仅在周边区域照射。若是将激光直接聚焦于黄斑,视网膜受到激光损伤,时发生充血、水肿、出血,造成视力下降,视物不清,黄斑一旦被灼伤就不可再生,无法恢复,丧失了精细视觉的黄斑,会出现视野中央暗区、变形。黄斑受损虽然不会完全失明,但会造成严重视力问题。

激光笔看似小巧,功率较小,但对人眼睛的损伤却很严重。科学家曾经用 0.5mW 的激光对人眼进行试验,并与太阳光的能量进行比较,发现激光比太阳光在视网膜上的照射幅度高 80 倍。不难理解,激光笔的大辐照度会引起视网膜的灼伤,直射眼睛造成视物模糊,被诊断为视网膜损伤、黄斑区连续性中断。损伤后,要保护伤眼,防止感染的发生,对症处理。

临床教师使用激光笔时,必须严格遵守安全操作规则,手持激光笔时,绝不允许将激光束直射到周围人的眼睛。

"学生瞌睡"巧应对

给学生讲授过程中,一位学生趴在课桌上睡着了。此前,笔者已经观察到这位学生扭动着身子、不时地揉眼睛,看着我双眼打架,一阵阵地睁着眼睡觉,一阵阵地被惊醒,困得实在坚持不住了,八尺男儿拜倒在瞌睡虫下。

学生也有失眠的,按时卧床却没有按时睡着,转天听课就难免坚持不住,瞌睡不可能完全杜绝。这就需要研究课堂上遇到学生睡觉的应对措施。常见的处理原则包括:①教师移动到睡觉学生课桌前,惊醒学生;②暗示睡觉学生旁边的邻座,唤醒学生;③当众点名,严厉批评睡觉的学生;④视而不见,继续授课。这几种措施都能够起到教育目的,但是都不利于和谐授课氛围,不可避免地因为一名违规学生影响授课。

笔者在授课时少有学生睡觉的,面对这仅有的一次,没有采取以上措施,心里想的是这位学生实在是不能不睡了,如果不给其几分钟睡觉时间,即便是睁开了眼,也听不进去。待学生睡过几分钟后,笔者走到了这位学生旁边,学生被邻座推醒了,教室内顿时充满了紧张氛围,等待着大难当头、集体代人受训……

"这位学生表现得很不错",笔者如是说,随后,谈到了这位学生由犯困,坚持再坚持,到实在坚持不住了的全过程,传授了入睡前几个阶段的医学常识,肯定了这位学生确实不想睡觉。指出如果不是违反熄灯规定,课堂上瞌睡就是因为夜间失眠了。在此基础上强调"失眠不犯错误",睡觉却影响到自己的学习效果,结束在"因为他没有打呼噜,就没有影响到大家的学习"。谈话间,课堂内涌动了一阵阵哄堂笑声,讲课又重新开始。

此后,这位同学听课时始终睁大着眼睛,不时地与老师回应着,没有躲闪老师投过去的眼神关照,学生们的兴致更加提高,显然对老师既在情理之中,又出乎意料的处理表示了赞同。

师生之间的关系需要创造,卖货还需要识货人,因为体谅了学生,关爱了弟子们,投桃报李,就争取到了学生们的爱戴,比授课更重要的育人功能得以落实,言传身教就发挥了应有的作用。

记录下授课的花絮,库存在笔者的授课日记当中,为的是提高授课效果。

第6章 开场结尾

"腹股沟疝"开场白

"痔、瘘、阑（尾）、疝"属于常见病、多发病，是普外科教学的重点课程。其中腹股沟疝的讲解重点为解剖与致病因素。授课教师以疾病定义为主线，纲举目张地贯穿了全部内容，而且巧妙地设计了开场白。整节课是这样讲述的。

授课教师站立讲台，待课堂安静后，开门见山："给大家说个谜语，只说一遍，希望大家先听谜面，再破解谜语。"稍停顿后接着说："假如让你当个船长，船从烟台驶向青岛。船上共有船员 22 人，船上装有大米 500 吨，白面 400 吨，中途遭遇海难，大米和白面尽沉海底，所有人得救。问船长多大岁数？"用时一分多钟，等待学生们回答。

其实，这是风马牛毫不相干的谜面，在学生的眼里"教师没睡醒，在说天书"，课堂上一阵骚动，几乎难有学生能够说出谜底。趁此机会，授课教师"原话重复了谜面"，结果有的学生恍然大悟，有的学生仍丈二和尚。这时教师慢条斯理地说"假如让你当个船长"，一语道破天机，船长的岁数就是学生自己的年龄。课堂上，顿时活跃起来，"我怎么就没有听到第一句话"成为学生们醒悟后的心理活动。

接下来，授课教师讲到"善学者，能够随着教师讲授集中精力，这个谜面中的定性一句话就是'让你当个船长'，其他内容是陪衬。言归正传，今天讲的是'腹股沟疝'，我们先说说'船长'"。

随着课件的展示，讲到"疝的定义是'人体内某个脏器或组织离开其正常解剖位置，通过先天或后天形成的薄弱点、缺损或孔隙进入另一部位，即称之为疝。'""大家看看这句话里有几个标点符号，有几个关键词？""今天讲授内容，就是疝定义中的这几个标点符号和几个关键词的定义内涵与外延。"

随后的讲述如下。

1. 紧紧抓住疝定义中的"人体内"，定性了"流眼泪""排大便""解小便"不能称为"疝眼泪"等，引导学生产生对疝定义的质疑。

2. 告诉学生，脏器或组织不包括舌头，没有任何人把吐舌头，称为"疝舌头"，是受定义"离开其正常解剖位置"制约，因为舌头并没有离开其正常解剖位置。启发学生对疝的动态理解。导引出，讲述腹腔内游离脏器的"小肠、盲肠、大网膜、膀胱、卵巢、输卵管"等。

3. 疝定义还告诉我们身体内必然存在"先天或后天形成的薄弱点、缺损或孔隙"，就带出了"脐疝、腹股沟斜直疝、切口疝、白线疝、股疝、手术复发疝"等。为下一步讲述解剖知识做了铺垫。

4. 疝定义还包括一句重要的"由原来的位置，进入另一个部位"，提示我们要研究形成疝的诱发因素。很容易由学生推导腹压增高的"咳嗽、喷嚏、用力过度、腹部肥胖、用力排便、妊娠、小儿过度啼哭、老年腹壁强度退行性变等原因"。

至此，讲述疝定义外延的解剖、生理、病理、发病机制尽收眼底。讲述时，并没有按照教科书标题，给学生分出段落，而是靠一气呵成，与学生的思维产生碰撞与共鸣。

5. 再讲到腹股沟疝的临床表现时，有了

上述的铺垫，就只剩下了逐一推理。说腹股沟管的存在，是因为睾丸在胎儿阶段需要由腰部一点点进入阴囊，就留下了身体天然的孔隙，再介绍手术切口属于"缺损"，白线疝属于局部解剖的"薄弱点"，就属于前后联系的思维"提醒"，讲授的全盘就掌控在教师心里，属于启发式教学，而非强加给学生的灌输，学生听课就不感到费力气。

6. 随后，利用"反诘"式的讲述方法，自问自答地提出一系列问题，例如：有内容物钻了出来，能没有"局部肿块"吗？是不是常在"哭泣、咳嗽、排便、排尿"后出现？表现出来的症状能一样吗？疝出来的"肠管、大网膜、卵巢、膀胱"等的手感能一样吗？揭开学生的软脑膜，与学生的大脑对话，促使学生承认"唯此别无其他"，点点滴滴的知识就深入学生的脑海中。

7. 通过讲述疝内容物与疝环口之间的对比关系，就很容易推导出"单纯疝""难复性""嵌顿疝""绞窄疝"的四种病理改变，及其后果。

8. 为了讲述手术治疗的需要，就进入到了授课的难点，即介绍腹股沟管的解剖。如何讲述此部分内容与开场白离题太远，不再赘述。

这节课，始于开场白的"仙人指路"；强调授课宗旨是"疝的定义"；在解析疝定义的过程中提纲挈领，顺理成章地展开，如同说故事，讲现象，授课就如同"促膝谈心地拉家常"一般，少了讲授老师高高在上的痕迹。此时的学生，始终被授课教师"严加管教"着，思维上不可能有丝毫懈怠，一环扣一环地接受着教材内容，不知不觉地迎来了下课铃声，不可能不以掌声欢送授课教师，也不可能不愿意倾听授课教师多给讲上几节课。效果与开场白不无关系。

"如此开场"胆石症

"鸟过留声，人过留名"，教师讲课要想给学生留下深刻印象，就必须要感动学生，令学生佩服，接受教师的讲解，甚至终身不忘。这就要求教师主动贴近学生，讲学生爱听的课、说学生爱听的道理、引导学生产生共鸣、不意中和教师的思维同步。如果授课教师在课堂上拉着学生走、与学生分道扬镳、甚至在自言自语、不考虑学生听课的感受，尽管备课十分认真，课件设计得图文并茂，自己理解得入木三分，学生却受益不大，也就收获不了最大的授课效果。

上好一节课的关键始于"开场白"。开场白是一节课的"惊堂木"，是讲课内容的"说明书"，是教师讲课风格的"招牌"，是教师和学生联姻的"红娘"，也是教师进入授课状态的"铺路石"，是萌发授课激情的"催化剂"，是万里长征走出的"第一步"，是讲授课程主线当中的"纲"。因此，必须将开场白确定为讲授内容的主要部分，是精雕细刻的重点，投入精力，给予时间。

以胆囊结石授课为例，授课教师讲授内容的定义是"胆囊内发现结石"，向学生揭示的主要矛盾是"石"，在开场白的设计上首先推出"众多结石的图像"，在感官上吸引学生的注意，产生这是什么和为什么展示"石"的疑问，引起思考，属于"质疑"性质。通过图像的媒介作用，教师和学生之间已经进行了无言的沟通，已经产生共鸣，师生之间考虑问题已经开始同步，只不过是教师要说明，学生要接受，启发性教学就此开始，因此是非常合理的。

一张关于"石"的图像能够起到多大的作用，囊括着多少可供利用的价值，全在于教师的构思。假如孤孤立立地摆出来一幅图像，轻描淡写地说上几句，没有深挖出有用的内容，这张图像只能是哗众取宠，充其量也仅仅是添枝加叶，远远起不到开场白的作用。借助这张图，教师需要构思如下内容。

1. 这是活生生的，被放大的"石"，是从患者身上取出来的"石"。

2. 它有别于自然界的石是因为它不具备"岩石"的特性,而是"结石"。

3. 人体内的"石"包括"胃石""粪石""尿石",也包括胆囊内的"结石"。

4. 它之所以有的似鹅卵石,有的很圆、有的呈多边形就说明他的内部有凝聚力,表面有可能接受过相互摩擦,意味着可能是一个,也可能是多个。

5. 图像上的这些"结石"全部来自患者,大小不一、形态不一、颜色不一、软硬度不一,自然让我们想到"结石"的组成结构与形成过程会有不同。

6. 通过这些"结石",我们就可以了解到胆囊内是可以产生"结石"的。

7. 如果每个人的胆囊内都有"结石","结石"就成为我们身体的组成部分,也就不能称为疾病,这节课就不是讲病,而是讲生理了。

8. 因为胆囊结石是病,需要我们去认识它,就必须知道胆囊结石是怎么产生的,这就涉及"结石"形成的成分、基础条件和促成条件。

9. "结石"出现在胆囊,我们要想认识胆囊结石就必须了解胆囊为什么能出现"结石"。

10. 既然胆囊结石是一种病,我们就必须知道胆囊内出现"结石"后,为什么能出现临床症状,有哪些临床表现。

11. 随后就是临床诊断和处理问题。

回过头来,再看一看以上罗列出来的图像内涵,是不是就已经活脱脱地将授课的全部内容梗概地介绍给学生了?图像是不是就成为整个讲授过程的纲,能不能成为新颖的开场白,学生随着教师的思路听课会不会产生兴趣,和教师之间的距离是不是被极大地缩短了?应该能起到这些作用。

"磨刀不误砍柴工",充分利用开场白的启发性作用,就必须给予足够的时间。开场白的方式非常多,胆囊结石授课所设计的开

场白属于直接命中主题类型,地位属于一剂中药配方中"君、臣、左、使"的"君",而不是"药引子"。在多少年之后,学生可能记不住胆囊结石的全部内容,但是可能永远记住胆囊结石的这张图像,由此产生联想和再现,教师的辛苦就已经开花结果了。

由于开场白的设计非常合理,讲授起来很有生活,就改变了呆板的说教意识,形成了和学生对话风格,教师的讲授情绪由此提高,其后就形成一泻千里的态势,一发不可收拾,即使教给学生的是一碗凉水,学生也会感到无限甘甜,寓教于乐和教学相长的道理也在其中了。

通过开场白设计的思考,再分析一下自己的讲授过程,会有很多启发,相信一些问题会迎刃而解。

"无风起浪"开场白

课堂讲授的开场白设计非常讲究,笔者时隔40多年仍没有忘记老师授课的一次开场白,成为与授课教师惺惺相惜的纽带,起名为"有风起浪",祭奠老师的在天之灵。

当时天气已冷,讲中医课的教授已经年过六旬,带着一身老中医的烙印,又超脱于一般中医医生,多了不少新、不少洋、不少西医的做派。这天,循常戴着黑色的呢子礼帽,左手夹着厚厚的教科书,右手提着手杖,胳膊上挎着黑色大氅,照例迈着极其缓慢的步子,挺胸叠肚,斜向左前方目视阶梯教室的全体学生,如同国家元首检阅士兵般地,由门口有节奏地缓步到讲坛前。将近二百名听课学生们顿时感觉泰山压顶,袭来一股肃杀之气,刚才还喧嚣的空气被一下子凝固住了,全神贯注地看着教授习惯地将手杖挂到了讲桌边上,将教科书放到讲台的左上角,黑大氅里子朝外叠到了讲桌一侧,礼帽摘下后放到大氅上。放好了行头,亮好了相后,不紧不慢地抬头、目视众学生,进入到讲课程序。

与往日讲课不同,教授这次没有丝毫兴

奋的表情,高大身躯上扛着硕大的面颊,上面镶嵌着一双炯炯聚光的冷目,在黑边老花镜的眼镜眶上缘迸射出来,似双筒猎枪的枪管有弹待发,尽管是白天,还给人夜深迷路在森林深处看到两缕绿光,或者头顶上站着一只口衔食物的猫头鹰一般的感觉,紧巴得筋骨都觉得刺痛,恨不得时光能够飞驰,月份牌一下子蹦到春夏,又都愿意紧贴在教授的身旁,因为教授讲课实在是妙,妙得令人百听不厌。

只见教授的右手直指阶梯教室的一侧,一字一顿地发布指令"把那扇窗户,给我关上!"如果不是教授带来一股寒气的话,阶梯教室还不至于冷到关窗户的程度。按照平时的习惯,上课时由坐在窗户旁边的学生掌握,感觉不冷就开着窗户,自己觉得冷了点,或者周围有人感觉不舒服就关上,从来没有过坐在窗前的学生不感觉冷,离着窗户最远的授课教师反倒受不了的怪现象。

军令如山,一位学生赶紧站了起来,将这扇窗户关上。随着窗户回归本位,学生们也就把头再次转到了教授的身上,教授的右手仍然摆着"指点江山"的雄姿,估计始终就没有放下来。"那是贼风",一口纯粹地道的老天津口音,由丹田提拉起来,又铿锵落地。学生们平时就喜欢采集教授语言的经典花絮,这下子可算又发现了新大陆,课后"贼风"将可能又流行一阵子。

"那是风邪!""今天我讲的就是'外感风寒'",说着说着,黑板上出现了教授板书的魏碑"外感风邪"4个字,还没等教授的身子转过来,课堂上突然像火山爆发,笑声、鼓掌声、议论声,伴随着折叠椅子的响声,如熔岩进出,似脱缰野马,似闪光般齐刷刷地合奏起来。"你们的一阵子兴奋,完全能够抵御贼风了,谁关的窗户,谁再把它给我开开!"话音未落,又是一片掌声,教室里又恢复到平时教授讲课的氛围中。

多么巧妙的构思,始于进入课堂瞬间。教授用冷幽默处理了自己与学生之间的关系,无中生有地指出了贼风自窗户乘虚而入,能够使人外感风邪,内因有抵御风邪的能力,则风邪不如内。课堂上,再抓住了风邪不等于关窗户,将风邪引申到"风寒湿痹"的辨证范畴内。学生们听课时,愿意老师隔一段时间提供点兴奋剂,开始的爆笑换来了师生的情感交融,以下的课程就像飞流直泻的瀑布,顺势展开,又汇集到学生们的心坎里。

如此表演靠的是真工夫。"本无风,却起浪",全凭课前的构思,或者是灵光闪动,现抓现卖地击中了学生,也因为内心接受了点拨,一记就是几十年。

"不拘一格"开场白

仁者见仁,智者见智,开场白没有固定的格式和内容。听课教师的讲授,可以归纳并设计出几种开场白的方式。

1. 讲授颅内高压症的开场白

(1)"告知性"开场白:"颅内高压症是一种病,用通俗的话说就是颅腔内的压力超过正常范围引起的疾病。这节课所要探讨的内容是颅内压力高到什么程度就被称为颅内高压,什么原因可以造成颅内的压力升高,升高以后会产生什么样的临床表现,我们怎样发现颅内压力是升高了,落脚点是怎样挽救患者的生命和解除患者的痛苦,提高患者的生活质量。"

(2)"说服性"开场白:"标题已经告诉大家这节课介绍的是颅内高压症,高压就不是正常压,更不是低压,颅内高压指的是颅腔内高压力,不是我们经常听说的高血压、高眼压、高胸压、高腹压,而是特指神经中枢部位的高压。中枢神经系统部位出现高压势必涉及机体的整体,出现一系列的病理生理变化,轻者头痛、呕吐,重者休克死亡。根据教学计划的安排,这节课由神经科承担,但是颅内高压症不是神经科的专利,很多非神经系统的疾病同样能产生颅内高压症。在有限的神经科教学时间安排内,提出颅内高压症的课题就说明了这是临床医生必须掌握的知识。我相信，随着我们对颅内高压症知识范畴的学习，学生们能得出完整、清晰的概念。"

（3）"鼓动性"开场白：（学赵本山强调及其广告词）

"地球人都知道"！

"颅内高压症'临床医生都知道'！"

"不是临床医生的老百姓也知道！"

"即将进入临床的你们大家也知道！"

"不是吗？"

"高血压能造成脑出血，颅腔内有了额外的出血，压力能不升高吗？"

"升高了是什么，不就是颅内高压症吗？"

"砂锅不砸不漏，窗户纸不点不破！"

"这节课咱们就点破这层窗户纸，让你承认'地球人都知道'！"

2. 讲授动脉导管未闭的开场白

（1）"告知性"开场白："胎儿在母体内靠脐带供血获得氧气，不需要肺部呼吸，肺循环和体循环必须靠动脉导管通道连接。出生以后伴随着肺循环的开放，动脉导管必须闭合，如果到时候不闭合就会造成先天性疾病，临床上称为动脉导管未闭。这种病能产生一系列循环系统血流动力学的改变，出现相关的症状和体征，需要医生的帮助，采取不同的治疗措施。"

（2）"说服性"开场白："动脉导管是胎儿的正常结构，动脉导管的存在是因为胎儿的肺部处于羊水的环境，没有自主呼吸功能，就必须有动脉导管的存在，否则无法生存。胎儿出生以后，随着第一声哭声，肺部开始工作了，动脉导管就没有存在的必要了，就应该闭合。如果胎儿出生后动脉导管迟迟不闭合就破坏了血液的正常循环路径。这节课就是介绍动脉导管没有闭合的问题。"

（3）"鼓动性"开场白："动脉导管大家有，你有，我有，是从娘胎里出生的人就都有！我说得有错吗？没错！为什么？你想呀，胎儿在母体内能呼吸嘛，能往肺里吸氧水吗？胎

儿的肺没有呼吸功能。胎儿的肺还没有张开，不需要大量的血液，血液必须动过动脉导管把肺循环的血液导入体循环。出生后，肺开始工作，肺循环立即建立，人体就不需要再导血了，动脉导管就随之自然闭合了。该闭合的动脉导管到时候还不闭合，在那捣乱，帮倒忙，人能好好活着吗？这节课研究的就是动脉导管不闭合产生的临床症状和体征，探讨解决的办法。"

再一种方式如下。

"新生儿在娩出的瞬间，通过三种方式告知父母。

第一种方式，是告诉父母我终于离开羊水的环境，我出来了！

第二种方式，是告诉父母我发出了第一声呐喊，我会哭了！

第三种方式，就是和我们今天讲课有关的报告，我的动脉导管闭合了！"

3. 子宫肌瘤的开场白

（1）"告知性"开场白："说一说子宫肌瘤的命名。子宫肌瘤的命名包括了两部分内容，一个是子宫，另一个是肌瘤，子宫不会有异议，不用再说了。肌瘤不同于肌肉瘤，没有"肉"字就是指良性肿瘤，肌瘤的"肌"字不是横纹肌、不是心肌，而是平滑肌，换句话说，我们今天学习的是子宫良性的平滑肌瘤。通过子宫肌瘤的命名我们就可以知道这节课的讲授主线，主要是新生物可以生长在子宫的什么部位，不同部位的肌瘤可以出现什么样的症状和体征，我们是怎样做出诊断的，需要与哪些疾病鉴别，有什么传统和新颖的治疗手段等。"

（2）"说服性"开场白："人类疾病可以概括为五大类，包括炎症、肿瘤、损伤、畸形和不属于上述类，妇产科范畴比其他科室还增加了分娩的相关问题。肿瘤在妇科生殖系统疾病中占有重要地位，尤其是常见病和多发病的子宫肌瘤。在学习子宫肌瘤病的时候，我们应该知道子宫位于盆腔，通过阴道和外界

相通,这样就很容易理解为什么通过双合诊检查能发现子宫的肿瘤,也就能理解为什么子宫肌瘤可以出现阴道出血的症状。当然,我们学习这一节内容离不开诊断和鉴别诊断,以及应该采取的治疗原则。"

(3)"鼓动性"开场白:"最容易诊断的疾病是皮肤病,医生看得见,摸得着。最不好诊断的疾病是你没见过的罕见疾病,找不到诊断依据,不知道从哪下手。妇科子宫肌瘤的诊断相对比较容易,不论是往子宫壁外面生长的、子宫壁内生长的还是向子宫腔内生长的肌瘤,绝大多数可以触摸到,摸不到的可以通过影像学检查间接看到或通过纤维内镜直接看到,你说这有什么难的?要说容易也不尽然,很多基层临床医生医学知识不扎实,还避免不了误诊的发生。说到底是'会了的才不难'。大家跟着我的思路走吧!"

4. 消化性溃疡的开场白

(1)"告知性"开场白:"随着医学的发展,消化性溃疡的诊断水平已经有了飞跃的发展,临床医生可以借助纤维内镜直接观察到病变,获取活检组织进行病理检查。幽门螺杆菌的检出更新了消化性溃疡的诊断和治疗观念,新药物的研制丰富了治疗手段,提高了治疗效果。消化性溃疡诊断能力的进步除了确诊能力提高之外,还表现在确诊时间的提前。再一个就是临床医生必须更精确地掌握使用各种辅助检查的适应证,用医学经济学理念指导自己的工作,全面掌握消化性溃疡的临床表现,采用合理的诊治手段,提高诊治质量。"

(2)"说服性"开场白:"在沿海城市,'老'溃疡病已经越来越少了,因为生活水平普遍提高了,有能力接受治疗的人群多了。工作紧张的白领阶层和涌入城市的民工患消化性溃疡越来越多了,因为精神因素和其他致病因素还不可能避免。得不到明确诊断的溃疡病越来越少了,因为有了纤维内镜直接观察到消化性溃疡的病理改变。得不到治愈的溃

疡病越来越少了,消化性溃疡病的并发症越来越少了,因为发现了幽门螺杆菌的致病因素,有针对性的治疗手段提高了。再过十几年武警系统诊治消化性溃疡的能力会有更大的突破,因为在座的你们已经成材了。为了明天的突破,我们今天学习消化性溃疡的基础知识。"

(3)"鼓动性"开场白:"消化性溃疡是消化内科医生和消化外科医生共同诊治的疾病,内科主要通过药物诊治消化性溃疡,外科主要通过手术治疗溃疡病的并发症。患者接受我们内科医生给的口服药物治病,外科医生只能通过手术治病,常言说'君子动口,小人动手',所以患者说我们是动口的"君子科室",毫无疑问,外科那只能是'动手'的小人科室了。我们今天介绍的是消化性溃疡的诊断、鉴别诊断和治疗原则。也同时简要介绍消化性溃疡没有得到及时、有效的治疗,出现了消化性溃疡的穿孔、出血、癌变和幽门梗阻等并发症,并发症的治疗交给谁来讲解哪?请'动手'的外科!"

5. 讲授门静脉高压症的开场白

(1)"结合性"开场白:"找重点、解疑团、抓主线、串关联,这是定场开篇","说门静脉、道高压、求诊断、要治疗,咱们开门见山"。随后讲门静脉高压症的重点和主线是什么,破解了什么问题就能把教材串联起来,说门静脉就是掌握门静脉系统的解剖,道高压就是破解为什么能出现门静脉系统压力升高的病理生理,由此引出症状和体征,有了症状、体征和辅助检查就不难做出诊断,治疗问题也就迎刃而解了。门静脉高压症的学习思路不同于阑尾炎,阑尾的解剖结构单一,难点在于如何揭示好炎症过程;也不同于肿瘤、损伤和畸形,更接近学习疝气,由门静脉的解剖入手。

(2)"铺垫性"开场白:采用借用语"君子与小人"的方式,讲道:"手术科室的大夫给患者做手术,必须动手;登台演讲的老师给学生

讲大课,必须动口,常言说:'君子动口、小人动手'! 在下的'小人'给大家介绍的是门静脉高压症。"

6. 结合哲理的开场白　讲授室间隔缺损一节课,教师的开场白如下。

"做人要有心术,心术要正,不能邪门歪道,做人缺心眼不行,多了不必要的心眼也不行,这是说道德。先天性心脏疾病很大部分是研究'窟窿眼'的,例如,瓣膜狭窄是指瓣膜孔这个'窟窿眼'狭窄,闭锁不全是说瓣膜孔在心脏收缩时残留了漏血的'窟窿眼',我们今天讲授的'室间隔缺损'也是研究'窟窿眼'的。"

"'室间隔缺损'指的是左右心室之间的隔膜,其作用是保证两个心室各行其道,缺损指的是缺失和损伤,用老百姓的话说就是有了窟窿。隔膜的缺损造成了血液流向的紊乱,必然导致胎儿出生后的一系列症状和体征,形成疾病的特征。这种病发生在胎儿发育阶段,所以属于先天性心脏病,与房间隔缺损和动脉导管未闭归在一个章节介绍。"

"误入禁区"开场白

讲课的开场白起到的作用有目共睹,听课时也常常遇到不善用开场白,或者误用开场白的情况。

1. 某教师进入课堂,等着静场后,对同学们说:"我说的话怎么就不管用?我再跟大家说一遍,为什么不往前坐,这已经是第三次说了!"训斥和批评是影响课堂情绪的大敌,授课质量高的教师能够主动吸引学生聚拢在一起。学生们已经分散到了后排就座,说了也不起作用,就莫不如想更好的措施吸引学生。

2. "我准备得很不充分",这也是能够听到的开场白。授课教师必须准备充分才能上课,否则的话就是对学生们的不够尊重。有的教师把这句话当成了铺垫。也曾经听到过"我是按照七年制学生备课的,没来得及为你

们五年级准备",暴露了授课教师当众区分了学生成色,还准备得不充分。

3. "昨天晚上值夜班,没有睡觉,给大家讲课的声音可能不高,希望大家原谅。"在课堂上的兴奋性是靠教学意识与对学生热爱决定的,连自己都打不起精神,学生听课将何等难熬?这种开场白所起到的作用,无异于灭灯熄火,还没等讲课就制造了乏味的氛围。

4. "我是第一次给学生讲课,希望大家配合我。"教师所讲是实话,不遮不掩,问题是学生们听了会如何想,学生们哪个不希望高能教师讲课?还没有正式讲课就给自己戴上个"初学乍练"的帽子,学生们听课时总留下"能讲好吗"的疑问。

5. "今天讲的是我重点研究的疾病,会给大家提供很多的前沿知识。"授课教师没有很好地阅读教材前言,未必掌握临床授课的"三基""五性""三面对"原则,未必知道给学生讲课是讲教材,不得轻易把自己讲进来,所以才会有这样的开场白。

6. 要避免与主题毫无关系的开场白。例如,一位教师给学生讲述肠梗阻,开场白利用的是,山西运煤车因交通事故和因超载搁置在公路上长达三天,随后介绍了如何受冻、挨饿、买高价矿泉水、手机没电后联络不上,有的感冒发烧,有的腹泻拉肚。为肠梗阻讲课的铺垫变成了介绍交通混乱、道路拥堵、忍饥挨饿、苦不堪言。

7. 开场白不要太长。开场白要点到为止。曾经听过一节课,讲述的是海难的救治,授课者利用了"泰坦尼克号失事"为开场白,手段是放映了部分影视资料,时间长达9分钟,学生们看影视节选很上劲。因为是非教学视频,即便牵强附会评价,也与授课内容关系不大。时间过长则影响了讲授主体内容,造成授课的前松后紧,最后不得不忙着赶时间,追进度,授课效果一般。

8. 不要故意制造悬念。一位授课教师走上讲台,是这样开场的:"我想问问同学们,

知道不知道今天给大家讲什么内容？""知道不知道我将怎样讲？""知道不知道我给大家制作的课件是什么样的？""这节课的重点是什么？"结果除了对第一个问题得到的是零星应答后，其他的问题被学生们非常一致地回答"不知道"。接下来的是学生与教师都哄笑了。

9. 强调重点不要过了头。某位教师给学生讲述胆石症，开场时讲道："这是最重要的一节课，胆石症的发病率已经达到人群的10%，如果不知道胆石症，就很难在临床工作，不要以为只有外科医生要知道胆石症，所有临床医生都要知道这个病，要求你们必须掌握。"胆石症属于常见病，多发病，只是统编教材中的一节课，与其他常见病，多发病处于并列地位，如果每位教师都强调自己讲授的课最重要，也就都没有了重要。

10. 不要以致歉的形式开场。某位教师授课时赶上了医院组织的集体听课，听课教师中有授课教师的导师。于是，这位教师一开场就讲到"在座的有我的老师，听我讲这节课对我有压力，我讲课的质量肯定比不上我的老师们，请老老师们原谅。"授课教师以自谦的语言开场，与听课教师们对话，却忽视了学生对其评价迅即下降，听起课来就会感到乏味，反倒影响了授课质量。

11. 不要以"授课专家"身份自居。一位授课教师给学生讲课的开场白为"我是咱们医院优质大课评比一等奖获得者，我今天讲授的课题就是参加比赛的内容，希望学生们喜欢。"因为参加优质大课讲授时，绝大多数参与评比的教师不熟悉其他专业授课内在质量，评比的是授课形式，并没有深入到讲授内容是否符合学生的需要，结果讲授过程中没有得到学生的共鸣，不但没有博得学生们的喝彩，反而以静息无声的回应收场。

12. 不要谈与授课无关的事情。某位教师给学生讲述胃癌，开场时讲道："我是搞普外科的，按理说应该讲授溃疡病的外科治疗，我也对溃疡病深有研究，安排我讲授胃癌，当然也能讲授，效果也许比不上我给你们讲授溃疡病。"讲授疾病一通百通，只要有一定临床工作经验，只要能够认真研读教材的教师，承担讲授溃疡病与胃癌皆可触类旁通。教师的一席废话 被视为降低身份的铺垫，得不偿失。

13. 不要使用老生常谈的话题。临床教师最常见的开场白是这样的"今天我给大家讲授的这个病是常见病，我通过疾病的定义、流行病学、病理生理改变、临床症状和体征、必要的辅助检查和化验，诊断和鉴别诊断、治疗与预防等，告诉大家这是什么样的病"。讲授疾病都是按照这个程序进行的，学生们都十分清楚，都这样开始授课，学生们听起来就如同嚼蜡。

14. 不要虚假编造，引起反感。学生听课要感到自然，不要使其感到被忽悠了。一次讲授针灸课，授课教师讲："昨天来了一例腰部摔伤患者"，其后讲给学生的是，"我一看没有截瘫，就给患者扎了针灸，取了肾枢穴位、委中穴、阿是穴，采用的是透天凉手法，行针了二十分钟，患者不但腰部不疼了，拔了针就一溜烟地跑回了家"。结果这位教师从此有了"某神针"的绰号，多少年后，学友们聚会时，还谈到这位教师实在"吹牛过了头"。

15. 不要故意使用名人抬高自己。有的教师有意无意地借用名人，使用名人为己所用。例如，开场的头一句离不开"张仲景认为""苏格拉底讲""甲状腺之父说""医学会会长常说""某院士提到""某专家主张"，唯独缺少"教科书上如是说"。

16. 不要突然惊动学生。讲述月经不调时，一位教师对着学生们说：在同学们中肯定有月经不调的，即便你们没有月经不调，你们的家人、亲属、朋友中也一定有月经不调的。讲这样的话，运用这种方式开场讲课，必然造成女学生的尴尬，甚至相互猜忌，忽略了学生们因为联想而受惊动、骚乱，效果不可能理想。

17. 不要使用难以结束的兜圈子开场白。开场白要能始能终,不要放出长线不好收回。例如,一位教师给学生讲母乳喂养,开场白利用的是"动物与人都要吃东西"随后加上了"都要住房""都要穿衣服",再收回来讲"吃东西必须咀嚼""咀嚼就必须靠牙齿""小孩没牙怎么办""就必须喂奶",折腾了半天就是告诉小孩要吃奶这一句话。

18. 不要为了吸引学生而吸引。授课教师讲述阿司匹林一节课时,开场就告诉学生"我会给大家提供很多有意思的小例子",随后教师给学生讲述了阿司匹林以水杨酸为主的化学结构、功能团、取代基等。接着又讲述了药物的物理性质、紫外吸收光谱,红外光谱,直到讲述化学性质,都没有举出所谓的"小例子",这位教师所谓的小例子,无非就是教材中的必要实验。讲述到药理作用时,也脱离临床实际,并没有插入必要的"小例子"。

19. 不要仅仅为了轰动效应而开场。讲授"应急救援的组织与实施"时,一开场就放映了一长段视频内容。此时的授课教师蠢立一旁,一言不发,授课位置一下子拱手交给了放映节目,学生们又看图像,又听音乐,看似课堂氛围十分活跃,却没有将精力集中到"应急救援的定义"上。再加上所取的视频资料中,非为教学设计,展示"救援功能的图像"很小,被夺眼球的宏大场景掩盖。社会恐慌的内容过多,虽有突出救援组织的内容,传授会救援、能救援、消除隐患的信息,有"防范胜于救援""救援黄金时间"等意图,但是传递给学生的效果未必理想。再加上分裂了讲授的整体性,导致学生精力很长时间收不拢,而且秩序动荡。

20. 不要用喧宾夺主的内容开场。讲授"反劫持战斗中武力攻击"一节课,按理说很容易吸引学生的注意力,引起求知的欲望。授课教师一开场讲到"我给大家提供视频资料",接着播放了劫持分子"死路一条""武力

攻击"势不可当、"化装奇袭"以巧制胜、"精确狙击"一举成功。内容涵盖了国内外,有对话,闻枪声,强行攻击时有爆破、攀登、垂降攻击。论场景确实紧张、激烈,论内容确实具体,能够调动学生的兴趣。问题是,学生的感受认知必须靠教师的讲授,接下来的授课并没有与视频内容紧密结合,教师的讲授抵挡不住视频的吸引力,开场时的氛围很快就冷了下来,反而与教师的讲授不匹配。

21. 不要用不恰当的概括语言开场。室间隔缺损的讲授,如果一开场就向学生告知"这节课的讲授内容是三种疾病、两种分流、三种类型,三种临床表现、三种检查手段、多种治疗方法、也包括封堵手术治疗",看似要点突出,实际上非常抽象,授课教师没有带动起学生的求知欲望,学生听不明白,想不到点子上,反而因为罗列了多组数字,多个环节,而且先后缺乏内在联系,一下子就进入了朦胧的月色之中。

22. 不要用可讲可不讲的内容开场。讲述农药中毒一节课,授课教师的开场白是"农民老大哥经常使用农药,我家是农村的,对农药很有体会,使用粉剂喷雾剂时,如果今天刮的是东风,就背着风向走,农药就不至于都喷到了身上。早晨到稻田干活时,因为夜里有露水,衣服被打湿了,也可能沾上农药。很讲究的人知道,生吃黄瓜有可能吃进农药。北京就规定,黄瓜上市必须在采摘 6 小时以后再投放市场,为的是减少农药附着量。这节课就给大家讲讲农药中毒。"这样的开场白意在与学生接近些,未尝不可,但是显得有些肤浅,不生活在农村的学生,也能够知道其中的一些常识,对学生的吸引力不很强,效果没有达到极致。

23. 将日常生活中的错误概念讲给了学生。例如某位教师开场说"自己小时候非常爱吃冰激凌,我的妈妈告诉我老吃冰激凌要得大脖子病",目的是突出大脖子病的概念。估计这位教师来自"大脖子病"的流行区,家

长会以大脖子病吓唬孩子必须听话。可是，吃冰激凌能得大脖子病吗？这是个"致命的错误概念"，家长所谈的目的是用得大脖子病吓唬孩子不要吃冰激凌，放在了临床讲授课堂上使用就大错特错了。

24.授课教师所言是办不到的。某位授课教师开场举例"我遇到一位小儿，来到口腔急症室后，一直在用手打妈妈的脸。患儿的小手无罪，是因为深龋感染后剧烈疼痛。于是我告诉孩子，让我把你牙齿里面的小虫子挖出来就不疼了。等我把深龋开髓治疗后，流出了脓血，患儿怎样了？马上告诉妈妈不痛了。你们今后有机会，在旅途中发现深龋的患者，马上使用牙签，应急进行根管治疗，也会立竿见影。"授课教师给患儿开髓治疗，使用了"小虫子"的比喻，未尝不可。其后，告诉学生用牙签应急处理深龋，因为学生没有诊断能力、没有胆量，治疗深龋未必如此简单，如此告诉就脱离实际了。

"课堂小结"形式多

笔者在网上看到某位编撰者，将课堂小结总结出"16法"，颇感兴趣。原准备另立门户，更改为临床教学小结的20法、15法，后感觉应从师而学，为示敬重原作者，还是应该取用原标题为宜。在此谢过了。

1.归纳式 用准确简练的语言，归纳讲课的内容重点。如"阿司匹林药物的分析——含量测定"的课堂小结如下。

直接酸碱滴定法
水解后剩余滴定法
两步滴定法
HPLC法

如此总结，突出了本药物检测的4种方法，应和了分析与测定的主旨，具体内容涵盖其中，学生更容易记住。

2.点题式 画龙点睛，靠提出一个问题，由学生联系授课内容，展开思维，复习教材。如讲授"感觉"的课堂小结仅为一句话。

如果有人扔给你一个煮熟的热鸡蛋，你是先感觉到它是热的，还是先感觉到它是光滑的？为什么？

如此总结，非常生活化，谁都知道摸热鸡蛋的感觉是什么样的，但是很少有人体会其中的感觉包括什么，联想授课内容则醒目突出。

3.例证式 总结了授课内容，模拟出所讲疾病的轮廓。如前置胎盘的课堂小结如下。

子宫下段胎盘邪
无由反复床上血
前置症状分程度
如何处理看类型

如此总结，活脱脱地突出了无诱因地、反复发作、无痛性的阴道出血，就与胎盘早剥形成鲜明对比，强调前置程度，就为进一步诊断与处理提供了线索。如此编排用语对仗，文字简洁，很容易被学生记住。

4.鉴赏式 在学生欣赏教师的讲授之后，利用课堂小结强化记忆。如胰头癌的课堂小结如下。

"帕瓦罗蒂"
利用"帕"中的"白"字表示"陶土样便"
利用"瓦"象形于眼的结膜与瞳孔，表示"眼的巩膜黄染"
利用"罗"字的"罗锅"，表示"蜷曲体位样疼痛"
利用"蒂"的形状"细长"，表示"慢性消耗性疾病的消瘦、恶病质"

如此总结，路线清晰，内容规整，形象生动，百年不忘。展示给学生，会令学生对教师的良苦用心、学习技巧、构思绝妙，倍加欣赏。

5.释疑式 针对所讲授的内容，简洁明要地予以解释。如"心脏听诊"的课堂小结如下。

掌握心脏听诊瓣膜区的位置、听诊顺序、四个心音的听诊特点、能够区分第一心音和第二心音、理解心音的产生机制。

如此总结,言简意赅,概括了授课内容,解释了授课内容的重点,指出了复习要点。

6. 扩展式 由授课内容,提示到临床需要。如"脂肪酸分解代谢"的课堂小结如下。

脂酸氧化为供能
肝内肝外有不同
肝内生酮肝外用
血中转运相沟通
糖供不足缺少能
脂酸氧化能补充
若是产销不平衡
小心中毒出酮症

如此总结,落脚到"酮症酸中毒"就与临床紧密结合,学以致用。不足之处为罗列了8条,学生难以记忆,稍加简化,择其重点变成4句话就更好了。

此酸供能肝内外
糖原不足我来代
如若出现不平衡
酮症中毒愧难挨

7. 迁移式 引导学生将所授知识来回沟通,由此及彼,由彼及此,强化记忆。如"便秘"的课堂小结如下。

概念:长、干、难
"热"如热锅蚂蚁,宜用麻子仁丸
"气"谐默契,治宜六磨汤
"虚"黄芪汤、润肠丸
"冷"冷如冰川,用济川煎

如此总结,突出了便秘的"长、干、难"症状。在四大机制上的"热"与蚂蚁联系,落脚到"麻子仁丸";"气"与默契联系需磨合,落脚到"六磨汤";"虚"与主药"黄芪"的谐音,落脚到"黄芪汤";"冷"与冰川联系,落脚到"济川煎"。靠课堂小结编织的网,总结了全部讲授重点。

8. 自然式 按照课堂讲授顺序,归纳了授课内容。如"正常分娩"的课堂小结如下。

分娩四要素:产力、产道、胎儿、精神
分娩机制:衔接、下降、俯屈、内旋转、仰伸、复位及外旋转、胎儿娩出

如此总结,将胎儿分娩的全过程统而概之,突出了一个个节点,适应了分娩动态流程,缺一不可。

9. 回应式 课堂小结与授课的开场白相呼应,体现了授课的有始有终。如"子宫内膜异位症"的课堂小结如下。

一个定义 内膜异位
两大症状 痛经、不孕
三种治疗 期待疗法、药物治疗、手术治疗

如此总结,与授课开始的子宫内膜异位相呼应,概括了授课要点。

10. 发散式 是在讲授之后,促使学生立足于书本,想象到患者。如异位妊娠的课堂小结如下。

一个一定:一定要警惕孕卵在子宫外安营扎寨!

两个首先:凡是孕龄妇女以腹痛就诊,首先除外异位妊娠;凡是孕龄妇女有不规则阴道出血,首先考虑是否为妊娠并发症。

三大症状:停经、腹痛、阴道出血决不放过。

如此总结,并没有重复讲授内容,但是延伸开来,很容易根植于学生头脑中,可谓此鸣能惊人。

11. 练习式 授课"动脉导管未闭"的教师展示了如下课堂小结。

心脏听诊:胸骨左缘第2肋闻及粗糙、响亮的连续性机器样杂音

全身体征:脉压增宽,周围血管征
彩色多普勒:五彩镶嵌的异常分流束
治疗:介入治疗

随后,请来了患儿,由学生代表亲自听诊,告诉大家听到了什么。同时展示了诊断的辅助治疗。

如此总结,别开生面,对学生的感性认知起到辅佐作用。只不过有这样的机会不多。还有的教师在小结中引用典型病例,也属于

练习式小结。

12. **比较式** 授课教师安排了内容相仿的训练材料,由同学分析两者之间的异同。如"健康教育学"的课堂小结如下。

了解四个基本概念

掌握 5W 传播模式及基本要素

掌握影响信息传播的因素

随后,展示出安全教育的课件,就两者的异同展开,进一步突出了健康教育的要点。

如此总结,相当于一次实际应用,借助安全教育的宗旨,联系到健康教育,就起到举一反三的作用。

13. **推演式** 授课教师采用引导学生进行推演想象的方法,加深对讲授内容的理解和记忆。如"幽门梗阻"的课堂小结为智取威虎山剧中的座山雕唱段,原文是"联络图我为你,朝思暮想,今日如愿,称心肠",改写如下。

幽门梗阻我为你

朝食暮吐

胃型蠕动

振水音

如此总结,就将幽门梗阻的三大症状用京剧演唱的方式传递给学生,学生靠对耳熟能详的座山雕唱段,推演到幽门梗阻,既有重点,又涵盖内容的主体,结课的铃声响起,课堂内就已经听到个别学生哼起了"幽门梗阻小调"。

14. **假想式** 授课"发热"的教师在假设遇到一位发热患者,在头脑中应该考虑什么,随后展示了课堂小结的以下课件。

两个"一":一个体温调节中枢、一个发热定义

两个"二":两大病因、两大发病机制

一个"三":临床过程分三期

一个"四":发热分四度

一个"六":六种热型

这种总结,相当于给学生一例患者,在学生接诊过程中,看着课件,逐一思考,其间,授课教师陆陆续续地提供必要的临床资料,直到演绎了临床思维的全过程。

15. **扩展式** 授课教师借助联想的方式,把讲授内容与临床需要紧密地联系起来。如"妊娠滋养细胞疾病"的课堂小结时,授课教师提供了一份病例简要。

病例分析:患者,女,23 岁,孕 1 产 0,葡萄胎清宫术后 5 个月,不规则阴道流血 2 个月,近 10 天来咳嗽,痰中带血,感食欲缺乏,仍有早孕反应。入院查体:生命体征平稳,贫血貌,心肺(一),腹平软,肝脾未触及。妇科检查:外阴、阴道正常,宫颈光滑,子宫体前位,如孕 60 天大小,质软,活动,右侧附件可以扪及一直径约 5cm 的包块,表面光滑,活动,无压痛。血绒毛膜促性腺激素 15 000 单位/升。随后提出:①该患者目前最可能的诊断是什么? ②需要与何种疾病鉴别? ③还需要做哪一些检查?

如此总结,就将课堂讲授带入到模拟的临床实践中,促使学生由单纯地记忆授课内容,扩展到患者身上。尽管学生还不甚了解病例的真正含义,却在模糊中感觉到学以致用。每位学生都会从不同角度发现自己认知盈缺,也就有了课后复习的有的放矢。这种小结方式要格外注意提供的病例的科学性、规范性、适用性,以免误导学生诊断疾病竟这般简单。

16. **延伸式** 授课教师的利用课堂小结,提出问题,告知寻找答案的途径与方法。如"乳腺疾病"的课堂小结如下。

乳房淋巴输出途径

乳腺的检查方法

急性乳腺炎和乳腺病的临床表现

乳腺纤维腺瘤、乳管内乳头状瘤临床表现

乳腺癌转移途径

乳腺癌早期表现、临床分期、治疗原则

如此总结,仅从小结方式来说不应提倡,在这里引用是强调授课教师按照这样的思路,告诉学生们,在课后逐条找到答案,争取

能够找到出处,总结出合理答案。

"课堂小结"待商榷

有的课堂小结,受到授课教师构思的影响,或生怕挂一漏万,或简单到骨瘦如柴,或不注意小结的意图,或制作时过于粗糙,未必符合提供课堂小结的初衷。

1. 解析的条目过多。一帧课堂小结的内容为用字母表示了:A 了解、B 呼吸、C 循环、D 除颤、E 心电监护、F 液体和药物、G 判断病因和预后、H 脑复苏、I 加强监护。

分析:授课教师确实希望学生掌握所讲授的内容,总结出 9 项要旨。对于从事某专业的医生固然需要,对初学的学生未免过多了。莫不如在记住心肺功能、脑复苏项下,注意监护、除颤,至于具体采用哪些手段,就未必需要在小结中逐一列出反而醒目好记。

2. 罗列的文字超出学生的视觉范畴。一帧动脉粥样硬化的授课小结为图表,其中包括的文字:高脂血症、动脉内皮损伤、内膜下脂质沉着、两种来源的泡沫细胞、平滑肌前体细胞分泌、泡沫细胞崩解、动脉狭窄、斑块破裂、血栓形成、指纹、纤维斑块、粥样斑块、继发病变等。

分析:课堂小结未必是讲课的复述,如此多的文字,再加上之间的勾连关系,小结就实在难以记忆了。

3. 为了七绝排笔,组织了八句话,又难以表达确实的含义,反而语焉不详。

一帧课堂小结如下。

门脉高压症在先,

系统解剖是主线,

四支交通门腔连,

外在梗阻最关键。

高压始动为源泉,

脾大腹水出血冠,

继发胃疾肝脑病。

治疗区分急择缓。

分析:"在先""主线""源泉""冠"与疾病

相联系多少有些费解。愚己之见,改写成

门脉高压知解剖

侧支循环开通道

脾大腹水加呕血

轻重缓急保逍遥

也许更突出疾病的本质,基本内容全覆盖,关键环节全指出,也便于学生记忆。

4. 误以为小结就必须结全、结满,唯恐搜罗不全。结果一下子"3、4、5、6、7"地给出了 25 项重点内容,欲提示的重点反倒被繁星湮灭。

一帧子宫肌瘤的课堂小结如下。

三种肌瘤

四种变性(主要)

五种鉴别诊断

六种新治疗

七种临床表现

分析:如此之多的内容,未必都需要涵盖在小结内,愚己之见,莫不如不再着重细节,脱身出来,转为临床思维的提示,能否更好些。例如:

三种肌瘤能变性

依此演绎枝节生

抓住病理细推敲

迎刃而解记得牢

5. 小结的内容既繁复、庞杂,又充斥着平摆浮搁的无关话。

一帧白内障的课堂小结如下。

(1)概念:晶状体混浊。

(2)病因:氧化损伤。环境、营养、代谢、遗传、紫外线照射、心血管疾病。

(3)临床表现:①初发期(楔状混浊);②膨胀期(虹膜投影阳性);③成熟期(虹膜投影阴性);④过熟期(虹膜震颤)。

(4)并发症:继发性青光眼,晶状体性葡萄膜炎。

(5)诊断:症状+体征+鉴别诊断。

(6)治疗:药物,手术。

分析:从各个分项判断,授课教师采用的

是教科书式的提示。其中,白内障是指"晶状体混浊",临床诊断为"症状＋体征＋鉴别诊断",为尽人皆知的常识,没有在小结中指出的必要。病因的关键是氧化损伤,其他的环境、营养、代谢、遗传、紫外线照射、心血管疾病等附属于氧化损伤,甚至是进一步的解释,可以只提出氧化损伤。临床表现分为四期,每期又注明了检查所见,显得内容堆积。还可以有更好的小结。

6. 小结中的用词用句,违反了讲授的科学性、先进性、实用性原则。

一帧"烧伤创面处理"的课堂小结如下。

"五"字秘诀:冲、脱、泡、盖、送

清创:先全身后局部

非手术方法:首选包扎,不能包扎;采用暴露或半暴露

手术方法:三度切痂;二度削痂

分析:文字上使用了"秘"字,给人的误解是"秘不可传""独家见解"等内涵。其实对烧伤创面的"冲、脱、泡、盖、送"等处理皆从教科书上摘录,既不新鲜,也无避免外露的必要。非手术方法中,"首选包扎,不能包扎"之间使用的是逗号,就成了"首选包扎,还不能包扎"就相互矛盾了,改为"、"号就成为并列成分。授课教师必须承认课堂讲授不是在讲自己,而是遵从教材,不要哗众取宠,而是本本分分。

7. 制作的课件不美观,缺少美学,填词用句不符合文学规律,被学生们看到,难免对教师尊敬不起来。

一帧"椎间盘突出的影像学诊断"的课堂小结如下。

间盘突出很常见

CT、核磁清晰显

膨出突出看后缘

间孔隐窝亦重点

还有脊髓慢性伤

核磁能将它诊断

分析:最后一句"核磁能将它诊断"既不

符合民间用语的习惯,又与书面文章有差距,读起来还觉得拌嘴。愚己之见,如下改写也许稍微好一些。

CT、核磁识间盘

间孔隐窝兼后缘

格外关注脊髓伤

试问靠谁能诊断

8. 粗制滥造,未曾加工,就将文字写在了小结中,学生们看后既不兴奋,也未必愿意一遍遍品味,讲课结束,此小结也就被搁置了。

一帧"肺部听诊"的课堂小结如下。

正常呼吸音特点及分布区域

啰音的分类

干啰音产生原因、分类及特点

干、湿啰音特点鉴别

湿啰音分类及特点

病理性语音共振的分类及意义

胸膜摩擦音产生原理、常见部位意义及转归

分析:此小结谈到了"正常呼吸音、干啰音、湿啰音、胸膜摩擦音"可以概括为"4种声音"。愚己之见,是否可以更改如下。

干湿啰音易分清

摩擦有声何时停

听诊肺部全方位

入耳在脑辨分明

愚者认为,这种编排是因为肺部听诊不难听出干啰音与湿啰音,无须再多加强调;胸膜摩擦音出现在呼吸终末到下一次呼吸开始的瞬间,时间短暂;再强调肺部听诊不得遗留能够产生呼吸音的部位;突出听到正常或异常呼吸音时,需要辨别肺部的病理改变。

9. 课堂小结还可见到主次不分,轻重不辨,先后颠倒,混杂一片。

一帧"颅内压增高"的课堂小结如下。

神经外科并不难　　颅压增高是关键

头痛呕吐和水肿　　颅压增高三主征

预防库欣和脑疝　　分秒必争保平安

分析:此小结一共 6 段,其中"神经外科并不难 颅压增高是关键",属于一句虚话。按照授课教师的构思,为的是突出颅压增高常见,而且重要,与神经外科的难易无关,颅压增高也不是神经外科的关键内容。再去掉"分秒必争保平安",文字量就缩水了一半。愚已之见,只凭字面上内容,可否更改如下。

颅压增高三主征

头痛呕吐脑水肿

预防库欣与脑疝

三言两语一口清

如此编排包括了三主征、三症状、两方面、一口清,涵盖了讲述内容的病理改变、临床症状、并发症。

10. 为了授课需要,编写了病历,就需要格外注意病历的科学性。

一帧"意识"的课堂小结提供的病历为:许某,男,24 岁,"车祸后意识不清 2 小时"入院。查体:对疼痛刺激无睁眼反应,无言语反应,肢体无反应,双侧瞳孔直径均为 5 毫米,对光反射消失,角膜反射消失,腹壁反射消失,腱反射消失,病理反射消失。四肢肌张力减低,肌力 0 级。

分析:意识不清应该是医学生能够理解的知识,意识不单指完全丧失,其内容足以灌满一节课。授课教师拿出了一份濒临死亡,对外界刺激全无反应,甚至瞳孔已经散大到极致,就不清楚授课教师以"车祸后意识不清 2 小时"的病历为小结的目的何在。

11. 授课教师将口语部分写入课件,口语部分还欺君盖主。

一帧"胸部外伤常见病的护理"课堂小结如下。

本节课我们学习的主要内容为肋骨骨折、气胸(闭合性、开放性、张力性气胸,血胸)、心脏损伤的临床表现及治疗护理要点;胸部损伤的护理。

重点应掌握的内容:气胸的相关知识及胸部损伤的护理要点。特别是胸腔闭式引流的护理(既)及注意事项。

分析:"本节课我们学习的主要内容为肋骨骨折、气胸(闭合性、开放性、张力性气胸,血胸)、心脏损伤的临床表现及治疗、护理要点",属于授课范围和内容,应该由教师口述。"气胸与胸腔闭式引流的护理是授课的髓核""张力性气胸与矛盾呼吸是授课的难点",未必如小结所说,深入研究授课的内容,还有提升课堂小结的空间。

12. 课堂小结的内容缺骨头少肉,有小结与没有小结所差无几。

一帧课堂小结为以下内容:

联系归纳、探究发现、补充查新

一帧课件使用了 4 帧图像,文字分别为:

发病原理、临床表现、临床诊断、治疗原则。

一帧课件如下:

临床、影像、细菌学

疑诊、确诊、活动? 排菌?

这些小结有的提示"科学思维",有的提示"讲授顺序",有的提示"关键词",都有些"打擦边球"的感觉,听课的学生会感到"虎头蛇尾",不解渴。

13. 对于医学生授课需要思考适用性,要与学生的英语水平相匹配,可以提倡传授些英语单词,讲一些简单的课堂口语,切勿"对外国人讲授",或"外国人讲授给中国人",切忌英语不能表示授课的先进性。授课教师整天与同事们讲中文,写中文,唯独到了课堂上变成了英语,实难理解。学生绝不会因为教师讲一口流利的英语,就一定认为其是优秀教师,相反语出听不懂,师生之间没有了共同语言,就令学生感到自己的"听力障碍""盲点颇多""望尘莫及""各行其路",结果是得不偿失。

一帧课件的课堂小结内容如下。

Chronic venous insufficiency (CVI) is a common disease with significant socio-economic consequences. It is estimated that 1%

to 3 ‰ of adults will develop CVI and about 1. 5 ‰ will experience a venous stasis ulcer during their lives. Patients may present with various degree of CVI, ranging from venules, varicose veins, to those with advanced CVI with skin changes like lipodermatosclerosis or venous ulceration.

Both superficial veins and deep veins are responsible for transporting deoxygenated blood from the legs to the heart. The direction of the blood flow is directed by valves in the veins and muscles around them. Veins may become incompetent due to inherent weakness of venous walls or congenital absence of venous valves. The veins may also enlarge, losing competence, following pregnancy or valve damage by blood clots. As a result of this incompetence, blood no longer travels back to the heart efficiently. Over time, the chronically elevated venous pressure would cause a gross distension of veins in the legs, or even damage to tissues due to a lack of oxygen and nutrients.

Apart from conservative measures with postural advice and elastic stockings, surgery would be useful in patients with severe symptoms. Surgery is usually in the form of superficial vein surgery with sapheno-femoral flush ligation with avulsion of varicosity. Injection sclerotherapy may be performed in addition. In patients with advanced CVI, subfascial endoscopic perforator surgery (SEPS) may be helpful.

分析:此小结不属于小结性质,完全引用文章摘录,对学生无提携可言,不宜提倡。

第7章 课件管理

"多媒体课件"优势

绝大多数临床教师由医务人员担任,讲述内容在本专业范畴内,讲述的章节有限,每年的课时数远远少于基础部的专职教师,接触教学理论和知识的机会较少,多凭借对临床教学的朴素理解安排自己的授课,难免存在良莠不齐的现象。

医务人员使用多媒体课件授课,经历过原始的引用阶段,普及阶段,乃至于目前的成熟阶段,逐渐认识到多媒体课件的优越性。目前,制作多媒体课件已经成为授课教师备课的一部分,涌现出很多内涵丰富,重点突出,感染力强,质量上乘的优质多媒体课件,体现了良好的应用意识,理念上给予了足够的重视,下了工夫。也有的多媒体课件质量就不十分好了。经过听课后的思考,感觉到部分年轻的医务人员没有经历过既往的授课年代,对多媒体课件的使用目的还不十分清楚,在多媒体课件与口语讲授之间没有找到契合点,使用起来也就不得心应手了。

1. 没有多媒体课件之前的课堂讲授 没有多媒体课件之前,临床授课只能靠口说,授课教师思考的是如何将学生说明白了,说懂了,灌输全了。缺乏经验的教师记忆不住授课内容,只能依靠备课时编写的讲稿,有的教师离不开讲稿,就只能对着讲稿"全日制"地念稿,有的边讲授边参考讲稿,相当于"半脱产"式,有的尽管有讲稿,讲授时基本上无须使用,成为受学生欢迎的"全脱产"式教师。学生听课时的注意力非常强,为的是在教师口语与书本内容之间找到自己学习的捷径。

靠口语讲解平铺直叙的内容,加上环环紧扣住学生的思维,教学效果还是相当高的。有的教师能够把一节课讲活了,就如同在说评书,步步抓住学生的求知欲,学生听得入神着迷;如同说相声,授课教师提炼一些医疗工作中的趣闻轶事,不时出现一些师生共鸣的哄堂大笑,提高了听课的兴趣;如同唱大鼓,有韵味十足的来言,有余音绕梁的去语,感染学生效仿老师的言谈举止,对某些经典语句还能够朗朗上口,浸透着言传身教,师生之间靠的是简单的语言交流。

单靠口语讲授某些涉及结构性内容时就困难了,例如涉及解剖、组织、病理知识时,再有本事的教师也未必能够说懂学生,就只能靠"挂图"讲课。挂图是出版社专门为了教学印刷的成品,按当时来说价格不菲,医院很少为教师准备,多数得靠私人关系到医学院的教研室借用。能够借来,展示到课堂上,教师照图讲得很带劲,学生们能由抽象到具体地听课,借助图像讲授某些课程就格外受学生们的欢迎。也有的借助模型和实物标本作为辅助教具讲课,条件好的单位能够提供幻灯,因为制作复杂,使用时很不方便,但是多少弥补了口语讲授的不足。

记忆中最难讲授的是胚胎学,有位年过花甲的老教授,通过图示介绍各胚层的变化,很难说清楚三胚层在各阶段的动态演变过程,老师心里十分清楚,学生们却满脑袋一锅糨糊,听不明白。情急之下,授课教授现场脱掉了自己的外衣,站在讲台上转过来,变过去,学生们看着教授又弯腰,又转圈地表演,无论如何都想象不到究竟是怎样变化的,急得老教授再脱下一件上衣,重复表演又一个轮回,问大家:"看明白了吗?"面对老师如此辛苦,额头浸汗,不忍心再看下去了,异口同声地高喊"明白了"。真正搞懂还得靠课下,反复琢磨教材上的几张图片,一点点地模拟出来。

因为缺乏教学的辅助手段,评价老师的授课质量就只有课堂上讲得好不好,学生反映得好不好。

2. 出现多媒体课件以后的课堂讲授 国内应用计算机制作课件始于国外,以中青年为主的一些临床教师,越来越多地接触到国外现成课件,应用到备课上很受启发。有的教师能够收集到本专业主要疾病的代表性课件,使用多媒体课件备课的星星之火开始蔓延,只不过当时有笔记本电脑的教师不很多,课堂上没有投影设备与电脑连接,教学管理中还没有对这种讲课方式做出明确的规定。

多媒体课件开始进入课堂时,主要的是文字录入,然后像放幻灯片一样,一帧帧地播放。此阶段的绝大多数课件照抄了教科书,甚至还有的成为"原文转载",授课教师只需照念,讲课变成了"说""念""看"课,还有的教师以此类课件取代备课,学生们反倒"听不清""看不全",结果并不欢迎授课过程中的这位"第三者"。

再以后,进入了对课件的思考与雕琢阶段,文字内容越来越少,课件就变成了授课纲要,便利于教师的是找到了课堂讲授的索引和重点,学生清楚了内容梗概,师生之间开始有了契合,使用课件授课的教师越来越多。由于在课件引入课堂的过程中,理解不一致,认识不统一,致使课件制作呈现了百花齐放的局面,优质课件与劣质课件并存。

使用课件的普及,带动了课件的制作,必然出现了制作课件朝着两方面发展的趋势。主流方向是提高课件的内涵质量,继续突出讲授环节,合理应用课件的辅助作用,质量越来越高。另一方面是追求课件的外观,采取了与授课内容毫不相干的加点缀、添动画、改字号、变颜色、取背景、搞警示、发声音、出奇招等,课件就变成了夺学生眼球的肢解授课因素,暴露了制作课件的误区。

3. 对多媒体课件的再认识 学生已经适应了利用多媒体课件的讲授模式,多媒体课件发挥了应有的作用,也暴露出对课堂的干扰弊端,成为左右教学质量的"双刃剑"。如何扬弃地发挥课件支持教学功能,规避课件对教学的干扰因素,怎样提高课件的制作质量就成为授课教师的必修课。

由国家引入专家意识,按照名专家的授课思路统一制作课件,再动用计算机软件的制作专家,调整好画面感官,运用好各种突出效果的辅助手段,按照需要增加背景音乐,由有能力的讲解人员配音,其结果必然会出现高质量的课件,推而广之,成为专门产业,就会改变当前小作坊式的课件制作。

当前需要解决的是:①认识到课堂讲授的核心是"讲",为了对讲的加深理解,辅助了"看",看与讲必须相辅相成;②认识到"看"的吸引力容易大于"听",既鼓励学生看好课件,又不影响同时的"听",还能够提高"听"的效果,是衡量课件质量的标准之一;③认识到课件是把"双刃剑",过分渲染课件的外包装,致使听课学生的兴奋点压制住对授课口语的接受,课件就把学生的视觉带离到课件内容之外,拮抗了课堂讲授主线;④课件制作的主导意识,不仅仅是教师的自我满足,更重要的是学生能否认同,符合绝大多数学生的共同需要和审美观点,就成为制作课件的基本原则。

尽管多媒体课件进入课堂的时间不短了,在课堂授课的历史长河中,仍然属于新生事物,还有相当大的提升空间。立足于现有条件,既看到成绩,也发现不足,使临床教师的关注点深入到每一帧具体的课件制作上,研究能否与学生的接受意识共鸣,就有可能涌现出更多、更好的课件。当然,使用课件要避免浮躁心态,绝非强求一律必须使用课件授课,甚至靠有无课件讲授评价授课质量。马三立的"逗你玩相声"中,很多脍炙人口的名句,听一次就终身难忘,经过改编的"逗你玩小品",因为有了图像可视,分散了对语言的专心致志,反而冲淡了名句对鼓膜的冲击。值得授课教师思考的是,不要让课件夺走自己的声音。

"教学课件"需运筹

多媒体教学课件借助文字、图像,甚至动态演示具有很强的表现能力,与学生的视觉吻合,帮助学生与教师的思维同步,便于理解和记忆,促进学生学习的积极性。多媒体课件总体上属于书面语言,需要授课教师精心制作,克服其固有的不足,使之成为教师愿意使用、学生喜闻乐见的教学手段。

1. 多媒体课件的优点颇丰

(1)容易被学生所见:多媒体课件由一帧帧图文并茂的资料组成,可随授课教师的需要设计,课件的内容符合教学需要,投放到大屏幕上,与学生的思维同步,提供给学生良好的视听效果。

(2)涵盖的知识量大:多媒体课件的制作资料多,靠教师的平时积累,可以汇聚相当多的适用内容,既可以突出统编教材规定的知识重点,又可以传授教师对疾病的体会,还可以借鉴互联网上被学界承认的参考内容,而且可以随时调整课件内容,制作出适时、适度的优质课件。

(3)知识的表现力强:现代技术,已经能够将抽象的临床内容具象化,例如,讲述胚胎的发育过程时,既要告诉学生分期,又要使学生掌握各个阶段的变化过程,由一个受精卵转变成待娩出的胎儿,是非常困难的。有了多媒体,就可以将受精卵的演变过程,连续地播放出来,学生眼看着图像,耳听着教师的具体解释,原本抽象的内容不再抽象。学生最感困难的药理、生化、生理、病理等知识,有了

多媒体教学,变得直观和简单了。

(4)知识被网络连接:电脑与人脑的思维有相近之处,一些推导内容讲解的难点在于学生听了后面忘了前面,形成不了整体认识。有了多媒体课件,既可以全面展示全部推理,也可以截取或突出其中的一段,还可以翻来覆去地比较对照,很容易与学生的思维共鸣,有助于开拓和延伸教学视野,扩大所传授的知识面。

(5)利于提高兴奋性:多媒体课件随着教师对知识的理解、授课经验、美学素养,制作能力,多能提供给学生色彩艳丽、文字精美、图像逼真、内容醒目的课件。学生们面对形象具体、逻辑清晰、图文并茂、趣味性强的课件,会很快地兴奋起来,听课的积极性提升,接受效果理想。

2. 多媒体课件并非万能

(1)多媒体勿成"第三者":学生听课需要有"接听、思考、质疑、接受"的过程。授课教师的口语表达内容简单的,能够被学生立即接受;内容稍微复杂些,就需要学生的头脑多转动后接受;内容确实复杂,需要学生深入思考的,接受起来就比较费力。教师授课的习惯是先给出一帧课件,然后讲述,多媒体课件的出现就有可能抢占了学生思考空间,影响到学生思考后的接受能力,成为影响听课的"第三者"。

(2)影响师生之间的直接交流:口语交流离不开面对面地传递情感,靠教师的观察,能够发现学生听明白了、仍有疑问、未理解讲授内容,辅助教师适时调整授课内容,突破重点与难点。多媒体课件的出现,吸引了学生的眼球,教师的精力也受到课件的束缚,相当于师生都与课件打交道。授课教师能娴熟利用课件,具备较好的授课能力,可以最大限度地克服这种缺点,经验不足的教师会因课件的出现,反而降低了与学生的思维交流。

(3)课件能降低教师讲授效果:授课教师有了储备的多媒体课件,有可能出现事先不

充分备课,不看统编教材,不及时更换课件内容,即所谓的"多年一贯制"现象;有的教师越是备课充分,制作的课件质量高,就越容易为了全面展示备课内容,保持课程讲授的流畅性,而忽视学生的信息反馈;有的授课教师制作的多媒体课件质量低下,课堂上又看着课件照本宣科,导致因为有了多媒体课件,反而与学生交流少了,降低了教学效果。

(4)学生的个体差异难缩小:教学原则要求对基础与能力差的学生要"吃小灶",靠教师及时发现,采取措施。有了多媒体课件后,授课教师有了固定,且连续的内容,固化了教师的授课思维与进度,必然很少考虑到学生的个体差异。跟不上讲授的学生只能随大流,半懂半解地听讲授,接受质量会更差。授课教师全神贯注地跟着课件走,绝少会考虑到尚有学生掉队了。

(5)超过学生的接受能力:展示多媒体课件时,出现的文字和图像相当多,被学生尽收眼底,再加上文字和图像直观,容易使学生出现"看见、听见、明白了"的思维短路,容不得质疑自己是否有了更深层次思考。如果再加上多媒体课件的容量过大、授课教师翻页和口语表述过快,就会出现知识在学生头脑中相互挤占位置,造成课堂上明白,复习时糊涂的现象。

(6)课件制作不符合要求:制作课件需要一定的计算机应用能力,多数教师制作的课件有照搬教材的痕迹,有的复制互联网上的现成资料,尚不能充分发挥多媒体功能,出现了文字堆积、色彩搭配不合理,甚至独出心裁,在课件上随意添加干扰内容,影响到课件质量。

3. 认真研究和学习多媒体教学

(1)合理定位多媒体教学:授课教师必须认识到,多媒体教学是众多手段中的一种形式。设想相声演员的身后播放着多媒体解释相声台词,再好的演员也难以获得演出效果,听相声必须侧重于听,课堂讲授同样要侧重

口语。要避免把精力集中到课件上,防止课件与口语脱节。

(2)要根据授课内容分类课件:授课教师要对授课内容加以分类,如查体讲授为直观教学,胚胎发育为演绎教学,缺氧的讲授为逻辑思维推理教学,鉴别诊断为综合教学等。再根据讲授内容设计课件的平铺、罗列、比较、联系、图标、图像、引申等。再制作课件就比较有条理,目的明确。

(3)提高多媒体制作水平:制作多媒体课件需要占有大量的资料,如同既往到各个市场购买原件,回家"攒"电视机那样,先有食材才好烹饪。开始制作课件时,要求版面务必简洁明快,文字宁缺毋滥,字体必须能够被学生看清楚,字体颜色与背景颜色要协调,图片要适用醒目,避免为了渲染反而弄巧成拙。

(4)制作课件要投入思想:制作课件时要考虑是自己要做课件,还是学生需要我提供课件,决定了如何使用课件,展示课件后的学生反映。授课教师要知道,课件是自己的一张名片,必须发挥最大的内在潜力,配和口语讲授,驾驭课堂走势,与学生共鸣,带领学生主动参与。

(5)熟练使用多媒体课件:多媒体课件再好,授课教师不会利用,也很难提高授课质量。多媒体课件能与授课教师的口语拮抗,能降低教师口语的感染力,能分散学生的注意力,能掩盖知识传递的缺陷与漏洞。这就需要授课教师既要始终关注学生听课,又要提防课件对学生的吸引力过强,在师生之间求得平衡,在运用课件的过程中不断总结经验。

由此可见,多媒体教学仅仅是辅助教学的一个工具和手段,多媒体不可能取代口语讲述,不要只看多媒体表面形式。课堂讲述必须以教师的三种语言感动学生,控制住教学空间,发挥好授课教师的综合能力。

"制作课件"随己用

临床教师给学生讲授疾病不是照本宣科

统编教材，也不是单纯直述自己对教材的理解，而是传授规范的医学科学知识。由临床医生向临床教师的转化需要有艰苦的锤炼过程，不娴熟教学理论，不掌握教学规律，不懂得临床授课是医学科学知识和讲授艺术完美结合，就不能称其为合格的临床授课教师。临床教师有责任和义务反思自己的教学工作，在游泳中学会游泳，在实践中增长才干，尽早使自己成为临床教学的行家里手。

医学临床教师有别于临床医生，担任授课任务的临床教师有别于一般临床教师，是因为临床授课教师必须兼备本专业医学知识的科学性和课堂讲授的艺术性，临床课堂讲授课件是授课教师讲授疾病科学性和艺术性的集中体现。当临床教师准备递交一份合格的课堂讲授课件时，你会重新审视自己制作的课件，字斟句酌地精读教材，你就会发现还有很多粗制滥造，连自己都不会满意的遗漏、缺憾或错误，才知道自己专业知识的不足，纠正过来就是难得的提高。

苦于没有为临床医生专门打造临床课堂讲授技能技巧的专业书籍，临床医生只能靠传承去模仿别人的讲课方式方法，导致课堂讲授质量良莠不齐，暴露了课堂讲授的随意性，阻碍了临床医学教育的良性发展。我们所做的工作就是向学生提供一整套可供参考的临床授课课件母版，用自己的辛勤劳动铺平道路，做一颗受人尊重的铺路石子，起到抛砖引玉的作用。

临床课堂讲授是临床教师根据自己对教材的理解，通过个人的深加工而制作成课堂讲授的课件。教师对教材理解不同，所制的讲授课件也不同。通过课件的制作体现临床教师的基本素质，有什么思想就能做出什么样的课件。我们制作的课件只适合自己讲授。因此要求制作供其他人参考的基本课件必须包含教材的主要内容，暂称其为临床课堂讲授课件母版。

制作课件要求临床教师对基础教材的精读，精确到对教材每一个文字的理解，包括标点符号。其标准如同在编写一个章节内容落笔时的字斟句酌，代表教学医院的水平，是一次再学习。

对课件的总体布局要求在 40 张左右。每张多媒体图像的文字在 20～30 个。图像要求清晰、适用、美感。为了保证课件的质量，要求课件制作的三级责任制，即由本人负责编写，科室负责监督制作和审核，教研室或督导组最后定稿。由医院统一控制制作时间。

层次管理要求：制作者制作完整课件，对每帧课件图像做编写说明，讲明课件的内容和含义，体现出课件选择的意义。科室审查内容为授课教师对教材内容已经掌握，课件能够反映教材的基本科学性，做到繁简适度、构思合理、文字精练、图像内容鲜明。教研组或督导组审核内容，符合编著专著的总体要求，能够代表教学医院的最低水平，没有抄袭和违反著作权的痕迹，最终确定被选中的章节内容。

因为采用主编下的每位著作者责任制的编写方法，要求编著者署名姓名，承担质疑和解答问题的责任，因此必须本着宁缺毋滥的原则，对不符合编著要求章节取消录用。鼓励竞争意识，提倡科室成员协同合作。

"欣赏模特"说课件

专家评判时装模特时，主要观察的是模特的三部位骨骼标准及相貌。包括：①身高为 1.78m，如果参赛人数少，达不到国际标准，在身高上允许上下浮动 2～3cm。因此，身高在 1.75～1.81m，均属于标准范围之内；②根据我国的人种特点，三围尺寸的标准一般为胸围 84cm，腰围 61cm，臀围 90cm，有的模特较胖，但臀围不超过标准 2 厘米的也还可以参赛；③时装模特的相貌标准不单纯看漂亮不漂亮，主要是看有没有立体感或个性特点。行家在挑选模特时，更注重其妆后产生的效果,同时根据言谈举止和相貌特征,观察其个性是否能够胜任模特工作。

课件是展示给学生的"模特",必须严格要求课件的"骨架"及"相貌",制作过程中,一旦陷入误区,产生负面效应,就可能削弱了多媒体的优势,甚至适得其反。

1. 课件的"身高"超标准 一节课的时间是有限的,在有限的时间段内,要讲授教材规定的内容,就需要考虑内容的容量,琢磨课件与讲授的所占比例。按照一般规律,一节临床课使用课件数在 40 帧左右为宜,以保证每帧课件停留的时间足以被学生看清楚、看明白,而且不影响接受教师的口语。

"身高超长"的表现为课件的帧数过多。曾经听课一位教师讲授药理知识,所设计的课件共有 52 帧,讲授时如同驾着奔驰车疾驶,授课教师紧忙活,右手离不开鼠标翻页,两眼离不开荧光屏,身体面对大屏幕,讲授变成了解释课件。学生双眼要接受 52 次课件的闪动变换,"视、听、脑"相互对撞,接收效果难以设想。教师讲授时,要留下足够的时间,让学生自己去思考、想象、理解,如果没有足够的时间深入思考,就只能顺应设计者的思维,学生就被动了。

"身材过短"的表现为课件帧数不足。一位教师讲授尿常规检验,课件的数量为 23 帧,展示出一帧课件后,教师讲授了课件所涉及的内容。这帧课件还停留在学生们的眼前,授课教师接着往下讲,所讲授的内容超出了课件内容,课件就成了学生不看不行,看了没用的摆设。

2. 课件的"三围"不够标准 课堂讲授是有"三围"的,包括讲授的开始、中间、结尾三部分,只不过两头少,中间大,与之相适应的课件也就有了"三围标准"。课件不能出现以下现象。

(1)"胸围过大"是指开场阶段的臃肿。有的教师为了烘托授课氛围,喜欢在开场的时候提供一些意图在夺学生眼球的课件,有

的课件与讲授内容吻合,但是所占时间过长,有的与讲授稍微沾边,有的则毫无关系。开场时,学生注意力比较集中,授课教师必须抓住这个时间点,设计好课件,或一鸣惊人,或抓住学生的心理,为以后的讲述铺好路。

(2)"腰围肥大"是指中间阶段侵占了开始与结尾。有的教师没有开场白,进入课堂就讲内容,学生不清楚教师讲什么、怎样讲、如何听,如同摸着石头过河,听到哪算到哪,势必进入灌输式授课模式。有的教师没有收场时的小结或结束语课件,如同急刹车,戛然而止,随后扬长而去,没有留下余音。

(3)"臀围过大"是指结尾阶段细雨绵绵,没完没了。一位教师的结尾课件内涵盖了所有讲授环节,授课教师面对着小结课件,相当于再次复述一遍授课内容。此时的学生已经心浮气躁,听不进去教师所讲,反而导致大煞风景,冲淡了授课效果。

(4)"比例失调"是指每帧课件的容量不妥。表现在有的课件文字超载,图像过多,学生根本看不过来;有的内容简单到可有可无;如果再忽多忽少,意在调动学生的不耐烦情绪就更明显了。

3. 课件的相貌不可恭维 课件是授课教师的名片,要符合美学标准,必须考虑学生看上去会如何评价。制作一帧好的课件未必容易,需要授课教师逐一雕琢,不可草率从事。这方面的缺陷比较普遍,不但屡屡出现,甚至层出不穷。

(1)"花里胡哨"是指授课教师有一种对优质课件的误解,忽视每帧课件必须有"定力",该告诉给学生的务求被学生全部接受,不允许出现干扰因素。曾见过一帧课件上,有小花小草、人头漫画、患者照片、大小不一的字体、惊叹号、箭头、下划线、右上角还有一个动态的儿童表演、右下角一个小兔子、再加上中英文标题。设想,这帧课件首先纳入学生眼帘的是图像还是文字?毫无疑问,肯定是图像。须知五彩缤纷、琳琅满目到了令人

头昏目眩的程度,就必然影响到学生对所学内容的理解和接受。授课教师应着眼于激发学生的学习兴趣,变抽象为具体,化繁为简,更好地帮助学生突破重点难点,提高课堂效率。

(2)"雾里看花"是指课件的颜色、文字比例不符合要求。内容与背景对撞,影响突出内容;文字与背景的颜色设计不合理,看不清楚文字;文字过小,在后排坐着的学生看不清楚;还不包括文字的难以推敲等。

(3)"内容有误"是指课件的科学性有问题。诸如内容错误、错别字、电脑录入同音字、分段不合理、标点使用错误、内容与图像脱节、课件内容与讲授不匹配等。

目前优质课件与劣质课件并存,有的属于制作缺陷,有的归结为不了解课件制作,有的与教学意识不无关系。授课教师必须知道,课件是给学生看的,不是自己愿意如何制作,而是学生要求自己必须怎样制作,有了责任感,再在实践中不断提高,就逐渐进入到优质课件的行列。

"口眼合一"制课件

"洋为中用、古为今用、临床教学为学生所用"的道理不难理解。在这里提出"课件为教师口语所用"的观点似乎有点偏颇,其实不然。

临床授课离不开老师的三种语言,即口述语言、书面语言、形体语言,三者不是并列关系,而是以口述语言为核心,其他两种语言起到辅佐口述语言、加强口述语言,提高口述语言感染力、穿透力的功能。教师讲授可以不使用课件,同样能够传授知识,只有书面语言就失去授课的意义,只有形体语言学生就不明白教师是在干什么,除非聋哑教学。

格外强调"课件为口语服务",是因为有的授课教师的讲授在为课件服务,不是用课件衬托讲授,而是讲授课件上为什么这样写,甚至有的教师整节课在念课件,口语讲述就被课件带走了,导致口语讲述为课件服务。

1. 课件内容替代了讲述口语。讲述眼睑疾病的一帧课件的内容如下。

(1)皮肤薄、组织疏松:充血、水肿。

(2)丰富的血液供应:抵抗力和修复力较强。

(3)美容:临床治疗考虑美容(外伤缝合时,为求美容应修剪创缘,剪去污染皮肤)。

(4)无静脉瓣:易造成海绵窦炎症,禁挤压。

分析:这帧课件内容是教师口述语言的压缩版,由于课件内容抢占了教师口语部分,授课教师不细说不行,详说了就必然重复讲述。如果改成如下:

易充血水肿

知血供丰富

晓无静脉瓣

须注意美容

学生看到的是关键文字,不听老师讲就似是而非,听过老师讲授就非常清楚,仅有的文字内容就比包埋在一串文字中好记忆。

2. 课件转录教科书上的内容。讲述睑腺炎的一帧课件的内容为:化脓性细菌(多为金黄色葡萄球菌)侵入眼睑腺体,进入睫毛毛囊、皮脂腺的急性炎症就是睑腺炎,侵入睑板腺的急性炎症就是内睑炎。

分析:授课教师摘录了整段教材内容,就逼得授课教师必须复述。学生看着课件上文字,听着老师说课件上的文字,尽管发挥了学生的视听功能,但是学生感到乏味。如果改成如下:

腺体分内外

在外睑腺炎

在内睑板腺

至于化脓性细菌感染、侵入到什么腺体、急性炎症都属于授课教师口述部分。如果再加上两种急性感染的图片,课件就说出了此节重点。

3. 课件内容直白。讲述眼睑病病因的一帧课件内容如下。

化脓菌感染:金黄色葡萄球菌为主。

其他:体弱、老年人

慢性消耗性疾病患者

分析:课件上的内容是必须讲授给学生的,按照教科书上的内容制作出的课件还只能如此,还逼得教师念出来。如果变换一种思维,将文字改成图像,就变成:

一个细菌、三个形态各异的小人

如此一来,授课教师说出课件上的三句话,学生看到的是图像,接受起来就更好些。

4. 未经过授课教师的深加工。讲述眼睑炎治疗的一帧课件内容如下。

(1)早期热敷,促炎症吸收。每日 3 次,10 分钟/次。

(2)局部抗生素滴眼液点眼,适当应用抗生素。阿莫西林,氧氟沙星滴眼液等。

分析:这部分内容为教材上的书面语言,授课教师必须深加工成课件语言。改成:

早期热敷

局部用药

周身用药

至于"促炎症吸收。每日 3 次,10 分钟/次""抗生素滴眼液点眼""适当应用抗生素。阿莫西林,氧氟沙星滴眼液等",既不费解,又没有必要让学生一定要记住具体使用什么滴眼剂、什么抗生素,就未必一定要展示在课件上。因为这些内容属于非重点讲述范畴,可以靠教师口语讲述告诉学生,学生随着教学的不断深入,知识面不断扩大,接触临床后的反复熏陶,很容易学会具体的使用方法。

"劣质课件"实添乱

课堂讲授时,因为有了多媒体的课件,能够极大丰富讲课的可视性,是电脑带给授课教师的利剑,运用好了确实能够提高教学质量。

如此好的辅助教学手段,按理说能够被学生们和声喝彩,然而,调查结果却不尽如此。学生们反映教师拿来的课件良莠不齐,有的课件有助于听讲,有的课件给我们听课捣乱,有的课件被老师拿来当教科书使用,对着课件给我们念书,还有的反映课件"花里胡哨""乱不堪言""宋楷混用""分道扬镳""喧宾夺主""节外生枝""不明不白""故作多情"等。学生们的反应一针见血,甚至有点刻薄,是因为他们还没有当教师的体会,不清楚教师的教学能力确有差距,不琢磨教师备课下的工夫,这种反应在情理之中。

临床教师给学生讲授时,靠的是语言的三种表现形式,包括临床教师的口语、被展示在课件上的平面语言、在讲台上的形体语言。学生接受临床教师的讲解时,要求的必须是三者的结合统一。因为有了课件的出现,在讲台上就出现了教师的有声口语和平面的无声语言两种信号,因为处理得不好,口语语言就可能与平面语言脱离、混淆,甚至拮抗。我们可以指出以下现象。

1. 因为一帧课件上的文字云集到几百字,逼得教师不得不念课件,学生虽贪婪地入眼课件文字,无奈时间容不得阅读课件上的内容,就翻过了这帧图像。欲放弃课件上的文字,又被课件上的文字牵了回来,陷入了顾得上看文字,就顾不上听教师讲,头脑中始终留下悬念,课就很难听好。

2. 两类问题融入一帧课件上,教师主讲一帧课件上的内容,另一帧课件变成了累赘,学生不可能有选择地只看教师讲述的课件,急不可待地等着教师讲另一帧课件上的内容,注意力被课件的出现干扰着,杀出的程咬金就起到了负面作用。

3. 需要学生掌握的就是课件上的几个字,本该由教师讲述的内容被同时录用到了课件上,成为滥竽充数的堆积文字。教师的讲解如同复述课件上的文字,必须靠讲解才能突出需要学生必须记住的有限文字,听课的学生也就或聋或盲了。

4. 课件粗制滥造到转抄教科书的程度,课件又"多年一贯制",教师不用事先备课,对着课件念书,叫苦不迭的学生,听讲如同嚼蜡,教学效果也就谈不上了。

5. 授课教师受到所制作的课件束缚,思维脱离不了课件的制约,自始至终面对课件说话,学生看到的只是教师的半个脸,给学生讲课就变成了课件左右授课教师,学生反倒成了看客。

6. 课件上摆着一幅图画,授课教师遥望图像告诉学生"这就是我要讲的",却没有告诉图像意味着什么,没有剖析使用的目的,如同诱导学生去猜谜,图像就成了不受欢迎的八卦阵。

7. 离开课件的讲授还算流畅,念课件文字时却磕磕巴巴,念不出标点符号的语气,断句不当,口头语增多,还有的一口气念不过来一整句话,中间还得换口气,甚至念得还不如学生顺畅,课堂效果就大受影响了。

8. 错误地理解了渲染课堂氛围,使用一些图像资料、影视节选、画外录音等,教师和学生们共同成为观众或听众,如果主题还不尽贴切,就成了找噱头。

9. 课件上随时可见提醒授课教师不要忘记的信息,既然自己都容易忘记就说明临床应利用率低,还要摆到课件上,课件内容就成了为教师服务的附属品了。

10. 授课时需要教师控制鼠标,这是影响授课教师调动激情的破坏因素,除非掌握相当娴熟的授课技巧,能够不看荧屏,不看鼠标,不出现讲授的中断,否则的话就会影响授课的语流、语速、肢体语言的自如流畅。

做到"将课件融入口语中,而不是口语随着课件走"是需要长期训练的,绝大多数的授课教师处于"三分天下"的状态,这就需要我们首先了解课件是把"双刃剑",越依赖课件就越违背教学规律。发现课件是

否影响到自己授课质量的办法是观察学生的眼睛,当学生长时间不看着自己,眼睛直勾勾地盯着课件,与自己的形体语言脱节了,抓不过来了,就说明学生听不到教师的声音了,这帧课件就是失败的,课后就要研究如何改进了。

"推荐课件"显质量

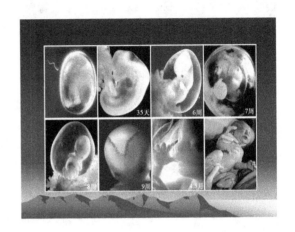

分析:这帧课件用于人胚发育的开篇,由卵子受精到胎儿娩出,非常清楚地反映出人胚发育过程,颜色配比合理,图像清晰可辨,很容易通过视觉理解所讲授的内容,起到提纲挈领的作用。

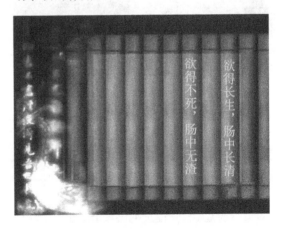

分析:这帧课件用于讲授"便秘"的开篇,背景古香古色,赏心悦目;文字对仗合理,语意清楚,突出了讲授的目的和意义。文字与背景颜色协调,摆放位置经过思考。美中不

足的是使用了两个逗号,而没有用句号。因为文字间有距离,故可以去掉"有头无尾"的逗号。

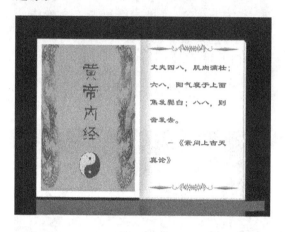

分析:这也是设计很好的一帧课件。因为所讲授的内容并非要求学生背诵,只让学生知道在黄帝内经的"素问上古天真论"曾有所说,所以突出了"黄帝内经"。公示的"黄帝内经"仅有四个字,不会影响学生接受教师的讲述。

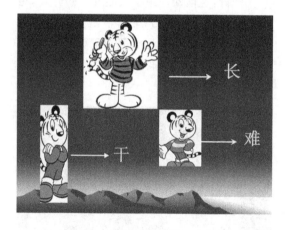

分析:这帧课件用于讲授"便秘"的三个主要症状,使用了三个动画图像和最简洁的文字。用"观臀虎"表示长时间不排便是便秘的最主要症状,放置于突出位置;用"干瞪眼"卡通表示便干;用"难而无措"卡通表示排便困难,简洁明快,重点突出,寓教于乐,便于学生接受和记忆。

分析:这帧课件用于讲授"白内障"的构

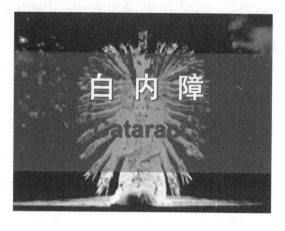

思非常好,背景采用了尽人皆知的"千手观音",暗示了白内障可以致盲。突出文字"白内障"的同时,淡化了背景,埋伏下"视物不清"的潜台词。通过"一切尽在不言中",很形象地告诉学生白内障视物的特点,主题突出,颜色配比也好。

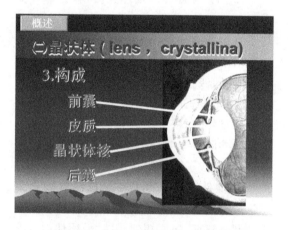

分析:课件制作者采用清晰的眼球剖面示意,介绍晶状体的主要构成。图像切割掉后眼大部分,使晶状体位置居中,给文字预留了较大空间,文字的字号适中,图文配合自然。所用文字不多,指示性强,有利于直观领会。不足之处为课件文字被虚化,看上去有些"晃眼",颜色对比不理想。

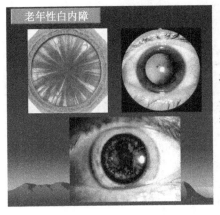

分析:这帧图像文字很少,并没有标记出每帧所示白内障的不同阶段,却为教师提供了更多的讲述空间,学生看着比较直观的图像听课,欲释质疑就必须将注意力集中在教师的口语上,课件就起到了良好的烘托作用。

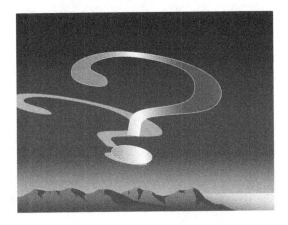

分析:这是讲述子宫内膜异位症的开场图像,以质疑开始,别开生面,而且色泽也不错。讲述子宫内膜异位症的开场白不拘一格,可以随教师的习惯设计。"子宫内膜"好理解,"异位"到的靶器官很多,所表现出来的症状需要靠逻辑思维推理分别讲述,所以使用了"问号"开场,容易唤醒学生的独立思考。

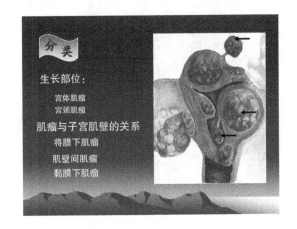

分析:这是讲授子宫肌瘤与子宫壁关系的一帧课件。示意图非常清晰地反映了两者之间的关系,图像也非常醒目。文字部分使用了不同颜色,突出了宫体与宫颈部位的肌瘤,强调了与子宫肌壁的关系。美中不足的是红色箭头使用不当,指示黏膜下肌瘤应在更典型的部位;紫色的文字颜色与背景色调对比不突出。

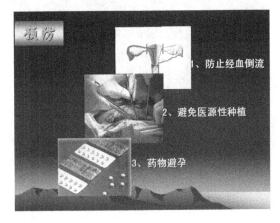

分析:这帧图像突出了预防子宫内膜异位症的三方面独立内容,讲述的口语不多,文字内容清晰可见,三帧配图的含义直观清楚,对口语讲授起到陪衬作用。设计上,采用了图压图方式,既没有影响到图像要说的话,又使结构紧凑,就比排开放置的效果好。

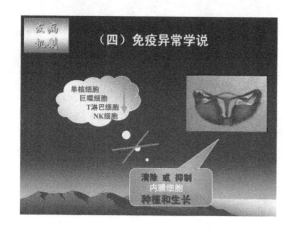

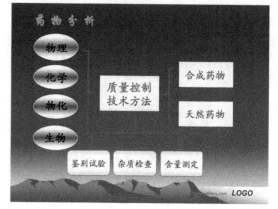

分析:这一帧图像包括了文字、图像,显示了相互之间的关系,内容完整。讲述子宫内膜异位症病因的免疫异常学说时,内容较繁复,不需要学生在课堂上记住具体细节,所以采用"大写意"手笔,圈出框框,示意关系,提示学生课下读书的线索,就显示出课堂讲授的启发性。

分析:这是讲授"药物分析"的一帧课件,一眼就可以看出包括了四部分内容,提示了各部分之间的内在联系,给了学生深刻的整体印象。课件上同时标记了图像的出处,表示了对原著的尊重,体现了科学态度。

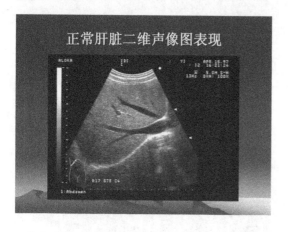

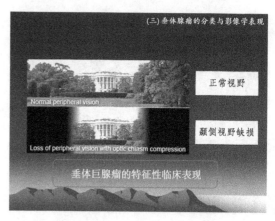

分析:这帧课件用于讲述超声"管状图像"的成像原理和表现,选图上乘。授课时,必须选取清晰可见的图像,尤其讲述超声诊断时,有的授课教师选图模糊不清,不得不配上文字说明、箭头指示等,结果造成只有教师明白,学生不知道图例要说什么,配图就达不到预期目的。

分析:这是一帧讲授视野的课件,图像显示的垂体巨腺瘤特征性症状很直观,无须学生刻意琢磨;授课教师很容易进入图像说正常,走出图像说颞侧视野缺损原因;学生看到的是确实有缺损,听到的是具体讲述,结果是"图文合一",甚至终身不忘。

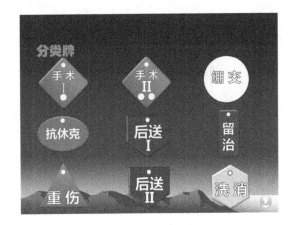

分析：这是一帧显示救援伤情和危重程度的标志牌，分为七种形状，五种颜色，初看似乎觉得课件的容量过大，但是仔细分析每种分类牌的内涵简单，提示的内容很容易理解，还可以按照"治与护""留与送"，再进一步分割，如此设计反而便于记忆。

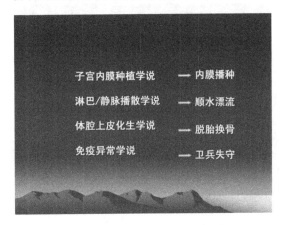

分析：子宫内膜异位症的病因学说被教师总结成了四句话，非常好记。尤其值得学习的是，所总结的几句话与学说内容"天衣无缝"，既形象，又生动，很适合学生听课的胃口，可谓经典之作。反映授课教师事先费了不少心血备课和制作课件，其敬业精神和学习方法也会感动学生效仿。

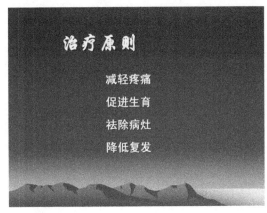

分析：讲授子宫内膜异位症的治疗原则时，只用了四个字数不可能再少的排比句，概括了教材中的一大段内容，即所谓的临床授课是将教材文字讲少了，而不是越讲越多，越讲越乱，体现的是启发式教学理念。

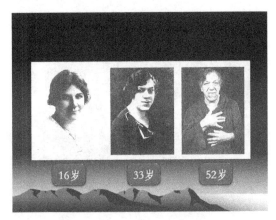

分析：给学生一位女士在不同年龄所照的照片，照片中的主人公由于患有肢端肥大症，她的面孔、四肢形态发生了巨大变化，如面容逐渐变丑，下颌变长，手掌变得粗大，动态地演示了肢端肥大症疾病的发展。再讲述"垂体腺瘤"就比较容易了。

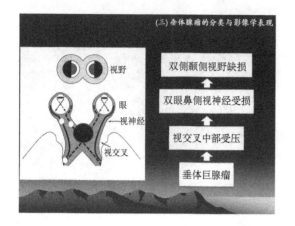

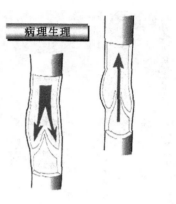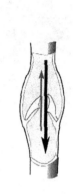

分析： 这张图像的纲领清晰，内容有层次，文字不多，示意性很好。右边的文字很好地配合了图像，对图像起到叠加作用。适用于多环节、多部位、多结构病因的讲述。设计手法为"变抽象为具体"。

分析： 这帧图像用于讲授大隐静脉曲张发病机制，示意静脉瓣膜关闭不全，导致静脉血倒流。因为没有文字，反而更突出了血流方向和大隐静脉曲张的成因。原作的设计构思非常好，转用的教师没有添加多余的文字，使版面非常干净。

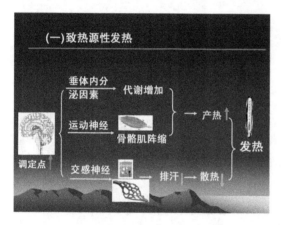

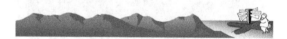

分析： 这是讲授发热机制的一帧课件，落脚在产热和散热不平衡，产热多于散热。用这样的图像表示出来，就将多环节的原因形象化了。所配合的五个小图各有其意，并不累赘。红色的文字突出了启动机制的"测定点"，导致结果的"发热"，再加上整体布局合理，就起到了引领学生学习的功能。

分析： 这帧课件介绍的是健康传播的研究领域，属于内容宽泛的讲授，提示给学生的是5个"W"，有提示、有解释、有说明、有范围，而且有比较，有层次，用语不多，条理清楚。授课教师比对着课件内容，提示着理解和记忆方法，对学生就有了实用性和适用性。

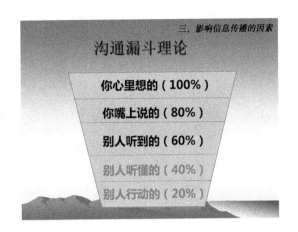

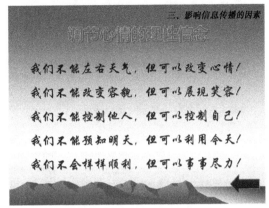

分析:这帧课件介绍的是沟通的"漏斗理论",包括了"说者与闻者""欲说与想知""讲述技巧与闻者能动""语出的效果递减""言之与动之"的诸多关系,一系列抽象的内容被直观地反映在课件中。尤其这五层关系按照20%的递减,很容易被学生记住。

分析:这是一帧讲授"沟通"的课件。用一些至理名言介绍调节对方心情的理性信念,利用了五个排比句,对于处理医患关系有指导意义。尽管课件上的文字数量很多,但是重点突出,便于教师的发挥,容易被学生接受。

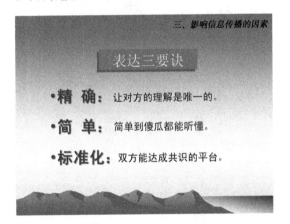

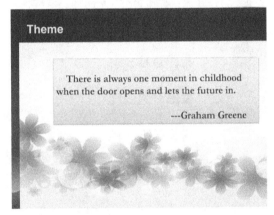

分析:这帧课件讲述的是沟通的具体要求。课件中既有醒目的"三要诀",又有字体突出的具体内容,再辅以略加解释,就为讲授铺平了道路。而且文字布局合理,版面整洁,解释用语生动,与教材内容的同步性好。

分析:这帧课件的颜色配比相当好,主题、背景、内容协调,重点突出,布局合理。一帧好的课件未必花花哨哨,即便有些花哨但是不喧宾夺主,也不失为好,关键是让学生看着舒服。

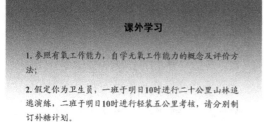

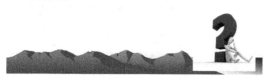

分析:讲授结束前,给学生提示课外学习线索时,提出了具体内容,属于应用题范畴,配合了右下角含有"问号"的小图,就不显得多余。相当于将应用题原有的"问号"扩大化,艺术化,并搬到了右下角。

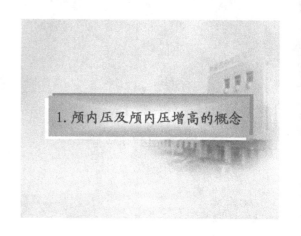

分析:这是一帧讲授颅压升高的课件,制作者不惜用整版突出"基本概念",课件就替教师说出了"概念十分重要"这句话,凸显了授课教师以定义为纲的讲授理念,符合课堂讲授原则。

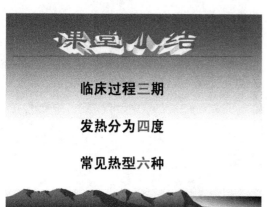

分析:"发热"的课堂小结用了三句话,涵盖了讲述的重点。尤其这节课的特点是内容比较凌乱,广泛应用于临床,需要学生必须掌握,用红体字突出了"三、四、六",就相当于给了学生掌握全部内容的纲,顺着这个线索纲举目张,不失为理想的课堂小结。

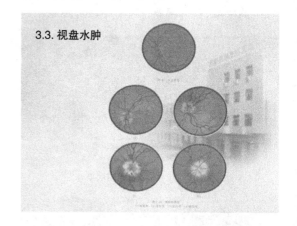

分析:这是一帧讲授视盘水肿的课件,突出了程度不同的视盘水肿的眼底图像。尽管课件上还有很多空间可以标记文字,但是作者追求的是"主题突出""以图带路""结合所见""侃侃道来"的效果。

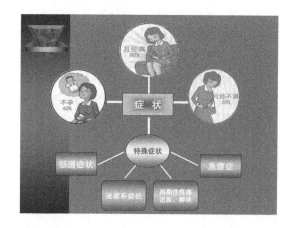

分析:这是一帧讲授子宫内膜异位症的课件。设计手法为分列"局部与整体""常见与特殊""妇科与其他""图像与文字",讲授症状就由平面变得稍微立体,将所涉及的知识有条理地传递给学生,提示了读书方法。

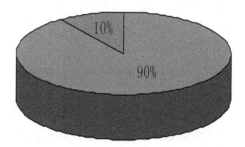

肢体血管病的分配比例

下肢静脉曲张

分析:这是一帧介绍下肢静脉曲张发病率的课件,强调下肢静脉曲张占全部血管病的 10%。由于饼图刻意标出了"10%",其余部分未再细化各种原因,就将这"10%"烙印在学生的头脑中,而且一定知道指的是下肢静脉曲张,图像该说的话已经淋漓尽致了。

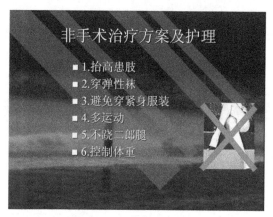

分析:这帧课件用于讲授下肢静脉曲张的非手术治疗方案和护理。分列出 6 项内容,其中"不跷二郎腿"常被学生所忽视,于是选取了一个小图,构思合理。需要提醒的是,配置的小图只需要告诉什么是"二郎腿"就足矣了,无须使用如此大的"×"示意"不",说了小图不该说的话,致使图像极不美观。

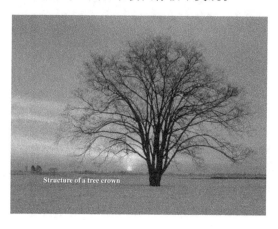

分析:这是授课开篇的一帧课件,用于讲授"胆道系统"疾病比较合理,孤零零的一棵老树,不但显示出胆道组成由肝窦开始,直到树枝、树杈、树干,甚至根部进入十二指肠,还显示了肝内动静脉和门脉的复杂结构。有了这样的印象,学生听课时的头绪就非常清楚了。

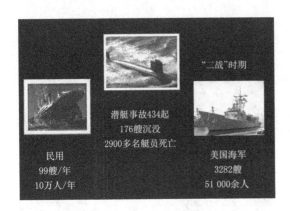

分析:这是介绍海难的一帧课件,属于泛泛介绍内容,取自于媒体的数字统计,用黑色背景表示灾难,采用小图反映不同海难的原因,再配以统计数字,很能说明问题。画面布局合理,文字清晰,视觉效果好。

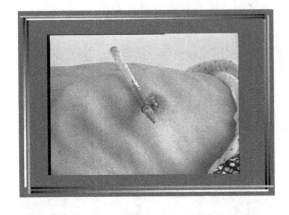

分析:这是一帧反映心尖冲动的课件,笔随心尖冲动起伏,就不但告诉了心尖冲动,还告诉了临床观察方法。红花与绿叶配合绝妙。

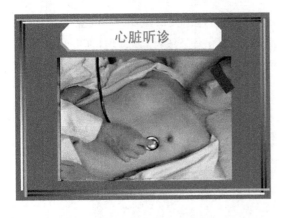

分析:这帧课件突出的是检查规范,包括患者的平躺姿势、心脏听诊的显露范围、医生的站位、听诊器的胶管长度、手执听诊器头的姿势,听诊器头摆放位置与接触体表的力度等,都符合规范要求。有的课件选图取自非教学医院,传递给学生的是"随心所欲",应该避免。

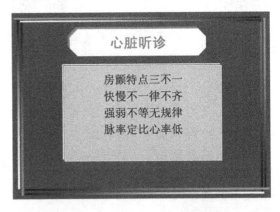

分析:这是一帧介绍听诊心房颤动的课件,授课教师为学生总结出四句话,尽管内容应该为"四不一",但是用心值得肯定,体现出设计课件"简而明"的意图。

三、分类

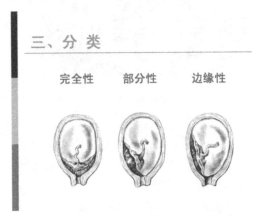

分析:这是介绍前置胎盘病因分类的一帧课件。用图示意得非常清楚,文字配合很说明问题,版面设计得干净利索,看上去一目了然。利用这帧图像讲课,就省去教师的很多口舌,学生的思维与教师同步,课件就起到了密切师生思维交融的"红娘"作用。

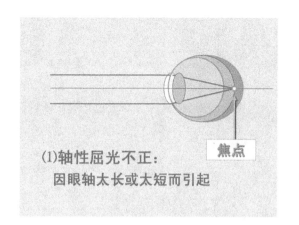

(1)轴性屈光不正:
因眼轴太长或太短而引起

　　分析:这帧课件设计得很好,很能反映轴性屈光不正,尤其用不同颜色表示眼轴的过长、过短,造成的聚焦点不在视网膜上。设计课件的目的是替代教师讲出不好说的话,说不透的话,学生不好接受的话,而不是与教师说同样的话,更不能抢走教师该讲的话。

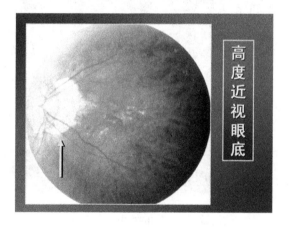

　　分析:这是一帧高度近视的眼底课件,显示了黄斑区和视网膜的病理改变。图片与文字配合得体,硕大的眼底图像清晰可见,箭头示意准确,留下的印象颇深,再结合图像讲授,就便于学生接受教材的内容。

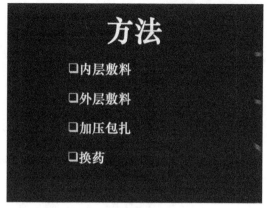

　　分析:这是一帧讲述烧伤包扎方法的课件。有的教师设计课件时,利用烧伤照片非常丰富的优势,愿意靠照片反映具体操作。学生因为没有接触过具体的烧伤病人,不甚了解烧伤换药的基础知识,即便给出了图片也只能是抽象接受。本课件设计意图仅仅告诉"如此一来",反倒容易理解。

手术治疗－原则

❖生命第一、功能第二、外观第三

❖中面积、大面积:封闭创面为主

❖小面积:封闭创面＋早期整形

　　分析:这是一帧介绍烧伤手术治疗原则的课件,内容有层次,有分类,有具体要求;文字布局合理,字号大小适中;大中面积与小面积的颜色不同,就使整体结构被细化了,看着课件听课就很好地动员了学生的眼、耳、脑同步。

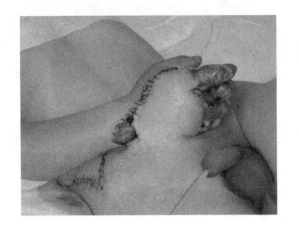

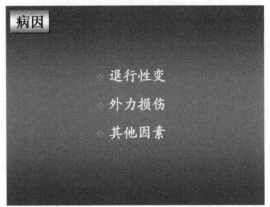

分析:这帧课件的用图合理,讲述的是皮瓣转移,同时与非皮瓣转移的创面形成对比,突出了皮瓣转移的优点。尤其腕部有伤口的裸露部分,告诉学生皮瓣转移并非万能,能唤起学生的主动思维,给教师与学生互动预留出讲授的余量,课件又起到了质疑与释疑的功能。

分析:这是一帧讲述椎间盘突出症的病因课件,3段12个字,突出的是"纲",没有解释的文字,学生看了一目了然。剩下的是听教师讲述,教师为自己留下了非常多的讲授内容,课件就增强了口语的穿透性。

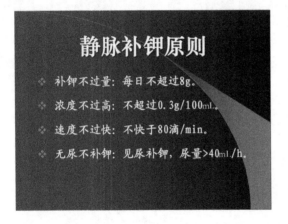

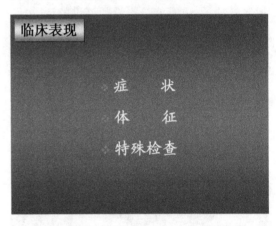

分析:这帧课件的文字、颜色、布局均很理想。排比了经典的四句话,为临床工作必知内容,有告诫,有实践,立意清晰,重点突出,既便于讲授,又容易被学生接受。

分析:这帧图像的视觉效果非常好。三排字的字数不均等,由于将症状与体征的字间距拉开,使中央的文字成为形状规整的长方块,看上去很舒服。设计课件时必须注意美学,离不开中国人的审美观念,如"位在中央""左右对称""首尾呼应""疏密有度""简洁明快""对比适中""图文并茂""色调柔和""景深有度"等。

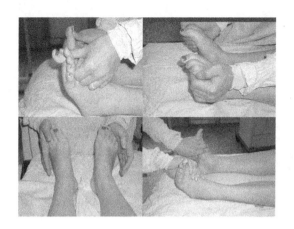

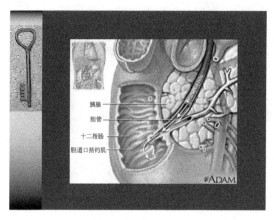

分析:这是一帧非常好的课件,被授课教师讲述椎间盘突出症的神经受压体征。四幅图像的医生站位合理,有检查手法,有比较,尤为突出的是患者的脚趾甲被染红,被取景在图像的显著位置,应该是匠心独具的取像者故意而为。

分析:这是讲授胰头癌的一帧课件,取图于现成资料。颜色醒目,对比强烈,示意清楚,文字标注合理,箭头给人动态感,很容易接受十二指肠乳头部位的解剖概念。

"课件内容"藏错误

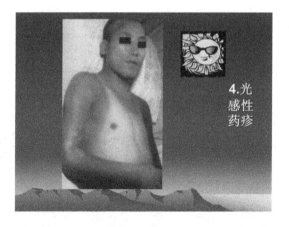

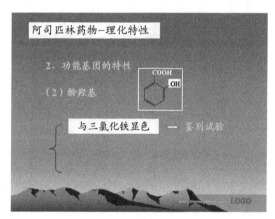

分析:这帧课件介绍的是光感性药疹。图像的背景与背心光照留痕十分突出,显示的图像颜色偏暖,文字居于一侧,小向日葵图发出了日照的无声语言。课件属于讲授的辅助工具,允许讲述者设计。这帧课件将文字摆放到右侧,与患者面部朝向对应,使整体结合密切,比放于左侧的效果好,如果再调整文字靠内下方,就更好了。

分析:这帧课件使用了大括号,也称为花括号,用以连接需一起考虑的、相等的或成对的项目。不允许使用了大括号,而没有相关内容。这帧课件出现后,学生必然关注到"还应该有话要说,为什么没有说出来?"思维上的闪念,就干扰了听课的精力集中。

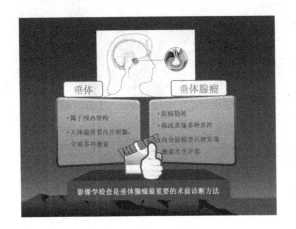

分析：本课件的标题是"影像学检查是垂体瘤最重要的术前诊断方法"，但是图和文字均与主题不相干。较为完整的内容被切割成条条块块，不清楚表示赞扬的拇指有何用意，应该属于意欲"千方百计"地渲染，结果反倒湮没了讲授的主题。

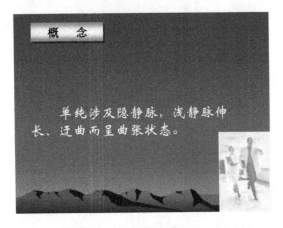

分析：这帧课件讲的是原发性大隐静脉曲张的定义。课件上的定义肢解了教科书内容，仅介绍了定义的一部分，教给学生的是"不完整知识"，属于授课的大忌。右下角的图像属于无关干扰，人物还较模糊，文字的摆放位置不好，整个构图欠思考。

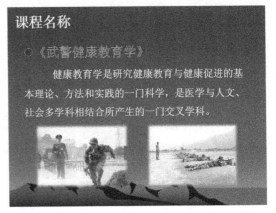

分析：根据标点符号使用规定，标题的双引号，指的是武警健康教育的"书名"。因为有了特指，定义的文字内容就必须突出武警健康教育，如"武警健康教育学是……"否则，两者就不搭配。文字与图像之间联系不上。文字讲的是健康教育。图像反映的是演习和训练。

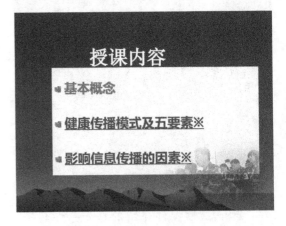

分析：在三个内容中，除了基本概念之外，都做了下划线和重点标记符号，还改变了颜色。要知道，授课内容中，最为重要的是"基本概念"，是授课的纲，必须重笔浓然，并围绕基本概念讲述，反映授课教师尚未理解其重要性。版面结构也欠合理。

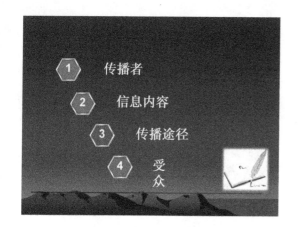

分析:这帧课件清晰、简捷、色调合理。问题出在错误地使用了右下角的小图。由于放置了小图,致使原来平排的"受众"不但出格,还被挤成了上下罗列。很好的课件反而变成了构图错误课件。

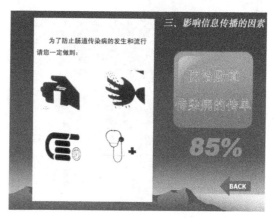

分析:左边的图片取材"传单"的转录,图示内容未必尽人皆知,莫不如加注文字说明。右边方框内的文字属于多余,没有必要用其替代口语内容。"85%"的用意不详,致使课件不完整。全面考虑,被归类为错误课件。

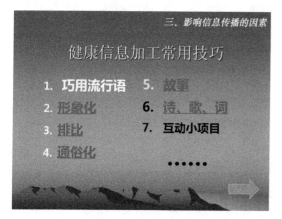

分析:这帧课件的设计相当乱。数字、文字用好几种颜色,同一条目的颜色还不同,有的加用了下划线,还使用了删节号,不知道重点指向哪里。再加上鲜艳的红箭头指向了课件之外,结果是一头雾水,应属于错误。

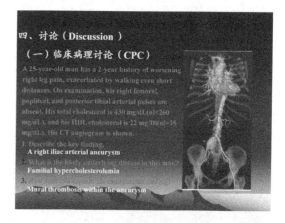

分析:病理讨论属于逻辑思维推理过程,学生接受英语的能力有限,一旦对英语单词认知困难,就可能切断了思维的连续性。凭借初学者一堂课上所接受的疾病知识,对病理讨论既难适应,也无效果,属于教师的用意错误。

Glasgow昏迷评分法

睁眼反应	评分	语言反应	评分	运动反应	评分
自动睁眼	4	回答正确	5	指令动作	6
呼唤睁眼	3	回答错误	4	刺痛定位	5
痛时睁眼	2	唇动不清		刺痛回缩	4
无反应	1	有音无语		常屈曲	
		无反应		异常伸直	

分析:这是被课件制作者随意更改后的"昏迷评分法",标题不清、区分不明、数字倒序、位置错乱。课件是给学生看的,切莫自己不明白,学生更不明白。制作课件后,必须找同行们先看看,这些明显的错误就不会出现了。

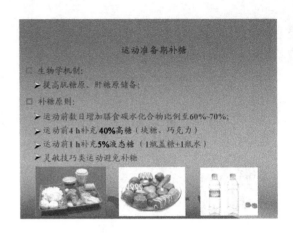

分析:这是反映"运动准备期补糖"的课件。左边套餐的碳水化合物比例为常用食谱,不符合运动员所食要求;右边展示的是矿泉水瓶盖,其含糖量达不到 5% 糖水。因为生活常识与运动需要有距离,很少有现成图像所能表示,就不要勉强配图。

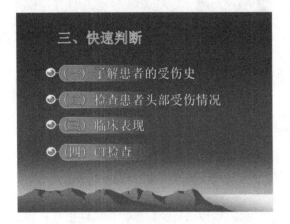

分析:标题是"快速判断",展示给学生就必须有"确实快速"的效果。实际内容却是"诊断常规"或"诊断流程"。所谓的"快速"就成了忽悠学生的噱头,这是授课时必须避免的"不实之词"。

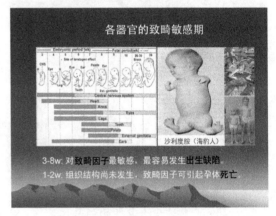

分析:"沙利度胺"治疗妊娠呕吐反应后发现许多新生儿的上肢、下肢特别短小,甚至没有臂部和腿部,手脚直接连在身体上,其形状酷似"海豹",发病率极其有限。突出"海豹"与讲授主体不吻合,课件就违反了"适用性"原则。

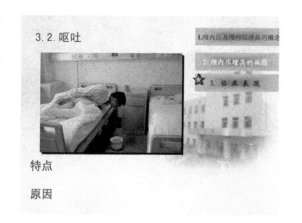

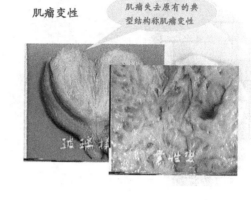

分析：授课内容为讲述"喷射性呕吐"。喷射性呕吐的特点为不恶心，毫无准备地直接喷出，而且喷射的力度大，很少能够通过一张图像表示出来，除非采用录像资料。这张图像恰恰不属于喷射性呕吐，不但成拙，反而错误。

分析：采用放映技巧也是授课教师常用的手段。这帧课件就使用了飞入技巧。问题既然飞入，就必须将"红色变性""透明变性""囊性变""脂肪变性"陆续并入，不能割裂开来只取其二。讲授多病理知识不适宜利用这种技巧。

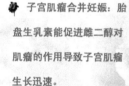

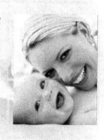

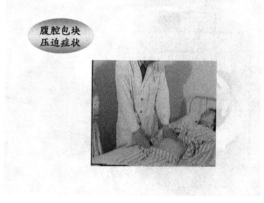

分析：课件中"添枝加叶"的现象很常见。这是为了讲授"子宫肌瘤合并妊娠"的课件，左边有个不解其意的小标志；右边有个母子恩爱的画片，而且欢喜至极，全无疾病氛围。与讲课主题不搭配，轻言不妥，重言就是错误了。

分析：给学生讲授触诊时，必须使用规范图片。这幅图片的患者下肢体位平置，双手未置于胸前，暴露的腹部上界未达剑突下，下界未达耻骨结节，属于网上的随意图片，不适宜教学时使用，否则就有传达错误信息之虞。

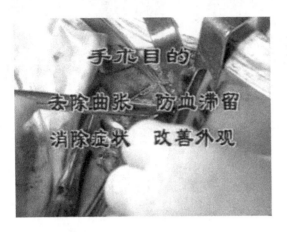

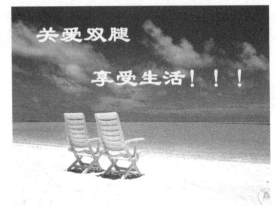

分析:这是讲授大隐静脉曲张的一帧课件,讲述的是手术目的,并没有涉及手术方法,没有必要添加手术操作的背景图像。背景的手术图像使用了肋骨扩张器,显然显示的是开胸手术,属于不允许的"张冠李戴"性错误。

分析:这是讲授大隐静脉曲张的一帧小结后的结束图像。海边的两把靠背椅各有四条"异型腿",关爱双腿绝不可能提倡坐着,抑或指有了好的双腿才可能到这里旅游,不明白为什么设计出这样的课件。属于"词不达意"的设计错误。

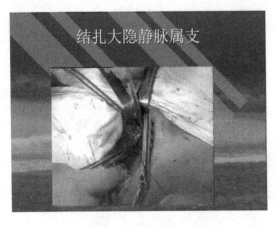

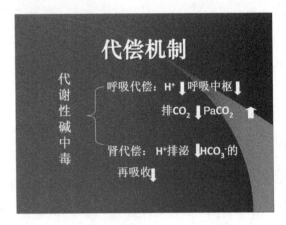

分析:选择演示手术操作的图像比较困难,尤其学生距离手术实践遥远,故多数授课教师采用"手术示意图",看似平面些,不够逼真,但是便于学生理解。这帧讲述结扎大隐静脉属支的手术图像黑乎乎,连基本组织结构都看不清,更谈不上哪里是静脉属支,不应该用于教学课件。

分析:这帧图像的总体布局欠合理,文字偏于右侧。讲述的是代谢性碱中毒的代偿机制,内容属于系列过程,其中,"$PaCO_2$"后面使用的箭头标识被增宽是没有道理的,而且文字明显堆积,箭头标识甚至压住文字。

3.综合病史及上述实验室资料,得出水、电解质及酸碱失调的类型及程度的正确诊断。

4.在积极治疗原发病的同时,制订纠正水、电解质及酸碱失调的综合治疗方案。如果存在多种失调,应分轻重缓急,依次予以调整纠正。首先要处理的应该是:

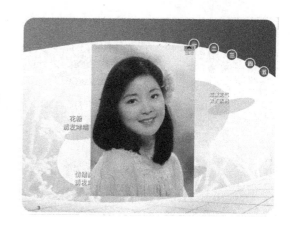

分析:这帧图像的末尾为"首先要处理的应该是:",如同断了线的风筝,或"且听下回分解",属于没有必要出现的"鬼探头"。所录用的文字为教科书原文,不符合制作课件的原则。

左侧心力衰竭

二、体征

(一)肺部体征:两肺底可闻及湿啰音,甚至满肺湿啰音伴哮鸣音。严重者有发绀,少数患者有胸腔积液,多见于右侧,胸腔积液蛋白含量高。

分析:授课教师常利用颜色突出重点,本帧课件就是用了红色突出了"湿啰音",问题是左侧心力衰竭的肺部体征不仅仅是两肺底可闻及湿啰音,更需要重视的是与肺部体征相关联的系统症状。

分析:课件中出现邓丽君的特写照,意在告诉学生邓丽君是支气管哮喘患者,问题是周围加上了花粉诱发哮喘、过量使用支气管扩张药、情绪激动诱发哮喘的病因,恐怕就与邓丽君的哮喘未必吻合了。也有的课件使用了撒切尔特写照,讲述动脉粥样硬化症,属于猎奇性质,"图未达意"。

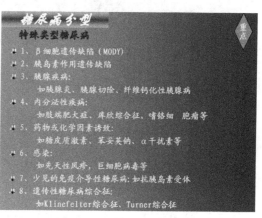

分析:授课教师对教材要深入研究,权衡授课的重点。这帧课件的小标题是"特殊类型糖尿病",所列疾病有的已经超出教学大纲的要求,应该作为初学者了解的内容,却在右上角标记为"重点",违反了教学的适用性原则。

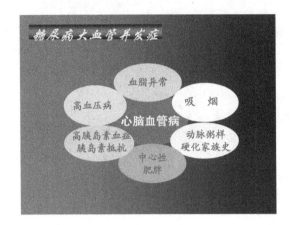

分析：这帧课件介绍的是"糖尿病大血管并发症"，内容围绕的是"心脑血管病"，造成了标题与内容的脱节。"6项"标注的有个人生活史、家族史、体征、疾病、机制，分不清楚要介绍的重点是什么。多种拼图的颜色没有目的性。

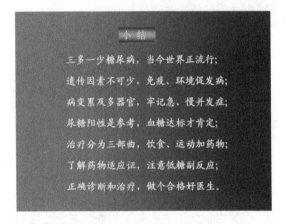

分析：这是授课教师为学生制作的糖尿病小结，意图可嘉。问题是必须斟酌语言的科学性，例如：糖尿病不属于"流行病"；"遗传因素"不是糖尿病的人皆有之；低血糖不能简化为"低糖"；能够正确诊断和治疗糖尿病的，未必是"合格的好医生"。如果改成"警惕三多一少，切记血糖超标，应知并发症多，强调综合治疗"，由14句话缩水到4句，也许更突出了授课重点。

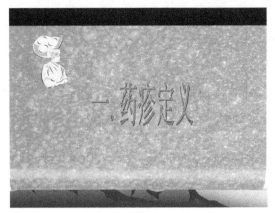

分析：有的授课教师愿意在课件上添加小图，合理添加确实能够起到画龙点睛的作用。这帧课件讲授的是药疹定义，左上角利用的无影灯下的外科医生，就南辕北辙了。

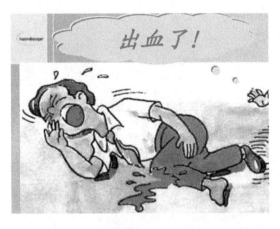

分析：这帧图像属于非医学人员绘制，膝盖前侧的裤子被磨损或撕裂，反映受伤机制为钝性外力伤。了解局部解剖的临床医生非常清楚腿和膝盖的前方没有大血管，即便膝盖和周围骨损伤后，也不至于有如此出血。课件属于平面语言，同样要注意科学性，选材必须慎重。

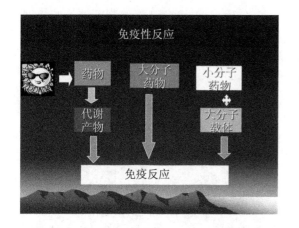

分析:这帧课件介绍的是药物的免疫反应,左边加入的小图似乎是戴眼镜的向日葵,矢状箭头指向的是药物,就参与了药物免疫反应,寓意就不明不白了。课件配图必须本着"宁缺毋滥"的原则,反映的是科学态度。

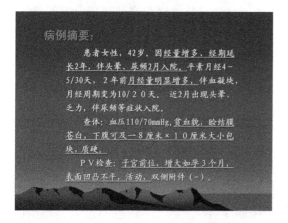

分析:有的教师喜欢用病历摘要讲课,意在给学生建立立体概念。学生的知识面相当窄,难以理解教师的意图,容易误导学生认为诊断疾病如此简单。本课件的"病历摘要"与规范要求相差甚远,忽视了传授的是思想。

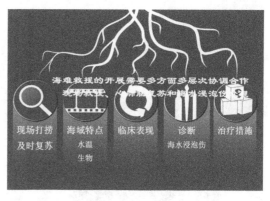

分析:这是典型的用图错误,上端的树根状图形显示还有很多问题没有列入。使用了五个圆图有些随心所欲,与内容毫不相干。仅以现场打捞为例,在汹涌的海浪中打捞遇险者需要有相当复杂的技能技巧,与用放大镜找东西谬之千里,图像就误导了学生。文字与图像还相互干扰。

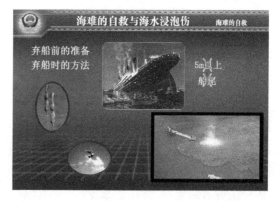

分析:这帧课件讲的是海难,左下角的两幅小图是跳水比赛,与海上跳水逃生出现在同一课件上是错误的。海难时从船上跳水,最忌讳的是头部朝下,为的是尽快呼吸到空气,缩短水下时间。在关键词上划"×"也是错误的。

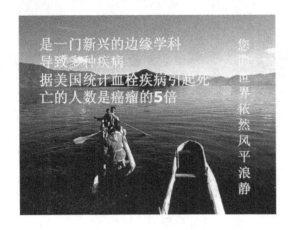

分析：这是讲授血栓的开篇课件，且不说文字与画面混杂，取图用意不清，"您的世界依然风平浪静"是否包括了在座的学生。问题是"血栓疾病"就是血栓疾病，由此导致的并发症不属于"多种疾病"，传播了错误概念是致命伤。

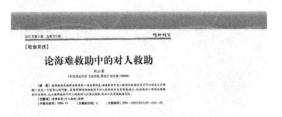

分析：这帧课件摘取了现成的文献资料，目的是突出"论海难救助中的对人救助"，内容不难理解，讲述又不困难，无非是为了说明讲述内容有据可查，就兜圈子了。

"课件内容"已超量

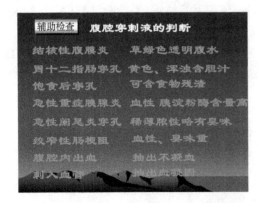

分析：对腹腔穿刺液的判断罗列出 8 项鉴别内容，对于初学者来说内容量过多。变换一种思维，可以提炼为血性、脓性、消化液，就简而明了。因为标题为腹腔穿刺液，还需要有漏出液。

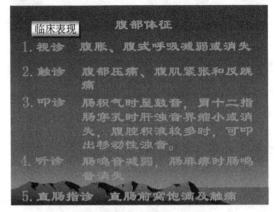

分析：将急性腹膜炎的腹部体征集中到一帧图像上，内容量过大。教师讲授项目 1 时，学生看到的不仅仅是第 1 项，注意力容易被分散。莫不如分成五帧图像，各项体征的描述将更为突出。

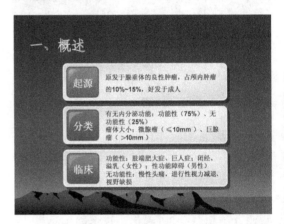

分析：这帧课件图像上涵盖了三部分内容，学生刚接触到概述内容，就进入了分类和临床，而且分类与临床与后面讲述的内容重叠，看似全面，其实凌乱。要注意文字大小，编排要醒目。

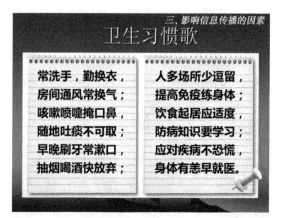

分析：这帧课件图像上介绍了三种治疗手段、特点和适应证，属于学生了解内容，讲得越多、越细就越记不住。对于学生来说未注意繁简程度，容易形成讲述内容多，接受内容反而少的被动局面。

三、影响信息传播的因素

卫生习惯歌

常洗手，勤换衣，
房间通风常换气；
咳嗽喷嚏掩口鼻，
随地吐痰不可取；
早晚刷牙常漱口，
抽烟喝酒快放弃；

人多场所少逗留，
提高免疫练身体；
饮食起居应适度，
防病知识要学习；
应对疾病不恐慌，
身体有恙早就医。

分析：目的是讲授传播的方式，所使用的习惯歌有 12 条，学生看不过来，也就不看了，更不可能课下刻意背诵。如果摘取两句，反而既有启发作用，又能够现场记住，实际是多得到了。授课教师要考虑多与少、繁与简的"实际效益"。

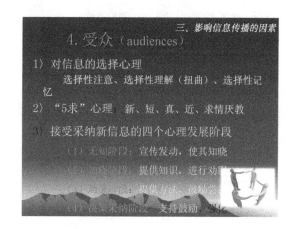

分析：这帧课件中包含了超量内容。授课教师为了讲述清楚课件上的内容，必须从 8 个角度，一一道来。学生未必随着教师的口语而动，课件就起到了涣散注意力的作用。分成三帧课件，再逐一介绍内容，反而能够更加吸引学生。授课教师应该知道，课件的停留时间越长，越分散学生的注意力和精力；容纳量越多，越带走学生的视觉；文字越多越盖过教师的口语。

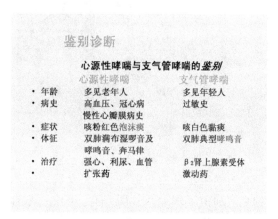

分析：这帧课件转录了教材内容，要想搞清楚鉴别内容需要同时掌握两种疾病的系统知识，对于刚接触心源性哮喘的听课学生听起来有难度，所以不适宜课堂使用。除非投影了这帧课件后，授课教师仅概述支气管哮喘的特点，供学生们课下钻研对比。授课教师必须知道，课堂讲授的知识只起到引领作用，要删繁就简，鉴别诊断内容需要学生自己消化,课下必须学习支气管哮喘内容。

(5)、治疗

中毒表现及处理

①、中毒表现：a、胃肠道反应
　　　　　　　b、心律失常（室早二联律）
　　　　　　　c、N系统表现
　　　　　　　d、Q-T间期延长

②、引起中毒原因：
　　　　　　　a、年龄大
　　　　　　　b、心肌损害严重
　　　　　　　c、肾功能不全
　　　　　　　d、药物的相互作用
　　　　　　　e、电解质紊乱（低钾）

分析：将中毒表现与中毒原因集中在一帧图像上,内容过多了。结合后一帧的中毒处理,改成三帧图像,每帧的焦点集中,内容量均衡些,讲授的效果会更好。

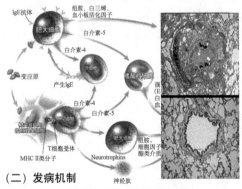

(二) 发病机制

摘自Kay AB,et al.N Engl J Med 2001;344(1);30-7

分析：课件制作者很希望在一帧课件上传授给学生尽可能多的知识,在发病机制图像旁边加上了病理切片图,而且压盖了原有图像上的内容,就不合适了。需要知道图像必须主线清楚,引领学生专注到问题的核心部分,效果会越好。

糖尿病治疗控制指标

	理想	尚可	差
FPG(mmol/L)	4.4～6.1	≤7.0	>7.0
非空腹(mmol/L)	4.4～8.0	≤10	>10
GHbA1c	< 6.2 %	6.2%～8.0%	>8.0%
Bp(mmHg)	<130/80	<160/95	>160/95
BMI(kg/m²) 男	<25	<27	≥27
女	<24	<26	≥26
TC(mmol/L)	< 4.5	≥ 4.5	≥6.0
HDL-C(mmol/L)	> 1.1	1.1～0.9	< 0.9
TG(mmol/L)	< 1.5	< 2.2	≥2.2
LDL-C(mmol/L)	< 2.5	2.5～4.4	>4.5

分析：这帧课件除了标题,包含了42项内容,速记力再好的学生也难以瞬间记住。原以为授课教师采用“昙花一现”技巧,告诉学生“9方面指标,三种结果”,没想到授课教师逐项加以说明,耗费了不少时间,自己还说得磕磕绊绊。设计课件时,要注意每帧课件的讲述用时,避免一帧课件“留滞不动”,一帧课件“一闪而过”。

* 在第Ⅰ、Ⅱ站腋窝淋巴结无转移时出现第Ⅲ站淋巴结转移的机会极少,在保乳综合治疗中只清扫第Ⅰ、Ⅱ站淋巴结腋窝复发率小于3%,而且发生上肢淋巴水肿等并发症的机会较腋窝淋巴结完全清扫术减少6倍,因而在临床上多只对前两站淋巴结进行清扫

* 5年腋窝复发率在无淋巴结检出时为20%,而当只有1-2个阴性淋巴结被检出时则为10%。一般认为至少需要检出6～10个淋巴结才能明确淋巴结转移情况

* 虽然腋窝淋巴结转移率随着肿瘤的增大而增加,但腋窝淋巴结转移率在肿瘤直径<1 cm时仍达12%～37%,而且在直径<0.5 cm的肿瘤也并无大幅度下降

分析：这帧课件相当于照搬了教科书文字,授课教师的口语被课件抢走。有了这帧课件内容,教师就只能念课件,等于带学生读书,经过加工,摘其重点,用最少的文字反应教材内容,就不会出现这种现象了。

"课件图像"有干扰

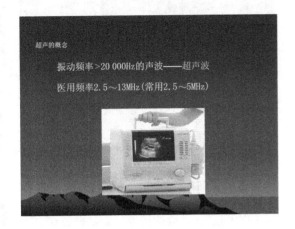

分析:讲授刚进入"超声"概念阶段,学生还不清楚超声为什么能够利用在医学,对人体有什么损害,就出现了"超声检查仪",图像就与讲授内容不匹配了。更何况学生不清楚这个"东西"是什么,教师不告诉学生,等于没用,告诉学生费时,费力,目的性不强。

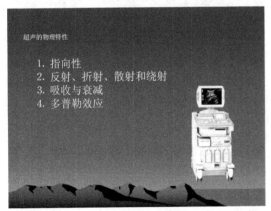

分析:讲述的是超声物理特性,内容量较多,其中的多普勒效应是难点,可以找到很多图像帮助学生理解。此时,出现了一台超声诊断仪,而且与前帧图像的设备还不同,负面作用就更大了。

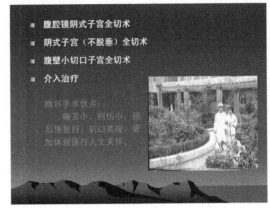

分析:这是讲授手术种类的一帧课件,远离学生的生活,对每一项都要提示或解释,讲清楚了有难度。无关的"陪护患者散步"的大照片挤占了空间,画面模糊,而且毫无意义。

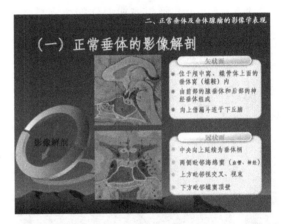

分析:用以讲授海绵窦内侧有颈内动脉海绵窦段、外侧有动眼神经、滑车神经、外展神经和三叉神经眼支、上颌支等的图像过小。还被无关图像的"影像解剖占据"近三分之一空间。简化无关图像,将一帧课件像变为两幅,反而清楚些。

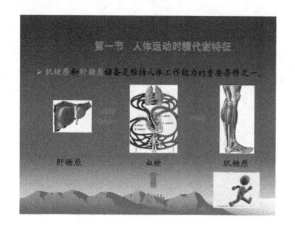

分析:如果没有右下角的小人,图像就相当美,这个小人物还是动态的,自始至终不停地迈着步子,意欲要走出画面,干扰了整体布局,就应该像他要尽快逃离。之所以添加上这个小图,是因为教师想增加课件的可视效果,结果反而弄巧成拙,将学生的思维带走了。

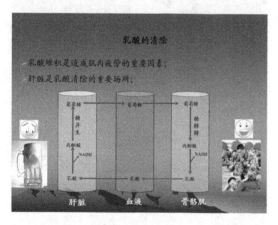

分析:学生看清楚这张图示意就够费眼力的了,左边加上个弄不清含义的手杯,右边使用了画面杂乱的训练图像,再加上有愁有笑的两个小头像,整个课件就乱了。授课教师的心里话未必一定要反映在课件上,越简单的图像,越能够给口语留下的讲授机会。应知"图加图"就成了"乱图"。

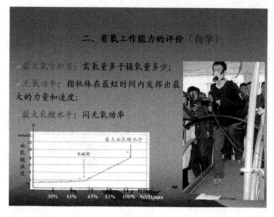

分析:这帧课件已经有了文字的示意说明,内容量已经不少了。在跑步机上运动的图像占据了位置,重要的图像反而被搁置在次要之处,所以不但多余,还影响到知识讲授。

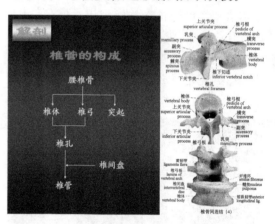

分析:本课件的标题为"椎管的构成",右面的图示非常清楚地演示了椎管的构成,立体感非常好。左边图像的"突起"未参与椎管的组成,"椎间盘"与椎管有间接关系,很简单的"椎孔的连接形成椎管"一句话,被图像与文字的叠加复杂化了。

分娩（delivery）：妊娠满28周及以后，胎儿
　　及附属物全部从母体排出的过程。

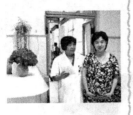

早　产：28周-不足37周

足月产：37周-不足42周

过期产：42周后

分析：这帧图像介绍的是四个基本概念，添加的图像为妊娠患者与医生，鲜花，又占据了不少位置，图像只能起到"夺眼球"的干扰作用。

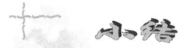

分娩四要素：产力、产道、胎儿、精神

分娩机制：衔接、下降、俯屈、内旋转、
　　　　　仰伸、复位及外旋转、胎儿
　　　　　娩出

分析：小结内容的分娩四要素总结得很好。分娩机制属于动态的系统工程，相当于右手握拳示胎头，在左手握出的产道内掌屈，朝内旋转，再背伸，外旋转，直至娩出。只需要告诉学生握拳的右手左右拧，先掌后背屈就行了。右下角的图像与分娩毫不相干，而且文字与图像重叠，淡化了文字效果。

"课件用图"不适宜

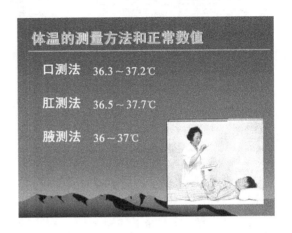

分析：目的是告诉三种检测体温的方法，如果去掉尽人皆知的右边图像，再以口测法温度为核心，显示另外两种测温的数值差，摆放位置更醒目合理，学生接受这种有比较的知识，会比死记具体数值更容易。

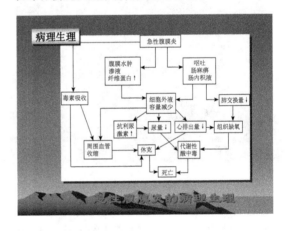

分析：讲述急性腹膜炎时，转用了教科书上的"病理生理示意图"，这帧图是供学生读书时使用的索引。因其内容繁复，学生听课时顾得上看，顾不了听，不适宜课堂使用。

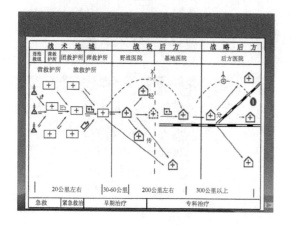

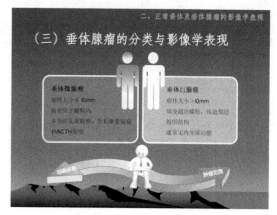

分析:这帧图像适用于书面文章中使用,供读者细细品味各个环节,彻底搞清楚伤病员的来龙去脉,属于课下学习内容。用来制作课件,涉及的问题横向包括了5方面分类,纵向包括了3大项,多小项,实际内容只是由前方到后方。

分析:添枝加叶必须为课件的总体服务,这帧课件出现了两站一坐的小人与各奔东西的箭头,看着很热闹,但是语义不清楚。由于出现了干扰图像,造成鉴别内容的文字过小,垂体的微腺瘤与巨腺瘤的主体文字突出不出来。

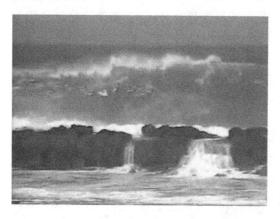

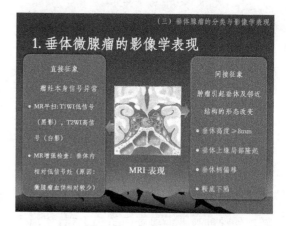

分析:这帧课件讲述的是"痔"疾病,使用了这样的结尾画面,捉摸不出用意如何。如果是海啸图像,用于肛门区域的疾病似显大材小用了。也与疾病的症状、体征、诊断和治疗联系不上。

分析:目的是突出垂体微腺瘤影像学的直接和间接征象,所采用的示意图不是影像学表现。同一个小图被箭头分别指向了两侧,相当于没有箭头。应知讲授内容未必一定要反映在课件上,为学生讲授垂体腺瘤要"细中有粗",属于大概了解的内容要"浅讲""概讲",抓住学生需要的,能够接受和记住的要点,"浅与概"就变成了"深而全"。

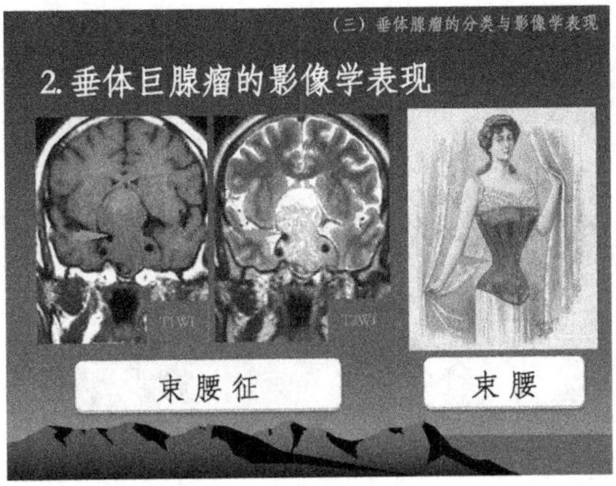

分析：受“鞍隔孔径”的限制，肿瘤在鞍隔上、下体积较大、鞍隔部小就出现了“束腰征”。“束腰”属于医学生的日常生活常识，无须占据不少画面，突出美女束腰和程度。没有了这个美女图像，影像资料还可以放大很多，更便于学生识图。

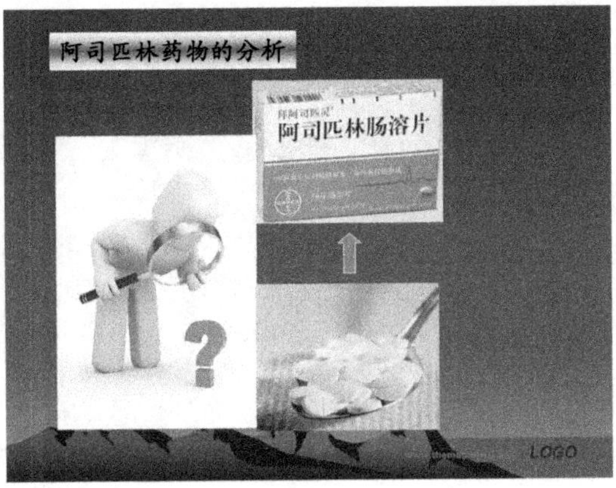

分析：这帧课件的目的是告诉学生阿司匹林药物的外包装和药片形状，给同学直观的感觉，图像语言十分清楚，讲述内容相当简单，不存质疑。结果无关图像占据了较大的篇幅，主图反成了陪衬。红色箭头没有意义，版面又缺乏美感。

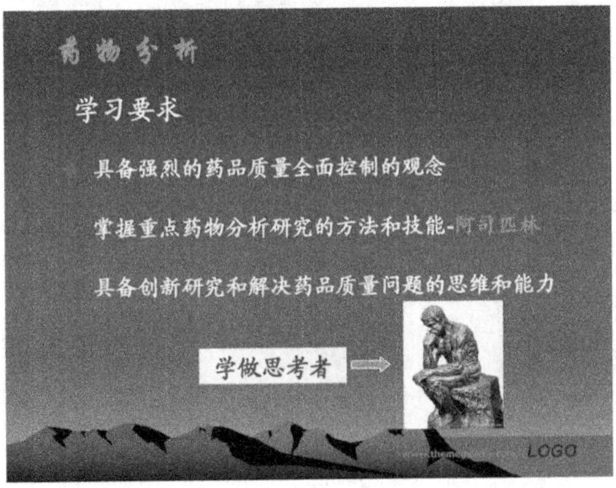

分析：这帧课件的主题是学习要求，学生势必会随着讲述思考。引入了法国艺术家奥古斯特·罗丹的“思想者”雕塑图像，而且加用了“学作思考者”，就将内含教育浅显化了，不适宜大学授课语境。

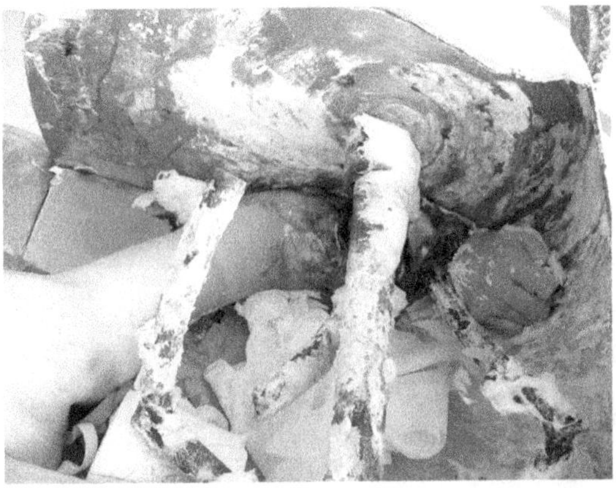

分析：讲授创伤时，一开始就给学生演示了这张图像，学生们全场哗然，甚至惊叫。一派肃杀气氛下，换来的是窃窃私语和议论纷纷。提神与惊吓的性质不同，效果迥异，在平和的过程中，逐渐过渡的效果会更好。制作课件时，难免有“出奇制胜”的潜意识，如果紧紧围绕“常见与多发”，就不会选择这帧图像。

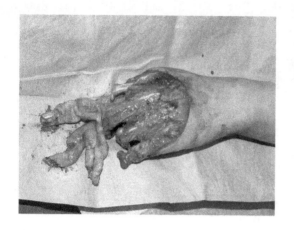

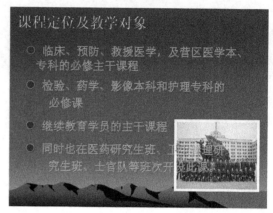

分析:随后使用了如此惨不忍睹的课件6幅,课堂上惊叫的声音越来越大。授课教师不得不主动控制学生们的情绪,不断地高喊"静一下、静一下",最后又补充道"这有什么害怕的"。面对如此混乱的开场,教师是始作俑者,只能自己点火,自己灭。

分析:选用了一幅与内容毫无关系的图片,文字还打在了图像上,原本图像就很小,显示图像宏伟的雕塑还被文字遮挡住,效果可想而知了。课件上的文字经过艺术化处理,也就变成了图像,必须设计得合理。

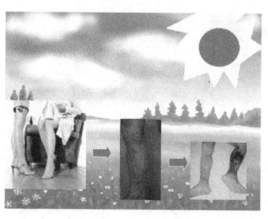

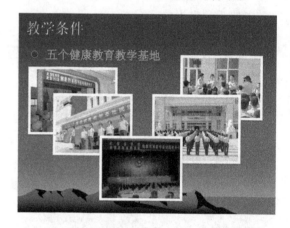

分析:这是介绍大隐静脉曲张的第一帧图像,只有两个图像有实际意义。右上角一个大红点,加上黄色的放射图案,与讲授内容毫不相干,而且挤压了图像。没有边框的小图像还被埋在了背景的草丛中,很不醒目。有过照相常识者知道,地平线不能切割主体,图像不能被压抑,总体布局要和谐。

分析:在这帧课件上,罗列了五幅照片,唯一完整的照片还色暗,取景不深,其余的四幅图像有的不具典型特点、有的看不出使用的目的。其实,只是为了告诉大家有五个基地,基地又不全指的是"硬件",罗列出文字就比图像更能说明问题。

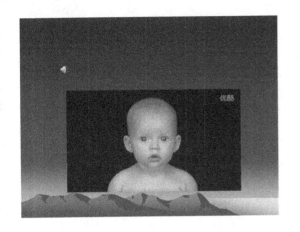

分析：图片上的"优酷"两字必须通过电脑的修改手段予以裁剪消除，否则会诱使学生联想到优酷，分散注意力。课件上仅有顽童的特写照，就需要将位置放于课件的中央，否则就给人头重脚轻的感觉，看上去不舒服。

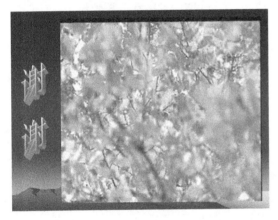

分析：课件的作者可能很喜欢这样的图像和色彩，但是树叶与色调已属秋天，也许适逢秋天授课。子宫内膜异位症的授课结束时，使用了这幅未必被朝气蓬勃的学生所悦目的图像，没有景深，对比还不强烈，只有作者知其用意，没有内涵的语言告诉学生，也无装饰作用，还是少用些好。

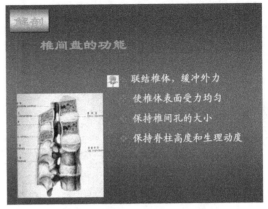

分析：作者选取的椎间盘图像资料非常好，介绍椎间盘的形态很逼真，借此图像讲授的效果应该不错。问题出在了"椎骨断面的小图"上，图像很小，在以前的讲述过程中反复出现，还被挤在了中间主要位置上，致使重要的精彩图像不得不移位到西南一隅。去掉了无关的小图像，提升大图像的位置，版面合理，重点会更突出。

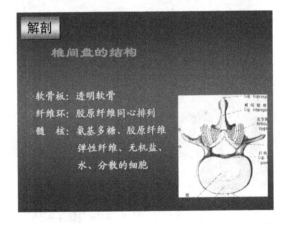

分析：这帧图像的文字部分可以右侧取齐，为椎间盘的图像留出更多的空间，图像可以放大。椎间盘是讲述的重点，制作者选择了椎间盘位置靠下的图像就不甚合理了。椎间盘位置朝上的图像相当多，选取图像还需要顾及前后对应。

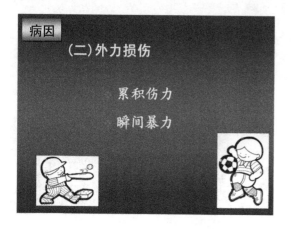

分析:这帧课件使用了两个漫画小图,打棒球显示瞬间暴力,打篮球显示累积伤力。按照国人的阅读习惯,两幅图像应该调换位置。之所以这样排位是为了漫画人物的面部朝向课件的中心。这两个图像的取材不合理,结果导致讲授与图像位置颠倒,识别图像颇费周折。

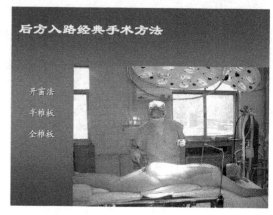

分析:这帧图像显示的是手术入路,讲授教师为了告诉学生应该这样做,但是忽略了消毒的基本要求。手术医生在消毒时必须保持消毒区域的边框规整,这例患者背部消毒区域的右侧边框出出进进,而且有消毒液外流,不符合规定,不适宜于教学使用。

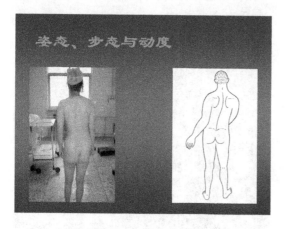

分析:这帧课件使用了两幅图像,实体图选择了女性,背景对着窗户,房间内杂物多,地面乱,取光效果也不甚好。右面的示意图非常清楚,而且有动态感,仅此图像反而更能突出姿态、步态与动度。图像多了未必效果更加突出。

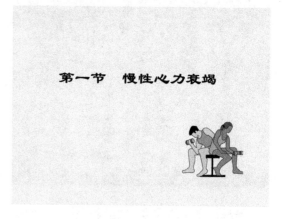

分析:这是一帧讲述慢性心力衰竭的课件,课件中使用了手持哑铃运动中的一男一女,似乎与心功能障碍毫无关系,图像还放在了靠近右下边,不知道制作者的用意为何。随便添加图像为普遍倾向,应该避免。

5.治疗

血管扩张药应用

(1).作用机理

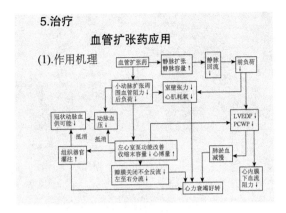

分析:这是一帧授课时典型的干扰图像。教科书使用这帧图像是为了系统归纳药物的作用机制,提供给读者顺藤摸瓜的路线图,需要花费很多时间搞懂这帧图,才能将庞杂的知识集中到这帧图像里。课堂上使用会给学生乱哄哄的感觉,转来转去反而会迷失方向。

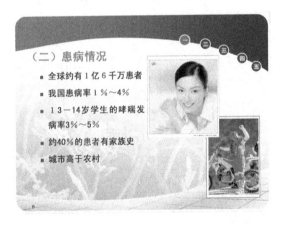

分析:这帧课件用于支气管哮喘的发病率讲授,右边添加了美女和摩托车运动员的图像,与文字资料的五种内容毫无关系,只反映制作者的取舍意识,对学生不起作用。

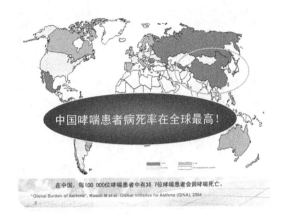

分析:这帧课件告诉学生的是"中国哮喘患者病死率在全球最高!"背景使用了世界地图,还在中国的位置上画上圆圈,提醒学生"中国在这里",效果未必好。莫不如去掉背景,仅将紫的扁椭圆图像放于课件的中央,反而非常令人震撼。

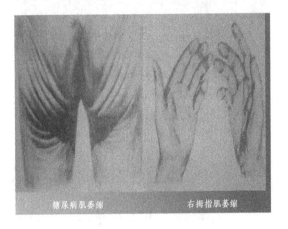

分析:这帧课件应该是手绘的素描图像。左侧的图像接近逼真,很说明问题。右侧的双手图像,显示大鱼际肌明显萎缩,也能说明问题。缺点出在了标注"右拇指",将学生的注意力引向课件的右侧边缘,势必出现"难道左侧就不萎缩"的质疑,更何况左手首先被学生注意,去掉了"右"字,反而更好。

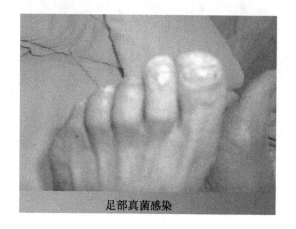

足部真菌感染

分析:这帧课件的取图不好,特写的部位应该是脚趾,但是聚焦得模糊,采光也没有立体感,应该是非专业摄像人员所照。显示足部真菌感染的图像相当多,就不要选取连自己都看不清楚的图像。

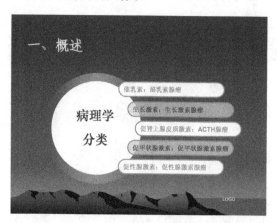

分析:在病理学上,垂体瘤根据其分泌激素命名,分为5类的内容量比较多。本图像的"概述"占据了图像的上端,"病理学分类"的饼图占据了图像的一半,重点内容反而被挤压到不足图像的三分之一,莫不如去掉"催乳素",直接写成"泌乳素腺瘤",依此类推,反而清晰,一目了然。

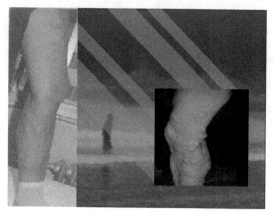

分析:本课件使用了不适合教学的背景模板,宽窄不一的斜条容易与文字和图像相互干扰。如基本构图被切割成三大块,右侧的大块套小块,重点图像朦胧。教学课件要使用背景单一,色调适宜的模板,为的是突出内容的"图文并茂",避免"背景盖主"现象。

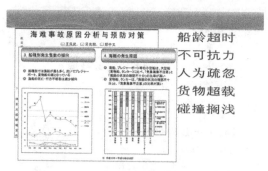

分析:本课件的左侧"图压图",只是为了突出底面图上的文字,上面的图来自日文资料,学生又不懂日文,而且文字和图表多而密,对教学的帮助不大。右面的文字很直观,图表就显得多余了。课件属于平面语言,必须与教师的口语无缝连接,切忌讲述变成了讲课件,或解释课件。

镜检

平滑肌相交织组成，其间有等量纤维结缔组织
细胞皱纹状排列，其间有纤维结缔组织
细胞大小均匀
核深染

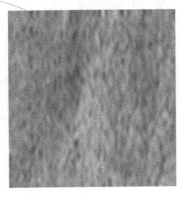

分析：这帧课件讲的是组织病理学，所使用的图片分不清肌细胞、纤维结缔组织，看不清楚细胞排列，也就无法介绍病理特点。

"课件设计"欠思考

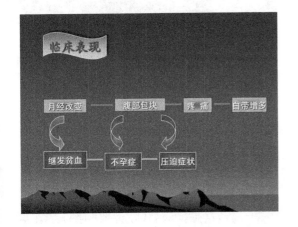

分析：冷眼看课件感觉清晰悦目。仔细分析，课件上相当于引号的横线语意不清。变形的矢状箭头所指标的不确切。箭头所指表示的是"因果关系"，有由此及彼的含义，继发贫血绝非月经失调单一原因所致，使用箭头就不妥了。

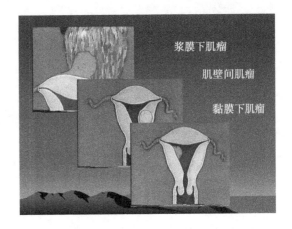

浆膜下肌瘤
肌壁间肌瘤
黏膜下肌瘤

分析：这帧图像采用了"飞入"的设计，由于未考虑到最后需要综合比较各类特点，给学生宏观认知，致使安排的图像过于重叠，病变部位被后来的图像遮挡，相继变成了不完整图像。变换一下位置的效果就好多了。

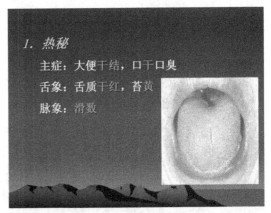

1. 热秘
主症：大便干结，口干口臭
舌象：舌质干红，苔黄
脉象：滑数

分析：文字与图片都很好，不足之处为左侧文字部分的布局不规整，左下方的空白太大。如果将文字部分的"口干口臭"的位置下移，行距稍加大；右边的图像上移些，效果就更好了。"臭"字应使用赭红色。

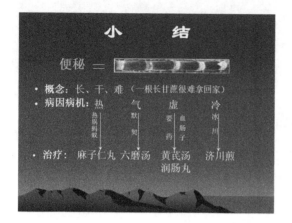

分析:这本该属于优质课件,一目了然地概括了讲授内容。败笔在于便秘与后面的"甘蔗"之间画上了等号。如果将甘蔗立于图像的右侧,原来的位置替换成醒目的文字"一根长甘蔗很难拿回家",靠谐音突出便秘的"长、干、难",就极佳了。

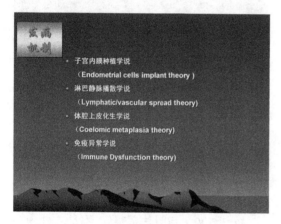

分析:本帧图像意欲介绍子宫内膜异位症的发病机制,由于中英文合用,英文的字母长于中文的文字,尽管使用了黄色突出中文,仍显得中文被埋没。对于已经掌握英语术语的学生无须提醒,没有掌握的学生未必留意。莫不如结束讲课时统一传授给学生,或者在一帧图像上分列出中文和英文。

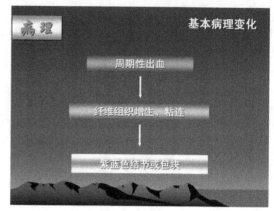

分析:这帧课件很醒目,讲述的是子宫内膜异位症的病理改变,问题在于使用了矢状箭头,致使病理改变由并列关系变成了递进关系。设计课件时必须"达意"切莫"画蛇添足"。

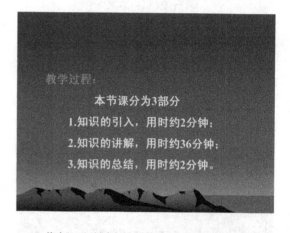

分析:这是授课教师"说课"时的一帧课件,文字布局明显"头轻脚重"。因为属于"说课"内容,面对的是督导教师们,完全可以省略掉"知识的""用时约",再将文字块摆在主体位置上,既简练,又明了,教师就有了更多的"说词",避免了口述课件上文字的生涩。

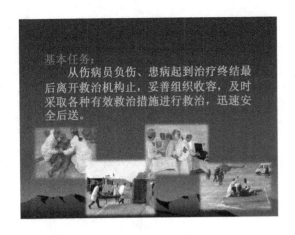

分析:这帧图像上的文字较多,所讲述的内容接近生活,没有难度。对此,既可以单纯使用文字,也可以直接展出图像,不宜两者合用。在背景图像上安插了四帧边框不清晰、内容相互交叉的照片,则显得乱作一团,反而影响学生接受知识。

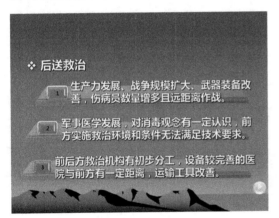

分析:课件文字要力求精简,避免因摘录书面文字,与教师的口语拮抗。这帧课件的用意是介绍为什么要后送伤员,要说的三句话是"伤病员多""救治条件差""具备后送条件",其余为口语讲述内容。文字后面背景陪衬很乱,视觉效果不好。

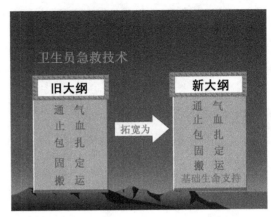

分析:救援医学的旧大纲和新大纲之间的区别,其中,只有"基础生命支持"一项不同。如果将旧大纲内容罗列在左侧,右侧仅列出不同的"基础生命支持"将中间的箭头指向左侧,会重点突出,更加醒目。

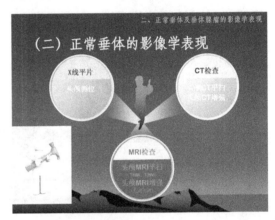

分析:课件内容本身就比较多,中央还立着个虚幻的人影,左下角增加了拿锤子的图像,设计欠妥。这里主要说,白色小图造成了背景模板出现缺损,影响视觉效果,稍微往右侧移动些就避免了这种缺陷。

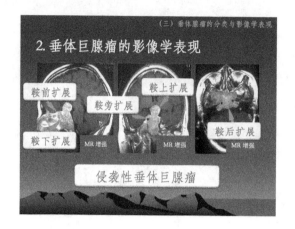

分析：用多幅图像表示侵袭性垂体巨腺瘤位置的"前、后、上、下、旁"。图像被五个方框覆盖得很凌乱，其中的左侧图被三个方框遮挡。语言方框的颜色压过了黑色，削弱了红色箭头的示意作用。切记"欲多则不达"。

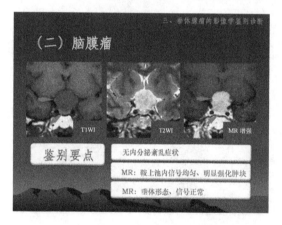

分析：讲述鉴别诊断时，用这张"六个箭头"图辅助讲述就非常吃力了。学生听课不可能掌握全部内容，造成使用的影像辅助图越多，就越糊涂。进入鉴别诊断时，只需要画龙点睛就可以了，剩下的知识靠学生复习时补充。

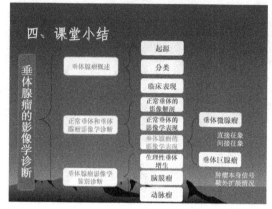

分析：课堂小结不等于复述讲课内容，将讲授内容的标题全部罗列出来，反而没有重点，如同没说。将这帧课件公布出来，估计学生的注意力很容易涣散，形成不了授课结尾的再一个高潮。严格来说，这帧课件属于"灌输式"教学范畴。

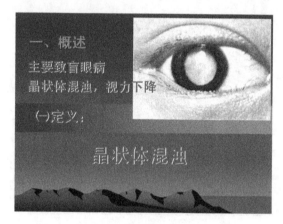

分析：这帧课件讲述白内障的概述，与疾病定义混在了一帧图上，就将定义的重要性淡化了。白内障取图非常好，因为有了"视力下降"的文字侵入，效果上就成了字画合一，交叉干扰，夺走了图片的精彩。

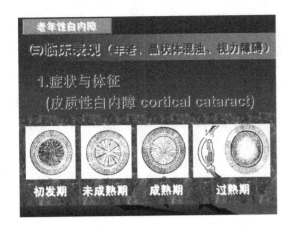

分析:这帧课件中,包含了五层文字和图像,没有一行文字是清楚的,手绘图像也发虚。若改变构思,精简项目,颜色协调些,取图合理些,效果就大不一样了。

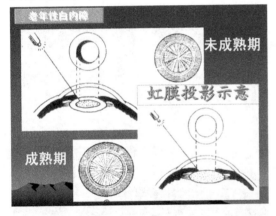

分析:这属于侵犯人权的交叉组合,加入了"虹膜投影示意"后很容易让人感觉是特指右下图,制作者的本意却不是这样。两图之间增加了"虹膜投影示意"动摇了图像的稳定性。减少文字,并列排图的效果会好很多。

分析:小节内容为讲课顺序,意在面面俱到,反而没有了重点。如果仅提示临床表现的四个期和并发症,其他问题迎刃而解,反而适应学生的胃口,就比铺天盖地的小结受欢迎。

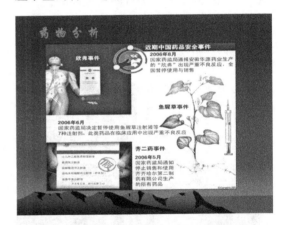

分析:这是帧讲述阿司匹林的药物分析课件,学生还不清楚阿司匹林,一上来就介绍危险事件,接受起来就有些"倒下笔了"。教师的意图可能是强化本节课的重要性,放在结束讲课前,甚至用于"小结"内容,也许效果就比较好了。

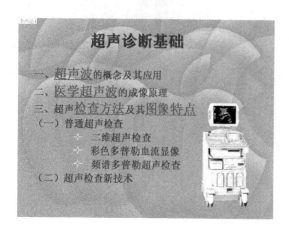

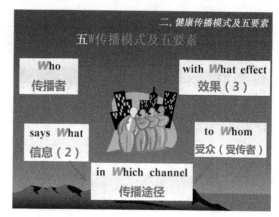

分析:这帧课件主要谈的是"突出文字"时,使用了放大文字型号、放大程度不一、增加下划线、改变文字颜色,如果再改变字形,就"无以复加"了。结果意图被混乱取代。使用一种强调手段就足以了。制作课件时,要相信学生的理解能力,不要将自己的"不放心"带入到课件上。

分析:这帧课件讲述的是"5W"传播要素,取材与构思很好。不足在于出现了不匹配的(2)(3)加注,"受众"项下使用(受传者)。为了与"W"对应,由教师口述,更便于学生记住此课件。

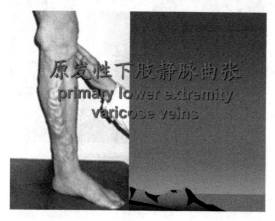

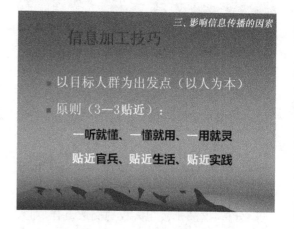

分析:这是讲授原发性下肢静脉曲张的第一帧图像。非常好的一帧大隐静脉曲张图像,被中英文字切割了,破坏了疾病的全貌。冷色的文字与右面的冷颜色背景混淆,再加上医生的一只手若隐若现,相当于这帧课件没有了主题。

分析:这帧课件讲的是"信息加工技巧",必然针对的是人,没有必要再特别标注(以人为本)。(3—3贴近)的语焉不详,后面的"3",指的是"贴近";前面的"3"说的是"懂、用、灵",应该是"方法与效果",两组间不能用破折号连接。改为"三三原则"就合适了。

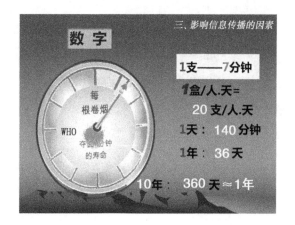

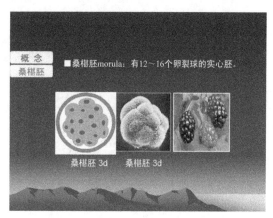

分析：这帧课件告诉学生每抽一支卷烟，少活 7 分钟的用意很好。给大学生讲授吸烟的危害，为了突出强调一支烟的减寿，可以仅摆出计算结果。靠口语告诉学生"你们可以自己算算，有助于记住这 7 分钟"，就比课堂上讲算术的效果好。

分析：目的是讲授桑椹胚，左边两个图像是授课的主体。如果将文字与图像位置设计得更合理，桑葚的实物像不并列出现，就少了初看时的唐突感觉。课件是会说话的，实物的"桑葚"挤入主题课件的意图相当明显，就需要教师将其拉走，摆到次要位置。

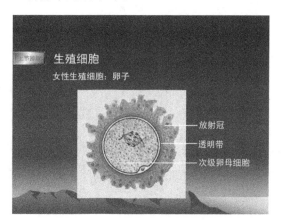

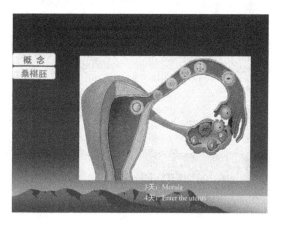

分析：这是一帧很好的课件。如果将全部内容向顶端移动些，将主要内容放置在课件中央，效果会更好。课件反映了制作者的审美能力，必须让学生看得舒服。如果学生感到这样设计不很美，就会降低教师在自己心目中的地位。

分析：图像明显地挤压了文字。如果将文字内容转移到标题的下方，由两行变为多行，文字就不再像"受气包"那样，既受压，又憋屈。

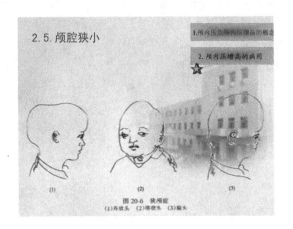

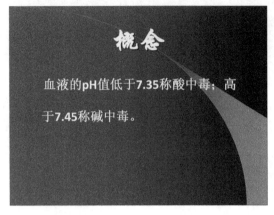

分析:这帧图像的背景取自于自己制作的模板,淡淡的背景色调下一座大楼尤显突出。问题是需要讲授的病态头像被大楼吞吃了。标题文字放于蓝色的背景下,蓝黑色不分,文字反倒看不清楚了。切忌"渲染适度""背景为我所用",不应"喧宾夺主"。

分析:这帧图像介绍的是酸中毒与碱中毒概念,一共就两句话,去掉"血液的",将"高"字下移,改写成并列的两句话就比一句话的效果好。既简洁又突出构思,醒目地展示出数值与结论的关系,便于学生接受。学生看得舒服,听得顺畅,接受知识就有了捷径。

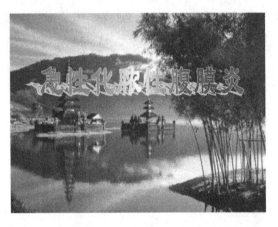

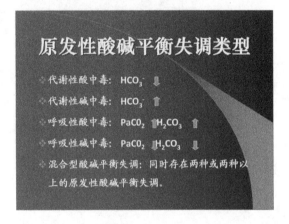

分析:有的授课教师进入"花里胡哨"的误区,总觉得单纯用文字显示内容不解渴,却忽视了图文不匹配会相互拮抗。背景闲情意爽,"急性化脓性腹膜炎"的文字有如天翻地动,语境截然不同。

分析:这帧图像的讲授难点在于呼吸性酸碱中毒,其中的"H_2CO_3"的位置右移,适当拉开档子,而不是挤在箭头旁边,整体布局更加美观合理,而且重点突出。

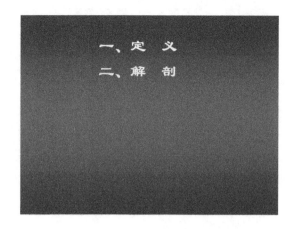

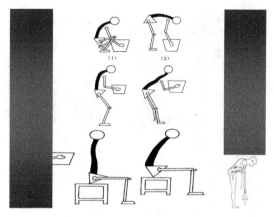

分析:这帧图像上仅有寥寥的六个文字,两个标点符号,占据了顶天的位置。制作者的目的是告诉学生,定义部分已经讲完,现在开始讲解剖部分,如此构思就显得多余了。"头重脚轻"的版面很不美观。

分析:这是一帧解释椎间盘突出症与体位关系的示意图,很能说明问题。右下角的小图是后插进的,致使两边框的绿色整体性受到破坏,两侧边框就显得有些多余。图像左侧小方框内的干扰图像为原图所带,可以由课件作者用被裁剪的白色图覆盖,图像就符合美学效果了。

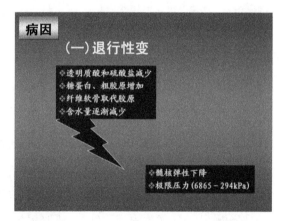

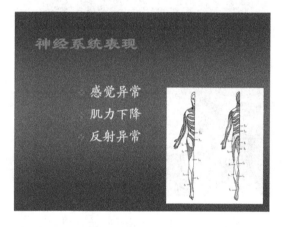

分析:这帧课件讲述的文字内容被分为两大部分,第一部分的位置很好,颜色配比也不错。问题出在第二组文字被拉向了右下角,视觉效果不好。如果将第二部分的文字位置提向左上方,更接近中央,效果就紧凑合理了。课件展示给有感觉的学生,表述的是教师的所思所想,课件就成为教师的"代言物象",必须慎重加工,做到滴水不漏,发挥好课件的"言传身教功能"。

分析:这帧图像的整体布局欠合理。如果将文字部分向左侧移动,示意图的位置提升并向左的移动,效果会好很多。需要指出的是,授课教师尽管给出了右面的示意图,但是课堂上并没有讲述,学生又很容易理解感觉异常与神经分布一致,图像又示意不清楚,未必一定要使用。

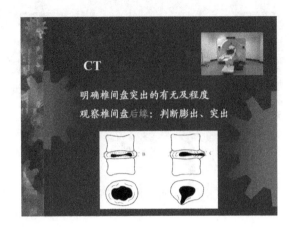

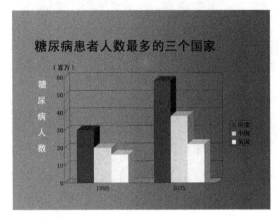

分析：这帧课件文字强调了椎间盘"后缘"，与椎间盘的示意图配合得相当好，讲述的条理性应该不错。问题在于加上了CT设备的无关图像，占据了右上角，致使所有文字下移。将文字改写成"判断有误、观察后缘、判断程度"，就绝好了。

分析：课件的内容与配图合理。不足之处为背景模板左侧的颜色浅亮，右侧暗深，致使凸显不出右侧的图像和文字，尤其看不到颜色所代表的国家，年代比较的数字也模糊不清。

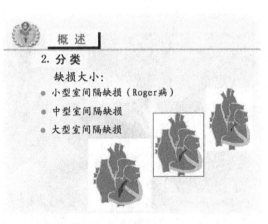

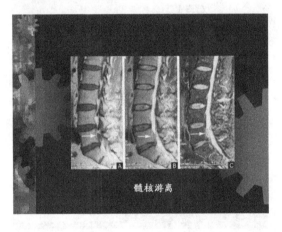

分析：这帧图像借用了原始资料，显示腰骶部髓核游离的效果非常好。三个箭头都恰好指在了髓核边缘。作为课堂讲授所用，因为腰骶关节足以显示椎间盘位置，可以利用裁兼技术，使图像的病变部位加以放大，更清晰地表现出髓核与周围关系，给学生留下的印象会更深刻。

分析：这帧图像的内容非常好，所取用的三个小图也示意得非常清楚。不足之处在于，可用可不用的文字"（Roger病）"占据了图像的位置。位于三幅小图中央的一幅图的边框是本文作者添加的，由于有了边框使图像更醒目。

病理生理

1. 小型室间隔缺损（Roger病）

● 缺损直径＜0.5 cm

● 血流动力学变化不大

分析：这帧课件的小图很能说明问题，应该展示给学生。文字"Roger"已经出现过，这里就没有必要再出现了。去掉这个字，图像再放大些，位置再上移到主要位置，就更好了。

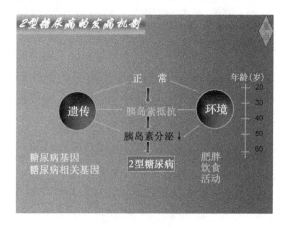

分析：这帧课件的颜色使用不合理，如紫色圆形图像内的文字不能用黑色，其他文字分别使用了白色、草绿色、粉色、黑色、蓝色；标题背景为紫色，背景模板为深浅蓝色；矢状箭头有宽有窄，有紫有黑；表示年龄的黑数字基本看不清楚。课件上的一笔一画都必须有含义，过分烘托，都成重点，也就没了重点。

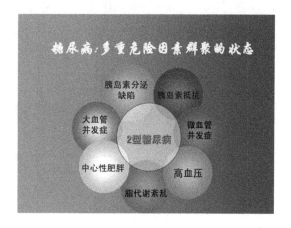

分析：这帧课件不算背景和标题，远看有10种颜色，细观颜色18种，反映课件制作者追求的是鲜活亮眼，注意力不够集中的学生会感觉"彩球一堆"，认真听课的学生会迅速反映出"有何用意"，均分散了教师的讲述。应知"乱作一团"莫如"素颜淡泊"，因为这是讲课。

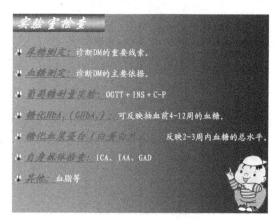

分析：实验室检查包括了7项内容，课件制作者为了强调检查项目的重要性使用了红体字，觉得还不够突出就又加了下划线，都加上下划线就等于没有加。右下角的小人起到示意作用，也是为了强调必须注意。起决定性作用的离不开讲授技巧，令听课学生不知不觉地感知"确实重要"，而非灌输。

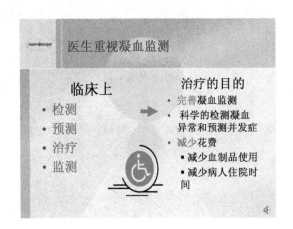

分析:课件上的文字不是越多越好,这帧课件上可以删掉"医生重视""临床上",很多"的"字,挤占位置的简图。"减少花费"就包括了血制品和住院时间。"治疗目的"项下内容与标题不符等。经过修理后,就可以发现这帧课件是可有可无的。

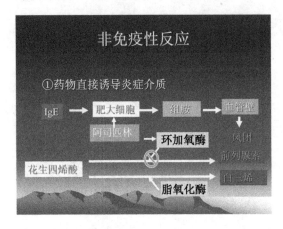

分析:课件的版面布局影响视觉效果。这帧课件的眉头部分占据了四分之一,讲授的内容量还不少,造成了重要内容部分被挤压。如果压缩眉头,甚至取消眉头的文字,不但不会影响学生掌握知识的条理性,反而更便于图文并茂地讲述。

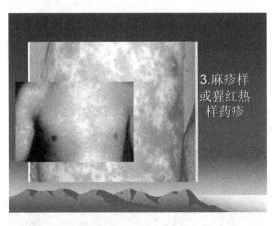

分析:这帧课件使用了两幅图,分别说明麻疹样药疹,猩红热样药疹。后面的大图取景模糊,对于娴熟皮肤科的医生很容易识别两者的区别。对学生来说就困难了。

第8章 病历检查

"病历检查"三层面

书写病历、自审病历、检查病历是重要的学习过程。检查病历既检验了书写病历的质量,也反映检查者的检查质量,因此是密切配合的互动过程。检查病历质量大体可以分为三个层面,即初级检查、内涵检查、逻辑思维检查。

初级检查的内容是众所周知的病历书写基本要求,判断病历是否符合规定。诸如姓名、性别等基本项目无误,内容和结构是否合理,不存在司法程序上的纰漏等。提高病历质量必须在突破初级层面后,很快进入内含质量层面,争取尽早落实逻辑思维层面。

1. 初级检查举例

(1)影像报告的申请时间,与报告提供时间相差了1个多月,就属于初级检查发现的低级错误。

(2)现病史与主诉不匹配,主诉记录的发病时间为4个月,现病史中记录的时间是继双膝疼痛之后出现了麻木4个月。4个月界定的是双膝疼痛,其后就没有了麻木出现的时间。出现麻木时间长短又与手术适应证密切相关,就出现了明显的初级错误。

(3)现病史中没有描述疾病进展的态势,带给患者的痛苦程度,没有记录是否接受过正规的非手术治疗,致使与手术适应证中强调的必要性和紧迫性脱节,就容易给以后的纠纷做了铺垫。

(4)主诉表述的是"下肢麻木",没有下肢疼痛、间歇跛行及乏力,入院诊断为"腰椎管狭窄",与教科书描述内容出现了偏差,就需

要慎重审查是否存在病史问诊遗漏。

(5)手术记录是否详尽地反映出探查所见,能否反映手术的必要性和可行性,对确保医疗质量和规避医疗风险能否起到支持作用。如果内容残缺,甚至缺少了很多,就需要指出了。

(6)手术后是否记录了对效果的分析和判断,能否证明手术无懈可击,即对主管医生是否充分自我保护了。

2. 内涵检查举例

(1)术前小结中记录的诊断内容没有涵盖颈椎疾病,致使分别建立了"胸椎管狭窄""腰椎管狭窄"和"椎间盘突出",缺失了"颈椎、胸腰椎管狭窄综合征"的准确诊断,事后又因为颈椎和腰椎症状导致了纠纷,就属于内含质量的检查内容。

(2)术前小结和术前讨论内容浮浅,没有针对疾病的主要特点做出判断和分析的主要原因是捕获现病史粗疏,未能利用好症状和体征的提示功能,过于看重了影像资料,而影像资料提供了手术的可能性,并不能提示手术预后。

(3)手术后的病程记录几乎一个模样,看不到观察什么,注意什么,也就发现不了潜在的风险。待出院后回顾病程记录的内容,方知晓病情并没有明显好于术前,其时早就木已成舟了。

(4)出院小结所记录的内容简单到不设防的程度,既没有总结诊治全过程的结论,也没有当前所处的状况,出院后的具体注意事项,没有规定复查的具体时间,就将事后纠纷的主动权完全交给了患方。

3. 逻辑思维检查举例

(1)病历书写分为与患者对话和与疾病对话。与患者对话的模式是患者讲什么医生就记录什么,记录的病史中就必然出现了与教科书脱节。与疾病对话是秉承教科书内容,挖掘患者没有想到,或没有提到的病史,最后勾画出疾病的全貌。两者的区别就在于书本和实践是否结合紧密了。没有付出逻辑思维的精力,必然导致了医疗质量不高,医疗风险隐患频出。

(2)获得疾病正确诊断的过程同样反映主管医生的逻辑思维。假如入院诊断仅为"腰椎管狭窄和椎间盘突出",经过查房后拓展到"胸椎管狭窄"的原因,就可以分析和推导主管医生逻辑思维是否科学,有可能及时矫正诊断。

(3)查房后的病历中增加了诊断后,主管医生或者是医疗组并没有顺藤摸瓜地收集相应病史和体征资料,反映了在实践中学习的意识不强,并没有深刻反思自己与主持查房者之间的认知差距在哪里,错失了极其重要的经验获取环节,反映了利用逻辑思维提高基本功和知识底蕴的能力不足。

(4)查房时已经注意到颈椎同时存在病变,此时仍然没有建立起椎管病变非同一般的概念,提防医疗风险意识的程度也反映了逻辑思维方面的缺陷。

(5)手术过程中,应该对诊断和手术处理结果有所评价或估计,这部分内容只有手术人员最清楚。按照逻辑思维推理要求,为了自卫,就必须详尽地记录不利于术后痊愈或好转的充足依据。包括椎间盘变形程度,黄韧带厚度,周围小关节和软组织的形态特点等,以便游刃有余地做出术后各种走向的解释。

(6)手术后的效果判断并不一定以病历记录的"好转"一言以概之。病程记录的"好转"被肌力没有明显变化所推翻,"麻木减轻"为主观感觉,并没有说服力,结果就造成了手术效果并没有被客观现象证明的被动。

(7)手术后的 6 周观察阶段,已经发现了手术效果未如所料,如果调动好逻辑思维能力,很好地向患者渗透,弥补手术前的估计失准,就远比嘱患者耐心等待的结果好些。

(8)病历记录中,已经记录了预后不好,出院时却没有做好防范措施,最后的安全把关环节失控,也就令患者抱着热火罐出院,带着一肚子气返回的局面。最简单的例子是病历记录的随访时间,如果主管医生的逻辑思维能力很强,势必会为自己预留下掌控住患者的时间和机会,频繁地接触患者,做好术后的疏导工作,不至于一遇矛盾爆发就不可收拾。

(9)手术医生必须经历敢做任何手术的"有所为"阶段,逐渐进入到"未雨绸缪"的掂量阶段,再老道到定夺"有所不为"的成熟阶段。知晓了这样的道理,病例中就不允许点名道姓地记录"到具体名称的医院"就诊的字样,只允许记录为"到某医院"。否则的话就很容易暴露陷入"明知故犯"境地的假象之中。

(10)经验与跌跤画等号,经验与成功未必协同,经验与失败拮抗,缺少经验就一定与失败并行,这也许是大家的共识。医学的"常在河边站,如同走钢丝"的说法未必很正确。是因为经验和有效的三级查房,集体医疗能够指导医务人员虽在河边,已走钢丝,却仍然可能最大限度地防范着医疗风险。

(11)还有一种"看似常见病,实则少见病"的疾病陷阱。本例并不是简单的局部部位的椎管狭窄和椎间盘突出,而是"颈椎、胸腰椎狭窄综合征"的局部反映,或者已经具备了疾病全貌而没有得到应有的重视,就陷入了手术效果不好,或者必须权衡孰先孰后的几次手术方能解决的陷阱。

(12)医疗风险是常数,与基本功和知识底蕴成反比。在出现医疗风险之后考验医生的是逆境商。"自卫医学"是保护医生的理论,"限制外科"是远离风险的告诫。如若突破了最后一道防线,就要急转直下地走回头路,广泛征求周围人的见解,防不住了就积极地承认。其中的逻辑思维就在于认知"失误不是真正能力的全方位不足""经验不足人皆有之""认知缺陷同样是能力的反应"。

"无缝连接"示过程

病程记录包括了"病"和"程","病"是指疾病,"程"是指过程,疾病演绎的过程就是"病程",如实地记录疾病演绎过程就是"病程记录"。医务人员的工作大体包括"说、想、干、写"四部分,即跟患者说病情,想患者病情的来龙去脉,亲自动手为患者干实事,记录下诊治过程的梗概。四者缺一不可。

在医务人员的四项工作中,说和干能够突出"显性劳动",想和写多体现的是"脑力劳动"。想和写也有不同,想是纯脑力劳动,必须通过"说、想、写"反映出来,否则其他人是看不准确的,写是脑力劳动的文字反映,是脑力劳动公之于世的具体体现。"说、想、干"过去以后容易被淡忘或扭曲,"写"则留痕到文字被消失掉之前。

病程记录内容包括了:①病情上既往发生过的,当前存在的,预想将来的三部分;②自己所认知的,上级医生指出的,患者反映的;③曾经为患者干过什么,正在干什么,还要干什么;④对既往工作总结,目前状况,实施治疗的目的;⑤履行规定的医疗文书,告知患方的内容,相关医疗活动的内容等。这些记录缺一不可,再加上时间的顺延,应该记录的内容相当多,占用医务人员的时间不少。

受到医院和患方对时间要求的束缚,最容易挤占病历书写时间,常以简化病程记录为代价,例如:①病程记录内容雷同,反映不出本应该有的病情变化;②没有详细记录患者体征的出现和消失;③不记录定性诊断的辅助检查和检验的具体证据;④用"同意目前诊断和治疗"涵盖了上级医生的指示;⑤没有

对病情的具体分析和阶段总结;⑥不记录治疗原则和采取治疗措施的目的和方法;⑦没有记录诊断、并发症的实时变化;⑧不记录针对患者病例讨论、查房、会诊的具体内容和结果等。

临床过程经历的是每一天,病程记录不可能涵盖全部,还要反映全部,就需要病程记录者掌握疾病的宏观状况,能发现,有预见,善总结,会记录,落实到病程上的文字就反映了主管医生的学识和能力。重视病程记录书写的医生,借助于构思书写内容,调动头脑中的内存,逻辑思维推理过不去了就需要释疑,靠观察、发现、求教、读书跨越过去水平就有所长进,长此以往就积淀了知识底蕴,训练了基本功。不重视病程记录的很容易浮在了疾病表面,看不出问题所在,启动不了深入学习的内因,进步速度也就延缓了。

优秀的病程记录内容相当于诊治患者的"大事沿革",记录了疾病演绎的各个重要环节;相当于诊治疾病的"案例分析";记录了对临床现象的捕捉,相当于揭示主管医生的"临床思维",记录了如何抓主要矛盾和矛盾的主要方面;相当于医疗工作对患者付出的"工作台账",记录了医务人员对患者工作的日日夜夜。记录内容的各个环节前后衔接,密不透风,靠"无缝连接"维护了患者安全,提高了医疗质量,和谐了医患关系,提高了医务人员的社会威望。

不注意病历书写的医生,对患者的病情深入不进去,摸不准疾病的基本框架,搞不清楚病情每天的变化,缺少对诊治工作的精细雕琢,忽视对自己工作的检验和要求,病程记录内容就连贯不起来。表现为:①病程记录一旦写到病历上就固定了疾病,同样的内容至少通用几天;②用"正常""无特殊""同意""常规""继续"等高度概括用语,替代必须记录的精髓;③没有并发症患者的病程记录"处处皆好"到出院,出现并发症或者病情突变的患者,则不清楚从何而来;④只要发生医患纠

纷，最担心的是病程记录多处断线，经受不住考验。

由此可见"无缝连接"是工作的需要，是医务人员参与社会竞争意识的体现。

"病史陈述"守规定

"病史陈述"事关获得疾病信息是否真实可信，影响诊断的准确率和诊治工作的安全，也可能涉及纠纷和司法责任。主管医生询问病史的对象是什么人，采集到的病史能否被采信，诊治工作是否安全，很大程度取决于病史陈述者与病史陈述的可靠程度。为此，病历书写文书中，特别规定了专门项目，甚至需要患方确认画押。

病历书写规定"病史陈述者"的表示方法，包括了：①患者本人；②患者的丈夫；③患者的妻子；④患者的同事；⑤患者的邻居；⑥患者的亲属；⑦出租车司机；⑧交通警察。其中，患者的亲属要注明患者的父亲、母亲、儿子、女儿、兄弟、姐妹等。规定如此之多的陈述者，是为了证明获取病史的客观程度，判断患方提供的病史是否可靠。病史可靠程度的表示方法，分为：①可靠；②不完全可靠；③不可靠；④无法获得。反映的是主管医生的主观判断。两者结合就决定了病史的真实性，可靠性。

将病史陈述者与可靠程度排列组合，就衍生出一系列因果关系，借此维护医疗安全和确保医患双方的权益。有些病历书写者不重视这项工作，出现了五花八门的随意性。

1."越俎代庖" 最可靠的病史是患者本人所述，最多见的病史陈述者是患者本人，除非患者属于没有行为能力，或陈述的病史无法被采信时，才不得已地变更病史陈述者。最常见的"越俎代庖"有两种，一种是患者内向，回答医生的询问反应迟缓，医生则主动向陪伴的来人询问，另一种是患者身边有"强势"，或"急性子"陪伴，主动抢话。我们就遇到过一位内向的21岁男性患者，介绍病史慢

慢腾腾，其母站在一旁代替介绍，时隔不久，患者自言自语地说："你说的不对。"还遇到过，丈夫住院，妻子抢话，结果两位急脾气居然吵了起来，丈夫愤怒地说："是你有病还是我有病？"妻子暴怒后扬长而去。

2."当众采访" 按照工作常规，采集病史时家属要退避三舍，由主管医生与患者一对一地复原疾病的本来面貌，除非遇到患者确实记忆不清的少数情况，才在采集病例后向家属核实。如此工作，一来保证获得的病史确属患者本人所述，二来避免家属干扰患者表述的真实性。我们曾遇到过一线医生汇报病例时讲到"患者讲述的呕吐物中有隔顿食物，家属说没有"，三级查房的主任询问患者的结果是"患者呕吐物为亲眼所见，家属看到的是没有隔顿食物的一次，而且不是由这位家属亲自处理呕吐物"。

3."无须喧宾" 由于陪伴制度落实得不好，再加上患者刚住院，询问一些急症或半急症患者病史时，常有家属在场，就需要主管医生分辨病史是否属于患者所述。如果患方所叙述的内容没有离开疾病的主线，患者承认确属疾病的原貌，就仍然属于患者所述，性质属于"替说"，病史陈述者就不是"患者和家属"。例如，患者的起病时间由家属抢着说"三天"，患者接着告诉医生"三天前开始……"，家属所讲的内容与患者吻合。询问患者曾经服用过哪些药物，患者回忆不起来，家属拿着包装药品的空盒，一一告诉医生所服的药物，同样不属于家属表述。询问患者咳痰的颜色，患者说不清楚，患者的妻子告诉"痰吐在纸巾上，红红的，还有小的血块，连吐了三四口"，起到的是证实作用，也应该为患者所述。

4."求助他人" 患者不清楚患病的来龙去脉，必须依靠他人提供信息，否则难以掌握病情，无法诊断，主管医生不得不求助于知情人时，才可以允许出现陈述病史的第三者。例如，患儿9岁，尚处于父母的监护下，即便

自己能够讲述得病的一些经过,也必须由患儿的家长承担陈述病史的责任。患者遭遇外伤,自己很难说清楚现场的直接暴力性质,间接损伤的状况,身体受力部位和方向,就需要其他在场人员介绍清楚,提供证据人就属于病史陈述者之一。有时,患者确实讲述得十分混乱,甚至有诸多可疑之处,迫使主管医生求助于家属提供病史的,家属就参与了病史陈述。

5."真实可靠"　患者具备完全的行为能力,又是神志清楚的成年人,口齿清楚,反应灵敏,病情还不严重,就必须由患者本人陈述病史。对患者病史的采集不存在沟通障碍,就应该是医生与患者一对一地询问。例如,泌尿系统结石的患者,能够清晰地反映出腰背部的剧烈疼痛,伴有大汗淋漓,辗转反侧,疼痛向会阴部放射,尿中带血,足以讲述了诊断疾病的要件,陈述病史就应该判断为"可靠"。假如,陪伴患者的家属,在急症患者身旁,渲染了患者疼痛时的种种表现,亲眼见到了患者没有看到的尿中带血,病史记录上"血尿",病史的陈述者仍是患者本人。

6."可能失真"　患者本人表述病史不清楚,陪伴的家属或者护送患者的人员,讲述的病史勾画不出疾病的主线,甚至缺少了关键的诊断证据时,病史陈述内容就不十分可靠了。例如,患者在外院接受了腹腔手术,手术后出现了腹部并发症,来院时没有提供外院的术前诊断,手术名称和手术细节,患者只能提供模糊的手术名称,讲不清楚手术后的具体经过,仅凭患者口述就有可能出现判断的失误,病史陈述就必须判断为"不完全可靠"。

7."难免臆造"　患者方提供的病史与临床表现不吻合,对诊断有明显影响的,甚至可以推断患者表述难免臆造。例如,十几年前,一位患者伤后到医院急诊,由护送的村干部介绍"这是偷玉米的,因为其向护村民兵反扑,被枪击伤腿部",患者闭口不语,采集病史时只是点头示意同意来人所述,但是,腿部的

枪伤显示子弹是从后向前方打击患者的,病历记录的可靠程度为"不可靠"。患者住院期间,法医到医院与随来警官均认为患者是在逃跑时被击伤。

8."无从参考"　患者本人和护送人员均不清楚患者的病史,只能提供诸如"突然不省人事""发现患者时,已经头部出血""我们跟老人不在一起生活"等现象,不了解疾病的细节,属于"无法获得"。还有一些患者和护送人员,只能提供疾病的凌乱现象,建立不起疾病诊断,又与诊治责任相关的,也属于"无法获得"。如怀疑服毒的病例,患者不予回答,家属不清楚患者是否服毒,不知道服用了什么毒物的,可以记录为"无法获得"。

病史陈述者与可靠程度是非常重要的项目,既对患者方的疾病诊断起作用,也对主管医生起到保护功能,切忌草率从事。有的临床医生误以为只要是患方介绍的内容就可靠了,没有考虑病史陈述有误给自己带来的安全隐患。也有的个别医生为了自己的安全,过多地使用了"不完全可靠",也有的患者病史明明可靠,但是没有被采集到,尽管在病历上注明了"可靠",其实并不可靠。

之所以提出这样的命题,主要目的还是提醒临床医生认真采集病史,在临床实践中总结病史的重要性,靠防范意识提高病历书写质量。

"书写病历"避瑕疵

为提高运行病历书写质量,提出以下注意点,适用于每位医生的运行病历。

1. 病史陈述者,是指由患者本人陈述,本人不具备能力的,如神志障碍、不具备述说能力,不具备表述责任的,可以由家属、近亲、同事、现场所见者叙述。不允许随意记录为"患者及其家属"。家属的补充意见归属于患者所言。另外,严格来说不允许家属在旁轻易打断医患之间对病情的介绍。

2. 可靠程度分为"可靠""基本可靠""供

参考",清醒患者,能够表述病史,没有隐瞒故意,因此不应该是"基本可靠",而是"可靠"。

3."患者于入院前一月"为语焉不详。不能随意省略,必须"于入院前一个月"。因多次出现类似记录,故给予提出。

4."无反酸烧心"反酸与烧心的含义相同。反酸是医学用语,烧心是患者表述习惯。

5.胰头占位的病史,必须包括黄疸、腹痛、消瘦,以及胰腺内分泌障碍表现,有的详细描述,没有的记录为阴性,不能遗漏。

6."后上述症状反复发作","频繁发作""间断发作""偶有发作",各自含义不同。记录目的是掌握疾病演变规律。

7."血压控制平稳"了,改写为"血压基本能够控制在正常范围"更符合实际情况。

8.患者曾经使用过的药物与住院后的诊治工作很有帮助,因为使用的抗高血压药物分类不同,反映的病理改变不同,必须记录使用的是什么药物,并且用双引号区别,以表示患者口述。

9."否认"的使用务必慎重,否认的含义是明明有,却故意不承认有。病历中使用否认的多为难于启齿的"否认性病冶游史",不愿意让人知道的"否认家族遗传性疾病"等。

10.月经史的正确记录为"月经规律,月经量正常、无痛经、无血块、无异味"。

11.同时记录了"否认家族病史""否认家族遗传性病史",因含义一样,应取消前者。

12.引用外院带来的影像资料时,必须详细记录报告单上的描述,不能仅记录结论,引用外院诊断时必须使用双引号,以表示如实引用,仅供参考。

13."高血压"是症,属于临床习惯用语,诊断时必须使用"高血压病"。因为诊断的是高血压病,所有要求诊断的完整性,就必须有"高血压分级"。

14."肛指检查"是外科基本功,肿瘤外科涉及肿瘤转移到直肠,就必须对患者毫无例外地实施"肛指检查",不允许记录为"肛门指诊未查"。据查文献,正规报道的是"肛指检查",我原来使用的是"指肛检查",现在更改过来了。

15.胰腺癌的鉴别诊断:①壶腹周围癌:壶腹周围癌比胰头癌少见,病起多骤然,也有黄疸、消瘦、皮痒、消化道出血等症状,而壶腹癌开始为息肉样突起,癌组织本身质地软而有弹性,故引起的黄疸常呈波动性;腹痛不显著,常并发胆囊炎,反复寒战,发热较多见,但两者鉴别仍较困难,要结合超声和 CT 来提高确诊率;②慢性胰腺炎:对有反复发作的急性胰腺炎、胆道疾病或糖尿病者,有发作性或持续性上腹痛、腹泻、消瘦者,同时具备胰腺钙化、结石,或胰腺外分泌功能显著降低,或组织病理学有慢性胰腺炎改变;③胰腺良性肿瘤:主要为胰岛细胞瘤,多发生在胰腺尾部和体部,大多为单发,仅有少数呈多发,肿瘤大小不一,平均直径 1~2 厘米,质稍硬,圆形,呈红色或紫红色。

16.诊治计划中,不包括"请上级医生指导诊治",是因为手术有严格的分级制度,该主持手术的不主持是失职,该上级医生主持手术的不主持为越级,因此不应该如此记录。

17."呕吐物为胃内容物"其中的"为",被书写成"位",错误是计算机造成的,应该尽可能地避免,也包括本书也难免出现类似错误。

18."考虑患者现已经丧失行根治性切除手术时机",是疾病的定性结论,事关今后的医疗责任,就必须概述具体的根据,如"胰头部位肿物体积大,已经侵犯了周围血管等组织,周围淋巴结多已肿大,胰头癌根治性切除的术后生存时间未必很长"。尤其是主任查房指示。

19.对患者呕吐的分析"考虑多为肿物侵袭和压迫所致"要慎重。侵袭是对周围侵犯,压迫是外在机械性梗阻。临时出现的异常,若无关大局可以不做分析,一定要分析可以记录为"呕吐和恶心是胃肠道反映,故为多种因素所致,还需要进一步观察"。转天恶心呕吐症状就消失了,侵袭和压迫不可能不翼而飞,显然前面的分析不妥。

20. 中等以上的手术,要求术后的 1～3 天,必须如实记录体温、脉搏、呼吸、血压,是维护医患双方权益的客观证据,不能记录为"病情平稳",是因为病情平稳是对体征的主观判断结论,不能作为证据使用。

21. 多份病历中见到上级医生认为"病情平稳",是不科学的文字记录,变更为"未发现明显异常",体现的是对自我的保护。

22. 患者术后出现了高血压表现,而且数值相当高,再反过头来看以前的病程记录,基本上没有记录过血压数值,导致既往血压状况的"无据可查"。病历记录要体现未雨绸缪,而不是亡羊补牢。

23. 手术记录中,首次出现了"胰颈占位"的诊断,以往都是"胰腺占位",属于病历记录的"鬼探头",必须在以前的病程记录中有所反应。手术记录中,未对胰腺肿物所见描述,没有记录周围淋巴结肿大,没有描述胃受侵犯的状况。"上自动开腹器"为习惯用语,应记录为"放置自动开腹器"。

24. 引流管的位置涉及手术后并发症,其中就包括了引流管位置放置是否合理,因此必须记录具体部位。

25. "手术出血不多"涉及何谓多,何谓少,必须记录具体的出血数量。手术记录必须包括"向患者家属告知内容"。

26. "咯血半日"的记录少见,时间短到了以小时计算,就书写成"咯血几小时"为宜。

27. 病程记录时间允许恰好为每天的同一时间,但是忌讳时间全部相同和类似。病历中均记录为"某点的 55 分",就很容易产生时间"臆造"的感觉。

28. 肺癌合并大咯血,而且病历中记录着"从而危及患者生命",最后就必须记录"已告知家属",表示已经执行了医嘱,为的是保护自己。

29. "重度贫血"区分为急性和慢性,慢性失血的处理原则与急性出血后的失血性贫血迥然不同。对此必须做出临床分析,将此患者的贫血做鉴别,如缺铁性贫血、营养不良性贫血,慢性少量失血性贫血等。

30. 怀疑到颅内压高,就应该做出原因的解释,病历中要详细了解并记录:①头痛为颅内高压最常见症状,特点为进行性或阵发性加重,清早起床时明显,或可夜间痛醒。头痛一般位于双颞及前额,颅后窝病变头痛多在颈部。常于咳嗽或喷嚏等用力动作时加剧;②呕吐特点为喷射状呕吐,往往在剧烈头痛时出现,呕吐后头痛可暂时缓解。一般与饮食无关;③血压升高、脉搏徐缓。随后应记录"颅内肿瘤的并发症时间短暂,血压得以控制,心率不缓慢,家属知晓并经历过既往发作,推迟请神经科会诊时间",否则不请脑系科会诊就存在隐患。

31. 当有肿瘤纵隔转移时,入院病历和病程中必须有气管位置的记录。影像证实"双侧腋窝淋巴结肿大",就必须反映在体征检查中。

32. "偶感气喘憋气,考虑原因多为左侧胸腔积液所致",就必须掌握胸腔积液与程度之间的关系。同时记录着"向患者家属交代,患者目前病情较入院时平稳"就相互矛盾了。要研究"平稳"用语使用的利弊。胸腔穿刺前必须有告知程序,记录在病程中,并履行手术操作的相关手续。

33. 已经诊断为"前列腺增大"就必须掌握证据,不能够仅凭影像资料诊断。例如必须记录有无夜尿增多,排尿等待、尿流变细等。诊断"前列腺增大"只反映前列腺大了,没有具体区分原因,是因为影像资料将"前列腺肥大"与增大混为一团了。增大是多种疾病的形态诊断,肥大是良性疾病的诊断。

34. 患者存在腹水,入院病史中却没有相关症状和体征的描述,为此必须从学习的角度要求自己,向患者求索基本功。

35. 转入记录的内容中,必须记录患者

的基本状况,不允许出现"生命体征平稳"的概括介绍。是因为你认为的"病情平稳"还必须接受上级医生的考核,符合核心医疗制度,必须反映疾病的原始状况,为今后各种意外保留原始证据。

36. 转入记录是病历,不是病历摘要,必须严格按照规定程序和内容书写。千万记住,今天的你是明天的老医生,没有养成病历书写的基本功就影响到自己的声誉。

37. 诊断为"急性胆囊炎,局限性腹膜炎",但是体征中记录的是右上腹部没有反跳痛和肌紧张,诊断就没有了临床根据。患者的体征中出现了检查墨菲征的记录,是因为不了解什么是墨菲征,不解在右上腹部疼痛时不检查墨菲征的内涵。

38. 手术所见"胆囊充血水肿,表面被覆脓苔"术中诊断最低程度为"化脓性胆囊炎",更何况有脓性渗出。按照一般规律,很可能已经处于"胆囊坏疽"诊断。所以,手术探查过程中没有具体描述胆囊局部所见,没有描述胆汁特征和量,就影响了分析。

39. 在外科病历中出现了"内科主任医师"的查房记录,患者还不是由内科转来的,不清楚突如其来的原因。

40. 手术后患者的腹部疼痛自不在话下,临床医生明知腹部恢复阶段,还要记录上"切口周围无明显压痛,反跳痛和肌紧张",既反映很少有人如此检查,也反映了病历记录的真实性。"移动性浊音"更是不可能检查的。腹腔引流管是替代移动性浊音检查的措施,详细记录引流状况就显得非常重要了。

41. 患者术后出现了"低钾血症"属于异常现象,必须分析产生的原因,否则就远离教学医院的学术要求。一定要分析入量不足,体液重新分配,异常丢失等常见原因,给予有针对性处理。

42. 患者术后体温 39℃,需要降温,采取措施将体温降低到 36.7℃,就属于过度治疗,降温到 38℃最好。更为重要的是必须描

述烧前是否发冷,以区别菌血症。同一份病历中,前者记录的最高体温为 39℃,后者记录的最高体温是 38℃,而且是同一人所写,要分析误差的原因。

43. 只要有腹腔引流管,就必须记录"引流量""引流颜色""浑浊程度""异常内容物""前后比较"。

44. 术后病程中,每天上级医生都指示"定期复查肝肾功能及血常规",内容中还记录着当天的检查结果,主任就成了"碎嘴子"。

45. 手术规定,必须不晚于术后第三天检查伤口,并发现异常,否则属于延误。本病例术后第四天才发现了手术切口溢液,还需要撑开伤口,显然时机已晚。超过 3 天发现伤口感染的不利因素是细菌定植。

46. 诊断为"肺大疱"必须注明左右。病历诊断为肺大疱,但是病史、体征和相关检查中均没有与此有关的记录。本患者住在普通外科,将胸科或呼吸内科的常见病的"肺大疱"搁置起来,如同铁路警察,各管一段就错了。病程记录中的胸片描述内容中,埋没了对"肺大疱"的描述,诊断由何而来?

47. 呕吐物"量少,约 100ml"的记录不妥。呕吐物量的多少没有严格的界限,只是对胃瘫或幽门梗阻的呕吐量作了界定,即 24 小时超过 800ml,甚至多达 1000～3000ml。"呕吐物量少"在临床工作中的指导意义不大,干扰因素相当多,故要求记录具体的量。本病历中记录"呕吐量约 100ml"很具体,不要再画蛇添足上"量少"。

48. 记录主任查房分析时的诊断,不能仅为"腹痛原因不除外阑尾炎可能"因为阑尾炎分为急性阑尾炎、急性化脓性阑尾炎、急性坏疽性阑尾炎,慢性阑尾炎,慢性复发性阑尾炎等。病历记录不能"哑巴吃饺子",必须体现出"能登大雅之堂"的科学性。

49. "不能除外肠梗阻及阑尾炎"的记录有误,是因为这两个疾病不存在鉴别的可能。仅停留在这样的病例分析就很容易出现诊断

偏差。

50. 术前诊断"慢性阑尾炎"的证据不足,是因为病史中毫无体现,手术所见为阑尾水肿充血,符合急性阑尾炎。为了区分两者,就必须切开阑尾审视阑尾壁的厚度,是否有反复炎性增生过程,如果阑尾壁很薄,厚度均匀一致,内容物还为脓性,就支持了急性病理改变。

51. 手术中请妇产科会诊,属于应急处理措施。本例会阴部肿物病史 40 年,还欲手术切除,就必须记录术前妇产科会诊内容。"右侧前庭大腺囊肿"的部位不在会阴,而是大阴唇内侧。因为没有检查,也没有提前会诊,也就缺少了一次学习机会。

52. 要练习病历书写技巧,例如"上级医生嘱进一步完善腹部增强 CT 检查,以进一步明确诊断",就不如记录为"已经遵嘱预约腹部增强 CT 检查",随后上级医生查房为"同意主管医生所做出的检查安排,进一步掌握肿瘤的具体位置、形态、大小,周围的毗邻关系,弥补胃镜检查的局限性,为手术治疗提供证据"就上下都有了水平。

53. 分析病历质量的关注焦点是看制作者的临床思维,病历中缺少了主观分析,文字就变成了"豆腐账"。例如记录"有手术指征"是结论,记录前后复习"胃癌手术分为根治性手术与姑息性手术,胃癌的早期根治性手术包括早期胃癌的 EMR、ESD、D0 切除术和 D1 切除术等。部分进展期胃癌的(D2)及扩大手术(D2＋)。胃癌姑息性手术包括胃癌姑息性切除术、胃空肠吻合术、空肠营养管置入术等"。有了这样的立体思维后,再记录:"适合本患者的是标准的胃 D2 根治术,根据是本患者肿瘤浸润深度超过黏膜下层,有胃癌的早期症状,没有发现淋巴结转移,没有侵犯邻近脏器"。如此记录确实费工夫,但是能够学到真知,病历书写的最终目的是督促学习,只有发现哪个部位写不下去了,就提醒自己查书,书写一遍等于复习一遍,长此以往就

熟能生巧了。

54. 手术后第一天是否需要对一类手术揭开敷料观察伤口,原则上不需要。是因为手术后第一天伤口与外界还存在开放的可能,72 小时才侧重发现伤口有无感染。如果确实揭开敷料观察了,只能说意义不大,没有检查伤口则属于病历记载与实际脱节。一般只是检查敷料是否显示出血和渗出。

55. "复查肝功能提示白蛋白降低,考虑原因多为术中渗出较多所致",就必须探讨术中的渗出液究竟有多少,其中含有的白蛋白有多少,与机体比例是多少,能否致使白蛋白有如此明显程度的降低,否则就不要轻易做出解释。实际主要是手术刺激导致了体内白蛋白的重新分布。据病历记载,转天检查的白蛋白就由 19g/L,升高到 35g/L,基本恢复了正常。提示我们探讨临床现象,知识就是靠这样有所发现,一丝不苟,不断提高的。

56. "再次复查肝功能及一般生化,提示白蛋白及血钾已恢复至正常水平",至此,病历记录者是否产生过质疑,问自己为什么如此少量的补充,竟能够引起内环境翻天覆地的变化,这就是能力中的"注意力""观察力""理解力""分析力"和"逻辑思维推理能力",进步由此开始。

57. "昨日夜间血压增高,最高达 190/130mmHg,未述有无头晕、头痛等不适症状"。根据高血压危象的诊断标准"①血压突然升高,收缩压 220～240mmHg,舒张压 120～130mmHg 以上;②交感神经强烈兴奋表现,如发热、出汗、心率加快、皮肤潮红、口干、尿频、排尿困难及手足颤抖等;③急性肺水肿、高血压脑病或急性肾衰竭表现,眼底视盘渗出、水肿、火焰状出血等",要高度关注病因和风险,不能仅记录"给予对症处理"。病历中要体现出高度重视,明确患者处境,履行告知手续,呈报给上级医生,并严密观察。显示重视的根据是"实时记录观察的结果,直至血压脱离高血压危象的临界值"。同时重要

的是记录高血压持续时间。

"强调问诊"解疑惑

查房时，主管医生汇报了一例中老年男性患者，左下腹胀 4 天，钡灌肠发现结肠明显增宽，乙状结肠显示"炎症"，目前腹胀缓解，拟行结肠镜检查。告知患者家属，结肠镜检查之前，需要等待肠道的钡剂排出。现场询问患者的腹胀集中在左下腹部，左下腹部有轻微压痛。详细询问病史耗时过多，不便于查房时占用更多时间，准备查房后重新询问患者病史，结果患者自动出院了。

接待中老年男性患者的短时间腹胀后，在诸多可选择的辅助检查手段中，首先安排了钡灌肠检查，估计目的是排除乙状结肠扭转。检查后，没有发现乙状结肠扭转的可靠证据，有可能是扭转缓解了，也可能与事先判断不吻合。乙状结肠扭转可根据发病的缓急分为亚急性型和急性暴发型两类，就需要反思以下的几个方面。

1. 腹痛出现的时间：亚急性型的腹痛出现得比较隐晦或缓慢；急性暴发型的腹痛在短瞬间出现。

2. 腹痛程度的进展：亚急性型腹痛出现程度较平缓，可以有阵发性加重或自行缓解；急性暴发型的腹痛剧烈，多呈持续性，除非随体位变动，否则较难缓解。

3. 腹痛腹胀的部位：局限于上腹部的膨隆多见于胃或横结肠积气所致，小肠积气的腹部膨隆可局限于中腹部，也可为全腹部，结肠积气的腹部膨隆可局限于下腹部或左下腹部。

4. 恶心和呕吐症状：亚急性型的早期恶心和呕吐不明显；急性暴发型的恶心和呕吐出现得早，而且频繁、量大。

5. 应该指出的是，乙状结肠扭转都会影响肠管的血供，不可能没有腹部疼痛。本患者仅有腹胀，即便认为是轻微腹痛，与一般常见的乙状结肠扭转的"以腹痛为主"，腹胀为

辅的特点不吻合。

6. 腹部的巨大肠型，是乙状结肠扭转后的最主要体征是，多可见到腹部固定的肠型，致使腹部不对称，局部叩鼓。梗阻时间长了，梗阻近端呈闭襻性肠梗阻，并有相应的梗阻体征。

给患者实施钡灌肠检查之前，必须是在排除了其他可能之后，基本上能够诊断乙状结肠扭转的前提下，而不是依靠钡灌肠检查帮助分析，否则就影响了其他辅助检查的及时投入。尤其在首选检查的档口上，如果没有腹部的固定肠型，检查就很可能扑空，不但无助于诊断，甚至可以干扰思考。

接触到这例患者时，腹痛基本消失，但是凭患者口述症状，感觉症状来得不急，不凶险，又不支持乙状结肠扭转和粪便性肠梗阻，就需要警惕成人型假性肠梗阻。这种病不很多见，是导致临床误诊的原因之一，需要接诊医生必须警惕。成人假性肠梗阻主要是支配结肠平滑肌的神经触突发育不全，导致结肠的肠壁肌肉弛缓。结肠肿瘤一旦造成了梗阻必将提供更多的症状和体征。

通过这例患者，要告诫主管医生重视病史和症状的捕获，首先调动自己的逻辑思维推理能力，琢磨疾病的主要特点，将思考方向集中到一两个点上，基本建立印象诊断，排除干扰因素后，再安排辅助检查，避免还没有搞清楚有哪些现象，哪些证据，就安排了辅助检查，导致主管医生超脱于诸多分析线索，将诊断的主动权拱手交给了"物化诊断"。

"语焉不详"须纠正

1. "安返病房"不利于保护自己。本例患者被诊断为"脑出血"，接受了手术处理，返回病房时的血压 186/109mmHg，呼吸 15 次/分，应该慎用"安返病房"，可以直接写成"护送回病房"，或者"返回病房"以示工作的警惕性。

2. 平摆浮搁了"刺痛肢体定位"，无前

言、无后语,则语焉不详。

3. 第二次手术前小结中记录着"有可能出现出血加重",为非专业术语。改写成"进一步预防和治疗出血"为妥。

4. "出血较前稍吸收",出血与吸收是截然不同的概念。改成"血肿较前稍缩小"就贴切了。

5. "皮瓣翻向颞下"是否为手术学上的描述规范,这里的"颞下"究竟是什么位置,"翻开皮瓣"能否反映清楚操作过程?"铣刀游离骨瓣并去除""骨缘骨蜡止血"等手术记录不规范,借用手术学的描述模式,落笔在手术记录上,如"铣刀游离骨瓣,并去除骨瓣""骨缘部位涂敷骨蜡止血"。

6. "于切口后方约 1cm 处皮下引一皮下引流管",不规则切口的后方在何处?"引一"的含义是什么? 必须规范,因为我们肩负着教学职能。

7. "术后携气管插管"的"携"可以被放置在患者身上,提在手里,有"拿"的意思,改成"术后置有气管插管",后面再"靠球囊辅助呼吸"意思就完整了。

8. "诊断名称"必须符合病案书写规定,现病史中,"无心痛"非专有名词。"陈旧性心梗"为口头惯用简语,不能出现在病历中。"冠心病,三支病变"为习惯用口语,诊断用语是否被学界承认? 如同"老年性白内障"被眼科病房简说为"老白",但是不能落在文字上,尤其在教学医院。如果"三支病变"的用语能够成立,记录时则必须以"三支"的形式出现,即"三支"病变,而不是直接书写着"三支病变"。

9. "右眼被外物挫伤",因为没有与之对应的"内物挫伤"。应该写出具体被什么外力致伤。

10. "家族史"中的"1 哥已故"语意不详,是一位哥哥,还是首位哥哥?

11. 病史陈述者写的是"患者及家属同事","家属同事"间应该有顿号,表示的是"患者""家属""患者的同事",而不是"家属的同事"。

12. "患者仰卧休息",突发疾病到如此程度,岂能"仰卧休息"? 按照内容分析,应该是"卧床期间发生了疾病"。

13. "患者家属发现患者症状未见明显好转"是家属表述的一句话,真正将患者送来医院的原因是疾病的严重程度。书写时要斟酌当时的情况,抓住本质的内容。

14. 患者的神志清,"查体欠合作""乳突压痛不合作""能简单遵嘱活动",能够配合"示齿""伸舌",就出现了查体过程的矛盾,或者"神志淡漠",或检查医生工作粗疏,未能够刻意追求获得体征。

15. "神清语利"的"语利"在字典里找不到,属于自己创造的语言,违反了教学医院必须规范用于的原则。估计为语言流利。

16. "简单遵嘱""自动睁眼"的含义不清。简单与复杂对应,自动与被动对应。"自动睁眼"可以有很多种解释,改成"呼唤后能睁眼应答"的语意就确切了。

17. 主任医师查房后指示:"患者病情稳定,准予出院"。如此记录就降低了主任的身份,自己也身价不高。若改成"患者病情稳定,已经具备了出院条件,请示主任后,准予患者出院",则水涨船高。

18. "现病史"中,"患者于 2 年前开始出现视力下降,2 年来视力进行性下降",改写成"2 年前开始出现视力进行性下降",再复杂些可写成"患者于 2 年前开始出现视力下降,程度逐渐加重"既省文字,又觉顺畅。

19. "未在意"非学术用语,实际意义是"未引起重视"。

20. 同一病程中,同时记录着"神清语利"与"言语含混",而且在多次病程中出现。

21. 既往史中,"高血压""冠状动脉硬化性心脏病""丹参滴丸""陈旧性肺结核"等患者口述均按照规定,书写时加上双引号。

22. 患者致烧伤 3 小时,"进行烧伤早期治疗后转至我院(具体治疗不详)"的记录为"无关记录"。"早期治疗"的含义非常广泛,烧伤学上应该有明确的定义,如果改写为"简单的应急处理"较为合适。

"安返病房"掩耳目

手术记录中,经常可以见到"安返病房"的记录,意为平安返回病房。其实这样的记录是不应该存在的。

患者自手术结束到返回病房的过程,可以人为地区分为三个阶段,即患者离开手术室为第一阶段,转运途中为第二阶段,进入病房后安顿住患者为第三阶段。第一阶段的主要危险是"搬动",第二阶段的主要危险是"途中离开救助环境",第三阶段的危险是"承上启下的衔接脱节"。

手术室内搬动患者少有出现意外危险的。转运途中,是手术后面临的重要危险环节,包括体内的手术修复尚未稳定,并发症的隐患刚刚开始,患者尽管由手术麻醉状态恢复,但是生活自理能力还相当差,有的神智还有点嗜睡或朦胧,咳嗽后的咳痰能力不足,心跳和呼吸还没有恢复到持续稳定,有的患者还带着吸氧管、胃管、导尿管、输液管、引流管等,缝合的伤口还有可能出血,既存在手术操作后风险,也存在麻醉和护理方面的风险,所以核心医疗制度规定,必须由手术医生、麻醉医生和护理人员共同监管患者返回。

返回病房,并安顿到病床上,并不等于手术的结束,必须由麻醉医生完成护送后的脉搏、呼吸、血压、生命体征监管,以及预防呛咳,维持麻醉后体位、预防术后麻醉并发症等工作。手术医生必须完成手术操作后,以及开始进入术后监管的相关工作,如体位、腹带、手术切口、生命体征、各种管道的观察、并发症的监管等。护理人员必须完成监护仪的连接,保持输液渠道通畅,胃管和留置导尿管有效,各种引流管的连接,交接治疗项目,及是否使用了特殊药物,剂量等,稳定住周围家

属,恢复病房的原有秩序为止。

由此不难看出,手术记录所需要的内容不仅仅是"安返病房",而是"返回病房后"完成了什么。书写手术记录时,务必理解翔实的手术记录与临床结论是不一样的,"安返病房"如果没有"安"的内容,就属于结论,很容易被诘问到"何以证明"。记录了具体的工作,监督自己丝毫不遗漏各个细节,就既保护了患者,也保护了自己,符合提高医疗质量和确保医疗安全的要求。

"安返病房"是近十几年出现的不规范语言,因为不规范的使用,致使患者返回病房后的手术记录出现粗疏,管理质量下降。按照核心医疗制度的要求,规范的记录方式有繁简两种,如教学医院的要求为"患者返回病房后,脉搏(/)、呼吸(/)、血压(/)、血氧分压( )。吸氧中,维持(或建立)输液通道( )条,胃管接负压,尿管接引流袋,引流管( )条接引流袋。已保持( )体位,已有腹带,伤口无渗血,监护仪接通"。简单地要求为"患者返回病房后,脉搏(/)、呼吸(/)、血压(/)、血氧分压( )。监护仪和各种管道接通"。

手术记录质量分为自我高要求和最低安全底线两种。前者手术医生逼迫自己反复强化精细工作素养,靠手术记录重温手术过程,靠熟练的记录能力提高手术的模式化程度,久而久之就熟中生巧了。后者更多考虑的是"细致的记录对自己没有用",结果就在"细致认真"与"说得过去"两把尺子的驱动下,逐渐拉大了上工与中工的距离。

其实,认真精细者是用认真精细的头脑,铸就认真精细的模子,然后反复扣出一个个成品,说得过去者是用说得过去的头脑,铸就说得过去的模子,然后扣出的是一个个次品,最后孰省时间,孰占了主动,是十分清楚的。

"未曾记录"已溃堤

检查病程记录时,归纳了以下现象。

1. 未记录患者每天的一般情况,包括情

绪、神志、饮食、行动、睡眠、体温、大小便等。或者有时记录,有时不记录,或记录不全,还有的没有详细了解,千篇一律地记录成一句模式话。

2. 未记录患者的症状和体征。观察体征和症状非常重要,曾经有一例在外院会诊手术的病历,手术后几乎天天电话询问病情,被告知的是稳定,没有问题,结果手术后第7天伤口溢脓、全层裂开。再次会诊时,见病程记录中没有观察伤口的记录。

3. 未记录新出现的症状和体征。一例高龄患者,上腹部手术后出现了咳嗽、发热,肺部出现大范围的感染阴影,病历中始终没见到对肺部并发症的症状和体征记录。

4. 未记录病情变化后的分析。一例患者手术后出现了术后早期炎性肠梗阻,主管医生没有对此进一步分析,病历中出现了多种治疗主张,有的毫无根据,有的显然错误。

5. 未记录治疗措施的理由。这种情况相对比较多见。一例术后患者的腹部伤口感染,全层裂开,主管医生为患者实施了伤口缝合。病程上没有记录"患者高龄,来院时恶病质,低蛋白血症、贫血、电解质紊乱、腹水,所患疾病为合并肠梗阻性直肠癌,属于难以避免术后感染的二类手术,术后早期发现了伤口感染和全层裂开"。事后,家属以缝合伤口前没有告知为由,提出诊治异议。非常充足的缝合理由,因为没有被记录到病历上,不得不与患者家属费口舌,还从形式上造成了双方争辩。

6. 未记录患者的诊断治疗提出个人的见解。记录个人见解,既体现了诊治医生的业务能力,又能够借助病历记录合理自卫。参加过多次医疗鉴定,被告的主管医生费尽自己之所能,提出申辩理由,其实,只要病历中如实记录好个人见解,病历在那摆着,用不着多说一句话就全都解决了。

7. 未记录更改医嘱时要说明停止治疗方案和增加治疗措施的理由。常见的是重视

提出,忽视停止使用的理由。治疗是医务人员施加给患者的,本身就有风险性质,如果不记录根据,就忘记了必要的防卫。

8. 未记录重要的分析和判断。记录上对实验室化验及特殊检查的分析和判断,既是对工作的记录,也是督促自己深入思考和学习的促酶。曾经闻听过某医院按照外院病理结果实施了破坏性手术,术后进一步病理诊断,推翻了术前的病理诊断,因为自己未作进一步分析,导致了误诊。

9. 未记录实验室化验及特殊检查在诊断及治疗上的意义。曾经有一例纠纷患者,结肠镜活检后病理科要求再次取标本,病历中没有注明原因。再次活检后的标本仍然没能得出明确诊断,病历中没有对此分析,引起了纠纷。家属强调事先没有告知检查目的,接受不了为什么实施了两次检查,病历中无据可查。

10. 未记录诊治过程中施行的各种治疗项目。一例患者强调住院费用不实,理由是换药次数"少做多收"了。实际情况是每天换药,有时一天换药多次,收费次数肯定少于实际次数,然而,病程记录中却记录得很少,甚至连续几天没有记录伤口换药。结果,只能依照家属提出的换药次数,既失经济收入,又伤科室和医生的威信。

11. 未记录各种插管造影、介入治疗、大的穿刺及活检。这种情况也能见到,结果导致医患纠纷。临床医生忽视的原因是习以为常,没有考虑黄雀在后。

12. 未记录有创伤操作的知情同意,没有家属签字。这是非常危险的,因为患者有知情和同意、决定权,医务人员享有的免责权,必须是在患者方知情同意,并决定后。签字是画押手续,不允许没有。

13. 未记录施术前准备的各项工作、施术过程、术中的发现。记录施术前的准备工作反映的是医务人员有所准备,慎重了,重视了。记录施术过程反映的是工作证据。记录

术中的发现是手术的根据。如果医务人员忽略这些记录就等于盲人骑马，将医疗安全置之度外了。

14. 未记录术前、术中、术后患者有无不良反应。例如一例纠纷的原因是，外伤休克患者，送入手术室之前血压 90/50mmHg，进入手术室后的血压 40/20mmHg，麻醉医生和手术医生共同抢救患者，没有向家属告知。又赶上开刀后患者死亡，死亡后告知患者家属抢救过程，得到的回答是，为什么不征求家属意见，剥夺了家属是否继续手术的决定权。

15. 未记录科室集体分析和讨论内容。曾经见过一份病历只记录着"科室对患者组织了病例讨论"，没有记录时间、参加人员、讨论目的、讨论结果。等于没有讨论。

"病历质量"审查后

审查病历质量后，为了与主管医生取得对病历书写的共识，强调病历书写的重要性，结合对病历质量的认识，写出了以下文字资料。

1. 腰椎管狭窄症是指因原发或继发因素造成椎管结构异常，椎管腔内变窄，出现以间歇性跛行为主要特征的腰腿痛。本病历的主诉为"双下肢麻木 4 月余"，没有腰椎管狭窄症的痛苦症状，影响到手术的迫切性。

2. 现病史中，首先记录了"双膝关节疼痛 4 个月"，应该与腰椎管狭窄无关，也不属于腰椎椎管狭窄的诱因。随后的病历记录中，再也没有提到双膝关节疼痛，就出现了有头无尾的病历书写弊病。

3. "患者前往多家医院诊治，具体经过不详"，不能成立"经非手术治疗不愈"的证据。如果前往多家医院是为了治疗双膝关节疼痛，则腰椎管狭窄就等于没有接受过非手术治疗。因为具体治疗不详，就无法证明非手术治疗无效。因为手术适应证包括了"经非手术治疗不愈"的限定条件，手术适应证就值得商榷了。

4. 双膝关节疼痛病史 4 个月，患者辗转了多家医院后，出现了下肢麻木，该麻木的起病是从什么时间开始的？此时间涉及病史时间的长短，病情进展状况，患者受到痛苦折磨的程度，与判断手术适应证和时机有直接关系。因为手术适应证提过"症状出现半年以上"，本病程记录的时间就嫌不够了。

5. "目前患者双下肢自髋关节及臀部以远感觉麻木"。腰椎狭窄的主要症状是否为"长期反复的腰腿痛和间歇性跛行"？麻木的同时，为什么没有无力的症状？事实又是患者下肢的肌肉萎缩，肌力及肌张力明显减弱。下肢麻木从哪个部位开始也是不可或缺的记录内容。另外，臀部和髋关节不在一个平面上。

6. 腰腿痛及系列神经系统症状，是因神经管及椎间孔的狭窄，软组织引起的椎管容积改变，硬膜囊本身的狭窄等所引起。下肢麻木为什么向近心端发展，机制是什么？如果存在麻木症状范围扩大，是否预示着神经的慢性损害？又因为是发展，能否定位在脊髓出现了病变？

7. 现病史中，并没有记录手术适应证的"活动后腰及腿痛，影响生活工作""经非手术治疗不愈""进行性跛行加重，或站立时间渐缩短"三大要件，支持手术适应证的证据就显不足了。

8. 专科情况中，没有记录哪侧的椎旁叩击痛，没有记录膝关节检查结果。涉及住院时膝关节是否还疼痛的病史缺失。

9. 住院后的第一次查房，已经怀疑到"脊髓上位阶段病变"，理论上根据的是症状和体征，病历中翔实地记录相应症状就十分重要了。

10. 术前已经明确了"胸椎节段多发狭窄造成脊髓功能障碍"。术前诊断开始更改为"胸腰椎狭窄"。手术名称为"胸椎后路椎板切除减压术"。与此同时，影像诊断提供了颈椎已经狭窄的证据，疾病诊断已经成立了

"颈胸腰椎管狭窄综合征",涉及病因,手术治疗部位的选择,多次手术的必然性,手术效果的不确切性,手术后矛盾的多发性。因为诊断的疏漏,事后对发生颈椎狭窄的争议,就解释无力了。

11. 术前小结中记录着"非手术治疗效果不佳",但是病历中找不到根据,就等于自己把自己否定了。

12. 术前讨论提出"手术适应证明确",按照手术适应证的标准,即①活动后腰及腿痛,影响生活工作,经非手术治疗不愈者;②进行性跛行加重,或站立时间渐缩短者;③神经功能出现明显缺损者。在病历中找不到与之相匹配的记录内容。因为没有记录患者被疾病折磨程度,手术紧迫性值得商榷,也就突出了非手术治疗尚有余地的证据。

13. 术前讨论中记录着"为保持椎体稳定性,最好给予椎弓根钉内固定术,但患者及家属由于经济原因表示不接受内固定治疗",在此情况下手术,即等于默认了患者和家属的决定是可行的,还必须承认所实施手术未必是最好的。

14. 阶段小结中,第一次记录了"脊髓病变"。其后的病程记录中出现了"考虑患者脊髓存在慢性损伤改变,可能脊髓恢复困难"。这种判断是从什么时间确立的,是否在确立判断之后及时告知了患者和家属,也属于需要注意的。

15. 出院时的记录为"患者仍有双下肢轻度麻木,无力""目前患者术后近 6 周""可支具辅助下地行走",对治疗效果能否起到证据作用?与"可能脊髓恢复困难"之间有什么关系?

16. 出院小结记录着"肢体功能锻炼""营养神经;定期门诊复查"。病历记录规定,"定期"必须记录具体时间,否则患者强调不知道该什么时间复查,就给自己留下后患。如果记录了"三周复查",患者未按照规定准时到医院门诊看病,责任就另说了。

17. 因为病历中没有详细描述患者的症状和体征,颈椎、胸椎和腰椎之间症状又有重叠,发生争议进入到胡搅蛮缠的地步,就很难摘出头绪了。

18. 磁共振检查的时间为 2009 年 4 月 4 日,出具报告的时间为 2009 年 5 月 29 日,原因是什么?涉及 2009 年 4 月 4 日开出了报告,4 月 10 日手术,该时就已经有了"脊髓慢性损伤",术前未明确诊断,就属于漏诊性质。再影响手术后效果就说不清楚了。

19. "出现下肢麻木"即表示自大腿,到小腿,到足尖均麻木,其后记录了"逐渐向近心端和肢体远侧发展",意味着原来就不是下肢麻木,或者没有过向远侧发展。究竟开始时有没有足尖麻木,就成为此病历的定位关键了。

20. 记录了"脊髓已经有了病理改变,术后可能出现神经症状改善不明显",病历查房的记录中,已经有了"考虑为胸椎节段多发狭窄造成的颈髓功能障碍",对此在术前小结和病例讨论中,均没有涉及。

21. 记录了"随着时间延长,颈椎间盘突出及腰椎间盘突出会加重,导致症状加重",对此,在术前告知中并没有突出反映出来,病历记录中也没有"告知患者和家属,本次手术仅针对胸椎管狭窄,颈椎和腰椎病理改变非本次治疗范畴"的记录。

22. 记录着"术后症状逐渐减轻"的同时,记录着"患者自诉症状无任何缓解,甚至加重"。查阅病历中记录的下肢肌力测值与术前没有变化,推翻不了家属的自诉。病历记录的麻木感仍然存在,程度减轻为主观感觉,与患者自诉的"甚至加重"无法判断。

23. "请某专家会诊,专家鉴定结果"不能成立。会诊为个人看法,鉴定为司法程序,一位专家不具备鉴定要件。必须以病历内容为依据,提供减压效果的证据资料。事实确如专家结论,但是病历中查无实据,对现有症状的解释成立,但是无法做明确的切割,是处理纠纷的难点。

24."如不手术必然发展为截瘫"是患者方的事，与医生无关。"通常不能恢复"这是医生必须告知的内容。手术结果达不到患方的预期，是医生必须考虑的安全底线。

25."手术效果是十分满意的"应该由谁来判断。患者认为的满意与医生认为的满意不吻合，就要在病历中找到患方应该满意的证据，告知就成为了书证。由于手术能够解决的问题和不能够解决的难题未在病历中有所记录，就没有了满意的标准，就失去了据理力争的后盾。

26.由于没有确立"颈椎病的同时存在"，一些解释就显得苍白。病历中也没有其他部位疾病需要再次手术的明确表示，术前告知中没有足以证明的证据。就只能由第三方判断了。

平时强调病历记录的自卫作用，就是为了避免医患纠纷。仅从手术技术角度分析应该说不错，指的是没有发生手术副损伤和并发症。依靠影像诊断手术，忽视了患者的症状和体征，宏观掌握疾病的发生、发展，紧扣住疾病诊断要点，严格掌握手术适应证证据方面，不得不承认存在漏洞。

必须提出的是，手术适应证的背后还存在着两种约束机制，一种是手术禁忌证的约束，另一种是潜在风险的约束。本例患者的疾病，单从胸椎管狭窄来说没有手术禁忌证，单是隐藏着手术效果不理想的风险，合并了颈椎和腰椎疾病就必然隐藏着所实施的手术仅为全部手术的一部分，随后将可能有其他部位疾病的症状和体征融入的风险。如果不将诸多风险一并考虑，就很可能落入疾病的陷阱。

"自卫医学"的提出，始于1979年，就是因为美国医务人员遇到了难以处理的风险，应运而生了"限制医学"观点。有的医院没有接待患者住院，未必是诊治能力不够，接待的医院未必能力高超，技高一筹的是对"有所为

和有所不为"的判断。医务人员由"敢做"进步到"敢不做"是技能的升华结果。

患者方无理取闹是很头痛的事，发生了医患纠纷后靠紧逼技巧闹医院是当前的主要手段，涉及患者出现了功能明显障碍，处理起来就更难。当事的医生必须从中慎思，接受一次彻骨的反思，目的是为了今后放手工作。

从病案质控要求角度翻阅了病历资料，从骨科门外人的角度提出了问题所在，看到了病历质量与医疗质量的不足，与临床经历磨砺不够有关，集中反映在情况汇报中的"申明的理由站不住脚"，带有"事后解释"的痕迹。

提供给医院病历中存在的风险所在，是为了做出事实原委的准确判断，是为了尽快解脱科室的压力，从另一个角度体现出医院对科室工作的关怀。当事人承认"经验不足"是与饱经教训的老一辈相比较而言，"病历质量低劣"是众所周知的普遍存在现象，"术前告知低质量"可以说是通病，只要吃一堑长一智，通过这份病历的教训，提高了医疗质量和规避风险的能力，可以说是难得的机遇。坦然处之，尽快依靠医院了断，是智能的体现，凭借的是优秀的逆境商，如何从逆境中走出来同样反映的是能力。

传统的综合性教学医院，历来就是这样分析病例的，靠阵痛醒头脑、触心灵、解疑团、知缺陷，唯此才能出英才，磨炼人，传递的是亲情关系。

"检查病历"有所思

这是一份有分析、点评价值的病例，具有保存意义，有必要规范记录。有关病历书写技巧和值得商榷之处，提供如下。

1.现病史中记录着"1年前无意间发现右侧乳腺肿物，大小约10cm×8cm"，存在着病历记录的规范问题。长达1年的病史，而且肿物大小相当于患者的拳头，能否存在"无意间"是费思考的。按照字面分析，应该在1

年前就如此大小,其后就没有再继续增大,不符合恶性肿瘤的生物学特点。如果再结合以后记录的"近2个月来,肿物大小无变化",就说明已经询问出肿物大小是有变化的。

一年前的肿物大小不应该是 10cm × 8cm。肿物大小的记录反映的是肿物的生物学特性,有助于我们对体积较大恶性肿瘤的整体认识,更重要的是训练我们工作的一丝不苟,如同打坐入禅功,静下心来钻研学问,逐渐编织成心中的一张网,捕捉疾病十拿九稳,结实得不允许症状能够轻易漏网,才能够放之四海而皆准。病历书写是劳动付出,获得真实可靠的病历资料才是为自己服务,离开了过细的工作就既没有捡到芝麻,也没有拾了西瓜。

肿物大小一定是体积,"大小约 10cm × 8cm"是面积,还需要三维的另一个指标。因为有可能不是患者直接叙述,更完善的记录应该是"所述大小相当于 10cm × 8cm ×？cm"就科学了。另外乳腺肿物与乳房肿物的概念不一样,患者表述的是乳房,医务人员根据实际表现可以记录为乳腺。

2. 现病史中记录着"近2个月来,肿物大小无变化,开始向皮肤表面破溃,直径约5cm"。"开始向皮肤表面破溃"表示的是肿瘤本身自发破溃的,作为患者是如何知道的?是否告诉医生的是"觉得肿物从里边一点点地向皮肤方向破了出来",显然难以做到。肿物破溃如果是由里向外,势必要流出脓液,甚至有坏死组织,是否果真如此?

这里涉及两个值得深思的问题,一个是应该考虑"炎症样乳腺癌",一个是"乳腺佩吉特病",两者之间的区别就在于后者侵犯的是乳头及其乳晕。如果接诊时能够有乳房少见病的"炎症样乳腺癌"概念,就不可能不详细询问所谓的炎症过程,借以掌握这种类型乳腺癌的临床表现,入院诊断也就更改为正确的"炎症样乳腺癌",诊断水平就上了台阶。排除"乳腺佩吉特病"是因为查体中记录着

"乳头无溢液",说明乳头部位没有肿物。

从上述侧面考虑,详细记录肿物部位直接影响到疾病诊断。本病历的病史和体征中都没有记录乳房肿物的部位,就距离外科医生的标准远了。乳房肿物部位的记录方法,包括四个象限,一个乳头,一个乳晕,必须详细记录在案。临床医生,通过肿瘤部位的流行病学知识能够获得很多启发,容不得稍事疏忽。

查体中裸露着"直径约 5cm 溃疡",没有记录局部表现和周围表现,所谓的溃疡就成了结论性质。而病历记录要求的不是结论,而是证据,就需要翔实地保留下"红、肿、热、痛、功能障碍",溃疡的"形态、边缘、基底特征",溃疡周围的表现,甚至包括有无卫星结节等。因为一带而过,这部分知识就没有入脑,经过了一次临床的历练,却没有效果的最大化,损失的是自己。

3. 病历中的"神出鬼没"常用来形容"事出无因""无故隐藏"。本病历的入院诊断"右上肢淋巴水肿"必须找到证据。现病史中没有相关介绍,体格检查中仅记录了"右臂水肿",势必要提出水肿的分类表现,如整个右臂的均匀水肿、右臂的局限性水肿,右臂的重力侧水肿,要区分静脉回流性和淋巴回流性障碍,就离不开在水肿基础上的更多有价值的体征表现,无由诊断为淋巴回流受阻就有些臆断性质了。与上臂的诊断相反,病历中记录了"双脚"的水肿,查体中却没有对现病史的现象追踪,入院诊断也就看不到如何结论的过程了。

入院诊断"全身多发骨转移",可是病史中没有见到根据是什么,专科情况中没有涉及骨转移的定性证据。想必全身骨转移的诊断来自于患者方的提供,患者方掌握着的证据未被接诊医生采纳,再遇到患者今后不再承认,疏忽就构成了灾难之因了。

上述三个方面,集中到一份病历中,就出现了炎症性乳腺癌被诊断为乳腺癌,遗漏掉

乳癌的炎症病理证据;右上肢的水肿被诊断为淋巴性回流障碍没有依据;全身多发骨转移看不到证据来自于哪里;高血压没有分级,再加上下肢水肿没有诊断,整个病历的质量就活脱脱地摆在了桌面上。

透过病历书写形式,反映出来的问题如下。

(1)乳腺癌的病理改变,诊断依据,鉴别诊断知识还没有融入接诊医生的知识底蕴库存中。

(2)病历采集的过程粗疏,反映的是求知欲望还不够高。当前疾病诊断已经相当简化,临床专业要求的知识是知其然,更要知其所以然。如果没有系统的知识,不是从基础上开始积淀,讲不出来,做不出来,或者仅能够手术,造成"人知我知,人不知我也不知"的局面,今后就丢失了起码的话语权。

(3)学习处处有缝隙,靠的是自己。一例患者就在自己的管辖范围内,一份病历就在自己的手下玩味,如何将患者和病历变活了,由仅与患者对话,上升到与疾病对话,靠的是身后的平面知识。深入病史中的未解,通过"为什么"发现学习的线索,进而求教于所有可能的渠道,平面知识才能够立体起来。我们的工作其实就是在患者与书本之间双向探索,或者先有书本知识在病人身上得到验证,或者先得到患者的疑问,再从书本知识中求解,除此别无其他。

(4)科室鼓励竞争,人离开了竞争也就憾事终身。竞争的本质是与自己的基本功竞争,基本功不过硬也就不可能竞争过自己。基本功其实是人体的腰板,没有基本功腰板就直不起来,腰板是什么?腰板就是处处反映基本功的病历。认识到这一点,就知道病历质量的重要性,为了参与竞争就必须千方百计地提高病历质量,靠逆水行舟,用自己最好的一面展示于公众。

(5)病历书写有两种重复模式,一种模式是在自然状况下的错误重复,一种是在精雕细刻的艰难中反复修改模式。病历书写的特点是一步到位则步步到位,一处不知则常年不知。开始纠正瑕疵、不足、缺陷需要下工夫,整体围剿或者短期内出现突变几乎不可能。需要有个发现过程,清楚如何改正和提高,再进入自我修炼阶段就不至于走弯路。

"轻车熟路"走弯道

检查了一份病历,就所发现的现象做了以下分析。

1. 主诉"颈部突然疼痛半天余"。关于"余"的使用。余的原意是"剩下""剩下的",用于时间则表示"还有","半天余"表示的是"比半天还多"。所以,原主诉就变成了"颈部突然疼痛比半天还多",其意就不好理解了。严格来说,病史仅仅局限在一天之内,而且是突然疼痛,应该能够追踪到具体的发病时间。精确到"颈部突然疼痛多少小时",则体现出病历采集的科学程度。

病历中经常见到"余"的使用,如"腹部疼痛一年余",该"余"表示的是比一年还多一些,具体多多少难以精确,使用"余"的意图是无法再精确,此时用到了"余",反而体现的是科学性。

曾经见到过一份病历记录的是:右上腹部疼痛4年余,加重1年余,7天前余发热,1天前余尿色加深,"余"字就成了书写陋习,似乎无"余"不成书。与病历制作者交换认识,其谈到询问的病史就是"比4年多""比1年多""比7天多""比一天多",反映其书写病历时有过认真思考。于是共同询问了患者,得到的结果是"右上腹部疼痛4年半,加重1年零2个月,7天前发热,1天前尿色加深",重新书写的内容变成了"右上腹部疼痛4年半,加重14个月,7天前发热,1天前尿色加深",去掉了多出的"余",就比较准确了。

病历记录的时间必须准确,准确不等于精确。例如一位患者反映的病史时间不一致,连自己都说不准具体的时间,就出现了病历上记录的时间,与查房时询问出的时间相差甚远。现场询问得到的结果也是不肯定。于是查房主任告知患者"你必须确定个准确时间,今后对任何医生都必须告诉这唯一的时间",随后帮助患者推敲了相对准确的时间,使这位患者从此有了具体的发病时间。

显然,这样确定的时间不精确,但是记录到病历上保证了准确。记录病史必须有时间,有时需要非常精确,有时与病史长短的关系不十分大,允许病历记录者做适当的技术处理。例如病史延续了 10 年,记录成"腹痛 10 年"就与"腹痛 10 年余"没有实质上差别,省略掉"余"比记录上更科学。有时患者确实记忆不清发病年代,也就没有必要折腾得患者回忆到头痛为止。

关键在于记录者判断时间对诊断的作用有多大,需要精确的不含糊,急重症的时间必须精确到小时,甚至分钟,阶段发作的要记录清楚阶段的划分,进展性疾病要反映清楚疾病的态势,具体时间的记录要求也就存于心中。

本病历的特点是发病突然,必然存在"突变"特征,具体的时间就非常重要了,因此务必要求精确,半天之内要求记录到"小时"就不刻薄了。

2. 现病史中记录着"突发颈部疼痛"。其中,包括了"突发"和"颈部疼痛"两部分内容。"突发"表示的是突然发生了,病历书写习惯是"突感",表示的是"突然感觉",更符合患者表述情景。"颈部疼痛"不符合病历书写要求,是因为颈部被区分为颌下和骸下,颈前和颈后,理论上应该记录为"颈前部疼痛"。主诉和现病史记录的是症状的具体部位与时间,部位必须精确。

3. 现病史中记录着,颈前部的疼痛为"间断发作,程度中等,呈跳痛"。如此记录势必反映疾病性质为短时间内刺激了局部神经,而且是一阵阵刺激,导致刺激的因素还必须具有膨胀性,或与血管供血有关,或波及周围血管。如此描述的疾病多为血肿或脓肿。

出现跳痛时,程度要超过中等。依靠这样的病史很难推导出其后的"亚急性甲状腺炎"诊断。

4. 现病史中记录着"颈部皮肤无红肿、破溃。无发热、盗汗,无失眠、易怒,无咳嗽、咳痰、无呼吸困难,无胸痛、胸闷、心慌、气短,无吞咽困难,无恶心、呕吐,无腹痛、腹胀、腹泻等症状伴随"。

显然脱离了亚急性甲状腺炎临床表现:①起病可急、可缓,病程长短不一,可持续数周至数月,至 1～2 年,常有复发,因为一般多数患者的病程为 2～5 个月,故称为亚急性甲状腺炎;②本病发作前常有上呼吸道感染病史或腮腺炎病史;③病情开始时多有咽喉痛、头痛、38～39℃ 的发热,畏寒、战栗、周身乏力、多汗;④可伴有甲状腺功能亢进症状,如心悸、气短、易激动、食欲亢进、颤抖及便次增多等症状;⑤患者如有发热,短期内甲状腺肿大伴单个或多个结节,触之坚硬而显著压痛;⑥甲状腺肿可为单侧或双侧肿大,可呈弥漫性或结节性肿大,多无红肿,而有压痛,疼痛性质为钝痛,也可较重,并可放射至下颌、耳后、颈后或双臂等部位;⑦触痛较明显,因而患者拒按;⑧少数患者也可发生食欲减退,声音嘶哑及颈部压迫感觉症状等。

病史记录粗疏,反映的是基础知识的短缺,如果主管医生判断"亚急性甲状腺炎"时,头脑中迅即浮现出教科书上对本病的描述内容,或在反复书写类似病历时获得的灵感,势必会遵从临床表现的系列线索,向患者刨根问底,病历书写就有了原料,再经过浅深加工,所制作的成品不但不会被检查者挑出毛病,还必然会被推崇为典范样板,供众学子观赏学习。

"鸡蛋与鸡"孰先后

一份病历的现病史中记录着"患者右下腹部疼痛 5 个月,逐渐加重,常伴恶心呕吐,呕吐后腹痛症状稍微缓解,近来消瘦,排便不畅,在当地检查肠镜,病理证实为升结肠腺癌,为进一步治疗经门诊入院"。去掉了外院检查内容,所剩下的仅为疾病病史的"关键词"为"5个月、腹痛、恶心呕吐、消瘦、排便不畅"。

因为是病案质量检查,需要总结和分析不合格病例的产生原因,有必要排除病历书写者手懒和疏忽因素,邀集相关人员组织了座谈,询问病历书写者的问题:①呕吐的定义;②列举一种呕吐的病理分类方法;③胃十二指肠疾病引起的呕吐的主要原因;④现病史中对呕吐病史的采集要求。病历书写者很坦率地回答"看看物理诊断学以后可能能够回答得出来""平时简单惯了,没有要求自己按部就班地书写病历""以为有了外院的检查结果,诊断已经明确了",最后归结到一起,是基本功差了,知识底蕴薄了。

为了起到病历质量检查的现身说法功能,一位六十余岁的外科主检医师,向病历书写者一口气地介绍了以下内容。

(1)呕吐是胃内容物反流入食管,经口吐出的一种反射动作。可分为三个阶段,即恶心、干呕和呕吐。呕吐一般分反射性、中枢性、反流性。

(2)病理病因可分为:①消化道器质性梗阻;②消化道感染性疾病;③身体功能异常;④脑神经系统疾病;⑤中毒因素。外科呕吐主要区分的是炎症性、肿瘤性、损伤性、畸形性、异物性。

(3)胃十二指肠疾病的呕吐,常见于胃部黏膜受到细菌性、化学性、物理性刺激。①直接刺激见于急性胃扩张;②幽门梗阻,如幽门括约肌痉挛、幽门管瘢痕性狭窄、幽门管被肿瘤堵塞;③肠系膜上动脉综合征;④输出襻综合征;⑤十二指肠梗阻;⑥腹腔脏器急性炎症;⑦肠梗阻;⑧急性病毒性肝炎。

(4)癌症呕吐常见于:①食道癌,胃癌容易引起呕吐;②放化疗患者容易引起呕吐;③脑癌患者容易引起呕吐;④肝胆癌容易引起呕吐。

掌握了以上有关呕吐的判断思路后,就有了询问呕吐病史的基本内容。

1. 了解与进食的关系　①活动期消化性溃疡位于幽门,因该处水肿、充血、痉挛,也常导致餐后呕吐;②在餐后较久或积数餐之后才出现呕吐的,多见于消化性溃疡、胃癌等引起的幽门、十二指肠慢性不全梗阻;③神经性呕吐多在餐后即刻发生餐后近期内出现呕吐。

2. 呕吐发生时间　①夜间呕吐多见于幽门梗阻;②有时见于尿毒症或慢性酒精中毒;③晨间呕吐在育龄女性要留心早孕反应;④有些鼻窦炎因分泌物刺激咽部,也有晨起恶心和干呕。

3. 呕吐的特点　①一般呕吐常先有明显恶心,然后出现呕吐;②神经性呕吐可不伴有恶心或仅有轻微恶心,呕吐并不费力;③高血压脑病或颅内病变引起颅内压增高时,也常常没有恶心而突然出现喷射状呕吐。

4. 呕吐物的性质　①幽门梗阻的呕吐物含有隔餐或隔日食物,有腐败发酵的酸臭气味;②幽门梗阻或急性胃扩张时,可出现大量呕吐,一次呕吐可超过1000ml;③频繁剧烈呕吐或十二指肠乳头以下的肠梗阻时,呕吐物中含有多量黄色苦味胆汁;④低位肠梗阻时,呕吐物可有大便臭味;⑤呕吐大量酸性胃液多见于高酸性胃炎、活动期十二指肠溃疡或胃泌素瘤;⑥上消化道出血时,呕吐物呈咖啡样或鲜红色;⑦呕吐物量大,且含有腐烂食物提示幽门梗阻、胃潴留、胃轻瘫及小肠上段梗阻等;⑧含有未完全消化的食物则提示贲门失弛缓症、食管憩室、食管癌等食管性呕吐,以及神经性呕吐;⑨呕吐物中含有胆汁者,常见于十二指肠乳头以下的十二指肠或小肠梗阻,胆囊炎,胆石症及胃大部切除术后等;⑩呕吐物有酸臭味者,说明为胃内容物,有粪臭味提示小肠低位梗阻、麻痹性肠梗阻、结肠梗阻而回盲瓣关闭不全或胃结肠瘘等。

5. 呕吐伴有腹痛　①急性腹痛,呕吐后

腹痛不缓解时,首先应考虑急腹症;②慢性腹痛可在呕吐之后获得暂时缓解,可能是消化性溃疡、急性胃炎或高位肠梗阻;③胆囊炎、胆石症、胆道蛔虫病、急性胰脏炎等,则呕吐一般不能使腹痛得到缓解。

6. **与呕吐伴随的症状** ①呕吐伴有厌食、疲乏,甚至出现黄疸,应该警惕是否为病毒性肝炎;②在育龄女性必须了解月经情况,如果未经避孕(或避孕失败)而超过 4 周尚未行经者,要考虑是否为早孕所致的恶心与呕吐;③呕吐可为许多系统性疾病的表现之一,包括糖尿病、甲状腺功能亢进或减低,肾上腺功能低减等内分泌疾病;④硬皮病等结缔组织疾病;⑤脑供血不足、脑出血、脑瘤、脑膜炎、脑外伤等中枢神经疾病;⑥尿毒症等肾脏疾病。应充分了解上述疾病的病史及临床症状。

7. **药物或放射线接触史** ①易引起呕吐的常用药物有抗生素、洋地黄、茶碱、化疗药物、麻醉药、酒精等。②深部射线治疗等也常引起恶心呕吐。

与病历书写者,交换了以下认识:①疾病诊断包括了院外诊断、入院诊断、印象诊断、术前诊断、术中诊断、术后诊断、出院诊断、病理诊断、影像诊断、检验诊断、尸检诊断等,都是给病人提供的,属于医务人员的劳动付出。②医疗风险包括了误诊,根据误诊的情况不同,可以分为错误诊断、延误诊断、漏误诊断、性质判断错误、程度判断错误。③疾病诊断可以分为客观诊断和主观诊断,客观诊断考验接诊医生的是注意力、观察力、记忆力、知道需要检查什么。

"明人做事"摆桌面

会诊一例手术后患者,需要了解被切除肿物特点,翻阅了手术记录和病理诊断,结果仍然不得而知。已经做过的事情,就应该摆到桌面上,尽人皆知。常见问题出在了临床工作和手术记录不规范。为了强调手术记录的重要性,摘录了部分内容,并加以分析。

1. **手术记录内容**

(1)取上腹正中切口,左绕脐,逐层切开。

(2)探查腹腔:无腹水,盆腔、大肠未见异常,小肠长度 800cm。肝胆胃脾未见异常。

(3)十二指肠水平段,屈氏韧带对应的肠系膜根部可见一鹅蛋大小肿物,边界不清,小肠浆膜可见大小不等结节,质硬不光滑,肿瘤向后压迫十二指肠水平段,并于肠系膜根部之肠系膜上动脉紧密粘连,附近淋巴结明显肿大。

(4)将肿物及小肠向右侧牵开,切断屈氏韧带,游离空肠上段,十二指肠升段及水平段外侧,显露保护肠系膜下静脉,于横结肠系膜根部切开后腹膜,显露肠系膜上动、静脉,贴近其小心分离,分次切断结扎反向十二指肠及空肠上段的系膜血管,见肿瘤侵及系膜根部,贴近血管将其分离,血管均以 4# 线双重结扎,外加 4-0 无创血管缝合线加强缝合。

(5)于肠系膜上动、静脉后显露胰腺钩突,见肿瘤向后侵及胰腺钩突左侧,将部分钩突切除,于肠系膜上动静脉左侧,距肿瘤约 3cm 处切断十二指肠,残断做荷包缝合,内置 26 号一次性吻合抵钉座,距屈氏韧带下约 80cm 处切断小肠,将其系膜、肿瘤以扇形切断结扎,移除标本。

(6)小心缝合钩突,采用 26 号吻合器将十二指肠水平段与空肠上段行端侧吻合,以 60 号闭合器缝合残断空场,上述吻合均再以间断浆肌层缝合以加固之。

(7)自胃窦前壁切小孔,牵出胃管及空肠营养管,将空肠营养管经幽门、十二指肠送至吻合口以下 40cm 的空肠内,将胃管经由幽门送至十二指肠降段。以 45 号闭合器缝合胃前壁小孔,外加浆肌层缝合,间断修补系膜裂孔,冲洗腹腔。

(8)于左上腹另切孔放两根引流管至胰腺钩突旁及十二指肠-空肠吻合口后方。于左下腹放引流管一根至盆腔。

（9）清点器械和敷料无误，逐层关腹，上减张板一副。出血 300ml，术中输入 O 型悬浮红细胞 400ml。术后患者安返病房。标本经家属过目后送检。

2. 手术记录存在较大瑕疵

（1）手术记录必须包括三部分的描述。手术属于破坏性质，需要记录：①破坏前的现场所见，即手术探查，根据探查结果决定手术切除范围；②破坏了什么，需要提供物证，这就是手术所切除标本；③破坏的范围和修复的具体过程。

凭借这三部分内容的记录，决定了诊断、手术适应证是否正确，手术操作是否合理有效，手术的安全程度及预后。

（2）十二指肠是否受到波及，或者被肿瘤侵犯：根据手术名称记录，十二指肠水平段及其升段、空肠上段、部分胰腺钩突被切除，就需要提供必须切除的证据。本手术记录的是"肿瘤向后压迫十二指肠水平段"，手术记录中，没有十二指肠的局部观察记录，也就无法判断是否应该切除了。

为了探究十二指肠受累程度，翻阅了患者的住院病史，所记录的内容为"患者诉间断反酸、偶有上腹部疼痛"，没有证明十二指肠壁受累的相关证据。就需要术者对切除后的标本进一步观察，而手术记录中没有相应的记录内容。

按照病历记录的要求，需要手术记录的内容为：①十二指肠水平段受压了多大范围，受压的程度；②十二指肠近端是否扩张，肠壁是否增厚；③十二指肠的动脉和静脉血供是否受到影响；④切除标本后的大体观察，肿物与十二指肠的关系，局部肠壁是否受到肿瘤侵犯；⑤如果十二指肠受到侵犯，还需要判断受累深度和肠内容物通过程度。

还有一个途径是凭借对切除标本的病理检查，本病历的病理检查报告提供"收检小肠一段，长 55cm，于十二指肠水平切缘约 10cm 肠系膜缘见 6cm×5cm、5cm×5cm 大小之结

节状弥漫性大 B 细胞性淋巴瘤，累及周围脂肪组织；系膜淋巴结 10 枚见反应性增生；上下切缘及吻合口端未及侵犯"。同样没有记录十二指肠是否受累。这里的"十二指肠水平缘约 10cm"，究竟是距离十二指肠断端 10cm，还是远离十二指肠的肠系膜肿物边缘距离 10cm，也不能作为切除十二指肠必要性的佐证。

缺少了手术记录内容的要件，就难以释疑切除十二指肠的目的性了。

（3）手术记录与病理检查记录未做到无缝连接：病理诊断是最具法律效力的证据，按照病理诊断的规定，病理科接到标本后，首先记录的是固定前大体观察，其后是固定，作病理切片，做出镜下诊断。本手术记录与病理记录之间存在较大的出入，例如：①手术记录的肿物如鹅蛋大小，应该是一枚较大肿物，病理记录的是 6cm×5cm、5cm×5cm 大小，实际是两个鹅蛋大小的肿物；②手术记录的是切除了部分胰腺钩突，病理诊断报告中没有记录胰腺组织；③按照手术记录判断，小肠被切除了 80cm，加上切除了十二指肠升段和部分水平段，所切除的肠管应该至少超过 80cm，病理诊断记录的肠管总长度为 55cm，两者之间相差超过了 30cm；④手术记录着"小肠浆膜可见大小不等结节"，病理诊断未涉及小肠浆膜面上是否有大小不等的结节。

手术记录与病理诊断必须无缝对接，否则病理诊断就成为临床工作的暗箭。手术医生要养成认真阅读病理诊断的习惯，通过学习病理诊断训练自己的观察能力，必要时请教病理科医生释疑自己的不解，为手术结束前亲自观察大体标本积淀学术知识。

病理报告的记录内容要求记录：①固定前的肠管外观，切除长度，肠管口径，已确认是小肠一段；②因为十二指肠已经被部分切除，就需要记录切除的根据所见；③因为切除了肠系膜，就需要记录切除肠系膜的范围和长度；④因为有肿物，就需要记录肿物的具体

位置;⑤对肿物的记录要包括形态和断面所见,如肿物有无包膜,断面的颜色、形态,有无钙化、出血、坏死等;⑥如果切除了部分胰腺,就必须记录胰腺组织与肿物之间的关系,是粘连,还是受到侵犯,侵犯的程度等。缺少了这些内容的任何一项,都属于远离规定。

病理诊断离不开手术科室的支持,假如手术医生在申请病理诊断时,没有提供"送检小肠的长度,肿物的位置,切除的范围,临床印象诊断",病理科的医生面对一团组织"猜想"是什么,无异于给病理诊断设置了陷阱。

手术记录与病理诊断无缝对接是个系统工程,离不开手术的规范,手术医生要反复训练识别切除标本的能力,手术后除了观察标本的外观,还要按照规定剖开肿物断面,认真书写病理的申请报告,病理科规范检查和书写报告,除此之外,科室间还需要经常相互沟通,避免各管各的,各干各的。作为手术医生,最忌讳的是只看病理诊断报告上的结论,在学习病理知识层面上失去很多机会。

(4)不放松在细节上严格要求自己:手术记录中,还有些不规范的记录内容,影响工作质量。例如:①没有记录手术切口长度;②"屈氏韧带对应的肠系膜根部",按照屈氏韧带的定义分析,"屈氏韧带的解剖位置在横结肠系膜根部、第 2 腰椎左侧",其对应的肠系膜应该是横结肠,实际肿物位于小肠系膜;③"可见鹅蛋大小肿物"属于老百姓的常用语言,手术记录中必须记录三维径线的具体数值;④对"肠系膜肿物",除了记录部位、形态、大小和边界之外,还必须记录肿物的颜色、表面、质地、活动程度,甚至有无搏动;⑤"附近淋巴结"的含义不清;该部位的淋巴结包括了动静脉周围、肠系膜、远离肿物部位等;⑥"结扎反向十二指肠及空肠上段的系膜血管"的语意不详;⑦肠管吻合的具体部位项下,还需要记录空肠残断关闭部位与吻合部位之间的距离,防备今后出现盲襻综合征时备查;⑧"切除胰头的部分钩突",如果是切除了部分,病理科不可能没有发现,如果是将肿物沿着胰腺钩突部位的表面薄层切除,就不要笼统地记录为切除;⑨"右上腹另切口",放置的是两条引流管,适宜的记录为"右上腹分别切口,各放置"。

(5)濒临悬崖知后退:手术前估计不到手术风险,手术中根据现场所见,再结合患者年龄、基础状况、手术波及范围、麻醉和手术时间等,多可以预估到恢复的大致规律,应对常见并发症。通过对本患者的综合分析,应该属于高危范畴,就需要反思整个的诊治过程,逐字逐句地研究病历所提示的线索。

病历是物证,之所以能够被司法承认,是因为出自医生的手。在繁重的工作压力下,容易出现病历记录的粗疏,但是不允许出现关键记录有误。医学鉴定的专家们不会挑剔病历记录的笔误,不会刻意追究记录疏漏的责任,但是不能出现证据链的断裂,不能在逻辑思维推理过程中断线。

临床医生也需要知道,受命参与病历分析者的思维过程,掌握分析病历的原则和方法,提高主动发现病历记录瑕疵的能力。例如:①首先看诊断是否准确。本病例的术前诊断为"腹腔肿物性质待查",就需要看病史和体征提供了什么,手术探查所见和切除标本的特点。在病历中寻找这几方面的证据。②其次看手术适应证,分析是否掌握了切除的充分根据。尤其破坏了器官的手术。结果发现了没有记录十二指肠受累的充分证据。③再看有没有手术的禁忌证和手术的安全程度。

"漏洞频出"畏曝光

检查了病历,其中内容值得商榷。

1. 两个月前"无意中"发现臀部左侧一肿物,意味着起病隐晦,肿物来得模模糊糊,及至发现肿物时就已经如此大了,因此常常作为非炎症类疾病的描述用语。病历中的病理结果为"皮下窦道伴感染",则必须经历由小到大,红肿热痛及功能障碍的明显过程,因此"无意中"与病理诊断难以呼应。

2. 主诉为"臀部左侧一肿物",与入院诊断为"肛周脓肿"不可能在同一部位。是因为臀部的范围不包括会阴,肛周脓肿的部位在会阴。如果入院诊断为"肛周脓肿",按照主诉定义的要求,则应该为"肿物伴肿痛"。

3. 专科检查记录"臀部左侧肛门旁"不符合病历记录要求。"肛门旁"的含义非病历记录规范,病历书写要求的内容为"肛门时钟"的几点钟,距离肛门边缘多远,条索状肿物的指向、形状、长度、深度、质感、活动度、压痛、有无搏动等。

4. 考虑到肛门周围脓肿,则必须检查肛门,最起码要判断与肛门的关系,更何况病理诊断为"窦道形成"。根据窦道形成仅有一个开口,瘘则必须至少有两个开口,手术之前如果不搞清楚直肠和肛门内部的表现,就有可能导致手术后的复发,届时第一份病例没有肛门检查就非常被动了。

5. 病历记录中居然记录着在肛门肿物上听诊了,而且"听诊无血管杂音",显然是为了排除血管瘤。一来诊断血管瘤靠的是综合物理诊断,肛门周围没有能够产生血管杂音的粗大血管,二来恐怕很少会有人愿意牺牲听诊器的听筒,做如此笨拙的工作。临床医生没有做的检查居然被记录到病历上,将成为伪造病历的证据,是本病历的硬伤。

6. 按照病历书写规定,首次病程记录中,必须逐一记录生命体征的体温、脉搏、呼吸、血压。因为患者住院时间为下午5点,该时间的生命体征不能够反映基础状况,因此转天的病程记录中,还必须记录具体的生命指征。

7. 按照术前小结内容分析,本患者接受的应该是一类手术,所以才有了"臀部肿物切除"术式。手术医生于术前居然区分不了炎性肿物性质,难以通过鉴定。不知道为什么在这里没有提到肛周脓肿的入院诊断。

8. 手术记录中描述的是"肿物完整切除",因此属于一类手术。手术记录中没有记录手术切口的部位和方向,没有记录手术波及的深度。

9. 手术记录中,没有记录手术医生切开标本后的肉眼所见,就等于没有向患者家属告知疾病的初步诊断。

10. 术后首次病症记录的是"患者臀部肿物诊断明确"指的是什么?是指肿物存在明确,还是冰冻病理诊断明确?记录为"臀部存在肿物"就没有了歧解。

11. 手术后从来没有记录过生命体征的具体数值,是不允许的。手术后最低限度要在第三天记录体温状况。医务人员切莫以为病情重的多写,病情轻的少写,甚至不写。本例应该属于病情最轻的住院患者,结果猝死了,反过头来查看既往的生命体征,则空白一片,没有狡兔三窟,就只有听其解释了。

12. 术后病程记录中记录着"待病理结果回报决定下一步治疗"是没有及时剖开肿物观察到炎性窦道的结果,问题出在了"决定下一步处理"上。本例大体病理为炎性窦道,理应临床常见,归属于术后非预防,必须抗感染治疗类,主管医生还需要等病理结果后再决定抗感染治疗,立意上就延误了时间。

13. 术后第2天的病程记录中记录着"予拔除引流条"属于"横空出世"或者常说的"鬼探头"。手术记录中没有记录着放置了引流条,所拔出的引流条就没有了出处。再者,肿物已经完整切除了,又为什么放置引流条?因为没有记录手术深度,就自己也说不清楚为什么了。

14. 主管医生没有说清楚为什么认为"该手术为污染类切口"。手术后第2天,伤口内还有少量渗出,其后就记录着"手术切口愈合情况可",显然有失可信。手术后第2天处于愈合的未知阶段,先于手术后第3天的伤口易感染时间,奢谈手术切口愈合情况可就不妥了。更何况手术后第2天拔除了引流条,手术后第 3 天又放置了引流条,而且明确是放置在了皮下,是未愈合的佐证。

15. 已经出现了纠纷,病历中还出现了"为红肿及渗出","为"是指有,"未"是指没有。本应该没有红肿的,被记录成有了红肿,书写者冤枉呀!

假如这是一份纠纷病例,仅需要病历制作者释疑其中的一两个问题,估计都很难全身而退,反映安全意识还没有达到起码的预警程度,自卫防线不堪一击,矛盾上缴到科室的后患还很大。

病历书写漏洞属于头顶上的虱子,尽人皆知,一目了然,病历制作者必须珍惜病历这张名片,尽快修复木桶效应中的短板。医患纠纷难以避免,是因医患关系复杂,医疗风险错综复杂,但是不包括医务人员的低级错误。医患纠纷是青年医生的拦路虎,一旦在脸上贴上了撕不掉的狗皮膏药,影响可能持续几年或者十几年,代价就实在太大了。

科室是沃土,可以为每位职工提供充足的阳光,水分,肥料,等待优良种子破土而出,苗壮成长,期盼用不着施用农药,都成为无公害成果。病历是医务人员的护身符,就要求我们能够驾驭病历书写,变害为利,变双刃剑为盾牌,变要我写为我要写,变嗷嗷待哺为惠顾他人,变引狼入室为御敌千里之外,形成科室的合力,也就用不着谈病历色变了。

规避医疗风险已经蜕变到了"必须告知到不得吃哪一种粮食,不准喝哪一种饮料"的程度,口头告知、公示告知都失去作用,势必预示着要在病历层面上曝光,与其被斩,还不如主动自纠。

"白纸黑字"献证据

病历对医生和患者具有同样的法律效力,病历制造者如果不娴熟病历书写技巧和要求,就将自己的权益拱手交给了患者,普外科的一份病历存在的问题浅显易见,有必要拿出来进行剖析,以引起我们高度警觉。现

将病历中的一些记录罗列如下。

1. "请某主任会诊,考虑左下肢蜂窝织炎,建议加强抗感染治疗,切开引流,强化糖尿病治疗"。

简评:某主任会诊的同时,病历记载的是"左大腿后部局部肿胀,广泛压痛,可及局部波动感"。"波动感"的含义是液体在局部积聚。此时的会诊诊断就不应该是"蜂窝织炎",实际诊断应该为"脓肿形成",切开引流的目的是针对脓肿,而不是蜂窝织炎。

2. "请某医生会诊,亦考虑为蜂窝织炎,建议手术"。

简评:诊断为蜂窝织炎后,切开的目的只能是局部减压,而没有引流的需要。

3. "患者家属到院后,态度恶劣,出口伤人,不配合治疗,拒绝签任何病情告知、手术知情同意书等文件,沟通困难,导致无法进一步处理,已向上级医师及科主任汇报病情"。

简评:如此记录有很多漏洞,例如,态度恶劣的标准、出口伤人的内容、何为不配合治疗、因为什么沟通困难、向上级医师汇报后的结论如何等,均不能构成患者方不配合的铁证,如果改写成"主管医生在自尊心受到伤害的情况下,力求与患者方耐心沟通,也包括上级医生和科室负责人在内",就较为妥当了。

4. "家属要求明日再决定下一步治疗方案,再一次拒绝签署各类知情同意书"。

简评:患者有决定权,而不是请求权,因此不存在"要求的权利"。临床医生有执行医嘱的权利,与患者方当商量则商量,当坚决执行的则没有商量。改写为"患者方未接受执行既定的医嘱,未履行其应有的权益"为宜。

5. "分别请普外科、内分泌科、骨科会诊,综合各科室意见,考虑患者发热与盆腔包块、大腿蜂窝织炎有关,不排除糖尿病、肿瘤引起的发热,目前非手术治疗的同时需要立即制订下一步治疗方案"。

简评:如此记录就将脓肿形成后发热的肯定病因模糊了,临床对发热原因还不能够

肯定,患者拒绝切开引流就不是空穴来风,责任究竟由谁来负责?

6. "家属要求今日与外院主任协商后决定下一步治疗方案,暂拒绝签署任何医患沟通记录,若因此而延误病情治疗的最佳时机,责任由患方承担"。

简评:需要强调的是"家属要求",而不是决定,是"暂时"而不是持续拒绝,更何况院方已经知道患方需要与外院主任协商,责任岂能够由患者单方面承担?

7. "普外科某医师会诊后,诊断为'左下肢蜂窝织炎',建议转至普外科治疗,但普外科无床位,已请示院医疗值班员"。

简评:如此记录洗清了自己,污染了一群。普外科会诊医生已经承认患者属于本科室管辖范围,就应该及时将患者转到本科室,上级行政管理人员必须为患者设法安置床位,更何况已经出现医患矛盾,只要稍加构思就可以避免将推诿责任裸露给自己。

8. "向家属交代病情,在我科治疗存在极大风险,比如出现败血症、感染性休克的可能,严重可导致截肢,甚至危及生命"。

简评:接诊患者是当前需要,潜藏的风险属于今后。没有医学规定只接受少风险患者,而是"越是艰险越向前"。影响科室接收的主要原因是"畏惧患方",未曾想会诊医生的具体工作已经落入纠纷的陷阱中。

9. "再次向院医疗值班员汇报该患者情况,医疗值班员协助将患者转至普外科"。

简评:事情发生的时间为周日,普外科的床位未满。入住的患者了解到该日没有患者出院。为此,医患之间再次出现不和谐的争议。

10. 转入记录中,仍记录的是"我科会诊考虑为左下肢蜂窝织炎"。

简评:转科诊断为蜂窝织炎,体征则为脓肿形成。病历记录中,还可以见到"以注射器抽出灰白色脓液约5cm,考虑脓肿形成",体温表现为弛张热型。都已经抽出了脓液,还

继续使用蜂窝织炎的诊断,落笔不加思考。这里必须强调肿物波动感代表的是什么含义?是先诊断脓肿形成,还是因为穿刺出了脓液才诊断为脓肿形成。

"在脓肿部位切开2cm,引流出灰白色脓性渗液200ml,于脓腔内放置凡士林纱条,保证脓腔内脓液充分引流"。

简评:普外科实施脓肿切开引流的原则应该是"通畅引流",2cm的手术切开口,流出了200ml脓液,就足以说明切开不够大,证明了手术医生对脓腔的内情不明,使用凡士林油纱条不能保证引流通畅。

11. 已经为患者实施了脓肿切开引流,转天的病历中还记录着局部"有波动感",却没有记录脓汁的引流量是多少。

简评:切开引流后的转天,必须记录脓液性状、引流量等基本要素。记录着局部仍有"波动感"等脓肿引流不通畅的症状,就反映出"处理不当"。

转天记录的"引流量为200ml",脓液性状由灰白色转为"黄色脓液","主治医师查看患者后指示:患者目前左大腿脓液较多,继续予以换药处理"。

简评:脓液和颜色转变的原因必须分析,尤其在脓液来源不明的情况下,不允许错过蛛丝马迹。200ml脓液来源何处?为什么还有波动感?为什么不思考2cm的切开口是否符合要求?200ml脓液属于出现过快,还是引流不畅?只要稍加思考就不会听之任之。

12. 病历中记录着"可见少量脓性渗液","主任探查脓肿较深,考虑为肌间脓肿,继续充分引流"。此为主任第一次查房,诊断为"左下肢大腿肌间脓肿"。

简评:主任没有分析大腿脓肿与盆腔肿物的关系,即便是肌间脓肿,造成的原因是什么?仅仅2cm的切口还要靠凡士林油纱条充分引流,几乎是不可能的。尤其长时间弛张热型已经反映周身感染存在,及其潜在的

严重性,如此结论就为既往的失误打包了。

13. 在感染症状持续存在,机体状况极其差的情况下,病历记录着"生命体征平稳","主治医师查看患者后指示,患者目前病情稳定"。

简评:在菌血症的状况下,持续发热,生命体征是否稳定? 如此棘手患者能否称得上病情稳定?

这份病历暴露出来的问题较多,涉及诸多方面,其中包含白纸黑字的医疗风险自白,有的连医疗外行都一目了然,需要引以为戒。书写病历是技术,不是想写好就一定能够写好的,有一部分属于书写的技能技巧。医生们要相互关心,互相提携,发现问题及时纠正,不断提高病历书写能力。

"复制病历"越红线

检查病历时,发现病历记录内容惊人的一致。

手术后第一天记录的内容:"患者精神、睡眠可,大小便正常,未诉恶心、腹胀等不适。查体:腹部敷料干洁,腹腔引流管固定好,皮下引流管固定好,引流通畅。胸部听诊双肺呼吸音清,未闻及干湿啰音及胸膜摩擦音,心律齐,心音有力,各瓣膜听诊区未闻病理性杂音。全腹软,无压痛、反跳痛和肌紧张,全腹未触及明显包块,墨菲征(一),肝脾肋下未触及。肝脾及双肾区无叩击痛,移动性浊音(一),肠鸣音 4 次/分。"

手术后第 2 天记录的内容:"患者精神、睡眠可,大小便正常,未诉恶心、腹胀等不适。查体:腹部敷料干洁,腹腔引流管固定好,皮下引流管固定好,引流通畅。胸部听诊双肺呼吸音清,未闻及干湿啰音及胸膜摩擦音,心律齐,心音有力,各瓣膜听诊区未闻病理性杂音。全腹软,无压痛、反跳痛和肌紧张,全腹未触及明显包块,墨菲征(一),肝脾肋下未触及。肝脾及双肾区无叩击痛,移动性浊音(一),肠鸣音 5 次/分。"只是将肠鸣音由 4

次/分,改为 5 次/分。

手术后的第 3、4、5、6 天的病程记录均为:"患者精神、睡眠可,大小便正常,未诉恶心、腹胀等不适。查体:腹部敷料干洁,腹腔引流管固定好,皮下引流管固定好,引流通畅。胸部听诊双肺呼吸音清,未闻及干湿啰音及胸膜摩擦音,心律齐,心音有力,各瓣膜听诊区未闻病理性杂音。全腹软,无压痛、反跳痛和肌紧张,全腹未触及明显包块,墨菲征(一),肝脾肋下未触及。肝脾及双肾区无叩击痛,移动性浊音(一),肠鸣音 5 次/分。"与手术后的第 2 天一字不差。

这是一例肠梗阻性左半结肠癌的术后患者,接受的是左半结肠根治、完整结肠系膜切除术,一期肠吻合术,术后最担心的是出现吻合口瘘。从风险评估角度分析,本例患者应该是医疗组内的重中之重,更何况术前的疾病诊断多达 19 种,可谓命悬医生于一线。术后的主要病程却采用了系统复制,基本一字不改,所幸患者恢复较好,否则的话困境难脱。

用核心医疗制度比对,通不过的内容如下。

1. 术后第 1 天,患者的脉压为 86mmHg(156/70mmHg),已经有了心肌缺血的诊断。

2. 心肌缺血的围术期患者,2 次多尿,一次 24 小时尿量为 3450ml,一次为 2950ml。

3. 病人 3 次输入血液制品,病历中没有血常规的记录。

4. 手术后第 1 天的患者,大小便居然会正常、腹部居然没有压痛。

5. 手术后第 1 天,会有哪位医生检查肝脾区和双肾区叩击痛。

6. 手术后第 1 天,已经放置了腹腔引流管,哪位医生还会叩诊移动性浊音。

7. 手术都做完了,腹腔内的情况都清楚了,还每天检查患者的"墨菲征"。

8. "腹引 1""腹引 2""腹引 3"表示的是

什么代号。

9. 自己检查一下，患者住院时间 24 天，手术后书写病程志的次数，除了复印内容之外，累积的文字个数是多少。

复制病历出现在计算机替代手写病历之后，不但复印病历的框架，还要复印框架下的内容，甚至一字不差地原封照搬，就暴露了病历书写者的致命缺陷，即缺乏在实践中学习的意识，未能够忠于医学事业。

"病历点评"299 例

1. 给下肢栓塞性静脉炎患者测量下肢周径，病历记载为"膝上 10cm，左比右粗 0.5cm"。

点评:双下肢周径比较时，必须确定能被学界认可的基准部位，才能比较对应部位测量值的长短，否则就失去了比较的意义。膝部是个范围，膝上 10cm 的语意不详，不能用来定位。按照规定，比较下肢周径使用的基准部位为髌骨，选择髌上缘或髌下缘为基准点，再选择对应部位测量周径，就能够得到有科学意义的数据，例如"髌上 15cm 处的周径对比"。

2. 在下肢静脉血栓形成患者的病历中记录着"嘱患者绝对平卧"。

点评:教科书对下肢静脉血栓形成的处理原则是"绝对卧床"，目的是减少下肢肌肉过度收缩，防止血管腔内血栓受到血流冲力影响而脱落。绝对卧床只是限制患者不要下地，允许在床上做轻微活动。绝对卧床不等于绝对不动和绝对平卧，本病历记录曲解了治疗原则，绝对平卧远远超过患者的耐受程度，既无必要，也不可能。

3. 在下肢静脉血栓形成患者发病第 4 天的病程记录上见到"病情平稳"的记录。

点评:病情平稳属于对患者的总结性评价，涵盖了周身和局部诸多内容，如果不是病例讨论，还应该通过具体内容的介绍来间接反映病情平稳更为合理。下肢静脉血栓形成

第四天的患者仍处于有血栓脱落可能的高危阶段，表面上风平浪静，却最容易造成医患关系紧张，甚至医患纠纷，因此，包括向患者告知的口语在内，都要避免使用"病情平稳"的用语。可以记录为"肿胀和疼痛没有加重""尽管一般状况稳定，仍应该严密观察病情变化"等中性语言或文字，强化随时警惕危险并发症的发生意识。

4. 在下肢静脉血栓形成患者的病程记录中记录着"双下肢周径测量数值无变化"，随后的总结却记录着"左下肢肿胀略减轻"。

点评:下肢静脉回流受阻的体征包括周径和张力比较，周径体征反映的是肿胀程度，肿胀略减轻必须有周径测量数值为根据，周径测量没有变化的就不能判断为肿胀略减轻。另外，表示静脉回流增加或侧支循环建立的体征是软组织张力，本患者病变下肢周径没有明显缩小，又没有记录清楚张力是否降低，结论为"左下肢肿胀略减轻"就缺少了证据支持。

5. 过去史记录着"既往高血压 5 年，自服降压药控制可"。

点评:过去史反映的是患者既往健康状况，如果存在必须记录的疾病，则需要抓住疾病的主要特点，必须涵盖对本次诊治工作有指导意义的方方面面。以高血压的过去史为例，要记录高血压的发生时间、表现特点、高到什么程度、采取什么处理手段，效果如何等。不能够仅摆出现象，对诊治工作无从帮助。

6. 现病史记录"缘于入院前 1 周坐浴时出现便血，约为鲜红色稀便 100g，伴少量血块，约 30g，便后无滴血，次日排便再次出现便血，以及排便 200g(黄色软便)，擦拭纸上可见少量鲜血，无凝血块"。

点评:病历记录的内容必须清楚，不能出现有争议的内容。本病程记录中"坐浴时出现便血"，势必令人思考便血与坐浴有何干系;"约为鲜红色稀便 100g"，应该理解为排

稀便时呈现了鲜红色,而不是便鲜红色的血;"次日排便再次出现便血,以及排便 200g(黄色稀便),擦拭纸上可见少量鲜血",根据记录应该理解为两次行为,一次为血便,另一次为非血便,便后有血;而且这里的 100g 和 200g 的记录内容模糊。

7. 病历记录"2 月前,因'阑尾周围脓肿'于我院抗感染治疗好转出院"。

点评:患者前次住院被诊断为阑尾周围脓肿的主要根据是超声发现右下腹部有不均质肿块,住院两周后出院时未记录右下腹部肿块的变化。第二次住院的超声检查报告中,还记录着"但不排除为恶性肿瘤的可能",由此可以判断超声诊断阑尾炎只供参考。这就涉及出院诊断为阑尾周围脓肿是否正确的深层次问题。如果患者不再因为右下腹部疼痛住院,这次住院诊断可以告一段落,如若再次住院,就可能引起对第一次住院的诊断质疑。这就提示我们对住院诊断和出院诊断要格外慎重。

8. 一位呈现恶病质的晚期肿瘤患者的病历中,体格检查记录的是"腹部平坦"。

点评:观察腹部形态需要有能够定性的标准,判断腹部平坦、膨隆、凹陷靠的是耻骨联合与剑突之间的连线,平坦指的是该连线与腹壁深层的腹膜相吻合,腹胀指的是腹壁深层腹膜超过该连线,舟状腹指的是腹壁深层腹膜低于该连线。本例患者的腹部已经呈舟状,因此不是平坦。

9. 对右下腹部肿物的描述为"右下腹可触及一包块,大小 5cm×4cm,局部压痛,反跳痛明显,伴肌紧张"。

点评:对腹部肿物的描述必须包括望诊、听诊、触诊、叩诊。认真观察右下腹部,尤其在光线适宜的条件下,能够发现右下腹部略膨隆,可以触及边界十分清楚的肿物表面,肿物顶部范围为 5cm×4cm,表面不甚光滑,质地均匀且硬韧,位置固定,局部压痛,伴反跳痛和肌紧张,未触及搏动感,叩诊实音。通过

以上描述可以判断该肿物非脓肿表现,根据是病史时间仅为 7 天,如果是脓肿形成则多数处于大网膜包裹阶段,局部团块应该以脓汁为主,不应该表现为实质性硬韧的团块。

10. 一份阑尾周围脓肿的病历中,记录着"结肠充气试验(-),腰大肌试验(+),闭孔内肌试验(+)"。

点评:这三种试验的检查目的是发现不同位置的炎症阑尾,不适用于阑尾周围脓肿。本患者已经存在右下腹部包块,而且呈现了腹膜炎体征,在这种情况下很难实施上述三项体征的检查。主管医生之所以记录上这三项检查反映对物理检查目的不十分了解,检查手法不确切,检查结果不可靠,所谓的阴性或阳性都是不可信的。

11. 手术记录"切开腹直肌后鞘及腹膜后见腹腔内大量血液涌出"。

点评:进入腹腔后观察到大量血液涌出的记录无误,问题是我们的观察应该提前到没有切开腹膜之前,即必须观察到腹膜呈灰蓝色,切开腹膜时发现有大量血液涌出,反应保留腹腔积存血液的意识不足,采用小切口探查避免手术野被污染的意识不足。同时,还必须记录有没有气体溢出,这样书写的目的是养成良好的探查习惯,只要书写手术记录就一成不变地循规守矩,例如"探查时见腹膜成灰蓝色,由被切开的腹膜孔中涌出什么颜色(如红色、鲜红、暗红、混有血块)的不凝血,无气体溢出"。如此记录就确保了手术野不被涌出的大量不凝血污染,体现了手术人员完整的手术构思,接受过严格的基本功训练。

12. 手术记录中,记录着"可见胃前壁有长约 3cm 的浆膜层挫伤,给予间断浆肌层缝合"。

点评:挫伤的定义是没有破裂口,仅有胃壁的挫伤就无须缝合处理,本患者被接受了浆肌层缝合,想必是发生了挫裂伤。疾病的定义决定了治疗,诊断出现差异,治疗也就随

之变化。

13. 手术记录中"用生理盐水冲洗腹腔，再次检查脾窝无明显出血，逐层关腹"。

点评：这里涉及关腹前必须达到的安全指标，病历书写者的目的是记录上"腹腔没有活动性出血"，然而文字上却记录成"无明显出血"。无活动性出血表示的是不存在关腹后大出血的隐患，出血只能是有或无，不存在明显与不明显现象，与活动性出血在含义上是有区别的。医学临床规范就包括了语言和文字的科学性，病历书写用语是前人历经实践后的总结，能够被业界公认，演变成为书写病历的习惯用语，一般不能轻易改动，不允许随心所欲地制造。

14. 手术记录中，记录着"探查肝脏左右叶未见损伤"。

点评：这句话出现在手术探查过程中，手术记录者的目的是已经探查了肝脏的左右叶，然而进一步深究，探查到肝脏的左右叶没有发现损伤，肝脏的舌状叶和尾状叶是否受到损伤就没有涉及。出现这种现象的主要原因是病历书写者对病历书写技巧还不十分娴熟，手术探查可以从简到探查肝脏，从繁可以记录到肝脏的细节，唯独不允许不繁不简到说半句话，或者支离破碎。如果记录成"探查肝脏""探查肝脏各叶"或者"探查肝脏左右叶、尾状叶、舌叶"就比较完整了。

15. 体格检查记录着"右上腹部压痛，墨菲征（－）"。

点评：右上腹部压痛与墨菲征同时存在的记录并非少见。出现这种现象是因为病历书写者对墨菲征不甚理解。之所以有墨菲征，是因为存在炎症的小胆囊，这种小胆囊被肝右叶和右侧肋弓遮挡住，而不表现为右上腹局部的压痛。为了发现炎症小胆囊的压痛，就不得不嘱患者深吸气，靠肝脏移向肋弓外触及胆囊。当右上腹部有压痛时，或者因为炎症的大胆囊，或者因为其他原因造成的压痛，都掩盖了墨菲征的存在。因此可以看

出，右上腹部压痛与墨菲征不可能同时存在，即只要在病历上记录了右上腹部压痛，就不能再记录墨菲征如何了，反之只要记录了墨菲征阳性，就必须同时见到右上腹部无压痛的记录。

16. 现病史中记录着"肿物位于右乳外上象限，无橘皮样变，边界欠清晰，表面欠光滑，活动度差等"内容。

点评：按照病历书写规定，现病史记录的应该为患者主观叙述内容，除非特例的如患者为医务人员，甚至与所入住科室的专业相同，现病史可以采用非常专业的用语，否则不应该夹杂医务人员的主观判断或总结。本现病史记录的外上象限、橘皮样变、边界、表面、活动度等内容应该是患者所不容易关注的，更接近医务人员的查体信息，因此不应该出现在现病史范畴内。

17. 病程记录中，有时书写成"双侧乳房"，有时书写成"双侧乳腺"，如"双侧乳腺局部无凹陷"。

点评：乳房和乳腺是两个概念，乳腺是指乳腺小叶、导管和间叶组织，乳房的则除了乳腺之外还包括周围的皮肤、皮下组织等，范围远远大于乳腺，我们能够见到的仅仅是乳房表面的皮肤和整体形态，乳腺是我们肉眼看不到的。两者不能混同使用。本病历中的"双侧乳腺局部无凹陷"正是我们肉眼所看不到的，因此这里指的部位应该是双侧乳房局部无凹陷。

18. 病程记录中，记录着"乳腺肿物活动度差"，同时又记录着"与周围组织有粘连"。

点评：肿物活动度决定于肿物生长部位、体积，与周围关系等。生长在没有活动余量的部位，如骨与关节周围的肿物活动度就小，肿物体积过大，以至于没有了活动空间，也就无法活动了。另外就属于肿物与周围粘连。乳房肿物位于体表，体积又不大，此时的活动度差就等同于记录着肿物与周围发生了粘连或浸润。本病历既记录了活动度差，又记录

《临床教学缺陷与矫正》

— 230 —

了与周围粘连,应该属于重复记录。

19. 只记录了患病侧的乳房,忽略了健康侧乳房的记录。

点评:查体时,病历书写者非常认真地记录了患侧乳房的病理改变,记录时仅描述了"双侧乳房对称",以后就不管健侧乳房了。形成只关注患侧,忽略健侧的状况。这种情况也常见于对应器官的甲状腺、肾脏、淋巴结等部位。

20. 病程中记录着"切口引流管通畅,腋下引流 75 毫升"。

点评:乍一看似乎应该是有两条引流管,一条放置在切口处,一条放置在腋窝。查阅手术记录,仅记录在腋窝放置了一条引流管。经过核实,切口处没有引流管。如此记录要么属于粗心,要么属于笔误,总之是不应该的。

21. 乳癌根治手术术后第一天,病程记录中记录着"进食流质"。

点评:乳房手术尽管切除范围比较大,时间比较长些,总之还属于体表手术范畴,不甚影响消化道功能,作为常规医嘱最低限度可以进食软食,不应该低限到流质。手术除了影响到患者消化和吸收功能之外,还要影响到患者心理,应该属于主管医生认真思考的内容之一,如果遇到患者手术后确实不能进食软食,应该属于特例,病例中要有导致原因的解释,方可医嘱为"流质"。

22. 专科情况中,记录着"可闻及高调肠鸣和气过水声",临床诊断却与肠梗阻风马牛毫不相干。

点评:体征检查有的没有特定的疾病指向,有的体征则表示非常具体的疾病。高调肠鸣和气过水声毫无例外地表示肠管通过障碍,是消化道梗阻的充分证据,而且多数表示存在机械性、单纯性、完全性肠梗阻。本病例的诊断与肠梗阻毫无关系,对高调肠鸣和气过水声的出现原因又没有可供解释的理由,出现诊断与体征之间的分离。有可能是诊断

有误,也可能是对体征捕捉错误,不论哪种原因都反映主管医生对体征和诊断的掌控能力不足。

23. 临床诊断为便血待查,怀疑内痔或结肠息肉,专科检查中记录着"指肛检查未触及包块,无波动感,无触痛,指套无染血"。

点评:现病史中提示了患者短时间内发生了两次便血,每次便鲜血量可达 100ml,缺少可供分析的其他线索,既往史提供患者在外院被诊断为结肠息肉,具体诊断依据不详。针对这种情况,接诊医生为患者实施了肛指检查,开出了肠镜检查申请,其后就是等待科学手段帮助自己诊断了。临床医生的本领包括了能够使用现代化手段为自己服务,也包括通过主观努力获得真知。当明确出血范围以后,只要使用肛门镜看一下肛门内有没有内痔,直肠内有没有息肉,诊断就很可能早于肠镜。

24. 现病史中记录着"伤后患者神志清楚,有自主活动,感觉存在"。

点评:神志清楚表示的是精神状况,自主活动表示运动功能未受影响,感觉存在则表示深感觉和浅感觉都存在,其中的神志清楚、有无自主活动还能够被患者表述,感觉存在涉及的范围广泛,有的需要靠医生检查才能够发现,记录上"感觉存在"就有些随意了。

25. 脾破裂手术记录中记录着"脾脏损伤几乎贯穿全层,有活动性出血,捏住脾蒂后,分次钳夹、切断、结扎脾胃韧带、脾结肠韧带、脾肾韧带及脾膈韧带,游离出脾蒂",切除了脾脏。

点评:从病历记录中不难看出,这是一例急症手术,手术医生发现脾脏损伤已经不可能保留后,首先用手捏住脾蒂,控制住活动性出血,下一步就是如何解剖脾蒂周围组织,分离出脾动脉和脾静脉给予结扎了。然而,病历记录的是用手控制住脾蒂后,不及时结扎脾动静脉止血,反而兜个圈子去分次钳夹、切断、结扎脾胃韧带、脾结肠韧带、脾肾韧带及

脾膈韧带,游离出脾蒂,显然与手术操作不符。如果果真如同手术记录的过程,就不仅仅游离出脾蒂了,而是将整个脾脏都游离完了。

26. 现病史记录着"患者自诉于入院前2小时摔倒后被锐器扎伤上腹部,剧烈疼痛"。

点评:本患者受伤机制分为跌倒和跌倒后被锐器伤害,致病因素比较复杂,这里涉及为什么跌倒(前倒、后倒、左倒、右倒、头朝下倒、臀部朝下倒等很多种情况),跌倒后什么部位首先与地面接触,地面上有什么特征的锐器伤及患者,伤及患者什么部位等都是必须弄清楚的问题。患者是在能够自诉状态下住院的,按理说能够提供判断疾病的珍贵信息。接诊医生要尽可能多地获得是什么样的锐器(材质、长度、宽窄、韧度等)伤害了患者,作用力的方向(朝向头侧、臀侧、右肩方向、左肩方向、背部等多种方向)、程度(由锐器伤及皮肤直到贯穿躯体)、有无异物残留(玻璃碎片,竹木残片等),有助于对病情的分析和判断。

27. 病历记录"锐器伤及腹部2小时,来院时脉搏110次/分,血压80/50mmHg,体格检查没有记录面色,睑结合膜记录的是'不苍白',超声检查发现腹腔内有游离液体,急送手术室剖腹探查发现腹腔内出血量为2200ml。"

点评:综合性教学医院诊断失血性休克必须按照心率、呼吸、血压、末梢循环、神智、大汗等综合判断,掌握疾病的系统知识。病历书写者已经得出失血性休克的诊断,势必要进一步了解失血的程度,离不开脉搏、血压的检查,较为简单的判断是观察面色和睑结膜。这种序贯思维和动作要靠平时的反复锤炼,由不自觉,升华到习惯成自然,否则就会出现本病例的不实记录。

28. 开放性腹部外伤导致内出血量达1500ml,手术前体征检查记录的是"上腹部伤口周围压痛明显,余腹部未触及压痛、反跳痛及肌紧张,肠鸣音未闻及"。

点评:本例患者腹腔内出血明确,出血量多达1500ml,不凝血已经漫及整个腹腔,壁腹膜应该受到血性内容物刺激,应该出现腹膜刺激征,指示程度不如消化道穿孔来得剧烈,最低限度也要有局部压痛。遇到腹腔内出血的患者,首先需要缓解患者心理紧张、焦虑、恐惧,创造好适合发现微细体征的工作环境,善于发现别人所不能够发现的体征,为自己准确诊断打下坚实的基础。

29. 手术记录中记录着"腹腔内不凝血1500ml,可见大量血凝块"。

点评:手术探查目的是发现疾病,发现的目的是为了治疗。手术目的是控制出血,这就需要了解腹腔内哪个部位出血了,出血的程度,应该如何处理。较之发现不凝血更为重要的是发现血凝块,观察血凝块的部位、分布、重量、与受损脏器的关系等,能够指示出血部位,反映最大出血速度、局部积存血量,血液凝固能力,也可能表示出血累加时间等,对治疗提供重要信息。善于观察凝血块的手术医生不可能粗疏记录成"可见大量血凝块",而是精细地观察血凝块提供给我们的信息。

30. 同一份手术记录中记录着"腹腔内出血1500ml""手术中失血量2000ml",追究手术中为什么出血多达2000ml时,手术医生告知,手术过程仅出血500ml。

点评:经过询问,病历记录者告知,开腹后发现腹腔内出血量为1500ml,手术过程出血量为500ml,两者相加的总失血量是2000ml。病历记录中的失血量2000ml,应该为总失血量,包括了陈旧性失血量和操作过程中的出血量。深究病历的文字记录,腹腔内出血可以解释为腹腔内的出血,也可以解释为腹腔的内出血,1500ml失血量的含义就已经不同了。术中失血量2000ml的解释只能是手术操作过程中的失血量,是排除了术前失血量1500ml的部分,混同到一起就变成了总失血量为 3500ml 了。由此不难看出手术记录者缺少对病历书写的研究,少了一些精益求精的精神。

31. 手术记录中,记录着"距离幽门环 3cm 处胃小弯浆膜破裂,伴系膜血肿"。

点评:胃小弯浆膜破裂 3cm,对患者的危害有限,经过对浆膜破裂缝合修补后不至于造成不良后果,容易被临床医生忽视,表现在手术记录中,就出现了以上的粗疏,既没有记录破裂处是在胃前壁还是在胃后壁,破裂口是与胃长轴平行还是垂直,是否累及胃左血管还是胃网膜左血管。其后,"伴系膜血肿"的语焉不详,不清楚血肿部位、大小、是否已经稳定、是否影响到血供等,忽略了至关重要的信息,就有可能失去手术后维权的依据,医疗安全意识淡漠可见一斑。

32. 病程记录中,没有记录手术后第 2 天,观察引流管内容物的资料。

点评:引流管分为预防性和治疗性两类。手术后短时间内,借助引流管可以了解到腹腔内的状况,例如炎症类疾病的腹腔渗出是否得到有效控制,出血类疾病的内出血是否停止,漏出液的量是增加还是减少了,异常通道的引流效果,有无并发症,当前处境等,因此是不能避而不谈的。传统教学医院要求术者亲自为患者放置引流管是非常好的工作习惯,足以见得引流管的重要性,观察引流内容物的形状应该被高度重视。

33. 病程记录中记录着"上级医生指示,患者白细胞计数及中性分类较术前下降,现不发热,说明没有明显感染"。术后第 4 天的病程记录"上级医生指示,患者白细胞和中性分类升高,体温 37.4℃,说明出现了感染"。

点评:结合一份病历的这两次病程记录,可以看出主管医生非常关心患者手术后的感染,但是否感染却不能用病历记录的内容判断。如此记录有两种可能,一种是认为判断感染的根据是发热和白细胞和中性分类比例升高,因此忽略了对发热诊断的综合依据,

另一种可能是书写病历时手懒,明明知道如此记录并不是发热的充分证据,只不过不重视在病历上记录发热根据的重要性,养成了草率记录的习惯。

34. 一位左腋下反复感染两年,破溃脓肿和窦道形成的患者现病史,记录的是"一年来上述症状反复发作,此次于社区医院抗感染输液治疗后未见好转,行脓肿切开引流术,术后切口愈合欠佳,为求进一步治疗,遂就诊于我院。"

点评:本患者病史两年,需要在现病史中反映出感染的整体样式,记录清楚起因、演变过程,什么时间发生了显著变化,变化成什么样等,以便估计感染的性质。接受了脓肿切开引流的要记录切开时间、切开前后的表现、切开后的处理过程和演变情况等,目的是为了掌握疾病的特性。而本病历记录的内容对诊断毫无帮助,没有反映出窦道形成过程,现病史为诊断和处理提供的信息实在太少了。

35. 专科情况中记录着"左腋窝下可见一长约 2.5cm 手术瘢痕"。

点评:"左侧腋窝"部位和"左侧腋窝下"是不同的概念。腋窝下顾名思义是腋窝之下非腋窝也。如果按照解剖部位来说,可以理解为腋窝皮下的深层部位,按照与腋窝毗邻关系来说站立位指的是腋下区域,俯卧位也许就指的是部分胸壁,因为指向不明确,所以不符合规范用语。临床医生自己制造词汇的现象并不少见,应该严格规范要求自己。

36. 专科情况记录中,可见"于手术瘢痕旁可见一皮肤破溃口,有少量脓性溢液"。

点评:手术切口周围形成的窦道很可能与深部脓肿形成或异物有关,窦道口与手术切口之间的关系对判断形成原因可能有帮助,因此需要详细记录,而不是用一个"旁"字所能了之的。另外,皮肤破溃口与在皮肤上可见窦道口的概念不一样,前者表示的是皮肤损伤,后者表示的是深层病变波及皮肤。本病例还需要记录的内容,如窦道口的形状、

走行、窦口周围有无软组织堆积、外翻、凹陷、瘢痕形成、出血等，如果有分泌物还要具体描述。

37. 病程记录中记录着"今日给患者换药时发现有约 10ml 脓液流出，立即向上级医生报告，给予换药"。

点评：本段病程记录了 3 个内容，一个是发现了脓液从伤口流出，一个是向上级医生报告了情况，再一个是给患者换药。这三个内容都是一带而过，没有深入到病历记录的实质。例如，没有充分利用这 10ml 脓液观察清楚脓液的颜色、浑浊和黏稠程度、有无碎屑、脓栓、血凝块、异物、有无异常气味等，所幸还记录上了脓液为 10ml。因为没有记录脓液的特点，也就不可能对脓液产生的原因、当前状况、预后估计等进行必要的分析，请示上级医生也就没有了下文。撞了上级医生这口钟，却没有产生回音，反映上级医生不重视临床观察，自己没有从上级医生口中获得真知，反映的是求学意识不强。给患者换药看似简单，其实也有可学习的内容，就在于自己如何发掘了。三方面的内容都只是浮着，病历就起不到应有的作用。

38. 一例盆腔肿物的病程记录中，记录着"肛门外生殖器未查"。

点评：肛门和直肠属于各个临床医生必须检查的体检项目，随着对临床医生要求的下降，此项检查被逐渐淡化，很多内科医生不再检查患者的肛门和直肠，甚至部分外科医生也不常规为患者检查肛门和直肠，导致临床延误诊治的案例有所增加。本患者已经怀疑到盆腔占位，能否经由肛门和直肠触摸到肿物对诊断很有帮助。普外科医生不给患者触诊肛门和直肠，还在病历记录中公示给大家，足以见得肛门指诊已经被淡忘了。

39. 超声诊断报告记录着"右下腹部可见不均质占位（考虑为阑尾周围脓肿）"。

点评：右下腹部占位的诊断和鉴别诊断是相当复杂的，除了要考虑盲肠、升结肠、末端回肠病变之外，还要考虑到消化道周围的淋巴结、腹膜后肿物、阑尾肿物，甚至妇科、泌尿系统疾病等。本例患者的病史相对复杂，腹腔已经发现了转移的淋巴结肿大，右下腹部肿物质地硬韧，已经隆起于腹壁，与阑尾周围脓肿的体征相差甚远。超声医生面对这种相对复杂的疾病，如果不认真辨别病史，靠精细触诊玩味右下腹部肿物，靠临床经验大胆取舍，就不敢轻易做出有明确结论的推断。专业于超声的医生仅凭影像学知识很难准确把握这种疾病的诊断，知识越贫瘠，心中鉴别诊断内容越少，结论也就越容易得出，误诊率也就越高。右下腹部的不均质肿块，确实包括了阑尾周围脓肿，如果在影像图中没有看到阑尾，就不能肯定阑尾周围脓肿形成，更何况不均质占位首先考虑的就不应该是阑尾疾病，加之高龄、病史几个月、缺少急性炎症过程等，都说明非炎症病史。临床医生首先考虑的是肿瘤，手术结果为回盲部的恶性肿瘤。这就是影像诊断要量力而行，临床医生对影像诊断要酌情使用的道理所在。

40. 一例右下腹部肿物的病程记录中，记录着"右下腹部肿物质地变软"。

点评：这是一例右下腹部肿物的患者，两个月前和本次住院均诊断为"阑尾周围脓肿"，住院后随着右下腹部疼痛逐渐减轻，病程记录中就出现了以上内容。品尝过阑尾周围脓肿与回盲部肿物鉴别失误的临床医生应该知道，阑尾周围脓肿不可能呈现马拉松式的僵持，阑尾炎造成的右下腹部肿物只有或进展，或痊愈的两种过程，不可能呈现本病例"飘飘忽忽"的演变形式。如果第一次诊断为阑尾周围脓肿，两个月后"反水的"再一次住院，也要警惕上次有无误诊的可能，这就是临床医生必须随时警惕诊断的偏差，要根据所掌握的症状和体征不断纠正诊断。本例患者的右下腹部体征不可能明显变软，手下触诊觉得变软了就错过了纠正诊断的信号，反而想当然地顺着自己的思路走下去，不但没有能够做出正确诊断,反而进一步误导了自己。

41. 纠正体征记录是允许的,但是必须保证病历记录的完整性。

点评:一例晚期肿瘤患者住院病历中的现病史记录着"腹部平坦",经过核实为舟状腹,病程记录中没有详细记录为什么更改为"舟状腹",结果造成了住院时是平坦腹部,住院后变成了舟状腹。由于医患关系紧张时期,病例中不允许出现前后不同的体征,就给病历书写带来了难题,要么修改原始病历,要么说明主任更改体征记录的理由,后者的技术处理相对复杂,但是符合真实记录的原则,根本解决还需要病历书写者强化基本功训练,不要出现浅显易见的失误。

42. 一份右下腹部疼痛的病程记录,刚刚住院时记录的是"右下腹部压痛、反跳痛和肌紧张",经过 10 个小时后的病程记录为"右下腹部无压痛,无反跳痛和肌紧张"。

点评:压痛、反跳痛和肌紧张是腹膜炎的典型体征,患者住院时存在腹膜刺激征,仅经过 10 个小时不可能转瞬全无。有可能在初入院时采集的体征不正确,也有可能在住院后采集的体征不正确,两者之间势必有一次是错误的。病历记录者书写病历时必须记得住以前是怎么写的,不要前后脱节。更不要前后矛盾。

43. 上级医生分析病历时必须严格要求自己,不得传递不正确的信息。一例下腹部疼痛的患者"病史两天,下腹部疼痛为持续性,伴恶心,最高体温 40℃,右侧腹部压痛明显,伴反跳痛和肌紧张,白细胞 13.5×10^9/L,中性分类 94.0%",被上级医生查房时肯定诊断为急性阑尾炎。

点评:教科书上对急性阑尾炎的发热有着明确的提示,一般体温不超过 38.5℃,本患者下腹部疼痛为持续性,体温高达 40℃,都提示诊断急性阑尾炎要非常慎重。尤其是女性患者,需要鉴别的疾病较多,不要因为右下腹部有腹膜刺激征就考虑是急性阑尾炎,

必须养成多问几个为什么的习惯。上级医生要经常帮助下级医生询问病史,如下腹部的疼痛是否为持续性,掌握的真实的症状和体征后再进一步分析就少有错误了。

44. 连续 3 天的病史,第 1 天记录着"腹部平坦",第 2 天记录着"腹部膨隆",第 3 天记录着"腹部平坦"。

点评:患者腹部体征可以不断地变化,两天平坦的腹部中间挤进了一天膨隆,就要思考为什么?究竟是气体潴留造成的、液体造成的,抑或是气体和液体共同造成的,是器质的还是功能性的,腹胀的程度,腹围究竟是多少等均需要详细记录。本病例除了记录着腹部膨隆一天之外,没有与之相对应的其他表现,转天就不膨隆了,似乎变化过快了。经过核实,患者根本没有腹胀的症状。病历记录者轻易下笔,随意记录本不存在的体征,工作粗疏。

45. 病程中记录着"诊断为急性阑尾炎,被患者拒绝手术治疗,经抗感染、输液等非手术治疗,腹痛较前缓解,说明当前治疗有效"。

点评:这是一份交代不了的病程记录。接诊医生诊断患者为急性阑尾炎,告知患者后被患者拒绝手术治疗,如果手术为此时的唯一选择,患者拒绝了所需要的手术治疗,症状和体征就要恶化,否则决定手术就有不当之虞。本患者拒绝手术治疗之后,不足 10 个小时,腹痛就较前缓解,还记录着使用抗生素和输液治疗有效,这位决定必须手术治疗的医生难逃指责。再者,使用抗生素不足 10 个小时,按照药动学分析,药物尚未起到应有的作用,所以此时的症状缓解有可能系疾病本身自然转归,还没有根据证实为药物逆转作用。病程记录者要权衡利弊,斟酌文字,切不可疏之于落笔失足。

46. 先后两天的病程记录中,均记录着"建议患者手术治疗,患者表示拒绝手术治疗,要求非手术治疗,签署了拒绝手术治疗同意书"。

点评:按照文字分析这是前后矛盾的病程记录。建议患者手术治疗,就意味着患者可以接受建议和不接受建议,这与告知患者手术的必要性截然不同。患者表示拒绝的同时提出了要求,要求的内容是非手术治疗,此事没有明确医生的态度是接受患者要求还是不接受患者非手术治疗的要求。最后,患者签署了拒绝手术治疗同意书。这里的拒绝手术同意书究竟是什么书?令人费解。正确的记录为"已经向患者告知了手术的必要性,不接受手术的危险性,患者听取告知,并表示能够理解告知内容后,坚持拒绝手术,并且在告知书上签署了拒绝手术的决定"。

47. 实施手术名称为腹腔镜探查术和阑尾切除术,手术记录内容中却没有涉及腹腔镜的应用。

点评:在这份手术记录中,只是在手术名称上注明了腹腔镜探查术,手术记录中完全按照开腹手术书写的,不符合手术记录的要求,也构成了医疗纠纷隐患。而且,手术者和助手没有书写手术记录,手术记录是由未参加手术者记录的,手术时间恰好在夜间,术者并没有在医院。反映了手术记录的不真实性。

48. 一份病程记录中,记录着"心率103次/分",而且两天的病程记录均为"心率103次/分"。

点评:记录上的数字有的反映的是单次,有的反映的是范围,一天的心率变化应该是范围,记录成单次数值就已经不甚合理了,连续两天都记录的是同一个数字就更不合适了。本患者的心率超出正常范围,而且很不正常,需要引起主管医生的高度重视,结果只见到异常数据,没有诊断和处理的下文,性质上就构成了延误诊断和处理。

49. 急性重症胰腺炎患者住院期间发现了胰腺假囊肿,甚至胰腺周围脓肿,详细记录这样的体征考验着我们捕捉体征的能力。

点评:主管医生在病程记录中是这样记

录的"左上腹部外侧轻微压痛,无反跳痛和肌紧张,左上腹部可触及直径约6cm肿物,边界清,质韧,活动度差,轻度压痛"。实际情况是"在左上腹部剑突与脐之间正中线左侧,可触及深在的,直径约为6cm肿物,表面可触及部分光滑圆顿,质地中软,边界不十分清楚,有深触痛,移动度感知不十分清楚,局部叩实,未闻及血管杂音"。两者相差甚远,主要差别在于检查的细致程度。

50. 住院期间发现了胰腺假囊肿,而且一经发现的体积就很大了,势必容易引起质疑,需要在病历记录中运用技巧。

点评:原病历记录没有回避刚刚发现胰腺假囊肿的实施,直接记录上"发现上腹部肿物"。这样记录构成了发现体征延误。恢复原本的真实情况是"截至目前,上腹部的深在肿物触诊较为明显了,近些天的密切观察有了结果,也与影像学的胰体尾液性占位相吻合,能够做出急性胰腺炎后假囊肿形成诊断。要密切关注脓肿形成趋势,监测腹部疼痛和肿物体积变化,注意周身表现和自我感觉,反复血常规检查,帮助患者尽可能度过急性阶段,为今后进一步处理创造条件。因为诊断明确,可以向家属渗透病情到脓肿形成,告知假囊肿和脓肿形成原因,当前处理原则,今后可能出现的结果。"经过技术处理的病程记录既不改变原有的实际内容,又避免了不必要的医患歧解。

51. 病程记录着"胃液120ml,黄绿色,胃液几天前就进入了消化道,患者既有排气又有排便,有食欲"。

点评:这是急性胰腺炎非手术治疗后的患者,此时距离发病已经13天,距离住院已经10天,没有发现腹腔明显的并发症,患者已经出现了进食的欲望,应该放弃使用胃肠减压,尽早恢复饮食。

52. 病程记录着"上级医生嘱加大摄入量",本患者尚处于禁食水阶段,当天的入量为2300ml。

点评:这里的加大摄入量的关键词是"加大"和"摄入量",其中的摄入量包括了摄入液体、热量、维生素和微量元素量等,本患者液体处于平衡状态,无须增加,热量和维生素量应否增加未见于病程记录中,无从分析。经过询问病历记录者,其本意是增加经口摄入量。

53. 病程记录着"上级医生指示,患者昨日进食后没有腹胀,故嘱今日加大经口进食量"。

点评:按照病程记录意图分析,上级医生认为可以增加经口进食量。如果是这样,上级医生就不能仅凭有无腹胀来决定如何调整经口进食量。应该记录成"上级医生根据经口进食后没有出现腹胀,便次没有增多,无腹泻,不恶心呕吐,认为患者已经能够耐受经口进食,故决定继续增加经口进食量"。

54. 主诉记录的是"间断右下腹部疼痛10 余年,再次发作 15 天",入院诊断为慢性阑尾炎急性发作。

点评:仅从主诉分析,本患者就不容易诊断为慢性阑尾炎急性发作。这是因为任何阑尾炎症疾病都很难持续到 15 天,换句话说,到不了 15 天就会发生诊断上的变化,如痊愈、阑尾周围脓肿形成、内瘘形成等。本患者的病史确实间断了十余年,近 15 天前确实发作了两天,真正出现右下腹部疼痛的只有一天时间,所以主诉应该记录成"间断右下腹部疼痛十余年,近一天加重"诊断就十分清晰了。

55. 现病史中记录着"右下腹部持续性胀痛十余年,尚可忍受",以后每年发作两三次,15 天前,一天前相继多次发病,所记录的疼痛性质均为"同前"。

点评:本患者十年前的一次腹痛就没有记录清楚具体的性质,如发生时间、持续时间、疼痛曲线、性质程度,诱发和缓解因素等,以后多次腹痛的性质同前就都十分模糊了,凭这样的病程记录,主管医生或参与管理疾病的医生们无从分析和判断疾病的病理改变。

56. 病历记录中,记录着"第 1 次发病后曾到当地医院就诊",其后记录的是"每次发病均可自行缓解"。

点评:自行缓解的含义是没有经过外界干扰,疾病自己好转或消失。而本腹部第一次疼痛后,经过了医疗处理,输液和使用了抗生素,已经加入了临床干扰,因此不能称为自行缓解。

57. 一例被诊断为急性阑尾炎的患者,病程记录中记录着"呕吐 20 余次"。

点评:急性阑尾炎常见的呕吐原因为反射性,反射性呕吐的特点是出现时间早、呕吐次数频繁、间隔时间短暂、内容物少,呕吐后症状不缓解。急性阑尾炎常见的呕吐原因为反射性,呕吐次数很少会多达 20 余次,这就需要主管医生对患者表述的呕吐做详细分析,首先确定呕吐次数是如何计算的,怎样算一次,如果确实多达 20 余次,就要寻找造成的原因,而不要将诊断仅停留在急性阑尾炎身上。另外就是严格要求自己如实记录的同时还有所分析,不要盲从于患者表述。

58. 前一日的病程记录着"头晕可请脑系科及耳鼻咽喉科会诊",转天的病程记录中没有了下文。

点评:上级医生的医嘱是命令,前一天的病程记录内容就含混,请脑系科和耳鼻咽喉科会诊的指示之前多了一个"可"字,没有说清楚究竟是请会诊还是不请会诊,于是就推理成了由主管医生决定,需要请就请,不需要请就不请。忠实执行医嘱,转天的病程上就应出现请会诊的结果,或者是没有请会诊的原因说明。如同本病历没有下文,就构成了主管医生没有忠实履行上级医生指示,造成了诊断延误。

59. 腹股沟疝患者手术后病程上记录着"停用腹股沟压沙袋"。

点评:腹股沟手术后压沙袋治疗缘于既

往条件下施术,20 世纪 60 年代以前,手术的止血效果相当差,患者的疝囊和疝内容物相对较大,有的患者因为延误诊治时机,不得不采取"断桥"手术,把部分疝囊弃之于阴囊内,以免因为过度分离组织导致手术后发生阴囊血肿,甚至继发感染。手术后阴囊渗血和水肿的发生率高,预防措施就包括了使用沙袋压迫腹股沟切口近阴囊侧,同时使用沙袋将阴囊托起,构成双向挤压阴囊的作用力,这是不得已而为之的被动措施。我曾经诊治过一例患者,腹股沟上巨大到必须使用面口袋装着一侧阴囊,如同穿着三条腿的裤子。目前这种情况已经看不到了。正因为腹股沟疝的病理改变样式发生了变化,疝囊很小,内容物不多,操作时间短,电凝止血效果相当好,使用补片后的分离范围明显缩小,因此手术后就没有再继续使用沙袋的道理了。腹股沟疝手术局部与身体其他部位软组织手术没有了区别,没有必要使用沙袋减少局部血液循环量。只要认识到使用沙袋的来龙去脉,就会自动停止使用沙袋了。

60. 背部脓肿患者的现病史中记录着"20 余天前发现右腰背部有一花生米大小的包块""一周前背部皮肤出现破溃,伴有脓液流出"。

点评:这是一例背部感染的患者,开始发现局部肿物,以后红肿、疼痛,最后破溃。造成这种情况的原因包括了一般意义上的软组织感染后脓肿形成,皮脂腺囊肿感染后形成脓肿,少部分为结核病继发了感染等。不同原因的处理预案则不同,预后也有很大差异。病史是区分和鉴别的重要环节,尤其内容物的性状可以告诉我们很多宝贵的信息。本现病史将内涵非常丰富的病史简化成了一句话,只告知了溢脓,诊断和鉴别诊断无从下手,暴露了接诊医生还没有升华到高段位。

61. 现病史中记录着"阵发性胀痛"。

点评:常见的腹部疼痛症状可以有胀痛、阵发性绞痛,持续性胀痛伴阵发性绞痛,很少有阵发性胀痛。描述胀痛经常使用持续性、反复出现胀痛等,阵发性是在短时间内反复出现,对此重复或累加,胀痛的原因往往是因为消化道内容物积聚,不可能一会消化道内容物多了起来,一会又少了下去。

62. 主诉为"间断腹部疼痛 6 个月,近 1 周加重"。

点评:现病史中介绍了患者剑突下及右上腹部劳累后疼痛,呈阵发性,伴向右后肩背部放散,偶有恶心,禁食或休息后缓解,入院前一周腹痛逐渐加重。长达 6 个月的现病史就被以上寥寥数语概括了,看不出动态变化,分析病历无从下手,不清楚究竟是逐渐出现腹痛,还是间断发生。有没有演变规律,诱发因素和缓解因素,没有记录每次疼痛持续时间等。近一周的疾病特点也没有详细描述。

63. 查体记录中,记录着"体温 39.1℃,心率 81 次/分,呼吸 20 次/分"。

点评:这是一例发热的患者,体温高达 39.1℃,心率却为 81 次/分,呼吸 20 次/分,出现了体温与心率和呼吸分离的现象。我们知道随着体温升高,心率和呼吸要相应发生变化,一般的规律是体温每升高 1℃,每分钟心跳加快 10 次,与呼吸之间按照 1:4 相应变化。本患者体温升高 2℃,理论上应该看到心率接近 100 次/分,呼吸增加成为 25 次/分。出现这种情况很难解释,只能由病历记录者自我分析造成的原因了。

64. 病历记录着"2009 年 11 月 6 日出院,出院 7 个月后右侧腹股沟处肿物再次出现,并逐渐增大",记录这份病历说的时间是 2010 年 5 月 27 日。

点评:按照时间推算,患者是在 7 个月前出院的,右侧腹股沟肿物是在本次住院前段时间内出现的,并且逐渐增大。询问患者的现病史是 7 个月前出院,出院后两个多月就开始发现右侧腹股沟处出现了肿物,该肿物逐渐增大,到本次住院时,肿物体积已经相当于儿头大小。患者的表述内容与病历记录的相差甚远,主要原因是病历记录者不关注肿物演变过程,不琢磨和研究肿物生物学特性,满足于发现了肿物,不去深究诊断线索。

65. 病历中记录着"同时伴疼痛""排尿困难""小便不畅"。

点评:这些记录项目未必缺失,但是缺失的是没有内容。伴有疼痛、排尿困难、小便不畅都不是简单的现象,物理诊断中疼痛是非常大的鉴别项目,排尿困难也分为好多种类型,病历书写者按照病历书写要求,提纲挈领地询问了部分症状,没有深入地探究其中的为什么,因此对疾病一知半解,问不进去,掌握得肤浅。

66. 腹股沟部位肿物被记录成"站立时,可见右侧腹股沟区大小约 10cm×10cm 肿物,形状不规则,光滑无结节,质硬,边界不清楚,无压痛,平卧后肿物不消失,双侧腹股沟未触及肿大淋巴结"。

点评:经过核实,于耻骨联合,双侧腹股沟,双侧阴囊区域可见肿物,局部呈结节状明显隆起,可以触及 12cm×15cm×8cm 肿物,不规则形,质地均匀硬韧,未触及波动感,表面不光滑,位置固定,基底略有活动度,无明显触痛,未触及搏动,该肿物向双侧阴囊部位延续,占据部分阴囊,为结节状,右侧肿物累及阴茎根部,部分精索和伴随血管可触及,下腹部和阴囊皮肤不红不肿,无阴囊积液体征。经由左侧阴囊可以触及腹股沟皮下环,位于肿物体表侧,可触及体积不增大,形状如常的睾丸,双侧腹股沟未触及肿大淋巴结,双侧股动脉可触及,搏动不减弱,双下肢不肿胀。

67. 个人史中记录着"饮酒史 20 年,平均每周 1～2 斤"。

点评:询问饮酒史的目的是了解患者有无酗酒,每天饮入的酒精含量,是否构成对肝脏和身体造成伤害,以及伤害的程度等。本患者饮酒历史长达 20 年,时间不短。平均每周 1～2 斤如果均摊到每一天,则每天不超过三两,均摊到每一餐则每餐不超过一两,假如

不是这样,就可能成为一顿饮酒半斤、一斤甚或更多。病历书写者记录患者饮酒史时,是否想到了记录的目的,如果边记录边思考,就会发现我们不需要了解每周平均饮酒量是多少,必须掌握患者饮酒规律精确到每年、每月、每天喝多少次,每次喝多少酒。

68. 梗阻性黄疸患者的病史两个月,现病史记录的仅仅是"于 2 个月前无明显诱因出现上腹部不适"。

点评:梗阻性黄疸的病史非常重要,腹痛或腹部不适是区分肝细胞黄疸、溶血性黄疸和梗阻性黄疸的主要依据,也是判断肿瘤、炎症、结石、胆道系统内外疾病的重要线索,一句上腹部不适所提供的信息对分析和判断疾病毫无帮助。病历书写者之所以停留在"一句病史"水平,是因为长时间养成了依靠影像资料或检验资料诊断疾病的习惯,由不重视病史的询问到脱离病史诊断,是自己远离了医学科学的完整性。

69. 病历中记录着"2 个月前上腹部不适""20 天后出现巩膜黄染""20 天前出现皮肤黄染和瘙痒"。

点评:在长达 2 个月期间内,如果按照由前往后的时间计算,应该是 60 天前开始出现了上腹部的不适,发病后 40 天前出现巩膜黄染,发病后 20 天前出现皮肤黄染和瘙痒。也可以写成发病 2 个月,发病后 20 天出现巩膜黄染,发病后 40 天出现皮肤黄染和瘙痒。就是不允许有的按照发病时间计算,有的按照住院时间计算,本病例就属于前后混着使用时间概念。

70. 现病史记录着"上腹部不适 2 个月,20 天后巩膜黄染,20 天前皮肤黄染和瘙痒,随后就诊于盘锦市第二人民医院"。

点评:现病史记录黄疸必须保持系统性,上腹部不适或疼痛、巩膜黄染、皮肤黄染、皮肤瘙痒、尿色加深、便色变浅、有无发热、消化道出血、消瘦等必须系统托出,否则就无从分析和判断。如同被本病历记录的内容只有上

腹部不适和巩膜及皮肤黄染,就区分不了梗阻性黄疸、溶血性黄疸和肝细胞性黄疸,从源头上不能够区分疾病的诊断走向,诊断起来就不着边际,诊断能力也就高不起来了。

71. 现病史记录着"于某市第二人民医院门诊腹部超声检查:肝门部实质性肿物(考虑为胆管细胞性癌),胆汁淤积"。

点评:暂且不论外院依靠超声诊断"胆管细胞癌"的准确率及医疗风险,在这里只是谈论病历书写者引用外院资料的科学意识。我们可以摘录外院可靠的临床资料,但是必须符合科学要求,如果引用超声资料,则必须详细记录超声所见,而不是空洞的结论,否则就有可能受累于外院不正确的判断。这里引用的外院资料已经明显暴露了诊断的缺憾,能够诊断到"肝门部占位"就非常贴切了,再深走一步到了"胆管细胞癌"就进入了无知程度。胆汁淤积究竟是什么含义,如果是胆囊内胆汁淤积,诊断肝门部胆管癌就可能出现了偏差,如果是胆管内胆汁淤积,还必须说明是肝内胆汁,病历书写者摘录资料的用意反映的是自己的基本功。

72. 现病史记录着"门诊医生以'梗阻性黄染'收入我科"。

点评:根据现有的病历资料内容,既没有提供患者尿的颜色改变,也没有大便颜色改变,仅凭借上腹部不适和巩膜及皮肤黄染、瘙痒就诊断为梗阻性黄疸的证据显然不足。另外就是听信了患者来自于外院的影像资料,然而,外院提供的诊断资料科学性不足,直接诊断为胆管细胞癌的风险相当大。由此可见病历书写者既没有认真依靠病史的详细询问,按照逻辑思维推理过程分析和判断疾病,也没有仔细分析患者提供的超声影像资料,没有加入自己的独立思考就盲目确定了疾病诊断。既没有依靠病史推导,也没有依靠可靠的影像资料诊断,陷入了被动。

73. 患者的体征能提示我们很多宝贵的信息,轻易放过重要的体征往往使诊断偏离

方向,错失了诊断的第一手资料。

点评:一份梗阻性黄疸病历的专科情况记录着"肝脾肋缘下未触及",实际情况是,肝脏明显肿大,锁骨中线的肝下极已经超过肋弓3cm,质地中等、边缘钝、表面光滑、未触及结节、活动度存在、轻压痛。除此之外,还可以触摸到与肝脏相连的不规则形胆囊,质地硬韧,呈结节状、随肝脏移动,形态已难以辨认,梗阻性黄疸的患者能够触及肝大,加之黄疸病实际表现,首先应该设想到有淤胆肝脏的可能,与此同时能够触摸到胀大的胆囊,如果系因为梗阻所致,则梗阻部位应该在胆总管与胆囊管汇合口以远。

74. 一份现病史记录甲状腺肿物大小时,使用了实物,实物的大小没有定论,例如一份现病史记录着"初始发现甲状腺肿物如'玻璃球'大小",也有的病历记录为"枣大小""皮蛋大小"等。

点评:记录主诉时,常常遇到患者使用实物,病历记录时不加整理就原话照录了下来,结果就出现了似是而非的大小。例如使用"玻璃球"形容甲状腺肿物的大小,从感觉上看人们都知道玻璃球表示的大小,问题是不允许记录在科学的病历中。使用玻璃球形容大小是缘于几十年前,孩童们都会玩耍"弹玻璃球"的游戏,当时的玻璃球大小近似,现在很少再玩玻璃球了,对玻璃球大小的感觉也不一样了。大小用枣衡量,就出现了沧州小枣、山东冬枣,西北大枣等相差几倍的尺度,枣的大小多变,用枣衡量肿物大小就各说其一了。松花的大小也相差甚远。较为合理的描述是将患者比喻的大小由医生更换为科学的度量衡数字。

75. 一例结节性甲状腺肿的患者,左叶甲状腺肿合并囊内出血,病史十天,病历记录着"患者伴有乏力,轻度活动后伴有大汗",经过核实,患者不承认有如此症状。

点评:甲状腺肿物患者,如果合并了乏力和轻度活动后大汗,首先应该考虑甲状腺功

能是否存在异常,必须排除甲状腺功能亢进。病历记录者询问患者时必须带着思想,边询问边分析,发现异常情况要反复思考,防止将病史罗列出来就不管了。如果遇到患者介绍的病史值得深入思考,就不要轻易落笔,甲状腺肿物合并乏力和大汗,很容易设想为甲状腺功能亢进症,实际上患者并没有强烈表示这样的症状,病历书写者获得的信息被患者反映"接受了暗示"。

76. 过去史中记录着"12 年前因车祸致头颅血肿,经治疗后病情好转"。

点评:病历记录者在这里使用了"头颅"的概念,不知道 12 年前究竟受到的是什么伤害,不知道是头皮受伤、颅骨受伤、颅外受伤还是颅内受伤,就如同人体受伤的概念一样模糊。之所以记录过去史,目的是为了掌握患者既往的基础状况,区分与本次患病有直接关系,可能有关,可能无关的情况,以便供诊断和治疗时参考。既往颅内损伤的程度可轻可重,可以有后遗症也可能脱掉了干系。本例病史记录为经治疗后病情好转,给人的印象为颅内伤害,伤害后病情没有得到全面好转,至今仍存在伤害的后果,只不过已经好转。

77. 病史中记录着"发现'肾结石'一年,自服中药治疗后,结石排出,近期复查再次发现'肾结石'目前未予治疗"。

点评:这是一例患者自我反映的病史,反映的内容是"肾结石"排出痊愈后再次出现,变幻的时间段为近一年内。这种病史是很需要下工夫询问的,患者原来的肾结石是怎样发现的,存在了多长时间,主要症状和体征如何,究竟是用了什么中药物,使用药物后的反应如何,怎样确认为出现了排石现象,有了所谓的排石现象后经过什么手段确认,从什么时候开始又发现了肾结石,表现如何,怎样确诊的等。避免成为患者的传声筒,提供了未加确认的病史。同时要分析一年内能结成多大的肾结石。

78. 一例腹部肿物的女性患者 53 岁,2 年前被发现"子宫肌瘤",绝经后子宫肌瘤较前缩小,绝经时间为 50 岁。

点评:按照病历记录分析,该女性患者 50 岁绝经,51 岁时发现患有子宫肌瘤,发现子宫肌瘤后比绝经前,即当时还没有发现子宫肌瘤时缩小了。显然个人史记录的时间,与月经生育史记录的时间存在了误差。这里面,要么发现子宫肌瘤的时间务必早过绝经时间,要么就不存在绝经以后子宫肌瘤的缩小。如此矛盾记录反映了病历记录者没有高度重视个人史,不重视对患者的病史的采集,对独立做出疾病诊断的自我要求不高。

79. 病历中记录着患者"对虾过敏"。

点评:这也属于"上不着天,下不着地"的病史记录,我们必须承认有的患者确实对某种食物过敏,如对"河鲜、海鲜过敏"等,本例患者对"虾"过敏,要区分是患者自我诊断,还是经过医务人员诊断的? 其中的差别是非常大的。例如,有的反映吃海鲜后身上起荨麻疹,而且每吃一次起一次荨麻疹,即确实有变态反应现象。有的患者给自己定性为过敏,实际就是吃过不清洁的海鲜后腹泻过一次,有的反映为吃海鲜后身上痒,吃其他东西也有同样表现,有的反映是其他人给自己定性的,呈现鱼目混珠的复杂情况,作为病历记录者既要帮助患者判断是否有食物过敏现象,不要轻易记录患者的表述。本患者如果真的对"虾"过敏,接诊医生还要帮助患者区分是对河虾,还是对海虾过敏,过敏到什么程度,能否脱敏等。

80. 一例左叶甲状腺肿物患者,发现肿物伴疼痛 10 天,触诊记录中只记录了"肿物大小约 4cm×3cm,伴有疼痛,表面光滑,无结节,与周围组织界限清楚,可随吞咽活动"。

点评:这是一例结节性甲状腺肿的患者,左叶甲状腺肿合并囊内出血,时间短暂,还处于疼痛阶段。触诊这样的体征可能受到疼痛的影响,感知效果不很满意。因此需要与患者反复沟通，轻柔操作，力争获得周详的检查效果。本患者的体征包括了原有的甲状腺体征和肿物囊内出血的体征。其中肿物体征包括：肿物边界清楚、表面光滑、因高张力触诊的质韧感、未触及结节、局部明显的轻压痛、可随吞咽活动、未闻及血管杂音。左叶甲状腺被肿物推挤到外侧，形态完整，质地均匀柔软、表面未触及结节感。

81. 病史记录着"1天前不明原因出现全腹部隐痛，呈持续性，程度较轻，能够忍受，约4小时前，患者活动后感腹痛加重，出现短暂晕厥，被家属发现"。

点评：这是一例肝癌自发性破裂的患者，究竟什么原因导致的肝癌破裂，破裂前后有什么典型特征，病史为我们诊断提供了什么线索，从中获得了哪些启示，都是我们需要掌握的，能够为今后提高诊断能力有所裨益的。如同本病历记载，一天前究竟发生了什么，为什么会出现全腹部的隐痛，4个小时前，患者做了什么样的活动，活动的程度有多大，是否构成对肝脏肿物的直接刺激，腹痛加重到了什么程度，出现短暂的晕厥发生在什么时间，与腹痛出现是什么关系，都对我们认识疾病很有帮助。这里还应该提出的是病历记录着使用了"晕厥"的医学专用语。没有具体描述当时的表现。

82. 右上腹部疼痛体征掩盖了对局部的触诊。这是一例胆石症患者，右上腹部有明显的压痛，病历记录内容为"右上腹部压痛，轻度反跳痛和肌紧张"没有再进一步详细记录体征。

点评：经过核实，患者右上腹部确实存在压痛、反跳痛和肌紧张，由于畏惧疼痛，始终用双手阻挡医生的触诊。原因是首诊接诊医生的手法过于粗糙，造成患者局部异常疼痛，致使接诊医生仅检查到局部压痛，得不到患者对深部触诊的支持。经过与患者沟通，在患者腹部不断试探着轻触诊，靠平行触诊传递轻柔手法检查的信息，使患者开始放松了

腹肌，位于右上腹部的胆囊能够随着患者呼吸突出起来，结果不费力气地发现了患者胀大的胆囊。诊断就此明确。

83. 病历中只记录着"既往有高血压病史"没有针对这部分内容作深入记录。

点评：记录过去式的目的是为今天的诊治工作服务，本患者既往有高血压病史仅仅是现象，疾病时间长短，程度，对治疗的反应，当前状况对诊断，更重要的是对治疗的影响非常重要。本病历记录的高血压既没有病程时间的长短，也没有疾病程度的介绍，不了解当前状况，是否需要治疗，治疗的难易程度等都没有记录，对当前的诊疗工作很重要。

84. 右上腹部存在压痛，此时是否还需要检查墨菲征。

点评：病历记录中经常见到"右上腹部压痛"与"墨菲征阴性"同时存在，之所以有这样的病历记录，是因为对墨菲征的认识不足，有的医生尽管接受了指导，对右上腹部存在压痛的病历，仍然不敢放弃墨菲征阴性的记录。我们知道，墨菲征是针对炎症的小胆囊，因为没有右上腹部压痛，不得不依靠肝脏的移动，迫使位于肝下的小胆囊露出于右侧的肋弓下，依靠小胆囊的移动，主动触及检查医生等待在肋弓下的手，由此产生疼痛，被称为墨菲征阳性。如果右上腹部已经存在了压痛，医生不需要借助于肝脏的移动就获得了压痛体征，所以就不存在了墨菲征的检查条件，也就没有了墨菲征。

85. 手术记录"显露胆囊三角区，见胆囊三角明显水肿，胆囊壁增粗，呈慢性炎症反应"。

点评：手术记录是非常重要的医疗档案，记录内容必须符合科学要求。这一段手术记录似是而非，胆囊三角是临床定位标志，是代号而不是物，因此不能够明显水肿，必须书写成"胆囊三角区的结缔组织增生，明显充血水肿"。"胆囊壁增粗"应该是胆囊壁增厚的笔误，"呈慢性炎症反应"与"胆囊三角充血水

肿"的病理改变不吻合,不清楚本疾病是慢性炎症,还是急性炎症,抑或是慢性炎症急性发作。

86.手术记录着"在胆囊管下方找到胆囊动脉"。

点评:手术记录中经常遇到解剖用语的选择,本病历记录的胆囊动脉位于胆囊管下方,应该理解为胆囊动脉变异到了胆囊管的体后侧,说明胆囊动脉是经由胆总管体后侧供应胆囊血供的。手术记录者所见到的不是这样,所谓的在胆囊管下方找到胆囊动脉,是在胆囊管的足侧方向,胆囊动脉并没有跨越胆总管后侧。

87.手术中发现胆瘘,手术记录着"见胆囊床有处破口,胆汁渗出,量较大",随后又记录着"缝合胆囊床胆管破口"。

点评:手术探查所见是胆囊床有处破口,胆囊床属于结缔组织,有处破口渗出胆汁,说明损伤了某个管道,缝合胆囊床胆管破口就很耐人寻味了。胆囊床应该没有管道结构,损伤迷路胆管后,在胆囊床范围内可见管状结构的断端,局部渗漏胆汁。右侧副肝管损伤,也应该是管状结构的断端。这里所缝合的是管状结构的侧壁,因此就不属于迷路胆管或右侧的副肝管,很容易被设想为右肝管。病历记录的文字很讲究,不能轻易落笔,更不要给自己找别扭。

88.急性阑尾炎的现病史记录着"腹部疼痛 8 小时,同时存在发热和恶心"。

点评:急性阑尾炎的腹部疼痛分为内脏神经疼痛和体神经性疼痛,两者结合就构成了转移性右下腹部疼痛,只记录着腹部疼痛就无法区分疾病的进展状况,急性阑尾炎还具备典型的发热和恶心,而且首先有腹部疼痛,其后跟着发热,最后才有右下腹部的固定性疼痛。本病历记录的内容囫囵吞枣,腹痛与发热和恶心搅和到一块,分不清先后、主次、轻重,反映接诊医生没有思考患者体内发生了什么样的变化,没有深究自己几个为

什么?

89.现病史记录着"10 年前无明显诱因出现右下腹部持续性胀痛,无阵发性加重,不向其他部位放射""15 天前,再次出现右下腹部疼痛,性质同前""1 天前再次出现右下腹部疼痛"。

点评:10 年病史,三个阶段,只记录了右下腹部持续性胀痛,以后性质都是同前。好端端的十个年头,经常腹痛,却被苍白地记录成一句话,又在这样简单的一句话基础上反复着"同前",看不出这 10 年间是怎样过来的,一共犯过多少次,每次持续时间,疼痛演变规律,如何缓解的,15 天前和 1 天前又是如何表现的,病历记录也就失去了应有的意义。

90.病历记录着"发病后到当地医院接受了消炎和输液治疗,具体药物不详",与此同时又记录着"未接受过治疗,疼痛均可自行缓解"。

点评:病历记录内容必须前后一致,本患者曾经接受过当地医院输液治疗,目的就是针对腹部疼痛的,只是不清楚使用了什么样的抗生素及使用了什么样的液体,因此就不能归结到未接受过治疗范畴,也不能够认为疼痛均可自行缓解。记录这样的内容为的是提供今后诊治工作的参考。不要因为外院治疗不规范,患者记忆不清楚就随意忽略,或者不加认真询问。

91.病程记录着"上级医生考虑为急性阑尾炎,提出必须接受手术治疗的根据,结果被患者和家属拒绝"。随后,距离上一次病程仅 10 小时,内容为"患者腹痛明显缓解,说明当前治疗十分有效"。

点评:这是一份出尔反尔的病程记录,上级医生认为患者必须接受手术治疗,结果受到患者拒绝,不但拒绝后没有出现延误的后果反而在不到 10 小时之内就明显好转了,不由得质疑手术是否必须接受,医生的手术方案是否必须,诊疗能力是否名副其实。值得

提出的是,10 小时前的病程记录有"右下腹部压痛、反跳痛和肌紧张",10 小时后的病程记录就变成了"腹膜刺激征消失了"被解释成"说明抗生素治疗有效",其实抗生素的药动学解释不了疗效如此神速。

92. 一份手术记录的施术名称中记录着"腹腔镜探查术,阑尾切除术",但是在手术及记录中却对腹腔镜探查只字未提。

点评:手术名称是指所实施的手术定义,腹腔镜探查术,就是使用了腹腔镜探查了腹腔,同时使用微创设备实施了阑尾切除手术。手术记录必须与手术名称吻合,内容必须是微创手术技术下的操作过程。本例手术记录完全是开腹手术内容,如腹部被切开了长达 6cm 的切口,进行了缝合和切除。阑尾局部还是用了"三大件"处理。看不到微创手术痕迹。

93. 接诊了一例肝癌破裂的患者,病历记录应该反映出原始疾病,近期出现腹部症状,短时间内病情骤变的三部曲。

点评:这份病历的现病史中记录着"1 天前不明原因出现全腹部疼痛,4 个小时前患者活动后腹痛加重,出现短暂的晕厥"。这样一份病历既没有记录 1 天前的腹部疼痛特点,没有交代清楚为什么出现全腹部疼痛,4 个小时前从事了哪种活动,活动量有多大,在活动到什么程度上出现了腹痛,腹痛的状况和演变趋势等都是了解疾病特点的重要资料。及至后来的晕厥出现在什么时间,晕厥了多长时间,有什么伴随症状和体征等也必须详细记录。另外,病历记录内容必须符合真实性,晕厥是医学专有名词,是患者主动表述的,还是医生根据患者表述总结的,这里强调必须重视患者口述内容。

94. 肝癌自发性破裂,导致了急性失血性休克,患者来医院时已经出现了晕厥,具备了失血性休克的典型表现,专科情况记录着"移动性浊音未叩及"。

点评:患者来医院时距离腹部剧烈疼痛

4 个小时,现病史中记录着有短暂的晕厥,急诊行腹部 CT 检查发现腹腔内大量积液,生命体征表现为脉搏 150 次/分,血压 80/50mmHg,面色苍白,全腹压痛。此时的腹部体征不可能没有移动性浊音,病历记录者之所以记录为未叩及移动性浊音,有可能是没有检查患者的移动性浊音。造成的原因多数与影像诊断替代体征检查有关。超声对腹腔积液的诊断十分精确可靠,几乎替代了临床医生的自我判断。本例患者应该有移动性浊音阳性体征,结果既忽视了亲自检查,又没有及时分析超声诊断结果,病历书写质量还没有深入人心,也就出现了不负责任的草率书写。

95. 病史中记录着"患者昨日夜间突然出现寒战,体温最高达 40.7℃,给予对症治疗后缓解,今日给予了血必净后症状缓解"。

点评:造成患者寒战高热的原因很多,病因有的简单有的相当复杂,本患者体温高达 40.7℃,原因不清楚,病因治疗困难,对症治疗就成为当时的主要处理措施。对症治疗后高热缓解,就必须记录缓解的程度,是由高热降低到中等发热、低热,还是体温恢复到正常,对症治疗了多长时间出现的缓解,与缓解伴随的症状是什么,这对于判断高热的原因很有帮助。今日给予血必净后症状缓解,此时的血必净是病因治疗还是对症治疗?使用了多大剂量,发生疗效的时间,体现疗效的证据等都与我们处理有关。

96. 现病史中记录着"患者 1 年前剖宫产后,自觉月经量增多,每次月经中期有阴道出血,现患者血红蛋白 80g/L,依据病因(长期慢性失血)考虑为缺铁性贫血"。

点评:本病历记录着贫血的病因,根据所掌握的病史判断为缺铁性贫血。看似有理有据,其实很不科学。如果认为贫血与月经量过多有关,就必须记录一年前没有接受剖宫产时是否贫血。如果认为贫血与月经量增多有关,就必须记录每次月经量究竟是多少,月经周期中间的出血次数,持续时间,出血量等。临床医生诊断疾病靠的是详尽地掌握证据,在这里可以记录成"估计与什么因素有关",避免武断决定,或者捕风捉影。

97. 一例梗阻性黄疸患者,已经出现了陶土样大便,病程记录中记录着"患者的小便颜色稍黄"。

点评:出现陶土样大便是因为胆道完全梗阻,此时的小便颜色不可能不呈浓茶色。如果主管医生能够经常观察陶土样大便与小便颜色之间的联动关系,注意分析和判断疾病,经常训练自己对颜色的观察,或者本次确实认真观察了,就不会出现这种明显缺憾的现象了。

98. 为梗阻性黄疸患者实施了 PTCD,操作记录中,除了记录了具体过程之外,对胆汁状况仅记录着"胆汁引流通畅,外界引流袋"。

点评:主管医生的文字记录是大脑思维的真实反映,从操作记录中不难看出,主管医生对 PTCD 非常关注,关注的焦点是置管操作成功。还有一种医生,在关注置管成功的同时,始终不忘探索疾病的本质,时时处处问自己一个为什么,见到胆汁就要观察胆汁的压力、颜色、量、透明度、黏稠度、气味、有无沉渣等,而且十分重视观察胆汁引流的全过程。

99. 病历记录中记录着"考虑诊断为肝门部恶性肿瘤或胆管肿瘤"。

点评:这只要定位在了肝门部,样的记录就如同"要么是粮食,要么是馒头"一样。肝门部是指具体的解剖位置,在这个位置上可以是肝脏中的肝细胞,间质组织,血管组织,也可能是胆管组织肿物,只要定位在了肝门部,就可能包含了胆管肿瘤,另外再单独提出胆管肿瘤就不妥了。

100. 主管医生诊断患者为"肝门部胆管癌",与此同时的病程记录中还记录着"患者的胆囊肿大"。

点评:诊断肝门部胆管癌,必须具备两个条件,必须具备梗阻性黄疸的证据,必须没有胀大的胆囊,否则就诊断不了"肝门部"。本患者的梗阻性黄疸诊断成立,胆囊管开口位置必须在左右肝管以远的胆总管上,因此只要胆囊是胀大的,就说明左右肝管汇合部位连同胆总管起始部是通畅的,是排除肝门部胆管癌的证据。

101. 主管医生的病历记录中没有记录着"右上腹部肿物",经过上级医生触摸诊断后,主管医生同意存在肿物,于是在病程记录中就出现了"考虑与右上腹部肿物有关"。

点评:翻阅本患者住院后的病程记录,没有发现既往的病程中有关于腹腔肿物的任何记录,本次病程记录中"右上腹部肿物"如同海市蜃楼般横空出世,没有根基,就暴露了管理患者的粗疏。遇到这种情况需要在病历中更正,如"上级医生查房时,检查患者右上腹部,谓可以触及右上腹部肿物,经过上级医生指导,触诊右上腹部确实能够发现什么样的肿物",如此记录就使整个病历系统连贯起来。

102. 病程记录着"16 小时引流胆汁80ml,黄色"。

点评:中国对颜色的观察是非常细致的,搞美术的专门人才对颜色判断之精细程度令人咋舌。临床医生普遍不娴熟颜色的区分依据,见于病程记录对颜色的描述之混乱可想而知。胆汁的"黄色"是很独特的,可以分为金黄色、橘黄色、绿黄色、茶黄色、浅黄色等,唯独很少使用"黄色"。如果主管医生掌握了胆汁颜色所反映的病理变化就不会轻易记录成"黄色"了。

103. 对"24 小时引流胆汁 200ml,金黄色"的记录告诉了我们什么?

点评:告诉了我们肝脏具有分泌胆汁的功能,即在胆汁排出受阻的情况下,已经具备分泌 200ml 胆汁的能力了。从胆汁引流过程分析,一天前放置 PTCD 管时,经由引流管流出的是无色胆汁,说明胆管内压超出了胆汁分泌压,给了胆汁流出道后,肝脏分泌胆汁的功能很快恢复。按照一般规律分析,肝细胞恢复分泌胆汁功能需要有个缓慢过程,此时胆汁的颜色未必是金黄色,因为不合并胆道感染,因此胆汁的颜色浅金黄色更为合理。

104. 病程记录着"上腹部平坦"上腹部"平坦的下面"可以触及淤胆的肝脏和胀大的胆囊。

点评:临床医生必须训练出一双慧眼,不放过任何蛛丝马迹。本患者的病程记录上记载的是"上腹部平坦",然而,查房时一眼就能够发现患者的右上腹部明显饱满,饱满的范围超过了常见的淤胆肝脏,望诊的结果质疑到"右上腹部怎么了",连同梗阻性黄疸必须追究"右上腹部什么样了"。两者的共同结果是引起对右上腹部的格外关注,所以就能够触诊到右上腹部肿大的肝脏,能够触摸到胀大的胆囊。

105. 病程中记录着"B超检查提示:肝内占位性病变,胆总管实性充盈,胆囊炎"。

点评:如此记录可谓"上不着天,下不着地",就好像是在病历中贴上三块膏药了事。为了诊断目的实施了检查,其结果就必须为诊断服务。本患者接受了超声检查,结果发现了病理改变,这是多么珍贵的发现。例如肝脏有几处占位,各在什么部位,对周围有无影响,影响的程度如何等,对了解肝脏提供了什么信息?胆总管实性充盈的具体部位,充盈到什么程度(即近远端胆管内径比例差异),初步判断与肝内占位有无联系等对认识疾病很有裨益。此时超声诊断的胆囊炎就非常危险了,其原因就在于影像诊断过程中,将肝脏、胆管和胆囊影像信息割裂开来,本应该按照逻辑思维推理的结果,被逐一平摆浮搁成各自独立的个体,医学科学变成了看图识字。

106. 超声诊断"胆总管实性充盈(考虑癌栓)"的报告中,同时还记录着"肝内占位"。

点评:超声报告诊断复杂疾病时需要通过影像以外的综合信息,有时仅能提供影像表现,临床医生对超声诊断医生的诊断能力是有见识的,当超声诊断医生依据图像做出准确判断时,给临床医生留下的印象是丰满的,当超声影像根本就不可能对疾病做出准确判断时,临床医生申请超声诊断的目的就只是寄希望得到图像表现,再根据综合影像诊断资料最后推导出疾病的可能诊断。这就是任何诊断信息都必然具有一定的局限性,借助超声反射能诊断则诊断,超出超声诊断能力的就戛然而止,不再冒误诊的风险,仅为临床提供图像及其说明就非常圆满了。本患者的超声图像既有肝内占位,又有胆管内占位,超声诊断医生凭什么判断为"胆管内癌栓?",为什么不诊断为胆管癌的肝脏转移,或者肝胆均为转移表现?

107. 在诊断肝内占位、胆总管内癌栓的同时,还记录着"肝内外胆管轻度扩张"。

点评:拿出这个病程记录的主要目的是强调规范使用解剖概念。胆管轻度扩张是个模糊概念,尽管还难以准确区分轻中重度,但是能够判断肝内外胆管是否存在轻度扩张。本患者因为存在梗阻性黄疸,设想肝内胆管轻度扩张应该能够成立。至于肝外胆管是否轻度扩张就未必能够成立了。因为超声已经发现了胆总管内实性充盈,已经怀疑到了癌栓,就说明胆总管以实性充盈为分界,存在梗阻近端和远端口径的显著差别,梗阻近端可能轻度扩张,梗阻远端不但不可能轻度扩张,甚至还可能变窄甚至不被超声所发现。正规的记录应该"肝内胆管轻度扩张,近肝门侧肝外胆管轻度扩张"就不至于出现错误了。

108. 病例分析中提到"梗阻性黄疸历经40天出现全身皮肤及巩膜黄染,病情进展快"的结论。

点评:这里提到的快慢是相对概念,要想判断相对于什么部位梗阻,首先确定病因。如果我们判断肿瘤梗阻部位在胰管,历经40

天出现明显梗阻性黄疸就显得慢一些了,如果考虑肿瘤梗阻部位在肝门,40 天的时间也许就不慢了。这里需要指出的是临床医生为什么要判断时间的快与慢?为什么要拿出一个无解的课题作分析,还要得出结论?还没有判断清楚疾病性质,就盲目结论时间快,这样的结论就有站不住脚的可能。

109. 病历中记录着"近期体重明显减轻""肿瘤标志物增高"。

点评:这样的记录可以归结为不负责任的"交差行为","近期"的定义是什么?患者的主诉病史为 60 天左右,所谓的近期是在 60 天以外,还是在 60 天以内?体重明显减轻的"明显"指的是多少公斤?本应该记录为"近多少时间,体重减轻了多少公斤",被简化成含混不清一句话,科学就变成了家长里短。记录成"肿瘤标志物增高"就更不能原谅,如果不记录哪种肿瘤标志物增高,就跟没有检验肿瘤标志物是一个结果。这样记录也许属于记录者已经懒惰到无精打采的程度,也许属于不清楚为什么要检查之列。如此记录伤害的是记录者个人威信,损失非同小可,切不可火中取栗。

110. 病程记录中记录着"根据 CA-199 及 CA-125 增高,考虑肿瘤来源于胆管"。

点评:同一份病程记录的是"肝脏占位,胆总管内癌栓",转瞬间因为有了"检验根据"就诊断为胆管癌。主管医生的思维竟如此容易被客观现象所左右,主观努力荡然无存。首先需要说明的是 CA-199 及 CA-125 仅能够帮助我们朝着某个方向多思考些,不能作为诊断的凭证,综合分析才是我们诊断无误的法宝。一份病历中出尔反尔,前后脱节,暴露了主管医生对诊断的茫然无措,心里少了定盘星,抓不住诊断的线索,找不出认识疾病的主线,心中无底就离不开稻草,胡乱抓靠山,抓对了就正确,抓错了就失败,工作上就不可能松心了。

111. 手术后 20 天,因发生梗阻性黄疸并发症再次住院的病例中,记录着"伴皮肤瘙痒"。

点评:梗阻性黄疸的诊断中,皮肤瘙痒既有助于诊断,也有助于判断梗阻的程度。在 20 天的病史中,究竟从什么时候开始出现巩膜、皮肤黄染,加深的进展速度,尿的颜色变化,大便的颜色变浅程度,中间有无波动等对诊断很有帮助,其中也包括了皮肤瘙痒的程度,进展速度等。借助于黄疸发生、发展状况,区分梗阻性黄疸的原因为直接损伤、间接损伤,胆管本身还是周围因素造成的等。

112. 病历记录中记录着"粪便颜色变浅,内含食物残渣"。

粪便颜色变浅,浅到什么程度是需要详细记录的,对内含食物残渣的记录令人费解。粪便的组成就包括了食物残渣。如果不含食物残渣就不能称为粪便,等于没有写出有用的内容。我们需要了解的是粪便性状、排便习惯、有无黑粪、脓血、黏液、异常气味,每日次数等。

113. 病历记录中,没有记录有无腹痛、腹胀、食欲等内容。

点评:这是一例手术后发生梗阻性黄疸并发症的病历,因为是继发于手术后,任何能够造成梗阻性黄疸的因素都应该在考虑的范围内,因此,必须记录有无上腹部疼痛,上腹部饱满,食欲状况,有无腹胀等,借以区分胆管内病变,胆管壁病变,胆管外病变造成的。

114. 病历记录着"行 MRCP 检查,阅片视胆总管狭窄,左右肝管及肝总管扩张"。

点评:胆总管全长 7~8cm,如果不是硬化性胆管炎所致的黄疸,很少能够造成全胆管的狭窄。本患者的胆管状态应该为"左右肝管和肝总管扩张,以远的胆总管内可见纤细的造影剂通过影像,可见胆管外在的近球形液性占位影像",如此记录恰如其分地描述了影像表现,再结合手术后的慢性经过,就排除了胆总管被手术时切断或结扎,体现了病历的维权意识,再依据有外在压迫的影像表现,就可以推断出手术后可能残留了微小的胆瘘,其后集脓成袋,终成有张力的包块,挤压到胆总管的三管汇合部。使病历记载变得活灵活现起来。

115. 一份梗阻性黄疸的病历中,记录着"面色正常""全身皮肤黏膜黄染明显"。

点评:显然这是一份没有经过认真书写的病历,梗阻性黄疸的患者,尿色深如浓茶,大便浅似陶土,才有可能全身皮肤明显黄染,而此时的面色居然能够正常,只能说明病历书写者,没有认真推敲面色能否还正常。

116. 手术后 20 天,因为发生了梗阻性黄疸并发症住院的病历记录中,没有记录手术伤口状况。

点评:手术后发生并发症住院,尤其时间短暂的病历必须记录手术切口,是否已经愈合,有无炎症反应,有无切口疝等。因为涉及腹腔内有无残存脓肿,腹腔积液等并发症,因此还需要记录有无引流管的残痕等。

117. 胆囊切除术后 20 天合并梗阻性黄疸,再次手术前的术前小结中记录着"梗阻性黄疸诊断明确,黄疸无消退,肝功能差危及患者生命"。

点评:这是一份高风险的病历,手术指征中是否应该记录上"肝功能差危及患者生命"?详阅患者手术前磁共振影像资料,表现为近端胆总管扩张,远端胆总管内仍然有胆汁,反映的是胆总管不全梗阻,患者的大便逐渐由浅黄色、黄白色,进展到陶土色,至手术前尽管影响到肝功能,但是远远没有接近危及生命的危险程度。手术前小结代表的是科室综合意见,必须恰如其分地反映患者真实状况,否则就容易导致手术后的医患纠纷。

118. 病程记录中记录着"今日大便五次,肠鸣音每分钟 8 次"。

点评:排便次数对于腹腔疾病来说是比较重要的信息,本患者一天排便 5 次,肠鸣音每分钟 8 次均属于不正常现象,只记录现象不作具体分析,或者根本就没有引起足够的

重视,管理水平就不很高了。遇到排便习惯改变时,必须详细询问排便形状、颜色、气味、排便前后的自我感觉等。

119. 病历中记录着"上级医生查房认为患者留置颈静脉穿刺时间较长,不排除经此感染的可能,故拔除穿刺管"。

点评:上级医生仅根据留置的颈静脉穿刺导管时间较长,就拔除穿刺导管,未免出师无名。如果分析为:近一周体温曲线基本在正常范围,每日体温波动不超过 1℃,发热期间内,体温骤然升高 3℃,缺少周身伴随症状,未述及上腹部症状改变,检查上腹部压痛未加重,不支持体内脓肿及革兰阴性菌感染的败血症。应高度怀疑输液管道继发感染。密切观察体温曲线,注意腹部体征变化迹象,经过拔除可疑留置导管后进一步诊断,就比较细致了。

120. 病程记录中记录着"患者迟发性脾破裂,脾切除术后第 1 天,一般精神状态可,自诉略有心慌、腹胀、明显腹痛,心率 131 次/分,呼吸 22 次/分,面罩吸氧中"。

点评:这是一例失血性休克手术后第 1 天的病程,纵观全局应该判断为病情很不稳定,病程记录中记录着"一般精神状态可",估计是将一般状况和精神状况合二而一了。病历书写者往往不注意一般状况的观察,轻易判断一般状况为"可""佳""差"等,长此以往就不容易一眼看出疾病的整体状况。临床观察靠的是好眼力,心到才能眼到,具备了高度观察意识才能够辨识清楚一般状况究竟如何了。

121. 病程中记录着"输入量 2470ml,尿量 2850ml"。

点评:病程中记录着不正常的尿量,结果没有分析和处理。临床医生必须重视正常值,对非常正常状况必须做出科学的分析和恰到好处的处理。教科书上规定,尿量超过 2500ml,即定性为多尿。本例患者尿量超过 2500ml,应该属于不正常范畴,应该给予说

明或处理。本患者为手术后第 1 天,理论上处于少尿期,因此需要有液体平衡,救治失血性休克和进一步观察的措施。

122. 手术后 24 小时,没有书写手术记录。

点评:医疗文书有很严格的时间要求。有经验的临床医生结束手术后的第一件工作是完成手术后的首次病程志,直到书写结束才肯于吃饭或稍事休息。这是因为刚刚结束手术的一段时间内是风险的高发时间段,唯有完成首次病程记录才算手术告一段落。记录完首次手术后病程记录,再出现病情变化,值班或坚守患者的医生才可以掌握基本病情。如此工作的意义就在于分清责任,体现了临床医生的工作态度,既保护了自己,也保护了其他值班人员。

123. 胆肠吻合后的病程记录中,连续三天的胆汁引流量为 40～60ml,其后有一天胆汁引流量为 500ml,上级医生据此判断胆肠吻合的远端肠管出现了梗阻,要求下级医生使用生理盐水冲洗引流管,检查远端是否梗阻。

点评:胆肠吻合手术后,观察和处理引流管属于医生的基本功。在胆肠吻合口处放置 T 形引流管是预防性质的,目的是观察胆汁引流内容物的性状,判断引流管的通畅程度,使用的适应证比较宽泛。与此同时,向胆管和肠管内放置引流管是一种异物刺激,会造成很多并发症。其中,引流管远端梗阻就是诸多并发症中的一种。T 形引流管远端梗阻的原因很多,包括管内、管外和管壁本身的原因等。连续三天经由引流管内流出了 40～60ml 胆汁,而且胆汁清亮、金黄色、透明、无异味,说明胆管内的引流管是通畅的。至于一天内胆汁引流量高达 500ml,如果是梗阻因素造成的,应该属于梗阻十分严重的类型。问题是一天之内出现如此巨大的变化,很难用梗阻因素解释。因为 T 形管引流属于三通性质,除了梗阻因素之外,还存在引流过于

通畅的可能。区分远端梗阻和引流过于通畅的最简易方法是根据胆管分泌压不超过 28cmH$_2$O,如果抬高体外 T 形引流管长臂高度,使体外液压超过 28cmH$_2$O,胆汁就单向流向了肠内,无须靠注水试压。

124. 一例怀疑肠梗阻还是肠管缺血性疾病的现病史中记录着"入院前两天,无明显诱因出现间断腹痛、腹胀、位于下腹部,呈阵发性绞痛,伴停止排气排便和呕吐两次",腹痛是主要症状之一。

点评:询问病史的目的是分析腹痛的原因,要想区分机械性肠梗阻和肠管缺血性疾病,必须搞清楚腹痛发生时间、起病状况、疼痛性质、变化曲线、加重和缓解因素,更细致一些的要询问出每次发病的细节,掌握梗阻性疼痛产生于肠腔内、肠壁,抑或是肠外,持续性疼痛的局部和周身表现等。单纯地询问处间断疼痛,或者多了几句不能定性的表述,询问病史的收获就不很大了。

125. 手术中诊断为急性化脓性阑尾炎,手术记录描述的是阑尾中段坏疽。

点评:手术诊断属于临床诊断的一部分,按照阑尾炎的病理改变可以区分为单纯性阑尾炎,化脓性阑尾炎,坏疽性阑尾炎等。本患者的阑尾病理改变已经呈现了坏疽,因此诊断必须以最高级别为原则,应该诊断为坏疽性阑尾炎。

126. 一例患者的印象诊断为急性阑尾炎,胆石症和胆囊炎,现病史中没有右上腹部疼痛、发热和黄疸。既往史中也没有右上腹部疼痛和消化道功能障碍等。

点评:这样的诊断很具有代表性。本患者临床表现有转移性右下腹部疼痛,恶心和少量呕吐,随后发热,白细胞升高,中性分类比例增加,右下腹部有固定压痛点,伴有及肌紧张和反跳痛。诊断急性阑尾炎的证据充分。本次发病时没有右上腹部疼痛,之所以诊断为胆石症和胆囊炎是因为超声提供的信息。凡是有经验的超声医生都清楚诊断胆石

症合并胆囊炎不仅依靠超声影像的胆囊壁增厚，出现三重影像，胆囊腔内强回声伴声影，还必须同时存在右上腹部疼痛，使用探头压迫右上腹部疼痛，小胆囊时要存在墨菲征阳性，否则不能做出正确的诊断。超声医生没有占有右上腹部疼痛的关键体征，就诊断为胆囊炎显然证据不足。临床医生必须掌握一定量的超声知识，不跟随超声误诊。

127. 一例患者手术前被诊断为急性阑尾炎和胆石症胆囊炎，手术时，取阑尾切口，手术中没有探查胆囊，结果术中诊断却包括了胆石症和胆囊炎。

点评：急性阑尾炎属于炎症性疾病，一旦诊断明确则仅实施局部的阑尾切除，100cm范围内的小肠以外，不要求全面探查腹腔，以免局部炎症扩散为弥漫性炎症。本例患者的急性阑尾炎的诊断明确，现病史和既往史又没有典型的胆石症胆囊炎的迹象，因此属于不应该探查胆囊的案例。因为没有亲自探查，急性阑尾炎又主张仅干扰局部，因此手术中诊断就不包括胆囊病变。因此手术中诊断只能够书写成急性阑尾炎，表示的是所实施手术的诊断，不包括其他没有探查部分的诊断。

128. 现病史中记录的"无意中发现右侧乳房肿块""自发现乳腺肿块以来，未曾出现过患侧乳腺疼痛"。

点评：在一份病历的现病史中，有的书写成乳房，有的不经意书写成乳腺，是因为对解剖定义的认识模糊。乳腺是指乳房中的腺体，而乳房除了包括乳房的腺体之外，还包括乳腺周围的脂肪组织、筋膜、肌肉、皮肤、神经、血管、淋巴等，两者不能混同为一个概念。

129. 病历记录的乳房肿物为"3cm×3cm"。

点评：描述肿物分为表浅肿物和深在肿物，体表软组织肿物几乎都能够被触摸清楚，我们所记录的是肿物的体积而不是表面，因此必须包括长、宽、高三个径线。深部肿物受

到触诊能力限制，有时仅能够触诊到肿物的表面，描述时要注明触诊能力所及。

130. 一份病历中记录着"乳腺肿物活动度差""未触及肿块与胸大肌及胸壁粘连固定"。

点评：乳腺肿物属于体表软组织肿物，不论粘连或浸润到周围组织，都可以发生活动度差。本例患者的乳腺肿物活动度差，包括了可能与肿物表面组织发生了粘连，与肿物周边或者与肿瘤的基底发生了粘连或者浸润。随后又描述到未触及肿块与胸大肌及胸壁粘连固定，说明肿物基底部是很活动的，显然前后矛盾。

131. 一例外伤患者的病历记录着"不慎摔倒，右侧背部着地""右胸 3～5 肋压痛明显"，体格检查记录着"右侧 3～5 肋压痛"。

点评：本例患者的临床诊断为"右侧多发肋骨骨折"，必然根据的是肋骨骨折后所表现出来的疼痛、成角畸形和功能障碍。肋骨骨折后受到胸廓的制约，往往不表现出成角畸形，功能障碍也容易被掩盖，只剩下了典型的疼痛。为了诊断肋骨骨折，触诊患者骨折部位的压痛和局部传导痛就十分重要了。描述肋骨骨折需要靠解剖标志定位，一个定位标志是在肋骨上，即第几肋骨，另一个标志是相当于体表的什么位置，如肩胛线、腋后线、腋中线、腋前线、锁骨中线等。如同本病例仅记录成第几肋骨，等于没有压痛到骨折的具体部位，诊断要件就缺乏了。

132. 现病史中没有记录双侧多发肋骨骨折的诊断依据，临床诊断为"双侧肋骨骨折"，首次病程中记录着"胸部 CT 检查显示双侧多发肋骨骨折"。

点评：病历书写必须要求前后的一致性，该记录的内容不能缺少，该在什么位置记录就必须在什么位置记录。本例患者双侧肋骨骨折是在接受门诊检查之后发现的，应该反应在现病史中。病历记录者自己清楚接受CT检查的结果，但是没有现病史的记录在

案,首次病程所写出的内容就缺少了根据。

133. 患者右侧乳腺肿物,现病史、首次病程志、病程记录都是左侧肿物,然而主任查房记录中,却将左侧肿物记录成右侧。

点评:人体的某些器官是对称生长的,有的忽视对左右侧的严格区分,没有养成区分左右的习惯,甚至有的医生颠倒了正常与疾病侧,酿成了大祸。

134. 病历中记录着"背部肿物 20 天,一周前局部破溃,伴有脓液溢出",没有再做任何描述。

点评:本患者为背部感染,临床诊断为脓肿形成。应该考虑的是,近 20 天背部出现了什么样的肿物,是怎样发生和发展的,具体的演变过程如何是非常重要的信息。近一周破溃后溢出脓液的形状是诊断病因的重要依据。否则很难区分非特异性炎症、特异性炎症,甚至皮脂腺囊肿继发感染,结核等。

135. 主诉"发现颈部肿物伴疼痛 10 天"诊断为结节性甲状腺肿,伴囊内出血。

点评:现病史中记录着"伴有乏力,轻度活动后伴有大汗",无发热寒战。该患者甲状腺功能正常,经过核实病史,患者未述及乏力,活动后也没有大汗。之所以记录出现偏差,是因为病历记录者对医学术语的理解偏差。如患者表述"劳累后感到乏力",这里的劳动是指到市场买菜时持重物才有乏力。活动后大汗也不是患者的真实表述,实际是患者自幼就比别人容易出汗。采集病史时必须带着问题,书写病历时要带着头脑,多问自己几个为什么,乏力和大汗对这位患者意味着什么? 就不会轻易落笔了。

136. 个人史中记录着"患者对虾过敏"。

点评:过敏史包括的范围非常广,最重要的是药物过敏史,不但要记录对哪种药物过敏,还要记录过敏的表现和程度,目的是判断是否确实过敏,避免类似过敏发生。其次是询问食物过敏史,目的是管理好住院期间的饮食治疗,掌握患者集体的基本状况。本例

患者唯有对"虾"过敏,就必须询问是河虾还是海虾,如何确定是对虾过敏,还要询问过敏的表现和程度等。不要轻信患者的表述,以免干扰治疗。

137. 既往史中记录着"13 年前因车祸致头颅血肿,经治疗后病情好转"。

点评:这里涉及的问题比较多,例如什么是头颅,头颅都有哪些部位可以形成血肿,对血肿治疗的预后都包括哪些等。最简单的分类,可以将头颅分为颅内和颅外,颅外血肿很少遗留后遗症,而颅内血肿的预后就有很多的变化。13 年前的头颅血肿迁延了 13 年,形成的血肿才病情好转,不知道当时的血肿损伤到什么程度。

138. 病史中记录着"发现'肾结石'1 年,自服中药治疗后,结石排出,近期复查再次发现'肾结石'"。

点评:这里涉及肾结石的诊断能否成立,自服中药后是否出现了排石,本次复查再次发现结石是否可靠。首先要记录清楚几次肾结石是怎样诊断的,结石的大小、形状、数量、部位,有无临床症状,排石的具体过程,排石后的证据,本次发病的经过等。

139. 手术后诊断为"急性单纯性阑尾炎"手术记录中,剖检阑尾"可见阑尾黏膜坏死"。

点评:手术大体标本肉眼所见不能作为最终诊断依据,但是也不能有太多的误差。本例手术后诊断急性阑尾炎是依据没有剖检的阑尾外观所见,剖检后发现黏膜已经坏死,就应该更改诊断为急性坏疽性阑尾炎。

140. 急性坏疽性阑尾炎的手术记录"有较多渗出液"但是没有准确记录液体量和性状。手术后第一天没有记录腹腔引流液相关内容,手术后第二天记录了"腹腔引流液 65毫升",没有记录引流液其他必要内容,手术后第三天既没有记录引流液的情况,也没有记录对引流管作何处理。

点评:对急性阑尾炎手术后的引流管护

理有着严格要求,必须每天记录引流管摆放是否妥当,患者能否耐受,有无不适,引流管是否通畅,引流内容物的形状、引流量的多少,有无引流管并发症等。手术医生不珍重引流管为我们提供的重要信息,不重视引流管的使用,不警惕引流管带来的不利因素,护理患者的质量可想而知,如同本病历有时记录引流液,有时不记录,记录的内容也残缺不全,手术的安全系数就要打折扣了。

141. 手术后第二天的病程记录中记录着"换药见伤口愈合良好"。

点评:伤口愈合是个过程,手术后第二天还不容易早期发现伤口感染,只能看到伤口有无渗血,切口缘对合是否理想,有无皮下血肿等,还谈不到伤口愈合状况。伤口愈合的第二天,纤维蛋白原已经变成了纤维素,两创缘还很容易分开,只能处于愈合的初级阶段,因此无法判断愈合是否良好。此时间段内的记录只需要涉及有无切口的并发症就够了。

142. 专科情况中记录着"肛门于膝胸卧位7点~11点部可见一包块隆起于皮肤"。

点评:病历书写者不掌握病历书写的习惯模式和习惯用语,有时比较随意地按照自己的想法落笔。本段记录内容被我批注为"是医生看到,还是肛门看到了?"。一种比较普遍的现象是病历记录不遵从语法和书写规律。这段内容的原意是"发现肛门在膝胸卧位7~11点处有一包块隆起于皮肤",语法上属于省略主语"医生"发现的省略句。在省略医生发现的位置上更换成了肛门发现就闹笑话了。

143. 病历记录中记录着"肛门周围可以触及一肿物,表面红肿,触之硬韧,未触及波动感",手术记录的脓肿引流量为50ml。

点评:肛门周围有容量为50ml的脓肿,是否存在波动感可能其说不一,如果病历记录上同时记录了"脓肿已经破溃,有脓汁流出"则波动感必然存在。这里面所涉及的问题是为什么要检查波动感,目的是发现脓包。

已经发现了脓包引流,未必就一定要记录波动感。再者波动感受到脓肿壁厚薄,脓肿腔张力的影响,可能触诊不清楚,有的需要一定的手感训练。

144. 诊断为肛门周围脓肿的同时,记录着"脓肿破溃,流出黄色脓液""肛指检查发现指套上有黄色脓液"。

点评:肛周脓肿是没有出路的脓肿。本患者诊断为肛周脓肿时出现了自然引流,理论上成为窦道,肛指检查时发现直肠内也同时出现了脓汁,肛门周围脓肿就出现了向体外和直肠内的双向引流,此时的诊断就变成了肛门瘘,仍然诊断为肛周脓肿就属于误诊。

145. 一份手术记录上记录着"患者取左侧卧位",同时记录着"在肛门膝胸卧位7~11点处可见包块"。

点评:乍一看到这段病历记录,误以为手术中变换了体位。待看过手术记录后,并没有发现变换体位的迹象,询问手术记录者,回答是"患者始终处于左侧卧位,膝胸卧位的记录是为了定位使用的"。如此回答说明手术医生不了解定位肛门周围必须有个基准单位,这个单位利用的是时钟的指针,可以是膝胸卧位,也可以是左侧或右侧卧位,都同样可以使用时针记录方式。

146. 病程记录着"上级医生指示使用浓盐水坐浴"。

点评:教学医院的临床医生必须使用规范语言,养成科学的工作习惯。"嘱患者使用浓盐水坐浴"就属于用语不科学的典型。盐水是氯化钠的水溶液,水是溶剂,盐是溶质,溶剂不变则随着溶质盐的多少决定了溶液的浓度。浓盐水没有确定溶质与溶剂的比例,稍浓盐水只是盐多一些,高浓度盐水可以腌咸鸡蛋,所差相当悬殊。临床医生弄错了基本概念,我们不是使用浓盐水,而是使用浓度为3%~5%的高渗盐水,目的是利用高渗盐水的渗透压减轻局部水肿,而不是腌制局部。

147. 现病史中记录着"患者因外伤致会

阴部疼痛收入肾病科,后经我科会诊,以'肛周脓肿'转入我科行'肛周脓肿切开引流术',并予以间断换药后好转出院"。

点评:外伤致会阴部疼痛与肛周脓肿构不成因果关系,经过询问后知晓,病历书写者的本意是"因外伤住院,住院后发生了肛周脓肿",属于住院期间发生了肛门周围的并发症,尽管肛周脓肿"发生于"住院期间,但是与外伤没有直接关系,因此不能使用"因"。

148. 现病史中记录着"患者于一年前,因肛周脓肿在我院行肛周脓肿切开引流术,术后恢复欠佳"。

点评:手术后恢复是指实施切开引流手术到该次手术伤口愈合。一般情况下,只要引流通畅,患者又不存在致伤口不愈合的宿因,理论上应该不存在"术后恢复欠佳"的情况。经过询问,病历记录者欲表达的意思是肛门周围脓肿反复发生。疾病的本质是反复愈合,愈合后又反复发生,而不是每次愈合欠佳。

149. 病程记录着"肛门周围脓肿每因进食辛辣刺激性食物,手术切口处红肿伴溢液"。

点评:肛门周围脓肿的刺激因素包括了进食辛辣食物,"每因"的含义是每次,或者包括"只要",实际上未必是"每因"进食辛辣食物,而是"常因"。病历书写必须秉承科学性的原则,养成规范书写病历的习惯,文字上不得有丝毫含糊。

150. 病历中记录着"进食辛辣刺激食物后,手术切口处红肿伴溢液,有脓血性液体流出,疼痛不明显"。

点评:该患者在一年时间内,反复发生了肛周脓肿,如果认真推敲的话,可以追溯出肛门周围脓肿发生、发展、高潮、结尾的翔实过程,对理解疾病特性很有帮助,扩大我们的知识范畴,为与患者深入沟通积淀很多资料,如与进食辛辣到底有什么关系,发生在进食辛辣后的多长时间,开始出现的是什么样的不

适感觉,进展的速度快到什么程度,进入高潮的时间,治疗后的反应,进入尾声的表现等,都是很有价值的信息。如果不珍惜每一例患者的疾病表现,接诊医生的头脑中就很空,对疾病的了解也就肤浅了。

151. 现病史记录着"入院前6个月劳累后出现腹部疼痛,主要位于剑突下及右上腹部,呈阵发性胀痛,伴后背部轻度放射痛,尚可忍受,偶有恶心、呕吐,呕吐少量胃内容物,不含血液,自诉禁食或休息后上述症状缓解,于入院前一周腹痛逐渐加重"。

点评:长达6个月的病史,被记录成上述一段话,看不出疾病的发生和演变过程,例如究竟在什么时段出现恶心、呕吐,出现的是否频繁,一周前加重到什么程度,6个月内究竟发作了多少次,每次的发作状况是否一致,发作几天,每次发作的状况是否完全一致等都是非常重要的信息,没有了这些珍贵资料,就没有了诊断和鉴别诊断的依据,这份病历也就没有了应用价值。

152. 诊断为盆腔肿物,病历记录着"肛门直肠未查"。

点评:病历记录要求必须检查肛门和直肠,临床上不乏检查患者直肠和肛门偶然发现了直肠癌,直肠癌的患者未接受及时的肛门和直肠检查被延误了诊断的案例,这就要求临床医生,尤其是外科医生必须养成随时检查肛门和直肠的习惯。本例患者已经被诊断为盆腔肿物,该肿物是否压迫或侵犯了直肠既有助于诊断,也为今后治疗提供了非常珍贵的资料。不检查就降低了诊断质量。

153. 现病史中记录着"患者三天前,无明显诱因出现右腿内侧疼痛,为持续性胀痛,尚可忍受,无其他部位放射痛,局部皮肤无明显红肿,皮温无明显增高,疼痛处皮肤无破溃,无下肢活动障碍等伴随症状,伴发热,无寒战,最高体温 39.4℃"。

点评:在这部分现病史中,存在很多模糊概念,例如"右腿内侧"包括了右大腿、右小

腿、全部的右侧腿,而本例患者的病变部位仅仅在右小腿内侧中 1/3。小腿疼痛是否存在放射痛?因为小腿仅受脊神经支配,因此不存在内脏神经才具有的向其他部位的放射性疼痛。"伴随症状"是个很不应该出现的文字记录,什么是伴随症状,本疾病应该有什么样的症状伴随?是说不清楚的。在这一段记录中,介绍了发热,但是没有记录清楚是先有发热还是后来出现了高热。只是一句伴发热,就把非常重要的鉴别诊断内容淡化了。

154. 现病史中记录着"患者两小时前被小轿车撞到身体左侧,当即感到左胸部和腹部疼痛难忍,并伴有全身多处擦伤"。

点评:交通事故的病史记录必须强调要记录清楚"作用力",如车速、受力方向和部位。其次要记录伤害经过,即直接伤、有无倒地伤、再次拖带或碾压伤、搬运伤等,其实包括了四次伤,甚至更多伤害。本患者被接诊医生记录的为身体左侧,为什么会出现全身多处擦伤?令人费解。交通事故致伤涉及双方的权益,临床医生的病历记录能为今后处理保留下很重要的证明资料,有素养的临床医生必须要求自己的工作精细到翔实的程度。

155. 手术记录中记录着"腹腔内出血总量 3000ml,自体血回输 800ml"。

点评:自体血回输是科学进步的结果,在血源不十分充分的情况下要尽可能多回输内出血。本患者内出血 3000ml,回输血量仅 800ml,流失了 2200ml 血的原因很多,例如开始时没有考虑自体血回输,判断不清楚能否利用内出血,或者局部出血迅猛,顾不得回收内出血等。为了证明本院医疗水平和能力,病历记录中要明确记载手术现场所见,写清楚回输血前后所做的工作。本病例开腹前内出血 1500ml,开腹后出血 1500ml,属于必须紧急吸除腹腔内出血和迅速控制出血的病历,回输血液要少于病情稍微稳定的患者。如果有了尽可能将内出血回输的意识,尽管

在紧急控制出血的状况下,仍然有收集和保留好内出血的措施。

156. 现病史记录着"于入院前一周,坐浴时出现便血,约为鲜红色稀便,伴少量血块,约 30g,便后无滴血,次日排便时再次出现便血,及排便 200g(黄色软便),擦拭纸上可见少量鲜血,无凝血块"。

点评:现病史记录的比较模糊,为什么要强调是在"坐浴时"出现便血,如果不坐浴是否就不出现鲜红色血改变,坐浴对鲜红色血便起到什么诱发作用?如果没有直接关系,则病历记录就没有必要录制患者的表述。次日排便时再次出现便血,随后又出现了"及排便"就弄不清楚为什么要使用"及"字了,不能肯定究竟是排便一次,还是两次。

157. 主诉为"间断右下腹部疼痛一周,加重一天"。现病史中记录的第一次住院内容为"发现左锁骨上淋巴结肿物 9 月余,于一年前在我院肿瘤科住院,给予配血输浓缩血小板,纠正血小板减少症,皮下注射重组人粒细胞集落刺激因子升白细胞治疗,给予口服升血药物,静脉应用小牛脾提取液增强机体免疫功能,给予广谱抗生素预防感染等,患者白细胞、血红蛋白、血小板升至正常后出院"。

点评:本次住院的诊断为右下腹部肿物,不清楚第一次住院究竟是为了什么,住在肿瘤科,为什么治疗的却是全血细胞减少。不清楚究竟住院多长时间,使用多种药物的最终目的,治疗前后出现了什么变化?反映接诊医生对患者病因的探究意识淡漠,不注意了解疾病的全貌,没有深究每种治疗的动议,效果的观察。只是如实记录了表面文章,也就谈不上获得了什么知识。

158. 上述患者第二次住院,现病史记录着"主因右下腹部疼痛 3 天,加重伴发热半小时,于 2010 年 5 月 16 日住院。患者入院后完善各项相关检验检查,阑尾炎的可能性大,B 超提示阑尾周围脓肿形成,但不排除为恶性肿瘤的可能。经抗感染后腹痛明显缓解出

院"。

点评:本次住院是因为右下腹部肿物,触诊的硬度感觉有别于阑尾周围脓肿,因此第二次住院的诊断和诊治经过就非常重要了。第二次住院究竟住了多长时间,发热的程度是多少,为什么没有排除恶性肿瘤,抗感染治疗的效果体现在哪里? 这些都是很重要的内容,必须完善。

159. 右下腹部肿物住院患者,被诊断为阑尾周围脓肿,但是病历中记录着"一周前出现腹部疼痛,位于右下腹部,呈间断发作,程度较轻,尚可忍受"。

点评:本患者因右下腹部肿物反复住院,上一次被诊断为阑尾周围脓肿时的右下腹部体征,经过治疗后的变化,出院时的表现等与本次住院诊断有直接关系,是记录第二次住院情况的核心内容。本次住院出现的腹部疼痛为间断性,即有时疼痛有时不疼痛,这就与脓肿特点不符,脓肿一旦出现就不可能不疼痛,间断疼痛首先考虑肠管通过障碍,或者局部存在某种造成一阵阵疼痛的病因。通过对症状和体征的分析和判断,对正确诊断很有帮助。

160. 现病史记录着"两个月前无意中发现右乳肿物,局部皮肤无红肿,不伴乳头溢液,无压痛,该肿物质韧、边界欠清晰,表面欠光滑,活动度差,与周围组织有粘连"。

点评:现病史是患者自我感觉到的疾病特征,除非患者为专科医生,否则很难设想会"口出学术术语"。本患者为务农者,对医学知识知之甚少,不可能将医生检查的内容转嫁到患者口述。出现这样的问题是因为平时不注意采集病史的训练,因为没有可供书写出的内容,也就出现了体格检查的内容张冠李戴了。更重要的内容,如开始发现的体积,到如今体积的演变过程等。

161. 手术没有记录是否放置引流管,手术后病程中记录着"切口引流管通畅,腋下引流 75 毫升,浅红色"。

点评:手术记录也是临床工作的备案,腋下引流管是经由患者胸壁戳口放置的预防性乳胶管,目的是引流腋窝积存的渗出液体,是手术必要的治疗措施。放置引流管属于添加的损伤,也可能出现感染或异物刺激等并发症,需要向患者家属告知的同时,准确记录在病历内,目的是免责。手术记录中忽略记录引流管的现象时有发生,主要是没有引起手术记录的高度重视,自我保护意识还不够强。

162. 病历记录着"手术后第四天,嘱患者进食半流质"。

点评:乳腺手术属于非消化道手术,一般不影响手术后进食,除非患者出现了麻醉意外、对药物反应,或者有其他影响进食因素,否则不应该在手术后第四天还嘱患者进食半流质。手术后营养是医务人员必须关心的医疗和护理工作,当进食的必须及时进食,不但要早期进食,而且要迅速转入普通饮食。

163. 现病史记录着"发现腰背部肿物 4 个月,伴压痛 1 天",家族史中没有记录有无类似病史。

点评:"本患者体表有多数肿物,直径1～2cm",体征为典型的体表多发性软组织肿物,对这样的患者首先应该排除多发性神经纤维瘤,多发性脂肪瘤。如果是这样的疾病,首先需要追踪遗传性疾病史,本患者不清楚父母是否有类似表现,但是其两个妹妹均因为身体上有类似肿物多次接受手术切除治疗。经过询问家族史,我们不难得出了遗传性疾病的诊断,如果是这样的该肿物就没有必要切除,同时要告知患者亲属,不必看见肿物就切除。经过询问家族史后,告知患者非恶性肿瘤,帮助患者明确了病因,患者和家属很高兴地接受了医生为其安排的今后处理原则。

164. 一份病历的既往史上记录着"患者有糖高病史"。

点评:有些临床医生不按照规矩出牌,随意编写疾病名称,例如,将老年性白内障简化成"老白",将门静脉高压症简化成"门高",将布鲁菌病简称为"布病",将胃大部切除术简称为"胃大切"等。本患者既往患有糖尿病,糖尿病的检验指标为血糖和尿糖升高,但是血糖和尿糖升高并不是疾病的本质,仅仅是一个侧面。因此不能够靠糖来说明疾病主线,随意编造出"糖高"的医学专有名词是不负责任的。

165. 腹部手术后第一天病程中记录着"腹部移动性浊音阴性"。

点评:腹部手术后的随诊观察包括了手术后内出血,腹腔受刺激后的反应性渗出,淋巴瘘等,理论上讲应该检查游离腹腔内有无液体积聚。实际工作中,观察内出血主要靠引流管内容物的特性,患者的自我感觉,间接指标提示等。很少有靠移动性浊音诊断的。手术后很少有医生翻动患者获得体征,既然很少检查,又不是发现腹腔积液的唯一体征,就不应该都记录着腹腔移动性浊音阴性。

166. 病程记录中记录着"昨天上级医生指示,注意伤口引流液的颜色和流出量"。

点评:病程记录反映疾病演变的动态过程,其中的"程"表示的是记录的时间。病程记录必须及时和完整。上级医生发出要注意患者伤口引流液的颜色和流出量的指示是在昨天,该指示就应该反映在昨天的病程上,记录在病程上公示给所有医生和护士,才能确保医疗质量和医疗安全。耽误了一天时间,等于将上级医师的指示封存了一段时间,对工作和对自己都是不负责任的。

167. 一份病历的专科情况记录着"背部可触及多枚肿物,直径1~3cm,大小不等,均质韧,边界清楚,活动度可,与周围组织无明显粘连"。

点评:必须认真获得体征,严格训练触诊的基本功。本患者的病历诊断为多发性脂肪瘤,实际体征表现为:背部散在分布多处软组织轻微隆起,略呈丘状,大小不一,局部不伴有色素沉着;可触及多枚肿物,直径1~3cm,扁丘状,质地柔软,边界清楚,表面光滑,较大肿物无分叶感,皮肤侧和基地侧均有较大移动度,无压痛;类似肿物也可以在双侧大腿和上肢触及,似觉呈对称分布。实际体征与病历记录有区别,最关键的环节是质地,柔软与质韧截然不同,影响到对疾病的判断。

168. 某腹股沟患者手术后病程记录着"腹股沟压沙袋"。

点评:手术后腹股沟压沙袋的医嘱源于早年条件,几十年前,腹股沟疝患者受诊治疾病条件限制,多数表现为大疝囊,疝内容物多,手术分离面积广,止血效果差,手术后不得不使用沙袋施压于疝囊和腹股沟局部,靠外力控制渗血。有的手术还不得不采用断桥方式,将部分疝囊遗留在阴囊内,以免渗血过多,造成处理困难的阴囊血肿,目前这种情况已经很少见了。当今的多数腹股沟疝的疝环较小,疝内容物不多,落入阴囊的明显减少,使用电刀的切开和凝血功能,已经很少出血和渗血,手术创伤缩小,止血效果提高,就没有必要再使用沙袋压迫局部。去掉沙袋后,不影响局部血液供给,患者能够在床上稍微移动,可以减少疲惫,有利于下肢静脉回流,因此可以放弃传统的治疗措施,适应当代手术需要。

169. 病历记录着"现患者病情平稳,今日予以半流质饮食,为减少入量停用静脉输液"。

点评:这是经常见到的病程记录样式,很容易理解的是,因为增加了口服入量,为了维持体液平衡,必然减少静脉入量。病历记录的内容中,因为有了"为减少入量"而停用静脉输液,含义就不同了。停用静脉输液是为了维持体液平衡,而不是减少入量,改写成"为维持体液平衡,减少静脉液体输入量,或停用静脉输液",就比较好了。

170. 病程上记录着"昨天上级医生指示请脑系科和耳鼻咽喉科会诊",今天的病程上没有记录会诊结果。

点评:这里记录着一天前应该记录的内容,属于延误记录时间。既然上级医生在昨天就已经指示请两个科室会诊,就应该于昨天及时完成。昨天的病程上没有记录是否会诊了,今天还没有记录会诊结果,实际上会诊被耽搁了两天,这两天就属于工作失误的证据。为患者服务不辞辛苦,结果却把自己送上了被告席。

171. 现病史中记录着"左下腹部疼痛,在当地医院给予静脉输液治疗(具体药物和剂量不详),疼痛均可自行缓解"。

点评:病历中经常见到"自行缓解"的记录,自行缓解的含义是在没有经过医疗干扰的情况下,疼痛自己消失或减轻了。"自行"的特征是没有就医,或者没有遵从医生的医嘱。而本患者曾经就医,不但就医还接受了医生的静脉输液处置,只不过不清楚使用了什么药物和剂量。因此不属于自行缓解之列。另外,使用"均"字也要慎重,"均"字具有排他性,表示了"毫无例外""必须具备""不可能没有"。

172. 一位急性阑尾炎患者的现病史中记录着"患者呕吐 20 余次",没有记录与呕吐有关的其他内容。

点评:呕吐可以分为中枢性呕吐,反射性呕吐和反流性呕吐。急性阑尾炎的呕吐属于反射性呕吐。即便是反射性呕吐也少见连续呕吐 20 余次,为了弄清楚呕吐的原因,还需要记录呕吐出现时间、每次呕吐的间隔时间、每次呕吐量、呕吐内容物的颜色、气味、呕吐后的自我感觉等。在判断呕吐次数时必须严格区分几口和几次,有的患者将呕吐的每口表述为每次,记录每次呕吐的间隔时间就不至于出现误差。

173. 病历始终记录着"未触及上腹部肿物",过了三五天之后,记录主任查房内容时"发现了肿物",结果病历中出现了"主任指示,肿物确实存在"。

点评:按照三级医疗责任制,主任要为疾病诊治质量把关,住院医生和上级医生触诊未发现肿物有几种可能,例如开始时确实没有肿物,肿物触诊确实困难,也包括比较容易触诊的肿物被遗漏。遇到这种情况必须如实记录在病历上,如实记录不等于裸露在病历中,务求要经过技术处理,以免影响各级医生的威望。彻底避免这种情况发生,则只有提高触诊的基本功。

174. 某患者现病史中记录着"入院前两小时摔倒后锐器扎伤上腹部,剧烈疼痛,伴活动性出血",病史陈述者本人,叙述基本可靠。

点评:锐器伤导致腹腔内出血的病历,必须记录的内容包括锐器的特征,受力的方向,受力程度,相关的内容包括患者跌倒的方向等。接诊医生淡化询问受伤机制的原因是过多依赖影像诊断信息,结果就出现了"一句病史""结论病史""外院病史""诊断病史"等。

175. 现病史中记录着"患者出现转移性右下腹部疼痛 5 小时,病后在当地医院接受静脉输液和抗生素治疗后不见好转,故转来我院"。

点评:疾病诊断为急性阑尾炎,发病 5 小时期间恰逢疾病进展阶段,不可能对应用抗生素治疗有明显反映,如果考虑到抗生素的显效决定与对抗生素的敏感性、抗生素的计量和浓度、抗生素的作用时间,在发病后 5 小时内就不应该做出"治疗后不见好转"的结论。按照病历书写规定,可以记录成"其间曾经接受过输液和抗生素治疗"至于是否有效,则无必要分析和判断。

176. 手术后诊断为急性化脓性胆囊炎,手术记录中记录着"剖开胆囊,见腔内有多枚结石,最大直径 0.8cm,未见息肉,胆囊壁厚 0.5cm,黏膜层坏死"。

点评:外观观察胆囊表面未见坏疽,黏膜层颜色变黑,最终诊断为急性坏疽性胆囊炎。这里强调了两件事,一件是手术后必须对病理标本剖检,详细观察标本的整体状况,另一件是正确疾病诊断。本病历术后诊断为急性化脓性胆囊炎是低估了疾病的严重程度，病历性质诊断失误也属于误诊的范畴。

177. 开腹胆囊切除手术后的当天，病历记录着"患者腹部明显膨隆"的同时，还记录着"无不适感觉"。

点评：上级医生发现病历上如此记录后，及时带着病历书写者核实患者的体征，结果并没有发现腹部膨隆。询问病历书写者腹部明显膨隆的根据时，得到的回答是"我看着像明显膨隆"。通过病程记录的内容，不难看出病历书写者记录病历时并没有认真思考急性腹胀的原因，没有考虑观察胃肠减压效果、分析电解质平衡，记录生命体征异常，构思如何处理等，即便发现了腹部膨隆也是等着请示上级医生给出治疗方案，如此不注意培养自己观察体征的能力，对症状与体征脱节不假思索，是学习积极性不高的结果。

178. 病程中记录着"上级医生指示，患者生命体征平稳，经抗感染治疗后，血常规基本正常，嘱今日停止使用抗生素"。

点评：翻阅其他病历，"经抗感染治疗后，血常规基本正常"的类似记录屡见不鲜。抗生素使用后，衡量效果的标准必须从炎症病理改变入手，即红肿热痛和功能障碍五方面统筹分析，血常规仅仅是观察的次要指标之一。如此记录源于手懒，只要增加"炎症表现得到明显控制，具备了停用抗生素的条件"的核心根据，病历记录就十分完整了。

179. 病程记录中记录着"上级医生查房认为需要排除缺铁性贫血，为进一步明确患者贫血原因，可请血液科会诊"。

点评：病历记录者忠实记录了上级医生的原话，如"这例患者的诊断，可请血液科会诊一下"，这是口语，变成文字记录就不能使用商量的口吻，一个"可"字就变成了"你可以请血液科会诊"，言外之意，"还可以不请"。规范的书写是"上级医生指示请血液科会诊，进一步明确诊断"。

180. 现病史中记录着"入院前 4h 出现腹痛腹胀，主要位于左下腹部，呈胀痛，间断性发作，程度较重，难以忍受，伴反酸、恶心，呕吐一次（呕吐物为黄绿色水样物），量不多，伴停止排气排便，无发热、寒战，无咳嗽、咳痰，无胸闷、憋气、呼吸困难，无尿频、尿急、尿痛等伴随症状，遂来我院"。

点评：这是一例肠梗阻的患者，以上病历记录给人的感觉只有静态，缺少发病的紧急程度、发病后的演变样式、主要症状有无变化，呕吐出现的具体时间，为什么伴反酸，尤其是腹痛的性质等，都影响对疾病诊断的估量。以上静态病历记录反映不出高位和低位肠梗阻、完全和不完全形成肠梗阻、单纯和绞窄性肠梗阻、功能和器质性肠梗阻的鉴别意识。

181. 一位发病 4 小时，被诊断为急性肠梗阻的患者的现病史中记录着"停止排气和排便 4 小时"。

点评：这例肠梗阻患者发病时间仅 4 小时，其间，没有排气和排便，被病历记录者记录成"停止排气和排便"，"没有排气和排便"与"停止排气排便"看似表述的是一个意思，其实有着本质的不同。高位肠梗阻发病 4 小时，可以排出远端肠管内积存的气体，可以有局限的腹胀，只是程度不如低位肠梗阻来得剧烈，低位性肠梗阻可以早期停止排气和排便，但是早期低位肠梗阻的腹胀不明显，因此，探究腹胀与排气之间的彼此关联对诊断有一定帮助。肠梗阻发生 4 小时，很难判断是没有排气还是停止排气，故只能记录成"没有排气"，不能因为考虑到肠梗阻，就形而上学地记录成"停止排气"。

182. 现病史中记录着"入院前 8 个月，在天津蓟县邦均医院行腹部彩超检查时发现胆囊结石，结石直径最大 4.0cm，因患者无任何不适症状未行治疗"。

点评：现病史记录内容力求精简，这一段话的核心是发现了胆囊结石，至于在什么医院,通过什么手段发现结石并非必须记录的内容,"结石直径最大"应该书写成结石的直径,避免误解大结石和小结石。这句话还容易令人质疑的是为什么接受检查？书写病历时必须交代得清清楚楚。

183. 现病史中记录着"9 天前无明显诱因,出现上腹部疼痛,主要位于剑突下及右上腹部,不伴肩背部放散痛,呈持续性胀痛,难以忍受"。

点评:病历书写要力求简洁明快,避免语无伦次。本病历书写内容改变为"9 天前无明显诱因,间断出现剑突下及右上腹部剧烈的持续性胀痛,不向肩背部放散"。矛盾突出,内容规整,还节省了很多字。

184. 现病史中记录着"就诊当地镇医院,行腹部彩超检查提示:胆囊结石伴胆囊炎性改变,给予静脉输液治疗,于住院后第三天出现发热,体温高达 38.6℃,经治疗后体温降至正常,腹痛稍缓解"。

点评:这里面记录内容繁复,与诊治关系不密切的可以省略。改写成"被当地医院诊断为'胆囊结石伴胆囊炎',给予静脉输液治疗后腹痛稍缓解,曾一度出现过 38.6℃的发热"。就能够把问题说清楚了。

185. 过去史中记录着"自诉对一外用药过敏,药名不能详述"。

点评:这是一句既无意义,又造成混乱的记录。外用药物非常多,可以按照治疗目的归类,只要询问患者为什么使用外用药物,使用多长时间发生了过敏,过敏的表现是什么样子,过敏的程度如何,历经多长时间缓解,缓解的具体措施如何,就多少能够将外用药物局限到一个比较小的范围。我们除了帮助患者诊断,还要排除伪诊断,很多患者自己给定性的过敏其实是不存在的,这需要临床医生为患者多做些工作。

186. 专科情况中记录着"右大腿中下段内侧、后侧、右小腿可见多处迂曲浅静脉隆起于皮肤表面",以此为依据推导出大隐静脉曲张的诊断,病程中记录着"主任查房认为患者为小隐静脉曲张"。

点评:在一份病历中出现了两个诊断,要么专科情况记录有误,要么主任不认真检查患者,武断专行了。最终诊断为大隐静脉曲张,问题就出现在主任查房的环节上了。病历记录者落笔时稍加思考就能够发现诊断矛盾,再没有经验也不至于将主任扔到了河里。足以见得病历书写时是何等粗枝大叶了。

187. 一份下肢静脉曲张的病历中记录着"4 年前无意中发现右下肢小腿沿大隐静脉走行出现迂曲团块,局部无红肿,破溃,活动或长时间站立后胀痛感,无明显肢体运动障碍"。

点评:这里书写了一句模糊不清的"右下肢小腿",按理说右下肢包括了小腿,不清楚为什么将右下肢与小腿并列起来。另外是颠三倒四,按照病历书写规范,首先要记录的是阳性体征,就应该书写成"4 年前无意中发现右下肢小腿沿大隐静脉走行出现迂曲团块,活动或长时间站立后有胀痛感",其后再书写"未发生过局部红肿和破溃"。以上记录显然处于静脉曲张的早期阶段,随后又记录着"无明显肢体运动障碍",既无必要,又暴露出对基本病理改变的认识模糊。

188. 过去史中记录着"患者自诉因'车祸外伤',于 2008 年就诊于'聊城中医医院'行手术治疗,具体不详"。

点评:有些病史可以不详,有些病史则不能够不详。本病例的外伤史不详到什么都不知道了,就说不过去了。患者不可能不知道什么部位受到外伤了,伤后的主要痛苦是什么,在什么部位接受了手术,手术后经历了哪些过程,恢复阶段经历了什么,最后恢复到什么程度等不可能一概不知道,除非患者智能障碍了。不难看出不是患者不详,而是接诊医生想不想知道,之所以出现记录的不详,最主要的原因是用一言概之了必要的劳动,是一种要不得的懒惰。

189. 在一份典型的下肢静脉曲张的病例中，并没有描述局部的红肿热痛和功能障碍，结果却在诊断中出现了静脉炎。

点评：这属于空中楼阁，现病史中忽略病史的详细记录，造成有临床诊断却没有诊断的依据。更值得关注的是静脉炎的诊断仅见于病历纸上，包括以后的病程记录、主任查房、手术前讨论、手术记录等都没有针对静脉曲张做过有意义的分析。大隐静脉曲张的手术属于无菌性质，静脉炎降低了手术级别，是否存在静脉炎就成了诊治疾病的焦点问题，病历书写者自己动手创造了静脉炎的诊断，结果却不加理睬，似乎静脉炎昙花一现就与自己无关了。

190. 现病史记载着"患者半年前出现静脉曲张的右小腿疼痛，在当地医院口服中药缓解"。

点评：这种记录对诊断疾病无补。这是因为患静脉曲张的小腿可以出现轻微或剧烈的疼痛，可以是一过性的也可以是持续性的，可以是酸痛、胀痛、针刺样痛、切割样痛、烧灼样痛，本患者究竟是哪种疼痛，疼痛持续了多长时间、严重到什么程度、接受了多长时间的治疗，治疗效果出现在什么阶段等对我们认识疾病有一定的帮助，如果病历书写者想了解当时究竟发生了什么现象，掌握那次发病与本次诊治有无关联，就会认真追踪疼痛的全过程了。

191. 主诉记录的是"颈部开放性外伤伴出血 2 小时"。

点评：从外伤涉及的社会问题相当多，临床诊断与处理事故和纠纷有关，临床医生要养成严谨的工作作风，从多个角度考虑，都要重视病历的书写规范。颈部外伤是民间老百姓的说法，进入到专业范畴则必须注明颈左侧、右侧、前侧、后侧。出血仅仅说明受伤了，出血了，但是不表明来医院时是否还在出血。根据来医院后专科情况所记录的事仍有"活动性出血"，因此主诉应该记录成"伴活动性出血"，主诉就变成了"左颈部开放性外伤伴活动性出血 2 小时"。

192. 左颈部外伤手术后诊断"胸锁乳突肌断裂"，手术记录中记录的是"部分断裂"。

点评：这是在一起因交通事故住院患者的病历中发现的，造成损伤的主要责任为公交车方。伤情为：左颈前侧锐器切割伤长度 10cm，切痕基本与皮纹平行，切口除了深达皮肤全层外，左侧胸锁乳突肌中下 1/3 部位的前缘和表面，部分肌纤维横行断裂，断裂部分占胸锁乳突肌横断面的 1/4，可见肌间活动性出血。损伤部位污染不严重，未见血肿、未见颈外静脉损伤，未损伤左侧甲状腺，伤口内未见异物。这样记录的目的是通过伤口长度、深度、深部组织受伤程度来明确受伤的司法定性为中伤害，涉及患者维权。作为我们要躲避纠纷，即当有部分胸锁乳突肌损伤的就必须记录完整，避免病历中自相矛盾。

193. 手术中记录的是"术中患者声音无嘶哑"。

点评：本患者的损伤程度已经十分明确，手术前的专科情况中并没有涉及声音是否嘶哑，现病史中也没有谈到声音情况，手术探查结果还十分明确定性为仅损伤到左侧胸锁乳突肌表层，不清楚手术记录中为什么要强调"术中患者声音无嘶哑"，莫非手术医生不了解喉返神经的解剖走行，莫非手术医生遇到了什么特殊事件？手术记录当记则必须记录，还要注意切莫节外生枝。

194. 病历中记录着"寻找左侧胸锁乳突肌断端，对位后以可吸收线，8 字缝合"。

点评：这属于手术医生心里明白，病历记录不保自己的案例。手术记录中，有很多措辞是为了免责，需要平素养成维权的习惯。如修补左侧胸锁乳突肌时，必须记录的内容还包括缝合线的张力能否符合需要，即缝合线的型号，大约缝合了几针，缝合后的预计效果等。参与一次医疗事故鉴定，就涉及缝合线的张力能否满足需要的问题，因为病历中没有记录,手术医生有口难言。

195. 手术记录中记录着"术中估计出血量约 200ml"。

点评:颈部开放性外伤,自身损伤长度足以满足探查需要,深度仅超过颈阔肌层,伤及左侧胸锁乳突肌的位置浅在,范围有限,另一部位损伤也不严重,都不影响迅速止血,不清楚出血量为什么"约为 200ml",如果真的出现了意外出血,则要说明原因。不知道手术记录者是否留心病历的后放效应,因为没有注明出血原因,那只能归结为"手潮"。我估计为病历书写过于随意,平时不认真观察,反映出对自己要求松了。病历记录要靠头脑斟酌后落笔,完成手术记录的同时莫忘了自己的存在。

196. "主诉间断右下腹痛 15 天"入院诊断"慢性阑尾炎"。

点评:现病史记录的是"患者自诉于入院前 15 天间断出现腹部疼痛,主要位于右下腹部,为持续性胀痛,程度中等,尚可耐受,就诊我院考虑为阑尾炎,给予静脉抗感染治疗后症状缓解,无发热、寒战,无恶心、呕吐、腹泻等,为行手术治疗,今日来我院就诊,门诊以'慢性阑尾炎'收入我科"。

197. 主诉"发现右下肢迂曲团块 7 年余,右足皮肤青紫 1 年余"。

点评:这里主要谈颜色的描述。"青紫"一般多用来描述血肿、皮下淤血等与出血有关的颜色。本患者被诊断为大隐静脉曲张,足踝区营养障碍变化的颜色多见的是局部紫褐色、黑褐色、棕褐色,不可能是青紫色。按理说经过美术课学习,临床医生应该能够较准确地描述颜色,不具备识别颜色的可以比对教科书上记录的内容,必须做到大致符合实际情况。有的临床医生不重视对颜色的描述,病历上所记录的颜色与实际情况相差甚远。还有的随意编造颜色,例如描述丹毒时的病历记录为"局部呈鲜艳的红色",这种颜色褒义的词汇很少用于痛苦的患者身上,丹毒的红色不可能成为诱人的鲜艳色。有过编写书籍经验的医生都知道,落笔必须斟酌,字字千金重,不可随意。

198. 大隐静脉曲张患者的现病史中记录着"患肢活动后肿胀明显"。

点评:病史记录的目的是复原疾病的本来面貌,达到见病历如见疾病的程度是很不容易的,在接受训练的过程中,我们一时还做不到逼真的程度,起码不要出现明显的缺憾。这里记录着"活动后肿胀加重"就属于费解之列,甚至是败笔。下肢静脉回流靠的是静脉瓣单向送血回心,"肌泵"驱走局部血液,也包括心脏泵血的推动、胸腔负压承接回流的血液等。其中,活动是促进下肢血液回流的有力措施,活动能够减轻患肢肿胀是教科书内有记录的,只要认真读书就知道抬高患肢,或者鼓励患肢活动的重要性。本病例记录的却是活动后肿胀加重,不知道应该作何解释。如果如此,就要探究原因,必须见于病历中,引起高度重视。实际情况是活动后肿胀减轻。

199. 大隐静脉曲张的体征检查中,记录着"可见足背多处迂曲浅静脉隆起于皮肤表面,可见皮肤肿胀,素色沉着,无皮肤萎缩"。

点评:在这段记录中,涉及皮肤的有三处。一处是迂曲浅静脉已经隆起于"皮肤表面",给人以浅静脉裸露到皮肤之外的印象,其实只需记录为"迂曲的浅静脉明显充盈"就足以表达病理改变了。病历中记录的"皮肤肿胀"语焉不详,不知道是指下肢软组织水肿,还是局部充血水肿,不论属于哪种病理改变都不可能单纯出现皮肤,不包括皮下组织的水肿。再一处是有无"皮肤萎缩",皮肤萎缩的表现为变薄、皮丘变平、弹力减低、毛发减少、颜色暗淡等。本病例记录的"无皮肤萎缩"等于单凭火眼金睛,就已经洞察到病理不萎缩的程度,显然是记录不当。这里的三处皮肤记录,归一到病因,那就是没有遵从于法定的教科书描述,不知道应该如何记录。

200. 手术病历记录着"撕裂系膜对应20cm的肠管血供较差,肠蠕动不明显,肠管壁颜色苍白。故决定肠切除,肠吻合。距离肠管破裂口 1cm 直钳夹闭肠管,间断分离,结肠对应肠管系膜,距直钳 0.5cm 切除损伤肠管,断端全层缝合";另外记录着"距离蔡氏韧带 120cm 处小肠肠壁破裂,长约 2cm。"

点评:手术记录者的目的是记录切除了一段损伤后失活的小肠。病例中记录的内容包括:①小肠损伤了;②损伤部位距离蔡氏韧带 120cm;③有 20cm 长的小肠失活;④切除了多长的小肠不清楚;⑤在什么部位切除了小肠不清楚;⑥保留的肠管断端血供状况不清楚。而且,病历记录的切除肠管长度仅仅包括距离破裂口 1cm,一共才 2cm。实际是距离肠管失活部位 1cm 切除肠管。病历记录的是失活肠管长度为 20cm,切除肠管长度为 20cm,等于沿着失活肠管边缘切除的,剩余肠管边缘血供可想而知。科学的记录为"距离肠破裂近端多少厘米,距离破裂口远端多少厘米,切除了包括已无生机的损伤肠管在内的长度为多少厘米,保留端血供良好"。

201. 手术记录中记录着"见腹腔内有黄白色脓性渗液 100ml,洗尽脓性渗液"。

点评:以上记录的"洗尽"估计为吸尽。病历记录者的目的是告知吸除了渗液。这里的尽与除的含义不同,常言道"除恶必尽"理论上要求吸除脓性渗液务求彻底,实际上是不可能的,因此手术记录中不应该出现"吸尽"的描述。

202. 手术中记录着"顺结肠带找到阑尾,见阑尾长度约 6.5cm,直径约 1.0cm,阑尾全层坏疽"。

点评:这段记录的重点是发现阑尾坏疽,表现为阑尾颜色变黑。病历记录的内容中增加了"全层",意思就改变了。手术医生发现阑尾变黑就能够诊断阑尾坏疽了,随后就是切除病变的阑尾,此时无须判断坏疽的定量程度。记录成全层坏疽与实际的病理改变可

能能够吻合,但是科学工作者必须遵从实施结果。我们没有剖开阑尾之前,只判断为坏疽,正体现工作的严谨,增加全层就走过岗了。

203. 病历记录着上级医生的查房内容为"××主任查房看,认为窦道估计进入腹腔,但是未波及肠管,主张手术切除窦道"。

点评:病历记录了上级医生查房内容,提出了诊断和处理意见,似乎很完整。实际情况是"××主任医师会同××主任共同查看患者,阅窦道造影片后,认为:患者接受胆囊手术后,经由原来的引流管置管部位窦道形成观察窦道口局部呈凹陷状,周围不红肿,有无臭味的黄白色,略带红色的稀薄脓性渗出物,总量约 1ml。观察两地窦道造影片,可证实窦道存在,略呈"反 L 状",改窦道距离皮缘将近 7cm,随后斜向肋弓方向,周围有少许毛刺状造影剂,没有形成较大脓腔,未见肠管显影,根据所见窦道慎独,估计已经进入腹腔,按照时间判断应形成局部包裹,未波及肠管。与局部反复、少量间断渗液相吻合。与×××主任商议,考虑窦道形成时间较长,窦道形状不规则,在体内形成死角,不适宜继续非手术治疗。按照窦道切除手术原则,目前继续通畅引流,手术前亚甲蓝窦道染色,肠道准备"。这样的记录证实了当时的现场状况,提出了诊断依据、处理原则的科学性。

204. 摘录一份专科检查记录"腹部平坦,未见胃肠型及蠕动波,未见腹壁静脉曲张,腹式呼吸存在,脐无红肿及异常分泌物,右下腹麦氏点可见长约 5cm 切口,已愈合拆线,轻度红肿,切口中点可见淡脓性液体渗出,量少,切口右下方 2cm 可见腹腔引流管,固定良好,引流管切口可见黄色淡脓性渗出,量中等"。

点评:这部分内容中存在的问题是阑尾手术切口是否已经愈合?按照病历前部分记录的文字内容是愈合了,以后又出现了切口中点可见淡脓性液体渗出,又变成了没有愈

合。规范的记录应该是"原阑尾手术切口大部分愈合,唯切口中央部位尚有多长距离没有愈合"。"引流管切口可见黄色淡脓性渗出"的记录没有表示清楚黄色淡脓性渗出是来自引流管口,还是引流管周围。"脓性渗出物的量是中等",不清楚是如何界定的?何谓引流管内容物大量、中等量、少量?如果阑尾手术后引流出中等量内容物,首先应该考虑是否存在了肠瘘。实际情况是,24 小时引流量不超过 10ml。手术记录者切不要图省事,该记录具体量的必须如实记录,否则就会出现本病例这样的随意。

205. 一例急性阑尾炎的体征中记录着"结肠充气征、腰大肌征。闭孔内肌征同时阳性",病历记录者询问这是什么原因?

点评:病历记录者能够提出这样的问题是很不错的。结肠充气试验是靠结肠肠腔内气体推挤盲肠,产生疼痛证明阑尾炎症;腰大肌征是靠腰大肌刺激阑尾证明阑尾位置靠体后侧;闭孔内肌试验是为了证明阑尾位置低至盆腔。三者同时阳性的机会罕见。接诊医生之所以获得三种实验结果都阳性是因为检查时,阑尾周围已经形成了局限性腹膜炎,局部压痛始终存在,结果出现了假阳性。之所以出现假阳性结果,是因为没有搞清楚这几种辅助检查的条件,例如,教科书中明确记录着"引起右下腹部疼痛",其含义是原来不痛,因为实施了检查所以才"引起"了疼痛。由此不难看出,如果右下腹部已经存在了腹膜炎症,或者已经有了明显压痛,就无须借助辅助诊断而制造出来的体征了。

206. 病历中记录着"清理伤口后,放置浓盐水引流条"。

点评:"盐水引流条"非医学学术用语,但是还可以估摸着判断为"盐水纱布引流条",不能允许出现的是"浓盐水"。盐水的浓度既有定性,也有定量标准,腌咸菜的浓度差不多属于浓盐水,这里的浓盐水是否指的是腌咸菜浓度?显然不是。在伤口内部使用的盐水

为等渗或者高渗盐水,等渗盐水的目的是保护创面,吸附脓液。高渗盐水的目的更主要是减轻局部水肿。高渗盐水为浓度是 3％～5％的盐水,属于日常生活中的稀盐水,或者是淡盐水。在这里强调不能使用浓盐水的概念,还有一层意思是告诫病历记录者,切莫手懒,不能图省事而忽视了科学性。

207. 病历记录着"腹腔引流量 8ml,黄色浑浊"。

点评:病历记录是训练基本功必不可少的手段,经过病历记录的磨炼,有助于掌握系统知识。例如,训练有素的熟练者记录腹腔引流管内容物必然包括"引流物的量、颜色、透明度、黏稠度、有无异物、有无异常气味,还要包括内容物流出的时间、节律、影响流出因素等",本病历记录的内容简单,实际上反映的是对引流物观察是否认真仔细,背后反应的是对腹腔内状况是否做出了分析。

208. 病历中记录着"上级医生查看患者后指示,观察患者切口渗出及引流液体性质,考虑液体来自消化道外"。

点评:乍一看病历记录内容无可挑剔,主任既查看患者,又观察了引流内容物,还做出了明确指示,工作很到位。如果再看看主任所做工作的背景,如患者伤口引流时间久远,内容物每天不超过 10ml,引流物近乎无色,不黏稠,不含有食物残渣,无须考虑消化道瘘,就清楚了主任的表态是多么苍白无物,医疗组全体成员还判断不清楚是否存在消化道瘘,整个群体的技术能力是多么低下。这里面涉及病历记录的技巧,同样是这样的内容,记录成"主任同意我们的判断,即当前不存在消化道瘘",全体成员不降低身份,主任的工作也做了,效果就好了。

209. 下肢静脉曲张病历中记录着"曾就诊我院,患者拒绝住医院手术治疗,给予弹力袜加压治疗。后症状加重,近 1 个月余出现穿弹力袜症状加重"。

点评:这里面涉及文学修辞技巧。按照

病历记录内容分析,患者接受本院介绍的弹力袜治疗,使用后症状反而加重了。弹力袜不但没有使患者症状减轻,反而加重了病情。根据弹力袜的作用机制是增加患肢张力,促使曲张血管内血液反流回心脏,使用弹力袜后究竟出现了什么症状加重?是弹力袜的型号小了,还是下肢合并了其他问题?属于病历记录说半截话的不足。

210. 手术记录中记录着"胆囊大小约10cm×5cm×4cm,表面充血水肿,与周围轻度粘连""胆囊管直径约0.6cm,胆囊管长约0.6cm""胆囊内见黄色结石三枚,直径在2cm左右"。

点评:病程记录的现病史符合急性胆囊炎表现,手术中所见胆囊也符合急性胆囊炎。需要质疑的是胆囊管的直径为0.6cm,较正常直径不但没有减少反而增大了,与此同时,胆囊管的长度仅为0.6cm,被描述成不容易形成结石的既宽敞,又短缩的胆囊管,因此剖检手术标本,探究具体成因就非常重要了。术者,对胆囊实施了剖检,但是没有注明胆囊黏膜层表现,没有记录胆汁的性状,没有记录胆囊壁,胆管壁的厚度,胆囊管管腔的通畅程度,不清楚胆囊管究竟处于什么状态。

211. 一例被诊断为胆囊结石伴炎症的病例中记录着"全腹软,剑突下轻压痛,无反跳痛和肌紧张,未触及包块"。

点评:仅有上腹部剑突下轻压痛,临床诊断为胆囊结石伴炎症,还必须检查墨菲征,目的是为了发现炎症的小胆囊。假如右上腹部存在压痛,就无需检查墨菲征了。

212. 一例患者的入院诊断记录着"腹胀待查,慢性胃炎急性活动,胃癌术后复发,其他原因待排除"。

点评:按腹胀收治患者入院,诊断罗列了慢性胃炎急性活动却没有上腹部疼痛,胃癌术后复发与腹胀是什么关系,是气体还是液体驻留,还是肿瘤体积过大造成的,诊断已经十分含混了,后面又加上了其他原因待排除,

使诊断一下子变得漫无边际。从这份病历的入院诊断不难看出,接诊医生心里没谱,撒网没有撒到地方,铺天盖地的网就不成为诊断了。

213. 病历中记录着"呕吐6次,量为300ml"。

点评:呕吐是很重要的症状,通过呕吐的鉴别诊断可以区分中枢性呕吐、反射性呕吐、反流性呕吐,沿此线索诊断疾病。这就需要了解呕吐发生的诱因、时间、频率、间隔时间、是否伴随恶心、每次呕吐量、颜色、气味、性状、呕吐后的反应等。本病例对呕吐记录得十分简单,发生了6次呕吐,不清楚300ml的量究竟是一次呕吐,还是6次呕吐量的总和。

214. 现病史中记录着"入院前2小时,被高处坠落下的钢管垂直击中左侧腰部,当时即感到受伤部位疼痛,发现局部出血"。

点评:这是一例被高处坠落的钢管击中左腰部,导致肠破裂的病历,病历记录者注意到钢管坠落是垂直的,忽略了钢管从距离患者多高处坠落,以及钢管的重量和口径。经过询问为建筑工地脚手架用钢管,口径约为8分,重量约50公斤。被这样的钢管击中左腰部,就行业你容易理解造成了腹腔开放性损伤,不但导致肠破裂,还造成了腰椎棘突骨折,将患者击中后因臀部着地,还造成了左侧坐骨骨折。

215. 病历中记录着"被高处坠落钢管击中左腰部,受伤部位出血",随后记录着"伤后被朋友送到某医院,该医院的医生发现患者腰部伤口有肠管外露,伴活动性出血,给予伤口无菌换药碗覆盖后,转送我院"。

点评:病历记录必须做到"如实",如实不等于转录患者口述。这份记录被病历书写者分割成两部分,一部分是患者口述受伤当时的表现,另一部分是到外院接受紧急处理时的发现。如果改写为"伤后当即感到腹部疼痛,腰部伤口有肠管外露,伴出血。曾经被外

院保护伤口和肠管后送来我院进一步诊治"就十分紧凑了。

216. 主诉为"发现颈部无痛性肿物 40 余年"。

点评：这是一例发生在颈部的皮样囊肿的患者。住宿定位肿物为"颈部"，现病史定位肿物为"左颈部"，专科检查定位肿物为"左胸锁乳突肌后侧"，一份病历中对肿物定位出现了不同结果。定位肿物必须按照规范，以颈部为例就可分为颈前区、颈后区、颌下区、颏下区，描述肿物的具体部位还可以按照体表标志，务求定位准确精细。本病例的规范定位为"左侧胸锁乳突肌后侧上中下 1/3 的某一处"。病历书写的精细与否代表病历书写者的科学态度，不可随意缩水。

217. 病历中记录着"患者高血压病史五年，口服降压药物治疗（具体用药不详）可维持血压在 140/90mmHg 左右"。

点评：表面上看，病历书写者已经注意到了患者口服降压药物治疗高血压，服用药物有效，也询问了患者具体的药物，只是患者不详了，至此完成了病历书写任务。然而，我们不禁要问患者是否真的不清楚使用了什么药物？长达五年时间的用药史，每天都在吃药，甚至不断到医院看病、交钱、取药，病史介绍的是患者本人，对病史表述清楚，被医生认定为叙述可靠，按理说不可能不详。具体的药物和包装不可能远离患者左右，接诊医生只要看上一眼就十分清楚了，如此简单的工作，被记录成不详，足以见得病历书写者对来自患者方的信息未予高度重视。

218. 现病史中记录着"患者家属诉患者酒后以锐器致伤自己的右上腹部，当时患者即出现腹部剧烈疼痛，伴伤口不断有鲜血流出"。

点评：病历对标点符号的使用有着严格要求，涉及司法伤害的患者口述必须使用引号，即患者家属诉"患者酒后以锐器致伤自己的右上腹部"。因为涉及有可能出具伤害证

明，所以在病历中还必须记录患者方表述的锐器的种类名称、单刃或双刃、锐器的宽度及长度，或不详等。

219. 一例肝脏锐器伤害患者的肝脏被刺伤 2cm，深度 1cm，锐器伤害的部位就在右上腹部肝脏体表区域，来医院时可以看到腹腔内活动性出血自伤口流出，现病史中记录着"急症行腹部超声检查提示：腹腔积液，肝左右叶及右肾未见明显异常"。

点评：这是一例典型的锐器伤害腹腔器官的病例，受伤部位集中在肝脏，此时病历中记录了超声检查结果除了"腹腔积液"以外，还记录了"肝左右叶及右肾未见明显异常"，这里面涉及临床医生对超声诊断的认知，如果能够认识到超声不可能发现锐器伤的伤口，除非致伤后的肝脏被切割掉一块，出现了较大的游离肝脏，否则就表现出未见异常，所以只需在病历中记录上"超声发现腹腔积液"足矣。另一方面超声医生的诊断报告目的是发现伤害部位，诊断报告的书写宜为"肝脏周围可见腹腔积液，未见肝脏形态改变"。

220. 一份腹部被锐器刺伤，可见到来自腹腔的活动性出血，术中发现游离腹腔内陈旧性血液 1500ml，专科情况记录的是"移动性浊音阴性"。

点评：据实而言，对这样的患者绝少有医生叩诊移动性浊音。这是因为检查移动性浊音的目的是为了发现腹腔内是否有游离液体，本患者已经有游离血液经由伤口流出，腹腔内就不可能没有游离液体，所以就没有必要再检查移动性浊音了。机械地掌握病历书写要求，那只能嘱患者强忍疼痛，接受检查，也有的医生为了免责，中性地记录为移动性浊音可疑。当腹腔内有 1500ml 陈旧血时，叩诊不出移动性浊音则属于检查失误了。

221. 主诉记录为"左足皮肤破溃 5 天"。

点评：皮肤破溃的定义是皮肤失去完整性和延续性，无疑是由外伤所致。本例患者是破溃后继发感染，还是炎症后出现了化脓？

皮肤破溃的定义是仅有皮肤破裂崩溃,不包括皮下组织。本病例应该是感染造成的局部破溃,主诉宜改为"左足破溃后流脓5天"或者"左足红肿流脓5天"。

222. 手术记录中,记录着"腹腔内有积血1300ml",其后记录着"术中共出血1400ml"。

点评:从字面上看,患者因为陈旧性出血和手术中出血共计损失了血液2700ml。其实不然,本患者陈旧性失血1300ml,手术中失血量仅为100ml,询问病历书写者如此记录的含义时,病历书写者讲到,我已经通过"共"字表示了全部失血量,扣除手术探查时发现的1300ml陈旧血,手术中失血量不就剩下了100ml吗?病历书写者没有理解"术中""出血"表示的是手术过程中的出血,不包括手术前就已经出血部分,其中的"共"字可以被理解为手术过程中各个环节的总共出血量,规范的记录应该是"陈旧性出血多少毫升,手术操作过程中出血多少毫升"。

223. 一例肝脏损伤,腹腔内陈旧血1300ml,接受了损伤肝脏的修补手术,手术后第一天的病程中记录着"胃液引流20ml,盆腔引流5ml,肝肾隐窝引流3ml"。

点评:胃肠减压是通过负压泵将胃腔产生的胃液,不断收集的唾液、经由幽门反流进入胃腔的肠液引流到体外,只要是通畅的引流,每24小时的引流量就不可能少到20ml,开腹手术后,因消化道内容物、血性内容物的化学性刺激;手的触摸,外环境的干燥、温度刺激等都必然造成腹膜腔的渗出,其量可多可少,不论少到什么程度,第一天也不会仅为5ml和3ml。三个引流管的内容物均少得很多,反映的是引流管放置位置是否合理了,手术后的护理是不是到位了,观察是不是及时了?

224. 手术指征被记录成"患者及家属强烈要求手术治疗"。

点评:手术指征是实施手术的科学根据,是手术医生为患者施术的免责证据,也是手术需要解决的主要问题,因此必须是疾病,是能够通过外科手术解决的疾病部分。患者及家属强烈要求表示的是接受手术方的心态和要求,是与医生决定手术关系不大的患者方的请求和愿望,与决定手术无关。因此不能记录在手术指征内。

225. 手术前诊断为"胃癌晚期、腹腔广泛转移、直肠转移癌、胃空肠吻合术后、空肠侧侧吻合术后、慢性胃炎"。

点评:这样的记录出现在术前小结里,凭借这样的诊断就看不出本次手术的目的,究竟为什么决定给患者实施手术,不清楚将实施什么手术。手术前诊断必须非常明确地表示出手术的必要性,否则即变成了出师无名。

226. 一例晚期胃癌,在当地开腹探查,因为胃肿瘤固定,侵犯周围组织,腹主动脉、髂动脉、盆腔广泛转移,只实施了胃空肠吻合手术,手术后三个月到我院住院,查体时没有做肛指检查。

点评:肛指检查是普外科必须掌握的诊断武器,消化道肿瘤的转移途径包括了肿瘤细胞脱落和种植,直肠内外是非常重要的观察窗口,是发挥指肛检查功能的适应证。接诊患者后如果能够及时发现直肠转移,或者盆腔转移,对诊断和制订治疗方案很有裨益,查房时,给患者实施了肛指检查,发现了肿物转移,诊治方案迎刃而解。

227. 主诉为"间断上腹部胀满不适伴反酸、呕吐10天,加重3天"。

点评:这是一例晚期胃癌患者,因肿瘤侵犯了周围,未能切除治疗,只实施了短路的胃空肠吻合手术,手术后两个月内患者能够顺畅进食,近10天出现了间断腹胀,反酸、呕吐,近三天呕吐次数多于前几天。本患者被收治到消化内科,普外科会诊后接受,意图是实施手术治疗。

经过询问该患者的病史特点为:①手术前患者就是因腹胀和反酸首诊,被当地医院接受诊治,并实施了前述手术;②胃空肠吻合手术后如期拆线,进食顺畅了两个多月;③本次发病是以反酸开始,同时伴腹胀和呕吐;④呕吐为反射性,每天次数多、呕吐量仅为进食的 2/3,最多一次仅为进食量的 90%,没有隔顿食物;没有经过严格的规范治疗;⑤之所以来津治疗,并非受手术医生所嘱,而是该医院的另一位医生背后建议所为;⑥原手术医生告知患者家属的是晚期胃癌,已经没有切除肿物的可能了;⑦患者携带了原手术医生书写的手术记录,介绍了诊断晚期胃癌,以及不能切除肿物的根据;⑧对如此短暂的呕吐所需要鉴别的疾病很多,普外科接受患者,并告知家属实施手术就显得有些思考不周了。

228. 一例乳房肿物患者的专科检查中记录的是"左侧乳头下方可触及一 3cm × 3cm 大小肿块"。

点评:记录肿块必须有明确的坐标,乳房肿物是按照四分法定位,乳房下方分为左下象限和右下象限,既为了明确肿物位置,也是为了科学统计发病率。本例患者之所以仅记录了乳房下方,是因为肿物恰好在乳头的垂直线下方,病历记录者没有记录成"乳房正下方",只记录成乳房下方了。另外,还必须记录与乳头或乳晕,本例患者就接受了弧形切口,而肿物就在乳晕附近,显然错误地选择了手术切口方向,施术者的构思是如此切除肿物是给万一为恶性留下了较美观的切口。

229. 普外科到其他科室急症会诊后,会诊记录单上出现了"无我科疾病"的文字。类似情况也出现在妇产科为普外科会诊,会诊记录上记录着"无妇产科情况"。

点评:急症患者的病情复杂,有时可能超出会诊医生预料之中,是造成医患纠纷,出现医疗安全事件的因素之一。例如普外科接受了一例急性右下腹部疼痛的患者,该疼痛为阵发出现,没有典型的炎症发生、发展规律,而疼痛性质和程度,很倾向于妇产科疾病的卵巢扭转。妇产科会诊医生在病历中记录了

"无我科情况",会诊医生过分依赖超声检查结果,没有详细询问腹痛的特点,还代表妇产科断然否定了妇产科疾病,没有接受两科共同手术的建议,结果构成了误诊。

230. 开放性外伤者发生了肠破裂,实施了肠破裂修补手术,手术记录中记录着"距离蔡氏韧带约 90cm 处空肠对系膜缘有一处破裂口,长约 3cm,累及肠管 1/2 周径",给予了修补。

点评:肠破裂修补手术的棘手并发症是肠瘘。是否出现肠瘘与损伤肠管的部位、损伤长度、肠系膜和局部血供、有无影响愈合的因素、修补的可靠性等条件有关。本病例仅记录了外伤肠管的部位和损伤长度,没有记录损伤部位的肠管血供,创缘有无明显挫灭、血肿、淤血、水肿,以及吻合效果,一旦发生肠瘘就难以提供选择肠修补的充分依据。

231. 为胃癌晚期患者实施了肛指检查,病历中记录着"肛门指诊,发现距离肛门 5cm 处直肠可触及一质韧肿物,表面光滑,固定不易活动,指套无染血,以及异常分泌物"。

点评:肛指检查发现肿物后,必须记录肿物位于直肠的哪个方向,肿物肛侧到肛缘的距离,可触及肿物的长度、宽度和厚度,直肠黏膜受累程度,可触及肿物表面的光滑程度、软硬程度、活动程度、压痛程度、有无波动感,是否有出血、脓液、黏液等,还要记录直肠通过是否受到影响等。本肿物位于直肠前壁,肿物下极距肛缘 5cm,可经肛门触及肿物上缘,判断该长度为 3cm,宽度约为 2cm,无法触及肿物慎独径线。肿物表面光滑,表面的直肠黏膜可移动,质地硬韧,位置固定,不伴压痛,无波动感,指套无血迹、脓液和黏液。由此可以判断肿物来自盆腔转移。

232. 病例中记载"三个月前,在'扎赉诺尔煤业公司总医院'行'胃癌手术'(具体术式不详)"。

点评:本患者在当地医院接受了开腹探查手术,因胃癌晚期,没有能够切除肿物,实

施了胃空肠结肠前吻合和布朗式吻合。这是接诊医生必须掌握的最低限度的内容。试问,患者住院后不能够告知既往手术的基本内容,诊治工作将无从入手。病历书写者不承担诊治工作的全部责任,对既往手术的关心程度低,也就能够轻易地记录上"具体术式不详"。其实患者住院时就已经带来了当地医院的手术记录和部分病例资料。临床上类似的不详并非少数。

233. 专科情况记录着"腹部膨隆,未见胃肠型及蠕动波,未见腹壁静脉曲张,腹式呼吸减弱。右上腹部可见一长约 3cm 的伤口,伴活动性出血,探查已经进入腹腔。切口旁及上腹部压痛,无明显反跳痛和肌紧张"。

点评:本例开放性外伤诊断明确,具备积极开腹手术适应证,容易出现放松术前检查倾向。本患者为弱力体型,开放外伤的腹部不可能膨隆,腹腔已经呈开放性损伤表现,记录着活动性出血,手术记录开腹时腹腔内已经有陈旧性积血 1500ml,不可能没有反跳痛和肌紧张。检查不出腹膜刺激征,有可能属于技能技巧差,也有可能因为没有认真检查,其中根本原因是对损伤后的病理改变理解不深。

234. 手术探查时经常看到对腹腔积液量的记录,如一例急性阑尾炎的渗液被记录"见腹腔内有 50ml 的大量积液"。

点评:急性阑尾炎的腹腔渗液到了 50ml,较之为十几毫升是明显多了,但是还到不了公认的大量程度。临床上经常见到用"大量""中量""少量"记录腹腔积液量,因为没有明确规定,或者约定成俗的标准,因此是不科学的。手术记录中应该按照实际测量的结果记录具体数值,不再添加自己的判断。

235. 手术记录中记录着"清点器械纱布无误"。

点评:敷料的定义是用于物品主料之外的附属材料,其中包括了纱布。纱布是经纬编制很稀疏的布。手术结束时清点的不仅有纱布,还包括棉垫包布等,规范的记录应该是清点器械和敷料无误。

236. 手术记录中记录着"缝合利器切口处腹膜,间断缝合切口"。

点评:切口的定义是,外科医生在组织或器官上切开的窄长的口。本患者是被钢管击中后腰部,该处的软组织被钢管口戳伤,形成破裂或缺损,严格意义上讲应该是损伤口,或者是破裂口。手术记录必须严谨科学,体现医生的综合素质,也包括语言、文字的规范。

237. 手术记录中记录着"小肠距离蔡氏韧带 90cm 处,对系膜缘可见 1cm 的破孔,沿肠管长轴方向以 1 号线间断全层缝合肠管,再以 1 号线间断缝合浆膜层缝合,探查肠管无狭窄"。

点评:"探查破孔"的同时,还必须记录肠管全层有无外翻、肠壁有无血肿、水肿、挫灭、系膜血供是否良好,其目的是证明局部修补的可行性、可靠性,实际上记录的是免责证据。沿肠管长轴缝合的概念模糊,不清楚是进针方向沿肠管长轴,还是缝合结果沿肠管长轴了,规范的记录应该"沿肠管横向缝合"。破裂口仅为 1cm,记录技巧就不要写成"探查无狭窄",记录成"吻合后不影响内容物顺畅通过",显得更合理。

238. 一份现病史中记录着"入院前三年,无明显诱因发现左侧腹股沟肿物突出,约'核桃'大小,可坠入阴囊,经平卧后肿物可自行还纳,未予任何诊治。其后,每于天凉、长时间站立、剧烈运动,甚至咳嗽后明显"。

点评:三年前发现肿物,该肿物可以是无意中,不知不觉中出现了,也可能继一次长时间站立、剧烈运动、咳嗽后出现,这是描述肿物出现的几种可能。本病例记录的"无明显诱因",是"发现"的状语,不是描述肿物如何出现,而是说明发现的背景。换句话说是在无明显诱因的情况下去发现,与之对应的还应该有明显诱因地发现。如果需要记录初始肿物存在状况,可记录成"无意中发现左侧腹股沟肿物"，这种病例也可以免去前缀，直接记录为"发现左侧腹股沟肿物"。"未予任何治疗"中的"任何"属于不规范记录，无须如此特殊强调。"每于天凉"的记录，表示的是只要天凉就一定出现症状，显然与疾病的病理表现不吻合，宜改写为"常于"。

239. 一份病历的术前诊断为"局限性腹膜炎"，手术中诊断为"弥漫性腹膜炎"，病历记录的腹腔渗液为 50ml。

点评：局限性腹膜炎中"局限性"指的是腹膜炎有一定范围，弥漫性腹膜炎意味着没有了范围，或者超过了局限范围。局限性，抑或弥漫性靠的是手术前腹膜刺激征的检查，腹膜刺激征仅局限在腹部一个象限内的，常被称为局限性腹膜炎，超过一个象限的往往被称为弥漫性。本例患者术前诊断为局限性，手术室就不得更改为弥漫性，否则手术前的判断就有误了。再者腹腔内仅有 50ml 的渗出，诊断为局限性是合理的。

240. 一份下肢静脉曲张的病历中记录着"患者拒绝住院治疗，给予弹力袜加压治疗后，症状加重"。

点评：这里面涉及对弹力袜的使用，接诊医生必须判断症状加重的原因，而不能够仅提供了某种现象。弹力袜的作用是靠有限的张力，控制曲张静脉不无限扩张，起到促进静脉回流的功能。弹力袜的使用必须考虑弹力限度，选择型号合适的用具。临床医生必须了解使用弹力袜为什么造成症状加重，一来为了本患者，更重要的是总结弹力袜的使用经验，指导今后工作。尤其应该重视的是病历中记录着"后"，即使用弹力袜后症状加重，这就需要了解在什么情况下使用弹力袜，使用了多长时间，使用的材质、型号，也必须排除疾病本身进展因素等。切莫盲目记录患者表述，没有了接诊医生的分析和思考。

241. 一例患者被接诊医生诊断为"丹毒"，既往史中记录着"'双下肢丹毒'反复发作病史 20 年，常有局部破溃、溢液，自诉偶尔无'丹毒'发作时，也有双下肢局部红肿、破溃溢液"。

点评：显然，对本患者的"丹毒"诊断，宜持慎重态度。这是因为丹毒很少发生破溃、溢液，更不可能在周身没有急性炎症表现时，病患局部破溃溢液。接诊医生必须靠独立思考，从病理诊断层面上分析疾病的特点，抓住疾病的诊断主线，不能人云亦云，盲从于伪科学判断。本病例最后诊断不是丹毒，就根据反复破溃和溢液。如同对病历点评时所谈到的：在常见病中隐藏着少见病，考验着临床医生的基本功。本例患者被诊断为丹毒的依据是：①患者口述病史 20 年，始终带着丹毒的帽子；②每次发病都有疼痛、局部红肿和发热；③病患小腿有营养不良障碍的表现，酷似丹毒后期结果。然而，与丹毒不同的是：①病理损害部位超过网状淋巴管范围；②病变区域可以触及直径 1cm 左右的结节，数量多，分布广，表面有银屑，片状皮肤脱屑；③结节病损处于不同阶段，有的破溃，有的有分泌物或红肿；④反复发作过程未必都符合典型的丹毒表现；⑤病变主要位于皮下，诊断更符合皮肤病继发感染。

242. 一例患者被接诊医生诊断为"阑尾切除术后肠粘连"。

点评：经过详细询问病史和检查后，总结疾病特点为：①以下腹部疼痛为主诉；②下腹部疼痛范围弥散到两个象限；③腹部胀满的同时，觉得有气串的感觉；④有不畅的排气和排便，少量排气或排便后腹部胀满感稍微减轻；⑤既往尽管有十二指肠球部溃疡病史，但是从来没有类似下腹部疼痛史；⑥13 年前接受阑尾切除手术后，无类似病史；⑦检查腹部压痛范围弥散，没有固定压痛点；⑧没有触及肿物，未闻及高调肠鸣和气过水声；⑨立位腹平片提示"腹腔隐约可见多发小气液平"。据此不完全性肠梗阻的诊断已经能够成立，病因除了粘连性肠梗阻之外，还必须进一步排除其他导致不完全性肠梗阻因素。事后诊断为回盲部肿瘤。

243. 手术记录中记录着"胆囊约 10cm ×5cm×4cm,壁厚约 0.2cm,质脆,表面充血水肿,胆囊与周围组织粘连,胆囊三角解剖不清,术中诊断为急性坏疽性胆囊炎"。

点评:这里面,胆囊壁的厚度不可能是 0.2cm。这是因为正常的胆囊壁厚度就为 0.2cm 左右,急性炎症时胆囊壁因为充血水肿,厚度必然增加,坏疽是在急性胆囊基础上发生的,胆囊壁厚度不可能为 0.2cm。经过核实,胆囊壁的厚度为 0.6cm。病历记录者之所以能够在病历上堂而皇之地记录上 0.2cm,是因为没有记住正常胆囊壁的厚度,急性胆囊炎时胆囊壁的病理改变,以及坏疽性炎症的病理特点,加之没有养成预估胆囊壁厚度的习惯,没有实际观察胆囊壁的真正厚度,没有刻意要求自己工作精益求精,顺手就记录上错误的数值。

244. 手术记录中,出现了"间断缝合小肠浆膜层""间断切开胆囊浆膜""结扎胆囊动脉""切断胆囊管,残端双重结扎"。

点评:规范手术记录的目的也包括训练临床医生的科学用语用词习惯。这里指出的瑕疵包括,手术医生如何能够仅缝合小肠的浆膜,而不是浆肌层?间断切开胆囊的浆膜层,而不是打开被膜?结扎胆囊动脉的同时,为什么不结扎胆囊静脉?切断胆囊管后就必然出现两个残端,究竟是处理哪个残端?手术记录者心里明白,还必须落实到病历记录中,这就有了共同遵守的规范书写程式。

245. 开腹手术后第一天的病程记录中记录着"全腹软,切口处压痛,无反跳痛和肌紧张,移动性浊音阴性"。

点评:开腹手术后第一天,有无腹膜刺激征要视病因决定,弥漫性腹膜炎的手术后第一天多数存在腹膜刺激征,无菌手术后第一天的腹膜刺激征未必明显。有引流管的开腹手术,引流管内容物与移动性浊音具有同样作用,就是为了观察腹腔内有无大量渗出,手术后第一天能够检查移动性浊音的医生估计是凤毛麟角。每份病历的术后第一天都作如上记录,就反映了两种可能,一种是检查手法有误,另一种可能是根本没有检查过。

246. 手术记录中,对标本的处理项下记录着"向患者家属展示标本后送病理"。

点评:展示的含义是拿出来给别人看,向患者家属展示标本的含义是拿着标本给家属看。看仅仅是向患者家属交代了标本确实存在,而手术后向家属告知的内容可不仅仅是展示标本,更重要的是告知手术,以及与手术有关的问题。我的习惯记录是:向患者家属告知了手术梗概,解释了标本所反映的病变特点,并结合标本说明今后可能出现并发症的原因,家属表示接受了告知,对所告知内容表示理解。这样记录就比展示丰满得多了,而且更强调了沟通。

247. 病程记录着"术后给予抗生素、补液等对症治疗"。

点评:这是一段记录手术后治疗的病程,其中谈到了抗生素是针对感染或预防感染的对因治疗,补液治疗属于周身治疗范畴,均不属于对症治疗。病程记录中,在抗生素和补液治疗之后使用了"等"字,就将前面的治疗均归属于对症治疗了。正确的记录,可以记录为"抗生素、补液和对症治疗"。

248. 病历中记录着"腹带固定牢固""切口敷料包扎固定好"。

点评:腹带是既古老,又实用的治疗用品,之所以沿用了相当长的时间,是因为腹带具有多条可调节的带子,靠逐渐增加张力限定腹部不过分扩张,从而保护手术切口不被剧烈咳嗽,或者腹腔压力突然增加波及伤口,而影响伤口愈合,因此不属于固定,不应该维持牢固,而是随时调整。包扎是用三角巾、条状纤维物、绷带等包裹、捆绑或包缠伤口。手术后的腹部伤口只需要覆盖敷料和医用胶布粘贴固定,有的使用专用敷料贴敷,不存在包扎措施。

249. 胃空肠吻合术后第 1 天,20 小时内的胃肠减压量仅有 20ml,病历记录者对此听之任之,查房时未作说明。

点评:胃肠减压术是利用负压吸引和虹吸的原理,将胃管自口腔或鼻腔插入,通过胃管将积聚于胃肠道内的气体及液体吸出,对胃肠梗阻患者可减低胃肠道内的压力和膨胀程度,对胃肠道穿孔患者可防止胃肠内容物经破口继续漏入腹腔,并有利于胃肠吻合术后吻合的愈合。因此,胃肠减压是消化道手术后重要的治疗措施,有着严格的管理规定,其中包括观察引流量、注意引流颜色,黏稠程度、食物残渣,据此判断引流效果、发现并发症、防止给患者带来不适等。本患者手术后 20 小时内,仅引流出 20ml 内容物,就必须提出理由,包括说明引流管放置位置、是否通畅、引流物性状、调整引流管后的引流量变化等。

250. 手术后第 1 天,上级医生查房内容项下记录着"上级医生查看患者后嘱:患者手术顺利,目前病情平稳"。

点评:这是一例晚期胃癌,肿物没有能够切除,实施了胃空肠吻合术,手术后将面临很多未知数,有可能出现并发症,属于不放心的手术。手术顺利是概念模糊的记录,顺利是指做事没有阻碍或者没有遇到挫折或困难。手术顺利可以指没有遇到阻碍、阻力或困难,本病例肿瘤没有能够切除,是因为受到肿瘤转移和侵犯周围组织和器官所致,只为患者实施了胃空肠吻合,按理说不能再称之为顺利了。把这样的结果放到患者身上,家属不可能认为是顺利的,因此要避免使用不安全的语言。手术后仅只一天时间,各种并发症还没有出现,无须判断当前是否平稳,更重要的是记录上级医生告诫高度警惕的表态。

251. 溃疡病胃大部切除术手术后第 1 天病程记录着"墨菲征阴性""全腹未触及包块""移动性浊音阴性"。

点评:病历记录的目的是真实反映患者的临床表现,手术后的病程记录务求少而精,不应该为了某种格式,做不必要的检查。例如本病例诊断为溃疡病并发症,实施了胃大部切除和胃空肠吻合术,手术后的第 1 天,对患者腹部情况已经了如指掌,没有急性炎症的小胆囊,也就没有必要实施墨菲征的检查;手术探查结果不存在腹部肿块,也就没有必要检查腹部包块;手术后放置了腹腔引流管,通过引流管已经掌握腹腔内早期有无大量液体积存,也就没有必要为了发现游离液体而检查移动性浊音了。

252. 手术记录中常见"安返病房",不利于保护自己。

点评:"安返"似乎表示平安返回,一例患者被诊断为"脑出血",接受了手术处理,返回病房时的血压 186/109mmHg,呼吸 15 次/分,一例严重肝损伤患者术后被送到了重症室,病情都非常危重,应该慎用"安返",可以直接写成"护送回病房",或者"返回病房"以示工作的警惕性。

253. 手术记录中记载着"术后携气管插管"返回病房。属于语焉不详。

点评:"携"的含义有"拿"的意思,包括被放置在患者身上,提在麻醉师的手里,放在转运床上等。改成"术后未拔除气管插管",后面再"靠球囊辅助呼吸"意思就完整了。

254. "诊断名称"必须符合病案书写规定,不得随意编造学术用语。

点评:如无心绞痛被写成"无心痛",陈旧性心肌梗死被写成"陈旧性心梗"。在病历中记载"冠心病,三支病变"的诊断用语是否被学界承认?。如果"三支病变"的用语能够成立,记录时则必须以加引号的"三支"形式出现,即"三支"病变,而不是直接书写着"三支病变"。

255. 医学术语必须原封不动地使用,不能随意简化。

点评:检查病历时发现,将"老年性白内障"简化为"老白",如果不加以制止,就有可能将球结膜充血简称为"老红"。在教学医院的一份病历中发现"右眼被外物挫伤",与之相对应的还应该有被"内物挫伤"。"家族史"中记录着"1哥已故",不知此"1哥"指的是有一位哥哥已故,还是首位哥哥已故?

256. 病史陈述者写的是"患者及家属同事",不清楚究竟包括什么范围。

点评:病史陈述者为患者无须质疑,其后的"家属同事"表示的是家属的同事,未必是患者同事,同时不包括家属。如果要表示既有患者家属,也有患者同事,则需要在家属与同事之间补充上顿号。

257. "患者仰卧休息"的记录摘自于交通事故外伤性休克患者。

点评:突遭外伤患者被急症送来医院,检查时处于仰卧位,而非"仰卧休息"。病历记录有着严格规定,临床医生的记录内容基本上属于照本宣科,必须训练自己逐渐适应规范的病历记录格式、掌握习惯用语。不能够随心所欲地创造,遇到不清楚之处,要多请教。

258. "主任医师查房后指示:患者病情稳定,准予出院。"

点评:住院医生都掌握人所共知的出院标准,用不着主任查房时强调"病情稳定",随后做出指示。如此记录就降低了主任的身份,自己也身价不高。常规的书写习惯为"患者病情稳定,已经具备了出院条件,请示主任后,准予患者出院"则水涨船高。

259. 病历记录中见到"患者家属强烈要求手术治疗",主任决定安排手术。

点评:"家属强烈要求手术"只能是患者方的意愿,与手术适应证未必同步,不受免责保护,因此不能作为手术依据。在医患和谐的前提下,只有接受、暂未接受和不接受,不存在患者方强烈祈求的局面。一旦事后患者方不承认曾经强烈要求过,如此记录就不起任何作用了。发生医患纠纷后,患者必然强调"要知道手术成这个样子,……""挨了刀,

还没有找出病来,……"等借口,强词夺理到被医生告知所误导,就结局在无据可查。手术适应证是手术治疗的唯一依据,抓准了不用费文笔,抓不准说多少话也无济于事。

260. 病历中记录着"因结肠内存在大量粪便,结肠镜的镜头被粪便遮挡,无法继续检查"属于缺乏病程记录的书写技巧。

点评:结肠镜检查属于有损伤性质,检查前必须为有效观察提供最起码的条件。要求申请医生与施术医生共同把关,严格掌握检查的适应证。假如病历中记录着粪便硬结,没有记录肠道准备,甚至没有肛指检查的记录,结肠镜检查进行不下去就要承担责任了。病历记录技巧还包括说清楚原因,本病历记录的"存在大量粪便,甚至遮挡住镜头"足以见得粪便量之多。其实记录成"结肠内残余粪便对观察构成影响"就足以了。

261. 某非手术科室接受了手术后第二天的患者,病程记录中记录的体温为38.0℃,给予了"物理降温"。

点评:手术后第二天出现38.0℃,属于手术科室常见的术后吸收热,是机体的保护措施之一,对如此温度不应该采取"物理降温"。接受患者的非手术科室医生不了解手术后的专业知识,就采取了物理降温措施,违反了不应该降温,不应该物理降温两项处理原则,责任应归结为手术科室未尽其职。

262. 经由右肋缘下斜切口切除胆囊的手术后第二天,病程中记录着墨菲征阴性,双肾区无叩击痛。

点评:手术后病程记录的内容有别于住院病历,主要观察内容为机体基本状况,治疗结果与预期是否吻合,原有并发症的变化,有无新并发症,当前主要矛盾,注意事项,作何处理,前瞻性观察意图等。手术后受到腹部伤口影响,有上腹部肯定疼痛,此时记录检查墨菲征就谬误得很了。叩击双肾的目的何在值得推敲。如果检查了,说明主管医生的思考不周,如果没有检查就记录了,就要追究工

作习惯了。

263. 血管造影医生的检查报告中，记录着"未发现活动性出血迹象，考虑可选择手术止血治疗"，如果这句话实录了会诊医生的原话，则属于会诊医生超范围表态，如果是记录者没有详细斟酌，就属于不娴熟病历记录的自我保护原则。

点评：这句话的关键失误就在于不当提出"止血治疗"。这是因为血管造影医生的职责是发现有无出血部位，自己的血管造影记录还处于怀疑有无出血之中，岂能建议外科医生再冒探查无果的风险？消化道出血的手术探查是普外科医生慎之又慎的治疗措施，有经验的血管造影医生可以与普外科医生私下议论如何处理，敢于在检查报告中提出手术止血，则反映该血管造影医生的学术造诣有限。再者，血管造影的检查报告中提出了手术治疗的建议，如果普外科医生没有采纳这种意见，就在医患之间造成了纠纷隐患。

264. 病例中记录着"主任指示，家属对患者手术后出血情况表示质疑，可将患者家属意见汇报医疗科"，此项记录属于暴露院内隐私性质，不能够记录到病历中。

点评：如此记录的麻烦在于，一旦扣封病历，将被追究医疗科是否听到了汇报，听取汇报后作何指示，指示后医务人员如何解答给患者。如果病历中没有了"有来有往"的记录就十分被动了。接诊科室的义务是密切医患关系，患者家属对手术后出血情况提出质疑，其性质属于学术范畴，理应由科室接待，将此意见报告给医疗科的目的何在？有的医患误解并不难解决，处理不好，尤其是突破了内部商议的界限，进入到撕破脸的范畴，矛盾将更难解决，吃亏的还是接诊科室。

265. 病例中记录着"复查血常规血红蛋白 82g/L，目前无活动性出血征象，但患者家属强烈要求给予输血，请示上级医生后给予输血治疗"。

点评：检查病历时发现，这是一例慢性贫血的患者，住院时按照急性大出血处理，事后发现失血量并不很多，于是会诊后决定按照慢性贫血的治疗原则严格控制输血量，也就有了以上病程记录。其后的病程记录中还果真"输悬浮红细胞 300ml"。如此记录，暴露了不该输血的输血了，不该如此治疗的添乱了，不该屈从于患者的屈从了，该坚持原则的主任不坚持了，还将被动得不能再被动的现象记录在病历中，就又失误又丢人了。

266. 入院时诊断为"消化性溃疡出血"缺少根据。

点评：诊断溃疡性出血，必须满足充分证据。然而：①病例中看不到可资诊断溃疡病"年、月、日、时，以及诱因"的五大基本特征。②溃疡病合并出血不可能呈现"黑色软便，两天内达 30 余次，每次量约 15g，总量为 500ml"。③上消化道陈旧血进入肠道后，成为肠道的恶性刺激因素，必然很少停留地排出，何以能分次到各 15g，似排着队般段段排出？④因为诊断为溃疡病出血，停顿了进一步分析出血来源的思路，轻易做出某个印象诊断，就影响到医疗质量。

267. 主诉记录的是"8 小时余前出现腹痛"。

点评：这是病历记录中的常见"惯病"。患者的发病时间不长，总共在 8 个小时左右，就必须询问出具体的时间，记录成"8 个小时前""接近 8 个小时""8 个多小时""8 个小时左右"，"余"意味的是"8 个多小时前"，成为概数，不能出现在起病时间短的病历记录中。"余"字可以用于不影响诊治的约略时间，如"十余天前""住院前三月余""三年余"等。

268. 现病史中，孤立地记录了"右下腹部疼痛，合并便血"，没有了下文。

点评：便血的同时还有右中下腹部疼痛，是一组疾病的诊断线索，必须追踪腹部疼痛出现的时间、性质、程度、演变，与便血的相关关系等。对便血要追踪出现时间、颜色、次数、间隔、便血量、黏稠程度、与粪便混合程度、有无里急后重等。便血与腹痛分立，势必导致诊断的偏移。便血与腹痛均用一句话带过，诊断也就无从谈起。

269. 现病史中记录着"小便量少（具体量不详）"。

点评：这是一句自相矛盾的记录，小便量的多少是有严格规定的，只要了解无尿、少尿、常量、多尿、尿崩的定义，就必然会认真询问少尿的程度。小便量少涉及疾病诊断，必须探究造成的原因，必须追究是患者介绍不详，还是医生不详？所谓的尿少是家属告诉医生的，还是接诊医生判断的？"具体不详"的记录频繁出现在病历中，反映的是工作粗疏，"不详"得越多，病历质量就越下降。

270. 既往史中记录着"肺癌病史约5月"。

点评：对肺癌没有询问的内容包括：原发性肺癌，抑或是转移性肺癌；小细胞肺癌，抑或是非小细胞型肺癌；仅为局限性肺损害，抑或是肺功能严重受损；已经有明显的咳嗽、咳痰、咯血、胸痛、呼吸困难，抑或没有症状。更详细的需要记录在什么性质的医院诊断，根据什么诊断。因为记录了"一直口服中药治疗"，就必须记录对中药治疗的反应。根据询问患者，知晓了该患者通过左侧胸腔积液细胞学病理检查确诊，主要病变在左侧肺，抽过胸腔积液后缺少呼吸系统症状，口服药物清楚，一般状况好。

271. 既往史中记录着"末梢循环障碍病史，具体原因不详"。

点评："末梢循环"遍布全身，不清楚究竟是哪个部位出现了障碍。接诊医生不清楚什么部位出现末梢循环障碍，将如何制订诊治计划？"末梢循环障碍"属于非常严谨的疾病诊断名称，显然是由患者家属提供的，按理说家属应该知道什么部位的末梢循环出现障碍，为了探究具体病因，就必须进一步追踪既往和现病史，而不应该只摆现象，没有了下文。这里又出现了究竟是患者不详，还是医生不详的弊病。按照末梢循环障碍的诊断名词分析，这里应该是医生不详了。

272. 一例"胸闷、憋气、喘息"的病历中记录着"脉搏120次/分，呼吸19次/分"，既不符合生理，也不符合病理改变。

点评：接诊急症"胸闷、憋气、喘息"的患者，已经有了"喘息状""口唇发绀""双肺呼吸音粗""明显的干湿啰音""四肢末梢皮肤发绀"，应该判断处于呼吸功能失代偿状态，组织氧交换满足不了机体需要，势必依靠心脏的加快跳动，肺脏交换气体频率加快等补救措施，此时的心率已经高达120次/分，然而呼吸频率仅为19次/分，就绝不可能了。严格意义上讲，需要追究这呼吸18次/分的出处了。

273. 在病历中，存在了两个数字。

点评：手术记录的切除肠管的长度为120cm，送检病理的小肠长度为240cm，两者相差了120cm。因为没有发生医患矛盾，于检查病历时，向手术医生核实的结果是"这小肠120cm的长度，是靠自己用肉眼观察的，结束手术时没有用尺子测量"。病理科报告的小肠长度经过严格测量。我们强调"手术医生的眼就是尺"，如果眼起不到度量衡功能，就必须具体测量。扫上一眼后能够与实际长度相差120cm，再遇上患者不承认病理科报告的病理结果是自己的，手术医生就哑巴吃黄连了。

274. 手术记录中记录着"于吻合口、盆腔置腹腔引流管两支"。

点评：这种书写方法是临床教师告诫学生违反科学用语的典型案例，两个部位，两条引流管表示的是总共两条引流管，还是一个部位两条引流管，总共为四条引流管，就差了一个"各"字，语意就出现了歧义。教学医院必须使用规范语言，记录为"于吻合周围、盆腔置乳胶引流管各一支"语意就清楚了。

275. 主诉记录的是"颈部开放性外伤，伴出血2小时"。

点评:外伤涉及的社会问题相当多,临床诊断与处理事故和纠纷有关,临床医生要养成严谨的工作作风,重视病历的书写规范。颈部外伤是民间老百姓的说法,进入到专业范畴则必须按照颈部分区,注明颈左侧、右侧、前侧、后侧。出血仅仅说明受伤了,出血了,但是不表明来医院时是否还在出血。根据来医院后专科情况所记录的仍有"活动性出血",因此主诉应该记录成"伴活动性出血",主诉就变成了"左颈部开放性外伤,伴活动性出血 2 小时"。

276. 左颈部外伤手术后诊断"胸锁乳突肌断裂",手术记录中记录的是"部分断裂"。

点评:这是在一起因交通事故住院患者的病历中发现的,造成损伤的主要责任为公交车方。伤情为:左颈前侧锐器切割伤长度10cm,切痕基本与皮纹平行,切口除了伤及皮肤全层,切断颈阔肌外,左侧胸锁乳突肌中下 1/3 部位的前缘和表面,部分肌纤维横行断裂,断裂部分占胸锁乳突肌横断面的1/4,可见肌间活动性出血。损伤部位污染不严重,未见血肿、未见颈外静脉损伤,未损伤左侧甲状腺,伤口内未见异物。这样记录的目的是通过伤口长度、深度、深部组织受伤程度来明确受伤的司法定性,涉及患者维权。作为我们要躲避纠纷,即当有部分胸锁乳突肌损伤的就必须记录完整,避免病历中自相矛盾。

277. 手术中记录的是"术中患者声音无嘶哑"。

点评:本患者的损伤程度已经十分明确,手术前的专科情况中并没有涉及声音是否嘶哑,现病史中也没有谈到声音情况,手术探查结果还十分明确定性为仅损伤到左侧胸锁乳突肌表层,不清楚手术记录中为什么要强调"术中患者声音无嘶哑",莫非手术医生不了解喉返神经的解剖走行,莫非手术医生遇到了什么特殊事件? 手术记录当记则必须记录,还要注意切莫节外生枝。

278. 手术记录中记录着"术中估计出血量约 200ml"。

点评:颈部开放性外伤,自身损伤长度足以满足探查需要,深度仅超过颈阔肌层,伤及左侧胸锁乳突肌的位置浅在,范围有限,另一部位损伤也不严重,都不影响迅速止血,不清楚出血量为什么"约为 200ml"? 如果真的出现了意外出血,则要说明原因。不知道手术记录者是否留心病历的后放效应,因为没有注明出血原因,那只能归结为"手潮"。经过事后的询问,出血量是按照每块纱布吸血量20ml 计算,一共使用了 10 块纱布,进一步询问究竟出血到什么程度? 被告知的是"没有活动性大出血,只是局部渗血比较多"。再问手术器械和巡回护士,告知总出血量充其量也就是 120ml。病历书写过于随意,要靠头脑斟酌后落笔,完成手术记录的同时莫忘了自己的存在。

279. "病史采取日期"到"病史记录日期"反映接诊的工作衔接,既不能时间过短,也不应该延长到延误程度。

点评:两者的"时间差"反映了医院的工作质量,时间过短到几分钟,暴露了采集病史和检查体征的不负责,时间过长就有延误之嫌。在教学医院认真工作的医生,按照完成工作的最短时间测算,一般在 30~40 分钟,少于这个时间很难达到细致的程度。每位医生都有自己的大致时间,开始时认真统计,轻车熟路后就有了规律。本例患者很可能处于繁忙之中,无论多么忙,急症病史记录时间也不能延误到八九个小时,在当今的医疗环境下,为了保护自己有时需要作适当的技术处理,最起码要在首次病程记录中确认记录时间。

280. 主诉是"被人发现意识不清 1 小时余","病史陈述者是患者朋友",所介绍的内容为"基本可靠"。

点评:病程记录内容必须包括"现象、评估、分析、结论"四层含义。"被人发现"是现象，"在什么地方被发现"反映的是发病前的背景，"被谁发现"反映的是发病现场部分病史可靠程度。由朋友介绍的既往史、个人史、家族史内容再详尽，也仅能"供参考"。病史记录必须突出科学性，内容记录则必须严谨，环环紧扣反映的是医务人员内在质量。以交通事故为例，患者可以遭受到车辆的直接撞击，其后的倒地为二次伤，倒地后受到车辆碾压、滑到坡下、水淹等为三次伤害，被不当救护发生的四次伤等，均需要记录再现病历中。

281. 出院诊断中出现了主诉、现病史、病程记录中没有涉及过的诊断。

点评：检查病理时发现，出院诊断中"神出了""十二指肠溃疡""高脂血症"、"腰椎间盘突出"、"双侧胸膜增厚"等诊断。既往没有高血压病史，住院期间没有规范地测量血压记录，交班时没有高血压诊断，接班时出现了高血压的一次测量数值，以后病程记录中没有血压的测量记录，出院时戴上了高血压的帽子。当然也有应该记录的诊断，被出院时无缘无故消失，称为"鬼没了"。这种"神出鬼没"现象反映了工作的不严谨。

282. 病程记录中，连续 11 次的书写时间均为"9:10"。

点评：属于必须"避嫌"的记录方式。主管医生即使确实每天都是在"9:10"记录病程，反映在病历中的时间也要适当提前或错后些。如同血压测量，如果连续三天出现了同样的数字，都需要尽可能再测量出有微小变化的数值，否则，一旦给上级医生留下了"是否测量过？"的质疑，损失就太大了。

283. 在长达 5 天的病程中均记录着"嗜睡"，同时记录着"意识障碍较前明显好转"。

点评：嗜睡是神志障碍的程度诊断术语，比"嗜睡"好的意识障碍是"淡漠"，连续好几天都处于"嗜睡"状态，每天的意识状态还都比昨天明显好转，就很难理解了。判断意识的基础是对症状的具体描述，而不是结论性语言的涵盖。

284. 现病史中，记录着"出现了数次喷射状呕吐"。

点评：现病史中记录着"喷射状呕吐"，就排除了反射性和反流性呕吐。而且意味着具备"呕吐突然发生""不恶心""时间无定数""伴随着其他症状加重出现""内容物被喷出"等特征。而本患者有明显的恶心，必须要与反射性呕吐鉴别，其中的呕吐次数多少就成为鉴别的重要依据。在关键鉴别点上，被记录成"数次"就成了"无据可查"。

285. 检查某医院的病史质量时，发现一例患者在有限的住院期间内，被医院中转了 6 个科室。

点评：核心医疗制度规定了在医院内部的首诊负责制，目的是减少科室间，医生之间的推诿，延误，避免疾病诊断和治疗的割裂、曲解，责任不清晰，同时强调靠内部合作、协调、会诊等后续手段，保证首诊负责制的有效执行。检查多次转科的病历时，发现专科目的包括需要其他科室协助处理、靠多科室承担诊疗责任、技术上不具备处理能力、承受不住患者方的压力，也包括推诿之嫌等。

286. 病历中记录的入院诊断为"重度失血性贫血"。

点评：重度失血性贫血有急性和慢性之分，急性失血性贫血为短时间内大失血，慢性失血性贫血则需要有相应的证据。本病历中：①没有提供既往有无显性出血病史；②病历中记录的失血量为 500ml，达不到重度失血标准；③由正常标准到血红蛋白为 57g/L，失血量至少要达到 1500ml 左右，然而病史中找不到血液丢失的去向；④提供不出大量出血的病史，就不能仅根据现有的血红蛋白数值判断为失血性贫血；⑤因为诊断为失血性贫血，影响到进一步探究贫血原因；⑥因为诊断为失血性贫血，再以急性失血补充丢失的血液，就很可能违反慢性贫血的治疗原则，导致误治。检验资料显示存在小细胞低血色素性贫血，详细询问病史可以获得慢性贫血诊断证据,详细询问本次失血过程,证明没有大出血的病史,既往史询问的重要性在本诊断中足以体现。

287. 为消化道出血患者安排血管造影后,血管造影的术前小结中记录着"无明显手术禁忌证"。却没有记录血管造影的适应证。

点评:为消化道出血患者实施血管造影时,必须考虑到实施检查即时的失血量能否被显示出来,能否被捕捉到。造影医生必须掌握:①这是一位什么样的患者? ②一次失血量和累加失血量究竟有多少? ③检查前的失血证据是什么,血管造影的有效性究竟有多大? ④干扰本患者血管造影的因素是什么? ⑤如何向临床医生提供血管造影的结果? ⑥如何确保病情复杂患者的操作安全? 本患者没有消化道大出血的事实,失血量不足以通过血管造影反映出来,就已经是血管造影的禁忌证了。

288. 为消化道出血患者施术前的小结中,记录着"内科治疗无效",属于危险记录。

点评:内科治疗有效或无效时有严格规定的,外科为患者实施手术治疗的前提必须是内科治疗无效者。本患者不能满足内科治疗无效的条件,例如:①内科治疗无效的含义是"24 小时内输血 1500ml,心率持续增快,血压稳定不住";②本病例没有在 24 小时内输血 1500ml,心率和血压数值始终在正常范围内,没有出现过明显波动;③手术前最后一次血红蛋白较入院时提升了 30g/L,佐证了治疗是有效的。手术适应证被解释成"内科治疗无效"就对自己失于保护了。

289. 高龄患者手术后第 3 天记录"腹部敷料包扎固定好,无渗出",手术后第 4 天记录"昨天全天最高体温 38.4℃"。

点评:病程记录除了内容之外,还必须包括过程的时间。手术后第 4 天记录的是第 3 天的内容,第 3 天"最高体温 38.4℃",该体温升高是手术后伤口感染的强烈信号,主管医生没有针对是否有肺部感染、泌尿系统感染、腹腔感染、伤口感染作鉴别诊断,第 4 天经由手术切口探查时发现"暗红色积液",判断已经发生了手术切口感染,成为延误观察证据。

290. 手术记录中"结合术前检查,考虑为直肠下段癌"。

点评:审查病历时,没有找到术前考虑为直肠癌的证据。只见到手术前的病理检查结果为"据结肠镜活检材料,高度怀疑直肠癌,建议进一步送病理活检材料",凭此不能成立直肠癌的诊断。肛指检查发现直肠内有不规则形肿物,肠镜检查也看到了不规则形肿物,表面呈菜花状,质地粗糙,表面充血糜烂,也不能证明是直肠癌,不能排除其他疾病。术中就需要有冰冻活检为证,手术记录中就要有冰冻活检的操作记录,否则就难以保护住自己。

291. 手术记录中的术前诊断突然出现了"胆囊息肉、窦性心动过缓、心律失常"。

点评:突然出现的诊断,如窦性心动过缓、心律失常是否为麻醉期间所发现? 如果是,则必须在手术记录中做出说明。胆囊息肉如果为术前发现,就应该记录在病程中,如果也为术中所见,同样需要记录在手术记录中。

292. "见部分小肠肠管浆膜层与右上腹紧密粘连并形成成角"。

点评:以上记录,能够理解有一部分小肠粘连到右上腹部。然而,临床更关注的是:①小肠分为空肠和回肠,手术记录时可以简单地区分为高位小肠和低位小肠,手术时一定要结合手术前判断,考验自己的术前诊断能力,探查究竟是哪段小肠移到了右上腹部;②右上腹部的范围很广,我们在 CT 影像上能够看到有一团小肠移到了右上腹部,似乎成为影响内容物通过的回旋盘踞状,估计这部分小肠的长度在 30cm 左右,不知道是否符合;③紧密粘连的描述欠科学,粘连分为纤维素性粘连、纤维粘连和瘢痕状粘连,这里估计为纤维粘连,其特点是能够通过缝隙将肠管剥离下来;④成角粘连分为呈锐角状粘连,或呈钝角状粘连,粘连角度影响到肠梗阻的临床表现;⑤小肠与周围粘连时,只要肠管完整就一定是浆膜层接触周围,可以只记录成肠管与周围粘连。

293. 术前可疑结肠癌转移、低蛋白血症、肠系膜上静脉栓塞,手术探查项下记录着"见腹腔内有腹水 200ml"。

点评:本患者手术前曾怀疑过结肠癌转移造成的肠梗阻,可疑过腹腔淋巴结转移,低蛋白血症,肠系膜上静脉栓塞,诸多疾病都可以造成腹水。本患者的腹水究竟倾向于什么,究竟是渗出液,还是漏出液? 因此,必须描述腹水的量、颜色、透明度、是否浑浊,甚至主要分布区域等。再记录留腹水常规检查,给手术后治疗提供依据。

294. 肠梗阻患者的手术记录中记录着"部分小肠胀气,直径约 6cm"。

点评:手术过程中养成测量小肠直径的习惯非常好。严格来说,本病例需要记录五部分小肠的口径,即:①蔡氏韧带到右上腹部肠管粘连团部分;②右上腹部粘连成团部分;③粘连团到内疝起始部位部分;④疝入系带内的部分;⑤疝入部分到回结肠吻合部位部分。梗阻近端小肠直径为 6cm,小肠梗阻远端肠管口径,尤其梗阻近远端肠管口径对比非常重要,对我们掌握肠梗阻的内部状况有更全面的了解。

295. 现病史中记录"入院前 2 天出现黑色软便,共解 30 余次,量约 15 克/次,总量约 500g"。

点评:仅观察现病史的以上文字记录,就可以发现病历记录者的工作非常粗糙。例如,两天内便血 30 余次,每次便血量约 15克/次,显然构成了肛门刺激症状。血便来自高位下消化道,是什么因素造成了对消化道的刺激症状,以至于存不下 15g 的内容物,需要迫不及待地排出。如此记录反映不出血便

的发生、发展过程,看不到疾病究竟是怎么样导致出血的,也就分析不出主管医生准备为患者如何诊治。

296. 手术记录中没有详细记录探查内容。

点评:腹部探查属于手术名称,必须认真探查和记录。不允许简单地概括,必须如实描述具体所见。①腹腔有无溢气溢液,腹膜有无增厚,腹腔有无粘连;②肝脏是否为紫褐色,左右叶是否肿大,边缘钝抑或锐利、质地是否柔软、表面是否光滑、能否触及结节和肿物;③脾脏是否肿大,活动度,质地是否柔软,能否未触及结节;双侧膈肌是否触及结节和膈疝;④胰腺是否肿大,质地是否柔软,表面是否光滑,能否触及结节;⑤胃是否扩张,胃底、胃体及大弯侧,小弯侧是否未见异常;⑥探查升结肠、横行结肠、降结肠、乙状结肠、直肠;⑦探查胆囊、盆腔;⑧肿大的淋巴结、双侧肾脏、腹主动脉、下腔静脉有无异常等。

297. 某患者外伤后 4 天,出现高热,发热前有发冷烧后出汗,同时伴有频繁腹泻,每天十余次,最多 18 次。有里急后重。影像学检查证实左侧的少量胸腔积液,盆腔积液。

点评:患者表现轻度脱水征,下腹部饱满,伴有明显压痛、反跳痛和肌紧张,肠鸣音减弱。为患者实施了超声检查、腹部平扫和增强 CT 检查,诊断为盆腔感染,脓肿形成。手术探查记录的是"见切口下方有陈旧性淡血性液体和脓液溢出,吸引出脓液 500ml"。该患者病历中,有一份申请外院专家的会诊记录,其中记录着"肛指检查可以触及距离肛门缘 7 厘米处,波动性肿物,伴有明显触痛,据此可以诊断为盆腔脓肿形成"。主管医生没有及时给患者实施肛指检查。

298. 手术记录中未记录手术前检查所见内容。

点评:一例晚期肿瘤患者,手术前检查发现距离肛门缘 5 厘米处的直肠前壁外有位置固定肿物,直肠黏膜可移动,该肿物质硬韧,

经影像诊断符合肿瘤的盆腔转移。同时发现盆腔内有游离液体积存。手术探查是,病历没有记录盆腔有无转移淋巴结,没有记录盆腔有无积液,造成临床检查用户手术探查脱节。手术医生必须始终围绕术前发现,探究疾病的特点和规律,手术室要验证自己的检查所见,评价检查的可靠性,不断丰富自己的检查技能,提高检查效果。手术前已经发现了体征,手术时没有引起高度重视,考核验证自己的工作别放松了。

299. 一例丹毒患者,男性,54 岁,体格检查中记录着既往体检,神智清楚、语言清晰、流利、对答切题,病史陈述者记录的是患者及家属。

点评:丹毒的临床症状容易表述,对身体健康、精神心理无异常的壮年患者来说,完全有能力提供完整病史。病史陈述者只需患者本人,没有必要由患者家属辅助介绍病史。这里面有很重要的提示,这就是有些临床医生询问患者病史时,允许患者家属在场,不反对患者家属插话、解释、补充等。按照病历书写要求,病史陈述必须由患者完成,除非患者无能力表述,包括年幼、年迈、无行为能力、无表述能力,患者有不知情之处,不得不依靠家属介绍病史,或因为其他特殊原因等。

第9章 临床带教

"带教学生"循规律

临床带教老师,需要掌握带教规律,明确带教的主要内容如下。

1. 书本上的知识是疾病的共性内容,具体的患者表现出的是个性特征。我们要训练自己的科学思维,既要能够掌握疾病的共性,又要认识存在于具体个例的症状和体征特点,能够做出合理的解释。

2. 推导出疾病的诊断和鉴别诊断,首先必须充分掌握可靠的临床资料,主治医生要向学生交代清楚,强化对基础资料收集的训练。推导的过程实际上在去粗取精,去伪存真,要留给学生必要的思考时间。

3. 抓住主要矛盾,尤其应该指出的是他能够从病生理角度认识各种症状和体征,不是先入为主,而是采用排除法,在所给的各种条件中筛选出支持自己观点的论据。这样的分析思路就是科学的临床思路。

4. 手术治疗方案的制订需要遵从这样几个原则:这就是以挽救患者生命为原则、以提高患者生活质量为原则、以患者机体承受能力为原则、以减少患者经济承受能力为原则、以使用先进的技术先进的材料为原则。

5. 作为临床医生必须使用医学专用的语言,也就是医学词汇。在医学词汇中,"大概"这样模棱两可是不行的。像"差不多""也许"尽量少使用。

6. 完整的病历除了必要项目齐全以外,更重要的是内容层次清楚,每一个症状交代的有头有尾,不要光注意阳性体征,还要注意阴性体征。尤其需要说明的是病历不是流水账,不能患者说什么就写上什么,更不能写无关紧要的内容。

7. 一些警示性的语言或结论对学生很重要。教师要善于引导学生静下心来,投入紧张的学习和工作中来,使学生知道什么是对的,什么是好的,什么是高水平的。这样,他们就有了模仿的对象,教师高大的形象使他们终身难忘,教师才能起到表率的作用。

8. 疾病的诊断最重要的是病理诊断。从现病史、既往史、个人史、家族史中主要推导出疾病的病理改变是什么。究竟是肿瘤,还是炎症,先天性畸形、损伤,或者属于全身疾病在局部的反应。

9. 把疾病的病史和临床应用结合起来,着重说明采集病史的重要性,同时指出病史采集上的常见错误,是一种很好的教学方法。

10. 医生的查体最忌讳的是挂一漏万,注意力过多地集中在所谓的外科疾病上。患者是个整体,有的体征能够帮助诊断,有的体征能引起对患者手术前后的重视,有的能提供我们比对的资料。所以症状和体征既是我们诊治疾病的信号,又是我们观察疗效的灯塔。

11. 对于任何一帧影像资料,不要拿过来就先看是什么疾病,要养成阅读资料的良好习惯。这跟识乐谱一样,不要一上来就唱。首先要看一看给的条件是不是合理,什么方法,什么部位,正常标准,比对基础,再分析哪些图像是异常的,属于什么样的异常。这样才能给临床带来很大的帮助。

12. 医学的进步,尤其是外科的进步有赖于影像诊断的支持。对影像图像的利用,有的医生靠诊断科室的临床报告，有的医生能亲自阅读影像资料。临床医生千万不要忘记影像诊断同样是把双刃剑，使用好了有助于诊断，跟着错误的诊断走，结果是你自己的失误。

13. 所谓的难点，其实就是鉴别诊断问题。有的疾病特点突出，鉴别诊断的内容就少。多种疾病混杂诊断起来就相对不容易。有时表现是简单的疾病，其实很复杂，那就是我们常说的"在常见病中隐藏着少见病"。有的时候，患者不善于表达或不能表达，医生不善于采集病史，工作不过细，当然不包括医生的基础知识不足，没有鉴别的能力。

"临床经验"缘阅历

与实习医生闲谈时，被询问道："你们老师是怎么学的，知道得那么多？"反映的是一种探索意识，暴露的是对医学人才成长过程的不解。这也是教学工作必须解决的问题。适逢当天接触到一例胰尾良性肿物切除手术后 5 周的男性青年患者，尚保留有胰尾部位的引流管，每天引流出 10～20ml 灰白色，不透明，稍黏稠内容物，家属反映"每天都发热"，给患者安排了经腹腔引流管的泛影葡胺对比造影，随后针对这例患者组织了教学。

1. 家属反映"每天都发热"　手术后发热是对患者和家属的不良刺激，要求主管医生必须及时做出合理解释，切断患者和家属心理上的恶性循环，提高术后恢复阶段的适应能力。本例患者表述的是"每天都发热，体温高到了 37.2～37.4℃"，家属讲的是"好长时间了，都在发热"，患者反映"她每天想起来就给我试体温表"。足以见得发热成了患者和家属的重要负担。

询问患者家属测得的体温曲线，每天的体温波动不到 1℃。按照发热定义"腋表体温超过 37℃，每天体温波动范畴超过 1℃"的标准判断，本患者并没有发热，所测得的体温为生理范围的自然波动。患者误判自己发热

对诊治工作不利，纠正了患者的误解，就为当前的诊治工作铺平了道路。

告知患者腋窝体温正常值的 37℃是人类的均值，未必适用于所有人，必须还要有个矫正措施，于是就有了每天波动范围 1℃的定义制约。因为患者没有发热，也就没有介绍发热对人体的正面作用。患者和家属理解到自己并没有发热，心情会好很多，对手术治疗、引流管的继续存在也就更加放心了。

2. 解释清楚"胰瘘"的医学定位　患者由牡丹江来津诊治，事先未估计到临近春节仍不能返回老家，难免会有内心的纠结，解释胰瘘就成为接待工作的重中之重。让患者和家属明白病理生理知识的难度大，用现象暗示诊治安全就比较容易接受。

告知"低流量胰瘘"。患者能够见到腹腔引流管流出的液体量，说出"每天流出 20ml 左右"，没有表现出精神紧张。于是告诉患者：①手术前讨论过手术适应证和禁忌证，手术方案好中取优，手术后的并发症是在预判断范畴之内；②手术后胰瘘分为轻度、中度、重度，最多的可达每天 5000ml，目前判断应该属于微量胰瘘；③腹腔引流管为胰瘘提供了流出道，就避免了再次手术；④流出内容物量的曲线显示向好的方向发展；⑤内容物的量到每天少于 10ml 时，就可以拔除引流管；⑥胰腺的分泌压很低，终将抗衡不了周围组织的自然封堵，愈合是必然趋势。

告诉患者"胰瘘危害"。介绍高流量胰瘘的危害，告诉患者确实影响患者生活质量，甚至会威胁到生命安全，让患者清楚胰瘘存在的严重性，体现医生的诚信。随后，将话题转到了微量胰瘘，就自然突出了心情放松的根据，就比直接安慰患者和家属"不要着急"有效得多。

告诉"还有进一步处理措施"。患者每天在观察着引流管的内容物，急切盼望早日拔除，胰瘘还处于与机体僵持状态，最希望医生告诉"快好了"，就需要给患者适当的希望。

告诉患者目前引流管是通畅的,缩短体外引流管长度便于通畅引流,还可以将引流管剪短,靠敷料虹吸作用帮助引流,就给了患者适当的盼头。这种既不打保票,又能够增加患者信心的告知,就给了医生是有准备的暗示。

3. 需要我们总结工作

(1)安排"经腹腔引流管造影"的可行性。在有腹腔引流管的前提下,使用泛影葡胺造影剂检查腹腔内状况是相对合理的。按照造影剂并发症发生率定义"并发症常见的发生率为 31/100,不常见的发生率为 1/100 到 31/1000,罕见的发生率为 1/1000"。本泛影葡胺造影并发症的发生率属于"不常见范畴"。泛影葡胺能快速分布于细胞外间隙,不渗入红细胞,不能通过正常的血脑屏障,血浆蛋白结合的量小于 10%,清除渠道多,而且吸收和排泄快。

(2)安排"经腹腔引流管造影"的时间。临床医生分为应用类型和研修类型。研修类型的医生坚持搞清楚其中的机制,是在心明眼亮的前提下工作的,始终不忘问自己诊治工作中的为什么。以本患者为例,腹腔引流管放置到第五周之前就应该掌握胰尾周围的状况,将引流管置于自己的视野内,每天都清楚引流管与机体之间的关系,时间越早越能体现是否在探讨和研究了。如果没有特殊情况,手术后 10~14 天造影是安全范围,根据是造影剂不会造成明显危害,不会加重病情,引流管可以排泄造影剂,只要掌握好注入造影剂的力度,就应该是安全的。

(3)观察"经腹腔引流管造影"的结果。通过本次造影,掌握了:①腹腔内引流管的长度约为 14cm;②通畅的引流管前端位于胰尾的上缘附近;③周围有单一的小空腔,体积约为 1cm×1.5cm×1cm;④造影剂能够进入到主胰管内,一度显影长度约 3cm;⑤注入造影剂后,沿引流管外壁有造影剂回流;⑥允许更换引流管,并调整到适当位置。结论为引流效果可靠,引流管放置位置调整滞后。

(4)观察到"使用注射器的容量不是越多越好"。每天的引流液只有 20ml 左右,提示没有大的残腔,不宜使用 20ml 注射器,以免影响调解推注造影剂的量。本例患者注入造影剂的力度稍大,以至于造成了胰管显影,增加了逆行性感染的机会,引流管内可见淡血性内容物。由此得出以下结论:①为了观察肠瘘,可以使用高浓度造影剂和较大注射器,以便充满局部和肠腔;②细小的窦道和瘘管造影时,要合理调整造影剂浓度,使用 5ml 注射器;③胰瘘周围造影时,使用中等浓度造影剂,最大使用 10ml 注射器,遇有较大残腔时可以反复抽吸注射器,补充造影剂用量。

(5)观察到"事先抽吸引流管"是错误的。造影前考虑到分泌物黏稠,可能会影响推注造影剂的效果,决定先抽吸引流管内容物。结果发现抽吸后的引流管内含有很多气体,随着注入造影剂被推注到胰尾周围,影响了观察。不适宜使用滴注法造影是因为助长造影剂更多地进入主胰管。

(6)更换腹腔引流管时发现,体外固定引流管的缝合线不合理。腹腔引流管的并发症之一为引流管头刺激局部出血,尤其胰腺周围的血管多,所以规定引流管的体外部分移动程度不得超过 1cm。这就需要缝合部位要靠近腹壁的戳口边缘,固定软组织的结扎处,距离固定引流管结扎处的距离为 0.5cm。本例更换引流管前,固定缝合线能够允许引流管移动达 2cm,更换引流管后的固定缝合线距离戳口部位 1.5cm,值得商榷。再者,患者离开医院活动,就需要防止引流管脱落,合理应用黏膏固定是最好的手段。缝合固定引流管的位置在重力侧,可以减少引流管的牵扯痛。

(7)因为是熟人,没有履行造影前的告知手续,造影后担心少量出血和主胰管逆流感染,没有让患者马上离开医院。如果果真发生了造影的并发症,就突破了自己的安全防线。

边置疑,边解释,边启发学生思考,教师的完整思维就演绎给了实习医生,回答了头脑中的不解,发现支撑教师不断进步的是书本知识与临床实践在背后支持着,更重要的是心存探究意识。

"苦思冥想"盘上珠

临床管理的每一个细节都关乎着诊治效果,应用起来却难免因为管理的粗疏,给患者和自己带来不应有的损失。一次,主管医生提出接收了一例棘手的高龄肠梗阻患者,年届 90 岁,既往接受过急性阑尾炎切除手术,手术后因肠梗阻接受过肠粘连松解,肠排列手术。本次为手术后第 10 年,期间曾有过 4 次类似发作,每次持续 1～2 天。住院后为患者实施了胃肠减压,支持和营养治疗,经过两天的观察,不见好转。要求协助判断是否需要急症手术。

因为患者高龄、口述病史困难,病重,需要争取时间,故不适宜现场教学。于是,带领包括实习医生在内的医疗组,观摩对患者诊断的临床思维,及其必须为了诊断疾病所做的工作。

1. 接触患者后获知:①腹部胀满感 3 天,发病后第 1 天的腹胀最重,一天前开始减轻,今天进一步好转;②发病时觉腹部疼痛,目前,仰卧位和在病床上轻微活动时腹部不痛,可以下地行走;③自 3 天前开始停止排便和排气;④不恶心不吐,不发热;⑤此前两三年内,没有腹部间断疼痛史,不觉消瘦和乏力,没有排便习惯改变,没有脓血和黏液便史。

2. 检查患者体征:①没有急性痛苦和消瘦病容,一般状况可,可以在床上活动;②没有贫血貌,轻度脱水征,表浅淋巴结未触及肿大;③明显桶状胸,两肺底呼吸音对称,未闻及湿啰音,心律齐,未闻病理性杂音;④腹式呼吸存在,腹胀,未见胃肠型和蠕动波,可见阑尾手术一期愈合切口,和右侧经腹直肌一

期愈合切口;⑤全腹软,未触及固定的压痛、反跳痛和肌紧张;⑥未触及明显肿物,肠鸣音减弱,未闻及高调肠鸣和气过水声;⑦移动性浊音未叩出;⑧肛指检查未触及肿物,指套无血。

3. 检查了患者的检验数值,水、电解质和酸碱平衡、血气分析、生化检查和血尿便常规在正常范围。仅有立位腹平片,可见双侧膈肌没有抬高,胃泡不扩大,高位小肠内可见气液平,散在分布,小肠口径没有异常增粗,升结肠内可见散在气体影像,肠壁不增厚。

4. 每天减压出来的液体和气体总量不足 300ml。调整胃肠减压管,发现放入胃腔内的胃管长度在 55cm 左右,胃管与外接负压泵之间的接口部位不匹配,负压泵提供的压力明显不足,再加上接口部位封闭不住,导致胃肠减压效果不理想。检查后更换了胃肠减压管和减压泵。

根据以上判断,本次符合低位、不完全性、单纯性、粘连性肠梗阻,没有内疝形成、扭转和套叠,没有肠管的血供障碍,仍可继续非手术治疗。目前主要问题是胃肠减压效果不可靠,没有动态的腹部 X 线结果比较。调整了胃肠减压后,陪同患者检查立位和仰卧位腹平片。分析认为:①入院后第 3 天的立位腹平片显示小肠内气体量明显多于术前,范围波及末端小肠;②入院后第 3 天立位腹平片的小肠口径不增粗,部分小肠较入院前口径还略显变小;③入院后的立位腹平片可见横结肠内的气体显影,反映当前小肠为不全性肠梗阻;④立位腹平片的盆腔范围密度不增加;⑤配合仰卧位平片观察,未见明显的肠腔内占位影像。

进一步分析认为:①本患者为手术后粘连性肠梗阻反复发作类型,没有血供性肠梗阻迹象,属于非手术治疗范畴;②住院后的腹部症状呈逐渐减轻趋势,佐证了非手术治疗后,可以避免急症手术;③住院前后的立位腹平片对比,可见住院后的立位腹平片中,腹部

气体含量远远多于住院前,反映胃肠减压未起到应有的作用;④如此高龄患者,历经过两次腹部手术,还有明显的桶状胸,一旦手术将面临较大的风险;⑤胃肠减压设备质量低劣,直接影响到引流效果,所幸患者本身未完全依靠胃肠减压救命,否则对患者和手术医生均构成威胁;⑥诊断清楚后,还必须有合理的治疗,治疗手段还必须得到具体落实,缺一不可。

"专题剖析"现病史

要告诉实习医生如何采集现病史。现病史的内容,需要包括起病情况和患病时间、病因与诱因、主要症状特点、病情的发展与演变、伴随症状、诊治经过、病程中的一般情况。检查病历时能够发现不在少数的病历,没有包括这七项内容。除了缺项之外,内容记录也非常简单,有必要提醒临床医生重视病历书写,还有病历应有的模式和内容。现将主要问题举例如下。

1. **起病情况与患病时间** 记录的目的是描绘出疾病的总体状况,能够反映起病时间,发病急缓,原因或诱因,为疾病的诊断提供重要信息。因为没有准确地记录起病情况与患病时间导致误诊的案例屡见不鲜。①一例急腹症的患者,主管医生将溃疡病穿孔判断为急性阑尾炎,很大原因是没有询问出起病情况的缓急,溃疡病穿孔的发病态势远远突然于急性阑尾炎,阑尾炎的进展稍微和缓;②肿瘤类疾病的起病比较隐晦,给人以病情逐渐爬坡的特点,一例患者的右下腹部包块始于半年前,被诊断为阑尾周围脓肿,显然是错误的;③外伤患者的起病突然;④畸形类疾病的发病可追溯到原始阶段,如成人先天性胆总管囊性扩张,常有始发病于童年、妊娠阶段曾有发病,中年阶段总体表现出来的特征,如果不详细询问起病情况,就可能绕弯子考虑诊断;⑤要注意记录起病情况时,不要被假象干扰,如一例左下肢动脉闭塞性疾病患者,同时合并该下肢的静脉曲张,结果病历中的

起病情况,记录的是以静脉曲张表现开始;⑥如果先后出现几个症状或体征,则应按顺序记录,如心悸8个月,劳累后呼吸困难1周,下肢水肿2日,不能交叉记录。

2. **主要症状的特点** 主要症状的特点应该优先并全面记述,包括出现的时间、部位、性质、持续时间和程度、缓解或加剧的因素。①消化性溃疡,其主要症状为上腹部疼痛,可以按照"年、月、日、时"的特点,记录疼痛可持续数日或数周(日),在几年之中可以时而发作、时而缓解(年),与进食有一定关系(时),有秋末春初加重等特点(月),记录后的疾病态势一目了然;②如腹泻腹痛患者,菌痢为左下腹痛,大便为脓血便,阿米巴痢疾则为右下腹痛,大便为果酱色,掌握住这样的病史特点,诊断疾病就容易了很多;③溃疡病穿孔的急性腹痛,从开始就表现为脊神经刺激,患者因为上腹部剧烈疼痛,不敢喘大气,急性阑尾炎先有内脏神经刺激,转化为脊神经刺激,尽管有上腹部的疼痛,但是敢喘大气,掌握了这样的鉴别要点,就不会不追溯疼痛性质;④一例患者被诊断为异位嗜铬细胞瘤,就根据间断出现的腹部不适,每次出现时间不超过5分钟,休息后缓解,高血压病史,发现腹部包块,预判断了疾病诊断;⑤早年,一位老教授根据患者抱枕蹲踞在病床上,能够缓解腹部疼痛,据此判断为慢性胰腺炎;⑥同一症状可为不同疾病所共有。如上腹痛可为胃、十二指肠溃疡所有,也可为胃炎、胰腺炎所有;⑦慢性支气管炎、肺结核、支气管扩张同样以咳嗽为主要症状。弄清主要症状的特点,对诊断与鉴别诊断十分重要。

3. **病因与诱因** 患者未必能表述出病因和诱因,导致部分病历中出现了"诱因不详"的记录。尽可能了解疾病有无明显的病因和诱因,对认知和诊断很有裨益。①如急性肠胃炎、痢疾、支气管哮喘、慢性支气管炎伴感染、心绞痛、脑血管意外的常有明显诱因,搞清楚发病诱因,有助于明确诊断与拟定

治疗措施;②有的疾病病因复杂,患者不可能提供明确病因与诱因,有的疾病未必有明显诱因,切不可捕风捉影,牵强附会地给患者制造诱因,如一例急性胰腺炎患者的病史中记录的是"继饮酒后"出现腹痛,询问患者病前确实饮酒了,但是饮酒的时间为发病的前三天,显然不能作为本次发病的诱因;③有的患者提供的所谓诱因,容易引起纠纷的或不记录,或使用引号括起患者口述,如因纠纷后出现急性阑尾炎,现病史中记录着"继被打胸部后出现右下腹部疼痛",就未必要记录下来,如果记录,还需要做文字处理,增加记录"患者主诉"就厘清了病历记录者的责任。

4. 病情的发展与演变　所谓的发展与演变,是指在疾病过程中,主要症状的变化或新症状的出现。①慢性肾小球肾炎患者出现了慢性肾衰竭,就可能有严重贫血、恶心呕吐、皮肤瘙痒等新症状;②缩窄性直肠癌导致结肠机械性、完全性、单纯性、闭襻性肠梗阻,就会出现"痛、呕、胀、闭"的症状;③心绞痛患者突然转为心前区持续性压榨性疼痛时,则应考虑发生心肌梗死的可能;④慢性支气管炎患者,可进一步发展为肺气肿和肺心病,出现气急、心慌、双下肢水肿等;⑤问清楚疾病的发展与演变有助于诊断与鉴别诊断,同时也要排除一些似是而非的临床表现,不可不加分析地完全记入在病史中,以免搅乱了临床思维。

5. 伴随病状　伴随症状常常是鉴别诊断的重要依据,是指在主要症状的基础上,同时出现的一些症状。①急性阑尾炎除了腹部疼痛之外,还表现为发热、恶心呕吐,临床医生按照各个症状出现的时间、程度、演变特点等症状,就比较容易获得诊断;②单凭咯血症状难以诊断疾病,有了伴随的症状就比较容易了,如支气管扩张症的大量咯血常伴反复发热、咳嗽、吐脓臭痰,肺结核的咯血常伴长期低热、盗汗、乏力、消瘦等中毒症状;③还应该记录按一般规律应出现的伴随症状,本患

者没有出现的阴性症状,有时这种阴性表现往往具有重要的诊断意义。我们曾遇到过一例 92 岁高龄女性患者,甲状腺肿物压迫气管接近 60%,但是患者没有憋气症状,而且有多种并发症,家属有为患者手术的意愿,患者本人拒绝手术,接诊医生就根据没有憋气的阴性症状告知家属,避免了一次风险极大的手术。

6. 诊治经过　必须详细记录本次就诊前,已经接受过的诊断和检查结果,逐一记录治疗药物的名称、剂量、给药途径、疗程及疗效,供制订住院后的诊治方案参考。有的临床医生不重视记录诊治经过。①有的患者拿捏着外院明确诊断,接诊医生还在撒网捞病,暴露了接诊能力不足;②一位患者在门诊接受过检查,进入病房后没有被主管医生询问,结果导致了重复检查;③一例病程中记录着"用药不详",高血压患者常年服药,患者还是大学教授,整天装着治疗的药盒,不可能不详,只是接诊医生没有询问;④一位患者住院前接受过一个疗程的抗生素治疗,主管医生给患者使用了同样的抗生素,结果导致患者提出质疑;⑤忽略重要的诊治经过有可能造成医患纠纷,某医院接诊了一例转院患者,没有与转出医院做病情衔接,出现医患纠纷后,两所医院间出现了交接时的病情究竟如何的认知分歧。

7. 病程中的一般情况　病后的精神、体力状态、饮食情况、睡眠与大小便等,对评价患者的全身情况很重要。曾经接诊过休克意识淡漠患者,被记录成精神好,恶病质患者被记录成"体力一般",肠梗阻患者被记录"饮食可"等,反映接诊医生认为患者的一般状况可有可无,没有养成过细工作的习惯。

"见习医生"写病史

嘱两位见习医生共同询问同一患者的病史,分别写出问诊病历。

1. 甲见习医生
(1)主诉:间断蛋白尿 18 年。

（2）现病史：患者于 18 年前食用海蜇、虾等出现腹部阵发性绞痛，且双下肢出现散在出血点，未高于皮面，压之不褪色，持续一年余。双侧膝关节胀痛，无尿频、尿急、尿痛症状，全天尿量约 2000ml，无视物模糊，无咳嗽咳痰，无耳聋耳鸣，无胸闷憋气，无心慌心悸，双下肢无水肿，大便正常，以激素治疗，泼尼松 5mg 每日 4 次，肝素钙，雷公藤顿服，治疗 1 个月后，双侧膝关节肿痛消失。双下肢出血点未见明显好转。持续治疗 1 年后，双下肢出血点消失。16 年前于他院检查发现蛋白尿，血尿（＋＋＋），行中西药对症治疗。血尿（±），行肾穿刺活检术确诊为"过敏性紫癜，紫癜性肾炎"2 个月前因上呼吸道感染入院，腹痛消失，无关节肿痛，双下肢无出血点，视力正常，无恶心呕吐、咳嗽咳痰、心慌心悸症状。全天尿量约 2000ml，大便正常。检查尿潜血（＋＋＋），蛋白尿，门诊以"紫癜性肾炎"收入我科。患者入院后，状态良好，饮食，睡眠可，尿量正常，无其他不适症状。

（3）批改意见

1）"使（食）用海蜇、虾等出现腹部阵发性绞痛"：患者食用过海产品是事实，吃海产品与腹部疼痛是否有关系，有没有其他原因造成的腹部疼痛，是主管医生必须警惕的。这就需要掌握进食与腹部疼痛的相关关系，例如，间隔多长时间出现疼痛的，是马上就痛，还是间隔了一定时间，还是几天之后，关乎是否存在内部联系。

腹部疼痛的具体部位也十分重要。究竟是上腹部疼痛，还是脐周疼痛，抑或下腹部疼痛。绞痛的程度如何？

如果是因为进食后过敏，则属于消化道过敏，是否还要有恶心、呕吐、腹泻等附加症状？

询问出过敏现象，就需要马上翻阅过敏性疾病章节，知识面就不断扩大了。这就是临床学习的规律。

2）"双下肢出现散在出血点，未高于皮

面，压之不褪色，持续一年余"。属于皮疹范畴，与过敏性质截然不同。过敏也称为风团，属于一过性的，不可能持续到一年时间。

当询问到这里的时候，头脑中很可能考虑到"因为过敏了，所以皮疹就成为过敏的必然产物"。其实反映落笔时，既没有考虑皮疹的诊断，也没有考虑到过敏的皮疹。

原因是你没有学习过皮疹，区分不了过敏的皮疹反应。刚刚接触到病历书写，写到这种程度就很不错了。

兴趣和疑问是学习的原动力。经过书写后的点评，回去翻书查资料，就很快认识到皮肤科的疾病特点，就比其他医生多掌握了外延知识。

3）你见到"过敏性紫癜，紫癜性肾炎"的诊断名称后，是否查阅了相关资料，认识到过敏性紫癜属于小血管炎，是以"皮肤紫癜""关节炎""腹痛""血尿"为主要表现了吗？本患者的出血点被描述成什么样，关节疼痛的具体细节，这 18 年是怎么过来的？只有详细追问病史，才可能建立其疾病整体认识，才算了解了一个患者的特点。

2. 乙见习医生

（1）主诉：18 年前出现双下肢出血点，持续蛋白尿，加重 2 个月。

（2）现病史：18 年前因服食海鲜双下肢出现出血点，未高于皮面，压之不褪色，伴双侧膝关节肿胀，阵发性腹部绞痛，尿量1500～2000ml，无肉眼血尿、泡沫尿，无夜尿增加，无尿频、尿急、尿痛，无头痛、头晕，无视物模糊，无光敏，无咳嗽、咳痰，无胸闷、憋气，无心慌、心悸，无恶心、呕吐，无腹胀、腹泻，无腰酸、腰痛，眼睑及双下肢无水肿，在当地医院治疗（"泼尼松"20mg，每日 2 次，持续 1 年）后腹痛及双侧膝关节肿胀 1 个月后缓解，但双下肢出血点持续一年余后逐渐消退。16 年前复查时发现尿蛋白（＋＋＋）、尿潜血（＋＋＋），无眼睑及双下肢水肿，无肉眼血尿，经肾活检诊断为"IgA 紫癜性肾炎"，经中西医治疗后(具体不详),尿蛋白持续为(±)。2 个月前出现咳嗽、头痛,伴随乏力,无肉眼血尿、泡沫尿,尿量 1500～2000ml,无夜尿增加,无尿频、尿急、尿痛,无头痛、头晕,视物清晰,无光敏,无咳痰,无胸闷、憋气,无心慌、心悸,无恶心、呕吐,无腹痛、腹泻、腹胀,无腰酸、腰痛,无眼睑及双下肢水肿,无关节肿胀,无双下肢出现出血点,遂来我院门诊就诊,检查:尿蛋白(＋＋＋),尿潜血(＋＋＋),以"过敏性紫癜,紫癜性肾炎"收入院,此次发病以来患者饮食,大便通畅。

(3)既往史:无糖尿病病史,无高血压史,无系统性红斑狼疮及其他结缔组织病史,无外伤史,无手术史,疫苗接种随当地进行。

(4)个人史:出生原籍,否认疫水接触史,否认疫区接触史,无烟酒嗜好,无放射性、化学、毒物接触史。

(5)家族史:父母尚在,身体状况良好,否认家族病史,否认家族遗传病史。

(6)阅后批示

1)主诉为"18 年前出现双下肢出血点,持续蛋白尿,加重 2 个月",就感觉动态记录了疾病要旨,概括疾病本质强。

2)现病史记录"18 年前因服食海鲜双下肢出现出血点,未高于皮面,压之不褪色,伴双侧膝关节肿胀,阵发性腹部绞痛,尿量 1500～2000ml,无肉眼血尿、泡沫尿,无夜尿增加,无尿频、尿急、尿痛",记录比较清晰。

3)其后症状描述的"后腹痛及双侧膝关节肿胀 1 个月后缓解,但双下肢出血点持续一年余后逐渐消退",为病史要件,记录下了疾病的特点。

4)紧接着记录到:16 年前复查时发现尿蛋白(＋＋＋)、尿潜血(＋＋＋),无眼睑及双下肢水肿,无肉眼血尿,经肾活检诊断为"IgA 紫癜性肾炎"。直到 2 个月前,基本上可以做出临床判断。

5)同样缺少对每个症状的刨根问底。满足病历书写要求的记录是必须劳动的付出,

从中找到自己的知识在哪里,尤其认知了疾病,才属于个人收获。

接触临床时间不长,能写出这样的病历就很不错了,继续努力。

"步步为营"细推敲

实习医生参加了科室组织的病例讨论,倾听了集体的多角度分析内容。其后组织实习医生补充询问了病史,掌握了患者的基本情况,诊断的主线逐渐清晰,具体归纳如下。

1. 病史特点　①能够追溯到的病史为 16 年,首发症状为"腹胀",腹部脐周间断"刺痛"和"顶痛";②腹部疼痛有明显的饮食、劳累、受凉、季节等诱因;③每次发作均有明显的规律性,即发作于下午 3 点左右,首先出现脐周稍靠右上方的隐痛,伴随着肠蠕动加剧可闻及响亮的肠鸣音,继而出现腹部疼痛加重,随排便排气缓解,从无夜间发作;④排气恶臭,为消化道内容物长时间积存的反映,排便有明显规律,即间日大便一次明显多于每日一次,每次大便的开始有几枚粪球,随后是成形便或稀水样,排便费力,等待时间长;⑤症状持续存在,包括接受所谓"子宫内膜异位症"手术前后,直到入院之前;⑥整体病情趋于固定状态,近两个月症状加重,促使患者接受治疗;⑦未询问出呕血、反酸、嗳气史,未询问出血便、脓便、黏液便;⑧未述及腹部病情突变及高热炎症病史;⑨体重在近两年间由 66kg,减少到 50kg,可追诉到的因素只有照看婴儿劳累;⑩没有此前接受过相关检查的证据。

2. 影像资料　①结肠自盲肠至横结肠近脾曲附近明显扩张,盲肠和升结肠部位的扩张径线超过 8cm,具备了结肠扩张的定性证据;②肝脏、胰腺、十二指肠位置左移,右侧肾脏位置被推挤,但基本形态尚能保持,不支持实质脏器的先天异常改变;③扩张的结肠段内未见明显的实质性占位;④降结肠段可见典型的"铅管征",反映该段的慢性炎症;⑤

右侧膈下可见近乎球囊状的空腔脏器影,该影像与扩张的结肠延续,符合间位结肠表现;⑥根据扩张结肠和肝脏位置移位,判断十二指肠同时被推移;⑦肝门部血管位置基本处于原位。

3. 病历的其他部分省略　根据以上特点,认为:①16年的病史仅为全部疾病表现的一部分,此前的无症状期会更长。②病史过程中,曾接受的"子宫内膜异位症"手术,缺少与月经周期明显相关,未询问出随着月经周期逐渐加重,腹部疼痛位置更接近耻骨联合,没有经过规范的妇产科有针对性治疗的四大依据,反映与本病关系不大。③仅只结肠扩张不可能造成上腹部众多脏器向左侧移位,故必须考虑另有其他因素,反映疾病诊断并不单一。④间位结肠的病因中,包括了"肝韧带的松弛、薄弱,甚至缺如",本患者有明确的"间位结肠"诊断依据,具备了"肝韧带缺如"的合理推导证据链,基本上解释了患者当前病例特点。⑤疾病的发生是因为同时合并了"间位结肠"和"结肠扩张症",发展的结果导致了扩张逐渐加重,上腹部脏器被逐渐推移向左侧,随后出现的临床症状是因为结肠扩张停滞导致了排便障碍,慢性不完全性肠梗阻持续存在,直至左半结肠功能愈发降低,出现了慢性降结肠炎。⑥全面的诊断,包括:慢性不完全性肠梗阻,为手术的重要适应证;成人型巨结肠症;右半间位结肠;慢性降结肠炎;肝脏、胰腺、十二指肠左侧移位;右侧肾脏移位;其他诊断还包括曾经的手术后等。

手术前必须掌握的证据还包括:证实降结肠是否为慢性炎症,十二指肠的准确位置。原因如下。

(1)决定是否保留降结肠。切除范围必须保证远端结构和功能正常,如果远端处于慢性炎症阶段,肠吻合后的排便功能得不到有效保证,势必会增加术后的不适,甚至腹部疼痛,继续有慢性结肠炎等症状。

(2)患者与慢性肠梗阻并存了16年,同时合并间位结肠,上腹部脏器移位,就必须了解十二指肠的基本状况,否则术中一旦损伤了十二指肠,就难以避免术前考虑不周的责难。

(3)要重视病史的年代久远,症状持续的特点,高度防范术中对结肠和周围脏器的损伤,操作时警惕解剖变异导致的误判。

(4)通过手术进一步证实,是否确实有肝脏的韧带缺如,还是薄弱或松弛。

手术后证实,与术前诊断基本吻合,十二指肠没有移位,肝脏的韧带松弛,左半结肠慢性炎症。

"内在质量"待追求

外出会诊结束,编写了患者的大致情况,返回医院后,提供给低年资医生与实习医生,并组织了讨论。

主管医生介绍的主要内容是:①患者为62岁,男性;②主动提供的病史为排便习惯改变,可见间断果酱样血便2个月;③医生询问出体重由85kg降低到65kg;④给患者输入1000ml的红细胞后,血色素仍然未达到正常标准值;⑤曾在外地医院接受了结肠镜检查,报告为"距离回盲部10cm的结肠癌",活检病理诊断为"腺癌";⑥本院的腹部CT平扫和增强检查,报告"未见腹腔占位病变";⑦根据结肠镜和病理诊断证据,决定手术治疗。

倾听主管医生的介绍后,感觉还有很多需要在手术前知晓的证据,例如:①重度贫血的原因究竟是近期急性失血、慢性失血、营养不良性贫血,抑或是肿瘤造成的贫血等,如果近期内有急性大失血必然成为患者第一主诉,故考虑为慢性失血;②除了间断血便之外,还必须了解血便的单次和累计总量,排便习惯改变,有无黏液、脓血便等反映结肠内环境的证据;③2个月内,体重减轻约20kg,如果用肿瘤因素解释,则反映肿瘤的破坏作用相当明显,局部占位体征必然存在,就需要事先估计手术切除的难度；④如果如同结肠镜检查报告提供的肿瘤部位，则右下腹部必然能够触诊到肿物，主管医生不应该没有主动提供；⑤如果确实存在结肠肿物，腹部 CT 平扫和增强检查就应该有所表现。因为已经产生了疑问，又收到申请会诊医生的要求，于是决定进一步深入了解。

进入患者病房时，恰逢手术室来人接患者，没有了详细询问病史的机会，仅能赶快检查了患者的右下腹部。结果在右下腹部，甚至右腹部未触及明显肿物。因为患者腹壁松弛，能够触及条索状结肠，横径约 3cm，质地软，无局部增粗，佐证了触诊的可靠性。患者明显桶状胸，右上腹部深触诊未能触及肿物。由此排除了升结肠肿物的可能。如果病理诊断无误，结肠癌的部位应该在结肠肝区，还应该从影像资料中求证。

为了不影响手术室接患者，不得不结束检查。转入到医生办公室阅片，发现：①肝脏形态、体积、血管显示清除，肝实质除了右膈顶可见直径 1.5cm 的隆起之外，其余未见异常；②胰腺、脾脏、双侧肾脏、肾上腺形态和实质未见异常，膀胱中等程度充盈，肾盂不扩张；③未见胸腹腔积液影像；④胃、十二指肠、小肠不扩张；⑤升结肠肝区部位可见占位表现，其余升结肠不异常扩张，横结肠、降结肠、直肠未见异常。

结肠肝区肿物的影像表现特点为：①腹部 CT 平扫和增强影像中，分别有 4 帧图像显示出结肠肝区肿物，对比平扫和增强图像可见位置和形态不变；②所见的结肠肝区肿物为纵断面，总长度为 7cm；③结肠肝区肿物部分肠壁呈不均匀增厚，肉眼观察测量值在 1.2～1.5cm；④结肠肝区肿物已经造成了肠腔狭窄，肠腔最大内经为 1.8cm，最小内径约 1.0cm；⑤在结肠肝区肿物与远端结肠交界部位，可见向肠腔内隆起的肿物影像，肿物远端结肠内径 4cm，肠壁不增厚；⑥结肠肝区肿物与升结肠壁之间也形成了向肠腔内隆起表现，升结肠口径为 4cm，肠壁不增厚；⑦结肠肝区肿物与周围的肝脏、十二指肠、胰头的界限可见；⑧肠系膜淋巴结似有肿大。据此诊断为结肠肝区结肠癌。

为了验证术前判断，决定到手术室参观手术，结果与术前判断吻合。

通过这例患者的手术前后，可以大致总结如下。

1. 术前诊断举足轻重　手术前诊断必须按照病史、体征、辅助检查有序地分析判断，直到底数清楚，万无一失。最忌错误诊断、漏误诊断、性质判断错误、程度判断错误，以免陷入临床风险。本患者的术前诊断依据基本可靠，如果没有病理诊断的罕见失误，安排手术是可行的。

假如患者的病史不十分典型，病理诊断又不是本院提供的，不论是否存在误诊误治，凭借原掌握的证据施术，都应该按照术前掌握论据不足看待。曾经闻听过某医院按照外院提供的"直肠恶性黑色素瘤"病理诊断，给患者实施了破坏性手术，术后病理证实外院的内镜下活检病理结果误诊。身在基层的外科医生，享受不到综合性医院的全方位保护，就更需要靠认真细致的工作，不断强身健体，提高诊治水平，抵挡医疗风险，训练自己成为适应基层工作的出色医生。

因为条件不足，只能部分依靠提供的证据工作，就可能出现借鉴和依赖的两种结果。完全依赖外院提供的证据工作，不但对自己的提高起不到促进作用，反而限制住主动思维，难免产生消极等靠意识，影响到个人成长。借鉴指的是发现学习的线索，利用好外院提供的证据，启动临床思维，依据所掌握的临床证据分析相互之间是否吻合，外院提供的证据就成为自己知识中的一部分，取之有道，用之有理，就提升了诊治质量，远离了医疗安全隐患。

2. 敢于挑战自己　主管医生看到了外院提供的结肠镜和病理诊断结果后，第一反应是"坚信不疑",然而,事实上却没能够触诊到距离回盲部 10cm 的肿物,结果没有质疑外院提供的证据是否可靠,虽有不解,却只能被动接受,成为错误诊断的执行者。

如果没有升结肠的解剖变异,距离回盲部 10cm 的结肠癌恰好在最适宜触诊的右下腹部,或右侧腹部。再结合肿物的病史,对机体造成的显著影响,就不可能触诊不到。因为患者明显消瘦,腹壁相对柔软,理论上比较容易触诊肿物,会诊时轻而易举地就触诊到升结肠。此体征理应能够被主管医生捕获,引起对肿物部位的怀疑,结果因为平时对体征的检查不仔细,建立不起来足够的自信,不敢推翻结肠镜的诊断结果,也就人云亦云了。

假如,主管医生接待患者后,详细询问了病史,能够得出肿物存在时间相当长,对患者造成的危害相当重,肿物已经有了间断的局部出血,乃至于呈现了严重的慢性贫血,就可以意识到肿物的体积是可触及的。随后再看到外院提供的结肠镜和病理诊断,就必然想到结肠镜判断肿物位置不可靠,放弃关注结肠镜所见结果,进一步按照自己的分析推演肿物部位,结果可能就矫正了结肠镜所见。

3. 如何看待腹部 CT 平扫和增强影像　影像诊断医生一旦远离了患者的病史和体征,就很容易陷入诊断的盲区,如若再加上临床经验不足,所见到的病例和病种有限,误诊在所难免。临床医生必须不断学习影像诊断知识,使之成为自己的诊断武器,否则就抗拒不了对方的误诊,导致自己的误治。影像诊断技术分为使用设备技术和分析影像结果两部分,临床医生没有精力深入学习设备技术知识,但是,研读影像结果的难度不是很大。尤其外科医生掌握病史和体征,手术中能够核实影像结果,就在术前、术中、影像结果之间形成了完整的证据链,远远比影像诊断医生更容易在实践中学习,或者捷径更多。

以本患者为例,主管医生向影像诊断医生提供了"距离升结肠 10cm 部位的结肠镜

和结肠癌病理"结果,势必误导了影像诊断医生将关注的焦点集中到了没有肿瘤的部位,结果必然一无所获。影像诊断医生如若没有能力认知结肠镜检查的部位不准确,临床经验又没有能力确认结肠肝区的异常改变,就必然提供了"腹部 CT 平扫和增强检查未见异常"的结果。主管医生提供了误导影像诊断医生的申请报告,影像诊断医生提供了误导主管医生的"未见异常",都绕过了需要诊断的患者主体,搁置了起串联作用的病史和体征,再加上结肠镜诊断医生的误导,诊断结果就一塌糊涂了。

4. 基本功带来的馈赠值得珍惜　主管医生与会诊医生之间,如果没有这次接触,手术同样可以做,肿物同样可以被切除掉,一切皆风平浪静。主管医生得到的是成功的一次接诊经历,甚至更加促使其今后一如既往,照此办理。由于会诊医生的出现,冲击到主管医生的固有思维,工作模式,头脑中应该有所反思。

然而,一下子纠正基本功缺陷是不容易的。这是因为:①主管医生暴露出来的基本功缺失相当多,需要补课的知识广度和深度不少,尽管被会诊医生逐一提出,理解还需要过程;②主管医生自我要求意识决定了其接受指点的能力,利用观察手术的间隙,浏览了病历记录,结果病史记录内容非常简单,距离诊断结肠癌的框架差之甚远,病史收集不全,也就启动不了临床思维,不依靠物化诊断提供的依据难以工作,矫正起来就比较困难了;③右腹部体征的检查记录,明明写着"没有触及肿物",仍然没有引起警觉,反映的是放弃自我诊断要求,离开了精益求精,必然造成了诊断的模棱两可;④依赖于影像诊断报告,又没有事先对肿物大小的病理改变加以估计,见到"未见肿物"的报告后,没有质疑到"肿物到哪里去了",就命悬于结肠镜的报告结果,只能打哪算哪了;⑤手术医生术前并不是没有疑问,面对疑问没有拷问自己为什么,而是

带着疑问实施手术,是非常危险的,如此摸着石头过河,总有一天会出现误治,风险就与这次粗俗工作相联系了。会诊医生所获得的是丰富的阅历,享受到的是有滋有味的美感,术前接受了诊断的考验,术中体会到未知变已知,践行的是细致认真。

5. 慢性贫血按照急性大出血纠正　对于慢性贫血给予了大量输血是危险的措施。本患者合并高血压,术中血压难以控制,麻醉医生边处理,边不解到"这例患者的血压怎么这样不稳定",其实,未知术前大量输血的弊端。慢性失血患者已经适应了贫血状况,术前只要提升血色素到 9g/L 足矣。

临床工作中,因为没有详细询问出血病史,处理时只见检验数字就诊断为失血性贫血,甚至误以为到了严重程度,一下子投入了超患者需要血液量的例子不在少数。急性失血的贫血对外科手术构成威胁,超量输血同样带来术中危险却失于警惕,反映临床医生只知其一,不知其二;也属于基本功缺陷。

造成的原因仍然是不注意病史的采集,长期处于物化诊断的电脑替代临床诊断的人脑工作,数字医学替代客观分析和判断。

6. 临床思维决定了手术实施　本例患者的手术切口由术者设计,术前已经告知"手术切口尽量靠近上腹部",施术时术者示意了切口部位,接受了会诊医生确定的起止点,操作时术者仍然采取的是常规的右腹部探查切口,致使手术切口下极无谓多切开了 2cm。若将同样长度的手术切口向肋弓方向移位 2 厘米,手术操作或许更容易些。

手术切口忌讳过小,也没有必要过长,关键在于构思的合理。本例患者的右下腹部没有可触及的肿物,影像证据又反映位于右上腹部,手术切口理所应该要靠近右上腹部,同样体现的是操作的基本功。

忽视精益求精,就做不到分毫不差,手术就难说精致。给患者施术的背后寄托着患者的期盼,体现着手术医生的职业精神,敬重患

者到了奉若神明的程度,自然就有了无形的回馈,工作就心静如水,少了些浮躁,也就有了平安上班,安心回家。

切除肿物属于不得已的破坏性质,切莫因为破坏就大刀阔斧地操作,如果有了多破坏属于不当操作意识,就会按照手术学的告诫,分清层次,找到合理的缝隙,当多切毫不犹豫,当少切就不随意盲动。手术细节才是成功的精髓所在,否则也就没有了技能技巧高低之分了。

学无止境的思考,也是对临床教师的严格要求。

"有米下炊"写病历

一例患者,因住院期间病情逐渐加重而自动出院。检查了这份病历记录内容,认为有值得吸取的经验教训,适合于教学使用。为此,对这份病历做了适当的编写与文字修改,作为医疗带组教师,组织教学时使用。

1. 入院日期为 28 日 18 时 2 分,病史采集时间为 18 时 5 分,两者之间仅间隔了 3 分钟,为时间有误。

2. 病史陈述者为"患者家属和本人",患者 79 岁,但"神志清晰、言语清晰、流利,对答切题",按照病历书写规定,应该由患者本人陈述病史。

3. 现病史记录着"无明显周围放射痛",不符合放射痛的定义。放射痛的定义是:由于神经干、神经根或中枢神经系统内的感觉传导受到肿瘤、炎症、骨刺及椎间盘突出等造成的刺激或压迫可使疼痛沿着神经向末梢方向传导,以致在远离病变的受累神经分布区内出现疼痛。放射痛不可能出现在原有疼痛的周围。

4. 现病史中,开始介绍的是"3 月前无明显诱因出现上腹隐痛",没有具体的发生、发展、高潮,结尾的状况,只谈到有过上腹部隐痛。随后的病史为"上述症状发作频繁",是在前无因的基础上,也就必然造成后无果的

不清楚。

5. "2个月前，突发高热，体温最高达39.4℃"，凭空出世了"突然高热"，绕过了对高热患者必须追踪发热的全部过程，明确热型，再按照不规则热、稽留热、回归热、弛张热、波状热、间歇热等鉴别疾病。高热仅仅为症状之一，不可能没有相关的伴随症状。

6. "某中医院CT提示'腹部感染'"，人的腹部是指骨盆和胸部之间的身体部分，腹部感染包括腹壁感染、腹膜腔感染、实质脏器感染、空腔脏器感染等，影像诊断结论为"腹部感染"的用语罕见。如果属于外院的诊断报告有误，记录时只要使用了""区别，就可以与自己有效切割，否则的话，病历记录者则与对方一并视为不清楚。

7. 在某中医院"给予药物非手术治疗，腹痛缓解，体温恢复正常后出院"，然而在入住某中医院时，仅表现为"突发高热"，意为没有任何诱因，与没有腹痛症状吻合。按照系统病史分析，所谓的"突发"是病史被简化的产物，当时应该有腹部疼痛。疾病发展到了住院的程度，现病史中没有记录住院的累计时间，没有住院的病情演变，也就不可能获得疾病的病理生理改变特征。

8. 现病史接下来的记录为"其后体温反复升高，未超过38.7℃，药物处理后可恢复正常"，凭着病历记录的内容，分析不出有价值的结论。不清楚体温曲线，看不出疾病的演变节奏，不清楚高潮到什么位置，不清楚好转落到了哪里，不知道使用了什么药物使体温恢复到正常，现病史也就没有了被利用的价值。

9. "4天前夜间，休息时腹痛突然发作，程度剧烈，位于右上腹部，向腰背部放射，伴恶心未呕吐，症状一直未能完全缓解，来院住院"，是本次发病的重要原因，也只是记录到"右上腹痛突然出现，程度剧烈，向腰部放射"，没有记录到关键点：①疼痛性质是隐痛、胀痛、绞痛；②没有记录到程度剧烈的具体表

现，如大汗、呻吟、辗转反侧；③没有记录到每次疼痛的出现和消退，持续时间、间隔时间；④没有记录尿色、便色、皮肤是否黄染；⑤没有记录事关营养，水电平衡等内容；⑥没有记录是否发热；⑦没有记录病史4天内的基本状况。

10. 主诉时间为3个月，入院诊断为胆囊炎胆石症，既往史记录的是"胆囊结石病史1年，未治疗"，8个月内体重消瘦20kg，不清楚为什么将一年的胆石症病史做了3个月的切割。既往的胆囊结石病史仅表示结石的存在，更重要的是记录有症状结石，抑或无症状结石。

11. 过去史记录着"冠心病病史30余年，平素未系统治疗"，应视为住院后的危险因素之一，必须详细询问病史和诊断根据。

12. 患者述"血糖曾异常升高，糖尿病未确诊"，却没有记录高到了什么程度，什么时间段升高，为什么没有确诊。

13. 住院后首先记录的是主任查房，内容包括了"不排除胆囊肠管瘘的可能"，与住院诊断"胆囊积气"待查一脉相承。临床医生诊断疾病的思维规律，必须首先建立在病史和体征上，考虑胆囊肠管瘘时，需要掌握消化道异常通路的临床表现，按照常见和少见的规律逐一分析。

14. 如果我们知晓：①胆道积气综合征（简称气胆症）临床较为常见，通常是由于肠胆逆流和胆道感染引起的；②胆囊结石或胆总管结石压迫胃肠道而形成胆肠内瘘；③慢性消化性溃疡穿透至胆管或胆囊而形成内瘘后，胃肠道气体可经内瘘口逆流至胆囊或胆管内；④胆总管下端结石或炎症、壶腹部肿瘤等可引起奥迪括约肌松弛、僵硬或关闭不全，导致肠内气体逆流至胆管；⑤胆管炎或肝脓肿患者可因产气杆菌感染而产生气体，从而引起胆道积气。遇到气胆症患者，首先要了解病史中有无外力干扰胆管系统，病史中有无胆石性肠梗阻过程，在急性胆囊炎和胆石

症并存的基础上,首先考虑的是感染所致。气胆症为动态存在的"征",贵在住院后追踪胆囊积气是否始终存在,气体是否已经消失。

15. 住院后的第 4 天,为患者实施了排除消化管瘘的胃、肠内镜检查。病程记录的是"胃肠镜检查,消化管壁未见明显瘘口样结构",不清楚此胃肠镜检查的是什么部位。追踪病历记录后知道,给患者实施的是胃镜和肠镜,其实只要在胃与肠之间加上"、"就能够分清了。

16. 病程中记录着"务必首先征得主要亲属一致同意",医疗规定为直接与委托人沟通,没有义务征得主要亲属一致意见。正因为没有按照委托人权利和义务的规定执行,病历中反复出现家属内部不统一的文字记录,就使主管医生十分被动了。

17. 病例讨论时,没有直接提出"胆道积气综合征"的诊断,就有可能少了必要的鉴别诊断,工作重心选择了少见病因,致使诊断过程走了弯路。讨论时,首次提出心肺功能不足的证据,首次提出肺气肿、慢性支气管炎、低氧血症,上述均未反映在系统病程中,暴露了管理患者的粗疏。没有掌握既往史中血糖异常升高,也就难以及时定性和解释体重减轻的原因。

18. 病例讨论之后的呼吸科会诊建议复查肺功能,心内科会诊建议复查心肌梗死三项,BNP_2,如果此前未能实施,则属于漏缺,需要检查则耽搁了手术时机。麻醉科会诊,首次提出"双下肢水肿",事先没有被主管医生发现也是不妥的。决定治疗的科内会诊前,理应做好充分准备,科内会诊后才决定请三个科室会诊,就不如组织院内会诊。

19. 近日病程记录着"全身皮肤黏膜无黄染,巩膜轻度黄染",同一天主任查房内容记录着"出现轻度黄染",却没有记录患者尿的颜色和大便颜色。79 岁高龄患者住院后没有任何病程中记录过生命体征的脉搏、呼吸、体温、血压,唯一一次有血压记录的是麻醉科,该次血压还是不正常的 90/50mmHg。胆系感染的患者病程中,没有记录过一次体温。慢性支气管炎,肺气肿的患者没有记录过一次呼吸频率。

20. 术前小结中首次出现了"胆总管下端结石、胆管炎、梗阻性黄疸"的记录,就已经构成了梗阻性胆管炎的诊断,更何况已经于一天前的主任查房时就肯定了梗阻性黄疸,还记录着家属表示"知情同意手术",并且还决定首先行 ERCP 解除胆管梗阻,结果却另有决定:"完善沟通及各项准备工作,密切观察病情变化",错失了切断恶性循环的机会。

21. 距离主任查房的 35 个小时后,出现了第一次发热记录,体温 38.4℃(诉求书中记录的是 40℃),结合梗阻性胆管炎的诊断,此时已经进入急性化脓性梗阻性胆管炎阶段,此发热为急症手术的"信号灯",是告诫临床医生务必急症手术的警示体征,病历中没有及时明确"急性化脓性梗阻性胆管炎"的急重症诊断,却出现了"发热不作为禁忌证",主张"给予降温、抗炎对症治疗,控制感染",甚至记录着"拟明日实施 ERCP 手术"。

22. 没有按照急症手术的规定,记录手术开始和结束时间,没有记录手术过程中的生命体征状况,没有记录手术标本的去向,没有记录手术后果的告知,没有告知手术后的具体风险,很容易被患者方指责认知疾病不到位。

23. 诉求书记录着"某日,术后近 20 小时的时间里,患者始终昏迷,前期左右翻身,烦躁不安,后期昏迷不醒,呼之不应,鼻胆管引流不畅,血压基本在 40~70mmHg"。反观某日 13 时 55 分的手术记录中,没有结束手术时的血压,没有记录返回病房后的血压。某日 17 时 30 分的术后小结记录中,没有记录血压情况。某日 21 时 10 分的记录中,"心率 68 次/分,心律失常,血压 74/43mmHg,呼吸 10 次/分,血氧饱和度波动在 89%~94%,没有给出明确诊断。

24. 请心内科会诊后，患者血压维持在约 100/50mmHg（仅一个血压测值，不能称为"之间"）。血氧饱和度波动在 82%～91%（数值反映不如处理之前）。心率为 66～72 次/分，心律失常。呼吸 10～14 次/分。同样没有会诊以后的生命体征记录。

25. 某日 09 时 50 分的记录为"突然出现呼吸减慢，呈缺氧表现，脉搏细速，意识不清，呼之不应，双侧瞳孔等大等圆，直径约 4mm：4mm，对光反应迟钝，考虑急性心力衰竭和呼吸衰竭。"实际情况是，在此之前就已经存在呼吸频率异常，呼吸频率减慢非"突然出现"。记录为突然出现，就有观察不细之虞。

26. 转入 ICU 病房后的转入诊断与转出诊断相差甚远。转入诊断包括新增诊断的"脓毒症休克""重度脓毒症""重症肺炎""乳酸性酸中毒合并呼吸性碱中毒""心功能由三级降低为四级""高钾血症""肾衰竭""低蛋白血症""凝血功能障碍"。这些诊断反映了重症急性梗阻性化脓性胆管炎的存在、潜在疾病的后放效应、已经进入不可逆的结局。临床医生务必养成科室间沟通意识，避免转入和转出诊断相差甚远，否则就必然构成错误诊断、漏误诊断、延误诊断、程度判断错误、性质判断错误等误诊。

27. 患者家属决定自动出院。通过一份病历的质量检查，发现存在的问题，就为今后的工作铺平了道路。病历书写规定的根据是核心医疗制度，离开了核心医疗制度就容易将自己暴露在医疗风险之中。

病历是把双刃剑，这把剑靠知识底蕴和基本功磨砺，有了书写病历的资本就能够游刃有余地面对复杂多变的疾病，高质量的诊治能力就保护了自己。病历制作的不精不细，坚固的医疗安全防线就被管涌突破，轻则自愧瑕疵，重则溃堤。

病历书写必须有下炊之米，需要与疾病对话，借助书本知识唤醒头脑中的既往积淀，

靠患者提供的线索实现理论与实践的结合，就不枉费病历书写的精力和体力付出。绕过注意力、观察力、记忆力、理解力、分析力和逻辑思维推理能力，粗制滥造了不合格的病历，无异于浪费了宝贵的机遇和时间，不但没有赚到所得，还陷自己于被动，就得不偿失了。

"病史草率"临管涌

就以下一份病历记录的内容展开论述，训练学生对病史的询问。

原始的病历记录如下。

"1. 患者男性，74 岁。

2. 主诉：'腹痛，停止排便排气 6 天'。

3. 现病史：'患者于入院前 6 天出现腹痛，停止排便排气。偶有恶心，无呕吐。无寒战、发热。无头痛、头晕，无心悸、胸闷、憋气，无咳嗽、咳痰，无皮肤巩膜黄染等症状。'

4. 专科情况：'腹部膨隆，未见胃肠型及蠕动波，腹壁未见静脉曲张，全腹软，脐周压痛。无反跳痛及肌紧张，未扪及包块，墨菲征（一），肝未触及，脾肋下未触及，肝脾区无叩痛，移动性浊音（一），肠鸣音 7 次/分。双肾区无压痛及叩击痛。肛门及外生殖器未查。'

5. 检验及其他检查：'无。'

6. 初步印象：'①完全肠梗阻；②结肠癌。'"

纵观现病史，关键词为"6 天、停止、排便排气、偶有恶心"就完成了完全性肠梗阻，结肠癌的病情记录，精简到了没有内容。

诊断肠梗阻必须满足 4 个要件，即高位抑或低位、完全抑或不完全、单纯抑或绞窄、功能抑或器质，否则就无从分析病理改变。最简单的肠梗阻诊断也离不开"痛、呕、胀、闭"，问诊没有问出"腹胀"。

为了说明病历究竟缺少了多少内容，在这里按照结肠癌导致肠梗阻的必问内容，对比以下内容。

1. 结肠癌属于进展性质的疾病，本患者仅提供了 6 天的病史，当属于无症状梗阻性

结肠癌,临床少见。不知道既往是否还有可需要询问的经过。

2. 结肠癌发生肠梗阻,是缓慢出现的,还是突然出现的?

3. 腹部出现了腹痛,究竟是什么性质?

4. 腹痛的态势是逐渐进展的,逐渐减轻的,还是顿挫出现的?

5. 腹痛的具体部位,是属于小肠性疼痛,还是大肠性疼痛?

6. 疼痛的位置固定,还是变换部位的?

7. 疼痛的出现有无诱因?

8. 疼痛出现后,有没有设法缓解的措施?

9. 腹痛是否影响了进食?

10. 结肠癌造成的肠梗阻出现和存在的具体时间是多长?

11. 排便和排气停止之前的粪便情况和排便情况如何?

12. 恶心出现的时间在停止排气和排便之前,还是之后?

13. 恶心的程度,与腹痛之间的关系如何?

14. 6天之内有无周身中毒反应?

15. 既往患者曾否发现腹部包块?

16. 发病前后,有无消瘦和乏力?

17. 结肠癌有无侵犯周围的症状,如泌尿系统等?

18. 有无结肠癌远处转移的症状?

19. 有无消化道慢性出血的症状,有无肠道慢性炎症的症状?

20. 家族中有无家族性息肉病,或类似病史者?

以上仅仅是结肠癌导致肠梗阻,而且是没有发生绞窄的病史询问内容。没有询问就不可能激活逻辑思维推理过程,疾病诊断就只能拱手交给了"物化诊断"的检验和影像诊断了。

病史没有询问出来,体格检查除了腹部膨隆、脐周压痛之外,没有任何闭襻性肠梗阻的证据,就不清楚诊断的推导过程了。

已经诊断为结肠癌了,消化道肿物转移有四个途径,其中就包括了细胞脱落转移和种植转移,专科情况岂能不肛指检查直肠和直肠周围。

右半结肠癌和左半结肠癌分属于胎生阶段中肠和后肠,虽然都称为结肠,症状却有所区别,因此诊断必须区分左半结肠和右半结肠。

体格检查记录,患者的血压为150/70mmHg,脉压超过了60mmHg,已经属于异常表现,应该引起对心脏疾病的高度注意,结果没有给予重视。

已经诊断为"完全肠梗阻",接诊后没有实施胃肠减压,究竟有没有完全肠梗阻?

一位上级医生指示"行肠镜检查",一位上级医生转天指示"拟行手术,行术前准备",丝毫看不出"完全肠梗阻"的诊断迹象。两位上级医生都没有涉及肠梗阻,是为什么?

肠镜检查结果为"内镜插入距肛缘30cm处,黏膜肿胀隆起,色泽暗红质硬,致肠腔狭窄,内镜不能通过。余所见黏膜光整,血管纹理清晰",结果并没有发现肿物,没有记录取活检组织,怎么能够诊断为"结肠癌"?

病理诊断为"左半结肠长14cm,距一侧断端4.5cm、另一侧断端6.5cm,黏膜面见一大小4cm×4cm×2.5cm环周生长溃疡型肿物,堵塞肠腔。结合镜下观察,诊断左半结肠溃疡型中分化腺癌,侵及浆膜外脂肪组织,上下切缘均未见癌浸润。肠系膜淋巴结可见癌浸润(3/4)。肠系膜下动脉根部淋巴结检,见一枚呈反应性增生。结肠息肉符合腺瘤性息肉。

经一事长一智,不断总结临床过程,汲取其中的养料,是很好的学习方法。

"病情简介"存质疑

科室组织病例讨论时,主管医生提供了以下病情简介,暴露出较多问题。需要主管医生分析缺陷原因,并在工作中引起重视。随后向实习医生们做了细致的分析。

1. 病情简介内容　患者女性,61 岁,主因"间断腹胀 1 个月余,加重伴恶心,呕吐 1 周"经门诊以"结肠癌伴梗阻"住院。

患者于入院前 1 个月余,无明显诱因出现间断腹胀,以脐周为甚,于进食后加重,排便后有缓解,无腹痛、反酸、嗳气,无恶心、呕吐,无胸闷、憋气,无头晕、头痛,无咳嗽、咳痰,无寒战、发热,无尿频、尿急、尿痛等。当时服用"越鞠保和丸"治疗有好转。于入院前一周出现症状加重,伴有恶心、呕吐,4～5 次/日,呕吐物为胃内容物,无鲜血及咖啡样物质,量具体不详,呕吐后腹胀有缓解,并伴有排气不畅。一周前就诊于我院,给予中药治疗(具体不详),未见好转。4 天前再次就诊于我院,行立位腹平片示肠梗阻、腰椎骨质增生。腹部彩超示肝内多发实性肿物(考虑肝转移),胆、胰、脾未见明显异常,腹水,就诊于我院消化内科,给予抑酸、补液、灌肠治疗,患者自动出院。出院后腹胀明显,无排气、排便,晨起呕吐 1 次,以胃内容物为主,无呕血,伴低热,体温 37.5℃,无明显腹痛。为进一步治疗收入我科。

查体:腹稍膨胀,全腹软,无肌紧张和反跳痛,右上腹部压痛明显,右下腹轻微压痛,未扪及明显包块,墨菲征阴性,肝肋缘下未触及,脾未触及,移动性浊音阴性。肝区叩痛阳性,双肾区无叩击痛。肠鸣音减弱,未闻及气过水声。

诊断:结肠癌伴肠梗阻、肝转移癌、脾转移癌、肝功能异常、腹水、盆腔积液、双肺炎症、心肌缺血。

辅助检查:①心电图(消化内科)窦性心动过速,心肌缺血;②结肠镜(消化内科)结肠占位,病理未回报;③腹部彩超(消化内科)肝内多发实性肿物(考虑肝转移癌),腹水;④胸部 CT 平扫(消化内科)双肺轻度炎症,双肺轻度钙化灶,心包少量积液,动脉硬化,胸椎

骨质增生;⑤上腹部 CT 平扫及增强检查(消化内科)回盲部及升结肠占位,考虑结肠癌,肠梗阻,肝脏多发转移瘤,考虑脾转移瘤,腹腔及腹膜后多发淋巴结肿大,腹水,动脉硬化,腰椎骨质增生,腰$_1$ 椎体轻度楔形变;⑥盆腔 CT 平扫及增强检查(消化内科)肠梗阻,盆腔积液,双侧骶髂关节退行性改变;⑦肺功能提示中度弥散障碍,残气功能中度;⑧血常规检查,血红蛋白 108g/L,血细胞比容 32.7%,血小板 219×10^9/L,白细胞 9.93$\times10^9$/L,中性粒细胞百分比 82.1%;⑨消化肿瘤检查,甲胎蛋白 1.22ng/ml,癌胚抗原 95.92ng/ml,铁蛋白 724.55ng/ml,糖类抗原 19-9 3.45U/ml,鳞状细胞相关抗原 0.2ng/ml,糖类抗原 72-4 1.9U/ml;⑩谷丙转氨酶 43U/L,谷草转氨酶 30U/L,尿酸 119μmol/L,血钾 3.7mmol/L,白蛋白 33.3g/L,血钙 2.1mmol/L。

治疗:现暂给予完善术前准备、禁食水、胃肠减压、抗炎补液治疗。

讨论目的:是否适合手术治疗,选用哪种手术方式。

2. 病情简介中暴露的知识缺陷　这份病情简介中,暴露了主管医生对患者的疾病并不十分清楚,还有很多未能够破解的疑问,丢失了疾病的精华,付出的劳动就少了意义,脱离了临床就寻觅不到应有的收益,这对于年轻医生是十分可怕的。暂且不涉及疾病深层次知识,仅就书面文字提出以下质疑。

(1)结肠癌的发病特点,是否为"间断腹胀"?

落笔这样的现病史和主诉时,头脑中是否考虑过腹胀的鉴别诊断与结肠癌的典型表现?如果腹胀为结肠癌的症状之一,结肠癌应该处于什么部位和什么病理状态?右半结肠癌一旦出现腹胀,会在疾病的哪个阶段?

依照同样的道理呕吐一周,也需要在反流性呕吐、发射性呕吐、中枢性呕吐做鉴别。

(2)"无明显诱因出现间断腹胀",是否真

实可靠？

确实有的结肠癌缺少临床症状，而本患者是有症状的。落笔"无诱因"之前，都询问过哪些诱因，结肠癌的诱因都有哪些，是不是逐一询问过？

排便习惯改变和大便性状改变是右半结肠癌的早期表现，现病史中没有涉及有无这样的症状，也就不可能再谈诱因了。

现病史中谈到"腹胀于进食后加重"，进食就成为腹胀的诱发因素，与无明显诱因拮抗。

（3）描述恶性肿瘤的病史，必须有肿瘤与恶性的基本特征，就需要搞清楚间断腹胀是停顿着的，还是进展中的。长达一个月的时间段内，腹胀部位、程度、性质、发作时间的长短、缓解因素等必须符合肿瘤特点，否则只给了"间断"二字，无从判断究竟是什么原因引起的。离开了疾病推导证据，病史也就少了很多意义。

（4）"1 周前出现症状加重"是患者口语的反映。间断 1 个月的腹胀都没有说清楚规律和程度，所谓的加重就没有了基础。病史记录的是事实，而不是印象，腹胀和呕吐都没有具体事实表现，采集到的病史也就成为印象，印象只能是患者表述，主管医生必须透过现象看到本质，否则采集病史就太粗疏了。

（5）"呕吐量不详"是绝对不允许的：呕吐量是判断肠梗阻的重要证据，是区分反射性与中枢性呕吐的分水岭。临床能够诊断肠梗阻，就更需要判断此时的呕吐是否为反射性，与肿瘤相联系就需要警惕颅脑的转移。

一位 61 岁女性，不可能不清楚呕吐的量是多少，一定能够回答一周之内呕吐过多少次，每次的呕吐量是多少，呕吐的演变态势如何。按照一般规律分析，只可能有"不详"的医生，不可能有"不详"的患者。这就必须质疑主管医生是否询问了。如果没有询问，就足以判断主管医生没有考虑呕吐对诊断的重要意义。

（6）患者已经被诊断为肠梗阻，肠梗阻的典型症状为"痛、呕、胀、闭"，住院时都出现了呕吐，病史中却仍记录着"无明显腹痛"。离开了腹痛症状，肠梗阻的诊断就难以成立，这应该是主管医生必须知道的，落笔时对"无明显腹痛"究竟都考虑了什么，需要反思。

（7）落笔"腹稍膨隆"时，是否考虑过腹部膨隆分为上腹部膨隆，下腹部膨隆，半侧腹部膨隆，结肠膨隆，全腹部膨隆。落笔"肠梗阻诊断时"必须重视腹部有无"胃肠型和蠕动波"，腹腔内有"无振水音"，腹部叩诊鼓音的范围和程度。肠梗阻时"肠鸣音减弱"反映的是什么病理改变。

（8）落笔"移动性浊音阴性"时，是否考虑过影像学检查已经告诉了"腹腔、盆腔积液"，如果事先检查确实没有发现移动性浊音，看到影像学提示了，也应该补充检查，并且一定被发现。仍然记录着"阴性"，就只能被解释为没有检查，或者检查了也没还能发现。

（9）盲肠和升结肠癌的早期就可能出现体重减轻和乏力，都到了肠梗阻的程度，不能没有这样的记录。要求主管医生必须记录的目的，是避免今后漏误早期表现。

（10）诊断中提到了"脾转移癌"，根据应该是靠影像诊断所提供。影像诊断提供的是"考虑脾转移癌"，对肝脏提示的"多发转移癌"，其含义是不同的。影像诊断的"考虑"表示的是二级诊断，即"还不能确定是，但是很可能是"，对肝脏的诊断则是一级诊断。主管医生放弃了"考虑"，势必经过自己的独立思考，属于明确诊断，就有了误诊之嫌。

（11）"肝功能异常"能否作为临床印象诊断？

就跟白细胞升高一样，肝功能异常不能作为独立诊断。因为有肝脏肿瘤转移，尽管肿瘤不会直接导致肝功能损害，腹水未必与肝脏直接联系，但是未必毫无关系，既往史和现病史中缺少了相关信息，也许难以分析，就需要提供更多的现病史和既往史。

（12）肠梗阻诊断名下，必须包括"高位抑或低位""完全抑或不完全""单纯抑或绞窄""器质抑或功能"的病理判断，离开了如此重要的诊断要件，也就无从分析手术时机，具体手术方式了。

（13）结肠癌到了肠梗阻程度，需要分析的内容非常多，增加了腹水因素就更复杂，加上了肝转移，考虑的脾转移，腹腔淋巴结肿大且多发，就给分析手术带来很多未知数，病史如此简单和粗疏，就根本无法分析了。

（14）如果属于急症手术，主管医生可以采信前次住院的检查结果。如果允许术前准备的，就必须掌握有可能变化着的第一手证据，包括心电图、肺功能、心功能。当有心包积液时，尽管少量，也必须进一步检查。因为涉及手术的范围，腹水，机体状况，手术后并发症的机会多，出院时间的不可预测，就需要警惕心脏与肺部并发症，下肢静脉并发症等相应的检查，未雨绸缪的检查就不可或缺。否则发生医患纠纷就有被指责的风险。

3. 必要的话　仅就这部分内容，不难看出其中的性质所属，归根结底是没有深入到疾病本质。做了不少劳力性工作，只是费了体力，头脑中填补不上知识空缺，就变成了傻卖力气，知识分子就变成了劳工，刻薄些就是科室的"打工仔"，这是亲者痛的现象。

科室提供的是工作平台，科室主任和上级医生盼望着的是"成才"，自己必须争取到的是"竞争能力"。走在前面的医生无需考虑后来者居上，因为差得很远，后来者无需盼着竞争居上，因为前者站得就不高，这就带来了科室不稳定的潜在因素，即今后中年医生之间的激烈竞争，互不服气，受到损失的是今天的主管医生。

学习离不开临床实践，所谓的实践就是点滴工作。采集病史离不开书本知识，病史远离着书本告诫，就成了无源之水，不通过工作学习书本知识，也就无从谈到实践促进自己成长，经验也就接近不了自己。

病情简介暴露出来的问题，绝非小事，必须猛击一掌，引起高度重视。这一击是张着五指打过来的，既打脸，又打脑，还打心，打既往，打明天。病史采集是入门阶段必须掌握的，分析病历是经过一段时间训练出来的，敢于交出不合格的资料，就必须挨打，甚至遭到责骂，是因为没有深入学习，对自己的要求太松了。这一掌还是替主管医生父母打的，替配偶打的，甚至替后代打的，是因为不争气。

少壮时代的努力是艰辛的，绝不可能一蹴而就，在前进的路上需要恩师严格管教，管教的目的是促进，促进需要内因始动，一切离不开剖析自己。

"抓住体征"白线疝

利用白线疝的体征特点，陪伴实习学生询问病史，由开始觉得没什么可询问的，到越问越觉得有问头，问诊的思路不断展开。实习学生中，由开始没有人主动询问，到后来的争先恐后，积极性被调动起来。

1. 询问到的病史

（1）患者男性，23岁，在4～5个月前，开始发现上腹部的腹腔内异常。

（2）觉有似乎像球形的肿物在肚脐以上，左右移动。

（3）左右移动距离，以正中线为中心，不超过12cm。

（4）感觉肿物移动的时间为几秒钟，大约不超过两个回合。

（5）出现肿物后，能够感觉到腹腔内有咕噜声，不响亮，声音随肿物消失而消失。

（6）不伴有腹部疼痛，不恶心，不呕吐，不便后续的大便改变。

（7）不发热，不消瘦。

（8）每次均出现在仰卧位时，必须腹部充分放松出现，夜间多于白天。

（9）几乎每天出现一次，唯有一次上午出现后，下午又出现一次。

（10）从来没有在站立、坐位、劳动时

出现。

（11）近一个月发现，丘状肿物出现在腹部浅层，最大直径在 3cm，仍只在仰卧位，且腹部必须放松时。

（12）能够见到腹部局部膨出，以正中线为中心，不超过周围 4cm 范围内，稍推腹部立即消失，且无阻力，触碰时感觉很软。

（13）随着膨出，伴有咕噜声。

（14）从来没有局部疼痛。

（15）14 个月前接受了剖宫产手术，此前从来没有过类似症状。

（16）没有腹部外伤史。

2. 进入腹部查体阶段

（1）腹部听诊：肠鸣音无高调和气过水声。

（2）腹部望诊：正常腹型，腹式呼吸存在，未见局部异常隆起，脐孔深陷。见"帝王切口"长度 14cm，一期愈合瘢痕。嘱患者抬头后腹肌紧张，见白线部位的宽度增加，未见白线部位局部膨出。嘱患者屏气、吐气后，未见腹部异常隆起和凹陷。左右腹直肌张力对称。

（3）浅部触诊时，腹部软，未触及腹壁浅层软组织肿物。各部位肌张力对称，未触及腹壁局部缺损，沿着腹直肌外缘无凹陷。深部触诊时未触及肿物，境界触诊时未触及肝脾。

（4）嘱患者抬头，腹直肌高度紧张后，可以触及距离脐上 5cm 部位的腹白线上局部凹陷，直径约 1cm，轻微触痛。

3. 结合病史分析

（1）肯定存在与腹腔内部有关的腹膜外可复性肿物。

（2）根据疝的定义，可以追踪到腹壁疝，否则不可能有腹腔内容物膨出来。

（3）膨出物为肠管。

（4）局部凹陷部位为疝孔，没有疝包被。

"腹部触诊"九连环

对肿物的触诊共有九项内容，即部位、形状、大小、边缘、表面、质地、活动度、压痛、搏动。通过触诊获得证据，进一步鉴别肿物的性质，如肿瘤、炎症、畸形等，再辅以其他诊断手段的支持，就提高了临床诊断率。

例如：病房收治了一例 90 岁，男性患者，病史叙述能力相当差，家属介绍的病史时间只有几天，症状介绍的内容距离诊断需要相差很远，就给诊断疾病造成了困难。在这种情况下，主管医生主动发现了腹腔内包块，通过对肿物的触诊，局限了疾病范围，就为下一步的深入诊断提供了方向。

1. 该主管医生就是按照肿物触诊的规律，对实习学生做了示教。

（1）部位：肿物位于右下腹部，肿物中心于右侧锁骨中线与髂前上棘的交点，肿物表面距离前腹膜约 1.5cm。

（2）形状：呈不规则的椭圆形。

（3）大小：约 8cm×7cm×8cm。

（4）边缘：能够触及肿物的表面和右外侧部分，上界触诊不清楚，下界和内侧界受腹直肌影响，触诊不清楚。

（5）表面：肿物体表侧的表面不光滑，似觉有肠管样组织覆盖，外侧界表面较光滑，其余部分触诊不清楚。

（6）质地：触诊肿物整体感觉硬韧，没有波动感。

（7）活动度：肿物基底似能够稍微被推动，但是移动度有限。

（8）压痛：轻按肿物可以耐受，重压后有疼痛反应。不伴有肌紧张和反跳痛。

（9）搏动：未触及肿物有搏动。

2. 根据以上触诊所见，可以判断如下。

（1）肿物位于腹腔内，非腹膜后。

（2）按照家属提供的病史之短，肿物体积相对较大，首先考虑的是阑尾周围脓肿，性质当属炎症类。阑尾周围脓肿分为两种类型，一种是大量脓汁集聚，即所谓的"脓包"，一种是少量渗出被周围器官所"包裹"。脓包的特点是球形、有张力和波动、因与周围关系密切而难有移动性。包裹的特点是形状不甚规则，张力低，没有波动，同样少能移动。故凭借触诊感觉，基本上排除了阑尾周围脓肿。

（3）本例腹腔占位的特点为占据右下腹部，与后腹膜的关系不密切，有清楚的边界，略有移动度，质地较硬韧，缺少炎症反应佐证，因此更支持肿瘤的诊断。

（4）尽管患者反映病史能力有限，临床观察现象告诉我们缺少"痛、呕、胀、闭"症状，没有提供消化道的其他反应，说明肿物没有造成消化道完全梗阻，难以用小肠肿物解释。大网膜肿物的特点是有相当大的移动度，与本病不发生鉴别关系。

（5）右下腹部占位，尤其高龄患者，必须首先排除结肠癌。

3. 进一步的检查如下。

（1）立位腹平片：立位腹平片是传统的检查手段，有助于了解肿物与肠管之间的关系。

（2）局部超声检查：判断肿物是否为囊性，获取鉴别阑尾周围脓肿的证据。

（3）腹部 CT 平扫和增强检查，有助于了解肿物特征，与周围关系。

（4）肠镜检查，有助于判断盲肠是否受累，抑或是结肠肿物。获得病历资料。

"腹部叩诊"定标准

临床实习的教学目的是提高学生获得知识的效果，使学生养成良好的工作习惯，建立科学的临床思维。临床实习是学生走向工作岗位前非常重要的训练阶段，今后工作的好坏很大程度受制实习阶段的基本功的培养。

对实习学生的量化考核方法很多，常采用的方法有通过问答题、口试题、标准命题、论文、模拟或追踪等途径考核学生的素质和能力。理论考试比较容易，实践能力考试相对困难，临床操作能力的考核尤其困难。

以腹部叩诊为例，很多医生包括有一定工作经验的临床医生，对腹部叩诊不重视，仅通过触诊和听诊就做出疾病的诊断、对腹部叩诊技术掌握得不规范，甚至出现叩诊操作手法错误的现象。

为此我们设计了"腹部叩诊"专题教学及其追踪效果的科研工作。

腹部叩诊是临床使用率非常高的物理检查手段，通过叩诊出现的鼓音、实音差别辅助判断腹腔内部的病理改变。与胸部叩诊相比较腹部叩诊所产生的声音差别相对较少，境界要求不十分精确，不论健康人或患者均存在客观体征，便于大面积试验。腹部叩诊不同于胸部叩诊的是，胸部叩诊时，左手的手指放在胸廓部位，得到胸廓的支撑，腹部叩诊的左手需要放在更有弹性和相对柔软的腹壁上，更能直观地检查学生左手的放置和施有一定压力的技巧。同时能通过叩诊的部位、顺序，叩诊声音的音质和音量、叩诊间隔的时间、节律、重复次数给予科学的评价，通过量化指标做出分析。

有了这样的基本构思以后，我们对在院实习的所有学生进行了专题的"腹部叩诊"授课，讲解了腹部叩诊的目的、声音产生机制、声音改变与病理变化的关系、叩诊对左手的要求，叩诊对右手的要求，叩诊对双手配合的要求及判断叩诊效果的标准。教师进行了叩诊的分解动作示范，学生随着教师集体展示了叩诊的动作，除此之外，教师还对每位学生逐一作了动作示范，纠正了缺点和错误。在教学现场，由教师暗自挑选优、良、差各三名学生，在教师身上实施叩诊，由教师口述叩诊质量，指导学生的操作手法，学生们边观察边体会，直到效果满意为止。随后在教师的观察下，学生们进行了分组演练，课堂教学效果应该是满意的。于是我们将本次课堂上演示的叩诊方法和质量标准规定为满分。

腹部叩诊的目的是得到叩诊的声音，操作技巧是得到声音的途径和手段，为了便于统计,取分标准如下:①左手两分,包括:中指以外的四指翘起一分,中指的按压力度一分。②右手五分,包括:腕轴动作自如一分,指关节动作合理一分,叩击力度适中一分,叩击节律合理一分,叩诊三次连续动作为一组一分。③比较意识一分。④选位意识一分。

"腹腔肿物"如探囊

诊断腹腔肿物后,还需要了解肿物的可移动程度,有助于手术方案的设计,提高诊断率和诊治工作的质量。

见实习阶段,各级老师都告诫掌握体征的重要性,心里知道不等于就建立了高度的认知意识。一次遇到了门脉高压症的脾切除手术,就因为术前没有嘱患者右侧卧位检查,错失了脾脏与周围粘连的了解,手术中发生了难以控制的大出血。经此"一朝被蛇咬"的深刻教训,再也不敢放松对腹腔肿物移动程度的检查。

靠触摸腹腔肿物的部位、形状、大小、边缘、质地、压痛、搏动,再加上移动度的检查,确实提高了诊断的可靠性。

1. 假如腹腔内的肿物有相当大的移动度,思维很快就集中到了大网膜、肠系膜、卵巢囊肿、游走肾。再通过肿物上下移动度的比较,也就不难鉴别肠系膜囊肿和卵巢囊肿了。

2. 一次外出会诊,主管医生考虑右下腹部肿物的诊断为阑尾周围脓肿。触诊检查时,发现肿物近似不规则的椭圆形,边界清楚,表面呈小结节状,质地硬韧,不伴压痛,更重要的是基底有移动度,病史也不支持炎症结果。于是,向主管医生解释了体征所见,被对方所接受的理由主要是肿物的移动度。

3. 曾经诊断一例胃肿瘤,仰卧位时可以触及突出于腹腔的肿物边缘,而且有一定的移动程度,估计手术切除的问题不大。开腹后发现肿物位于下垂胃的幽门附近,推移肿物的位置,竟能够到达患者的脐部附近。假

如手术前嘱患者坐位检查,整个肿物将被握于手中,术前就不是估计能够切除,而是一定能够切除了。

4. 一次检查患者的上腹部肿物后,嘱患者膝胸卧位检查,肿物随体位变换后的触诊更加容易,由此判断肿物与胰腺关系不密切,弥补了仰卧位检查的腹部 CT 的判断不足,估计手术操作难度不大,设计的手术切口无须很大。

5. 曾有一例盆腔占位病例,靠腹腔方向触诊似乎觉得位置固定,嘱患者膀胱截石位、左侧卧位、右侧卧位、膝胸卧位检查,结合三合诊,既了解了与直肠的关系,又掌握了肿物尚有一定的活动度,就增强了手术前的信心。

6. 由于有了主动的发现意识,检查肿物时务必变换体位,包括了仰卧位,膝胸卧位,左侧位和右侧位,再结合该部位的解剖结构,综合病史的掌握,久而久之,分析病历的思路清晰,表态的自信心明显增强。

临床工作的特点是疾病的本质固定,病史和体征固定,能否发现疾病的特点,很大程度上取决于主管医生的捕捉能力。患者的腹腔肿物就摆在那里,发现了移动程度就帮助了诊断。变换体位检查肿物很容易,没有特殊的技术,检查了就知道,忽视了就远离了对疾病的理解。

"世上无难事",尤其体现在对腹腔肿物的触诊上。"只要有心人"告诫我们一定要提醒自己规范检查,尝到了甜头就习以为常到必不缺少。

"临床判断"腹水量

实习医生既没有实践阅历,对物理诊断技术也不娴熟,很容易接受辅助诊断的报告内容,忽视临床检查与书本知识,这是临床教师必须时刻警惕,反复提醒的教学内容。曾经有一次针对腹水检查,讲述了超声诊断腹水的以下内容。

鉴定腹水量的方法很多,最可靠的鉴定

方法是借助开腹,或者腹腔引流,收集腹水后计量,除此之外只能归类于估算了。影像学的超声和腹部 CT 都在试图精准测量腹水量,推荐了很多方法,目的是突破两大影响因素,即腹腔内既有实质性脏器,也有含低比重空气的空腔脏器,致使腹腔积液的积存高度不在同一水平面上,另外的影响因素是受到腰椎、骶椎、尾椎影响,在体后侧形成了二十余个隐窝,致使腹腔内液体的底部高低有错,被不均匀分布。如果再加上体位影响液体流动,体内结构、含气脏器影响超声检查,CT 检查不便于随时观察等不利因素,决定了靠器械定量腹水未必准确。

超声定性腹水比较可靠,定量腹水有难度。常用诊断腹水量的标准为"测量腹水的前后径 2~3cm 的为少量,5~6cm 的为中量,8~10cm 的为大量"基本上被超声医生认可。认真研读就会发现,这样的标准中没有明确在什么部位测量,忽略了盆腔位置最低、肝脏周围和脾脏周围的位置高于双侧髂窝,周围肠管对检查的影响。另外,在"少、中、大"的区分中间,跨越了 3~5cm 和 6~8cm 的中间地带,就已经告诉我们超声定量腹水仅仅是非常粗略的"划界",说明超声判断腹水量的可靠性不高。

根据临床观察,影响超声探查准确性的因素包括:①受到脊柱弯曲的影响,肝脏和脾脏周围,盆腔和左右髂窝的积液量存在显著差别;②患者的体位稍微向一侧倾斜,就可以使腹水明显移动;③加压超声探头力度,可以驱使腹腔内液体流动;④肠管胀气可以使局部的积液减少;⑤肠蠕动影响积液分布等。正因为如此,也就有了依靠腹水指数,四维超声检查腹水量的多种措施,替代当前不甚可信的腹水量测定。

腹水分为漏出液和渗出液,漏出液允许与机体共存,腹水量的多少反映的是原发病的严重程度,引流腹水的主要目的是减轻腹胀,引流液越多改善腹胀的症状越明显,引流

腹水时要格外注意对循环功能的影响,以及后续的内环境紊乱。炎性腹水为致病因素,在腹腔内停留时间越长就影响越大,引流腹水的目的是减少病因因素,治疗上力求在最短的时间内将炎性腹水引流干净。因此,对待腹水的引流原则,每次引流量的掌控,观察引流效果均略有不同,也包括内科与外科的观点不甚统一等。

本患者术后第 16 天,超声检查提供的腹水结论为"中量腹水"时隔两天后的术后第 18 天,提供的结论为"大量腹水"如果用炎性腹水解释,则提示了病情突变或进展。然而:①临床表现方面的症状并没有体现出相应的变化;②没有体征上的腹胀进行性加重;③直觉腹围测量数值没有明显增加;④没有腹式呼吸动度减少等;⑤推导病因方面,找不出门静脉系统急性梗阻因素,或者网膜、腹膜壁脏层的急性渗出原因。面对超声报告结果与腹水产生机制不吻合,就只能按照"舍证从脉"或者"舍脉从证"的原则,相信临床判断"腹水并没有出现异常增多"的结论。

超声诊断医生提供诊断之前,必须要准确掌握疾病特征,娴熟各种图像的产生机制,诊断标准,与临床症状相吻合,否则就会陷入依赖于机械设备的电脑,取代临床医生逻辑思维的人脑,即物化诊断替代了临床诊断的倾向。在超声的声像图上,由两天前"中量"腹水,猛增至两天后的"大量"腹水,而且是在恶性肿瘤的手术后,势必联想到血管相关病理改变,足以构成高度危险的强烈信号,应该引起超声检查医生的警觉,在落笔"中"与"大"的抉择时,慎之又慎。超声诊断医生如果能在提供检查报告之前,询问两天之内的病情变化,使超声影像图能够为临床判断提供准确的信息,我们的工作就顺畅多了。

临床医生立足于临床观察,不断在实践中总结经验,同样需要突出临床诊断。例如,腹腔穿刺置管已经观察到腹水的存在,此前是靠物理体征判断腹水的存在,还是由超声

检查提供给我们的，就属于临床医生与器械设备较劲基本功的训练和考验。如果临床医生知晓超声诊断腹水量的准确性很差，尽管有腹水量异常变化的干扰报告，仍然能够闲庭信步地处之泰然。能够根据引流出的腹水性状，观察和推导出腹腔内尚积存的量，今后就能更有主见地利用好超声诊断的辅助能力，临床医生的知识底蕴就会更加富足，人脑就能凌驾于器械设备的电脑，走起路来就由单腿恢复到双腿。

"实物比喻"出歧解

长久以来，从事物理诊断专业的医生们十分反对使用实物比喻肿物或病变的大小，例如发现病历中记录着"肿物约鸡蛋大小"，就会批改上"当前鸡蛋大小显著不同了，来亨鸡的鸡蛋重达 8 个一斤，蛋用养鸡场生产出来的鸡蛋每斤 10～12 个，绿色环保的柴鸡蛋每斤 14～15 个，与之相对应的体积会明显不同"，据此提出临床医生不应该采用体积不确切的实物比喻病变。认为可以采用的医生的理由是，医务界公认的实物体积所差无几，比喻为鸡蛋大小的病变绝不会被理解为篮球大小，只要不使用没有尺度限度的馒头，包子等显著不同的实物就行。与鸡蛋实物类似的常见被比喻物还多见于"红枣""花生米""蚕豆"等。没有争议的如"乒乓球""高尔夫球""棒球"等。

由以上分歧意见可以看出，一种是强调精准，一种是约定成俗。看似没有进一步争论的必要，其实不然。医务界内部争议的实物差距不大，是在微小差别上比较有无必要，结果是各执己见。问题出在患者提供的实物是否与医务人员构想的一致。例如，我们接待一例甲状腺肿物患者，肿物大小被患者介绍为"鸡蛋大小"，主管医生如实记录在病历中。同期住院的甲状腺肿物患者介绍的是如同"红枣大小"，乍一看病历当然是鸡蛋大小肿物要大于红枣大小肿物了，然而实际检查

患者的结果是两者相差不多，如此情况被患者解释"我们家的鸡蛋就这么大""我们家的红枣就这么大"。

出现这种问题还可以被执不同观点的医生所利用，不同意使用实物比喻的医生进一步强调了自己的主张，主张可以使用实物比喻的认为，这仅仅是个例，临床医生使用实物比喻时必须按照约定成俗的标准，事先鉴别清楚再落笔。据实而论，使用实物比喻比具体描述肿物大小省时省力，如果考虑患者本人描述的就不十分准确，采信的目的仅仅是大约估计，使用实物比喻就应该是可以的。

然而在教学医院，培养临床医生一丝不苟的敬业精神，就应该包括采集病史时的细致认真，必须养成较真的习惯。我是主张较真的临床医生，始终要求学生和低年资医生避免使用实物比喻病变，强调必须将患者口述的病变大小用度量衡标准记录在病历上，记录方式为"患者口述的肿物大小约 cm×cm×cm"。其实上述两位患者描述肿物大小的就发生在我外出会诊的患者中，用鸡蛋大小比喻肿物的患者所比喻肿物大小远远小于实际的鸡蛋体积，即使用的是小鸡蛋，比喻时还缩小了尺寸，而用红枣比喻肿物大小的家乡在新疆，他们家的红枣确实比我们这里的大很多，有的确实跟小鸡蛋差不多，由他们表演肿物大小时，给出的结果就不存在显著差异了。使用鸡蛋比喻事物的另一个问题是鸡蛋是椭圆形的，病变几乎不可能与鸡蛋形状类似，肿物大小究竟采用哪个径线就只能是各执己见了。

当前临床医生不重视采集病史，尤其对既往情况更不重视，采用实物比喻病变的医生数量增加，实物比喻与实际情况不吻合的数量增加，工作远远比高年资医生粗陋了很多，因此更有必要拨乱反正，为了培养后继人才而强调避免使用实物比喻病变。因为临床医生使用实物比喻的数量远远多于精确记录

者,很难再求做到什么标准,也少有人关心这类问题,只能随众工作了。

"物化诊断"云遮日

凭借设备和数字诊断疾病将给今后临床医学埋伏下巨大隐患,尤其影响临床医生的全面发展。日前,接受指派,到某单位做"健康教育"的普及讲座,传真过来"检出疾病一览",对方恳请通过医学普及教育,由浅入深地告知疾病危害、注意事项、治疗措施。因为检出疾病与事实有极大出入,无法就检查结果展开普及教育,不得不引导受检人员正确认识体检报告。

"检出疾病一览"记录着:受检 95 人,平均年龄 47.93 岁,检出疾病 14 种,256 人次,平均每名受检者患病 2.6 种。其中,就有 51 人被诊断为前列腺增生、47 人脂肪肝、42 人高血脂、14 人高尿酸血症等。这份"洪洞县里无好人"的体检结果,在该仅有 107 人的小单位里引起了轩然大波,人性化安排的体检结果一出,逼得单位领导不得不召开党委会专题研究人性化的善后,领导唯恐发生带病伤损事件,影响到工作的委派、布置,好端端的工作人员就此唉声叹气,病号们各个成为带病工作的奉献者,万般无奈下就有了这次"健康教育"活动。

城市范围内,除非接近"天方夜谭"的巧合,否则不可能有这种疾病谱的可能,势必在体检环节上出了问题。为了搞清楚体检结果出台的原委,了解到实施体检单位为天津市某正规医院,可以排除"草台班子"蒙事。检查过程采取的是"方便基层"模式,由医院派出一组检查人员,集中一天的检查时间,主要靠设备的心电图机、超声诊断仪、移动式 X 线诊断机,静脉采血样回单位检验,最后由医院汇总结果,经过主检医生签字后通知受检单位。

现场见到了一份"体格检查报告",被诊断为"高尿酸血症",如同"依据规定正常体温标准值不超过 37.0℃,本受检者体温 37.1℃,已经超过不发热的界限 0.1℃,所以理所当然地必须诊断为发热"的思维逻辑,误将诊断范围数值理解为诊断定性标准,将一大群无辜者强拉硬塞到了疾病范畴。因为事先没有通知受检者各自带来体检报告,还不清楚凭检验数值诊断患病的 130 人次的真相如何。靠超声诊断出疾病 105 人次,其中因没有搞透人体的超声衰减值不同,超声诊断脂肪肝必须辅以临床佐证为根据,如肝大、边缘变钝、局部压痛、肝功能受损,否则就虚构了脂肪肝的检出人数,所以才有了 47 人戴上"脂肪肝"的帽子。

在普及健康教育的会场上,用举手应答的方式,仅有 3 人夜间起床一次,1 人夜间起床两次,2 人夜间起床三次,而且无一例有尿等待、尿流变细、排尿不净的症状,加上该单位受检者最高年龄 55 岁,尚未入围前列腺增生范畴,显然造成了误诊。如此误诊横扫了无辜者众,还有可能因真假不辨而耽搁了病者。经过向听课的干警们讲述临床诊断基本原则后,绝大多数示意减轻了负担,其中有一位主动讲"听课后知道了,原来我并没有前列腺",被告知讲课没有起死回生的能耐,只不过是"起有病回无病"罢了。

凭化验结果和超声报告,似流水线般克隆出一个挨着一个的"病秧子",竟没能够令出报告人心惊手软;不想想若天下疾病都如此简单,凭一台设备就通吃诊断,临床医生岂不尽数失业;如果"吉尼斯纪录"这样好制造,何须苦练基本功;临床医生如此对患者毁誉加害,在单位制造混乱,还不挨打受骂,患者就都成了阿斗。这种检查结果反映做出诊断的当事人已经进入无畏状态,给自己埋地雷,设陷阱皆习以为常,临床医学盲区的短板已经低到了木桶底。

这是非常典型的以"物化诊断"替代"临床诊断"的案例,总结出来,落实于文字,为的是转变临床思维意识。

"发现瘘管"识图像

带领实习学生实施了窦道造影,讲述了窦道及瘘管造影检查目的,靠发现病变的存在,进一步掌握其特征。讲述了以下内容。

1. 经引流管对比造影的掌握原则

(1)禁忌证仅为窦道、瘘管有急性炎症。少有对造影剂过敏。

(2)使用泛影葡胺检查的安全程度高,是因为残腔和肠道可以很快吸收造影剂,只要不是粗暴注入造影剂就可以尽早使用。

(3)腹部瘘管造影,检查前应清洁灌肠和排空膀胱,并行体位引流及局部挤压,务使分泌物充分排出,以利于造影剂的进入。

(4)务必使用 60% 的高浓度造影剂,利于发现较大瘘口。高浓度造影剂未显影时,补加稀释后的造影剂,以便发现细小的瘘管。

(5)造影剂的注入应在透视下进行,在手术组医生参与下实施,以便掌握造影剂的引入途径和分布范围。造影时要调整适当的摄片位置与角度。

(6)至少应摄取互相垂直的两张照片,靠三维位置判断瘘管的走行和方向。

(7)摄片前应将溢于皮肤、衣服、床单及诊断床上的造影剂全部清除、擦净,以免混淆诊断,必要时应于瘘口做金属标记。

2. 本例患者的对比造影优点

(1)造影时,腹腔引流管通畅,残腔容易被造影剂充盈。

(2)首次注入造影剂的量恰到好处,既充盈了残腔,又没有改变残腔的基本形态。需进一步提高的是,发现残腔后要记录注入的造影剂的总量。

(3)靠造影剂的适当充盈和自然流动,发现了残腔与肠腔同时显影,此时的肠腔显影又恰到好处,就为发现瘘管提供了条件。

(4)适量的造影剂首先充盈了残腔和肠管,而不是"残腔—瘘管—肠管"同时显影,就证明了瘘管的位置高于残腔和肠管,由此判

断肠侧瘘管的位置接近腹前壁侧。遗憾的是缺少一帧冠状位的图像,影响到体前后方向的更精细分析。

(5)造影剂继续进入肠腔,与此同时残腔和腹腔引流管内的造影剂张力并未明显提高,反映了瘘管的通畅情况是好的。

(6)清晰地显示了瘘管的走行、长度、口径,就为今后的处理提供了证据。

(7)由于造影剂的量恰到好处,同时显示了肠瘘近远端的适当充盈,而且肠瘘的位置已经明确,就证明了手术中没有造成乙状结肠主要供血动脉和肠边缘血管的损伤。

(8)肠瘘的部位远离残腔,由此排除了引流管的管端刺激肠壁导致的局部坏死,也排除了手术后脓腔感染因素。

(9)证明了残腔的存在,就能够解释肿物囊内切除后,腹腔引流管流出的咖啡色液体为囊壁渗出所致。

(10)根据肠管曲折部位判断,肠瘘位于乙状结肠和直肠的交界处,距离肛门口约 15cm(误差可能在 3cm 左右),应该在对系膜缘。

3. 根据以上提供的证据,可以诊断为"乙状结肠单纯外瘘"。如果从学术角度考虑,还可以做以下检查

(1)经由腹腔引流管注入造影剂后的盆腔增强 CT,目的是观察残腔内壁和厚度,提供下一步治疗的证据,为远期观察和预后判断提供思考线索。

(2)因为肠瘘的原因不清楚,需要排除手术后自发性肠瘘,如克罗恩病等,可以安排肠镜检查。如果术前有过肠镜检查,造影结果如此清楚,就要权衡肠镜检查的必要性了。尤其避免过多检查会影像患者和家属对医生临床经验的质疑。

"实施手术"究其理

进修医生参加手术时,由于未经过严格的基本功锤炼,缺少严师的手术指导,平时工

作时任其所好,"条条道路通罗马"的意识较强,看上去多少有些随心所欲,甚至有些不成体统。到了所进修的医院时,容易带着既往手术的习惯,如若得不到纠正,返回单位后还贴上了所进修医院的标签,就暴露了"只见其容,未修其里"的浮躁,责任主要归结为进修医院的教学意识不强,对进修医生们欠缺责任感。为了提高进修医生的总体综合素质,培训医院的医生们有责任引导进修医生通过规范手术操作,研究手术机制,以点带面地深入学习。

患者男性,74岁。病史5个月,最初于5个月前首次出现寒战、发热39.4℃,3天后体温正常。据患者和家属讲,当时除了发热之外,没有感觉其他不适。随后大约每间隔一个月,出现过1次寒战和高热,高热均达39℃左右,持续2~3天。追踪每次高热前后,均没有恶心、呕吐、腹胀、腹痛、腹泻,没有发现消化道疾病的其他线索,也没有询问出常见的呼吸系统、泌尿系统的症状。伴随着寒战和高热的唯一线索是"黄疸",即从5个月前开始就发现了尿色加深,因为最近黄疸和高热诊断不清求治。患者对这5个月的黄疸情况表述得含含糊糊,得不出"偶尔出现""阶段出现""进行性加重",但是能够肯定的是未影响大便的颜色。

这样的病史是训练临床逻辑思维推理的极佳案例,既有难解释急性梗阻性胆管炎的没有"痛",又难解释肿瘤无痛性黄疸的反复"冷烧",疾病还确实在肝胆系统。假如推导是胆管结石所致,唯一能够牵强解释的只能是结石没有嵌顿到乳头肌开口,最多的可能是肝内胆管结石,或者成人型胆总管有局部囊状扩张部分,甚至硬化性胆管炎。如果用肿瘤解释,肿瘤位置就应该不位于壶腹部,或者乳头开口部位的十二指肠恶性肿瘤,随着肿瘤坏死脱落,再加上乳头肌开口部位松弛,允许逆行性感染。经过进一步询问患者,除了高龄、常年酗酒之外,仍无分析疾病的

线索。

面对患者的疑难病史,考验着临床医生注意力、观察力、理解力、分析力。病史如同棋局,就摆在了那里,医生们都在观棋,能够看出"一步棋"者根据"高龄与黄疸"诊断疾病,看出"两步棋"的觉得似乎有点举棋不定,认为"不典型",看出几步棋的是在思考究竟胆道系统应该是什么样的病理改变,因局势不明,得不出结论,而"观棋不语"。表面上看,临床医生都在诊断疾病,由于支持诊断的知识底蕴不同,基本功有异,从疾病中获取的营养成分是不一样的。教学医院的医生们必须告诉进修的医生"知其然,必须知其所以然",在"指哪打哪"与"打哪指哪"之间区分"干才"与"将才",远离"押宝式的揭盖得诊断工作"争取做"明白工作的临床医生"。

体征的检查时,患者已经处于进入手术室的前刻,所以首先观察的是患者腹部CT和腹部磁共振图像,其后检查了患者体征。所见生命体征平稳,体质比恶病质好不了多少,巩膜轻度黄染,魏尔啸淋巴结不肿大,腹部不胀,上腹部不隆起,腹式呼吸不受限,全腹软,没有压痛、反跳痛和肌紧张,可以触及肝左叶,稍大,边缘较钝,没有触及痛,肠鸣音微弱,没有检查腹部移动性浊音,没有实施肛门检查。奇怪的是没有触及胀大的胆囊。体征检查也是区分临床医生的环节,"下工"履行差事,"中工"寻找支持自己诊断的证据,"上工"是在琢磨体征告诉了我们什么。由于目的性不同,从体征中获取的信息也就不尽相同。

对这例患者的影像学表现相当重要,进修医生认为:患者的胆总管中段有沿着胆管壁的环周样生长的占位,在肿物的中央可见被缩窄的胆管通道,肿物近端的胆管呈现了"鼠尾征",占位近端胆管扩张,远端胆管不扩张,胰管不扩张,胰头没有占位,十二指肠乳头部位没有占位,胆管周围没有占位,认为支持了自己诊断的胆管癌判断。从认识疾病角

度,还有些值得深入观察和未解之谜。

1. 胆总管的长度约为 8cm,胆总管占位长度约为 1.5cm,占位以上部分的胆总管长度约 3.5cm,以下部分的胆总管长度约 3cm,属于胆总管中段占位性质的病变。

2. 胆总管中段占位的胆管轮廓并没有明显的向外扩展,占为近端胆管横径约1.3cm,胆管远端横径约 0.9cm,肝内胆管扩张到 9～10 级肝内胆管,为轻度扩张,左右肝管成比例地扩张。肝内外胆管没有结石嵌顿。

3. 在腹部磁共振图像上,此例患者的胆囊长径几乎与胆总管平行,胆囊形状好似悬垂着的松弛的水囊,长径约 9cm,胆囊体部横径约 5cm,胆囊颈部横径约 3cm,体积明显大于正常,但是胆囊内部的张力并不是很大。胆囊壁和胆囊腔内没有明显异常。

4. 胆囊的开口恰好在胆总管占位的部分的远端,属于开口位置较低的类型,胆囊管的长度约 2.5cm,最多的可能是占位没有影响到胆囊管开口部位,也应该考虑到部分影响了开口部位。

5. 假如按照胆总管中段癌,病史接近 5个月中,胆管癌沿着内壁边生长,边浸润,竟然没有造成完全梗阻是比较难以想象的。从硬化型、结节型、弥漫型胆管癌中,多倾向于结节型胆管癌,只是一种推测。

6. 文献报道上、中、下段胆管癌的生存期分别为(8.75±6.31)个月、(10.31±8.01)个月和(14.48±12.95)个月,以上段胆管癌的生存期最短,下段胆管癌最长。属浸润型、低分化、有淋巴结转移和肝转移的胆管癌其生存期明显缩短,表明其预后差。而属乳头型、中高分化、无淋巴结转移和肝转移的肝外胆管癌预后相对较好。无论如何,本例患者的疾病演变过程和表现形式,是较少见的。

通过对影像表现的分析,也不难看出,一种阅片目的是在找支持自己判断的影像表现,一种仍然是在寻找疾病病理改变的证据;一种是"看似豁然开朗",一种是"不放弃尚有疑窦",后者体现的是不休止地获取,永远不停留在为了一次诊断而满足。

开腹后的所见:①肝脏左叶体积增大,边缘变钝,表面可见微小结节样改变,显示了一定程度的肝脏硬化,脾脏不大。仅有很少量的腹腔积液,肝脏和消化道没有明显黄染表现。②胆囊属于"帆状胆囊"胆囊的悬韧带长度约 5cm,其余与影像表现一致。解释了尽管胆囊胀大,张力并不很高,腹部体征上触摸不到胆囊,腹部磁共振上胆囊长轴与胆总管近乎平行。③胆囊管长度 2.5cm,胆囊管横径约 0.5cm,而且外观上能够隐约看到呈螺旋状,胆囊管开口部位位于胆总管的前方偏左,胆囊管的开口部位质地柔软,没有被肿物明显侵犯。④胆总管中段,与影像学显示的基本一致,位于胆总管中段可触及 2cm×2cm×1.5cm 的硬质肿物,外观上显黄白色。胆总管外形改变不明显,能够触及胆总管内肿物近端的腔内占位。

由以上不难看出学无止境。教学医院的医生们必须靠言传身教,使进修的医生们逐步认识到研究疾病机制的重要性,不满足于能够工作,更重要的是掌握认识疾病的方法,重视病史和体征的捕捉,工作时不仅仅是为了患者服务,而是为了丰富自己的知识底蕴和提高基本功,才可能以不变应万变,少犯临床上的低级错误,被进修医生普遍信服。这种原则同样适用于临床带教。

"手术探查"实打实

检查实习医生书写的病历,发现有的实习医生能够按照要求,写出比较规范的病历,也有的不符合书写要求。其中发现了一份最简单的腹腔手术探查记录,疾病诊断为"左半结肠癌",手术名称为"左半结肠癌根治术",腹腔探查记录的内容为"肝、胆、胰、脾(一),胃(一),小肠(一),盆腔未见异常"。就此,组织了专题教学,内容如下。

1. 首先说如此书写代表了什么含义 "肝、胆、胰、脾（一）"可以表示：①（一）内容涵盖了肝胆胰脾；②仅表示脾（一）；③脾（一）表示没有了脾脏；④表示探查了肝胆胰脾，唯独没有探查脾脏；⑤肝胆胰脾都是（一），当然还可能对（一）有很多种歪解。科学规范包括了文书记录的有章可循，如果没有见到过用"（一）"说话的，就不要自己创造病历语言，否则就违规了。

2. 手术探查属于手术名称 "剖腹探查"是"术"，与"左半结肠根治术"的名称并列。手术探查记录的是腹腔全貌，包括了正常与不正常所见，是有着严格要求的手术方式，因此必须一丝不苟地记录在案。本例左半结肠癌可以转移到肝脏，手术探查可以发现体积较大的转移灶，位于肝脏表面的小病灶，也可能有触诊不到的肝脏内部小病灶，如果不详细描述探查所见，一旦于术后很快出现肿物，届时将很难判断手术前后的实际情况。

3. 手术记录属于患者的疾病档案 如实记录不仅对这次手术有帮助，也对今后有所裨益。我们接诊外院转来患者的手术记录，有的探查记录写得非常详尽，有的十分简单，也有的根本没有手术探查记录，分析病例和决定手术也就有的提供了重要信息，有的可以借鉴，有的难有参考价值。

4. 手术探查是临床思维的产物 临床思维体现在视野的宽泛，思考的缜密，所以首先要具备良好的注意力和观察力，为临床思维铺路。手术探查要求的是周到细致，既能够宏观地掌握腹腔内的大局，也能够微观地发现局部异常，养成了习惯就越来越精细，越来越有把握，直到轻车熟路，手到擒来，才算掌握了手术探查技术。在此基础上展开分析和判断也就有了可靠的线索，就支持临床思维的科学合理。

5. 要养成良好的手术探查习惯 手术探查靠的是手眼并用，指挥系统在大脑，探查

的依据是教科书。记录手术探查结果为的是服务患者，掌握探查技术为的是自己有收获，这是临床医生必须清楚的探查目的。如果将手术探查当作可有可无的摆设，想起了就探查，想不起来就开腹直接照着切除目标下手，手术下来对该探查脏器或组织一问三不知，遗憾就留给了患者和自己。

6. 经验教训常记心中 忽视手术探查不仅仅发生在年轻医生的工作中，一些很有资质的医生，因为没有接受严格的基本功训练，也难免马前失足。曾经历过一例患者，接受了开腹胆囊切除术，手术后不到 2 个月发现了结肠肝曲肿瘤。该部位与胆囊近在咫尺，术者只要有意识地探查腹腔就不可能发现不了结肠肿瘤。一例患者接受了降结肠癌的手术，术后一个月，肛指检查发现直肠周围占位，应该判断为术中能够发现，只因为术前没有认真肛指检查，手术中没有系统探查盆腔和直肠周围，造成了尴尬的局面。也听说过实施胃癌手术后，很快发现了一侧卵巢的库肯勃瘤。手术探查没有什么难度，关键在自律意识，有了不允许自己有一次疏忽，也就铸就了一生平安。

7. 手术探查记录需要集体把关 追踪了手术探查记录疏漏的原因，警觉到手术探查记录必须集体把关。是因为手术探查基本上由术者实施，手术记录常由助手书写，这样就出现了：①术者就没有认真探查，手术记录者无米下炊；②术者探查时只顾自己"哑巴吃饺子"，书写手术记录的助手不清楚探查结果；③术者对手术记录内容不重视，还没有认识到手术记录与自己的关系，失于必要的指导和检查；④手术记录者还没有足够的责任意识，不清楚笔下留痕对自己的影响；⑤教学意识淡漠，忽视手术教学，术者探查时没有掌握"唱说"的习惯，自顾手眼并用时，忘记了对手术步骤"唱"的告知，"说"的讲解；⑥当然也有因工作繁忙所养成的不良习惯。

8. 要研究手术记录方法 书写手术记

录要经过生疏阶段，对照教科书上的手术过程照猫画虎，既费时间，又费脑筋，手术记录的还不像样子。经过了自我教育和上级医生的调教以后，手术记录逐渐入轨，时间上节省了很多。与此同时，摸索出手术记录的套路，基本构架起"肿瘤""炎症""损伤""畸形"类疾病的手术记录模式，既有统一的内容，又有疾病特殊的记录技巧，手术记录就开始有了精气神。进入到具备指导下级医生书写病历的程度，知晓了病历书写优劣差别，能够熟练地发现病历中的谬误，而且掌握了对瑕疵病历的修改规律，才可谓达到临床教师的水平。

9. 提高手术记录质量非一朝一夕 书写手术记录是外科医生的家常便饭，属于常规的工作内容，学校里学过，见习看过，实习练过，上级医生带过，周围有样板可借鉴，按理说不应该出现劣质成品。因为手术记录不复杂，个人的重视程度不一，就很容易出现优质记录常优质，劣质病历老劣质的分化现象。发现自己的病历质量差了以后，因为不复杂就很容易产生急躁情绪，认识不到滑坡容易，纠正难的规律，也就有了上级医生抓得紧，手术记录质量飙升，上级医生一旦放松，病历质量就沉底，也就引出了病历质量为了谁的话题。一旦认识到确实为了自己，也就知道了提高病历质量非一朝一夕，必须持之以恒地下工夫，才可能远离低劣，立地成佛。

10. 提高手术记录质量关乎自身安全 手术记录内容来源于医生构思，医生的落笔，理应能够保护住自己。手术记录是把双刃剑，保护不住自己就转而伤害自己。

本病历中出现了切除结肠长度的 3 种结果：①手术记录的是根治切除，切除的范围是左半结肠，实施的是横结肠与乙状结肠吻合，长度至少要几十厘米；②同时记录着切除肠管的长度为"肿物近端结肠 12cm，肿物远端 8cm，连同肿物长径 5cm，总的切除长度为 25cm"；③病理报告中的结果为"肿物近端结肠 6.5cm，肿物远端 4.5cm，连同肿物长径

4cm，总的切除长度为 15cm"。按照所切除的结肠长度判断，并未实施左半结肠根治术，否则就必须增加左半结肠短缩畸形的诊断。因为没有结肠探查的所见记录，就只能任由解释了。

"切口感染"叙缘由

巡视病房时，随主管医生与住院医生、实习医生，检查了一例 69 岁女性患者的阑尾手术的感染切口，手术后迁延的时间比较长。揭开伤口敷料后，可见伤口两侧腹壁肉芽组织陈旧，表面覆盖脓苔，伤口内填充了纱布，分泌物不多。从严格要求角度分析，住院患者的阑尾伤口不应该呈这种状况，明显地处理滞后。

巡视病房结束后，对在场的医生与实习医生们做了如下分析。

1. 对高龄、有并发症、肥胖、手术时机晚、局部脓液多的患者，务必高度警惕伤口感染，抢在细菌还没有定植前观察和发现伤口感染，延误发现就给自己找了麻烦。

2. 据主管医生讲，手术时就能够闻到脓液有臭味，反映了厌氧菌和大肠埃希菌对伤口的污染程度，就应该高度警惕腹腔内和伤口感染。

3. 本患者的阑尾切口长度尽管不很短，但与患者腹壁肥厚程度相比较，切口也不很充分，手术时要清楚对腹壁肯定有不小的干扰，增加了感染机会。

4. 对这样的手术切口，就不属于常规观察范畴，而是认定必然感染，于手术后第三天，甚至第二天就观察伤口局部是否红肿，压痛是否较重，不管有没有感染迹象，也要实验性分离开伤口，这就是必须具备的提防伤口感染意识。

5. 待到发现了伤口感染时，脓肿已经形成，周围已经有了蜂窝织炎，再敞开伤口为时已晚，此时，必须硬着头皮分离或敞开伤口，切断恶性循环。

6. 已经延误了引流时间，处理时再不满足"通畅"的条件，就一步步被动，直到周围都有了陈旧性肉芽组织，就只能靠旷日持久地换药了。

7. 换药时的第一要务是减轻局部水肿，促使脓苔脱落，有效的手段是使用高渗盐水，增加换药次数，靠虹吸作用清理局部，直到创面新鲜为止。

告诫在场人员"不入虎穴焉得虎子"，分开伤口和必要时拆除缝合线是积极的处理措施。之所以优柔寡断，是因为恐怕患者和家属不接受，所以实施二类和三类伤口的手术时务必打好预防针。包括：①养成告知伤口感染的习惯，在未手术之前就告知"不保伤口感染"，"手术后必须分离开伤口放出感染的内容物，必要时拆除缝合线"。直到患者和家属清醒地认识到，手术后对伤口的处理仍然属于手术的一部分，是积极的处理措施。②手术后，利用好切除的阑尾标本，讲解阑尾是化脓的，腹腔内还有脓液继续伤害着患者，切口被脓液污染是必然的，手术后必须分离伤口，甚至拆除缝合线，属于强化告知。③手术后的转天到第三天，还要不断告知伤口感染的红灯并未解除，避免家属马放南山，以为万事大吉了。

唯有家属比医生还担心伤口感染，听到伤口感染不惊讶，知悉伤口没有感染而庆幸，分离伤口和拆除缝合线时家属还赞叹医生们未卜先知，我们的工作才算到位。

因伤口感染导致医患矛盾和纠纷的案例实在太多了，知晓未雨绸缪的医生永远不会因为伤口感染激怒患者，失于告知技巧的医生经常暴露在患方的冲击之下，就必须研究伤口感染前后的应对技巧，靠自己的逆境商避险。

临床工作有风险，其中就包括了患方不理解，吓一跳，难接受，感到冤枉了。我们掌握着诊治规律，就必须不让患方感到突如其来，事事都在我们的掌控之下，主动权不拱手交给患者方，这就叫愉悦工作，平安上班，放心回家。

"虱戏光头"明摆着

患者对手术切口感染非常敏感，伤口摆在眼前，痛苦承受在身上，必须反复告诫各级医生，尤其实习医生引起高度重视。为了落实此项教学，有必要收集些临床案例，给学生更加直观的感受，由学生消化后，产生主动预防意识。

对于患者来说，病房属于陌生天地，疾病属于未知领域，来到医院为的是很快回家，接受手术想的是一经手术就完事大吉。对手术后一般并发症的接受能力都比较差，有的对切口疼痛都有意见，最难接受的是切口感染。

因为手术切口感染导致的医患纠纷不少见，面对患者要承受换药的痛苦、家属增加陪床时间，精力、体力、财力付出多，再看到其他患者如期出院，心里不平衡，就比较容易不理解。接待手术切口感染的纠纷患者，常可听到以下的语言表述。

1. 患者确实不理解

（1）"都怪你们手术做坏了，要不怎么会感染了？"

（2）"昨天还好好的，怎么今天就感染了？"

（3）"我就担心你们把伤口弄感染了，结果还是感染了。"

反映患者将手术与切口感染混为一谈。切口为手术进出路径，腹腔内的手术是成功的，手术切口有感染的必然因素，手术前未透彻告知，家属确实不理解切口感染的原因，就容易产生手术被做坏了的错觉。

2. 患者观察到感染的迹象

（1）"手术后患者一个劲地喊伤口疼痛，告诉你们就是不管。"

（2）"患者都发热两天了，问你们什么原因，你们说手术后就应该发热，结果感染了。"

（3）"给患者换药时，问你们是不是伤口

感染了,你们说不是,既然不是怎么还感染了?"

患者不懂得什么是切口感染,但是能够感觉到异常。在这种情况下,主管医生没有警惕切口感染,做出的解释说服不了患者,是导致医患纠纷的重要原因之一。

3.患者看到了切口感染的程度

(1)"从伤口里流出那么多的脓液,这是一天感染的吗?"

(2)"我们发现纱布都湿透了,喊你们看看,结果脓都流了出来,患者受得了吗?"

(3)"伤口感染得这么严重,还好得了吗,你们也太不负责任了。"

伤口感染一旦到了自主流出脓液,感染的程度可想而知。现场暴露出管理不善的弊端是很难说服患者的。

4.患者家属担心患者承受痛苦

(1)"伤口一个劲地流脓,哪辈子才能好?"

(2)"患者有脑梗死、肾脏还不好,结果伤口还感染了,这不是火上浇油吗?"

(3)"伤口'咧着嘴',就算换药好了,以后也干不了重活,人不就废了嘛!"

提前预告知伤口感染,发现伤口后及时解释,耐心接待患者和家属,尽可能地缓解患方的精神和心理压力,正确认识伤口感染带来的危害,就有可能减少患者的紧张和焦虑。

5.由切口感染引起的其他

(1)"早知道手术后会成了这样,手术前要告诉我们伤口流脓,我们何必非吊死在你们医院。"

(2)"手术前告诉我们是个小手术,结果都住院十几天了,还看不到头,跟诓我们住院一个样。"

(3)"你们这是拿患者的命不当回事,让你们肚子上咧着个口子你们干吗?"

这是患者不满意医疗工作的集中反映,对医生不再相信,对工作全盘否定。再加上对医疗费用的诉求,对工作中不同角度的指责,处理起来就比较棘手了。

以上诸多语言都反映了接待患者的肤浅,告诫我们必须工作到位。

1.术前告知要重视具体的手术和术中风险,忽视对手术后并发症,尤其患者关注度高的切口感染的告知。切口感染是明摆着的术后并发症,患者一目了然,而且恶性刺激相当大,就要求主管医生格外关注切口感染的告知,研究告知技巧,为此有必要提炼出专门告知项目,即手术后的切口感染的专项告知。

2.严格控制手术后的医疗行为,除了早预防、早发现、早处理之外,还必须掌握接待患者的语言技巧,避免顺话搭腔,胡乱解释。其中就包括对切口局部疼痛、发热的患者务必及时检查切口,检查后要给自己留有余地,避免断然排除切口感染。

3.发现切口感染后,要多花时间与患者沟通,直到患者理解切口感染的必然性。患者面对切口感染就已经不满意了,对患者的解释简单、生硬,甚至将责任一股脑地推给患者,是不明智的。

4.必须靠逆境商接触患者,用行动感化患者,避免回避和躲闪。患者缓解紧张、焦虑和不安靠的是证据,伤口摆在患者面前,靠简单的安慰起不到和谐作用,必须善于讲必要的话,善于不讲无用的话,是医务人员必须具备的接待能力。

5.不要进一步激化矛盾,要为今后解决留出路。患者在情绪激动阶段会说出很多不中听的话,主管医生会认为这就是最终解决的底线。关键在于尽早愈合切口,在此过程中不节外生枝,用沉稳的心态面对患者是有效的无形语言。

6.延误发现和延误处理是医学知识底蕴不足,基本功不过硬的结果,审慎的告知只能够起到亡羊补牢的功能,更主要的是规范手术操作,研究切口感染规律,游刃有余地避免切口感染,避免长时间陷入换药的恶性循环中。

7. 避免用医患矛盾多少看待切口感染的危害性。建立巩固的医患关系靠的是心与心的碰撞,医务人员失掉患者的良好口碑,就减损了自己的形象。在为患者服务过程中,表面上看是为了患者,其实更是为了自己的进步与发展,早预防切口感染也是为了自己的医疗安全,早发现和早处理也是为了自己减轻工作压力和负担,属于医患双方的共同需要。

切口感染非小事,医务人员眼里的司空见惯,却是患者接受不了的头等大事,因为小激起了大的反应,是医务人员还没有将提高医疗质量和规避医疗风险根植于日常工作的结果。有效控制自己的手术切口感染率是可行的,遇到切口感染首先研讨自己的工作,及时发现工作中的缺陷,是减少切口感染的必由途径。记住纠纷患者的激昂情绪,紧逼的语言,抓住不放的意志,就会了解切口感染带来了什么,也就用不着多说什么了。

"重视交班"常提醒

书面整理了一次科室交班内容,虽比较杂乱,但是能够客观反映交班过程,对实习医生有一定的启发作用。书面内容如下。

1. 有如此的住院患者数量和病种很不容易,工作压力不轻,病房管理好。

2. 在前期工作的基础上,向提高责任心和业务能力方向过渡需要时间,至关重要的是从管理过的患者身上发现经验,丰富自己的工作能力,避免类似的问题反复出现。

3. 提高防范医患纠纷和矛盾意识,争取在和谐的医疗环境下提高大家的幸福指数,靠医疗质量愉悦工作、积攒患者、保住钱袋子、共同创造科室声誉。

4. 要降低伤口感染率。伤口感染是患者难以接受的,医生给患者换药劳神费力、必须在伤口感染尚处于苗头状态就被及时发现,防止细菌定植后延长换药时间和次数。没有伤口感染时,医务人员在患者面前可以直着身子,一旦换药就必须低头、弓身、弯腰,腰杆就硬不起来,身子就矮了半截。

5. 要研究感染伤口的换药。掌握:①如何变"小口大肚"伤口为敞口;②理解何谓引流,怎样才算通畅引流;③为什么必须及时清除脓腔内的异物;为什么会出现深而大的脓腔;④怎样观察脓腔壁的肉芽组织是否新鲜;⑤怎样使用换药用液体,根据是什么;⑥换药时观察覆盖的纱布敷料有何意义;⑦如何判断发现伤口感染时间的早晚;⑧如何比较每次换药的效果;⑨回忆科室和个人感染伤口的发生率,发现伤口感染的具体时间有无延误;⑩有人说"早一天发现伤口感染,能减少换药时间五天",道理在哪里。

6. 夜间值班发现患者血压高到了危象的临界值,血糖居高不下后,是否想到了风险已经笼罩了自己,产生"等着上班后处理"的想法时,是否想到了祸害已经"木已成舟",会有悔之晚矣的结果。

7. 中青年医生必须建立"担责不起"的警觉,看似自己独立,其实是三级医疗管理中的一个环节,遇到患者病情变化后,必须利用"会诊""请示主管医生""请示上级医生""请示科室主任"保护住自己,在保护住自己的同时保护住其他医生和科室。

8. 医务人员必须掌握常见的"危急值",熟悉"警示信号",知道哪里是"悬崖""虎口""陷阱""南墙",阅历欠深者只有秉承规范的工作要求,严格要求自己,靠勤能补拙、科学约束,避免犯错误。

9. 夜间值班医生没有重视和及时处置一例二级高血压、一例一度休克血压、一例介于糖尿病高渗和酮症之间、手术后上消化道出血患者,应该属于"带病工作",既要反思自己的值班责任心,是否对得起主管医生们,也要问自己的医学知识底蕴究竟如何。

10. 一例高龄女性危重患者,诊断不十分清楚,主管医生已经向家属告知了"危重通知",早交班时,没有给予强调,反映夜间巡回患者的次数,患者被关注程度是不高的。

11. 农民强调"抗旱防涝保丰收""颗粒还家",我们尚未过上富足的日子,再不抗旱、防涝,保不住仅有的收益,老百姓就瞧不起我们了。

12. 科室主任和护士长负责管家,不批评错误现象,就支持不了责任心强,业务能力高的大多数,说逆耳之言的背后是为了保护住大家"平安上班、平安回家",讲的是事实,说的是情理,为的是杜绝。

"争取患者"始足下

病房内需要好的舆论,需要支持临床工作的舆论,也就需要能够制造良好舆论的患者,善于引导病房舆论的医生。我们不妨做一下假设。

在一间女病房,住着 4 位患者,患者的疾病不同,年龄各异,性格有别,而且住院的时间长短不一,如何左右患者的舆论朝向支持医生的方向发展,考验着病房医生工作的智慧和能力。

在 4 位患者中,有一位患者是经本院医生介绍来的,诊断明确,病情不重,而且心直口快,带着一种自我表现欲,自然被判定为左右病房舆论的突击手,先遣队员。接下来的工作是在这位患者身上下大工夫,多花些时间说疾病。唠家常,满足其需要,向周围患者渗透出关系极其密切的印象。拔高这位患者在病房地位的过程,必然引起周围患者的关注,甚至内心产生酸溜溜的感觉,第 1 阶段的任务就完成了。

第 2 步的工作是选择扩大影响的另一位患者,目标是始终注意医生与第一位患者交往过程的交友渴望者,时机定位在第一位患者在场,而且先与第一位患者说上几句话之后,目的是吸引第一位患者在旁边敲边鼓。如此与第二位患者接触,第一位患者毫无疑问地暴露出"能人"姿态,一定不吝惜对医生的美言,提升着第二位患者的心态,第一位患者就成为医生的堡垒户、宣传员,第二位患者就成了第一位患者的和声者。

在同一间病房内,临床医生争取到百分之五十的支持者后,只要一接近另两位患者,用不着费力就热闹起来,很快形成了"医三比患二",甚至"医四比患一"的局面,用不着临床医生过多地讲什么,培养的患者助手们就已经替自己说话了,该安抚患者的有人在安抚,该与医生沟通的有患者代表站出来说话,该了解患者住院后情绪的有信息员及时汇报,即便有的患者还不十分满意医生的工作,因为受到周围舆论的影响,部分被化解,部分表现得也就不甚激烈了。

病房不良舆论最忌公开和流通,公开是因为患者无所顾忌,流通是因为存在同病相怜的舆论市场,形成的原因是医生没有及时占领病房舆论的主导地位,还没有在引领病房舆论工作上下工夫。其实,病房管理是有规律和技巧的,医务人员要研究出针对单人间、双人间、三人间、四人间、多人间病房的管理技巧,有目的地调配好患者,重视做好"堡垒患者"的服务工作,始终坚持三步走的争取患者原则,将绝大多数患者吸引到自己身旁,病房的舆论就朝向有利于医生方向发展,工作就好干多了。

争取患者的工作需要时间和精力,有的医生懒得这样做,不注意这样做是不可取的。临床工作的目的是治人,而不是仅仅在治病。医生遍地有,即便是声誉响彻全球的医生都与患者无关,都是患者身外之物,唯有患者信服的医生才能够被患者紧抓不放,才有了医生的真正存在意义。没有根植在患者心目中的医生,如同抽象的名词一样,悬浮在空中毫无价值,唯有与患者发生了供需关系,医生才降落人间,才能体现自己的存在价值。所以,为了争取患者,为了在患者心中永驻,花时间和精力就属于分内的工作,而且是明智医生的必然选择。

争取患者的能力和技巧必须靠训练获

得，属于临床医生必备的基本功之一，属于会了不难的工作，如果不重视，不时时刻刻研究和思考，在患者得不到应有服务的同时，也伤害着自己，这一正一反的结果，导致有的医生很快进步，有的医生望尘莫及，这就是竞争的残酷性，由不得自己所想。事物发展规律决定着孰优孰劣，优者生存劣者被淘汰是必然的社会发展规律，要重视争取患者。

实习医生要从进入临床的开始就要建立"与疾病对话到教科书水平""与患者对话到诚信水平""与患者群对话到凝聚水平"意识，践行现代医学的"生物-心理-社会"模式，接受临床工作考验，培养自己的职业素质，逐渐成为患者爱戴和仰慕的好医生。

第 10 章　临床示教

"充分备课"示教前

为了适应教学需要,带实习医生实施胃大部切除时,拟出了以下环节操作的分解,由学生事先学习,手术中随时复述手术要点,将教学示教细化,有利于具体落实。

1. 消毒技术　交接消毒器械、双手的无菌技术、消毒顺序、消毒效果、特殊消毒部位的消毒。

2. 铺单技术　铺单的顺序、预留手术野的大小、巾钳的使用技巧。

3. 皮肤切开　切口的消毒、切口的选择、执刀的手法、手术刀的运行轨迹、切入的深度、手术刀使用的连贯性、手术刀的意外损伤、手术刀的放置位置、切口止血的合理性、钳夹止血的效果。

4. 切口保护　使用血垫和巾钳的合理性、预留手术野的大小、保护效果和延续性。

5. 腹白线的剪开　位置选择合理,切开的连续性和美观程度、配合的合理性、使用器械的合理性。

6. 腹膜的切开　腹膜的切开合理性、几层切口的长度适中。

7. 探查腹腔　实用性、报告层次清楚、顺序合理、病理状况准确、全面完整。口齿清楚,有节奏感。

8. 胃大弯的切断　暴露合理、松紧适中、配合轻巧、操作稳定、熟练。粗精结合、止血牢靠。

9. 十二指肠部位的解剖　每次操作的钳夹量合理,止血有效,暴露范围适中。

10. 胃小弯的切断　切开顺畅、一次完

成、不偏不倚、保护合理。

11. 十二指肠切断位置的选择　位置选择合理。

12. 十二指肠的切断　断端钳夹紧密,不松脱。

13. 关闭十二指肠的技巧　缝合针线使用合理、缝合间距合理、缝合线松紧合理、收紧缝线合理、不出血。

14. 双荷包缝合的技巧　双荷包缝合进针合理、荷包大小适中、双荷包大小对称、助手辅助支撑。

15. 浆肌层缝合　间距合理、不遗留空隙、操作省力省时、配合完美。

16. 横结肠的寻找及空肠吻合口的确定　尽量减少不必要的翻动,距离合理、可靠。

17. 空肠的位置标记　确定吻合口的位置准确、给予合理的标志、预留吻合口大小适中。

18. 横结肠系膜的剪开　剪开的口径合理,没有意外损伤、及时缝合后壁、针距合理。

19. 蔡氏韧带的剪开　剪开有效,深度适中、暴露合理。

20. 横结肠系膜后壁和胃后壁的缝合　缝合间距合理,距离吻合口的距离合理。

21. 胃吻合口长度的确定　确定长度适中,长钳和胃壁垂直。长钳紧密固定胃壁,不松脱、切开有技巧、防止胃壁脱落的技术可靠。

22. 边切边缝合技术　缝合、拉紧缝合线、切开一气呵成,没有中间的时间延误,没有胃液的遗漏。

23. 小弯侧的荷包缝合技术　荷包缝合

的大小适中。

24. 胃浆肌层缝合技术　间距合理、松紧适中、不留空隙。

25. 吻合口通常检查　吻合口通常有口头报告。

26. 冲洗腹腔　冲洗量、冲洗范围合理、吸引器使用合理。

27. 引流管的放置及固定　引流管的长度适中、剪侧孔的位置合理、引流管的放置位置合理、固定合理可靠。

28. 关闭腹腔　精神不涣散、缝合合理、腹缝合线不过紧。

29. 包扎伤口　敷料大小适中，固定合理、美观。

30. 器械台的整洁和使用　放置位置合理、使用熟练、各种东西"不打架"、摆放位置始终不变。对器械敷料的数量始终心中有数。

31. 器械的注意力是否能集中在手术野　精力始终放在手术野上，不能有等待的时间。

32. 器械的工作是否能走在手术操作人员的前面　熟悉具体操作的步骤、有目的、有准备地工作。

33. 递送器械的规范性　操作手法合理、适用、及时、可靠、美观。

34. 应激状态的处理能力　能应对器械敷料的污染、遗落、短缺、出血、受伤等。

35. 术者使用器械的能力和技能技巧　合理使用各种器械、熟练使用。美观通用。省时省力，便于对方的介入。

36. 合理使用手术刀、镊子、止血钳、各种其他器械　技术熟练、美观、适用。

37. 打结的配合和合理使用器械、缝合线　缝合线的长短、使用部位的合理性、剪除缝合线后的放置位置、打结的配合美观程度。

38. 助手的工作合理性　拉钩的位置保持、器械的放置位置、双人合作的程度。

39. 参加手术人员的整体效应　节奏感

和流畅程度。不前紧后松。万一超时也能有良好的应对能力。

40. 无菌操作技术的合理使用　器械和所有参加人员必须互相监督无菌技术，一旦发现违反无菌技术的现象必须当场指出，不能隐瞒。

41. 手术台上的秩序　器械护士和术者是时间调度的总指挥，手术台的秩序要分解给每个参加手术的人员。

42. 手术物品的遗落　一旦发现，巡回及时登记并给予更换。

43. 剪线使用了组织剪子　这是违反技术操作常规的大忌。

44. 吻合时的断端保护　切实可靠。操作时不被松动。

45. 语言的相互埋怨　注意术者本身。学会反向语言的使用。

46. 不必要的解释，强词夺理　这是考核时的忌讳。人是有自尊心的，考核时被考者没有解释任何问题的必要。

47. 能应对各种提问　知其然更知其所以然。胃大部切除术的适应证，Ⅰ、Ⅱ式手术的区别和优缺点，执行该项目操作的理论根据，常见的手术错误，常用的手术部位等。要注意，凡是手术当中有人提问时，要想到是赞扬手术技巧还是手术中出现问题了。

48. 时间上没有过多的浪费　要辩证地看待快和慢的关系，手随心动，还是手随物动是节省时间的关键。相互之间能给对方提供方便是节省时间的重点。

"环节提示"带教学

1. 组织学生采集了患者的病史，进行了如下教学。

(1)从患者的腹部疼痛能够提示我们什么？①患者主诉为"右上腹隐痛一个月"，从时间上判断为介于长时间和短时间之间的疼痛，仅凭时间分析，难以做出疾病的轮廓定性。②在一个月内，有规律地出现在夜间11

点左右,即患者入睡前右上腹部的疼痛,提示存在非肿瘤的刺激因素。③该疼痛缓慢出现,程度轻微,持续一个小时左右,缓慢消失,其间没有阵发性加重,没有疼痛性质改变,不伴随恶心,反酸,偶有上腹部胀感,偶有嗳气。不影响睡眠,提示刺激因素轻微,不支持管道通过障碍。④有长期饮酒历史,每次低度酒半斤左右,出现腹痛后继续饮酒,有时中午饮酒半斤,未出现过下午类似的腹痛,酗酒是致病因素之一,与夜间 11 点发作疼痛可能有相关关系,但是未必就一定构成病因。⑤按照右上腹部的解剖分析,肝脏、胆囊、胆道系统、胃及十二指肠、结肠肝曲、部分小肠、胰头、右侧肾上腺、腹壁和膈肌、右侧胸腔、心脏,乃至神经、血管、淋巴等脏器或器官,能够造成如此特点疼痛的唯空腔脏器。⑥未述及呕吐、食欲改变、腹泻、便秘、脓血便和排便规律改变,排除了消化道的诸多疾病。通过以上病史的询问,尽管我们尚不能判断疾病的确切诊断,但是可以排除胆囊结石为疼痛的病因。严格来说,胆囊结石仅仅是本次住院的并发症。

(2)如果不考虑其他因素,饯行临床的科学诊断,必须针对病因作进一步检查,给予胆囊结石以"无症状结石"的公正结论。如果考虑到对非老年患者切除无症状胆囊结石也属必要,既然患者有切除的迫切愿望,已经具备了胆囊切除的适应证,本次住院后实施手术符合临床要求,加之上腹部疼痛的症状轻微,通过手术后禁食和饮食指导,有可能终止了腹部疼痛,实施胆囊切除手术不可挑剔。

(3)询问既往史获得了以下线索:①2005年 9 月接受"右下肺叶切除手术",系因反复咯血 1 年,先后咳鲜血几十次,每次血量不足 10ml。被诊断为"支气管扩张症"。可追溯到"自幼有咳喘"历史,应该属于先天因素所致。②2007年 5 月,接受"右侧听骨胆质瘤切除"手术,属于肿瘤性质疾病。③2003年春,接受"扁桃体切除"手术,属于炎症性质疾病。④2007年,因血压150/110mmHg,被诊断为"高血压",以及本次的胆囊结石均属于五大病理分类的其他类疾病。在一位患者身上,除了创伤类疾病之外,涵盖了其他四种主要病理改变,仅此就足以构成珍贵的教学病例。

2. 以上为通过病史询问获得的教学信息,使实习学生们认知病史询问的重要性,进一步引申还可以继续启发和引导学生。

(1)通过病史询问,该患者腹痛特点不支持为典型的"胆道系统疼痛",依此线索展开以胆囊为中心的症状鉴别诊断,借以区分胆囊排空障碍、胆绞痛、急性胆囊炎、慢性胆囊炎、胆囊积水、胆囊积脓、胆囊坏疽、胆囊肿瘤的临床表现,充分利用了这位患者的疾病特点,有了深入介绍临床知识的谈资,有助于使学生对胆系疾病有粗浅的整体印象。

(2)针对不典型的腹部疼痛,介绍胆囊疾病特有的"墨菲征",指导学生查体手法,其目的性就比较强了。与此同时提问学生:"墨菲征可否与右上腹部压痛同时存在?"在学生思考后难以定夺的情况下,告知学生墨菲征是用来发现不具备右上腹部疼痛患者的专用体征,如果存在右上腹部疼痛,甚至已经存在了胀大的胆囊,乃至于出现了局限性腹膜炎后,仍然在病历上记录着墨菲征如何,反映的是对墨菲征的不理解,属于基本概念错误。

(3)涉及疾病治疗,重点强调询问病史与手术构思之间的关系。通过这例患者的病史询问可以做出以下深入思考:①中青年男性患胆囊结石往往有解剖因素为基础,临床教师与"手术匠"的区别就在于不满足能够实施手术,更重要的是训练自己不断探讨疾病的机制;②在胆囊的成石因素中,肝内胆囊和肝外胆囊更容易形成结石;③胆囊管的长度与成石因素有关,胆囊管越长,口径相对越细,成石的概率就越高;④胆囊管与胆总管汇合状态也影响成石,如交汇角度过小,胆囊管异常汇合或其他种种变异等;⑤该患者的胆囊与周围粘连的概率很低,手术操作的难度取决于解剖因素有无特殊,手术探查就成为本例手术的重要步骤,要给予格外关注;⑥因为病史中尚有胆汁流出道阻力增加的质疑,观察和记录胆囊管的长度和口径,描述清楚胆汁的性状就属于构思严谨,而且突出了学术水平。尽管手术后有可能证实与我们的思考不吻合也没有关系,因为我们无意于押宝,贵在锻炼逻辑思维推理能力和临床教学的导向功能。

(4)学生对于胆囊手术的传统和先进方法没有感性认识,只能泛泛地比较。但是可以偏向腹腔镜的探查功能,抓住鉴别诊断的线索,手术构思在发现胆囊管变异造成的流出道异常,与胆囊排空障碍相呼应,整个查房的主线清晰,质量也就体现在其中了。

带领实习学生进行了40分钟的病史采集和床旁获取体征的教学,深入发掘了疾病的特点,为临床诊断提供了翔实可靠的依据;利用向学生讲解疾病知识吸引了患者的注意,向患者宣传了临床工作的知识含量,靠临床工作的认真细致密切医患关系;在学生中树立了科室威信,带教医生、学生、患者利益均赢,教学工作的潜在作用得以体现。

"示教对象"有选择

示教查房工作要根据科室的具体情况妥善安排,既要满足教学查房规定要求,又要结合实际情况适当调整。一般掌握的原则如下。

1. 避免选择危重患者 危重患者的家属心情紧张,加上有些患者不清楚集体查房对患者有利,查房的人多,时间再长一些,容易导致医患纠纷。也不要在有危重病的房间内查房其他患者。曾经遇到过一例急性化脓性阑尾炎的患者,考虑到手术前还有时间,就组织了小范围的查房,结果患者家属询问医生是不是耽搁了手术时间,化脓是不是跟查房有关。

2. 避免选择病情复杂的患者 病情复杂的患者涉及的问题相当广,需要了解的病史、体征、相关资料多,现场发现和解决的内容多,对问题的解释难以深透,不宜作为查房的对象。对这样的患者组织病例讨论,能够充分听取各方见解,有利于深入启发,调动大家的思维,效果远优于查房。

3. 查房主任要有近远期查房对象的构思 查房内容既有随机性,又有固定的时间规律。在一个季度内,预先设计好几个病种,几种代表性内容,就使得查房内容不雷同,避免重复说,重复发现,冲淡了查房的质量。

4. 如何对待必须查房的危重患者 需要针对危重症患者的必要查房,可以仍然采用查房形式,分阶段介绍病史,进入病房看体征和现场,再返回办公室,继续由主持查房的主任组织查房。大家都坐着,就避免精神涣散和不必要的疲惫。

5. 对查房时间较长的查房安排 对查房时间较长的病例,不要在床旁或楼道里站立查房。在楼道里查房是历史沿革的结果,当时病房的空间小,没有专门的讲课房间。于今不同了,无须似散兵游勇般见缝插针,影响人员通过,环境乱糟糟,往来的患者和家属听到查房内容。笔者就曾经遇到过查房内容被路过的患者听到,随后转告35床家属"你们的患者是胃癌",家属找到笔者询问其中的原因。笔者告诉家属查房指出的35床,是几个月前住在35床的患者。

6. 不在同一病室重点查房两位患者 重点查房的时间较长,占用病房的时间过长对患者不利。曾在同一病室查房两位患者。轮到第二位时,患者提出"我得先去趟厕所",教师与学生大家不得不候着几分钟,患者返回时说:"我就想听你们说什么,憋着尿不想去,结果实在憋不住了。"要想到患者希望给自己查房,集中查房会干扰患者活动的因素。

7. 尽可能少查挑剔的患者 患者入院后多少能够预判到医患关系走向,对于进入医院就不安神,对诊治工作甚担心,不问东就问西,对诊治工作追究根底的类型,就要权衡查房的利弊,有力的会起到很好的作用,不利的就避而远之。

8. 要捕捉能言善辩的患者　能言善辩又对诊治工作好感的患者,具有出院后的宣传功能。结合查房突出诊治工作的经验体会,技巧性地发现问题,妥善地做出解释,于科室实现了查房目的,于患者领受到集体查房的关心,明白了为什么定性了好,好的结果从何而来,还接受了查房暗示给其对外的宣传口径。

9. 选择常见病和多发病　有的科室病种雷同,疾病谱不高,并不一定影响查房质量,就看如何发现问题,找到查房的切入点,并由此展开,从基础做起,查房工作同样可以进行。

10. 将查房工作合理安排　查房内容泛泛,结合病史询问引申到诊断和鉴别诊断,由体征引申到症状的捕捉技巧,由诊断联系到与治疗的内在联系,由治疗推演到疾病的始末,由诊治结果前移到接诊后的告知技巧等,都是可发现的查房线索,体现出查房质量。换句话说,只要有查房能力,就没有不能查房的患者。

"长驱直入"插到底

笔者审查了一份肝癌病历。现将审阅后的分析汇总如下。

1. 主诉内容:"右上腹部疼痛 2 周余,发现肝脏占位 8 天"。这句主诉的关键词包括了"右上腹部""疼痛""2 周""肝脏占位""8 天"。其中的 2 周和 8 天之间有什么关系?是同一疾病,还是不同疾病?是疾病延续,还是出现了新的症状?根据入院诊断为肝癌,主要表现为腹痛,病史时间就应该确定为两周。肿物存在的时间应该与腹部疼痛同时,只不过被发现的时间为 8 天,不知道作者为什么在主诉中如此强调了发现时间?如果更

改为"肝脏占位,伴疼痛两周"岂不更加简约而明确?

2. 现病史记录的内容为:"患者于入院前 2 周前晨起无明诱因出现右上腹部疼痛,疼痛剧烈,不向其他部位放射,患者无食欲缺乏、乏力,无反酸、嗳气、恶心、呕吐、腹胀、腹泻,无黑粪,无寒战、发热,无胸闷、心慌,无尿急、尿频、尿痛、血尿、腰痛等症状伴随。于当地医院行超声提示肝脏结节,后就诊于天津市肿瘤医院,查腹部 CT 示:肝占位,考虑恶性肿瘤。未行特殊治疗。现患者为进一步诊治,来我院就诊,门诊以'肝癌'收入我科。自发病以来,精神可,饮食可,大小便正常,体重无明显变化。"

3. 现病史中采集到的主要症状为"患者于入院前 2 周前晨起无明诱因出现右上腹部疼痛,疼痛剧烈,不向其他部位放射",规范书写就成了"于入院前 2 周发现右上腹部剧烈疼痛,不放射",如此"一句话病史"与主诉似乎没有差别,与教科书上对肝癌讲述的症状显然存在巨大的差别。

4. "患者于入院前 2 周前晨起",出现了两个"前",实际病史就不是两周了,病历书写目的就包括了训练医务人员的认真细致,同时出现了用字重复,是不应该的。

5. "患者于入院前 2 周前晨起无明诱因出现右上腹部疼痛"的记录没有合理使用标点符号,连同整个现病史中使用标点符号不正规,应该引起重视。将这部分更改为"患者于入院前 2 周,晨起后无明诱因,出现右上腹部疼痛"就比较合适了。

6. 消化道的阴性症状记录得比较详细。"无胸闷、心慌"则只记录呼吸和循环系统中的凤毛麟角。泌尿系统记录了"无尿急、尿频、尿痛、血尿、腰痛",缺少了排尿困难。"等症状伴随"的用语不科学,是因为现病史中不能出现"等",病历书写也不允许使用"伴随",应该为"未述及"。

7. "于当地医院行超声提示肝脏结节",

这句话中存在两处缺欠,包括"于当地医院行超声检查","提示'肝脏结节'",也包括其后必须加引号的"肝占位""恶性肿瘤",均属于病历书写规定。

8. 48 岁女性患者的病历中,没有设立婚姻和生育史专项,没有记录结婚年龄,没有记录必须记录的月经血和白带,均属于不允许的。

9. 否认"家族性"疾病,不知道指的是什么疾病?

10. 在"一句话病史"的基础上,现病史中只记录着其他医院的影像诊断结论,结论再没有加上引号,物化诊断就替代了临床思维。由此不难推论出"患者已经有影像资料,已经告诉我们诊断是什么了,也就没有必要再询问病史的必要了"。如此一来,教学医院与基层医院也就没有了区别。

11. 如果与腹部 CT 检查结果一并考虑,"肝左叶肿物、波及肝左和肝中静脉、门静脉左支瘤栓",该提示的现病史会有多少资料可供学习?

附:为科室今天和明天担当

实习医生都有为科室今天和明天担当的义务,这就要求从今天做起,从点滴做起,从微不足道的小事做起,从能够承担的责任做起。

实习医生处于积淀医学底蕴阶段,基本功还没有养丰满,肩膀还承重不起沉重的担子,还必须依靠上级医生的提携和帮助。实习医生接受过正规的医学教育,已经具备了在上级医生的指导下工作的能力,如同已经被放飞的雏鹰,很多方面要靠独立的工作能力获取知识和技能。

实习医生必须参与社会竞争,比拼基本功,为的是实现心目中的愿景。医院要强大,科室要发展,今天的实习医生迟早要接过科室的班,传承科室的优良传统,获取学术带头人和各级医生传授的学识,丰富科室老一辈

医务人员积累的经验,前提是具备接受和传承的基本素质。

提高病历书写质量的难易程度是因人而异的,弥补低级错误的提高谈不上难度,只要上点心就足矣,提高内涵质量则必须依靠上级医生的点拨,需要下深工夫,日日修炼,天天雕琢,先掌握病史询问技巧,能够有米下炊,其后再练习如何组织成文章,直到遣词用句恰到好处,笔下生花。

有的医生误以为平时粗一些,该到用时突击一下就可以了,其实不然。按照严师的要求,一份 11 页的大病历中,只要出现 11 个文字、标点错误,则全部病历重写,一单页中出现 3 处错误的,该页重写,哪位学生都不敢以身试法,不肯浪费几个小时用于补写病历,即便如此,几乎没有哪位医生能够躲过酷刑之苦,因为畏惧疼痛,也就很少犯低级错误了。

按照本病例的病理结果分析,病史应该不止于两周,肿物已经侵犯了肝中静脉和肝右静脉,门静脉左支已经有了瘤栓,症状却少得可怜,说不过去。如此典型的肝癌,见诸病历只有一句话,也就远离了教科书的学识内涵。原本应该借助病历书写复习教科书、对照教科书,研读教科书的内容,借精力和体力付出换取医学知识,结果收获的仅仅是一句话病史,浪费的书写时间也就谈不上应有的回报了。

病历是自己的一张名片,镌刻着荣辱与兴衰,每位医生都要珍惜自己的今天,留下值得回忆的足迹,切莫悔不该当初失于检点。病历是内部公开的文字资料,孰优孰劣,孰强孰弱皆展示其上。上级医生只要翻阅病历,就再清楚不过了。

病历质量现状有目共睹,不抓就埋下隐患,抓了就提高了科室的安全底线,抓病历质量看似是在抓书写者的毛病,其实是在丈量科室今后的高度。能够通过一份病历,发现问题,总结出书写规律,下一份病历很快变新

颜,目的也就达到了。

附:示教以何处为突破口

一位中年女性因肝癌住院,采集到的现病史仅为"于入院前 2 周发现右上腹部剧烈疼痛,不放射",体征上没有肝大,没有梗阻性黄疸,病例中更多的是记录着"于当地医院行超声提示肝脏结节","后就诊于天津市肿瘤医院,查腹部 CT 示:肝占位,考虑恶性肿瘤""PET-CT:①肝左叶低密度占位,伴代谢非均质性增高,符合恶性肿瘤影像学表现,考虑胆管细胞癌可能性大;②伴右心膈角、肝胃韧带区、小网膜囊区多发淋巴结转移;③部分乙状结肠及直肠阶段性代谢增高,考虑炎性疾病,必要时内镜检查""肠镜检查:直肠静脉曲张并炎症"。

针对这样的病历资料,将如何示教?

1. 病历书写者的思维意识是以"拿下诊断"为目的,有了影像学的物化诊断为依据,就万事大吉了。也因为发生了由"一句话病史"直接到影像表现的"明确诊断",暴露了"短路思维",远离了知识浩瀚的教科书,就应该从基本功方面示教了。

2. 现病史中平摆浮搁着一句"剧烈疼痛",仅浮出水面了一次就销声匿迹了,似乎与患者疾病毫不相干,没有引起病历书写者的思维兴奋,放过了一次询问病史的训练,丢失了一次很好的学习机会。

3. 疼痛分为内脏神经性疼痛、脊神经性疼痛、深部痛、浅在痛、局限性疼痛、弥漫性痛、持续痛、间断痛、急性疼痛、慢性痛、原位痛、转移痛、放射痛、轻度疼痛、中等程度痛、重度疼痛、隐痛、胀痛、酸痛、刺痛、烧灼样痛、刀割样痛、撕裂样痛、绞痛、钻顶样痛、跳痛、串痛等。

4. 示教可以从腹痛的诊断与鉴别诊断开始,发现腹痛与肝癌的直接与间接关系入手。或者探讨已经出现了剧烈疼痛,为什么会没有肝大和局部压痛?核实患者的腹部体

征等,将对疾病认识引向深入。

5. PET-CT 检查结果告诉我们很多知识,影像诊断肝细胞癌与胆管细胞癌时凭借的是肿瘤血供的多少,肝细胞癌属于多血供,胆管细胞癌的结构乏血供,也就有了特有的影像表现细节。要知其所以然,必须能够独立阅片,尽量避免知识漏洞。病例中记载着"CT 检查表现为'牛眼征'"显然与超声用语混淆了。

6. 肠镜发现了直肠静脉曲张是非常重要的诊断线索,反映的病理变化是局部的静脉回流受阻,由此顺藤摸瓜就扩大了对疾病的认知,联想到肝癌处于什么状况,局部解剖与病生理就结合到了一起,再遇到肝癌后的思路就宽泛了很多,积累的结果就变成了自己的经验。

如果将以上线索深入到示教工作,该说的就很不少了。问题是该由谁说,说到什么程度。设想,如果病历书写者不满足于影像资料告诉我们什么,就可能避免病史十分简单,不可能发现不了肝大,甚至局部压痛的体征。发现了直肠静脉曲张就不会置之不理了。

病历记录的示教内容是:"某主任医师示教指示,患者肝脏占位,考虑为肝癌"。其后的指示是"今日给予完善 PET-CT 及电子结肠镜等相关检查,待结果回报后行进一步治疗,密切观察病情变化"。言外之意是诊断已经明确,仅剩下治疗问题了。暴露了临床思维仅只有付出,慷慨得丝毫不考虑如何从中获取。

附:手术记录部分应该再深入强调

术前诊断:肝脏恶性肿瘤,腹腔转移淋巴结,直肠静脉曲张及炎症。

全麻成功后,患者平仰卧位,麻醉满意后,常规消毒、铺单。取右侧腹部旁正中切口长约 20cm。逐层进腹,探查腹腔,腹腔内少量腹水,胆囊大小及颜色正常。胃、结肠、小

肠、脾脏盆腔均未触及肿物,腹腔未触及明显肿大淋巴结。探查肝脏膈面左叶可触及质硬肿物,结合患者病史及 CT 检查,诊断为肝癌。

以术中超声探查,可见肿物位于肝左叶,最大直径约 7cm,根据肿瘤形态及大小设计布针方式,以术中超声为引导,于不同角度及进针部位 6 点 6 针,开始射频消融,第一针定时 12 分钟,撤针后再次定时 9 分钟。

于肿瘤组织中心穿刺肝脏肿瘤组织 2 条,观察无明显出血、漏胆,标本送病理学检查。

余 4 点分别定时 12 分钟,行肝脏射频消融术。治疗后行术中超声检查,可见肿瘤周围未见明显血流信号。射频消融治疗完全。

用蒸馏水冲洗腹腔,仔细检查手术野活动性出血,放置引流管 1 根,经右侧腹部引出。清点器械无误,逐层关腹。手术顺利,术中出血约 100ml。

肝脏占位穿刺组织 2 条,灰白色,送病理检查。

术中患者生命体征平稳,术后清醒,咳嗽反射恢复,安返病房。

值得提出的问题如下。

1. "全麻成功"属于错误书写。麻醉分为全麻和局麻,其中全麻表示的是全身麻醉,分为吸入麻醉和静脉麻醉。我院使用的是"静脉复合麻醉"。静脉复合麻醉需要从手术开始就令患者连续处于麻醉状态,只有手术结束方可以定性为麻醉成功。

2. "腹腔内少量腹水"应该属于异常表现,就应该具体描述其颜色、透明度、具体的腹水量。还必须保留病理标本以便术后判断渗出液,抑或是漏出液,以便指导治疗。

3. 术前诊断了"直肠静脉曲张伴炎症""腹腔转移淋巴结",就必须有具体的描述,不允许只有前言,而没有后语。之所以没有明确记录,反映的是没有带着问题手术。因为术前就没有强烈的探索意识,手术室的观察

视野也就窄了。

4. 探查肝脏肿物必须包括:部位、形状、大小、边缘、表面、质地、活动度,不应该仅仅记录为"肝脏膈面左叶可触及质硬肿物"。其后记录了"最大直径约 7cm",而不是体积。

5. 在记录了第一针射频消融后,记录了"于肿瘤组织中心穿刺肝脏肿瘤组织 2 条,观察无明显出血、漏胆,标本送病理学检查。",不知是何意图。

6. "漏胆"的语焉不详,"胆"非学术用语,写成"漏胆汁"则非常准确地表示了真正意图。

7. "用蒸馏水冲洗腹腔",仅表示了定性,使用了多少蒸馏水则反映冲洗效果。"放置引流管一根"没有记录放到了哪里。"清点器械无误"的科学记录为"清点器械、敷料无误"。

8. "肝脏占位穿刺组织 2 条,灰白色,送病理检查",没有记录核心医疗制度所规定的,是否已经向家属告知。

9. 实施手术名称项下,遗漏了"腹腔引流术""肝脏穿刺活检术""术中超声检查术"。

10. 术中探查并没有发现腹腔淋巴结转移,术中诊断却仍然存在"腹腔转移淋巴结"。

手术记录所反映的问题种类较多,包括了粗疏、概念、方法、编排、错误、漏误等方面。归结到一点,就是病历书写的质量和安全意识淡薄。射频消融是肿瘤外科的工作中心之一,正处于积淀病历资料的开拓阶段,一份重要的手术记录中却短缺了核心价值,对肝脏肿物剥掉了"肝左叶膈面""直径约 7cm""硬质肿物""断面灰白色"就看不到任何描述了,今后还有什么应用价值?

附:指出病程内容的明显缺陷

1. 术后第 1 天病程中,生命体征项下没有记录呼吸频率。上腹部手术后,必须严密观察肺部并发症。

2. 术后第 1 天病程中,上腹部手术切口

长度约 20cm，居然能够检查出"无压痛、反跳痛、肌紧张"，显然是不可能的。如此记录可能是因为没有具体检查，或者检查出错误结论。

3. 术后第 1 天病程中，肝功能检查结果为"ALT 81U/L，AST 329U/L"结论是肝功能受到损害。此项检查距离手术结束仅仅多半天时间，肝脏的储备能力又极强，射频消融治疗的损害程度又有限，因此提出"保肝治疗"似乎有点小题大做。

4. 术后第 3 天病程中，总入量 3365ml，尿量 2900ml。显然存在了多尿。多尿的诊断标准"24 小时的尿量超过 2500ml"，手术后第一天适逢少尿期，入量为 3365ml，就需要追踪术后第一天的出入量。第一天记录的是"手术结束后到统计时间，输入量为 2115ml"，反映统计的方法不全面。

5. 术后第 3 天病程中，记录的肝功能为"ALT 61U/L，AST 99U/L"主治医生示教认为"经保肝治疗后，患者的转氨酶明显下降"，如此分析就忽略了药物治疗的作用不可能如此之快。临床医生不注意临床思维的训练，经常被物化检查的结果所左右，临床诊断变成了数字诊断。其实，患者的肝功能数值的浮动相当大，肝功能损害的判断靠的是系列证据，肝功能的代偿能力不可忽视，肝功能恢复也非转瞬之间。

6. 患者为非消化道的腹部手术，进食管制应该放开。本患者直到手术后第 4 天仍在强调"逐渐减少输液量"，属于治疗过度。

"知识底蕴"待发掘

临床示教必须有的放矢，除了正面向实习医生传授三基知识外，还必须利用现有的临床信息，有的放矢地加以剖析，向实习医生提供正反两方面的案例，在比较中受到启发。

示教时，对一份病历做了以下示教。

"患者男性，74 岁。

主诉：'腹痛，停止排便排气 6 天。'

现病史：'患者于入院前 6 天出现腹痛，停止排便排气。偶有恶心，无呕吐。无寒战、发热。无头痛、头晕，无心悸、胸闷、憋气，无咳嗽、咳痰，无皮肤巩膜黄染等症状。'

专科情况：'腹部膨隆，未见胃肠型及蠕动波，腹壁未见静脉曲张，全腹软，脐周压痛。无反跳痛及肌紧张，未扪及包块，墨菲征（一），肝未触及，脾肋下未触及，肝脾区无叩痛，移动性浊音（一），肠鸣音 7 次/分。双肾区无压痛及叩击痛。肛门及外生殖器未查。'

检验及其他检查：'无。'

初步印象：'①完全肠梗阻；②结肠癌。'"

纵观现病史，关键词为"6 天、停止、排便排气、偶有恶心"就完成了完全性肠梗阻，结肠癌的病情记录，也就精简到了没有内容。

诊断肠梗阻必须满足 4 个要件，即高位抑或低位、完全抑或不完全、单纯抑或绞窄、功能抑或器质，否则就无从分析病理改变。最简单的肠梗阻诊断也离不开"痛、呕、胀、闭"，问诊都没有问出"腹胀"就说不过去了。为了说明病历究竟少了多少内容，在这里按照结肠癌导致肠梗阻的必问内容，对比一下。

1. 结肠癌属于进展性质的疾病，本患者仅提供了 6 天的病史，当属于无症状梗阻性结肠癌，临床少见。不知道既往是否还有可需要询问的经过。

2. 结肠癌发生肠梗阻，是缓慢出现的，还是突然出现的？

3. 腹部出现了腹痛，究竟是什么性质？

4. 腹痛的态势是逐渐进展的，逐渐减轻的，还是顿挫出现的？

5. 腹痛的具体部位，是属于小肠性疼痛，还是大肠性疼痛？

6. 疼痛的位置固定，还是变换部位的？

7. 疼痛的出现有无诱因？

8. 疼痛出现后，有没有设法缓解的措施？

9. 腹痛是否影响了进食？

10. 结肠癌造成的肠梗阻出现和存在的

具体时间是多长?

11. 排便和排气停止之前的粪便情况和排便情况如何?

12. 恶心出现的时间在停止排气和排便之前,还是之后?

13. 恶心的程度,与腹痛之间的关系如何?

14. 6 天之内有无周身中毒反应?

15. 既往患者曾否发现腹部包块?

16. 发病前后,有无消瘦和乏力?

17. 结肠癌有无侵犯周围的症状,如泌尿系统等?

18. 有无结肠癌远处转移的症状?

19. 有无消化道慢性出血的症状,有无肠道慢性炎症的症状?

20. 家族中有无家族性息肉病,或类似病史者?

以上仅仅是结肠癌导致肠梗阻,而且是没有发生较窄的病史询问内容。离开这些病史询问,所做出的诊断就容易出现错误。没有询问就不可能激活逻辑思维推理过程,疾病诊断就只能拱手交给了"物化诊断"的检验和影像诊断了。

再者病史没有询问出来,体格检查除了腹部膨隆、脐周压痛之外,没有任何闭襻性肠梗阻的证据,就不清楚诊断的推导过程了。

已经诊断为结肠癌了,消化道肿物转移有四个途径,其中就包括了细胞脱落转移和种植转移,专科情况岂能不肛指检查直肠和直肠周围。

右半结肠癌和左半结肠癌分属于胎生阶段中肠和后肠,虽然都称为结肠,症状却有所区别,因此诊断必须区分左半结肠和右半结肠。

体格检查记录,患者的血压为 150/70mmHg,脉压超过了 60mmHg,已经属于异常表现,应该引起对心脏疾病的高度注意,结果没有给予重视。

已经诊断为"完全肠梗阻",接诊后没有实施胃肠减压,究竟有没有完全肠梗阻?

一位上级医生指示"行肠镜检查",一位上级医生转天指示"拟行手术,行术前准备",丝毫看不出"完全肠梗阻"的诊断迹象。两位上级医生都没有涉及肠梗阻,为什么?

肠镜检查结果为"内镜插入距肛缘 30cm 处,黏膜肿胀隆起,色泽暗红质硬,致肠腔狭窄,内镜不能通过。余所见黏膜光整,血管纹理清晰",结果并没有发现肿物,没有记录取活检组织,怎么能够诊断为"结肠癌"?

病理诊断为"左半结肠长 14cm,距一侧断端 4.5cm、另一侧断端 6.5cm,黏膜面见一大小 4cm×4cm×2.5cm 环周生长溃疡型肿物,堵塞肠腔"。结合镜下观察,诊断左半结肠溃疡型中分化腺癌,侵及浆膜外脂肪组织,上下切缘均未见癌浸润。肠系膜淋巴结可见癌浸润(3/4)。肠系膜下动脉根部淋巴结检,见一枚呈反应性增生。结肠息肉符合腺瘤性息肉。

通过以上分析,这份病历究竟记录了什么内容,除了病历的框架之外,所剩的内容就很少了。什么是学习,学习就是由不懂到懂,由不熟悉到熟悉,由不精通到精通,动力来自于质疑。患者就是质疑的对象,或者是靶子,有了靶子而没有被利用,学习也就没有了始动的起搏点,也就没有了学习。

有了病历的基本结构,上级医生就可以从中发现病历制作者的知识缺陷,提高才从此开始,病历中看不到教科书的痕迹,大家就没有了共同语言,也就切断了知识交流,受损失的是低年资医生,这是非常可怕的"学无术"。

教学医院的医生之所以受到敬重,是因为学术知识的渊博,基本功的过硬。教学医院的医生之所以得天独厚,是因为坐享了医院的优良传统,承袭了老一辈医生的知识传授,受到了周围医生致力于学业的熏陶,才有了青出于蓝的幸运。身在教学医院,却没有利用好外因的优势,就很遗憾了。今天的放松,就意味着明天的跟不上,老了少白头就后悔晚矣。

"循循善诱"设质疑

示教前,检查了主管医生的病历,记录的内容为"患者半年前外伤跌倒后,感右膝关节剧烈疼痛,无法伸直,经休息后疼痛缓解,右膝关节伸直受限。患者当时意识清楚,无胸闷、憋气、呼吸困难,无昏迷及恶心、呕吐。此后常感觉患肢无力、麻木、胀痛,步行时常出现打软腿等症状,经休息后可缓解,但此后上述症状间断出现,久站或行走后症状加重,给予对症治疗无明显改善,为求进一步诊治来我院,门诊以'右膝前、后交叉韧带及外侧副韧带损伤'之诊断入科。患者自发病来精神、饮食可,夜间睡眠可,二便正常,近期体重无明显变化"。最后诊断为"右膝前交叉韧带和外侧副韧带损伤"。发现主管医生的以下缺陷。

1. 采集病史时,是与患者对话,还是与疾病对话?

2. 是以教科书为蓝本探求医学知识,还是在履行病历书写手续?

3. 用"半年前外伤跌倒"涵盖了膝关节损伤的各种机制,知识面究竟有多宽泛?

4. 用"感右膝关节剧烈疼痛,无法伸直,经休息后疼痛缓解,右膝关节伸直受限"的描述,是否体现出疾病的典型表现?

5. 在疼痛的问诊中,包括了针刺样痛、刀割样痛、撕裂样痛、烧灼样痛、隐痛、胀痛、绞痛、酸痛、持续痛、间断痛、轻微痛、剧烈痛等 24 种,"剧烈疼痛"并没有完全反映出疼痛的真实面貌。具体到骨科专业的脊神经性疼痛,也不能够以"剧烈疼痛"一言以概之,是否反映了对疼痛机制不甚了解?

6. "无法伸直"是教科书上的描写,具体到这例患者,则需要知道究竟伸屈到什么程度,前交叉韧带损伤影响屈伸的机制在哪里,放松了观察和注意,书本知识就没有落户到头脑中,反映的科学意识缺陷在哪里?

7. 阴性症状中记录了"患者当时意识清楚,无胸闷、憋气、呼吸困难,无昏迷及恶心、呕吐",估计为了排除颅脑、胸部损伤。胸部损伤的主要症状是胸痛,"意识清楚"与"无昏迷及恶心、呕吐"被割裂开,反映对症状学的系统性掌握得不扎实,有无必要现场考察?

8. "此后常感觉患肢无力"的用语是否与前交叉韧带损伤吻合,"常感"的含义是"长此以往"还是"常常有",如果更改为"此后感觉患肢无力""此后逐渐感觉患肢无力"的语意就清楚了。这属于规范使用病历记录科学语言范畴,是否应该指出?

9. "此后常感麻木"的记录含糊不清。麻木的定义是"皮肤知觉障碍,几乎无痛痒冷热感觉,按之不知,掐之不觉",麻木有程度之分,有部位和范围大小。知道了麻木定义,就不可能只记录为两个字。确定患者是否麻木,必须有实实在在的证据,必须问到"对痛、痒、冷、热和按掐的感觉",否则难说学术。

10. "此后上述症状间断出现"中的"上述",理应为全部症状,实际情况是否如此?

11. "给予对症治疗无明显改善"中的"对症治疗"指的是什么症状,采用的治疗手段是什么?

12. 门诊以"右膝前、后交叉韧带及外侧副韧带损伤"诊断收治,本患者的入院诊断也如此记录,集中反映了不求其解,应该如何引导?

由上述的质疑点可以看出,可供查房的线索相当多,对提高科室的工作质量颇有益处,利用好这些心服口服的证据循循善诱,讲道理,说感情,有鼓励,助推中低年资医生与实习医生的主动学习和探索意识,恩师就可以高枕无忧地笑看群雄。

"入得虎穴"得虎子

与低年资医生和实习医生,针对一例患者病历的检查,指出工作中存在的不足,提出了病历缺陷,强调工作肤浅将丢失书本与实践知识。

某医生收治了一例直肠癌的患者，病历中记录的病史为入院前 1 年，无明显诱因出现间断便血，呈暗红色，每次量约 5ml，伴里急后重。大便次数增多，稀便，每日 10 余次，量少。无腹痛、腹胀、腹泻，无恶心、呕吐。无寒战、发热。就诊于某医院行肠镜检查，提示直肠癌，活检病理提示"中-高分化腺癌"。近一个月上述症状明显加重，伴有腹胀，无恶心和呕吐，无发热、寒战，未行任何特殊治疗。今患者为求进一步治疗来我院。门诊以"直肠癌"收入我科。患者自发病以来精神、饮食、睡眠可，小便正常，体重减轻约 5kg。腹部查体为腹膨隆，未见胃肠型和蠕动波，中下腹部压痛，无反跳痛和肌紧张，未扪及明显包块，肝肋下未触及，脾脏未触及，移动性浊音阴性，肝及双肾无叩击痛。肠鸣音弱，未闻及气过水声。肛指检查，距离肛门约 3cm 直肠前壁可触及一肿物下缘，质硬，表面菜花状，占据肠腔约一周，活动度差，手指通过困难，退出的指套染鲜血。腹部和盆腔 CT 平扫提示直肠中下段所见符合直肠癌浸润表现，伴直肠间隙和骶前区多发淋巴结转移。肠镜检查发现距离肛门 4～12cm 直肠近全周可见一溃疡型肿物，肿物溃疡底深，溃疡堤不规则隆起，肠腔偏心性狭窄，内镜通过困难，但能勉强通过，考虑为直肠癌。

这份病历记录的内容可以归纳为以下几句话：①病史一年，无明显诱因出现间断便血。②肠镜检查和活检病理证实为直肠癌。③近一个月，在原有症状基础上，便血明显加重。④体重减轻约 5kg。⑤腹部和盆腔 CT 检查支持直肠癌的诊断。⑥肠镜检查和活检病理支持直肠中-高分化腺癌。

如果解离出"物化诊断"内容，病史采集到的就只剩下了便血症状。在便血的鉴别诊断项下没有了其他内容。之所以能够诊断为直肠癌，除了影像诊断，就是触及直肠肿物。作为病历记录者，如果知道掌握疾病特点能

够给自己丰富知识，考验自己的医学知识底蕴和基本功，训练细致认真的工作技能，是医学生涯必须经历的艰苦历程，是在为自己积淀着财富，就不会因为工作忙、负担重、干不过来，而缩水了知识库的贮存。

中青年医生未必见到过年长医生们是怎样工作的。由于不知道年长医生在中青年阶段也有过不解和埋怨，认为上级医生两袖轻松，整天死拧住病历质量不放，明知道自己几天几夜没回家，一天收了 4 例患者，每个患者要手写 11 页的病历，不符合规定的还要被撕了重写。中青年医生也能够看到年长医生们诊断疾病时，格外关注患者信息，思考范围比自己广，总结得快，看问题准，失误少，却不知道工夫是练出来的，医学知识底蕴是从一个个看似不起眼的疾病线索中积淀的，基本功是从一次次训练中逐渐硬起来的。

仅就这份病历记录，有必要新老年医生之间进行一次爱心传递，遥看将来自己也成为年长医生时的境遇，为了青出于蓝而胜于蓝，比较一下年长医生采集病史时的思考内容，对照直肠癌的教科书，发现自己缺少了什么，找到自己的努力方向，立足于学习，进步可指日可待了。

1. 肠镜检查发现，直肠肿物生长呈环状，按照直肠肿物的生长规律判断，便血的病史一年，是否与肿物的生物学特性吻合？

2. 便血是否为直肠癌常见的首发症状，便血之前是否还隐藏着未询问出的更多病史？

3. 假如一开始就以便血出现，直肠癌的局部病理改变应该是什么样，血是从哪来的，还有没有其他可能？

4. 典型的直肠癌出血颜色是否为暗红色，下消化道出血都有多少种颜色，暗红色出血的部位在哪里？

5. 肿物边缘距离肛门仅有 4cm，为什么没有鲜红色的血，直肠癌的每次出血达 5ml，就应该有小血管出血，而不是肿物表面被擦

伤渗血。能够有这样多的出血，而没有脓血和黏液，便血的来源应该作何解释？

6. 直肠癌的出血是随着大便排出的，还是自己流出来的，是纯血还是便外带血？

7. 直肠癌的出血不可能持续一年，更不可能规律到每次 5ml，全年累计出血高达1700ml 可能吗？如果如病历所记，那就肯定不是直肠癌了。

8. 直肠癌可以有里急后重，就说明刺激了直肠周围神经，能否坚持刺激患者一年的时间？果真如此，是否要改变人们对直肠癌的认识？

9. 大便次数增多，稀便，每日 10 余次，量少，就真实地描述了里急后重的表现，如果每天如此，患者这一年内就排便了 3600 次，可能吗？

10. 假如患者初始疾病就如同病历所记录，只是一个月前症状加重，这种加重就必须联想到出现了并发症，而不是肿瘤的继续增大，应作何解释？

11. 记录恶性肿瘤病史的关键是体现出症状的逐渐加重，直肠癌的病史中首先出现的是排便习惯改变，血便、脓血便、里急后重是在肿瘤发展到一定程度后的表现，为什么没有记录首发症状？

12. 直肠癌的典型表现，尤其接近肛门的直肠癌，首发症状是大便逐渐变细的形状改变，出现凹槽，本患者为什么没有？

13. 如同影像学资料所示，本患者的肿物长度超过了 8cm，环周生长的内腔明显变细，为什么没有慢性或急性肠梗阻的丝毫迹象？

14. 病历记录的体重减轻 5kg，一年时间减了 5kg 与近期减了 5kg 的性质截然不同，究竟是在什么时间段内发现了体重减轻，是否同时有乏力？

15. 近一个月症状加重是结论，加重的根据是什么？如果还是指便血加重，便血将会是什么样的？

16. 近一个月腹胀原因可以是"气""水""气和水"，各表示不同的原因，腹胀的部位和范围，腹胀的程度，腹胀的变化都对诊断有所帮助，是否有过思考？

17. 患者什么时间到当地医院接受了肠镜检查，当时发现的直肠癌特点如何，有了最初的肠镜检查结果，跟这次检查结果对照，就获得了在多长的时间内，肿物变成了什么样的证据，对我们有什么帮助？

18. 直肠癌病史超过了一年时间，就应该考虑到对泌尿系统，盆腔周围，血行和淋巴转移的可能，是否应该记录与之相关的阳性症状和排除证据？

19. 病历记录着"肛门指诊距离肛门约3cm 直肠前壁可触及一肿物下缘，质硬，表面菜花状，占据肠腔约一周，活动度差，退出指套染鲜血"，已经环周生长的肿物，为什么还记录成"直肠前壁"？

20. 是否考虑过详细询问病史不但对诊断有益，而且对处理原则有直接指导作用，一句话的便血史对制订手术方案有什么帮助？

是不是自己忽视了学习，错过了如饥似渴地获得机遇？工夫没有下足的可怕后果是远离书本和实践，不为上工即下工，结果是劳而无功。

通过以上开导，低年资医生与实习医生重新询问了病史，逐一解答了所提出的质疑，终于完整了病史采集。

"点睛之笔"活龙眼

在检查病历质量过程中，发现了一例日前夜间接受手术的患者病历，内中记录的是"青年男性患者，病史 7 个小时，主要表现为脐周疼痛、程度轻，不恶心、没有呕吐，不发热，没有记录是否已经转移到右下腹部疼痛。体格检查记录的是右下腹部压痛、反跳痛和肌紧张，手术后诊断为阑尾根部穿孔、急性化脓性阑尾炎"。

按照对急性阑尾炎病理分类的理解，发

病梗阻学说的核心是阑尾开口部位阻碍了阑尾内容物的排出,由阑尾开口部位的畅通程度和细菌毒力决定疾病演变特点。急性阑尾炎由开始发病到手术仅间隔了7个小时,就已经造成了阑尾根部穿孔,就只有阑尾内结石嵌顿于阑尾开口,或者阑尾血供障碍的两种可能。

如果因为阑尾腔内粪石所致,患者则必须承受阑尾被粪石堵塞后的剧烈绞痛所折磨,其主诉和现病史势必具备难以耐受的持续的剧烈疼痛,因为阑尾腔内高压和阑尾为了排空而剧烈蠕动引起的阵发性加重、辗转反侧,甚至大汗淋漓。如果患者对疼痛有较强的忍耐能力,疼痛表现可能稍微轻一些,再轻也只能相对于更疼痛的,不会成为轻微疼痛。因为阑尾短时间内梗阻,不可能没有恶心,有时表现为呕吐。因为不了解细菌毒力,对是否发热还难以下结论。这就是经过反复询问病史,逐渐对阑尾炎产生的感性认识,或者说是临床经验。

由上面的介绍,是否可以感悟出询问病史的医生有两种状况,一种是为了掌握阑尾的病理改变,不得不询问起病的疼痛时间,由内脏神经痛转化为脊神经性疼痛的时间间隔,这种间隔时间反映的是黏膜层进展为浆膜层的速度,呕吐和恶心出现的时间反映的是阑尾腔内张力和蠕动能力,发热出现的时间反映的是细菌毒力和机体抵抗能力。另一种医生不考虑病理改变,只要求能够诊断到是急性阑尾炎就万事大吉了。

大致了解阑尾病理改变的医生,可以根据所掌握的信息判断阑尾状况,估计手术难易程度、调整手术切口部位,确定手术切口长度,向患者和家属交代病情也就更符合实际情况,手术前的心理准备更充分,手术时的心态就会更好,手术后享受料事如神的美感更充分,手术就变成了一次独属于自己的享受,珍重阑尾症状和体征产生的连锁反应还可以惠顾于其他疾病的诊断。糊里糊涂手术者,

不可能获得诊断恰到好处的享受,阑尾切口千篇一律,手术效果未必出色,代之以标榜小切口,手术时间短等低劣的表白,这只能算是填补内心的空虚罢了。

另外,手术医生一旦进入病理诊断水平,将格外珍惜对手术标本的审视,凭借手术标本丈量自己的能力和水平,永远不会弃手术标本于不顾,对阑尾标本不做剖检就送病理检查。

通过以上简单的分析,我们就不难看出每位医生审视病历的角度和深度是有区别的,当一位医生进入到病理诊断水平,书写系统病历就进入到格式化程度,审视粗疏工作者的病历,就感觉缺胳膊少腿,不全面,不仔细,询问不到位,记录不周全,所需要的资料残缺不全,根本无从分析。不重视病理改变的医生还有可能认为别人吹毛求疵,这一反一正的结果就造就出来手术匠和手术教师,前者的结果是低水平运作,后者才有可能立于不败之地。

基于以上认识,与手术医生及实习医生重新询问了患者病史,了解到本患者手术前,根本躺不住,在病床上一个劲地打滚,呻吟不止,甚至出汗。不是没有恶心和呕吐,而是呕吐了两次,不是不发热,而是发热38.4℃,归纳起来一例活脱脱的阑尾粪石梗阻造成阑尾根部穿孔的病历跃然心上。沿着本次病历取得的收获继续努力下去,我们的诊断能力和水平也就提升上来了。这就是我们强调教学的目的和意义。

"把玩体征"细端详

病房收治了一例右上肢肿物患者,该肿物位置潜在,形体较大,无主观疼痛,符合直观教学的条件,采取相互沟通和交流的教学手段,启发实习学生掌握检查肿物的方法,建立肿物检查的感性认识。具体过程如下。

1. 肿物的部位 实习学生能够诊断到"右上肢或者是右上臂",临床诊断的部位是

"右上臂中下三分之一,尺前内侧"。

2. 肿物的形状　实习学生能够诊断到"近椭圆形"。临床诊断还包括主体隆起于皮肤,体表观察呈"丘状"。

3. 肿物的大小　实习学生能够诊断到"5cm×5cm×4cm",临床诊断要包括上肢伸直位为"5cm×5cm×4cm",上肢屈曲位为"5cm×5cm×5cm"。

4. 肿物的边缘　实习学生诊断的是"边界清楚",临床诊断的是沿着上臂纵轴方向的边界不甚清楚,横轴方向的边界清楚,上肢屈曲位的边界都清楚。

5. 肿物的表面　实习学生诊断的是"表面光滑",与临床诊断一致。

6. 肿物的质地　实习学生诊断的是"质地中等",与临床诊断一致,还要进一步诊断为质地均匀。

7. 肿物的活动度　实习学生诊断的是"能够活动",临床诊断要细分为右上肢伸直状态下,肿物能够沿着肢体长轴轻微移动,沿肢体轴横向移动度小;在右上肢过度屈曲状态下,肿物固定,少有移动度。

8. 肿物的压痛　实习学生诊断的是"无压痛",临床诊断包括肿物局部无压痛,压迫肿物无传导痛。

9. 肿物的波动搏动　实习学生诊断的是"无搏动",与临床诊断一致。

同时还要检查右上肢远端肢体的动静脉和神经体征。

经过以上的示教查房,从科学性角度有助于建立肿物检查的整体观念,从实用性角度有助于发现肿物、肿物与周围解剖关系,从适用性角度能有针对性地融入了解剖、病理、生理等方面的知识,从启发性角度灌输着精益求精的工作理念。

"表浅肿物"蕴深意

"表浅肿物"是临床示教的必然内容,示教时,针对发现的问题,介绍了以下内容。

1. 发现病历记录缺陷

(1)身体表浅淋巴结多达 1000 枚,颈部淋巴结约 300 枚,病历中的主诉为"发现颈部淋巴结 5 天"。不清楚"颈部淋巴结"有可能是肿大了、破溃了、疼痛了、突然增大了,等于说了一半的话。患者能够发现颈部淋巴结,反映其对颈部肿物有自我鉴别能力,患者又不是医务人员。若改写成"发现颈部肿物"就贴切了。对经过反复求治的患者,可写成"发现颈部淋巴结肿大",唯独不能写成"发现颈部淋巴结"。

(2)现病史记录的是"患者 5 天前查体发现颈部隆起,未述明显不适,无寒战、发热,无乏力,无恶心呕吐等不适症状,无腹痛、腹泻,无尿急、尿频尿痛等,患者就诊于天津市总医院,查血常规提示白细胞升高,考虑炎症反应,给予硫酸依替米星抗感染治疗后未见明显好转"。患者为进一步治疗,今日来我院门诊就诊,门诊以"颈部结节"收入我科。针对这份现病史,需要指出的是:①"颈部隆起"表示的是全颈部,没有反映出具体部位在哪里;②疼痛和不适是两个概念,"明显"不等于没有;③如果考虑颈部淋巴结肿大,则需要按照淋巴引流途径提供呼吸系统和特异性炎症的阴性症状;④颈部淋巴结肿大需要排除恶性肿瘤的转移,需要提供有关的阴性症状;⑤外院提示的临床所见为患者口述,要记录为"白细胞升高,考虑炎症反应,给予硫酸依替米星抗感染治疗";⑥因为病史仅为 5 天,白细胞升高的检查时间就很重要了,需要记录哪一天到总医院就诊的。详细记录现病史,有助于病例分析,否则就不清楚从哪里入手了。

(3)体格检查中,仅记录着"颈部及双侧锁骨上可触及多发质硬淋巴结"。挑剔字面的话,"颈部"的范围如世界地图,不知属于哪个洲;"双侧锁骨上"一种解释是在锁骨上,一种解释是在锁骨以上的颈部区域。"多发质硬淋巴结"这样的描述不能够为诊断和鉴别诊断提供原材料。

2. 带领实习医生追加询问到的病史特点

(1) 女性,25 岁。

(2) 主诉为"查体发现前颈部多发肿物 5 天"。

(3) 追溯病史,5 天前开始,觉颈部低头时有肿胀的感觉,颈部偶尔一阵阵胀痛,瞬间出现,程度不重,未予注意。

(4) 同时发现,夜间睡觉时唯颈部出汗,能够湿透睡衣的领口部位,半夜醒来觉颈部很热,但身体不热。曾有一次夜间醒过三次,每次都觉得出汗,更换过一次睡衣,结果还湿透了睡衣的领口部位。

(5) 3 天前上午,到某医院取治疗结节性红斑的中草药物,再去骨科开肋软骨炎的药物,被接诊医生发现颈部"淋巴结肿大",建议进一步检查。当天下午某院普外科接诊,验指血,颈部超声,开了消炎药物三天。随后到我院就诊。

(6) 一个月前,头枕部及耳后,出现一阵阵跳痛,似针扎样,间隔十余分钟后又痛,每天大约 20 次,使用了免疫科的药物"乐松"后疼痛消失。

(7) 既往 3 个月前,发现左侧胫骨中段前侧,有一直径 5cm 的丘状肿物,表面软组织红肿,疼痛,按压时疼痛明显,大腿根部不痛。两三天后,觉得左腿似劳累样疼痛 1 周左右,随后右腿疼痛了 1 周左右。不发热。治疗后 1 个半月左右肿物消失。被皮肤科诊断为"结节性红斑",给予了药物治疗。10 天前,开始口服中药,为"活血化瘀,清热解毒"药物。

(8) 既往 2 个月前,清明节左右,能够明显看到胸骨左侧起了个包,直径约 5cm,不红肿、不疼痛。半个月到 20 天后,觉鼓包处持续性疼痛和压痛,波及右侧对应部位,双侧肩颈部感觉撕裂样疼痛,不敢抬举双上肢,影响脱衣服。半夜醒来感觉尖锐刺痛,需要很长时间忍耐,才能再次入睡,不发热。

(9) 3 个月前月经没有来潮,2 个月前验血未怀孕,1 个月前月经正常,周期规律。入院当天的月经初潮量少,原来每次月经用纸 8 片,1 个月前的月经仅使用护垫就行,血量相当于正常量的 5%～6%,颜色鲜红,没有血块,已持续了 6 天左右。白带不多,没有异味。不腰痛,没有痛经。

(10) 20 天前,免疫科检查了免疫全项,结果正常,血常规白细胞高 1.6×10^4/L,血沉快一点,具体不详。检查血沉时来例假,给予了"痹祺胶囊,消炎"药物。

(11) 检查:左小腿中下 1/3 的胫骨内侧、胫骨外侧、胫后侧,以及右侧小腿中下 1/3 的胫骨内侧,分别有一枚直径 1～1.5cm 的偏圆形肿物,位于皮下,边界清楚,表面光滑,质地中软,基底活动度差,局部有压痛,表面皮肤不红肿,没有搏动。

(12) 检查颈部:颈部对称,软组织不红肿,未见局部隆起。于左侧锁骨上缘与胸锁乳突肌下三分之一的后方及外侧夹角部位,可触及三枚肿大的淋巴结,呈三点散在分布,椭圆形和球形,最大直径 1.0cm,最小直径为 0.4cm,边界清楚、表面光滑、质地中等、基底活动性差,与皮肤无粘连,有轻微压痛,无搏动。右侧颈部可触及 7 枚肿大的淋巴结,其中位于最低位置的一枚淋巴结,仅能触及突出到右侧锁骨上部分,主体在胸锁乳突肌的内上,质地硬韧,表面光滑,边界欠清楚,不活动,与皮肤无粘连,压痛明显,无搏动。其余 6 枚淋巴结位于胸锁乳突肌下 1/3 的内后方,最大直径不超过 1cm,均孤立存在,基底有粘连,其余性质同左侧。

(13) 患者胸骨柄左侧,可见局部软组织隆起,不红肿,可以触及直径 5cm 的丘状软组织增厚,边界不清楚、表面光滑、质地硬韧、不活动、局部明显压痛。胸部角部位明显压痛。胸骨柄左侧软组织轻微肿胀,第 2、3 肋骨与胸骨衔接部位有明显触痛,其程度远远大于左侧。收缩胸大肌后,胸骨柄处的疼痛剧增。抬举双上肢时,没有胸骨柄处疼痛。

(14)病后接受过 6 次血常规检查,"白细胞均高"。自诉接受过结核免疫检查、胸片、胸部 CT。家族中没有结核病病史,没有类似疾病史。病前无感冒、咽痛、流涕、耳痛、牙疾史,服用过药物。具体情况等待患者取来既往病历再记录。

3. 为了认识本病,需要以下基本概念

(1)结节性红斑常见于小腿伸侧,临床表现为红色或紫红色疼痛性炎性结节,青年女性多见,病程有局限性,易于复发。发病前有感染史或服药史,突然发生,为双侧对称的皮下结节,自蚕豆至核桃大不等,数目可达 10个或更多,自觉疼痛或压痛,中等硬度。早期皮色淡红,表面光滑,轻微隆起,几天后,皮色转暗红或青红,表面变平。3~4 周后结节逐渐消退,留有暂时色素沉着,结节始终不发生溃疡。慢性结节性红斑不同于急性结节性红斑的特征,其常发生在老年妇女,皮损为单侧,若为双侧,则不对称,除关节痛外,不伴有其他全身症状。结节不痛,且比急性结节性红斑软。

(2)非特异性肋软骨炎的患病初期患者感到胸痛,数日后受累肋软骨部位出现肿胀隆起、钝痛或锐痛的肿块,发生部位多在胸骨旁第 2~4 肋软骨,以第 2 肋软骨最常见,偶尔也可发生于肋弓。本病多侵犯单根肋骨,偶见多根或左右两侧肋骨同时受累。局部压痛明显,疼痛剧烈的向后背肩胛部或侧肩、上臂、腋窝处放射,深呼吸、咳嗽、活动加剧。病程可持续几小时或几天,但可复发,常在数月内自愈,个别可持续数年。

(3)淋巴结核,早期的结核病淋巴结与皮肤和周围组织无粘连,病情加重后淋巴结可继续肿大,但一般不超过核桃大小,以后可粘连融合成片,发生液化,破溃,流出棕黄色脓液或干酪样物质。肿大淋巴结常呈串珠样,肿大淋巴结软硬程度不一,即所谓的"四世同

堂"样表现。

(4)颈部淋巴结转移癌主要表现为颈侧区或锁骨上窝出现坚硬如石的肿大淋巴结,初起常为单发,无痛,可被推动;以后很快出现多个淋巴结,并侵及周围组织。肿块呈结节状,固定,有局部或放射性疼痛,晚期肿块可发生坏死,以致溃破、感染、出血,外观呈菜花样,分泌物带有恶臭。如患淋巴性白血病,肿大的淋巴结一般能活动、不粘连、光滑、不硬、不痛,也不化脓破溃,常有脾大。

(5)引起颈部淋巴结肿大的原因包括 3个方面,即感染、肿瘤,以及其他因素。感染因素:①细菌性常见于牙、扁桃体、面部或头皮细菌感染,结核病,梅毒,猫抓病,莱姆病;②病毒性常见于疱疹性口炎,传染性单核细胞增多症,寄生虫—弓形体病;③原因不明可常见于:皮肤黏膜淋巴结综合征(川崎病)、亚急性坏死性淋巴结炎(菊池病)。肿瘤因素:①原发性常见于霍奇金病,非霍奇金淋巴瘤,白细胞特别是淋巴细胞型白血病;②继发性常见于癌(口腔、唾液腺或鼻咽部转移性肿瘤),恶性黑色素瘤,尤因肉瘤,其他间叶肿瘤。其他因素:结节病、窦性组织细胞增多症、血管滤泡增生(包括 Castleman 病、伴嗜酸性粒细胞的血管淋巴样增生即木村病及相关疾病)

(6)诊断为颈部淋巴结反应性增生的病例越来越多。常是不明原因的多部位淋巴结肿大,无或轻度不适。能引起淋巴结反应性增生的因素有多种,例如病毒、某些化学药物、代谢的毒性产物、变性的组织及异物等。组织学上,淋巴结反应性增生的表现十分复杂,是介于良性与恶性之间的淋巴组织交界性病变。如伴有淋巴组织不典型增生,则需注意恶变倾向,予以严密观察。

(7)皮下结节分为:①囊蚴结节;②类风湿结节;③痛风结节;④结节性红斑;⑤脂膜炎结节;⑥其他。

4. 对本例患者分析

（1）首先在青年女性的颈前区多发淋巴结肿大项下分析病因。

（2）分布在颈前区的两侧，能够触及的肿大淋巴结节将近 10 枚，除靠近胸骨的一枚淋巴结体积稍大，较硬外，其余体积均不大。

（3）左侧肿大的淋巴结远远多于右侧，且质地中软。

（4）患者感到过颈部不适和轻微疼痛，检查时仍有触痛。

可以判断颈部淋巴结肿大非结核性、尽管有可疑的盗汗表现，但是体征不予支持。也不是肿瘤性。故只有非特异性炎症的唯一考虑。因为肿大的淋巴结有局部压痛体征，没有急性炎症症状表现和主观感觉，故可认为白细胞升高为既往炎症遗留体征，无须作为当前的处理焦点。

患者有典型的肋软骨炎和结节性红斑的临床表现，是否与白细胞升高有关，还不得而知。允许在支持患者继续治疗已被诊断清楚的疾病同时，观察白细胞的变化。患者的白细胞升高由来已久，可以通过骨髓穿刺的细胞学检查，观察有无白细胞的核左移，淋巴细胞和嗜酸细胞是否增多，进一步判断。

有必要检查风湿因子，复查血沉。

对于结节性红斑的诊断，因为患者未述及局部软组织明显发红，也没有其后的颜色改变，缺少"红斑"特征，未必与定义完全吻合，患者如有强烈愿望，可以局部穿刺活检进一步证实。必要时可以组织皮肤科和免疫科会诊，倾听各位医生的观点，从中深入认识疾病。

"虚晃一招"昙花现

示教时发现，有的实习医生检查体征时心不在焉，缺少对体征的探究意识，于是，介绍了以下会诊案例。

在某医院会诊直肠癌患者，同时合并肛周皮下肿物，实施肛门指诊之前，见病历上记载着"肛门周围可见 2cm×2.5cm×2.0cm 肿物，位于皮下，实质感，能活动，听诊未闻血管杂音"故于肛门指诊的同时，检查了肛门周围的肿物。

检查结果，肛门周围的肿物位于膝胸卧位 4 点，距离肛缘 1.5cm 处可以触及 2.5cm×2.5cm×1.5cm 肿物，位于皮下，近扁圆形，边界清楚，表面光滑，质地柔软，没有波动感和搏动感。肛指双合诊时，觉肿物位于皮下与臀部肌肉层之间。根据肿物的物理检查结果判断，可以诊断为脂肪瘤。

检查结束后，与主管医生谈到，检查患者肛门周围肿物时，都有什么诊断的可能，是否考虑过血管瘤？对方承认曾经考虑过血管瘤，根据是触摸肿物时似有搏动感，而且压迫肿物后觉得体积有点缩小。其后，主管医生告知"并没有在肛门周围听诊，只是按照血管瘤诊断时必须有肿物的听诊，所以就写到了病程上"。

至此，就有很多问题值得我们思考了。

首先需要解决的是肛门周围几乎成扁圆形肿物的都可能是哪种血管瘤？结论应该是没有的。血管杂音常出现在腹腔内的动脉瘤、巨大的肝脏血管瘤、脾血管瘤、巨脾、脾周围炎、外周的甲状腺功能亢进症、部分血管瘤、动静脉瘘等。外周血管很小口径的血管瘤，尽管可以有血管杂音，只不过声音极其微弱，很难用听诊器听到。所以即使考虑肛门周围皮下血管瘤也很少有人会想到有血管杂音，更不会有人往肛门周围放置听诊器的听筒。

其次，体表软组织肿物的诊断主要凭借手法触诊，靠肿物的部位、形状、大小、边缘、表面、质地、活动度、压痛和波动，多能够判断为脂肪瘤、纤维瘤、血管瘤，甚至皮脂腺囊肿等。本患者的肛周肿物除了经由会阴部触诊之外，还可以借助肛门内的手指，与体外双合触诊，感觉有无波动和搏动的结果较为可靠。如果主管医生的触诊能力较好，检查得细致认真，就不会考虑有血管瘤的可能，也就不会出现听诊肛门周围的现象了。

有必要强调的是，病历落实到纸上，用的是笔；构思出来的内容，靠的是心和头脑；能写什么和不能写什么，凭借的是良心。医务人员有义务和责任竭尽全力地捕获患者症状和体征，为患者做出恰如其分的诊断和治疗。医务人员主观上愿意为患者服务好，受到能力的限制有时做得并不好，属于力所不能及，就只能靠知识和能力的点滴积累，不断丰满自己。不可取的是，允许在自己的工作中存在缺点和瑕疵，知道应该做而没有做，知道不应该做的反而做了。

没有在肛门周围听诊的记录成听诊了，而且不考虑事实上是否可能，就暴露了主管医生拼凑病例的习惯已经养成，反映了探究疾病诊断的过程远离了韧性，降低了对自己诊断疾病的正诊率的要求，忽视自己在医务人员和患者群中的形象和威信。如此记录对主管医生的损失是相当大的。

这份病例中暴露的现象实在太明显了，以至于主管医生自己都觉得这样记录贻笑大方了。还有的虚晃一招表现得很隐蔽，很不容易被发现，甚至只有病历书写者自己知道。通过这份病历带来的危害，深入思考崇高的病历何以变成了今天的必须痛改前非，拷问自己如果病历内容连自己都不敢信，还有什么底气面对患者的质疑和不信任？

愿虚晃一招远离我们的视野，恢复病历的功能和作用。

"示教手术"脂肪瘤

脂肪瘤本身有完整的包膜，与周围结构有清楚的分界，只要掌握了沿着脂肪瘤的包膜，在周围结构与脂肪瘤间隙内分离，遇到的阻力仅为疏松的结缔组织，无须费力就很容易地剥离出肿物，在体表肿物中属于容易实施的手术。曾参观了一例左侧腋窝脂肪瘤的切除手术，结合既往的手术体会，谈一下切除技巧。

1. 手术前必须掌握脂肪瘤与周围关系。本例患者的脂肪瘤以左腋窝为中心，沿上肢长轴方向的长度为 20cm，沿横轴方向宽度约 9cm，厚度约 5cm。两端钝圆，质地柔软，边界清楚，表面光滑呈分叶状，与皮下组织和周围软组织之间有活动度，无压痛和搏动。没有神经受到刺激及血管受到影响的迹象。提示手术操作的难度有限。

2. 腋窝部位的肿物切除，要注意手术切口切莫影响今后的功能。手术切口长度未必很长，但是要满足手术操作的需要。本例手术可以有两种手术切口，一种是沿着腋窝的腋横纹切开，相当于在脂肪瘤的中间横断方向，另一种切口是在腋窝的前侧，沿着腋窝的胸大肌外缘切开，相当于沿着脂肪瘤的纵切口，手术后的切口不会影响功能。本例采取的是沿脂肪瘤的横切口切开。

3. 体表软组织脂肪瘤的共同特点是浅表部位远离重要组织，术者能够找到切开脂肪瘤周围被膜，进一步直接切至脂肪瘤的最佳突破部位，周围的软组织结构还不被广泛破坏，就给切除脂肪瘤创造了良好的手术视野。发现脂肪瘤的包膜是手术顺利实施的关键环节。

4. 有的手术医生实施手术时，不是以上述的"发现"为目的，还没有真正进入到预实施的解剖层次，就急急忙忙地开始了对脂肪瘤的"围剿"操作，结果破坏了脂肪瘤的外在被膜。相当于原计划打开房门，将屋子里的东西一扫光，实际干的是刨走了整个屋子，挖的是整块土地，不得不拆房子、断电线、截水管、周围被弄得一塌糊涂。围剿操作是在脂肪瘤的被膜外进行，手术就漫无边际，切除的不仅仅是脂肪瘤，还包括了周围的软组织。

5. 配合手的触诊探查是手术操作的基本功之一，位置表浅的肿物切除未必显示出手探查的有效性，位置稍微深在，视线又不很好时，手的探查就发挥了积极作用。术者的双手是自己探查的眼睛，当肿物被游离到一定程度后，靠眼看的直视操作，既费事，又费时，底数还不清楚；靠手的探查，技巧在于只要抓住肿物被游离的一部分，其远侧端凡是进入肿物部分的条索和管道就皆成为"体内的多余"成分，一律允许切除，而且一定安全，不会造成意外的损伤。在手的指引下无须看到手下的组织和结构，该直接切除的直接切，该结扎的结扎，就完成了在洞穴内的手术操作。

6. 止血钳的功能之一是分离组织，分离脂肪瘤的被膜和包膜之间疏松结构，非止血钳莫属。不善于使用止血钳分离的术者，直接使用电刀，结果分离的层次始终不很清楚，深一脚浅一脚地走走停停，时而被膜外，时而被膜内，还可能冷不丁地进入到脂肪瘤内，还要时常担心周围的副损伤，用不了多长时间，自己就乱了阵脚，致使手术进入无序状态，观感上就不漂亮了。

7. 有序操作可以不急不躁地稳妥进行。合理地使用止血钳分离，找出膜性结构，直到抵达脂肪瘤的表面分离不出其他为止，完成的是第一步"发现"。随后做的工作是靠术者的两个指头钝性分离，边感觉边推进，手指头就如同带着地下"深层探测器"，秉承"趋松避紧"的原则，在钝的基础上再辅以锐的切和剪，也就不难分离到肿瘤的尽头。"急"就可能一次次损伤被膜，结果是模糊不清，"乱"就带了无序，东一榔头，西一杠子，自己就把局部解剖关系搞得乱作一团，再想按部就班地操作也就没有了可能。

8. 学会静下心来，变化一下思维。当出现手下动作越做越快，分离进展却越来越慢，在不同部位试来试去，找不到合适"下嘴"的突破口时，常反映术者的心态发生了变化。术者应该养成术中自省的习惯，一旦闪出了"怎么这么不顺手"，或者听到了助手提出了手术建议后，就要当即意识到"手术是否最为合理"，稍微停一停手术操作，重新审视一下手术现场，回忆一下术前对手术的构思和手

术过程，也许就发现了手术是否走了弯路。

9. 不顺当的手术结束后，必须解剖所切除的标本，回顾一下手术的各个环节，分析在哪个步骤上走了弯路，如同棋类比赛的复盘，就掌握了自学的方法。切除下来的脂肪瘤应该是个光溜溜，亮盈盈的"肉蛋蛋"，实际切下来的是丝丝拉拉的一堆烂肉，脂肪瘤样组织被埋在其中反倒若隐若现，就切多了。理论上应该在脂肪瘤的原位上全切除，切除后的局部现场应该是个被膜围起来的"坑"，观察不到更深更远的粗大血管和神经，更不应该是个血管和神经都被裸露着的深洞。如此里外一对照，就找到了下一次手术的注意事项了。

基本功无止境，越是最简单的操作就越能够发现自己的优缺点。能够在最简单的手术上找出差距，就拉近了与高端技术的距离。

"临床判断"靠自己

收治了一例男性，49 岁，主因间断腹痛一年，加重一个月住院。一年中，间断出现上腹部疼痛，有逐渐加重趋势，近一个月在上腹部隐痛的基础上出现了阵发性绞痛，伴停止排气排便，时间不长后自行缓解。在当地医院接受了肠镜检查，于进镜 40cm 处可见数个大小不一的黏膜隆起，直径在 0.2～0.3cm，表面光滑，取活检时组织弹性好，进镜 80cm 处可见隆起肿物，因含大量污物视野不清，考虑结肠癌。腹部 CT 检查提示升结肠肝区局部肠壁增厚，升结肠和小肠扩张、积液，考虑肠梗阻。经过灌肠后症状缓解。

入院后，立位腹平片检查，可见胃泡不胀大，小肠不扩张，升结肠不扩张，内可见粪便样影，横结肠间断显示，降结肠内可见气体影延续到乙状结肠。未见结肠肿物的直接和间接影像。腹部 CT 平扫可见升结肠扩张，肝区处可见升结肠与横结肠转折部位，该部位的横结肠同样扩张，只是程度为升结肠的 2/3。延续的横结肠内可见气液平面，结肠脾

区显示不清楚,降结肠内有气体和粪便样内容物。入院后的 CT 诊断未排除结肠肝曲恶性肿瘤,未提供肿物位于横结肠或其他部位。

主管患者的低年资医生,根据患者的影像资料,影像诊断为结肠肝曲肿瘤。医疗组负责主任发现的是,在患者左肋缘下,相当于肋弓连线与胸锁乳突肌交点附近,曾经触及过肿物,该部位为患者主诉的腹部疼痛所在,右上腹部和右侧腹部没有过疼痛,分析腹部 CT 平扫表现,未能够掌握结肠肝区占位的确切证据,故考虑占位多为结肠脾区附近的横结肠。

针对这种情况,需要考虑的是:①影像表现是佐证还是干扰因素。②左上腹部曾经触及过的肿物是扩张的肠管,还是肿物。③如果确实存在可触及的腹腔异常,则结肠肿瘤部位就不在结肠肝区。

于是,医疗组组长反复触诊患者腹部可疑肿块,结果再次触及左上腹部肿物。

1. 该肿物部位未变,反映了肿物位置相对固定,时隐时现非肿物位置移动,而是"时起时无"。

2. 肿物表面长度约为 5cm×5cm、丘状、边界不清楚、表面光滑、质地柔软、位置固定、伴有压痛。

3. 触摸时体积可以缩小,缩小时没有明显肠鸣。

4. 进一步询问患者,肿物出现时能够感觉有一股气从患者的右中腹部开始,向肿物部位集中,消失时向中腹部方向分散。

根据以上证据,可以判断肿物位于左上腹部,所触及的腹部肿物为肠管气体向肿物部位集中,可以判断为非结肠脾曲占位,肿物应该在横结肠的靠近脾区部位,或者是结肠脾区占位,已经存在不完全性结肠梗阻。提示临床诊断要服从主管医生的逻辑思维推理,影像诊断医生提供的佐证只能作为参考,除非影像科室的医生也与临床医生一样,详细询问病史,认真检查体征。

"择其要点"灵活用

借助病例的示教查房,需要掌握丰富的说理依据,曾就一例溃疡病并发症,引导学生学习,在以下诸多方面,择要点适时带教。

1. 外科治疗溃疡病的适应证主要为溃疡病的并发症,包括:溃疡病癌变、幽门梗阻、溃疡病穿孔、合并大出血。预防癌变的细胞肠化和重度非典型性增生的适应证宜慎重,病理不排除癌变不能成为适应证的依据。内科治疗无效的定义必须满足规范的治疗两个月以上。

2. 本患者分别经历过 6 个月前,4 个月前的内科检查,胃内溃疡在内镜观察下由巨大转变为直径 1.5cm 的不巨大,证明内科治疗曾经有效。本次住院发现溃疡又变成巨大,则需要证明是在规范治疗下的改变,否则占据不了内科治疗无效的手术适应证证据。

3. 外科治疗还必须掌握没有手术禁忌,或者相对禁忌证。本患者术前诊断包括银屑病、双肺感染、低钾血症、贫血、白细胞减少、血小板减少、脾大。其中银屑病经历了 20 余年,长期口服激素药物,与其他疾病统筹考虑,存在手术风险,假如患者能够闯过手术关,则被视为闯关成功。患者一旦出现复杂并发症,甚至死亡,则因为患者非急症救命所需,应该择期而未择,应该调整周身状况而未纠正到理想程度,就多少有些难脱干系之虞。

4. 在明确手术适应证和禁忌证之后,审视现病史和既往史就需要:①补充近半个月溃疡病加重的五方面证据;②如果有规范的内科治疗,则需要详细记录治疗方案;③需要记录内镜活检的细节,如病理采取是否可靠,多次病理结果一致的意义等,也需要记录对内科治疗后的反应;④因为银屑病属于周身性质的疾病,治疗了 20 余年,既往史则必须详细记录,尤其使用过激素类药物;⑤银屑病超过外科诊治范围,有可能涉及切口感染,原则上术前需要皮肤科会诊,既防止药物影响治疗,也需要避免停药后的反应。

5. 溃疡病手术原则需要切除足量的泌酸基地,一旦满足切除大量的要求,就难以实施Ⅰ式吻合,因此标准术式为Ⅱ式手术。如果采用Ⅰ式吻合则需要特殊说明实施根据。

6. 离断十二指肠的记录为距离幽门 4 厘米,理论上成为十二指肠球后离断吻合,不知道为什么距离这样远地离断,而且实施的是Ⅰ式吻合。

7. 实施Ⅰ式吻合的病历中必须记录吻合后的松弛程度,甚至要有低张力胃的描述,尽管近端小弯切除 8cm,大弯切除 15cm,但是没有记录残留的大小弯距离,十二指肠切离得又相当远,再出现吻合口瘘就说不清楚了。

8. 施术前,呼吸科会诊嘱停用治疗银屑病的口服药,但是未明确停用多长时间后方能实施手术。因为呼吸科会诊时间为手术的前一天,所以实质上没有停用原口服药,若执行医嘱,则术前一天还加用氢化可的松 $100\mu g/d$,显然存在会诊和处理疑问。

9. 手术后第二天体温 39.0℃,第三天体温 38.6℃,术后第四天没有记录体温,但是心率 104 次/分,术后第五天体温 38.8℃,第六天体温 38.0℃,第七天体温 39.0℃,第8~10 天,记录着“体温波动较大”。如此长时间的体温不正常,直到腹部切口血性渗出,伤口裂开,吻合口瘘,若再找不出更确切的发热原因,则伤口感染之咎,难以躲避。

10. 胃肠减压量长时间处于“常量”的 450ml,为记录所不允许。术后引流管长时间未见一滴引流液,应该属于放置失误,或者病历记录者没有认真观察。

11. 手术后将吻合口瘘归罪于长期口服激素,就涉及手术适应证和禁忌证,可预见的未能够预见,就存在风险。吻合口张力高与吻合方式抵触,解脱的原则为淡化单一因素,综合所知较为合理。

12. 手术后请血液科会诊,突然提出了

“免疫性血小板减少症”,不清楚依据的是什么。术后诊断了术前应该明确的疾病,性质属于诊断的延误。本患者脾大至关重要,白细胞和血小板减少,为脾功能亢进的早期信号,全血细胞减少则能够诊断为脾功能亢进。分别诊断贫血、血小板、白细胞减低的病因不符合一元化诊断原则。

13. 术后发热,如果归结为呼吸系统,则必须有影像学根据的支持,证明为术后发生。如果属于术前症状加重,就需要分析是否具备手术适应证。肺部体征与发热不吻合,就需要寻找原因,焦点就比较容易明确了。

14. 使用激素后的伤口不愈合结论必须有不存在感染的证据,如只出现伤口裂开,断缘没有肉芽生长,体温不应该升高,没有一次大量分泌物,否则无法区分伤口感染所致。本患者尽可能避开激素使用问题,宜完全用伤口感染解释。

15. 本患者所表现的是呼吸系统感染,吻合口瘘,及其后续的一系列毒素吸收的病生理改变所致。事实上与既往病没有生拉硬拽的必要。

16. 手术记录中必须抓住要害,即应该Ⅰ式吻合,能够Ⅰ式吻合,吻合后效果可靠。如胃的体积属于低张力型,保留部分必须保证松弛吻合,吻合后的胃肠移动程度超过了 2cm,肉眼观察血供良好,吻合后通过无障碍,吻合效果可靠。十二指肠切除部分长达 4cm 的情况少见。

17. 术后血小板尽管低,但是没有控制不住的大出血,没有凝血功能导致死亡的直接原因,就没有在死亡病例中突出强调的必要。

18. 主要死亡原因中强调了“长期激素服用史”就等于在手术禁忌证范畴施术。

19. 死亡记录中的“远端胃巨大溃疡根治术”为谬误命名。良性疾病不存在“根治术”,更改为“溃疡病”“胃大部切除、Ⅰ式吻合”的模糊诊断,则更贴切。

20. 某年某月 2 日 08:40 病程记录，为死亡前最后一次病程，主任指示的是"病情较危重""病情逐渐加重"，其后 5 个小时死亡。如果看不出此时的病情重笃，甚至出现濒死迹象，就有观察粗疏之嫌。

21. 便血为胃肠道吻合后的重要信号，只记录"量较多""12 次"，没有记录到出血态势，一次量，最多和最少量，间隔时间，患者对出血的应激表现，就分析不出出血原因。诊断失血程度的可靠指标为心率改变。病历中没有记录。

22. 需要掌握内出血多少才能反映出血红蛋白变化，原血红蛋白为多少，经过几次复查，复查结果是否与失血量吻合等属于基本功范畴。找出具体证据后，结合读书，认识"失血与血红蛋白变化的关系"，体会为什么"不能用血红蛋白判断失血程度"。

23. 某年某月 20 日记录着"请血液科会诊协助诊断治疗"，血液科会诊时间为"某年某月 24 日"，其中耽搁的时间为 4 天，必须说明理由。

24. 患者死亡后重新审视手术记录，连最起码的吻合部位和程序都显得草率，所以看不出胃壁的哪部分与十二指肠吻合，战之能胜，退之能防的自卫意识还需要加强。

"抓住胃瘫"小讲课

"胃瘫"对从事腹部手术的外科医生不陌生，受到"瘫"字的影响，容易误认为"胃瘫痪"了，误导医务人员将注意力集中在"胃病患"，忽视了术后整个消化道内环境紊乱、自主神经紊乱、胃肠道激素紊乱，其他诸多因素导致空肠"麻痹或痉挛"，由此增加了食糜的传输阻力，干扰了残胃及小肠对内容物的清扫能力，终至胃的排空失调。如果采用与"胃瘫"同名的"胃动力紊乱综合征"，也许能提醒医务人员更全面地认识"胃瘫"。

观察临床现象不难发现，胃瘫的症状特点是：①多于术后数日内停止胃肠减压、进食流质或由流质饮食改为半流质饮食后出现，说明胃的功能存在，胃腔与上消化道内容物增加为诱发因素；②可以有上腹饱胀不适、恶心、呕吐及顽固性呃逆等症状，反应胃的逆蠕动存在，而非瘫痪得一动不动；③一般疼痛不明显，进食后吐出大量胃内容物，可含有或不含有胆汁，吐后症状暂时缓解，反映的是幽门能够开放，胆汁能进入胃腔，始动因素在胃的远端；④借助胃肠减压能抽出大量液体，24 小时总量超过 800ml，甚至高达每日 1000～3000ml，反映液体来源不仅仅是唾液与胃液，还混有了小肠液；⑤胃瘫发生后，患者能够经肛门排气、排便，其气体来源的 70% 来自吞咽，反映小肠及结肠动力功能一般不受影响；⑥体格检查可有上腹部胀满、压痛，有胃振水音，中下腹平软，无压痛，无肠鸣亢进及气过水声等。这些临床表现特征为我们认识胃瘫的实质很有帮助。

临床常用的诊断标准为：①术后 7 天仍需行胃肠减压，或者终止胃肠减压，进食流质，或由流质饮食改为半流质饮食后，再次出现胃潴留症状，需行胃肠减压者；②胃引流量每天超过 800ml，持续时间超过 5 天；③能够排除胃流出道机械性梗阻征象；④无明确水、电解质酸碱失衡紊乱；⑤没有能够引起胃排空障碍的糖尿病、胰腺炎、结缔组织疾病等基础疾病；⑥没有使用 654-2、阿托品等能够影响平滑肌收缩的药物。口服或胃管内注入 30% 泛影葡胺对比造影下，可表现为残胃扩张、胃蠕动减弱或无蠕动，造影剂呈线状或漏斗状通过吻合口，胃内造影剂残留多，有明显排空减缓征象，动态观察 24 小时可见远端空肠显影。

正确地诊断和治疗胃瘫，对避免盲目再手术，减轻患者痛苦具有重要意义。非手术治疗包括以下内容。

1. 一旦胃瘫诊断明确，要严格禁食、禁水，持续胃肠减压。采用高渗温盐水或普鲁卡因洗胃，可减轻吻合口水肿。放置胃肠减压管后,不要轻易拔除胃管,最好待症状缓解,确认消化道功能恢复后,再予拔除,以免延长恢复时间。

2. 通过液体治疗,合理补液,维持水、电解质及酸碱平衡。

3. 通过消化道以外途径补充足够的热量、糖类、蛋白质、脂肪、维生素及微量元素,纠正负氮平衡,酌情输全血、血浆或白蛋白,能抑制迷走神经兴奋、刺激胆囊收缩素分泌。

4. 可以使用胃肠动力药物。①甲氧氯普胺:作用于平滑肌的多巴胺-2受体拮抗药,可促进胃排空,减少胃酸反流;②多潘立酮:为选择性周围性多巴胺-2受体拮抗药,通过阻断外周靶器官的多巴胺-2受体,发挥促胃动力作用,增强胃蠕动,协调胃肠运动,促进胃排空,减少食物运动时间;③西沙必利:为5-羟色胺4受体激动药,作用于肠肌间神经丛节前运动神经元的5-羟色胺4受体,促进胆碱能神经纤维释放乙酰胆碱,促进平滑肌强烈收缩,加快胃排空和协调胃肠运动;④红霉素:具有胃动素相似的作用,能促进胃排空,可明显减轻胃潴留;⑤新斯的明:为拟副交感神经药物,有明显促进胃蠕动作用;⑥静脉滴入氢化可的松或地塞米松,能减轻吻合口水肿。

胃瘫发生在患者和家属术后紧张、恐惧、焦虑得到放松阶段,症状和痛苦来得突然,胃肠减压的量直观可见,短时间内的减状效果不明显,长时间不能进食,经济付出超乎想象,再加上不清楚胃动力恢复常突然发生,胃肠减压量会骤减,腹胀、恶心等症状很快缓解的规律,很容易冲击医患关系,导致矛盾和纠纷。应耐心向患者和家属解释,消除其紧张心情和恐惧心理。

治疗胃瘫的耗时长、症状趋势僵持、患者与家属未必心悦诚服地接受医方所做的解释,可能动摇医务人员的形象,也容易因为医务人员对胃瘫知识掌握得还不够扎实,过分依赖外界施以的所谓积极治疗,结果适得

其反。

"演示思维"带教学

急症室电话,告知一患者因腹痛来到医院,血压为80/60mmHg。赶到急症室时,周围人员介绍患者头晕、呕吐、腹痛。移动车上的患者左侧卧位,身体略蜷曲。掌握急症病史时观察到:①患者的声音流畅,语声不减低,能够准确回答病史询问,反映的是神志清楚。②嘱患者平躺,观察患者变换动作迅速,面部没有痛苦状,能够清晰描述发病过程,时间精确到分钟,如此表现反映病情在可控范围内。③询问病史时,患者能够准确告知首发症状为头部疼痛,随后上腹部腹痛,伴出汗,疼痛性质不十分剧烈。患者重点描述的是呕吐。④呕吐的特点是发生时间在饭后三个小时,出现较为突然,先后呕吐了七八次,主要为食物,前后密集,呕吐后恶心症状不缓解。属于反射性呕吐。⑤来院时,腹部疼痛已经明显减轻,但是尚存留轻微疼痛。反映疾病来得较突然,到达高峰的程度不严重,来到医院进入平稳阶段。也有可能呈现的是疾病的一段节奏特点。⑥无腹泻,不发热,既往无类似发作。⑦此时,嘱患者逐渐自我拍打腹部,患者可以施加较大力量,腹痛反应轻微。嘱患者随呼吸做腹部起落运动,结果腹部动度好似常人,触摸患者腹部疼痛反应轻微,未触及局限性压痛区或点。⑧肠鸣音活跃,没闻及高调肠鸣和气过水声。

普外科在最短的时间内完成了对急症患者的初步排查,明确了不存在消化道穿孔、梗阻、肠管血供障碍。随后退出诊断现场,转给其他科室介入。

利用空闲时间与同去的低年资医生组织了第一次沟通。强调的是,接待患者后的第一眼观察什么,借助什么,体会什么,目的是建立接诊患者的整体观。

经过统一认识后,进入听取其他科室检查阶段,能够听到的是诊断"胃炎""肠管扩

张""肠管内液体流动",有人议论为"胃炎",此时普外科进行了第二次沟通,强调了:①接诊急症患者的第一时间内,除了十分典型或非常明显的疾病,如同秃子头上的虱子,无须进一步判断之外,要训练自己建立宏观意识,集中精力圈定疾病范畴,而不是具体诊断。②诊断"急性胃炎"的证据不足,能够提供的仅仅是发生了呕吐,呕吐次数多,还有很多相关的鉴别诊断内容没有询问,因此只能是推测而已。③支持诊断固若磐石的是证据,不在于时间的先后,要养成谨言慎行的习惯,切忌争取时间押宝,不要搞一吐为快。越是人多的时候越要缄口不语,直到思索再三后,确有十足的把握,再谈出个人观点,这就是明智的选择。④顺便提出了对周围医生分析问题的再分析,目的是引导年轻医生注意观察和倾听,避免仓促上阵。

待其他科室医生完成问诊和检查后,普外科提出拍照立位腹平片,根据是:①为今后进一步分析疾病提供基本档案资料;②了解腹部气体分布状况,进一步掌握排除其他疾病的证据;③判断今后病情走向;④为普外科夜间值班医生提供今夜和明天的工作方便。

随患者接受立位腹平片检查时,患者再次出现呕吐,立即观察呕吐状况和呕吐的内容物:①患者频繁做出呕吐动作,但是缺少内容物,应该属于干呕;②呕吐动作相当大,与此同时缺少内容物,反映的是胃部或消化道存在持续的刺激,病因来自上消化道以远端;③观看了立位腹平片,进一步判断普外科的诊断合理。

结合患者的立位腹平片,进行了第三次沟通:①X 线片显示投照条件好,结果可信;②双侧腹脂线存在,腰大肌影清晰可见,左侧膈肌不升高,盆腔密度不增加,可以排除急腹症和腹腔积液;③胃泡几乎见不到,肠道内气体量少,反映肠管运动活跃,有的与呕吐有关。

依据影像资料提供的线索,普外科对诊断基本上有把握了。

将患者送到病房后,向患者交代了:①病情在各科室协同工作下基本成竹在胸,静心处之。②已经能够排除脑卒中、心卒中、腹部卒中,暂时不考虑手术治疗。③外科随时参与会诊工作,有专人负责。

至此接诊工作告一段落。

"模棱两可"暗权衡

接诊阑尾周围脓肿患者,是摆在医生面前的技术和心理考验,如果能够手术切除病变阑尾,对患者无疑是一大幸事;切除阑尾后如果发生了肠瘘,对患者来说也许是不小的灾难。医生决定为患者切除阑尾,要冒着发生肠瘘的可能,勇于实施切除阑尾的手术需要靠爱心和毅力,成功了固然可喜,失败了要能够面对。患者和家属如果能够理解医生的所作所为,具备了接受术后肠瘘的耐受力,即便发生了术后肠瘘仍然不急不躁,继续与医生配合,则术后风平浪静,否则将面临矛盾和纠纷困扰。

临床医生普遍认为,急性阑尾炎病程超过 3 天,或已经形成了阑尾周围脓肿,就必须考虑到阑尾周围受到炎症波及,解剖层次模糊不清,即便轻微操作也难免损伤到周围脏器,其中就包括了发生术后的肠瘘。再者,患者已经熬过了急性阑尾炎的迅猛打击,局部炎症已经局限,一旦破坏了患者自身的防御机制,有可能要承受感染范围扩大的不利后果。所以对急性阑尾炎病程超过了 3 天的患者,注意力已经不是病变的阑尾,而是维护住炎症不被进一步扩散,因此绝大多数普外科医生主张采用非手术治疗,待炎症消退 3 个月后再行阑尾切除手术。

非手术治疗属于不得已的应对处理措施,受到治疗的时间长,疗效不确切,部分患者可出现脓肿破溃并发弥漫性腹膜炎、腹腔残余脓肿、化脓性门静脉炎、肠梗阻等并发症的制约,不能避免阑尾炎的复发和阑尾周围炎性肿块及脓肿引起的并发症的可能。所以，在非手术治疗的总格局下，还不免经常有的人主张手术治疗，形成了不同主见的局面。

主张仍然可以手术的医生认为，阑尾周围脓肿病程 1 周内的早期手术和 1 周后的晚期手术，其一期愈合率并无明显差异，但死亡率后者明显升高，主张早期手术。理由还包括一期手术切除的优点能缩短疗程，节省医疗费用，消除了感染源，避免了复发和非手术治疗带来的并发症。强调只要手术操作得当细致，在有经验医师的操作下，对于诊断明确的急性阑尾脓肿是可以取得满意疗效的。

在不同观点的情势下，应该如何处理，就需要首先考虑患方和术者对术后肠瘘的掌控能力。例如：①病情来势凶猛，炎症过程激烈，局部压痛范围广，周身感染症状尚可控制的，反映局部扰乱程度重的，趋向于非手术治疗；②手术探查发现阑尾周围的炎症重，周身中毒症状重，解剖层次难以鉴别的，宜控制在引流手术，不宜强行切除阑尾；③家属的情绪难以稳定，接受告知的心态莫测，宜非手术治疗；④患者经济状况差，难以支付昂贵费用，无力长期守护着患者，不具备必须手术治疗适应证的，宜非手术治疗；⑤手术医生的年资不高，难以取信于患者和家属，切勿贸然切除阑尾；⑥医院的社会影响还达不到"别无分号"的档次，不宜主动为患者切除阑尾；⑦确实有把握为患者切除病变阑尾，患者和家属心甘情愿地主张一期手术，事后还能够掌控住患方心理走向的，手术技术确实有把握的，可以切除阑尾。

人们常将医疗工作比喻为"走钢丝"，是指事先没有相当把握的施治，其中就包括了这种性质的处理。医疗工作只许成功，不能失败，尤其在医患关系不甚和谐的环境中，需要构筑巩固的自卫防线。这道适度防线，既不允许利己地牺牲患者利益，也不应该忘我地落入疾病的陷阱。

如果能够理解发病后超过 3 天，具备非手术适应证，不盲目追求一期切除率，辅以术中果断引流，超声引导下的穿刺引流等，维护患者切身利益才是最佳的选择，做出果断处理，就为临床医生争取到术后的主动权。

"医生站位"莫僵化

三级查房分为医疗查房、示教查房、教学查房等。根据查房内容可以分为以收集病史为主的查房、以培养查体技术为主的查房、以诊断疾病为主的查房、以鉴别诊断为主的查房、以治疗为主的查房、以综合分析为主的查房等。医生查房的站位需要统一标准，落实规范化诊治流程，就有了各家认识的多种规定。曾经随庞大的教学质量检查团队检查教学质量，对临床查房提出了苛刻的各级人员的占位要求，忽视了形式为内容服务的辩证标准。

1. 对主任站位的认识统一　按照检查患者的站位规定，医生必须站在患者的右侧。主任查房时必须亲自检查患者，理所当然地要站在患者的右侧。

2. 对中青年医生的站位认识有分歧　绝大多数发表议论者主张，中青年医生要站在患者的左侧，或者床尾，有利于关注主任的讲话和操作，便于与主任交流。如果按照查体的规定，光源必须来自患者的右侧，站在患者左侧的医务人员就不利于观察了。如果接受查房的中青年人数多，主任一侧人少，主任对侧人员一大片，未必合理。如果再加上病房环境和患者病情因素，影响站位的因素就更多了。

3. 对主管患者一线医生占位的认识　主管医生接受查房时，包括了主观介绍和接受上级医生的指教。其中包括了接受查体的示教，甚至需要主任手把手地传授。就需要该一线医生尾随主任站位，如果站在了主任对面，接受示教时就必须临时转到主任一侧。而此时的主任一侧还留有站位空间。不同意方认为，唯有一线医生站在主任对侧才方便向主任汇报,如果认识到一线医生是向所有参加会诊医生报告,就同意站到主任一侧的合理性。

4. 对主管患者二线医生站位的认识
主管患者二线医生的基本查体技术成熟,很少需要主任亲临指导,该二线医生需要补充一线医生的汇报,认真倾听和记录主任的分析和指示,最佳的站位应该是站在主任和一线医生的对侧。对此争议不大。

5. 既科学又规范的站位位置
(1)三级查房站位位置的管理,理应需要有规范化一的原则。

(2)主任站在患者右侧是合理的。

(3)主管患者的一线医生站在主任的同侧较为合理。

(4)主管患者的二线医生站在主任对侧是合理的。

(5)只规定到主管患者的医生,其他医生要视情况选择站位。

(6)教学查房时,低年资医生需要站在靠近主任的地点。

(7)属于疑难危重患者的查房,高中年资的医生站位要靠近主任。

(8)参加查房的医务人员多时,应该由负责查房的主任具体安排站位。

(9)允许主任根据查房需要,临时规定查房人员的站位。

(10)科学合理的规定需只规定主任,主管患者的一二线医生站位,同时提出不允许的错误站位,如不允许非主管患者的医生抢先站在了主任身旁,夹杂在主管医疗组的医生当中,影响需要表态上级医生的站位、查房时随意变动所站位置,挤到患者床边,或者远离查房的群体中心。比查房站位更重要的是站姿,形体自控,白大衣口袋,听诊器,随时用的笔、本等。

第11章 教学查房

"组织查房"三要素

查房是科室集体活动的一种形式,是提高医生综合素质的手段,是医院实现二次创业目标的需要,是科室和谐和凝聚的具体体现。决定查房效果的是科室学术氛围,科室主任的学识和基本功,医生们的基础状况和求知欲望,缺一不可。

1. 科室的学术氛围

(1)查房工作在传统的综合性教学医院早已纳入日常工作,成为每位医生的工作习惯,是因为查房确实起到提高医疗质量和规避医疗风险的作用。到了规定的查房时间,每位医生早已放下手里的琐碎事情,绝不安排手术,不干未了事宜,专心等待主任揭幕。为了主任查房有的放矢,事先准备好了需要查房的病例,推测着主任会从哪个角度发现问题,被提问后应如何解答,生怕出现低级知识缺陷情况。大家盼着主任找出工作中的不足,不但是自己,也包括科室共有的,靠未雨绸缪更好地适应本职工作,自己有所长进。

(2)查房是工作环节,为的是发现问题,提高医疗质量和安全底线,紧跟主任的能力和水平就有了集体提高的共同利益。主任对科室现状和每位医生了如指掌,始动于管理科室的责任和义务,立足于发现,倾心为了提高科室的社会威望,不会将缺陷下推给具体医生,而是告诉孰对孰错,讲解其中的为什么。主任是从更老一辈的熏陶下成长的,对临床工作相当熟悉,练就了检查和发现能力,熟悉容易出现问题的各个环节,遇到什么患者,有了什么情况就必然存在什么问题。实

践磨炼了主任的查房能力,任何缺点都瞒不过主任的视野,查房就有骨头有肉,结果就耐人寻味,查房就有了吸引力。

(3)中青年医生,甚至较高年资医生与主任的差距相当大,从心眼里就佩服主任的学识渊博,基本功实在硬得出奇。心目中的高人管自己,就觉得天经地义,而且主任绝不会照着一位医生死磕,查房累计下来缺点人人有份,就很少有医生畏惧被主任发现不足。主任说得有道理,缺点和错误还确实是自己造成的,告诫如何改进和提高清晰明了,运用到现实工作中还立竿见影,尝到了甜头,也就如饥似渴地等着主任挑毛病、找差距,就跟等着主任得糖吃,有衣穿一般。更何况主任查房如同一场雷阵雨,过后立即雨过天晴,不记前账,也就没有了后顾之忧。

(4)还有一种无形的动力,这就是医院传统的束缚。每位医生都有保名牌医院的潜意识,社会推崇自己的医院,患者主动来医院看病,其他医院望尘莫及,自己因为医院的名望身价不低,科室的医生靠实力竞争,都是自己不甘落后和不敢落后的动力。除了自己犯了大错被主任叫到办公室训斥,除了知己医生背后告诉哪里不足之外,查房工作是科室挑毛病的机会,否则自己很难觉悟到工作不足,查房就成了自己照镜子,看看其他医生怎样照镜子的机会。发现是最好的学习动力,有了进一步学习的线索,就必然下工夫补偿,查房就起到了促进读书的作用,一次查房不足的暴露,换来张开学习的一张大网,终身牢记就取之不竭,还硕果累累,人人趋之若鹜就成为必然。

2. 科室主任具有实力

(1)科室查房对主任来说绝非易事,是因为主持查房的工作涉及科室的医疗质量、医疗安全、医学事业的长远发展,必须具备相当的实力。中青年医生接受查房时享受的是主任发现问题,少有研究主任为什么如此查房的心和脑力劳动,未必知道主任的工作重心必须高屋建瓴,未必知道主任曾经历经的磨砺,怎样由低年资医生一步步走来,直到具备查房资格后研究的是病房缺陷大全,矫正缺陷的途径和方法,由微观工作转移到宏观观察和远景谋算。

(2)临床医生很少接受过如何科学查房的专门教育,不清楚主任的查房历经过由砸锅到少失误,由不成熟到轻车熟路,由低级查房到颇有效果的逐渐提高过程,还基本处于模仿和构想阶段。如果心想只要让我组织查房就毫无畏惧地能够主持,就一定对查房应该具备的能力和技能技巧认识不深刻。有的主任查房时想的是"我要说什么",少有思考各位医生"要我说什么",就无异于表现了自我,忽略了查房必须避免自我意识,而是就事论事,奉献给大家所需的要旨。

(3)学习给自己,查房为大家,决定了主任必须转变学习和工作意识。查房为大家的难处在于主任必须知道大家需要什么,这种需要是通过检查、发现,前提是自己的知识渊博和基本功过硬到能够检查与发现。为了大家就必须比大家多些辛苦、多掌握。例如查房阑尾炎时就必须牢记常见的 13 个并发症,查房胆囊结石时就必须知道疾病的 13 个转归,T 形引流管的并发症要说到 7 个,触摸肿瘤时必须 9 项检查缺一不可,就会毫不费力地抓住主管医生的思维局限性,这种有备而来,就是主任查房时必须具备的基础能力。主任还必须具备由抽象转化为具体的指导能力,还要适应科室医生的接受能力,接待患者的切入能力,遇到问题的应变能力等,考验的是主任综合素质,尤其是智商、情商和逆境商。

3. 科室医生的求知欲望

(1)查房的主体是科室医生,受众的积极性不高,徒有善于查房主任带领,得不到知音的配合,也难落实查房的目的。受众的积极性需要科室主任的带领,医生感觉没意思是因为自己更没意思。新兴医院的现状决定查房主任的整体能力要提高,更需要给科室主任留有一定时间,相信主任会很快提高查房质量。科室医生要主动积极参与进来,认准了这条道是对的,是好的,是给自己添砖加瓦的,就通过自己的努力配合主任查房,靠水涨船高促使查房效果与日俱增。

(2)不要挑剔主任的查房模式,是因为主任必须查房,这是工作的需要,是科室的必然决定。假如临床医生属于单干性质,每位医生的工作都没有瑕疵,用不着三级查房各自保护,如同个体医生闭门造车,结果不堪设想。科室查房是自卫医学的盾牌,主任查房要承担后果,这其中就包含了主任对自己的关爱,科室的集体温暖,就应该内心有所触动,莫说感谢,而是应该接受。主任查房优劣还取决于自己的工作质量,如果现在带病工作就有了挑剔意识,也就必然人到老成后,由自己组织查房时拿不出手,而悔不该当初了。

(3)工作缺陷人皆有之,不分年龄,不分阅历,不分职务,不分医院,这是医学工作的必然。参与社会竞争靠的是医学知识底蕴和过硬的基本功,听就是学习,看就是检验自己的基本功过程,借他人的表述检验自己,用他人之手掂量自己的基本功就是提高,查房就是满足求知欲的难得机遇。书本知识是讲述,临床实践是检验,两者结合到一身就变成了自己的能力。向哪个方向看书,从哪个实践中发现,就必须接受正反两方面的认知,这就是接受查房的目的所在。

(4)诊治效果有自己心目中的,有学界普遍承认的,有患者所接受的,标准不一样,接诊医生的心理满足感截然不同。满足于眼前和患者还能够接受,没有提高到学界所承认的标准,就难有作为。接受不了科室的查房,不屑主任的学识,再联系到蒸馒头还不到时间,也就决定了自己的路能走多远。对于轻视主任查房的极少数医生,只要想一想自己带见习和实习医生是什么样子,是否具备了教学医院的起码资格,就十分清楚了自己所处的位置。

"娴熟查房"设十问

为了提高主任对临床三级查房的认识,在医院组织的主任级查房质量检查后,针对所发现的问题,组织了由主任参加的集体讨论,作为指定的主要发言人,设计了"临床查房的十问"课件。现将每帧课件做以下说明。

1. "哪三级?" 三级查房是指低年资医生、中年资医生和高年资医生的各级查房。本次检查的是主任查房,属于科室内的高级查房,代表了科室查房的总体质量。三级指的是查房人员组成形式,检查的是医疗工作质量,规避医疗风险的能力。查房目的是检查到具体人的工作,其中包括了下级医生。容易忽视的是同时检查查房的主持人工作、学术、指导能力,落脚到患者是否真的受益。

2. "查什么?" 查房的对象是患者的人和疾病,体现在中青年医生捕捉的病史是否恰如其分,体征有无遗漏,应用的辅助检查和检验资料是否合理,诊断的条理是否清晰,鉴别诊断的思考是否全面,拟定的治疗措施是否符合适应证,是否远离了禁忌证,观察患者是否符合科学规定,处理的投入时间与内容是否合理,工作中是否存在瑕疵和不足,患者是否得到了实惠,医患关系是否融洽,中低年资医生在管理患者过程中是否获得了真知,有无可借鉴的体会等。

3. "何谓查?" 查的实质是发现问题,需要主任宏观上掌握疾病的诊治工作,微观上具备发现各个环节是否规范的能力,即具备了"查"的基础。临床工作的瑕疵和不足体现

在中低年资的工作中,暴露在病情汇报和病情分析环节,检查的手法不规范、不全面,逻辑思维推理的不完整,或者脱离了书本知识的支持,临床经验的缺失,观察得不仔细,就属于"查"的范畴。所以"查"是指主持查房者靠一双慧眼观察,靠听中低年资医生口述的纰漏,想瑕疵和缺点的症结所在,察觉对患者带来的影响,再经过构思,用恰当的形式反映给受众,在此基础上启发中低年资医生感悟到主持者的用意,实现目的、方法、结果、影响的统一。

4. "谁受益?" 查房自然对患者和中低年资医生有益。但是,查房的平台更多地惠顾于主持人表演工夫。受众指的是接受恩惠者,当中低年资医生不清楚工作中尚存问题,渴望获得临床工作能力,增长参与竞争能力时,不断得到及时雨,豁然开朗的满足就变成了对传授知识和能力方的敬重。主持查房者靠传递知识拉开与中低年资医生的心理距离,在内存取之不尽,用之不绝之中,逐渐树立了学术地位,成为众目所望者,科室就有了稳定的保障,也就有了一呼百应的科室氛围,查房的最大受益者应该属于主任。

5. "哪里差?" 主任查房最难的是缺少烹饪的原料。低年资医生不注意病历的书写,提供的资料残缺不全。病史和体征是查房的基础,唯有收集到的资料差不多了才能有主任的进一步"查"。如果没有菜蔬、肉蛋、时鲜,甚至连油盐酱醋都不齐全,别说加工菜肴,还需要主任告诉到哪里去买原材料,就难为了主任。主任查房靠的是书本知识库存,临床经验的积淀,而不是从 ABC 起步,否则每次查房就只能从如何采集病史和查体入手。反之,查房者未能适应受众的水平,连基础部分的缺陷都未能矫正,查房也就难有效果了。

6. "错位否?" 临床查房的错位是必须纠正的。常见的错位如:①误将临床查房当成了教学查房,针对的是初学者,讲述的是教

科书,不对听众的胃口;②用"说房"替代查房,主任滔滔不绝,说的内容与患者无关,形同学术讲座、专题报告,听众不解渴;③用所谓的"先进"替代查房,讲的是国外高端,说的是紧跟潮流,具体到科室和眼前不适用,听众未必采纳;④用自己替代查房,指的是讲自己过五关斩六将,诊治过什么,突出过什么,拔得很高,却落实不到患者身上,听众们无心拔高;⑤乱点鸳鸯谱指的是东拉西扯,抓不住重点,揭不到疮疤,花费了不少时间,归纳不出来到底说了什么,听众们茫然;⑥小题大做指的是放大了工作中的不足,明明只要一点就透的问题,结果引申到为国利民,全心全意,听众们反感;⑦胡乱批评,暴露工作中的隐私,降低中低年资医生的威信,令患者胆战心惊,听众们难堪;⑧规避躲闪指的是缺少面对中低年资医生质疑的能力,解释不了问题的要害所在,又没有给自己留退路,听众们不服,当然还有诸多查房的错位。

7.**"难在哪?"** 主持查房看似日常工作,落实查房的科学性、先进性、实用性、适用性和启发性是非常难的。传统教学医院积淀就包括了查房技能技巧,主任查房是建立在一定水平之上,中低年资医生经历长时间的熏陶适应了查房需要,已经为主任的查房做好了铺垫。主任是从中年过来人,已经非常熟悉专业范围内的孰是孰非,孰对孰错,基本养成了及时发现能力,甚至只要知道患者的疾病诊断,就有相当多的查房焦点,会以不变应万变,讲述的内容一定有针对性,受众还非得有所感触,上上下下都有库存的查房就相对容易些。

8.**"高在哪?"** 主任的查房必须高,高就高在了与中低年资医生同步认知疾病,而且认识得透彻。同样在读书,主任读的是字里行间蕴藏着什么,说的是自己研究后的书本知识,主任也在实践,实践的是中低年资医生顾及不到的蛛丝马迹,一出手就不在同一水平线上,否则就感动不了中低年资医生。发

现靠能力,就需要主任的观察力、注意力、记忆力、理解力、分析力、逻辑思维推理能力和技能技巧要高于中低年资医生。这就需要主任首先是优秀的低年资医生、中年资医生,干好过中低年资医生的工作,脱颖而出到高年资水平。

9.**"贵在哪?"** 通过查房要建立科室的语言环境,认知疾病的共识,共同研究书本知识,丰富临床经验。需要主任传递扎实的串话,例如,只要触摸肿物,就一定按照"部位、形状、大小、边缘、表面、质地、活动度、压痛、搏动"9项要求,讲急性阑尾炎的鉴别诊断就一定是13项,胆石症的并发症必须是13种,疼痛的分类必须是24种,泌尿系统症状必须是"尿痛、尿急、尿频、血尿、排尿困难和腰痛",呼吸系统症状必须是"咳嗽、咳痰、咯血、呼吸困难和胸痛"。做到行为的标准化,如检查体征必须规范到物理诊断学的标准要求,阅片时必须从识别正常影像开始,胸片看成像条件、锁骨、气管、膈肌、胸壁软组织,腹平片看投照条件、脊柱走行、膈肌高度、腰大肌影、腹脂线走行,检查胸部体征时,一定触摸气管位置,合理叩诊,正确使用听诊器,腹部检查必须按照四步触诊等,逐渐形成了中低年资医生必备完整知识和技能,科室的整体素质也就提高了。

10.**"落在哪?"** 临床查房之所以重要,是因为主任查房是科室的最后关隘,查房效果体现在:①科室医疗质量和医疗安全的底线是不是提高了;②各级医务人员在患者眼里的地位是不是更高了;③病房是不是办成了普及科学知识的课堂,患者确实受益了;④主任的地位是不是更加巩固了,各级人员的凝聚力是不是理想了;⑤主任查房是不是众目所望,主动参与意识是不是强化了;⑥主任的查房能力是不是满足了科室工作的需要。

其实,查房质量是很抽象的,只要在原有基础上有所提高就已经是高质量了。传统教

学医院的主任未必能够在其他医院演示高质量的查房,我们医院的主任未必能够到传统教学医院查好房,其中的影响因素相当多。必须认识到我院的主任查房难度要远远大于传统教学医院,只要不浮躁地认知查房规律,从现有基础上一步一个脚印地努力,就落实了医院首长和医教部的良苦用心。

"临床查房"新常态

在现代"生物-心理-社会"医学模式下,以主任讲解疾病为主的传统查房已经适应不了当前的需要,必须改变查房工作的观念,提升查房的实效。随着设备对诊治工作的支持,计算机挤占了动脑的空间,如果查房活动吸引不住各级医务人员的关注,供非所需,查房就容易流于形式。为此,汇报我对临床查房要素的几点认识。

1. 临床查房的基本概念 临床查房的核心是"查",按照字典的解释,"查"的含义为"调查发现",即调查和发现诊断疾病、管理患者的经验、成绩、缺点或不足。离开了调查和发现的针对性,陷入了"漫谈""说书""惯口"的误区,言者无心、闻者无味,就达不到示教查房的在学教育及临床查房的继续教育目的。

2. 临床查房的合理定位 按照病房集体业务活动的分类和作用,我们可以区分为专题讲座、读书报告、病例讨论和三级查房等,专题讲座的目的是提高整体学术水平的上限,读书报告的目的是督促员工全面掌握疾病的内核,病例讨论贵在训练逻辑思维推理能力,而三级查房的主要目的是提升医务人员基本功的底线。只有定位合理才能够去粗取精、去伪存真,规范活动人的行为举止,做到言之有物、闻之有感、行之有效、愉悦其中,调动好主动参与意识。

3. 临床查房的质量标准 查房内容必须体现科学性、先进性、实用性、适用性和启发性。遵循查房的基本目的,要区分好主流观点与个人认识、居高临下与基本教材、博览群书与有的放矢、锦上添花与雪中送炭、要我求知和我要求知的关系,克服表演医学和浮躁心理。有了临床查房质量的"五性"标准,公之于众并取得共识,医疗质量就由抽象变为具体,通过公议和自审,在基本功孰优孰劣的竞争中,起到鼓励、鞭策、批评、提携的作用。

4. 临床查房的基本内容 作为临床查房的基本活动,需要靠注意力、观察力、记忆力、理解力、分析力、逻辑思维推理能力和诊治疾病的技能技巧,挖掘基本功缺失环节,逐步提升科室的学术底蕴,靠基本功提高医疗质量和抵御医疗风险。离开了具体患者和疾病,远离了注意和发现的查房就成了无源之水,代之以空中楼阁的虚谈,即便自古至今,由国内到国外地阔论,却掩盖了当前亟待弥补的基本功缺失,没有了基本内容,查房质量也就无从谈起。

5. 临床查房的自律要求 考验临床查房组织者的学术和管理能力的关键,不取决于组织者想说什么,而是针对疾病和对患者的管理决定查什么和怎样查,在目的、方法、结果、影响的一致性上言传身教,体现和谐科室和凝聚员工的查房功能。查房是对基本功的检验,借助互通有无和相互帮助的手段,达到共同提高的目的来不得半点虚假,尤其对组织查房的高年资医生提出了相当高的要求,唯有自律,唯有主动接受查房活动的考验,才能够提升科室的综合实力。

6. 临床查房的后放效应 查房的媒介是患者,主要靠智商落实医疗质量,主要靠情商争取患者的"四心",即信心、诚心、信任、信赖,将查房工作与巩固病源和开拓医疗市场紧密结合起来,体现查房工作的经济效益和社会效益。临床查房要兼顾宣传患者、教育患者、组织患者的功能,珍惜临床活动对患者的心理影响作用,靠建立良好口碑和树立威望,提升临床医生的社会地位,避免形成一枝独秀,群山皆小的印象,借助虎狼之师的声势,影响患者,实现医患间双赢,医务人员内部共赢。

"查房重点"在基础

诊断和治疗疾病,靠的是头脑中已经固化的经验,离不开一个个概念的链接。医学人才的培养,缘于书本提供的直接知识,实践过程获取的间接经验,积淀成有系统的科学理论,蕴藏于内心,即所谓的医学知识底蕴。底蕴的深度决定了事业的高度,需要有完整的知识结构,多读书才会有思想的深度和广度,在实践中丰富自己的医学阅历,成为创造事业的无穷无尽的源泉和工具。临床需要的基础知识、基础理论和基础技能是医务人员的基本功,需要通过学习和训练,观察与总结,运用概念或原理,获得掌控疾病演变的能力。基本功突出的是"基",与医学知识底蕴的"底",都告诫我们夯实的是脚下工夫。

书本知识如同一块生日蛋糕,就摆在临床医生的眼前,各取一角,人人有份。蛋糕的大小决定了每份的多少,科室的蛋糕大,均分的块头就多。蛋糕大到了一顿吃不了,勉强吃下一份还会肚子胀,就有了共同贮存意识。读书多少取决于获取意识,书不离手和书在案头,就帮助医生弥补库存不足和促进知识更新。学习书本知识要有需求动力,如果只需要记住"π"的值为 3.141 6,就想不起来看书,若问"π"的值可否是 3.141 592 653 589 8,就必须看书找答案。

实践包括了两层含义,一方面靠实践检验自己对知识掌握的程度,一方面是发现读书的线索,弥补知识的不足。对于临床医生来说,专业知识缺陷是非常可怕的,如果认识不到"在常见病中隐藏着少见病,看似少见病实则是多发病"诊断就有可能谬之千里,如果不掌握治疗的适应证和禁忌证,就可能导致处境尴尬的后果,离不开间接知识的获得。

科室的业务学习目的是提高医务人员的知识底蕴和养成过硬的基本功。包括了各种形式的学术讲座,专题报告,读书介绍,病例讨论、临床示教、教学查房、三级查房等。每种业务学习的侧重点不同,有的意在广学博览,丰富对专业医学的理解;有的为了提高科室的业务上线,紧跟国内外前沿;有的期冀建立科室的学术氛围,凝聚科室的正能量;有的为了集思广益,建立诊治疾病的共识;有的为了把住科室的医疗质量和医疗安全底线。其中,三级查房的宗旨是提高质量和安全警戒的红线。

查房的核心是核查、检查、查验、督查,突出的是"查",在查的基础上说和讲,在"查"的基础上演练,在"查"的基础上归纳和总结,在"查"的基础上提高。所以"查"是目的,而不是发酵说和讲的手段,必须有的放矢,切中要害,查得有滋有味,查到受众的心里,查到医疗质量,查到保护各级医生的医疗安全。三级查房看似查的是一线和二线医生,内核查的却是三线医生,即高级医生的知识和实践能力。

查房内容是专业范畴的医学知识底蕴和基本功,载体是患者和患者的疾病,换句话说,是借助眼前的患者,发现专业知识底蕴和基本功的缺陷,谈规范,说正确。为达此目的,离不开发现者的观察力、注意力、记忆力、理解力、分析力、逻辑思维推理能力和技能技巧,也包括丰富的人文和社会能力。有了这样的共识,就不难找到查房的主线,纲举目张地展开查房活动。

1. 三线医生的观察力 临床学识和经验决定了三线医生的观察力要优于一线和二线医生,传授自己的观察力就显得非常重要了。查房开始,首先观察各级医生对病史特点的掌握,认识疾病的发生、发展过程。根据思路是否清晰,证据是否齐全为主线,决定是否可以确定为本次查房的重点。

例如蛛网膜脊髓炎属于炎症疾病范畴,是蛛网膜的一种慢性炎症过程,在感染、脊髓外伤、邻近组织病变、异物刺激、非特异性感染，或原因不明病因的作用下，使蛛网膜逐渐增厚，引起脊髓和神经根的损害，或形成囊肿阻塞髓腔，或影响脊髓血液循环最后导致功能障碍。临床表现多为慢性起病，缓慢进展，也有急性或亚急性起病。随受累部位不同，呈多样性临床表现，可有单发或多发的神经根痛，感觉障碍多呈神经根型、节段型或斑块状不规则分布，两侧不对称。运动障碍为不对称的截瘫、单瘫或四肢瘫。以局限型症状较轻，弥漫型则较重，囊肿型脊髓蛛网膜炎与脊髓肿瘤的临床表现相似。

吉兰-巴雷综合征的性质尚不清楚，可能与免疫损伤有关。多数患者发病前有巨细胞病毒、EB病毒或支原体等感染，少数病例的病因不明。首发症状为胃肠道或呼吸道感染症状，突然出现剧烈神经根疼痛，以及急性进行性对称性肢体软瘫、感觉障碍、腱反射减弱或消失为主症，常有自主神经功能障碍和脑神经症状。

查房时，三线医生抓住了患者三天前出现高热的急性起病特点，就使一线和二线医生不拘泥于教科书"多为慢性起病，缓慢进展"模式，牢记了"也有急性或亚急性起病"，拓展了临床思维。

2. 三线医生的注意力　查房时，一线和二线医生根据下肢迟缓性瘫痪和蛋白-细胞分离现象，将诊断思路定格在吉兰-巴雷综合征，并据此不支持蛛网膜脊髓炎。三线医生分析疾病诊断时，集中注意到神经受累的部位不同，分布不规则，两侧的感觉和运动不对称，区别了阶段性脱髓鞘的吉兰-巴雷综合征病理改变。同时，解释了吉兰-巴雷综合征的蛋白-细胞分离现象是因为自身免疫反应所致，导致蛋白明显升高，白细胞数正常，或仅有轻度增加。蛛网膜脊髓炎的奎试验呈部分性或完全性阻塞，脑脊液蛋白中等度增高，白细胞计数正常或稍多，糖和氯化物多数正常。谈到了宏观认识疾病，要求我们既要重视诊断的重要依据，还要破解其中的为什么，敢于抓住主要矛盾，大胆取舍，避免机械性认识检验数值。

主管患者的一线和二线医生之所以将分析方向偏重于吉兰-巴雷综合征，有其一定的道理，也可能代表了科室一部分考虑。深入分析推导疾病的过程就显得非常重要了。此时的三线医生，演示了脑神经和自主神经检查，排除了十二对脑神经损伤；检查了患者四肢和躯干的感觉平面，确定了神经损伤的分布和多样性特点；检查了运动神经的受累部位和程度，唤起周围医生的格外关注，效果就活灵活现地体现出来。进一步分析脑脊液的蛋白质数值，白细胞轻度升高，再结合病期的不同阶段，检验的实时性，就有了很强的说服力。

3. 三线医生的记忆力　按照一般的年龄与记忆能力规律，三线医生的记忆力落后于一线和二线医生，不过高年资医生靠临床实践和应用频率的反复训练，对临床需要记忆的内容也许高于一线和二线医生。遇到必须记忆的内容，三线医生已经牢记的可以直接讲出来，有些可以询问主管医生，有的靠大家集思广益，都记不住的留待查房后查阅教科书或有关资料，在下一次查房时弥补上，借此丰富科室的共同语言。

为了提高查房的效果，必须强调某些必须记忆的内容，例如疾病的定义是必不可少的知识范畴。查房时，主管患者的一线和二线医生考虑诊断为吉兰-巴雷综合征，是因为没有掌握住疾病的定义，有必要就此展开议论，直到统一为：①是常见的脊神经和周围神经的"脱髓鞘疾病"；②是急性"特发性"多神经炎或对称性多神经根炎；③表现为进行性上升性"对称性麻痹"、四肢软瘫，以及不同程度的感觉障碍；④脑脊液检查，出现"蛋白细胞分离"现象。靠"脱髓鞘、特发性、对称性麻痹、蛋白细胞分离"统一大家的认识，体现了启发式查房要约。

4. 三线医生的理解力　三线医生查房时必须理解受众需要什么，理解自己能够提供什么。例如，一线医生和二线医生最需要认识自己为什么诊断为吉兰-巴雷综合征，三线医生怎么就放弃吉兰-巴雷综合征的诊断，而提出了蛛网膜脊髓炎。三线医生发现了这样的认知分歧，就很容易将查房重点确定为"鉴别诊断"。于是，从病史入手，追踪患者的首发症状，区分发热的热型，更像哪种性质的炎症，借以与自身免疫性疾病区别。在体征上启发患者回忆出感觉和运动神经障碍的进展过程，如首先出现在什么部位，进展到什么部位，目前的趋势和程度等，就逐渐建立起疾病的立体形象，疾病定义的本质和外延就凸显出来。靠这种有理、有利、有节说服受众，脱颖而出的结论就根植于大家的心里。

认识疾病的本质需要过程，靠查房未必能解决头脑中的质疑，最好的手段是现场双方有技巧地对话。例如，为什么患者没有脑神经的受累，大家都能承认到具体的损伤部位，也就容易理解缺乏或支持诊断要件。言传身教之外，由非当事的一线、二线、三线以外的医生亲自检查患者，由其得出神经检查结论，就教育了共同参与者。细致分析脑脊液的蛋白高到了什么程度，白细胞究竟是多少，就给了"分离"以确切定义，查房就起到了举一反三的作用。

5. 三线医生的分析力　蛛网膜脊髓炎是现象，随着感染、脊髓外伤、邻近组织病变、异物刺激、非特异性感染等病因的不同，仍然会有很多不同的临床表现，蛛网膜为什么会逐渐增厚，为什么会形成囊肿，一旦堵塞了脊髓腔，或者影响到脊髓的血液循环后会出现哪些症状和后果等，是一线和二线医生必须掌握，甚至是告知患者的重要内容，影响到医患关系和医疗安全。

三线医生的查房体现了重点突出原则，紧紧围绕了两个疾病的鉴别，仅提出了需要鉴别的其他疾病，如肿瘤、结核病等，指出了

没有安排碘油造影的原因，浓彩重笔了体征的发现，受众就更容易接受了三线医生的分析。

6. 三线医生的逻辑思维推理能力　三线医生紧紧抓住了发热起病的线索，解释了起病的可急可缓，病程进展逐渐加重，明确了炎症类疾病。靠临床体征的分布和程度特点，区别了其他疾病，按照疾病的进展状况分析了可能的结局和预后，解释了蛋白细胞分离现象，体现了依据证据和事实推导疾病的思维过程，演示了自己的逻辑思维推理能力，落实了查房效果。

7. 三线医生的查房技巧　针对本次查房的重点是疾病的诊断和鉴别诊断，采取了由一线医生介绍患者住院前的临床表现，二线医生介绍了临床发现，诊断思路，提出了鉴别诊断需要。三线医生听取病情汇报后，首先询问患者，核实了疾病的临床经过，亲自检查了患者的物理体征，结合患者的综合特点，逐一分析了可能诊断和需要鉴别的疾病，推导出符合患者的正确诊断。结构完整，重点明确，时间紧凑，结果理想。

因为是针对诊断和鉴别诊断性质的查房，目的是获取第一手证据，确立体征的指向，集中到唯一可信的诊断结果，采取了直叙的模式，有很强的说服力。三线医生注意了倾听，给了一线和二线医生充分发表认识的机会，建立了相互对话的语境，促成了认知交流的氛围。按照讲事实摆道理的传授方式，加以启发式的引导，体现了内心的同步。借助繁简适度，分合有致，既有宏观，又抓住诊断的细节，提高了知识内涵的深度和接受效果，体现了提高科室医疗质量和规避医疗风险底线的查房初衷。

一线和二线医生考虑吉兰-巴雷综合征是经过思考的，是有理有据，诊断时凭借的是自己已知，未必需要查阅资料。经过查房的知识交流，势必留下深刻印象，也必然仍有未解之谜，不得不回过头来钻到书本里求解。

看书时有了释疑的需求,就与博览群书有了本质上的区别,这种带着"究竟如何诊断"的问题找答案,关注点就落在了诊断的细节,疾病的病理改变,拷问自己如何解释病因,为什么会表现出神经损伤的异常,诊断和鉴别诊断的要点在哪里,如何理解蛋白与细胞分离,甚至升华到诊断究竟是什么的新问题等。

临床知识底蕴的厚度和广度相当抽象,只有遇到破解不开的实际问题时,才可能发现知识缺陷在哪里,填补上这个坑,弥补上认知缺陷,知识底蕴就丰满起来。因此查房就成为科室和个人成长的支持手段之一。专业知识底蕴深厚的临床医生靠的是由理论支持的服务,缺乏知识底蕴的医生,就容易走偏、走歪,甚至落入疾病的陷阱。

经验指的是亲自经历,从多次实践中得到知识或技能。临床医生诊断疾病从来都是"由无到有""由少到多""由简到繁""由此及彼",医学知识底蕴厚了,基本功过硬了,才有可能"触类旁通",甚至"灵感一现",正诊率达到一定比例,才有可能少出纰漏,少有误诊。三线医生走到今天是积淀临床经验的结果,追溯到既往的中青年时代,同样是现在的一线和二线医生,只不过也许更加努力罢了。一线和二线医生在三线医生的提携下,少走很多弯路,主动暴露自己的认知程度,就意味着明天会更早地到来。

"查房效果"盼追求

根据查房的定义,即检查病房工作效果,定义的外延是提高医疗质量和规避医疗风险的底线。就不难评价查房的效果。

1. 搞好查房是提高科室综合实力的组成部分,确定不了查房工作的宗旨,就难免偏离了方向,扭转了查房的核心内容,因此必须接受医院组织的"如何查房"的集体讨论,各抒己见,取长补短,摸索出适合本院和科室的查房内涵。

2. 查房是科室集体活动的一种,就需要科室有明确的查房目的,具体的时间,查房的频次,参加查房的人员等制度。

3. 查房必须突出医院的综合实力,突出查房的社会效益,扩大查房对患者的心理影响,提高科室和主管医生的威信,把温暖主动送到患者心里。

4. 查房现场的氛围直接影响到查房效果,就需要查房负责人合理调动各方积极性,形成群策群力的局面,体现出科室的凝聚力,与患者和谐相处。

5. 查房要突出主线,围绕核心内容,以查为主,以发现为主,有的放矢地直入关键环节,解决具体问题。避免以纯学术讲座和专题讲座喧宾夺主。

6. 查房尽管突出了主任和负责人,但是必须顾及主管医生和参与医生的共同利益,避免发生影响科室内部团结和医患关系的失误。

7. 查房质量有循序渐进的规律,逐步提高,要视科室既往的查房基础,提出适当的质量标准,只设起步点,不盲目攀比高标准。

8. 可以搞查房的试点科室,目的不是要求一律取齐,而是发现可效仿的经验,结合本科室实际情况取而用之。

9. 必须搞好医院各个科室查房现状的调研工作,做好类型分类,为下一步解决科室查房遇到的困难提供解决措施。

10. 查房工作是科室整体工作的集中体现,是以点带面工作的主抓环节,既决定于科室主任,也与科室职工的实际能力密不可分,要立足于长远,避免浮躁地搞成绩。

11. 督导查房的目的是调动科室内部的积极性,第一阶段的工作是发现当前医院查房的现状,分析查房的效果,凝聚查房意识,规范查房流程。

12. 三级查房是统领临床工作的纲,牵动查房工作就能够带动医疗质量的总体提高,夯实基础工作非一期一夕,适宜稳步推进,一期工作的重点是消灭查房的空白科室。

13. 查房督导归属于宏观管理范畴，必须靠科室的环节管理见成效，科室医生的自律管理体现出来，需要有大量的基础工作要做，必须从宣传和教育入手。

"查房效果"评优劣

三级查房属于科室内部的医疗和学术活动，受到医院传统、疾病谱、科室成员组合与基础状况、医疗环境等影响，基本形成固定的运行模式，较少深入思考三级查房的工作质量和效果。科室与科室之间受到专业有别的影响，很少观摩其他科室的三级查房，医院行政和业务主管部门的质量检查很少能深入到三级查房，科室内部缺少评估三级查房的机制，致使三级查房成为医院管理与科室自律控制的薄弱环节。

三级查房的中心工作是医疗质量和医疗安全的检查、发现和督导，看似检查的是一二线医生的工作，因为突出的是三级，所以也包括对科室主任查房质量的检查。受到传统习惯的影响，科室内部经常为上级检查下级，极少有下级医生检查上级的工作质量，最高一级三级查房主任的自律和自省就显得相当重要。这就需要科室主任主动将自己纳入三级查房之中，研讨三级查房的流程和重点，思考三级查房的优劣，找到三级查房的质量标准，不断提高查房水平，尽可能地适应实际需要。

三级查房的目的是检查、发现和督导各级医生的工作，需要首先明确三级查房是检查和发现医疗质量和医疗安全的底线，督导医生们按照医疗规范工作，联系自己的实践经验传递书本知识。这就要求能够发现管理患者过程中，远离基础理论、基础知识、基础技能的管涌和漏洞，管理患者的技能技巧失位，由浅入深地说根据、讲道理，取得科室的共识，靠相互提携、互帮互交和言传身教，提升科室的综合实力。以这种标准衡量三级查房工作，就不难看出三级查房的质量优劣。

1. 脱离管理患者质量的所谓三级查房

主任进入到三级查房语境后，没有倾听一二线医生如何管理患者，没有注意到患者的病史和体征，诊断依据，治疗的适应证和禁忌证，即在没有评估管理患者医疗质量的前提下，按照自己的意愿包揽了发言的主动权。所言内容是自己心中所想，或发表自己对疾病的认识，或议古今中外的枝节片段，甚至阔论国外的学说、观点，学界的高端前景，传授的是自己肚子里装着的医学知识底蕴。特征是，如果将主任的原话搬到医生办公室，或者换到其他同病种患者身上，均完全适用，听起来好像在竹筒倒豆子，突出的是"说和讲"，几乎没有"查"的属性。因为缺少了发现，信马由缰地说自己所知，是最轻而易举的三级查房。

2. 不求甚解的低级查房　主任查房时所关注的重点是"物化诊断"证据。不注意一线和二线医生的病情汇报，三级查房的楔入点立即进入到"物化诊断"范畴，分析检验资料为什么与疾病诊断吻合，诊断疾病需要影像图像的什么表现支持，就此展开了分析和判断。其特征是所谈及的内容确实与患者疾病的正误有直接关系，在"物化诊断"的层面上有分析，能说理，扣题到医疗质量缺陷和不足。之所以属于三级查房的低级水平，是因为仅体现出主任掌握"理化诊断"的能力，并没有反映出主任如何运用临床逻辑思维推理能力，发现疾病特征。主任查房时对"物化诊断"的分析和判断，依据的是人所共知的数字和图像证据，最高限度是与设备和计算机诊断能力持平，答案皆在诊断报告的文字之中，甚至你知、我知、众人都知，体现不出分析和判断"高"在哪里，同样未必是受众所期望的。

3. 突出了三级查房的"查"，质量只属中等　负责三级查房的主任，十分注意一二线医生对病史的采集，能够发现捕捉体征是否全面准确，倾听提供诊断的证据，关注了鉴别诊断的范围和重点，抓住了治疗的适应证和禁忌证，阅读了患者的"物化诊断"资料。随后,根据自己观察和发现的诊治工作质量,调动自己的记忆、分析和理解能力,融入了临床逻辑思维推理过程,确保了医疗质量。特征是始终围绕着眼前的患者,所言没有离开诊治患者的需要,所讲皆有的放矢,既实用,又适用,听起来有滋有味,实现了各级医生的心理沟通,得到受众的支持。这种三级查房质量在一般性质的医院堪称高级,但是距离培养医学人才的教学医院来说,还有一定的差距。

4. 在三级查房"查"的基础上,有所启发的高质量 三级查房是形式,最终目的是为了提供给患者高质量的服务,在科室建立共同的学术语言和环境,体现出科室工作的科学性和先进性,综合实力居于学界领先地位。为了实现这样的宗旨,要求科室主任靠慧眼发现一二线医生的知识是否系统化了,掌握基础理论是不是密不透风了,基础知识是不是已经深入到地基的深层,基本技能是不是游刃有余了,能否启发一二线医生不浮躁地投入书本知识的再学习,在临床实践中找到差距,主动学习。特征是听病史要发现疾病的发生、发展、高潮和演变规律,检验体征要关注获得的具体过程,细致到基本功是否规范,分析诊断要由患者表现开始构筑好疾病的整体框架,"提纲"后的"挈领"要深入到疾病的病理改变,治疗的适应证和禁忌证是否掌握得固若磐石。受众通过查房的"发现",能够感悟到"尚有不足""还有空间",从而开始研究主任的学习意识,积淀过程,学习方法,实现各级医生的向心凝聚,营造互帮互学的氛围,促进科室内的良性竞争,逐渐实现科室的奋斗目标。

提高三级查房质量是个循序渐进的过程,病种泛泛的科室要以常见病和多发病为探索主线,避免将三级查房的重点偏向求奇、求少、求高病种的拔高倾向,专业性很强的科室要向深入理解疾病的方向努力,避免浮在疾病的表面,老生常谈一些苦涩无味的信手

拈来。都要以一个个疾病为突破口,逐步深入,形成抓住症状或体征的一个查房点,沿着诊断思路的查房一条线,在面上夯实认知疾病的基础能力,建立立体化的医患双赢的局面。为此需要做到以下几点。

(1)注意力转向夯实基本功:查房体现的是科室主任的内涵质量,离不开水涨船高。如果一线医生汇报的病史仅是疾病的只言片语,科室主任要么现场重新问病史,要么跨过病史部分,进入到低级查房水平。唯有各级医生都将注意力转移到积淀医学知识底蕴,训练基本功方面,查房就有了下米之炊。有了这样的开始,就会绵延不断地一步步深入,直到实现中等和高级的三级查房模式。

(2)克服三级查房的浮躁心态:三级查房属于科室的正常工作,归属于群策群力性质,科室主任必须掌握更多的临床工作经验和书本知识,理所当然地要技高一筹。认识到这种毋庸置疑的知识梯度差距来自于历史的积淀,有了自信就无须构思如何拔高。也要认识到发现工作中的"三基"缺陷和不足并非易事,就会放弃展示自己的心态,从而塌下心来,立足于检查、发现和督导临床现象。有时需要提前查阅病历资料,核实患者体征,自己先备足了原材料,才可能一言中的。必要时还得备好功课,查资料、找根据,逐渐积淀查房的常用语言,掌握查房的发现规律,由锦上添花,回归到雪中送炭。

(3)留下三级查房的工作记录:三级查房是科室工作的宝贵资料,记录的是科室发展足迹,也是监督科室三级查房质量的一面镜子。翔实地记录下科室三级查房的内容,包括患者部分和主任查房部分,就可以一目了然地变抽象为具体。例如,科室主任可以借助查房记录反思自己究竟查到了什么,讲到什么程度,还需要补充哪些内容,就为下次如何查房,怎样提高质量和弥补查房的不足。一线和二线医生通过三级查房记录,发现自己与主任之间的差距在哪里,管理患者的质

量到了什么水平,在哪几个方面需要注意和提高,下次查房时应该怎样汇报严谨的工作等,就避免了流于形式、可有可无、难解口渴、收效不多的低级查房。

(4)避免封闭在三级查房之外:三级查房能够提高科室工作质量,但是扭转不了临床医生的工作惰性,难改执业意识的低标准。是因为三级查房的检查、发现和督导,针对的是医疗质量的底线,需要主管医生消化和吸收,付诸行动。如果个别临床医生甘于在质量底线上徘徊,缺少奋起直追的欲望,体会不到科室主任高在了哪里,甚至故步自封,对所存在的瑕疵、缺点、错误不以为然,再有质量的三级查房也难以收到实效。

"临床查房"靠共识

查房的病例讨论是医学临床工作的重要组成部分,伴随着医院的建立,查房的病例讨论已经走过上百年的历史,至今还被视为天经地义的模式,受到广大医务人员的重视。

随着时代的变迁,尤其是影像学、多种辅助检验技术及信息技术的发展,病例讨论的模式和内容发生了很大的变化,要求我们突破传统观念,不断研究现阶段的查房的病例讨论模式,以求适应新时代的要求。

在经验医学为主阶段,影像诊断资料相当少,能够提供定性或定量诊断疾病的资料不多,信息获得的途径闭塞,高年资医生的威望、年龄、阅历、成功与失败的经验教训,以及对疾病的深入体会、认识等就成为各级医务人员获取临床知识的主要途径之一,受到各级医务人员的欢迎。查房的病例讨论督促高年资医生不断学习,博览群书、广泛涉猎,维持自己至高无上的地位,成为学术带头人。下级医生不断得到解渴的知识和技能,力争缩短与高年资医生之间的距离。查房的病例讨论作为丰富各级人员知识和技能的媒介起到应有的作用。

传统查房的病例讨论模式能够维持下来

主要靠高年资医生的经验和能力。高年资医生的经验组成有两部分,一部分是高年资医生具有专注下级医生知识盲点的能力,另一部分是具备书本上学不到还必须靠临床实践积累和传承的逻辑思维推理能力。知识的积累需要深度和广度的逐渐累加,必须走过一定实践的磨砺过程,不可能由一朝一夕发生突变跃居到高水平层次,决定了高年资医生的存在价值。例如,典型的急性阑尾炎的诊断对于年轻医生来说不困难,即使是刚毕业的外科医生也能做出诊断,然而,为了诊断所花费的时间却不同,年轻医生可能需要半个小时,高年资医生也许只需要几分钟,这半个小时和几分钟之间的差距就体现了经验的多少。溃疡病穿孔被误诊为急性阑尾炎或急性胰腺炎被误诊为溃疡病穿孔的教训不少,高年资医生能够超脱地观察疾病的态势,掌握疾病的核心和主线,不首先想到诊断是什么,精力聚焦在可能被误诊成什么病,发生误诊的概率就相对较少。如同象棋对弈的段位,同样的棋子和规则,高段位之所以能取胜是因为更娴熟一盘棋的哲理,这种日积月累是通过和高手过招儿获得的。

然而,高年资医生的经验随着医学的进步不断受到冲击,被冲击的原因是疾病诊断简单化和信息的公开化,很多靠经验诊断的疾病被形象化的资料取代,治疗困难的疾病被明确的辅助诊断数值所标明,吞噬掉部分经验成分。高年资医生的存在价值被缩小到不可被暂时取代的临床逻辑思维能力方面,如同电脑可以与高段位的棋手对弈,可以同时与多名高段位的棋手比赛,然而,抗御不了高段位使用乱棋技术打乱计算机的程序输入,经验仍然有存在价值一样,年轻医生的想不到和没有听过和见过的知识缺欠,仍然离不开有人指点。

高年资医生既是科室发展的原动力,也可能是科室发展的阻力,关键决定于如何认识和摆正高年资医生的位置。高年资医生的第一要务是传帮带,第二要务是不断学习,第三要务是降低身份和位置。最终目的是维系科室的良性发展。

新形势下的查房的病例讨论必须走出传统误区,解决查房的病例讨论由谁说了算、怎样实施、评价标准和谁能受益的问题。

传统教学医院传统的核心是人的传统,靠人与人之间接力棒式的代代延续保留住科室的先进基因,增加科室的基础底蕴,开拓科室的新气象。在新陈代谢的交替过程中,高年资医生必须去掉陈腐观念,在燃烧自己的"瘦身"过程中奉献所养成的逻辑思维推理能力,青年医生要学会"催肥",利用好高年资医生长年累月积淀的宝贵经验,逐渐取而代之,周而复始,求得科室的兴旺发达。

充分掌握诊断依据,周密设计治疗方案,用科学的头脑认识疾病,建立疾病的整体概念是永恒的真理。教学医院和一般医院的区别,科班的外科医生与手术匠的区别很大程度上取决于诊断和治疗的逻辑思维推理能力的高低,或者说是诊治疾病的内在能力异同。

查房的病例讨论说什么和听什么存在着对立和统一关系。如果要求表态者的发言永远没有错误,就显示了听者还没有够档次,如果要求听者一定要听自己的就显示出说者的无知,两者的结合就低级到以诊断对错论英雄的邪路上,贻害无穷。"言者有物"和"闻者有思"构成和谐的环境是维系查房的病例讨论的核心。"言者有物"是指发言者是不是能够按照逻辑推理原则充分利用临床资料做出科学推理过程,这种推理的落脚点不一定必须是正确的诊断和无一遗漏治疗方案,推理过程还可能因为获取资料和取材偏移而得出错误结论,贵在逻辑思维推理是否正确。"闻者有思"是指听别人发言过程中作反思,扬弃地接受对方的推理过程,找出自己的优缺点,甚至构思自己不同的观点展开探讨。因此,查房的病例讨论时的观点的阐述不仅仅是为了显露问题,而是对科室诚信与和谐的贡献。

查房的病例讨论是科室发展的必由之路,是科室职工养成良好素质的捷径。吴咸中院士在南开医院持之以恒地坚持雷打不动的查房的病例讨论应该是我们学习的榜样。

如果一个科室的职工不愿意接受查房的病例讨论,就说明科室出现了问题,学术空气淡薄了,职工积极向上的心态受到了影响,组织管理偏离了主渠道,科室的凝聚力处于失控状态,科室的权威被动摇。如果科室职工不热衷于查房的病例讨论,没有更多的人主动表态和发言,说明了我们科室的风气出现了退潮,在查房的病例讨论的后面出现了不和谐的声音。如果我们科室查房的病例讨论仅停留在三言两语的诊断和手术治疗方法上,靠影像诊断和检验指标说话,没有了认真的推理过程,讨论等同于告知义务就失去了讨论的精髓,参加讨论的人没有说的必要或无话可说,损失的是科室的可持续发展和每位职工的长远利益。

查房的功能有三方面,一是通过集思广益把握诊断和治疗的方向,对患者负责。二是相互学习,通过查房获取别人的思路,提高自己的逻辑思维推理能力。三是提高科室和个人的社会威信,展示强势群体形象,用集体的力量协调医患关系。利用好查房的和谐和诚信功能,宣传科室的质量内涵,最大限度地提升职工的内在素质是我们能够坚持查房的内因在起作用。建立良好的查房机制,培养医务人员的参与意识,构筑活跃的发言氛围是深入查房的动力。用查房的病例讨论整合科室的管理是管理者的策略之一。

病例讨论是指提出一个病例的全部资料,由主管医生提出诊断思路和决定处理的主要依据以后的深入讨论,可以涉及病史和体征的摄取,影像诊断和辅助资料的利用,诊断和治疗的不同观点,在仁者见仁、智者见智中获取自己的所得。可以说是没有构不成病例讨论的病历,只有面对病例而讨论不成体统的人。

最不费力的、没有任何质量的查房病例讨论是说结论，最难表态的是有理有据，系统完整地利用现有资料作逻辑推理的阐述，前者是在押宝，别人不知道你在想什么和怎样想的，结论的对与错对别人没有多少深层次的帮助，后者是在分析，暴露出自己的思维过程，别人能从你的表态过程中有所收获。

查房的病例讨论是我们熟悉的工作，可以在潜移默化之中逐渐提升质量。除了情况紧急之外，要减少三言两语式的表态性发言，是提升病例讨论质量的起步环节。病例讨论必须是完整地向参加病例讨论人员介绍系统病例，提出自己的观点和依据，必须强调发言的普遍性。科室的管理者在病例讨论中的作用是组织和调动，重要的是最后的总结性表态，通过对病例的发言和总结体现管理者的凝聚能力。高年资医生的发言除了德高望重者以外，一律视为各抒己见，每位表态者的发言不得有排他性，不能以己之见替代博采众长，同样有再学习的任务，争取做病例讨论的表率。年轻医生要本着积极向上的精神踊跃表态，不要形成表现自己的"对决"和"较量"。"尺有所短、寸有所长"，善说善讲的不等于会做的，纸上谈兵未必是真正的全才，真正有本领的未必一定善讲。把病例讨论真正地落实在工作中，成为一种制度，贵在能者多劳，能者助威，能者添柴。

"三级查房"非虚设

在医院工作了几十年，经历过的三级示教查房不计其数，包括中低年资阶段接受上级医生的查房，高年资阶段的主持查房，任职医院行政职务时的管理三级示教查房和教学查房，受命负责城市病案质控管理阶段的观察三级示教查房，越来越感到临床医生对三级示教查房的认知有差异，还有相当部分的高年资医生曲解了三级示教查房，未必理解三级示教查房的最终目的是为了谁。

医疗行业之所以能够存在，是因为有患者需要提高生活质量，延续生命的存在，离不开预防和发现疾病，远离疾病的本能期许，学生离不开接受基础知识。医务人员的全部工作都是为了社会的需要，这就是为患者服务。在这个宗旨之下，检验临床各项工作是不是满足了患者需要，就成为判断工作优劣的唯一标准，其中也包括了三级示教查房。根据三级示教查房的定义，即凝聚不同年资医生的合力，检查、发现、督查临床工作，确保医疗质量不低于科室的共识，防御医疗风险日益牢固，为患者提供高质量的医疗服务，实现教学目的。

三级示教查房的要件，包括了临床科室内的被查患者，以主管医生为主的医疗群体，实习医生，主持查房的技术骨干。技术骨干要针对患者的疾病，倾听主管医生和科室群体汇报工作，检查、发现和督查医疗组的工作质量。查房过程中，必须公示病情特征是不是被充分发现了，体征捕捉是否准确，诊断疾病的证据是不是齐全了，需要鉴别的疾病是不是涵盖到了，是不是掌握了治疗疾病的适应证和禁忌证，有没有执行工作的漏洞和瑕疵，必须引起重视的环节在哪里，还有哪些工作需要跟进等。按照上述工作目的和最终结果一致性的原则，三级示教查房的内容可繁可简，即当说则说，说则一竿子插到底，说深说透。

高年资医生主持查房的资本是已经将书本知识与实践相结合，专业的医学知识底蕴足以满足诊断和治疗患者的需要，凭借基本功积淀的实力能够指导一线和二线医生运用在患者身上，查房只不过是临床经验的具体体现。能否落实三级示教查房的目的，就看高年资医生能否调动自己的注意力、观察力、记忆力、理解力、分析力、逻辑思维推理能力，能否掌握三级示教查房的技能技巧，与科室医生和实习医生恰到好处地进行心理沟通，以事、以情、以理感动自己的同道。

查房的检查、发现、督查，包括了指出与

肯定两个方面,需要肯定成绩的无须赘述。按照目前一线、二线医生、实习医生普遍忽视病史和体征的工作现状,将临床工作的重心向书本方向转移,完整临床症状的集合,分清诸多症状的主次关系,动态地认识疾病的发生、发展、高潮和转归,掌握疾病的病理基础,导致的生理和病理变化,并且在体征上得以证实,才可能真正获得诊断、鉴别诊断的主动。

例如,三级示教查房时,主管医生报告"根据患者的腹痛、腹胀、呕吐、停止排便排气,诊断为肠梗阻",其所言的根据不错,但是与教科书对肠梗阻的诊断要求相差甚远。对诊治疾病来说,我们必须掌握患者的肠梗阻是高位,抑或是低位;是完全性,抑或不完全性;是单纯性,抑或绞窄性;是功能性,抑或机械性,就需要掌握疾病的首发症状是什么,高位性肠梗阻的呕吐出现得早,低位性的腹胀症状尤其明显,疼痛明显部位直接反映了梗阻所在,疼痛出现的性质、疼痛的密集程度,相对缓解的时间长短,周身表现和既往经历等均与明确诊断有直接关系。仅就病史报告的漏洞,就有相当多的查房内容,还跟今后的处理有直接关系。由此引出的疾病内涵和外延的查房内容就相当多了。

高年资医生的临床经验之所以丰厚,是因为在书本知识与具体患者之间经历过反反复复的学习和推敲,积淀下来很多的诊断捷径。例如,在实习阶段,为了诊断急性阑尾炎,在患者床旁问主诉、现病史、既往史、个人史,家族史、婚育史,给患者做周身的系统检查,着力发现腹部的体征,逐一排除影响确立诊断其他疾病,集中到急性阑尾炎的可能,至少花费了半个多小时。请示了上级医生后,上级医生简化了很多的问诊和检查,局限到了急性阑尾炎的诊断和鉴别,用时不到十分钟。科室主任只问了患者几句话,检查了患者的右下腹部,两分钟左右就决定手术治疗。半个多小时与两分钟之间的差距如此之遥,

令笔者由衷地赞叹主任的高明,自叹不如又内心感动,认识到书本知识必须经历"由丰到简"的提炼过程,吃透精髓,为己所用,离不开恩师指点。

到了高年资以后,检查、发现、督查下级医生的工作基本定型,已经掌握了面对什么疾病,就一定会存在与之相关的哪些缺陷和瑕疵的大致规律,听下级医生汇报病历时,实际是用心里的"小九九",等着暴露出来的查房线索,用"心知肚明"迎接"似是而非",就掌握了三级示教查房的主动权。以诊断急性阑尾炎的三级示教查房为例,高年资医生关注的病史为"是不是先有腹部疼痛,再有发烧,其后有呕吐"。按照这样的顺序汇报了病史,就只需提出"为什么",没有按照这样的顺序,就提问"急性阑尾炎的病因学说""阑尾腔内炎症的病理改变""转移性疼痛的神经机制""阑尾黏膜下的结构与发病之间的关系",将下级医生的注意力向书本方向前移,相当于集体共同读书,靠有源之水、有本之木指导临床工作。如此检查、发现、督查,就传递了用这三句话判断急性阑尾炎背后的逻辑思维推理过程,结论在"其实是书本知识告诉我们的",查房就不苦涩无味。

检查下级医生与实习医生的腹部触诊技能时,同样是靠早有准备发现违规。例如,绝大多数下级医生触诊阑尾体征时,使用几个指头压在患者的右下腹部,再猛地一下抬起检查手,获得反跳痛阳性结论,检查的手法其实是错误的。查房时,引导下级医生回忆教科书上如何介绍阑尾压痛的"麦氏点",为什么不是麦氏"线"和麦氏"片",就顺理成章地得出结论,"必须压在小小的阑尾上"才可能是个点,必须使用检查者的一个指尖触觉出压痛,才能确认阑尾被压痛。继续解释抬手为什么不能猛地一下子,而是轻轻地抬起手指的道理,查房就查出了诊断质量,避免了误诊可能。在教科书的基础上悟出的检查手法,囊括了书本知识和实践体会,告诫读书务

必细致到揣摩"字"的内涵,查房就起到了言传身教之效。

查房立足于检查、发现、督查见实效,能够起到帮扶下级医生与实习医生理论与实践结合,提供的是学习和工作方法,运用的是启发性教学原理。通过查房惠顾于患者是目的,靠的是提高医疗质量,纠正工作中的缺点和错误,弥补边边角角的瑕疵,在强化科室的整体实力的过程中,患者享受到了三级示教查房结果。不可忽视的是三级示教查房反哺于高年资医生的功能,即及时发现自己的知识缺陷和经验的不足,背后率先下工夫钻研和学习,潜意识在尽量少地出现"三不知",动力源于以更好的形象出现在大家面前,不辜负信任,为了科室,相互促进,互学互长。

由此不难看出,三级示教查房绝非形式。前辈们为临床工作推出了三级管理体制的用心良苦,靠三级示教查房培养出一代代学术带头人,一层层后浪推前浪的人才辈出,积淀出科室的综合实力。落实三级示教查房效果比拼的是意识、自觉和能力。高年资医生之所以有威信,有群众基础,离不开三级示教查房的平台。中低年资医生切莫以为距离主持三级示教查房尚待时日,因为已经在三级示教查房铺设的科学、先进、实用、适用、启发的方向迈着大步,在积淀着医学知识底蕴,磨炼着基本功,享受着三级示教查房的恩惠,承接着传统的惠顾。中低年资医生只要承认师承关系,不忘明日之我渊于今日之师,积极投入三级示教查房工作,就人人分享了硕果。

"教学查房"寓推理

临床查房不同于病例讨论、读书报告、学术讨论等活动,主旨是提高科室的医疗质量和医疗安全底线,查房的重点是发现基础理论、基础知识、基础技能的不足,查房的方法要根据实际需要灵活掌握,影响查房效果的主要原因是不务实、不深入、不切题。为了提高科室的查房质量,认清查房的目的、意义、

方法等,有必要剖析普外科病房的实例,提高普外科工作质量。

普外科病房收治了一例脐疝嵌顿后发生小肠坏死和急性腹膜炎的患者,主要病史为:老年女性,脐疝病史 20 年,因子宫内膜癌接受妇产科腹腔镜下盆腔清扫手术后 13 天,脐部疼痛 10 小时入院,住院后第三天手术,手术发现小肠坏死 6cm,腹腔内有血性渗出 200ml。此患者不属于血管类疾病等不可避免的肠坏死,没有免责的告知证据,应属于延误诊断及处理范畴。

临床医生历来视误诊为洪水猛兽,忌讳在病房内部提误诊、谈误诊,更见不得未雨绸缪地探讨具体的误诊案例,其实大可不必。临床工作因不负责任导致的误诊总归是少数,绝大多数的误诊是因为缺乏临床经验,误诊在无知上。如果不认真剖析导致误诊的原因,无知就仍然无知、后知就赶不上先知、少知就很难成为多知,轻则贻害个人,重则给科室带来不幸。

科室内部开展不了误诊病例的讨论,主要受科室和谐和凝聚的影响,唯恐因为针对了误诊而加大人际关系间的矛盾,在旧瘢痕上出现新伤痕,其实也没有必要为此因噎废食,不要因小失大,离开了规范的临床工作,科室就统一不起集体智慧,和谐不了、凝聚不了。为了科室的共同利益,必须秉承公平团结的原则,矢志不移地把公开讨论病房内部误诊的工作提到日程上来,并坚持下去。误诊是科室的敏感话题,唯有公开剖析误诊,才能够切断地下的贬损活动,没有了误诊的市场,自然也就没有了内部矛盾的导火索。

本次讨论的是临床查房误诊,目标非常明确地集中在病区主任的查房上,而且范围局限在基础理论、基础知识、基础技能方面,分析一下能不能避免发生这次小肠坏死,自上而下地研究查房的功能和作用,在源头上提高病房的查房效果是很有意义的工作,符合医院对科室的工作要求。因为写在了事

后,就一定有"事后诸葛"的质疑,只要说得有道理,触及工作中的不足,符合职工们的意愿,对改进工作有好处,就无所谓事先和事后。如果每个人都具备了预见的能力,臭皮匠都变成了诸葛亮,事先的误诊率就会大大减少。

1. 查房时必须传帮带"敏感的注意力"

本患者被住院医生诊断为"脐疝",按照一般规律应该属于择期住院、择期手术范畴,有别于嵌顿疝、绞窄疝。如果将脐疝选择为查房病例,很容易将重点构思在疝的病因、病理上,由此引申出一系列指向基础方面的学习内容。然而,一接触本例患者就能够发现很多异常现象,例如:①患者的入院时间是20:29,这不是择期手术患者住院的常态时间,必须询问住院医生"区分住院类型的意义何在";②脐部可还纳肿物20年,近10个小时不能还纳,就应该提醒住院医生区分"难复,抑或嵌顿疝";③肿物膨出后不能还纳,如果伴有了疼痛,就应该带领住院医生排除疝内容物绞窄的可能,询问"疼痛特点,明确间歇性还是持续性";④患者住院前13天接受了妇产科的子宫次全切除、双侧附件切除、腹主动脉周围淋巴结活检、盆腔淋巴结清扫手术,就必须引导住院医生建立疾病的整体观念,将诊断思路提前到妇产科住院阶段,明确本次发病"是否为原妇科手术的术后并发症";⑤如果按照择期手术接受患者住院,可以通过无菌手术要求、癌症手术后管理需要、糖尿病尚未稳定等角度,向住院医生质疑"在医疗安全范畴违反了哪些收治规定";⑥患者迫于无奈住院,已经构成了医疗高风险,要教给住院医生"如何掌握规避风险的处理原则"。

组织查房时,如果注意到"胃肠减压下诊断脐疝必有诈","胃肠减压脐疝患者治疗必延误""曾几何时对脐疝患者使用胃肠减压治疗",就应该亲自询问病史、亲自检查患者体征、言传身教给住院医生如何诊断脐疝,就很可能改写患者的病程记录,出现另一种诊治局面。

2. 查房时必须传帮带"清晰的观察力"

患者住院3天,书写了3次病程,病区主任查房2次,病程中记录着"必要时行手术治疗""择期行手术治疗""急诊行脐疝松解术及脐疝修补术",似乎是在风平浪静中等待着择期手术,术中所见却如惊涛骇浪般发现"小肠坏死,腹腔内血性渗出多达200ml",如此天壤之别理应被临床查房所发现,例如:①脐疝嵌顿内容物为小肠,就不可能没有持续性腹痛和阵发性加重,临床查房时必然能够从患者提供的各方面信息中,感悟到异常症候,成为教给住院医生如何观察病情变化的启发资料;②患者一度口述腹痛减轻,而非消失,有可能表示症状开始缓解,也可能是肠坏死破裂后的一过性减轻假象,是告诫住院医生动态观察疾病的分水岭,切不可判断为"当前治疗效果明显",属于避免上当的绝佳范例;③诊断脐疝是否嵌顿,除了症状特征外,嵌顿的局部体征是非常典型的,可供查房的信息非常多,只要查房时注意到就不可能放弃脐疝嵌顿的诊断;④本例患者的查房诊断已经超过了嵌顿层面,脐部紫红色、质地硬韧、影像提示近端肠管胀气、出现了气液平、肠间积液征象,足以证明已经存在了肠绞窄,肠坏死,只要亲自检查脐部体征、腹膜刺激征、影像诊断信息,抢在查房中作出判断,手术时间将提前到查房结束后;⑤患者因肠坏死住院,不可能静悄悄地毫无反应,夜间值班医生、主管医生都会发现"不对劲",这种不对劲就是引起我们警觉的信号,查房时要提醒大家不要轻易放过患者的异常表现,要告诉住院医生将患者的异常表现当成保护自己的警灯,我们就有了更多的安全;⑥因为诊断为脐疝,患者住院后被搁置了3天,这3天都为患者做了哪些工作,是否存在时间的延误等,对加强病房管理很有裨益。

3. 查房时必须传帮带"分析力和理解力" 以上已经涉及脐疝并发症的一些问题,

同时还必须向住院医生传授"发现常见病中的少见病"的诊断意识。例如：①妇产科诊断患者为子宫内膜癌，采取了经由腹腔镜入路手术，手术前可能没有过多考虑脐疝的存在，普外科接诊患者后就不能用一句"20 年"了结脐疝的发生、发展、演变规律，必须详细了解患者本次脐部疼痛出现时间，分析能否将脐疝与腹腔镜手术切割开，以免今后在医患纠纷中引火烧身；②腹腔镜手术的并发症中包括手术后出现颅脑症状和体征、手术后经由打孔部位出现疝、与开腹手术同样的手术后并发症等，也应该想到腹腔内注入气体可以成为脐疝内容物复杂化的因素之一，接诊腹腔镜手术后13 天患者，而且合并有可能受腹压增高导致的脐疝，没有理由放松病史的询问，不应该失于脐疝嵌顿内容为肠管的警惕；③众所周知常见的脐疝内容物为大网膜，但是当大网膜过短、腹腔内粘连、肿瘤所致大网膜失用、消化道异常扩张、腹腔内压力升高时，大网膜就可能进入不到脐疝内，代之以其他腹腔内容物疝入，查房时要促使住院医生建立整体观念，不为临床假象所迷惑；④训练住院医生就现场所见灵活分析能力，就临床表现理解疾病的本质，避免套用既往知识，远离形而上学等，还有很多的辅助检查手段，如必不可少的立位腹平片等。

如果我们的查房质量深入到这个层次，用不着对所有问题逐一分析，住院医生就能够抓住诊治疾病的主线，有意识地发现疾病的特征，举一反三到妇产科诊治阶段。只要想到了疝内容物有消化管道的可能，就不可能放过肠绞窄的顾虑，再观察和记录病程就必然偏向到风险，上级医生也就不可能放松自己的管辖责任，管理患者的质量也就提高很多。

4. 查房时必须传帮带"临床逻辑思维推理能力"　没有诊断到脐疝嵌顿，小肠坏死和急性腹膜炎并不可怕，这仅仅是一个案例，问题是要考问自己接诊后的思维隐私究竟指向

到了哪里？如果按照"20 年的脐疝等着手术"接诊患者，接诊后就马放南山，不再分析研究患者病情，致使小肠坏死连闯 3 天时间关、连过 3 道医生关、连过病史询问关、症状捕捉关、辅助检查关、临床检验关、病历记录关、病历审核关、查房关，很容易质疑道：①上级医生是否关心追随自己的住院医生，是否了解他们对疾病的认知和掌握程度，不注意培养科室的后备力量，临床医生的总体素质提不上去，就必然存在自毁长城的后顾之忧；②住院医生书写的病历是否符合要求，是否帮助他们掌握病历书写、学会观察患者、认识疾病，对病历书写的放任自流如同对医疗安全的缴械；③了解住院医生是否如实记录了上级医生和主任的查房内容，借以掌握住院医生对查房内容的了解程度、存在问题，帮助他们不断提高；④住院医生贴病历、上级医生不看病历、病区主任不管病历，三级人员的形象都被病历扭曲得不成体统，加强病历质量管理就从源头上被毁于一旦；⑤临床逻辑思维推理能力的培养，必须立足于全面掌握信息，然而，依靠本病例提供的资料，根本进入不到临床思维阶段，接诊患者除了做手术之外，该避免的失误被收于囊中，该得到的经验却被置之门外，诸多宝贵知识远自己而去，即或有天大的本领，也无补于内伤对机体的蚕食；⑥临床医生不畏惧缺点和不足，怕的是百孔千疮，危险的是不能够察觉到缺憾所在，可悲的是赤身裸体到伤筋动骨，却不清楚已经毁誉于世。

5. 必须教会术前告知，保证医疗安全
在病区主任查房的病程记录中，记录着"患者感腹胀明显，继续静脉输液及持续胃肠减压等治疗，完善相关检查，密切观察病情变化，必要时行手术治疗。向家属交代病情，建议手术探查。患者家属表示继续非手术治疗"，属于无效告知，不但不能够有效保护临床医生，反而成为陷临床医生于被动的证据。

在这份病程记录中，病区主任查房的落

脚点在"必要时行手术治疗",告知患者家属的是"建议手术探查",患者家属的表示是"继续非手术治疗",两方三者的观点基本是"有非手术治疗余地"。因为病历中没有诊断肠绞窄、小肠坏死、急性继发性腹膜炎,没有告知患者已经存在的真正危险,不接受手术治疗将威胁患者生命,迫使患者方接受手术治疗,接诊医生就摆脱不了应负的责任。

从现有的病程记录中,仅就查房存在的问题就能够举出很多例子,进一步询问患者后还可能发现更多的缺欠或不足。本例误诊如同进入多米诺骨牌的误区,首位骨牌经受不住疾病的考验,自己倒下了还要带倒一片,捍卫在各个站点的医生们白白地跟着倒下,再联想到普外科病区接踵而至的空虚、漏洞、谬误、荒唐,暴露出基础知识、基础理论、基础技能方面的提高的任务相当艰巨,冷静思考尺有所短、寸有所长的道理,搞清楚必须靠借鉴弥补头脑空虚,不知道的就是不知道,该学习的必须学习,木桶效应的短板必须靠周围医生帮助修补,一味蛮干就只能将自己毁损在一次次的低级表演中。

"货真价实"有所得

在院内总结三级查房质量过程中,医政管理人员指出了"科主任查房内容不符合要求",言外之意是质量不高。通过审阅部分病历质量,发现的主要表现如下。

1. 病种质量不很高,科主任对中下游病种所言甚少,病历记录者无米下炊,查不出"子丑寅卯",也就只能对付上几句不痛不痒的内容。

2. 粘贴病历省时省力,备用好一块模板就能够通吃一大部分查房或讨论内容。假如能够制作好高质量的基础模板,使用时又能够结合实际适当裁剪,既突出了省时省力的粘贴功能,又能够腾出时间雕琢好病历内容,反映在病历中,就不会存在低级内容。这就需要病历制作者在主任指导下备好规范的内容,合理使用。

3. 主任查房的内容千篇一律地记录为"主任指示,病情稳定,继续原治疗方案""主任查房指示,患者基本痊愈,可以出院",甚至"主任指示及时请示会诊""主任指示随时追查检验资料""主任指示:请不来会诊医生就再打电话",交由外院专家审查病历质量,就实在说不过去了。如果我们都认识到如此记录是对主任工作的亵渎,是对下级医生成长的不负责任,就必须杜绝此类病历的出现。

4. 专科病历受到病种集中的限制,三级查房和病例讨论内容确实雷同,病历书写要求又必须不能缺项,病历模板再精致,就反复重复了不规范的病历记录。

5. 病历书写者不重视病历书写对自己基本功的训练功能,不注意对知识底蕴的养成的作用,看不到对今后工作的影响,忽视了必要的学术付出,病历质量难以得到有效保护。

6. 对患者疾病的原貌捕捉不足,依赖于"物化诊断"替代必要的临床逻辑思维推理,淡化了对自己注意力、观察力、记忆力、理解力、分析力的训练,很容易出现病史不系统,体征残缺不全,分析和讨论疾病时证据不足,诊断和治疗不精不细,与患者之间的沟通用时不够,凝聚患者的力度差。

7. 由于直接向患者捕捉的信息不足,"物化诊断"提供的信息又尽人皆知(也有的凭借现成的文字结论),致使可供查房和病例讨论的分析部分枯竭,远离了活生生的疾病,变成了祭拜现成证据的纸上谈兵,原本靠学习和娴熟教科书指导的认知患者,变成了靠证据应对疾病,就违背了现代"生物-心理-社会"医学模式。过分依赖"物化诊断",还导致轻视病历记录的严谨构思,上下级医生之间的知识梯度被掩盖。

三级查房是提高医疗质量的重要环节,高质量的查房能够体现上级医生的综合实力,更能体现下级医生的医学底蕴。记录三级查房内容的原则是如实记录。如实记录不等于照搬,还必须由记录者经过人为加工,使口头语言转化为病历记录。目前的主任查住房记录,采取的方式为"主任说什么就记录什么",主任没说什么就记录为"常规的流水语言",是因为不清楚既往是如何记录查房内容的。

既往病历非常重视上级医生的查房,上级医生通过检查下级医生的病历记录,发现存在问题、找出知识缺陷,补充查房内容的不足,促进下级医生认知能力的提高。上级医生查房内容是有重点的,对存在诊治问题的、出现并发症的、必须提高认识的病例会集中精力查房,对司空见惯的病例未必投入相当大的精力,甚至有的病例一带而过。每次查房后还必须记录主任对每位患者的查房分析和指示,就必须由下级医生落实病历的完整性。体现出上级医生的查房质量,就必然靠①查房现场,上级医生的病历分析,观点阐述等,落实到病历中未必完整,就需要记录者结合自己的理解充实完善;②下级医生必须对上级医生历次查房内容"留痕",未必每次均需要上级医生反复重复已经表述过的内容,落实到病历中的是查房"共识";③再有的是"锣鼓听音",及时捕捉到上级医生的查房要点,并结合教科书上的内容完善要点。如此操作的目的,是体现科室对患者病情的理解,主管医生的内在实力,确保医疗质量和规避医疗风险。

"盘根错节"理头绪

查房时,实习医生汇报了一例中老年男性患者,左下腹胀4天,钡灌肠发现结肠明显增宽,乙状结肠显示"炎症",目前腹胀缓解,拟行结肠镜检查。告知患者家属,结肠镜检查之前,需要等待肠道的钡剂排出。现场询问患者的腹胀集中在左下腹部,左下腹部有轻微压痛。详细询问病史耗时过多,不便于查房时占用更多时间,准备查房后重新询问

患者病史,结果患者自动出院了。

接待中老年男性患者的短时间腹胀后,在诸多可选择的辅助检查手段中,首先安排了钡灌肠检查,估计目的是排除乙状结肠扭转。检查后,没有发现乙状结肠扭转的可靠证据,有可能是扭转缓解了,也可能与事先判断不吻合。乙状结肠扭转可根据发病的缓急分为亚急性型和急性暴发型两类,就需要反思以下的几个方面。

1. 腹痛出现的时间 亚急性型的腹痛出现得比较隐晦或缓慢,急性爆发性的腹痛在短瞬间出现。

2. 腹痛程度的进展 亚急性型腹痛出现后程度较平缓,可以有阵发性加重或自行缓解,急性爆发型的腹痛剧烈,多呈持续性,除非随体位变动,否则较难缓解。

3. 腹痛腹胀的部位 局限于上腹部的膨隆多见于胃或横结肠积气所致,小肠积气的腹部膨隆可局限于中腹部,也可为全腹部,结肠积气的腹部膨隆可局限于下腹部或左下腹部。

4. 恶心和呕吐症状 亚急性型的早期恶心和呕吐不明显,急性爆发型的恶心和呕吐出现得早,而且频繁、量大。

5. 应该指出的是 乙状结肠扭转都会影响肠管的血供,不可能没有腹部疼痛。本患者仅有腹胀(可以认为是轻微腹痛),与一般常见的乙状结肠扭转以腹痛为主,腹胀为辅的特点不吻合。

6. 腹部的巨大肠型 乙状结肠扭转后的最主要体征是腹部固定的肠型,致使腹部不对称,局部叩鼓音。梗阻时间长了,梗阻近端呈闭襻性肠梗阻,并有相应的梗阻体征。

给患者实施钡灌肠检查之前,必须是在排除了其他可能之后,基本上能够诊断乙状结肠扭转的前提下,而不是依靠钡灌肠检查帮助分析,否则就影响了其他辅助检查的及时投入。尤其在临检查的档口上,如果没有腹部的固定肠型,检查就很可能扑空,不但无

助于诊断,其至可以干扰思考。

接触到这例患者时,腹痛基本消失,但是凭患者口述症状,感觉症状来得不急,不凶险,又不支持乙状结肠扭转和粪便性肠梗阻,就需要警惕成人型假性肠梗阻。这种病不多见,主要是支配结肠平滑肌的神经触突发育不全,导致结肠的肠壁肌肉弛缓。结肠肿瘤一旦造成了梗阻,则可能提供更多的症状和体征。

搞清楚这例患者的诊断和鉴别诊断,对我们的工作很有启示,所以决定在结束门诊后,详细询问患者的疾病过程,包括缓解阶段的患者表述,排出大便的性状等。

通过这例患者,要告诫主管医生重视病史和症状的捕获,首先调动自己的逻辑思维推理能力,琢磨疾病的主要特点,将思考方向集中到一两个点上,基本建立印象诊断,排除干扰因素后,再安排辅助检查,避免还没有搞清楚有哪些现象,哪些证据,就安排了辅助检查,导致主管医生超脱于诸多分析线索,将诊断的主动权拱手交给了"物化诊断"。

"三级查房"除隐患

主治医生的查房职责就包括了发现病程记录缺憾,关心住院医生与实习医生就体现在必须细致、一丝不苟。如果现在不能够严格要求住院医生与实习医生深入到疾病本质上,实习医生的今后将遇到诸多困难,难免陷入医疗风险之中。参与社会竞争凭实力,管理患者就不允许存在缺点和不足。

以手术后的一段病程为线索,组织了以下教学。

手术后第3天,时值发现伤口感染的关键时期。该天病程记录的体温为37.0℃,当天的实际体温高达38.0℃。该患者第2次手术后,手术时低位结肠穿孔、粪性腹膜炎污染腹腔,感染当属严重程度,住院时间已经长达1个多月,加上高龄因素,于手术后第3天应该格外关注伤口有无感染。病程记录则必须记录上对手术切口的直接观察。不能够仅记录到"腹部敷料包扎固定好,无渗出"。

1. 手术后第4天,"昨天全天最高体温38.4℃"属于违规记录。病程记录除了内容之外,还必须包括进程的时间要求。昨天中午的体温就高到了38.4℃,属于值得关注的异常信号,必须记录在当天的病程中。没有记录寻找原因,没有记录都做了什么处理是不妥的。手术后第4天,经由手术切口探查时发现"暗红色积液",判断已经发生了手术切口感染。与此同时,病程记录中还记录着"腹部敷料包扎固定好,少量渗出",说明伤口感染后脓血性分泌物已经自然排出。这种液体能不能在手术后第3被天发现?

2. 病历记录到"今天体温高到38.3℃",已经连续两天发热,昨天发现了伤口感染,放置了引流条引流脓液。今天的渗出液较多,腹腔引流液较多。病程记录中应该描述对伤口的观察结果。

3. 病历记录"昨天经由手术切口的腹腔渗液量相当多,值班医生换药三次"。"探查切口可见切口下段腹膜未愈合"应该记录未愈合的长度,腹腔内的情况如何,尤其应该描述肠管是否完整。"以纱布填塞"到什么部位?"放置引流"的手段是什么?如此记录事关今后是否出现肠瘘、伤口继续裂开的危险性等。

4. 病历记录"脾窝引流12ml",此前一天引流量为400ml,不符合腹腔内病情自然演变规律,显然属于引流管出现了问题。病程记录中对如此重要的变故没有任何分析和处理。转天脾窝引流剧增到800ml,这一天的引流不畅给今后的恢复会带来影响。

第2次手术后,没有对手术第3天发热,进行常见的肺部感染、泌尿系感染、腹腔感染、伤口感染鉴别诊断,没有记录检查手术切口。发现手术切口感染后,没有记录详细检查和做出妥善处理,而且明显地记录着延误观察证据。对腹腔引流异常现象没有及时分析和矫正腹腔引流管。去掉了这些管理患者的临床需要,病程记录就只剩下了套话、流水账,为病历付出精力和体力就很冤枉了。

把患者装在了心里,就必然开始了一个接一个的质疑,目的是弄清楚现状,探究其原因,找出处理原则和方法。"三级查房"作为一种核心医疗制度,其精髓就包括了看瑕疵、挑毛病、找漏洞。"三级查房"指的是三个量级之间查房,必须体现出相应年资的知识梯度,也包括主治医生与住院医生,不允许在同一个量级上,否则三级查房就降格为集体查房。

"查房亮点"盼常明

1. 本着医院的总体部署,在医教部主任的亲自指导和安排下,对主任级查房作了全面的调研,其中,发现了值得推崇的经验。

(1)某主任:查房对象为"脊髓蛛网膜炎",针对的是一二线医生拟诊为吉兰-巴雷综合征、鉴别要点是脊髓损伤平面的分离。该主任在掌握病例特点的基础上,亲自示范了中枢神经和外周神经系统检查,边通过规范的检查,边解释各自反映了什么病理变化,脱颖而出了唯此别无其他的结论,演绎了临床医生的逻辑思维推理过程,而且与患者的疾病紧密结合,突出了"查",落实到入理、入心,符合主任查房的要求,显示了查房功底。

(2)某主任:查房对象为"特发性肺间质纤维化",该病的特点是涉及的病理生理知识多,内容庞杂,中低年资医生掌握的病史证据不足,运用辅助资料的能力差,就面临着如何发现、怎样设计查房线路,查到什么程度的难点。该主任采取的方法是铺开到各个环节,逐项检查了病历记录过程,分别提醒要点在哪里。微观上,将受众引到了书本知识,例如判断杵状指就讲到了杵状指的定义为"杵状指表现为手指或足趾末端增生、肥厚、呈杵状膨大"。指导大家观察到患者指的末节明显增宽增厚,指甲从根部到末端呈拱形隆起,使

指端背面的皮肤与指甲所构成的基底角大于180°,体现了查房的干练程度。

(3)某主任:查房的对象为"甲状腺癌术后",患者没有手术后并发症,需要考验主任如何查房。该主任以甲状腺癌的病理诊断为主线,运用回顾性查房手段,延续了手术前的查房所见,来回推导颈部体征与病理之间的内在联系,启发中低年资医生的体征捕获意识,并将思路落脚在甲状腺癌的病理四型,勾画出疾病的整体概念,体现了查房的技巧。

(4)某主任:查房对象为"踝骨骨折术后"。骨折常见,诊断清楚,一二线医生提供了病史,谈到了诊断根据,手术处理符合要求。该主任抓住了一二线医生的病史询问质量有缺陷,解读影像资料肤浅,于是,亲自询问了患者的受伤机制,精细到跌倒时处于什么体位、身体的运动方向、运动速度、支撑脚的运动状况、受伤腿的受力位置、跌倒方向、伤后体位。其后,根据骨折的力学原理,推导出踝骨的受力过程,有理有据地分析出骨折的必然结果。在得到受众的认同后,该主任解读了骨折的三维图像,指出旋转外伤机制,足踝外翻,内踝明显向内,外踝明显向外,跟距关节脱位,印证了自己的判断。查房过程中,突出了临床诊断先于"物化诊断"的临床逻辑思维推理过程,强调了临床医生搞学问的要旨,体现了丰富的临床阅历和一贯的工作作风,演绎了何谓"言传身教"。

(5)某主任:查房对象为"三踝关节损伤术后",查房过程立足于检查。该主任亲自检查了住院医生书写的病历,倾听了病情汇报后,针对骨折检查未按照"望、触、叩、听"的要求和顺序,未全面掌握证据为线索,借助比较直观的手腕 Colles 骨折、Smith 骨折的受伤机制,联系到具体的本患者,引导受众自己发现工作中的瑕疵和不足,进而扩大了知识面的讲解,既没有暴露中低年资医生工作的隐私,又体现了查房的内在质量,还感动患者对团队的敬仰,体现了查房的适用性和启发性。

(6)某主任:查房对象为"伴有呼吸道烧伤的特重度烧伤",经历过了窒息、休克和感染阶段,当前主要矛盾是需要植皮和无皮可植。呼吸道烧伤和烧伤后救治休克与抗御感染是烧伤的经典查房内容。该主任没有选择所谓的查房精彩,一开始就剑指中低年资医生感到困惑的"无皮可植",引导中低年资医生分析异体皮的优缺点,用自己的亲身体会介绍由浅入深的认知过程,介绍了被世界公认的"中国植皮法"的优点,靠"精耕细作",能够用1%的皮源覆盖20%的面积,解析了为这例患者如何植皮,验证了植皮效果,令受众承认有望克服无皮可植的矛盾。该主任的查房突出了科学性和先进性,以及知识转化到临床应用的实践。

(7)某主任:查房对象为"子宫肌瘤术前",查房后将直接进入手术室,查房的焦点是能够体现"未卜先知"。该主任倾听了一二线医生汇报术前工作后,抓住了与手术有直接联系的肿瘤性质和部位,以预判断为线索,提问了"浆膜下、肌层、黏膜下"三种分类的症状区别,双合诊检查与影像表现之间的关系,肿瘤大小与波及周围脏器或器官的关系,临床检查体会与子宫肉瘤的鉴别根据,手术治疗的适应证等。体现了前瞻性查房的实用性,抓住了查房的宗旨,演绎了查房意识。

(8)某主任:查房对象为"胃癌术后",查房的重点是如何面对并发症。该主任将术前诊断与手术切除联系到查房过程中,突出强调了麻醉和手术是在原有疾病基础上的附加打击,回顾手术前为什么对高龄患者如此慎重地做了手术安全评估,手术后的肺部并发症加重到了什么程度,怎样处理,处理的有效性。查到了术后围术期管理,精细到腹腔引流管由预防性转换到治疗性,强调了引流管放置细节。特点是有的放矢,每提出一个质疑,就要在患者身上体现到"事出有因",每查到患者的一个症状和体征,就要有前因后果,每讲到一个环节,就有书本知识为依据。这

种将书本知识与临床实践融合到查房中,体现了查房的深度。

(9)值得重笔浓染的是主任查房时,护士长不但参加,而且参与了查房工作,辅助主任讲解了具体的护理环节,其意义就在于具有启示性。

2. 其他主任查房的可圈可点

(1)某主任:合理地利用了提问,与中低年资医生之间的互动性非常好,能够及时发现受众的认知不足,在发现的基础上予以释疑,查房氛围和谐,体现了很好的组织能力。

(2)某主任:利用查房灌输了科研意识,传递的是科学工作,利用查房与患者沟通,将病房营造成普及医学知识的课堂,掌控查房的能力突出。

(3)某主任:脱离了讲述痕迹,从中低年资医生汇报病历开始,就一直关注着临床工作的质量环节,发现问题准,释疑广度和深度到位,体现了良好的查房素养。

(4)某主任:合理地调动了二线医生的积极性,而且二线医生的知识底蕴和基本功好,体现了通过查房促进二线医生发挥更大作用的管理理念,值得推崇。

(5)某主任:突出特点是将临床症状与辅助诊断有机结合,靠临床资料推理到病理改变,再由病理改变找出治疗措施,体现了通过查房将受众的注意力转向书本,将能力落实到实践的查房"目的、方法、结果、影响"的一致性。

(6)某主任:查房特点是能够合情理地将诊治疾病的理论延伸到历史认知过程,恰到好处地介绍了当前的主流观点,最后又回缩到具体的患者,这一伸一展就敞开了受众的思维空间,感悟出自己的工作差在了哪里,提升的空间有多大,靠博学突出了启发式查房意识。

(7)某主任:突出特点是与受众的交流有肯定,在肯定的基础上提出质疑,就起到了拔高作用,令患者感到得到了团队的有效保护。

有质疑,在质疑的过程中点到医疗质量和医疗安全,而且还能够巧妙地避开了患者与自己直接联系,符合查房要保护好患者的原则。

3. 发现了查房的不足现象

(1)患者住院后要告知不准"口唇涂红",尤其被选择的查房对象患者。也包括患者和家属必须被科室管控,如查房时没有穿病号服,套头的紧身衣服影响全面检查胸部体征,系着皮腰带和穿着自己的裤子,影响腹部检查时的充分暴露,检查体征时没有脱袜子,还得主任替患者脱。

(2)绝大多数的一二线医生没有"随身带"的记录本,体现不出众星捧月,所有医务人员也就都矮了半截。也包括中低年资医生不习惯完成自己的工作,查房时不知道帮助主任摆体位、解衣扣,站在一旁看着主任替自己干活。

(3)查房时间不是越长越好。查房主任要研究自己的查房规律。最好在听取病情汇报后,主动告知大约的查房时间,是因为公众时间不得无限占用,体现到人性化。查房时,主任要避免不断地"又想起要说一点内容"的语态,主任讲话的干脆程度,影响受众的接受感觉。

(4)一线医生的工作质量影响查房效果。通过查房能够发现主任对病历检查不够,尤其对查房病历不熟悉,发现问题不到位,就难说查房会有多大实际效果。

(5)查房时,必须注意"团队之威",没有展示出医务人员"高在了哪里",也就难怪患者和家属小视于医护人员。也包括要求主任善于调动受众的情绪,避免越查越冷。

(6)要研究团队进入病房的技巧,更要注意集体离开病房的后续影响,必须体现出"医"的特点,避免被埋没在"民"中。

(7)主任提问要避免冷场,当着患者提出的问题,必须是中低年资医生能够解答的,提问的目的是"演习团队",为了体现各年资医生的能力突出,掌握的知识"滚瓜烂熟",而不是为了暴露"啥也不知"。中低年资医生冷场是丢科室的脸,连续提问后,几位中低年资医生都回答不出来,这样的主任也就难干了。

(8)主任查房要避免查房结束前提出"大家还有什么问题",作为主任居然不清楚下级医生可能有什么问题,通过查房还没有令下级医生搞明白,患者就会担心医生还没弄明白,怎么能管理好自己。

"顺藤摸瓜"明细里

1. 查房了一例左上腹部外伤后第 6 天的患者,询问了病史,检查了当前体征,总结特点如下。

(1)中年男性,6 天前站立位工作时,左上腹部受到集装箱上的圆铁棍直接挤压并跌倒,顿感局部疼痛,不敢活动,不能爬起来。

(2)倒卧在地约半小时后,感到腹部疼痛稍微减轻,可以自行站立,勉强行走。

(3)伤后感觉左侧肋缘下、左腰部、左上腹部持续疼痛,不伴恶心和呕吐。

(4)伤后无咳嗽、咳痰、咯血、胸痛,喘气时左胸部不痛,左侧腹部疼痛无加重。

(5)伤后转天,有饥饿感,处于禁食状态,未主动饮水和进食。

(6)伤后转天有排气,伤后第 3 天有排便,色泽正常,成型,量不多,无黑粪和血性便,无稀便。

(7)伤后无明显腹胀。

(8)伤后腹部疼痛逐渐减轻,能下地活动。本日查房时,静卧床上,无腹部自发疼痛,上腹部深压时疼痛,无反跳痛和肌紧张。

(9)伤后无明显发热。

(10)住院后,接受了腹部 CT 平扫和增强检查,胸腔无积液,不除外胰腺周围的腹膜后血肿。肝脏、脾脏、双侧肾脏未见异常影像。

(11)血尿淀粉酶无明显升高,肝肾功能检查,血常规和凝血功能在正常范围内。

(12)主管医生考虑不除外胰腺和消化道

挫伤,给予了胃肠减压和禁食,周身维持治疗。

2. 今日为伤后第 6 天,属于回顾性受伤机制分析。

(1)腹腔内闭合性损伤,有的伤情明显,有的相当隐匿,本着以最严重伤情为底线的处理原则,观察时间 4～6 天,安全意识可嘉。

(2)疼痛是观察伤情的重要指标,腹腔内重要脏器或器官损伤的腹部疼痛呈逐渐加重趋势,内出血的疼痛尽管轻微也必然加重。空腔脏器损伤即使穿孔破裂口很小,也会逐渐加重。肠系膜血管损伤致肠壁缺血,出现延迟性破裂,腹痛于伤后 4～6 天也会加重。本患者腹部疼痛呈逐渐减轻态势。

(3)腹胀是腹腔损伤的间接指标,腹膜后血肿会影响支配消化道运动的内脏神经,空腔脏器损伤和腹腔内出血都会影响到肠蠕动,肠运动停滞的结果必然腹胀。本患者仅伤后转天轻微腹胀,以后腹部至今不胀,对伤情判断很有帮助。

(4)伤后排气和排便是证明肠蠕动功能存在的标志。与是否腹胀的意义相似,而且更直观。本患者伤后早期就有排便和排气。

(5)饥饿感是消化道功能的间接反映,如果患者腹腔内有重要的脏器和器官损伤,消化道功能处于抑制状态,不可能有饥饿感。本患者伤后转天就感到饥饿,告诉我们腹腔伤情是轻微的。

对于肋缘附近的损伤,要注意肋软骨损伤。本患者第 10 肋软骨部位有明显压痛,挤压两侧胸腔后,疼痛更加明显,证明了该部位的肋软骨有损伤,损伤后伴随的肋间神经疼痛可以放射到左侧腹部。

"于事有补"查问题

三级查房目的在于检查、发现和督查,与"说房"和"讲房"有本质性区别。我们以一位先后 4 次住院的冠状动脉粥样硬化性心脏病、心力衰竭的成年女性的三级查房为例,分析有哪些必须检查、发现和督查的缺陷和隐患,与查房内容作一比较,从中发现三级查房与"说房""讲房"的区别。

1. 病历概要

(1)患者在一年之内先后住院了 4 次,有 3 次住院小结和最后的住院志。

(2)第 4 次住院志的第一句话是"患者自出院后规律口服 9 种药物,上述症状控制尚可",追踪第 3 次住院的出院记录,并没有举出究竟有哪些症状,出院时,仅记录了"患者病情好转后出院",就如同没有基础病史。第 2 段落记录的是"1 周前,患者无明显诱因,上述症状加重,稍微活动即感到胸闷、憋气,夜间偶有憋醒,无明显胸痛、心前区不适、心悸等",提供的是一组模糊症状。其后就没有了现病史的描述。病史记录不完整和粗疏,应该是查房的重点之一,提醒各级医生应系统掌握病情,在比较病情的演变过程中,认识疾病的本质。

(3)第 4 次住院的初步诊断为"①冠状动脉粥样硬化性心脏病,陈旧性心肌梗死,冠状动脉支架植入术后;②心力衰竭,心功能 3级,三腔起搏器植入术后;③非胰岛素依赖型糖尿病"。较第 3 次住院记录的诊断少了"心律失常""高血压病(极高危)""胸腔积液"。住院后的体检还有明显的胸腔积液体征,相当于漏诊了与诊断链关系密切的诊断,属于查房时必须发现和纠正的内容。

(4)第 1 次住院记录中,诊断记录过"高三酰甘油血症",第 2 次同样存在,到了第 3次和第 4 次没有了,病例中没有记录如何治疗和治疗效果,相当于"去向不明",需要查房时提醒主管医生具体落实,必要时复查,以便明确其与诊治之间的关系。第 3 次住院的治疗内容中,包括了"调脂"内容,诊断项目中就应该成立"高三酰甘油血症"的诊断。

(5)第 1 次出院记录的第一句话是"患者主因胸痛、胸闷、憋气 12 天余入院",第三次主诉记录的是"间断胸闷、憋气 1 年,加重伴双下肢水肿 1 周"。出现了第 1 次发病前的病史不清楚,本次住院的主诉有水肿,现病史却没有记录是否有水肿。

(6)本次住院诊断记录着"冠状动脉支架植入术后"不符合病历记录要求。按照病历书写规定,必须准确记录施术的准确部位。按照病历提供的治疗部位,应该是"左前降支"。

(7)患者经过介入治疗后出院,时隔 24 天后再次住院,住院后第 11 天放置了三腔起搏器,这中间究竟经历了哪些病理改变,从中获得哪些宝贵的经验,应该是临床工作中很有学问的课题。不清楚心脏科的介入性和植入性手术记录,是否必须记录支架和起搏器的规格和型号等基本内容。

(8)既往史记录着糖尿病病史 3 年,没有记录程度。根据治疗记录判断,患者的血糖检测值应该是不低的。诊断了高血压病,而且是极高危型,却没有高血压病既往史的记录。

(9)入院检查的体征中,记录的是"没有颈静脉怒张,气管位置居中,双侧胸廓对称,双侧呼吸动度对称,触觉语颤一致,双肺底叩诊浊音,肺底部未闻及呼吸音",显然体征的检查或不准确,或不全面。例如,是否真的没有颈静脉怒张,气管位置是否没有移位,双侧下胸缘的呼吸动度是多少,下胸部是否还有语颤,胸腔积液要叩诊出 Damoiseau 曲线,其上方能够听到"羊鸣音",叩诊前胸时在积液区浊音界上方靠近肺门处可叩得一浊鼓音区。必须叩诊肺下缘移动度等。作为心脏专业的基本功,必须是查房时的重点。

(10)对于健康患者都要叩诊心脏的左右边界,心脏科专业就更应该严格掌握。病历记录的"心尖冲动位于第 5 肋间左锁骨中线内 1cm 处明显",是在心脏向左侧扩大的前提下,应该有误。"各瓣膜听诊区未闻及病理性杂音",与肺动脉高压、二尖瓣和三尖瓣中度反流不吻合。还需要在查房时详细核对具

体体征。

(11)剥离掉病史和体征的不完善,病历中所剩下的就是"物化诊断"的一系列记录,认识疾病和治疗疾病就少了非常必要的病史和体征两条腿。

2. 三级查房时,科室的查房内容如下

(1)一线医生介绍内容,包括:①患者性别、年龄,主诉内容;②有过心肌梗死,放置过心脏支架,心脏扩大;③双肺叩诊,心音弱,心界扩大;④放置了三腔起搏器,介绍了超声检查结果;⑤目前低钠低氯,给予药物治疗后好转;⑥BNP 下降;⑦双侧胸腔积液;⑧介绍了使用药物和当前血压情况。

(2)二线医生介绍了总体评价,包括:①症状好转些,仍有少量胸腔积液;②目前诊断心力衰竭的根据,包括活动后憋气,双侧胸腔积液,呼吸功能降低,下肢水肿等;③解释了辅助检查结果。

(3)总结了全心衰竭、左侧心力衰竭、右侧心力衰竭的主要症状区别。本患者有体循环负荷加重的体征,如胸腔积液、双下肢水肿。

(4)提出了心力衰竭诊断的步骤:①有基础病,包括冠心病、高血压等明确病因;②要符合心力衰竭的定义的心脏泵血、循环淤血、肺部体征、劳力性憋气。

(5)谈到了收缩功能障碍和舒张功能障碍,讲解了心室舒张功能测定中,舒张早期和晚期充盈速度及其正常比值,包括心房充盈升高,收缩峰值下降。"E"为左心室舒张早期快速充盈的充盈峰值,"A"为左心室舒张晚期快速充盈的充盈峰值,左心室舒张功能正常时,且心率小于 90 次/分,"E/A"不小于 1.2。强调不能只看具体数值,还必须看腔室的直径;心室主动舒张,房室瓣打开后的充盈机制与 E 值的关系等。讲到心脏泵血收缩需要足够的前负荷,两个时相变化,房室之间的压力变化,需要满足心室的需要,舒张功能不正常是最主要的判断指标。

（6）讲到心衰的基础病和诱因，包括：①最常见的是上呼吸道感染，占感染的80%～90%。强调必须注意门窗和穿衣，避免着凉；②提醒不要忽视老年女性的泌尿系统感染，警惕泌尿系统的刺激症状不明显；③再有的是结核病；④治疗不当，包括不注意尿量、不当使用洋地黄、心律失常等导致原发病加重。

（7）介绍了心力衰竭的代偿机制，包括Frank-Starling机制、神经体液代偿机制、各种体液因子的改变。

（8）解释了心脏指数，是将由心脏泵出的血容量除以体表面积得出的数值，是分析、比较不同个体心功能时常用的评定指标。讲解了前负荷与射血指数之间的坐标关系，心力衰竭后坐标曲线向右下方向移位。讲解了心脏肥厚，前负荷、后负荷、射血分数之间的正负效应。当基础心脏病损及心功能时，首先发生多种代偿机制，可使心功能在一定时间内维持在正常水平，但代偿机制均有负性效应，到一定时候出现失代偿。

（9）神经体液代偿机制液机制讲到了心房压升高，启动神经体液机制，交感神经过度激活，兴奋增强后，去甲肾上腺素增加，心率增加，收缩力加强。依靠左心室细胞和组织重构，在一定时间内发挥正性作用。进入过度代偿后，受到毒性作用，发生了细胞凋亡等。指出对相关的经典解释的介绍很多，具体内容还需要各位查房后认真看书，深入理解。

（10）心力衰竭时各种体液因子的改变，包括由心房合成和分泌的心钠素、血管加压素、缓激肽等，有很强的利尿作用、缩血管作用、扩血管作用等。介绍了肾小球旁细胞产生的酶，血管紧张素的作用机制，醛固酮的作用机制等。

（11）治疗方面，介绍了作用于交感神经的β受体拮抗药，包括第一类为非选择性的，作用于β₁和β₂受体，常用药物为普萘洛尔，目前已较少应用；第二类为选择性的，主要作用于 β_1 受体，常用药物为美托洛尔、阿替洛尔、比索洛尔等；第三类也为非选择性的，可同时作用于 β 和 α_1 受体，具有外周扩血管作用，常用药物为阿罗洛尔、卡维地洛、拉贝洛尔。

（12）利尿药的应用，可缓解症状，使体内潴留过多的液体排出，减轻全身各组织和器官的水肿，使过多的血容量减少，减轻心脏的前负荷。包括碳酸酐酶抑制药、噻嗪类、襻利尿药、留钾利尿药。举例了β受体拮抗药、醛固酮受体抑制药、血管紧张素转化酶抑制药、血管紧张素受体拮抗药、伊伐布雷定等。目前伊伐布雷定能够减慢心率，每分钟在50次以下，还没有在国内上市。提出了心衰标准治疗的"金三角"。

（13）指出了利尿药的使用，过去相当重视用药后的电解质紊乱，目前的观点是要求不很严格。限制入量后患者感到口渴、舌干。计算时要将不显性水计算在内，合理补液。大量利尿后的不良反应是低钾血症、心律失常、洋地黄中毒、低钠血症。要能够识别稀释性缺钠和容量性缺钠。稀释性缺钠时，尿量多，比重低；容量性缺钠时，尿量少，比重高。指出补充高渗液时要格外注意。

（14）对于洋地黄的使用认识不同。对远期发生率没有影响。患者口服后的主观感觉舒服，多用于口服。使用时给到负荷量。目前主张小剂量开始，5～7个半衰期后保持稳态。提防洋地黄中毒。洋地黄中毒表现为恶心、呕吐，精神症状、心脏的二联律、黄视或绿视。黄视和绿视必须使用一张白纸，患者看后觉得发黄或发绿。还有低钾。洋地黄化后心电图出现鱼钩样改变。慢心律失常时，可以使用阿托品治疗，不用异丙肾上腺素。地高辛的使用最多。毒毛花苷K停用。毛花苷C用于快速使用。

（15）心力衰竭分期，过去教科书的"A无症状，B轻度症状，C中毒症状，D重度症状"的分期已经停用。ACC/AHA心力衰竭指南分为四期,按照心力衰竭不断进展,与临床结合指导治疗,有利于早期干扰。其中的,A 为没有临床症状,B 为有症状,但没有结构改变,C 出现了心力衰竭;D 严重的心力衰竭。根据分期的不同,采取上述有针对性的治疗。介绍了现代进展,指出膜肺不能长期使用。

(16)本例患者属于难治性,表现在病情重,反复发作,胸腔积液量大。难治性心力衰竭的定义是"心力衰竭患者虽经内科优化治疗,但休息时仍有症状,有心源性恶病质,且需长期、反复住院。"本患者辅助了三腔起搏器,带有除颤功能。正因为使用了这样的起搏器,挽救了患者性命。适应证为明显的左右心不同步,QRS 波增宽,大于 0.12 秒,属于四期的严重型,对左束支传导阻滞的远期效果好。

(17)判断预后的标准为,患者感到舒服,能够走路。6 分钟步行试验,原国内以少于 150m 为重,425m 为中,现美国的标准中,中度为 450m。还有超声标准。

(18)患者昨晚感到憋气,心肺功能好转还得三天后起效。注意液体量的调节,减少静脉利尿药的使用,改为口服。

3. 宏观分析本次查房结果

(1)基本属于"说房"和"讲房",几乎没有"查"的内容。

(2)讲述的内容,几乎为认识疾病的框架,受众等于听文章介绍。

(3)在 30 分钟的有限时间内,介绍了相当多的知识,也就不可能局部深入,结果既不能成为系统讲解,也达不到专题介绍的目的。

(4)患者半躺半仰在病床上,双眼无目的地东瞅西看,听不到医生在讲自己的病,如同陪太子读书,头脑中充满了不可能理解的上百个医学名词,难说能够发挥密切医患关系的三级查房功能。

(5)本患者的 4 次住院过程中,有相当多的现象需要破解,也包括主动回答提问医生

的表述部分肤浅,不清楚受众与讲述内容的接受和理解是否同步了。例如,根据什么诊断患者有陈旧性心肌梗死,梗死在哪个部位,梗死在什么时间,是否与心力衰竭有间接关系等。导致短时间内四次住院的原因究竟是什么,如何评价每次住院的诊治效果,从中得到哪些经验等。使用了 9 种药物的根据是什么,如何判断综合治疗效果,如何动态比较"物化诊断"的数值变化,其中的主要矛盾抓什么等。患者高血压病到了什么程度,持续了多长时间,是否构成了心力衰竭的因素之一。高三酰甘油血症到了什么程度,与冠心病之间的关系是什么,既往的尿量是多少,双下肢水肿的程度,憋气的程度都需要非常细致地反映出来。

(6)最明显的脱节,还表现在主管医生按照的是 Killip 四级分级,诊断患者为"三级",即"严重心力衰竭,肺叶 50% 以上有湿啰音,或出现肺水肿",实际情况是患者并没有肺部的啰音和肺水肿,与讲述的分级大相径庭。

(7)已经讲到了稀释性和容量性低钠,然而病历中从来没有记录尿的比重。"利尿后,钠和氯浓度较前有所上升,考虑为稀释性低钠血症"的结论与讲述内容不符。患者感到腹胀和剑突下不适,没有分析出现的时间和程度,因为口服了氯化钾缓释片,就使用了胃肠动力药、质子泵抑制药,显然对"缓释"的认识不足。

(8)头一天的病程中记录着"嘱患者限制入量",入量为 2500ml,按理说,转天的入量就应该少于 2500ml,结果病程记录的入量为"3050ml",明显地暴露了医疗风险证据。再转一天病程记录的入量和出量数字雷同,各为 3050ml 和 3550ml,就有记录不实的嫌疑。

4. 联想到三级查房

(1)查房前必须详细分析病历,发现主管医生的认知情况。

(2)根据科室的总体状况和主管医生的病历记录,决定三级查房的主线。

（3）按照现有病历记录内容的病史部分，就足以落实一次丰满的三甲查房。

（4）按照病历记录的体征部分缺陷，也能成为一次三级查房的主体。

（5）按照本例患者的药物使用原则，同样能够组织一次三级查房。

（6）按照介入治疗的效果，可以展开相关治疗利弊的三级查房。

（7）按照既往史和前几次的并发症，也有很多查房线索。

检查三级查房医生的本人，远离了心脏专业，医学知识贫瘠，对查房时提出的很多医学名词不解其意，相关联的逻辑推理过程连贯不起来，很多标准值记不住，应激反应跟不上，记录和总结难免会有相当多的错误，甚至曲解了病历和讲解，落下了明显的谬误，再加上没有抽时间查找资料，也就只能残次伪劣品一股脑上架了。出于研究三级查房，提高三级查房质量，提高科室的综合实力，打造教学医院专业科室的学术氛围，建立科室的共同语言，严格掌握临床工作流程环节的意愿，写出了分析和认识，姑且言之，敬请原谅。

"经历查房"丰羽翼

综合性教学医院有别于其他类型的医院，最主要的区别是综合性教学医院的学术含量高，始终致力于对疾病机制的探讨，做到知其所以然，以高质量的诊治效果，先进的学术观点指导医疗、教学和科研工作。

回忆笔者在原医院实习的感受，有别于其他教学医院的最大特点是大查房。朱宪彝教授分析"二两大米炒鸡蛋的营养价值"，俞霭峰教授"妊娠中毒症与机体的关系"，郭仓、杜文彬教授"对病历的系统分析"，吴咸中教授"慢性胰腺炎的体征"，刘自宽教授"甲状旁腺功能亢进推理逻辑"，王鹏志教授"溃疡病穿孔非手术治疗"等老一辈专家的大查房，给笔者留下难以忘怀的记忆，成为效仿的楷模。

朱宪彝教授的查房给了直接面见"内分泌之父"的机会，能和一代医学界的伟人同坐在一起，令笔者感到自豪。笔者直接向朱宪彝教授背述病历，受到名家的表扬，从此更加重视病历的询问和书写，从被质询"二两大米炒鸡蛋的营养价值"时无言以对的窘态中体会到老一辈科学家治学严谨和博才多学，开启了笔者的从医之路。朱宪彝教授直接点名，给笔者参加内科"流脑抢救书记员"的机会，从实习生转入实战状态，自信心油然而生，归根结底大查房带给我机遇。

俞霭峰教授的查房，可谓气势宏大。头一天做准备，全体人员更换白大衣，病床更换床单，患者更换病号服，几十人或跟在俞霭峰身后，或围在俞霭峰教授身边，或团坐在示教室，全体人员听病历汇报，看俞霭峰教授检查患者，跟着俞霭峰教授的思路分析病历。这时才体会到什么是医院、科室和个人的尊严，为什么医院能在社会上享有如此大的声誉。没有俞霭峰教授至高无上的地位，没有众星捧月的弟子，没有适合的环境，就不可能给人以把医院和科室做大做强的信念。

吴咸中教授每周的大查房"厚古博今、统揽全局"，以其知识的渊博，分析的精辟，语言的严谨，工作的细微等楷模作用，激励医生在渺小中看到方向，锻炼了思维，培养了精益求精的工作作风。他和刘自宽教授形成两种不同的大查房风格，他们的和颜悦色并没有减轻年轻医生对他们的敬畏，他们的谈笑风生同样是一种无形的压力，他们的拍案而起反而使年轻医生觉得是一种支持，他们的无形鞭策把我们逼上医学的坦途。

王鹏志教授也包括齐俊教授等老一辈的专家学者的大查房，也许因为年龄更接近一些，少了一些隔辈人的距离，更能从中学到他们的经验。在他们的指点和教诲之下，受益颇多，包括：学到他们对疾病认识的"整体感、大局观"，能在庞大的知识库中迅速提取出恰到好处的论据，抓住主要矛盾，推导出正确的诊治原则，能画龙点睛，循循善诱，以高度的教学意识展开疾病的讨论,能及时汇总大家的意见,做出果断的决定。

总之,笔者的进步和成长与大查房的熏陶有直接关系。大查房促使笔者详细询问病史,严格查体工作,完成各项辅助检查,认真书写病历,精心准备发言内容,接受上级医生的质询,详细记录查房内容,不断总结和进步。

综合性教学医院的大查访,尤其是外科,随着影像学诊断的进步,有被弱化的趋势。重影像诊断忽视对疾病全面分析,重结论忽视对疾病的推导过程,重检验标准,忽视发现疾病早期体征,重手术治疗忽视医疗文书基础管理等现象比较普遍,应该纠正和克服。

综合性教学医院的大查房必须加强,理由如下。

1. 大查房是科室管理的重要环节　行政主任是科室的领路人,通过大查房可以现身说法,言传身教,在比较之中推出优秀的工作模式,以典型促发展,构筑浓厚的学术氛围,提升科室人员的总体素质。

2. 大查房可以增强科室的凝聚力　没有科室的大查房就容易强化医疗组的小集体活动,尤其形成不同专业组之后,组与组之间的活动如果没有相互之间的串联,不通过大查房的融会贯通,就很容易形成各自为战的团体,不利于科室综合实力的发展。

3. 大查房可以提高科室成员的素质　批评和自我批评是每个人进步的武器,批评的方式不一定通过嘴与嘴的交流,进步的动力不一定非要从自己的失败中得到,通过查房发现问题,就能从最小的失误中警示全科室,使大家从中受益,学到别人管理患者的经验,避免或克服同样的缺点或不足,提高全员的素质是科室主任贡献给大家的最好礼物。

4. 大查房可以提升科室的威望　大查房是向患者、患者家属、实习医生、见习医生、进修医生展示科室实力的良机。大查房体现了科室浓厚的学术氛围,体现了科室整体步调,增加患者、家属,以及在院学习的人员对科室的信任,通过他们逐步向社会传达科室的信息,最终形成有别于其他医院的外科特色,以其他医院外科不能比拟的威望而得以求生存、求发展。

5. 外科大查房是科室不断改革的探索　查房是医疗、是教学、是科研,在医教研的高度上认识大查房就能出智慧、出方法、出效益。大查房的基本要素必须包括:出现场——突出"查"的内涵,有内容——突出疾病的"系统性、完整性",有声势——突出科室的"集团作战和凝聚力",有方法——突出查房的"灵活性和实效性"。

6. 外科大查房是科室管理的艺术再现　不论病历讨论或其他的业务活动,从来都是局限在业务范围内的学习和深造。任何人的发言或表态只反映其对疾病的认识,言者展示的是一种观点或认识,无所谓最终的对与错;闻者倾听的是一种思维逻辑和推理过程,只需要判断是不是合理,只有这样才能烘托出一种讨论的氛围,形成良性循环。三言两语的结论性判断是"押宝",容易引起无端争议,一环紧扣一环的分析是讨论,能起到抛砖引玉的作用,引起共振和共鸣。没有低年资发言的讨论,突出的只能是结论;没有中年资发言的讨论,就缺少了整体认识疾病的过程。只有不同年资发言的讨论才是有骨头有肉的实际意义上的讨论。科室主任在大查房的过程中,即承担学术带头人的作用,又担当组织者的义务,系统发言和汇总结论同样都能体现学术带头人的渊博知识,后者因为融入了管理者的天赋,同样能以楷模的作用贡献给科室。

7. 外科大查房的骨干应该是中低年资的医生　在大查房的过程中,高年资的医生思维已经定型,对疾病规律的认识比较成熟,准确多于失误,较有自信;在学术讨论上少有顾虑,不需要中低年资医生对其表态做出新的评价,发言和表态仅仅是责任的驱使,别无其他。中低年资的医生在成长过程中还没有走过高年资医生所走过的路，体会不到高年资医生的所思所想，还摆脱不掉"发言或表态对与错"的"思维误区"，影响其成为大查房的骨干力量。通过科室对大查房的管理，培养中低年资医生的注意力、观察力、记忆力、理解力、分析力和逻辑思维推理能力，从基础做起，把他们推向查房的一线，使之成为科室的中坚力量，对内人人勇于发言，对外个个能说会练，科室的兴旺就指日可待了。

8. 外科大查房的氛围要逐渐养成　高水平的大查房是目标，不可能一步到位，苛求高水平的大查房就束缚了我们的行动，从点滴做起逐步完善最后就有了高水平大查房的可能。大查房可以用启发教学的模式，从基本功开始，从病历开始，从诊断和鉴别诊断开始，从病历分析开始，创造环境，培养感情，以便逐步向高层次发展，不失为当前科室展开大查房的良策。大查房要有准备，事先要有"安民告示"，明确重点，选择重点发言人，以点带面。大查房不一定影响所有手术的进行，还必须所有不上手术的人参加，这就需要科室统一指挥，步调一致。大查房要和科室分配制度挂钩，要有相互制约的机制，引起重视，保证质量。

"累次查房"步步高

病历中的查房记录要包括对诊断的分析、操作的适应证、对疾病演变的预判断、并发症的处理，以及医患沟通的内容。为此，可以适当增加有说服力的分析。

第 1 次查房内容要明确诊断和处理依据的科学性。患者以急性上消化道大出血入院，血压为 80/50mmHg，符合中等程度的失血性休克，急性失血量估计至少在 1200ml。本患者提供不出具体的失血量，就要求我们根据失血量与生命体征的相关关系判断，符合临床逻辑思维推理规律。对急性大出血的鉴别诊断，包括门静脉高压症的食道胃底曲张静脉破裂出血，胃癌、溃疡病、胃炎合并出血、食管胃黏膜撕裂出血、胆道出血和肝内出血等，及时采取胃镜探查诊断，符合当今医学主流观点。胃镜检查后发现了食道胃底纵向走行的黏膜哆开，见到了局部出血、出血态势和胃腔内的陈旧血，诊断就此明确，随之采取了针对动脉活动性出血的止血措施。手术后要高度警惕再出血，处理上可按照常规施治。

第 2 次查房内容要强调再次手术适应证。分析第一次手术处理后的再次出血原因是较为复杂的。可供考虑的原因包括钛夹被胃蠕动挤掉，有新的黏膜撕裂、慢性持续的小量出血、胃酸控制还需要一定时间，血小板凝集能力不足等。在使用胃镜熟练的前提下，可以再次诊断和处理。值得注意的是血红蛋白由原来的 99g/L，降低到 58g/L，有可能系因为原测值有血浓缩的假象，后测值受到血液重新分配的影响，也包括继续出血。可根据临床观察决定是否再次胃镜探查和止血。在周身治疗继续维持的同时，告知家属手术的必要性，在充分理解的基础上，尽可能地为患者多做些工作。

第 3 次查房内容要强调手术处理和出血的关系。再次手术所见明确了诊断，采取了措施。胃镜下操作有可能遇到的难点为检查时出血暂时停止，检查后又复出血。本例检查时间恰好在出血持续过程中，与向家属告知内容吻合。这种出血来自于动脉，出血可以是原潜伏的血管，可以是多处出血，包括前次已经控制出血部位以外的出血。第二次止血操作，除了控制可见出血外，还要发现有可能再出血部位，特别是局部已经充血水肿，甚至糜烂部位的处理，尽管操作费力，但是必须尽可能地严密止血。手术中观察仔细了，术毕时观察出血停止了，基本满足了止血要求。操作后需要注意的是，还有出血的可能，要密切观察继续的显性出血和隐性出血。

第 4 次查房内容要强调普外科会诊后的分析。普外科会诊意见是最好非手术处理，或通过胃镜下处理。这种分析基于出血量还不足以构成紧急到必须手术的程度,内科非手术措施还有余地。经过会诊时的研究结果,手术科室严密以待,一旦出现上消化道大出血,则立即手术止血。目前医院的血源充足,允许继续观察。前提是患者家属必须理解各种措施的利弊和风险,接受诊治工作的目的和意义。已告知家属普外科会诊后的考虑,即目的都是为了局部止血,手术同样存在风险,在生命得到保证的前提下,允许继续采取措施,已经做好随时手术的准备,在密切观察过程中,随时根据病情需要时实决定具体措施,家属接受了告知。

第 5 次查房内容要强调自行愈合的规律。这种胃黏膜撕裂后的愈合是需要时间的。目前仍处于出血阶段,还没有黏膜周围血管长入和黏膜隆起的可能,撕裂的基底上还没有时间形成纤维性覆盖,胃酸对局部的刺激不但存在,还可能进一步加重,加上异物的刺激,告诉我们必须警惕潜在危险。据文献报道,对于多次出血的病例要掌握胃镜下止血的频度,不宜反复操作,必要时可以采取手术直视下止血。可以再次胃镜探查止血,如果在控制不住可以考虑创伤大的手术方式。

第 6 次查房内容要强调手术治疗的根据。按照一般食管贲门黏膜撕裂的处理原则,绝大多数得以有效控制。本例患者初入院时就呈现了失血性休克,胃镜下止血后,清晰地看到了局部止血有效。随后又反复出血,每次出血又都能够被控制,这种出血原因难以用单一因素解释,估计为开始大量出血宿因的继续,即文献上报道难以控制出血的类型,具备了直视下手术的适应证。经过与胸科会诊和研究,决定转到胸外科继续治疗。目前患者的生命指征允许搬运和手术。向患者家属履行了尽告知义务,讲明了手术的必要性、可能性和相应的风险,家属接受了告知。注意科室间交接的安全。

依这例患者的查房为线索,就理出了查房的头绪,分解到其他查房就有了查房的框架,或择其重点,或综合分析就有了查房的内容与谈资。

"查房内容"何其多

专科科室的查房,是随着专业向三级分野发展过程中带来的新课题,原因是病种相对单一,诊断基本明确,诊治方法较为统一,并发症雷同,甚至病例讨论都很局限,面对如此形势,就需要主任盘算查房要查什么和怎样查。需要在常见病、多发病中查出质量,查处效果,考验着科室主任的查房能力。以急性阑尾炎为例,谈谈笔者的认识。

1. 急性阑尾炎的背后考验着基本功

急性阑尾炎是常见病、多发病,很多低年资医生都已经具备了接诊能力,能做手术,能够讲出来条条道道,似乎查房内容变得没那么重要,其实不然。

(1)隔着肚皮看病理分类。以病史和体征为基础,通过临床逻辑思维推理过程判断急性阑尾炎的病理改变,预判断出单纯性阑尾炎、化脓性阑尾炎、坏疽性阑尾炎、局限性腹膜炎、弥漫性腹膜炎,就比必须依赖手术所见和病理结果诊断提前了。融入个人思维就会重视对病史的采集和分析,使工作深入,提升知识深度和讲课能力,由此及彼就提高了医疗质量。通过查房带动临床医生的思维向纵深发展,横向扩大是个漫长的过程,不但需要病例的数量,各种病理类型变着花样地出现,还需要良好的问诊能力,合理的检查手法,以及内心的投入,灵敏的思维,对与错的不断检验,帮助接诊医生不断纠正认知缺陷,直到种植到医生的头脑中,查房的话题就有了生命,查房就少了故技重演的枯燥无味。

(2)诊断急性阑尾的一个"点"。诊断急性阑尾炎的证据是"阑尾压痛点"而不是片和面,能够引申出相当多的话题。正因为这个点就排除了 13 个鉴别诊断。指出这个点仅有人民币一分硬币大小,就引导出急性阑尾炎的解剖结构、病理改变、神经传导、鉴别诊断、临床误诊等一系列问题，就有结合临床的众多案例与现场的说理依据。例如查女性患者，就可以带出右侧的卵巢囊肿和黄体囊肿扭转、宫外孕、盆腔感染等病理改变的特征，连带出如何认识妇科疾病。通过检查手法的示教就可以结合到如何捕捉体征，联系到压痛点范围扩大就连带出疾病鉴别诊断的为什么，凡此种种，均能切中医生们的知识缺陷，查房就达到了目的。

(3)急性阑尾炎的症状有明显的"先痛，后吐，再发热"的规律。根据每位患者的特点，既能够解释清楚为什么会呈现如此规律，又能分析与其他的炎症类疾病为什么不同，就将书本平述知识与立体实践融为一体，建立起对疾病的整体认识。由此导入症状学的基础知识，如将腹部疼痛引申到 28 种，如何鉴别 3 种呕吐，怎样认识发烧，就有说不完的话题。再由医生们群策群力地加入查房活动，查房氛围就活跃起来，有了兴趣就会倾听下一次查房会有什么新意，简单的查房小段就变成了故事连载。

(4)通过急性阑尾炎谈误诊、说手术、讲告知、析情感缺陷、论自己的走麦城、提会诊发现的轶事，实际演绎与患者如何交往、亲自询问患者病情、矫正腹部触诊的手法，就会次次有新意，给临床查房添上花絮，就起到了言传身教的作用。查房时检查病史的内容更是话题多多，病程记录不完善顺手拈来，医疗安全的警示印于头脑，介绍手术告知的技巧随时备用，就一定能够挂住医生们的肚肠子，由不得医生们不动心。查房就有了内在的凝聚力，医患和谐有了效果，就无心悬念查房的效果如何了。

2. 查房的效果决定于基本功　查房是为了提高科室的安全底线，有别于专题讲座，系统授课，不要求结构清晰，面面俱到，不追求知识高深，凭借的只是简单过硬的基本功和敏锐的观察及发现能力。

(1)基本功是具体的存在，基本功决定了诊治工作的走向，基本功来自于学习阶段接受的童子功教育程度，还要靠后天孜孜以求。基本功决定于意识，检验着临床医生的志向。每位医生都具备一定的基本功，还都存在着基本功的缺陷，都有提高和需求愿望，这就是查房必有内容的原因所在。基本功缺陷离不开发现，需要有发现的机制，由谁发现，有谁接受，就是查房的主要内容。

(2)高年资医生的基本功高于中青年医生是规律。高年资医生的基本功也有差别，差别越多越降低威信也是规律。查房是暴露基本功缺陷的场所，必然容易比较出孰优孰劣，这就要求负责查房的主任提高自身的基本功，走在科室的前列。科室主任具备这方面的条件，就要刻意继续打造自己，主动发现本专业的基本功在哪里，而这部分内容一定是临床医生所忽视的，就有了查房的谈资。

(3)影响查房心理的是"找大事"，总觉得眼前是鸡毛蒜皮，体现不出主任的能力，临床中又不可能总出大事，也就觉得查不查没意思。再一个心理障碍是总想"说长话"，觉得从基础说起体现不出主任的真才实学，找不到该说长话的课题，也就觉得查房无话可说。另一个心理障碍是总想"说先进"，认为到了主任的档次，不体现先进就降低了身份，结果因为先进不能老说，也就不想说了。其实查房的定义决定了就是说鸡毛蒜皮的安全底线，查房主任只要长了观察基本功缺失在哪里的双眼，就不愁没有目标在眼前，深入到了病房工作的实际，就会感觉到鸡毛蒜皮早已堆积着，就如同路边拾遗，话题多多，而且实用。

(4)临床查房是工作，科室主任责无旁贷，通过查房密切医患关系是职业需要，凝聚科室集体利益，都决定了身在其位必谋其政。查房只有起点，没有最高标准，就不要苛刻地要求自己一定要把查房工作干得如何轰轰烈烈。能跑的跑起来，该慢走的就不要急于求成,克服了浮躁情绪反而见到了效果。一步一个脚印地迈出去,同样要付出辛苦,而且基础条件越差的科室付出的努力会越大。

3. 应该承认专业科室的查房难度确实存在

(1)专业科室的特点是专业范围小,知识理论较综合科室相对局限,更倾向于往高处发展,容易忽视基础知识和广泛涉猎其他方面的相关知识。其实,专业科室考验主持查房主任的知识面更难,拓展与专业相关的内容更多,影响专科提升的因素更多。

(2)专科科室上下级医生的知识梯度相对小些,临床入门相对容易。如果认识不到"入门相对容易,拔高绝对困难"的规律,就会因为接触的手术病种少,而有过早的成熟意识,满足于已经干了什么,急于望着还没干什么,从而更偏重于手术,忽视了根本不能离身的基本功,而且接受查房的意识差。

(3)笔者任职天津市病案质控中心主任期间,曾经与某肿瘤医院的胃专科医生谈医疗质量,该院的医生就提出,我们干的是流水线工作,每天接触的就是胃癌,患者来医院时诊断就清楚了,通过联合影像检查就决定了手术方案,科室的手术方式统一,手术后并发症出不了圈,有并发症的患者又不收,离开医院还没有哪个普外科愿意要我们,老医生外出会诊就是做胃的手术,干到老也就是做个胃。联想到这个科室的查房和病例讨论难度可想而知。该科室的临床查房效果如同巡诊,难说有质量。

专科科室的查房应该作为研究课题,找出适用有效的查房模式。

"临床查房"设边界

查房内容是有规定的,这就是根据检查展开,再回缩到所见,总结诊治工作的优缺点,提高质量,规避风险,这就是查房限定的范围,不可逾越的边界。检查基层医院的临床查房,大致可以分为以下几类。

1. "畅谈未来说先进"　在某县医院听到了一位主任查房胃癌病历:患者男性,76 岁,术后第三天,发热 39℃,脉搏 104 次/分,呼吸 24 次/分,血压在正常范围,仰卧于病床上,左右侧各有一条腹腔引流管,有胃管、深静脉输液管、导尿管,腹部有伤口,急需解决的是发热原因,查房的线索是伤口感染、肺部感染、多种可能的外源性感染。查房的最低内容必须包括观察呼吸类型,检查肺部体征,伤口是否红肿、波动,局部有无异常压痛。查房主任没有检查患者,听取了主管医生汇报后,开始了国内外有关胃癌手术的介绍,主要谈的是淋巴结清扫范围和术后的化疗应用,其中手术部分已经成为过去,投入化疗还没有到时间,眼前急需解决的问题没有涉及,查房就变成了畅谈先进。

2. "喧宾夺主忘主体"　跟随着一位主任查房,不知什么原因引起主任忆及过去和今天,于是一转话题历数主管医生曾经管过某位患者,发生了什么问题,处理得如何不好,某年某月管理过一例患者应该如何做,一例纠纷患者如何被自己化解,甚至谈到向医院领导反映了科室的哪些工作,与哪个科室主任争议患者应该由谁接收。所有的医生旁听着主任说话,唤起内在的心潮起伏。眼前的患者被置之一旁,患者在听医院和科室的新鲜事,情绪不低落,也无反感,唯独没有就患者病情说现在,就结束了查房。

3. "科室弟子灰溜溜"　主持查房的主任经常训斥科室医生,也带到了查房环节。某位主任查房到了术后发生肠瘘和伤口全层裂开的患者面前,听到了主管医生汇报后,面露愠色,猛地掀开患者的被子,"你们看到了伤口敷料了吗?""事先都告诉你们什么了?""你们做到了吗?"随后就是一无是处地指责,甚至口吐脏字。忘记了主任的职责是负责科室全面工作,是全部医疗成败的最高承担人,其如此查房会可能给患者造成医院必须承担全部责任的假象。发生手术后并发症有主客观原因,现场最重要的是稳定住患者,告诉患方潜在的内因,做出应急处理预案,共同妥善处理好后遗症。

4."语义空空替查房" 某位主任查房时以教育为主线,给各位医生讲"医生必须密切联系患者",可是从接触患者开始就没有与患者对话;讲"必须详细询问病史",可是这位主任却没有核实主管医生询问的病史;讲"要认真查体,提高诊断效果",科室主任却没有亲自检查患者的体征;讲"医疗组负责人必须亲自检查下级医生的工作",可是自己却未身先士卒检查。参加查房的医生如同接受了思想教育课,却离病人远之又远。在空谈面前,参加查房的医生未提高诊治能力,患者却知道了医生该怎么干工作,给了患者一把利器,开始了对医疗服务瑕疵的深入发掘。

5."所言诧异不服众" 查房时必须有极强的针对性,不能言不对题,甚至传达错误概念。一位主任查房时,对右上腹部疼痛的患者做了分析,强调诊断是阑尾炎。主管医生现场提出了质疑,被主任解释到"这例患者的表现确实与教科书上写的不吻合,在这种情况下就必须靠经验诊断了,如果患者的病情都必须跟教科书完全吻合,临床经验就没有用了",在场的所有医生一片愕然。其实这例患者的诊断模糊,确实不是阑尾炎,一时难以明确诊断。这例查房的应有技巧是通过鉴别诊断圈出可能的范围,提供给主管医生进一步思考的途径,有了更多的资料后再分析诊断。查房的要诀是不说错话,不做错误的决定,一旦发现自己做错了事就必须承认,并且用正确的解释分析自己错误的原因,这样才能服众。

6."自设陷阱遭束缚" 曾经遇到过一次查房,主任突然提出了"谁给说说休克的机制",因为内容庞大,简述就需要高度综合能力,突如其来的问题难以马上回答出来,出现了一时的冷场。这时,有位莽撞的医生提出"主任给我们说说吧",结果主任的回答是"我

问的是你们,是检查你们知道不知道,怎么能够让我说说",反映主任提出问题之前没有先做准备。还有一次,主任突然提出:"这例患者的尿为什么跟酸碱平衡数值矛盾? 你们是不是发现了,为什么不及时跟检验科核实,非得等我发现之后才纠正过来? 如此工作能行吗?"主管患者的冒失医生说:"主任这是反常尿的正常表现。"主任马上讲:"什么正常表现! 我连正常不正常还不知道吗? 哪本书上写着? 不要强词夺理,马上给我核实!"其实这就是钾代谢紊乱导致反常尿的正常表现,反映了主任对此不清楚。主任不是完人,不清楚的就注意倾听,现场搞不清楚的回去查找资料,要学会给自己留有余地,避免往死里撞,再无回身余地。

7."查不到位同虚设" 查房未必容易,考验的是主任和科室医生的基本功和知识底蕴。主任查房如同巡诊一般的现象不在少数。主任查房不注意观察诊治的原委,谋算不出该查什么,发现不了诊治工作的主要矛盾,对每位患者都似蜻蜓点水般,转了不少患者,实际的学术收获浅薄。突出表现是查房时间不足,看患者不少,如若再加上病房的病种单调,疾病谱差些,仅对几个常见问题老生常谈,再不清楚如何处理这样的查房,没有掌握好查房的技巧,就更没有了针对性。查房能力的培养要点滴积累,时间长了就有说不完的话题,要求主任下马观花,培养出火眼金睛,扫上一眼就知道问题在哪里,有了存在问题吸引着自己,脚步就挪不动了,人就离不开了,查房也就有了实际效果。

8."时间拖长皆疲惫" 一些主任知识面广,口述的能力相当高,再加上事先充分准备了话题,查房时口若悬河,一发不可收拾。如果查房主任理解到,十多岁的学生精力集中时间充其量不过半小时,中青年医生的精力集中也超不过一个小时,超过了这段宝贵时间,再好的内容也变成了垃圾。每位主持查房的医生要根据自己的传授能力,适当分配

查房量,不要用好吃的东西撑坏了弟子们的胃口,不要让大家腰酸腿痛,精力难以集中。笔者当下级医生时,很多主任的查房尽管精彩,能够回忆起来的不多,但是一些经典查房却终身难忘,其中没有一位是时间拖长者,其原因可能是时间拖长必然与重点不突出有关。

9.“轻拍不如拧一下” 据实而言,如果针对的是检查工作,就不可能有长篇大论的讲述。查房靠的是一个个短小精悍的引人入胜专题,打动受众,“事倍功半”是查房的技巧。查房主任切中工作中的要害,正是急需纠正的良药,提出的根据是医生们急急切切想知道的,这种及时雨就字字值千金,就凝聚了大家的注意力,生怕遗漏了哪句话后患无穷,主任就成了自己倾心依靠的主心骨。遇到长篇大论的主任查房,还没查房就已无奈,必将疲惫煎熬,没有精力听尽主任所讲,现场理解不了主任的捆绑内容,还需要自己在庞大的知识范围内挑选出何为急用,何为远水,何为不可能,何为做不到,主任就被束之高阁。查房主任只要权衡“徒劳而功少”与“徒少而功高”的关系,就会压缩查房内容,不会填鸭式地将所知一股脑挤给医生们。其实各位医生皆知主任的知识能力超过自己的不是一星半点,主任未必通过查房而未及痛痒的表现,紧紧拧住医生们的不备而奉献爱心更受欢迎。有经验的查房医生都应该承认,只要长篇大论就必须前夜看书,除非反复讲述到出口成章,远较相声专用语的“抓现挂”容易得多。

10.“置身度外成巷语” 查房的技巧在于一语道破,针对同样的问题换个角度讲就新鲜,重复同样的语言,以至于弟子们耳熟能详,主任还没张口,听众就已经知道下面的一句话定是什么,主任的话就变成了街头巷语。如一位主任经常讲“你们怎么就不全面分析”,听到主管医生介绍病史后,第一句话是这样,检查过患者后又是“你们怎么就不全面

分析”,提出诊断和鉴别诊断后跟着的还是“你们怎么就不全面分析”,诸如此类,久而久之就在科室内部流传着“你们怎么就不全面分析”。原因就在于主任突出了指责,忽略了循循善诱,没有认识到自己同样是查房中的一员。查房看似是查大家,其实查验的是主任自己,“父矬矬一个,母矬矬一窝”,之所以存在工作的瑕疵很大程度上是主任没有带出来强兵,发现问题后先有自责,就不会仅仅责怪下级医生了。

11.“灌输式替代启发” 查房是集体行为,靠的是群策群力,必须调动起大家的积极性,踊跃投入到共同关心的话题上见实效。有的主任确实负责任,希望靠自己的能力带动科室发展,用自己的行动影响医生们致力于学习和工作,忽略了启发是最好的教学。如果将一次查房设定为十份,主任讲述占用了其中的一半以上,就势必赔本赚吆喝。主管医生汇报病史是需要时间的,主任抓住存在的问题轻轻一点,再稍加解释,一语道破,就能够沁人肺腑。观察医生们的操作,由他们表演是需要耗时的,主任发现瑕疵后规范示教个别动作就既恰到好处,还毫不费力。听诊断只发现差距,就用不着费时多讲,治疗对了及时肯定,就替自己说了很多话。启发式查房就成了检验主任能力的标志之一。

12.“觅得知音靠自己” 有的科室主任缺乏凝聚力,查房时参加的人数不多,有的迟到,有的早退,秩序还比较混乱,就需要主任考虑自身问题。曾经见过一位主任,在查房现场发脾气,指令将没有到场的医生喊过来,当着患者面宣布记录,不管按时到场与否一概训斥。结果,没聋的听着,耳背的听得不多,聋耳朵的照样聋。查房现场需要适宜查房的环境和氛围,任何人都不要影响来之不易的需要,主任没有能力控制全局的就培植好已有的,靠查房效果影响更多的人主动参加,多数就影响到少数,细水就汇聚了长河。当然,从管理角度要管理好查房,问题是在背

后而不是查房现场。

掌握了查房内容的边界，就可以看出查房需要下工夫，检查和发现考验的是主任功底，最容易的查房是主任有备而来，受欢迎的查房是应变现场，信手拈来，一针见血，有滋有味，确实解渴。研究了查房规律就轻而易举了。

"示教查房"说应变

一般示教查房无须特殊准备，遇到较真的示教查房就必须事先做好功课了。示教查房主任不是完人，知识不可能始终记忆犹新，几乎不可能永远处于科室的高端，就需要有群策群力。

每周示教查房前的一天，科室主任务必掌握病房患者的整体情况，了解哪些患者或哪个患者需要重点示教查房。主任能游刃有余地发现问题，极其服众，与事先有备而来是分不开的。包括需要查阅病历，从病历中发现问题，构思好需要示教查房的重点，必要时要查书备课。示教查房时，未必长篇大论，需要讲又一时没有把握的可以通过大家共同议论总结出来，更好的办法是找到自己的示教查房助手，帮助自己。

示教查房是为了发现问题，自己搞不清楚时，就需要周围同事的提携，运用示教查房技巧防止冷场和下不来台。常用的方法如下。

1. "直言对不起" 示教查房是群策群力的集体活动，负责示教查房不等于技术高端，不知道、不清楚、记不住是很正常的。遇到确实没有把握的内容，大家又解释不清楚的直接说"我记不清楚了""我还没有把握"就行了。科室内部都相互了解，知道了不高，不知道的不低。

2. "欲言须立止" 示教查房表态常有欲说出来，又突然感觉没有充足把握的，必须立即停止话题。示教查房不怕一时跑题，不怕所述不全面，就怕说错话、办错事。没有把握

的话不说，不等于老不说。示教查房过后及时补课，回家念书，留待下次示教查房是找机会补上这一课，为时不晚。

3. "要有退身步" 示教查房内容无限，示教查房有精彩之举，也有平平常常是规律。如果要求自己次次高端，则既不可能，也无必要，反而捆绑住自己，甚至为取他山之水，反伤了卿家形象。其实，主管医生的病历书写和体征捕捉的缺陷比比皆是，山上没有就山下找，查基础缺陷也很必要，也就永远有示教查房的内容。

4. "要正确估计" 随着互联网的普及，打破了医学知识垄断，出现了临床知识犬牙交错的局面，主任不清楚一些医学知识是正常的，示教查房讲一些科室医生耳熟能详的内容，就未必受欢迎。要求主任正确估计科室医生的学习状况，要择其部分内容留给医生们讲，借有些问题调动讨论的氛围，确实需要有自己阐述的再一语道破，这就找到了表态的合理位置，当然不是为了突出什么。

5. "要注意效果" 示教查房是科室集体活动的一种形式，目的是凝聚科室的学术氛围，把好医疗安全底线。就要求将所发现的问题分类，属于个别现象的直接指出来，属于团队共性的问题就需要重点示教查房，集中精力直至突破。有了这种示教查房意识，就可以避免急躁情绪，或因恨铁不成钢而口出谬语。

6. "要善于应对" 示教查房时由多人组成，难免出现无备而出。例如主管医生报告"患者某某某"，被患者当即说出"我不叫某某某"，介绍患者年龄时，患者提出"这不是我的年龄"，介绍病史时，患者说"他说错了，不是这样的"。开局不利就给示教查房工作造成影响，有经验的示教查房主任要善于应对科室医生未尽责任的尴尬。笔者常用的对策是"让你昨天为患者整夜赶资料，没有让你今天记混了可爱的患者"，引来了患者会意的微笑，理解了主管医生的失误。一位医生并没

有按照昨天的要求换药,结果伤口一塌糊涂,又赶上了示教查房。揭开伤口后令笔者心痛患者,主管医生也清楚笔者所见到的现象,正欲承认错误,被笔者抢先讲到:"你看,昨天告诉你如何处理,你认真执行了,伤口是不是就不一样了?这就体现了你对患者的关心,忠实地执行了上级医生的指示,关心了患者疾苦,以后就需要这样干工作。"事后主管医生反复认错,同样达到示教查房目的。

7. "要避免撞墙" 示教查房时需要提出问题,需要主任预判回答的结果,要注意问题的质量。有的主任习惯于点名道姓地提出问题,遇到被点名人回答不出来,就暴露在患者面前,降低了威信,影响到科室整体形象,应视为提问的大忌。示教查房提问时要掌握技巧,多使用泛泛提问,谁能说的就说,遇到冷场时就讲:"我提出的问题过于简单了,那就由我替大家说吧。"遇到回答问题的残缺不全,就讲"很不错,你讲得很全面",随后由主任逐条讲出来。如此运用的目的是防止撞南墙回不了头,患者根本听不出来其中的关键,以为科室整体力量确实不错就可以了。

8. "要善用表扬" 患者对主管医生的敬重除了自我感觉之外,更重要的是有人出来评价,尤其由主任评价就更可信了,示教查房就起到了这种功能。表扬主管医生是示教查房的必备要素,表扬可以是多种多样的,表扬的程度可轻可重。常用的语言是"还可以",逐渐递升的是"不错""很好""真不错""很不容易""真没想到""很值得学习"等。即便没有可表扬的内容,也要挤出一些值得肯定的工作,为的是给患者心理治疗,相信医生的工作,提高治愈的信心。

9. "要与患者交友" 主任在病房享有很高的声誉,尽管没有直接管患者。主任跟患者交谈是很令患者高兴的事情,有了患者的好心情,就留下了美好的回忆,就为主管医生干了件有意义的工作。有的主任示教查房只关注了学术,不习惯与患者打招呼,就给患者

天地有别的错觉。有示教查房经验的主任,是从与患者交谈开始,先不直接进入病情,而是闲谈关心患者的话题,告诉患者此次示教查房的目的是总结前一段的工作,共同研究如何治好病,将患者引入到示教查房之中,成为示教查房活动的一员,也就不感到孤独,有助于提高会诊效果。

10. "要调动现场" 示教查房现场的氛围非常重要,必须掌握好空间和时间的紧凑。主管医生汇报病历过于冗长、言无重点就降低了氛围,需要示教查房主任带领着走,而不是轻易打断和拦截。主任必须与患者对话病情,借补充提问吸引患者向医生靠拢。主任必须触摸患者,传递"母爱"。主任必须降低身价,托起众位医生,共同提升威信。主任必须肯定主管医生的工作,树立主管医生的声誉,也就有了强将手下无弱兵的效果。

临床示教查房是很有研究的课题,轻易处之就觉得只不过如此,细细咀嚼就味道无穷。全局方面讲,示教查房是为了提高科室的安全底线,也是为了提高科室主任的综合素质。树立起科室主任示教查房这杆大旗,需要全体医生共同奉献,跟着主任示教查房能换来书本以外的知识,就有了参与的兴趣。医学前辈设计了三级示教查房为主任提供了接受鞭策的机会,目的是希望主任早成栋梁之才。

"外语查房"说利弊

笔者任天津市病案质控中心主任期间,为了了解四郊五县的医院质量,深入解剖过某县医院,既往与医院上下人等关系融洽,虽有任务压身,但是大家并没有将笔者当外人,该医院为了突出能力要求看一下外语查房。进入ICU病房后,科室主任安排了一例重症胰腺炎患者,恰巧是笔者曾经手术和几次会诊过的患者,病情已经度过了危险期。

重症胰腺炎患者经历了酶血症和感染阶段后,面临着内环境的调整,免疫能力的恢

复,肺功能的保护,腹腔引流管的监测,遗留并发症的继续处理,水和电解质的维持,对患者的心理支持,各种药物使用收缩和调整,避免主管医生出现马放南山的松弛,预判断今后的并发症,进一步告知家属注意事项等。这一系列问题都是临床查房的可选话题,只要择其急需解决的重点,对低年资医生就有启发作用。作为外来人,根据笔者现场所见的管理缺失和背后的知识缺陷,预判断着科室主任会选择什么楔入点,深入到什么程度,展开到什么范围。

也许因为有业务院长和医务科长等多人在场,科室主任还没有张嘴就已经汗流满面,一个劲地叨叨着:"这是第一次,实在太紧张了。"擦过汗后,英语查房开始,主任矗立中央,没问患者情况,没触摸过患者,没有定睛看患者,没有看输液管道,没有看各个引流袋,没有检查患者重要体征,甚至连患者的被子都没有掀起,也就没有看伤口。计时的钟表告诉我,该主任一口气说了8分钟,确实没有夹杂着一句中国话,纯粹在说本土乡音的英国语言。周围的主管医生各个奉献出惊异的眼神,内心佩服着主任的英语能力,偶尔回答了主任极其简单的提问,配合着主任的成就感。结束后,恢复到中国人的工作境遇,与外科的同道们恢复了日常用语,笔者也与他研究了患者病情,总结了患者当前处境,存在的主要问题和今后的处理原则。

不禁回想到笔者所见过的外语查房,询问过父辈新中国成立前是不是都用英语查房。老人是这样讲的,新中国成立前的医生数量如凤毛麟角,能够上医科大学的人数极其有限,受到外国侵略,很多商家的店员都能与外国人简单会话,在外资单位工作的中国人整天讲的是外国语,不许说中国话,所以民间会英语、东北会日语的人相当多。学医的中国人从小学开始接触英语,到了大学毕业常下意识地冒出外语,医院内部包括护士都习惯用外语对话,外语成为医院内部的流行语,甚至比说中国话要多,查房时如同在国外环境下工作,医生与患者之间同样能够用外语简单对话,再加上穷人不可能住院,讲外语在病房内就习以为常了。

天津医科大学前身的总医院,在新中国成立后招募了社会知名的医生,基本上毕业于北京协和医院和东北著名大学,每位医生的英语会话能力莫庸置疑,护士也具备英语会话能力,医院内部的流行语也为英语。中苏关系密切阶段,国家规定全国上下学俄语,英语受到冷落,一日间英语在病房内变成了医生之间的暗语。中苏关系破裂后,俄语又成了不受欢迎的语言,1966-1976年又否认了一切外国语,形成了相当阶段的外语空白。以后恢复了英语教学。在这种背景下,时任科室主任的老一辈俄语不到家,英语说不了话,医院的流行语只有中国话。随着改革开放英语进入医院,又随着提倡英语,病房内开始有了英语查房,但是数量有限。

在主任英语会话能力较差的情况下,所谓的英语查房无非是"医学名词"的对话,较高级的是"英语片段"会话,最大的特点是"中西结合",即以中国话为主,英语为添加剂,两掺着传递语言。最起作用的是促使低年资医生多接触,多学习,提高听力。如此一来,查房的核心没有变,查房的目的没有被转移,颇受各方欢迎,一时间被医院推崇。

某传统的综合型教学医院雏形阶段,从北京医学院和上海医学院短期内引进大量人员,带来了两种流行语,一方是北京话,一方是北方人听不甚懂的上海话。上海人会说上海音的普通话,却还当着北方人讲方言,尤其两位上海人与一位北方人讲话的时候,对着北方人讲普通话,两位上海人之间说话马上变成了上海方言,令北方人不知道他们背后讲什么,感觉上海人以地区为荣,很容易产生自己被孤立和愚弄的误解,不久形成了医院内部一致反对上海人的紧张状况,逼得上海人在公开场合不得不说原本会说的普通话。由此不难看出,假如患者在病房内听不到医护之间平时流通英语,唯独查房说"暗话英语",容易质疑病情被隐瞒。

当然不排除从国外留学回来的医生外语水平到了口语翻译的程度,从基础做起,潜移默化地提高科室的综合素质值得提倡。原在医院曾经出现过国外回来的中年医生与科室主任矛盾较深,查房时当着主任说英语,故意暴露主任英语不如自己,致使查房无法进行。曾有过查房时讲英语,没想到患者英语水平上乘,反被告知医生讲话中出现的用语错误,从此查房到了这位患者床旁时改用了汉语,令患者悔之晚矣。还有一次查房时用英语讲到了患者的癌症,患者完全听明白了自己的病情,痛哭流涕,埋怨家属隐瞒了自己。

临床查房的目的还包括了更重要的社会效益。通过集体查房,很多医务人员包围在患者身边,如同给患者站脚助威,体现出科室整体关心着每位患者,暗示着医疗组仅仅是科室直接接触患者的派出部分,分管的背后有强大的团队为患者服务。查房内容皆为患者的事实存在,有人详细介绍疾病的演绎过程,有人在倾听诊治和结果,有人提出在哪些方面还有提升空间,有哪些值得肯定的成绩,无异于医学的普及教育,传递给患者的是安全和温暖,为患者宣传医院提供了谈资。通过查房,患者更加尊敬主管医疗组,更加敬重查房的主持人,提高了科室的声誉,减少了医患之间的隔阂和矛盾,也为主任今后缓解医患不疑惑提供了条件。

各个医院都存在一种怪象,医生和医生,主任与下级医生谈话时清一色地讲中文,唯独到了查房时却一改常态地使用英语,似乎认为英语查房是唯一的高端,却忽略了我国英语水平的状况尽人皆知。应有的共识是,提高英语会话能力应提倡于日常内部交流,而不是本末倒置在患者床旁。提出这样的观点并不排除查房时使用局部英语,传递的是专业医生必须掌握的应知应会,提高整体英

语水平。造成的原因与国家过分突出英语价值不无关系,目前国家已经发现了一味强调英语的弊端,出现了某种变化,值得大家思考。

再说患者,平民患者不懂英语,住院后的心理状态是紧张、焦虑、恐惧,还有相当部分患者自卑,最需要得到医务人员的安慰和关心。英语查房内容对于患者不但一无所知,不知道医生背着自己说什么,再联系到瞒着自己的"医情",好端端的查房就变成了给患者"添堵",给自己"筑墙"。如果查房医生设身处地地想一想,自己置身于几位上海人之间,他们当着自己讲上海话,自己又听不懂在说什么,会是什么感觉,就会理解平民患者和农村患者本身就自愧不如于医生,不用说英语,就是当面讲着上海话,那种受到冷落的感觉就必然气不打一处来。

医学是一门自然科学,因为有了医生和患者的加入,就带有了一定的社会科学成分。现代"生物-心理-社会"医学模式提倡的是心理和社会对患者综合关怀,既令患者难以接受,又失去密切医患关系的良好时机,得不偿失。

在英语查房的问题上,只要想一想"患者需要我",还是"我需要患者",就会清楚语言沟通的重要性。现代"生物-心理-社会"医学模式下,必须随时考虑患者的心理状态,处理好学习与服务的关系。也曾经遇到过查房时,光顾英语会话,忽略了切勿暴露患者疾病的隐私,未曾想患者的英语水平远远高于在场的医生们,被患者讲到"你们所说的病情,是我早就知道的"。奇怪的是,当在场的医生们知晓了患者的英语能力,却立即统统地成了英语的哑子,既然为了学习,为何不在英语高人面前获得更多的拾遗补漏的机会?学习英语的途径很多,完全可以强调在病房以外空间必须练习英语会话,主任与科室成员必须用英语说话。设想医院聘用国外专家来院工作,外国人会以能说点滴中国话自豪,能够

在患者面前蹦出几个中国单词,会令患者倍感亲切,这就是该在哪里说英语的哲理。切莫只在患者面前研读英语,不要忽视这是中国医院、科室和医务人员只要知道查房还有争取病源利益的需要,也就很容易处理了。

"巡视查房"切要害

主任查房的形式分为重点查房和巡视查房。重点查房是针对某患者,或某几位患者的细致查房,查房重点可以是病史采集、体征捕获、病历书写、疾病诊断、并发症、适应证和禁忌证、术前分析、术后回顾、综合治疗措施、术后并发症、影像和辅助诊断的合理运用等。巡视查房是指对全部住院患者统一查房,发现对每位患者诊治工作的优点和不足。

巡视查房的特点如下。

1. 主任、护士长、医疗组组长和医生们,对所有住院患者都进行了查房,其中包括一例当日待出院患者,一例刚刚住院患者。

2. 询问了所有患者的疾病诊断,处理措施,了解了当前状况,主要矛盾,提出了解决措施。

3. 结合患者提问了肿瘤的病理分类,病期判断、手术方式、化疗和放疗方案、药物合理使用、并发症的妥善处理等问题。

4. 解释了某些药物使用原则和规律,指出了注意事项。

5. 倾听了患者对诊治工作的要求,进行了必要的心理沟通。

6. 提出了科室的刚性规定,包括关闭手机,中低年资必须严肃着装,携带听诊器,主动记录等。

重点查房和巡视查房的形式不同,内容也要有所区分,是因为每位患者得到主任查房的时间截然不同。以本次查房为例,在80分钟的时间内,巡视查房了40名患者,每例患者的平均占用时间仅为2分钟,就要求高度提炼查房内容。为此需要:①医疗组必须全面掌握患者病情。查房时需要体现科室的

综合实力,令患者感到"强将手下无弱兵",就要求医疗组必须娴熟患者的疾病诊断和治疗经过。避免出现"我不清楚""没有记住""没有复习上次住院病历""可能是"等令患者不放心的表述。②巡视查房对病情汇报者的要求。巡视查房时的语言必须简洁精练,重点突出,体现的是医疗组的工作能力和效果。医疗组选择的病情汇报人说三言、道两语,不着边际,还时不时出错,就公开暴露了诊治工作的低劣。原则上应该是主任与医疗组组长对话,最起码是医疗组的要员汇报。

"各级医生"守其位

旁听了一次三级查房,如实记录下各级医生的表述,具有示范作用。

1. 一线的住院医生简要介绍病例的内容梗概

(1)介绍甲状腺癌的女性患者主诉和现病史。

(2)五年前根据什么病史和临床表现被诊断为左侧(右侧)甲状腺癌。

(3)接受了什么手术,手术后的病理结果。

(4)从什么时间开始发现了左侧颈部肿物。

(5)接受了哪些治疗,第二次手术后的病理结果。

(6)治疗后的左侧颈部肿物的演变经过。

(7)本次住院后的局部体征。

2. 二线的主管医疗组副主任

(1)这例患者属于高风险类型。是因为:①患者是由其他医院一步步过筛子后来的;②在外院接受过两次手术,第三次落脚在我们科室,就必然为以前手术后果买单;③在其他医院消耗了不菲的费用、精力、体力;④已经有过住院的经验和体会,与一般患者有所不同;⑤难以获得在其他医院诊治的可靠资料;⑥难免接受过不利于本次治疗的负面诱导。

（2）手术前,很多医生触诊了患者左侧颈部的肿物,从九个方面分析了肿物的特点,结合影像表现,得出了自己的认识结论。主要是与左侧胸锁乳突肌的关系,对面神经、颌下神经与舌神经的关系,与颈部大血管的关系。迷走神经,膈神经损伤的考虑相对较小。在这种条件下选择处理原则,就需要为患者手术后生活质量考虑,例如左侧胸锁乳突肌能否保留,手术后将会出现什么状况,患者和家属能够承受周围器官损伤的后果等。

（3）住院医生介绍的患者住院经过和现状,基本反映了疾病的基本特征。

（4）已经核实过患者既往保存的资料。

（5）因为在外院手术过两次,本次住院属于局部症状的延续,就必须详细掌握疾病的系统经过,推导出第一次手术立意和结果,第二次手术与第一次手术之间的内在联系,第三次住院的患者愿望与我们能够为患者付出的最大努力。

（6）尤其重要的是,第一次甲状腺左叶切除的范围,并且在手术切口的部位、长度中找到答案。也包括我们所掌握的左侧颈部肿物位置,判断第一次手术。

（7）手术后是否出现过并发症的询问非常重要。

（8）患者本次住院前,曾经在某医院接受过检查,被建议手术切除,我们还有必要判断如何选择对患者最符合的治疗方案。

（9）我们通过病史和体征的采集,详细的体征检查,结合患者所提供的医疗证据,做出了适合患者具体情况的治疗措施。

3. 三线的科室主任

（1）就这例患者的左侧颈部肿物与胸锁乳突肌关系,提出一个基础性质的问题。怎样触摸这个部位的淋巴结?（请一位医生实地为患者检查,观察摆放颈部位置和手法）

随后结合对颈部淋巴结的触诊,提出"什么是这个部位检查的最佳体位"。告诉医生们嘱患者头部转向患侧,低头,收下颌,上身

和头颈部自然放松,就在肿物局部形成肌肉最松弛后的"窝",检查结果就最可靠。

（2）希望大家能够通过主管医疗组对诊治工作的汇报,取得科室的共同语言,从中找到工作规律,认识到接诊这种类型患者应做的工作,什么是这例患者的医疗质量底线,怎样为患者提供最安全有效的治疗。

（3）在病史中抓什么?要注意三种意识。第一种是停留在患者讲了什么就录入什么水平,例如,只问到病了几年,做过什么手术,手术后的病理是什么。第二种是基本掌握了颈部肿物的发生规律,调查了患者提供的既往医学资料,满足了临床工作需要。还有一种,就是我们肿瘤专业医生所需要的,以学术探讨为指导,从中发现每种常见肿瘤的潜在规律,能够联系书本知识和临床经验的规范水平。我们听了两位医生的工作汇报,已经接近了第三种意识。

（4）在体征上抓什么?也要注意三种意识。第一种是立足于发现,知道左侧颈部确实存在了肿物,构思着如何治疗,但是经不住进一步推敲。第二种是注意到了肿物部位、大小、质地、固定程度,初步判断了能否切除,但是缺乏一锤定音的自信。第三种是结合了局部解剖结构,肿物的具体解剖部位,肿物与周围的哪些组织发生了病理关系,掌握正确的手法,从肿物的各个角度分析了肿物的立体存在,安排治疗措施时心知肚明,判断确凿无误。

（5）两位医生介绍了患者的病史,两次手术过程,颈部手术切口长度后,要求我们马上反映出甲状腺手术的切口选择原则,手术切口的历史演变过程,研究其中的为什么?这就属于在学术研究层次上的实践工作。通过我们所发现的左侧颈部肿瘤位置,可以确定属于左侧胸锁乳突肌上 1/3 内侧的淋巴结,颌下淋巴结,就为我们各级医生的手术操作,提供了警示性的参考。

（6）作为肿瘤专业科室,就不能停留在肿

物的存在,必须联系病理,年龄,肿瘤的生物学特征全盘考虑诊治工作,使我们的工作建立在肿瘤的基本定义上,突出个体化,精细化,有效地为患者设计最佳的治疗原则。

（7）适当向患者与家属告知我们经常讲到的甲状腺肿物的病理分类,普及科学知识,告诉患者是否接受了符合现代肿瘤认识的先进处理。

"主任查房"知己任

三级查房包括临床查房与示教查房,指的是三级医生与实习医生共同参与的查房,既包括了三线医生的查房,也包括了二线医生和一级医生的查房。所以在三级医生查房制度中规定了：①住院医师每天早晚各查房1次；②主治医师每日查房1次；③主任、副主任医师一周查房最少1次。主任领导下的多医疗组查房,常被称为集体查房,或主任查房。医院检查主任查房质量,应该命名为"检查主任查房",有别于"检查三级查房"。

查房的目的是为了提高医疗质量、确保医疗安全、强化医疗核心制度的落实、培养见习医生与实习医生。按照三级查房制度的规定,主任查房的内容就应该包括：①检查了解病情、诊疗,解决疑难问题,做出处理决定；②对病员的诊断、治疗及其具体的措施进行质量把关；③规范查房人员行为,带教下级医师,承担主任的相关责任；④检查医疗文书书写质量；⑤了解、掌握下级医师的工作态度和业务能力。

三级查房包括教学查房,教学查房是指在临床带教老师组织下,以真实病例为教授内容,以学生为主的师生互动,共同归纳总结的临床教学活动。查房内容要体现基本理论、基本知识、基本技能的培养。事先,教师要做好查房前的准备工作,学生应复习查房的内容,借以提高学生临床工作的能力。

了解以上三级查房的基本概念之后,主任就比较容易判断自己的查房质量,抓住查

房的主线,不断提高自己的查房水平,更好地凝聚科室。按照三级查房内容的规定,有必要列举些不符合工作要求的现象。

1. 忽视注意倾听一线医生的病情汇报 一线医生汇报的病史为"患者间断右上腹痛10年,被诊断为胆囊结石,加重2天入院,入院后超声检查发现胆囊内结石,右上腹部压痛,没有反跳痛和肌紧张,化验白细胞升高,中性分类85%,要求手术治疗"。随后,主任就按照急性胆囊炎和胆囊结石展开了查房。

一线医生报告病情的思路中,没有运用逻辑思维推理演绎疾病的发生、发展、高潮过程,缺少了十年腹痛就一定是胆囊结石的诊断证据,没有建立起胆囊疾病"三主症"的整体概念,没有认真思考究竟是急性胆囊炎、慢性胆囊炎、胆绞痛、胆囊积脓、胆囊积水、胆囊坏疽,没有注意有无胆囊外并发症的局限性腹膜炎、弥漫性腹膜炎、胆源性胰腺炎、急性胆管炎、急性化脓性胆管炎、急性化脓性梗阻性胆管炎、肝脓肿。纠正"腹痛和超声检查结果就是胆石症"的思维短路,就属于发现范畴。

2. 忽视注意临床工作的薄弱环节 一线医生汇报的病史为"患者半年前跌倒外伤后,右膝关节疼痛,不能伸直,活动受限。以后感觉右下肢麻木,乏力,活动后加重。来院时,右下肢肌肉萎缩,膝关节肿胀,抽屉试验阳性,运动功能受限,磁共振检查发现右膝前交叉韧带,外侧副韧带损伤"。汇报内容看似很完整,但是却少了损伤类疾病的受伤机制,在采集病史的环节上缺少了探究意识,证据链断裂反映的是采集病史时缺乏探讨意识。

三级查房时,如果抓住这个环节深入询问病史,采集到伤者在什么情况下,机体处于什么状态,受到了哪种暴力,暴力的方向和程度,如何跌倒的,跌倒后的体位,得到什么样的救护,伤后的第一症状感觉是什么,以后接受了哪些处置,病情是如何演变到今天的,三

级查房的内容就深入到书本知识,外延到临床经验,查房就由一个知识薄弱点,引起连锁反应到一条线,扩大到一个面,查房就立体起来。因为找到了缺陷的靶子,再传授三线医生渊博的知识,符合了有的放矢原则,说得有理有力,听得有滋有味,靠质疑和释疑激发内心的感受,比较容易变成行动的动力。

3. 忽视三级查房的每次命题 三级查房的命题相当多,仅以查房时机命题就可以区分为入院后首次查房、明确诊断查房、治疗查房、术前查房、针对手术的查房、术后常规和并发症查房、出院前查房等。三级查房负责人有很多随机命题的主动权,找准了命题就避免了主持查房人的"说房""讲房"。

手术后的三级查房命题,可以宽泛到手术前,但是理想的命题为术后与手术的联系。如果手术性质属于高端,没有必要深入探讨手术技术,则命题多半集中在手术后的管理、并发症、治疗和康复等方面。例如,膝关节的前交叉韧带微创手术后的查房楔入点,可以是:①前交叉韧带修复后的愈合机制和抗张强度;②观察训练股四头肌和小腿肌群质量的要点;③肌肉和周围韧带对稳定膝关节的作用;④石膏或支具对肌肉功能训练的影响;⑤术后为什么使用抗生素,使用多长时间,更改抗生素的根据;⑥膝关节周围瘢痕和疼痛对功能恢复的影响;⑦术后出现了哪些并发症,如何诊断和处置;⑧手术后的观察内容,如何早期发现深静脉血栓;⑨微创手术的拆线时间和伤口观察等。摘取每一项内容,都可以向书本的病生理方向延伸,引起受众的重视,所命题的查房就有了活力。

4. 忽视三级查房的深度和广度 三级查房的内容忌肤浅和泛化。如果体现不出知识梯度,触及不到受众的认知缺陷,得不到应有的学术崇拜,就失去了凝聚人际关系的机会。例如,前交叉韧带手术后很重要的肌肉功能训练,帮助患者走出肌肉萎缩的逆境,主管医生应注意肌肉训练属于要求、指出和提

醒,没有多少含金量。

换一种查房意识,就会针对肌肉萎缩推演出很多的话题,例如:①肌肉萎缩的实质是什么(定义);②影响肌萎缩的因素有哪些(病因);③当前患者的肌力情况(分级);④肌萎缩的容积测量(体征的髌上、髌下周径测量);⑤肌肉萎缩后的康复治疗是否等同于"力量训练"(康复原理);⑥患肢肌肉康复的递进要求(实践经验);⑦深静脉血栓形成对下肢功能恢复的影响(定义内涵的外延)等。每次三级查房时,可以针对患者处置的需要,择其部分内容加深认知知识的深度,听众的感受过程是"内容有新意—抓到点子上—讲得有道理—确实有用处",反思的内容是"过去没注意—工夫不过硬—差距还不小—跟着主任学"。

5. 忽视对病历文书的现场检查 计算机替代手写病历后,助长了中青年医生的思维惰性,理化诊断替代了临床诊断后,助长了中青年医生的思维短路,获取诊断难度的降低,压缩了医务人员的能级差距,三级查房的质量跟不上,动摇着科室的凝聚力,这是影响科室稳定、阻碍医疗质量提高、难以规避医疗风险的隐患,需要学科带头人高度重视的管理难点。

病史询问和体征检查是考验医学知识底蕴和基本功的试金石,在普遍不重视病历书写的大环境下,三级查房就有取之不尽的话题,即"几乎没有挑不出毛病的病历,只有挑不出毛病的医生"。病历内容的实质是说病,说病的基础是教科书和相关资料,只要没有娴熟掌握书本知识,就一定会反映在病历中。诊断和治疗的底蕴,既包括了书本知识,也包括了临床经验,靠临床经验发现,靠书本知识释疑,在弥补中青年医生认知缺陷的过程中,将书本知识与实践结合,传递知识库存,就发挥了三级查房的社会效益。

通过上述的几个例子不难看出,科室主任组织的三级查房,看似是在查下级医生,实

际是在接受下级医生的公开考察，就要求科室主任不断积淀查房的资本，发现查房的"食材"，研究如何加工成"美味佳肴"，力争做到每菜均有新意，每餐另有心得，主动占领三级查房的阵地，培养出适合管理需要的学科梯队，才可能有科室的长治久安。

"主任查房"见功底

三级示教查房的目的是构筑科室的学术氛围，锻造科室的共同语言，提高医疗质量，规避医疗风险，落实医疗服务的宗旨。有了这种共识后，就不难推导出主任查房的目的是传递自己的管理意志，即发现科室工作的缺陷，通过不懈的努力丰富医学知识底蕴，强化基本功训练，确保医疗安全。

本着这样的三级示教查房意识，思考三级示教查房质量，就不得不承认三级示教查房是一项艰巨的临床工作，随时考验着各级医生的"真才实学""慧眼识珠""传统积淀""服务态度"，而且缺一不可。为了较直观地阐述三级示教查房的艰巨性，不妨以非常简单的"肛指检查"为例，抛砖引玉，共同探讨。

肛指检查是用医生的一个手指伸进患者肛门的检查方法，确定距肛缘 7～10cm 的肛门、直肠有无病变和病变的性质。手指是医生的眼睛，凭借手指的感觉，可以发现疾病，如同探囊取物般的容易；通过对手指感知能力的反复训练，坚持检查需要了解肛门和直肠状况的患者，有可能发现隐藏着的疾病，可以避免误诊；娴熟到坚信手指诊断确凿无疑，诊断质量体现在一个指头上，就争取到患者的充分信任；将肛指检查的体会运用到临床工作的方方面面，沿着学术道路雕塑医生，医疗质量就有了可靠的保障。

道理人所共知，但是能不能掌握这项检查，并自觉应用，却良莠不齐地反映在日常工作中，有的医生确实掌握了，有的几乎很少利用。一位高年资消化内科医生请外科的同窗为其母亲抠直肠内蓄积的大便，有的门诊医生将直肠癌患者拱手交给了善用肛指检查的医生，有的医生为患者设计了一系列辅助检查，结果回到了起步的原点，靠肛指检查明确了诊断，也有的医生知道给患者实施肛指检查，因为诸多原因错过了发现直肠癌的机会，均反映了这项技术属于三级示教查房的内容之一。

为了在科室内普及肛指检查，需要经历相当长的时间，从不同角度启发各级医生重视起来，避免"怕脏懒惰""侥幸心理"，本着"宁查正常患者一百，不漏掉存疑患者一例"的告诫，成为科室医生自觉的必查项目，非一朝一夕。

1．"言传"有一定效果　为了强调肛指检查的重要性，给科室医生反复讲"某医科大学的毕业生中，连续三年，每年至少有一位患直肠癌学生被自己的老师误诊为痔，校长专门为此召开全院大会，讲肛指检查的重要性，高调大谈'误诊耻辱'，并规定从此以后每年的毕业考试白送学生一分，必考'直肠癌的最简易诊断方法是肛指检查'。国际上著名内分泌专家强调各科医生都必须掌握肛指检查，相当于一次全院的集体查房，引起临床教师的一致反响，各个科室为了医院的集体荣誉和患者的安全，乳胶手套的用量激增，坚持了下来"的典故。因为时过境迁，没有亲身体会到当时重视氛围的当今医生，体会不到临床医生的自责和形势压力，容易将告诫当成"曾经的既往"，"声音"起到了"知"的效果。

临床查房时，发现主管医生没有为患者实施肛指检查，私下与主管医生谈话时，对方承认不应该不检查，还有的主管医生在查房时主动讲"我还没有来得及检查""我忘记检查了"，查房对象已经住院了几天。反映查房时的"言传"有一定效果。

2．"身教"有一定效果　忽视肛指检查的医生为数不少，秉承"言传身教"的原则，取长补短地在一些可疑直肠癌、怀疑肛门和直肠疾病的患者身上示教肛指检查，提醒主管医生重视肛指检查。因为,肛指检查所发现的疾病未必很多,受众只是体会到科室主任重视这项检查技术,起到一定的示范作用,但未必体会到发现疾病的重要作用。

一次一位主管医生兴致勃勃地到办公室,告诉我发现了直肠疾病,这是主管医生主动发现的一次尝试,值得珍惜。于是与主管医生共同检查,结果其所发现的所谓病变是后倾后位的宫颈。主管医生下意识地冒出了一句"白查了",反映的是实施肛指检查是为了发现疾病,没有认识到这是工作"常规",是自卫的一道防线,从患者角度考虑则"越发现不了,越值得欣喜"。事后这位医生运用手指检查的频率明显增加,但仍难说持之以恒。

3."警示"有一定效果　将肛指检查比喻为"手指摸榴梿,味臭体会甜",凡是接诊了直肠癌的患者,必须亲自当众做肛指检查,背着患者介绍手指的感觉、部位在哪里、触摸到什么、肿物的大小、表面什么样、质地的感觉、侵犯直肠壁的范围和程度、手术切除的可能性、手术的注意事项等。其后嘱主管医生再检查患者,直到感觉上的一致。

因为是诊断明确的直肠癌,先有直肠癌的诊断,再感觉肛指检查滋味,如同购买后的桃子摆在了桌面上,与到桃树下发现又大又成熟的桃子,亲自采摘后品尝的滋味不同,还需要耐心等待主管医生主动发现的机会,落实"警示"作用。这种等待迟早会到来,只要不断种树,就一定能够有科室的满园春。

4."教训"有一定效果　主任主动发现"直肠癌"走在了科室医生的工作之前,如同"于无声处闻惊雷"比查房的说教更有作用。主任的功能就是发现临床医生不注意的,没有发现的症状和体征,履行发现没有用一指常规检查的管理责任,如同立在肛门旁"守癌待诊",不抓住兔子不罢休一样,结果就不负有心人了。

例如一次查房时,患者表述的病史中隐约有直肠刺激症状,于是当众给患者实施了肛指检查,还果然发现了直肠占位,再顺藤摸瓜,明确了疾病诊断,手术所见与肛指检查的判断吻合。主管医生认识到工作没到位。此时的主任引用了校长告诫的"耻辱",提醒主管医生如果在门诊放走了这例患者,丢人的就不是个人,而是科室和医院,受害的是患者和接诊医生。这位医生开始了践行肛指检查,成为科室传播肛指检查的骨干,但是仍未能纳入工作常规。

5."坚持"有一定效果　坚持肛指检查的督促手段为病历记录,只要查房时检查病历就可以发现工作是否到位。问题是临床工作不仅仅是肛指检查,单凭检查虽有效果,但效果有限。就需要查房时遇到消化道肿物患者必须检查是否实施了肛指检查,如同毕业考试必给一分。

必须明确,提高科室综合实力不能只靠科室主任,还必须动员科室的骨干和先行者。查房时,对主动实施肛指检查的医生极力推崇,给予肯定,有他们介绍心得体会,就争取了大多数的意志。要求主任利用情商凝聚住学术骨干,远离浮躁,多想方法,运用好启发式的查房技巧,直到受众心服。

6."学术"有一定效果　仅只告诉做肛指检查,不做此项检查的危害,亲自给患者演示如何肛指检查,仍未必能够引起足够的重视,还需要不断渗透肛指检查的学术内涵,例如:

(1)强调局部按揉,解释何谓粗暴。教科书记载"动作要轻柔,避免因突然用力将手指插入肛门内,引起患者剧烈疼痛"。检查者凭自己的切身体会,都知道肛指检查的疼痛程度,但是检查时仍将手指直接插入肛门内,突然剧痛变成了累加剧痛。主任查房示教时,首先用检查指放于肛门一侧,用蘸了润滑剂的手指,反复按压肛周,直到感觉肛门括约肌松弛了,嘱患者做深呼吸动作,在患者吸气过程中轻轻地伸入肛门,患者的疼痛感觉锐减。再讲解,粗暴与否指的是对肛门括约肌紧张的对抗,不放松肛门括约肌,手指对肛门就构成了动作不轻柔,受到患者的抗拒,就影响到检查质量。

（2）比较不同体位下检查的效果。三级示教查房时必须演示不同体位的肛指检查,如:①膝胸位适宜检查列腺及精囊,便于检查肛门和直肠;②左侧卧位更适用于检查女患者,是因为少有阴囊的阻挡;③仰卧位适用于身体虚弱者,便于经肛门和耻骨上的双合诊;④对位置较高的直肠癌,可以通过患者蹲踞位或膀胱截石位,促使肿物位置下降后检查;⑤还可以通过三合诊检查直肠肿物侵犯的范围。

（3）观察感知内容缺一不可。如:检查肛管直肠前、后壁及其周围有无触痛、搏动、肿块,并应注意肿块的大小、硬度、活动性。抽出手指后,要看手指套上是否染有血迹或黏液,必要时应做涂片检查。

（4）发现体征感悟鉴别诊断,如:①直肠癌的肿块质地较硬,表面高低不平或呈菜花样,有脓液、坏死组织及暗红色的血液,并感觉肠腔狭窄,指套上也染有暗红色血液;②直肠息肉可触及质软且可推移的肿块,指套上常染血,色鲜红;③内痔是柔软的静脉团,不易触及,但如有血栓形成,可摸到光滑的硬结;④肛瘘可摸到索状物,有时在肛瘘内口可扪及小硬结;⑤肛门直肠周围脓肿如骨盆直肠间隙脓肿、直肠后间隙脓肿,在直肠内可摸到压痛性肿块,并可能伴有波动感;⑥肛裂及感染指检时剧烈触痛者多见于肛裂及感染;⑦必须告知,尽管我国低位直肠癌的比例很高,大部分都能在直肠指检触到,但位置高的不一定触到。

仅以既简单又常用肛指检查,就可以看出三级示教查房的内容多如草芥,物理诊断中的每一个症状,每一个体征的背后都有丰富的查房内涵,只要中青年医生没有认真读书,就一定会暴露出知识缺陷。在书本知识基础上诊断和治疗的临床经验更是三级示教查房的谈资,科室主任只要占有了更多的查

房线索,查房内容贴近需要,切实与知识缺陷对话,就必然得民心和民意,凝聚住科室的学术走向。

中年资医生未必承认学识差距,越有上进心的中年资医生就越容易探究主任的医学知识底蕴,观察基本功是否过硬。赞叹主任开展的手术,在期盼效仿主任开展手术的过程中激发的是竞争意识,相信自己迟早要赶上主任的水平,是因为此手术的"术",不是医学学术的"术"。查房体现的是学术能力,能够随时发现工作中的瑕疵和缺点靠的是扎实的功底,是中低年资医生看不到,摸不着的,必须通过主任借查房体现出来,说出来,做出来,揭示的是知识梯度,传授给中低年资医生的是"渊博",同样鼓励竞争,结果却与手术不同。

三级示教查房要避免浮躁心态,有的科室主任误以为先进的查房是讲述国内外的学术高端,受众们听得出来这是搞"资料下载",远水与近渴无缘,很难引起共鸣。其实查房的发现目的就是紧跟现代医学的高水平,眼前的工作还没有做到位,奢谈国内外先进所起到的效果就有限了。实习学生参加三级示教查房的机会有限,就需要通过反复不断地提高科室各级人员的教学质量,将三级示教查房的内容不失时机地传授给实习医生,由点及面,全面开花。

"主任查房"有软肋

大多数肋骨后接脊柱,前面靠肋软骨连接胸骨,第7～10对肋软骨依次接到上一根肋骨上,第11、12对肋骨的头部是游离的。比较柔软的肋骨容易受到损伤,形容事物的缺陷、弱点等。这里用主任查房的软肋形容薄弱环节。

主任查房属于科室最高级别的第三级查房,具有检查、督导和示范功能,要求是相当高的。受到医院传统、科室功能、专业属性、成员组合、病种特点、查房时机等因素影响,

演绎出相当多的查房模式,效果也自然良莠不齐。

目前绝大多数的主任查房形式,多采用一线医生汇报诊治经过,二线医生补充内容,三线医生提出主张的模式,查房内容大致可以分为三类,一类是仿照自己过去被查房的体会,照搬过来,一类是按照自己的理解,比较随意,再有一类是研究了查房目的,比较科学。

查房的软肋表现多种多样,如下所述。

1. 脱离了被查房的患者　查房的目的是检查服务于患者的质量,主动发现工作中的瑕疵。包括病史内容是否概括了疾病的原貌,捕获的体征能否支持诊断,主要诊断和次要诊断是否清晰,运用辅助检查和检验资料是否恰到好处,治疗原则和具体措施与诊断和患者需要是否吻合,观察疾病演变过程是否严谨,对并发症的预判断和处置是否及时有效。也包括患者的精神和心理状态,医疗团队威信与诚信,医患关系的紧密程度等。

查房目的是提高医疗质量与规避医疗风险的标准衡量,脱离了查房现场,未能发现问题,致使最后一道质量把关和安全防线的溃堤,就削弱了集团的诊治能力。高质量的查房需要主任有敏锐的观察和发现能力,自己的工作必须滴水不漏,需要有丰富的医学知识底蕴和过硬的基本功。

主任查房考验的是主任的书本知识库存有多少,接受临床实践的历练程度,储备的临床经验是否充沛。如果普遍认为临床工作属于经验的演示,就必然给查房的主任不断提出新的要求,需要主任养成洞穿工作缺点和瑕疵的慧眼,逐渐掌握临床查房规律,以有备而来应对眼前的临床现象,以系统的依据分析和解释如何矫正,以书本和时间积淀的不变应万变。

2. 以"讲房"替代了查房　主任查房针对的是工作现象,必须秉承"指哪打哪"的原则,立足于主动发现,就需要主任心存一张大网,捞到什么工作瑕疵就抓住什么问题,由此展开说理,启发科室成员认识问题,找到避免和克服的途径和方法,提高科室的质量底线。

最容易的主任查房是由主任事先准备好发言内容,以患者的疾病为引子,就此论述疾病的病因、病理、流行病学、临床症状、诊断和治疗、转归和预后。所讲述的内容虽来自教科书或其他文字资料,内容却未必完整,广度未必贴切,深度未必实用,相当于听众们站着听小讲课,谁都没闲着却所获无几。

造成这种局面的原因,主要是主任误解了查房目的,以为查房就是大家听自己的讲述,既然要讲,就必须完整地讲述认识疾病的全过程,资本只能取材于教科书。主任忽视的是所讲内容是否有针对性,占用了大家十几分钟的时间,所讲授内容的十之八九是人所共知,或一半以上的医生们都知道,无异于浪费了大家的精力和体力,受欢迎的程度就减色了。

3. 以"说房"替代了查房　"讲房"指的是主任基本讲述的是书本知识,"说房"是指主任信马由缰地随意说。包括说过去曾经遇到过什么病,查房会诊过什么样的患者,曾经治疗好了什么患者,发现了多少别人没有发现的诊治隐患,挽救了多少危难患者,国内外有着多么好的诊治技术,学术上当前的主流观点等。

主任的知识库中必然储存着丰富的趣闻轶事,有着很多的诊治验例,必然有相当多的过五关斩六将的成果,也知道很多国内外的相关知识,问题在于现场是在查房,考验的是主任理论联系实际的真工夫,实实在在的解决具体问题的能力,受众们所需要的是对自己货真价实的启示,想喝的是近水,能够立竿见影地看到自己。

主任希望能够表现出见多识广,体现出自己的能力,却忽视了在哪里体现出来。发现临床工作的瑕疵,尤其能够发现隐匿着的风险是真本事、真能力,是从实践中一点点积累出来的真能力。受众接受查房时,期待着主任指点迷津、触及要害、释解质疑、强身健体。而不只是倾听主任走过什么路,干得如何好,凭主任之说未必对主任肃然起敬。

4."胡批乱砍"的查房 主任查房目的还包括凝聚科室,和谐同志,在患者面前树立集体形象,把病房构筑成普及医学知识的课堂。主任发现科室成员工作的缺陷以后,第一要务是保护患者,不要给患者造成精神和心理负担;保护同志,不要将工作隐私暴露给患者;保护自己,不要令受众们普遍反感。这里所提到的"胡批乱砍"是指主任习惯这种查房模式,经常没鼻子没脸地当着患者指责临床医生。

主任是经过临床工作训练出来的高年资医生,理应非常知晓各年资医生的工作状况,掌握了常见的工作缺陷,可谓"一抓一个准",善于发现和识别工作中的不足是主任的基本功之一,冷静处理临床现象是主任的能力体现。如果主任理解科室的工作不足,也与自己领头人工作不到位有直接关系,即"上梁未正,是因为主任没有打好根基",也就不会做出如此举止了。

主任的身份是靠时间和经历堆砌起来的,主任的今天是由过去走过来的,低年资医生也有成长到高年资的时候,今天坐在了树梢上,就忘了自己爬树的过程,摆错了自己的位置,也就难有大家的典范了。由少见多怪到见怪不怪是经验积累的结果,发现了低年资医生工作的缺陷就如获至宝,无限放大,随之亮出十八般武艺,猛敲狠打,暴露的是主任的能力有限,仅此而已。如果知道低年资医生的工作不足如同草芥,一次认真的主任查房可以就病历和工作漏洞发现相当多的问题,只不过仅择其部分说深说透而已,下次查房仍有相当多的余地,就没有劲头玩命地敲打了。

5. 故意拉大距离,表现自己 主任查房靠的是记忆力、理解力、分析力,逻辑思维推

理能力,都属于主任固有能力,只不过是运用到具体患者身上。主任查房质量差别在于谁运用得更好些,更贴切些,更入理些,更容易接受些,靠查房效果考验着主任水平。查房不是学术讲座,不是专题报告,只能够体现出与低年资医生之间的微细差距,而且是在共同学习的过程中。

主任查房只是"就事论事",查的是基础知识、基础理论和基本技能的缺陷,为的是拉近先知与后知的差距,无须体现知识与能力的距离遥远。相反,正因为落脚在基础上,就更能令低年资医生感悟到主任的能力是建立在扎实的根基上,感悟出同样在读人手一册的公共书籍,主任读得入木三分,自己却理解得不深不透,主任积累了丰富的临床经验,自己却没有抓住临床现象,对比的结果是对主任的敬重。

故意拉大距离的潜意识是显摆,显示自己的如何高大,目的是为了自己,而不是打心眼里惠予受众,如同大家在陪太子读书,将科室医生当成了阿斗。主任查房的本身就已经为主任创造了掌握话语权的表演平台,接下来的就是考验主任发现了什么,是不是抓到了点子上,解释得如何了。拔高自己属于远离受众,拔得越高就越没实际应用价值,听得没意思就只剩下了大家盼着早点结束,这样的查房就落得了未必受欢迎的下场。

以上,仅列举了部分主任查房的软肋现象,集中反映了对查房的理解不成熟,目的与结果没有统一。其实主任查房只不过是临床工作的有机组成,到了主任级别就必须查房,发现了工作不足就指出来,需要讲道理的就讲讲,时间长了就有了高质量的工作,规避风险的能力提升了,科室的工作就顺畅了,仅此而已。

主任的查房质量必须经历由低到高的成长过程,不是由中年资晋升到高年资就自然具备了高质量的查房能力。高年资医生经历过的查房熏陶未必符合质量需要,就要求高

年资医生研究查房,学习查房,悟出查房的内涵质量要求,不断提高自己的查房能力,适应科室的查房需要。

在查房意识上要避免浮躁,静下心来思考每次查房的重点和难点,出发点要为了受众获益,循序渐进地掌握查房要点,积累适用的查房谈资,时间长了就可以做到"眼睛里不揉沙子""不漏过蛛丝马迹"。做到这种程度,需要读书到字里行间,用书本知识构筑一张蛛网,只要有知识缺陷碰上这张网,就莫想逃脱,把住质量关就如履平川了。

主任查房要体现出爱心,受众腰酸腿痛地站着敬重自己,就需要投桃报李地给人家实惠的话料,有话就说,多说不出来的就少说,自己说不齐全的就请受众们说,都说不清楚就回家查资料下次说,能进则进,进不得的就退避三舍。只要坚持不说胡话,不说废话,不说无边际的话搪塞查房,就逼着自己找该说的话了,查房也就步入了规范。

主任查房的软肋是害己、害科室和受众的。鸟过留声、人过留名的结果体现在今后,得不到应有敬重的主任,无异于在缩短医学生涯。不怕查房质量差,就怕另寻僻迳走歪道,只要下工夫,就一定能够实现有质量的主任查房。

"言之有物"常积淀

学术带头人组织查房,一定要说"套话",说"串话",传递给受众系统完整的知识,体现出雄厚的知识底蕴、过硬的基本功。因此,查房前要做好充分准备,日久天长就有了自己查房的风格。不妨以全胃切除手术谈何谓内存。

查房时谈到全胃切除手术,就需要抓住某一个侧面,深入讲述,避免说半截话,或者笼统地讲系统知识的片段。查房前,可以准备些库存。

1. 随着医疗技术的发展,全胃切除术的安全性逐渐提高,其成为临床治疗胃癌的主要方法之一。但其术后并发症仍是影响治疗效果和患者生活质量的主要因素。因此明确术后并发症的影响因素,及早预防,对胃癌患者的预后至关重要。

提出这样的主张,就给全胃切除手术定了基调。查房内容就有了很大的回旋余地。既可以分析部分切除胃后的并发症,如:①复发性溃疡;②进食后出现腹部不适、心慌头晕、出汗、无力、恶心、腹泻等倾倒综合征症状;③胆汁反流性胃炎;④贫血及营养障碍;⑤癌症复发或转移。也可以转到全胃切除术后消化道重建应该尽量满足:①构建一个食物储器,并减慢食糜进入小肠的速度;②阻止十二指肠分泌物反流入食管;③保持摄入食物通过十二指肠;④手术操作简便,减少手术创伤。

2. 反流性食管炎是全胃切除术后主要后遗症之一。介绍:①1947 年 Orr 用带有 Roux-en-Y 肠襻的食管空肠吻合术,将输入肠襻中的碱性消化液转流至输出肠襻,以避免带有强烈刺激性的液体反流入食管。②随后,提出用一段空肠插在食管和十二指肠之间。③空肠间置术的同时,利用远侧空肠支构成一个囊袋,利用了空肠输出襻处有"类幽门"作用。④以后又出现了非常多的襻式空肠代胃改良术。提出几种术式就给全胃切除手术增加了整体概念。

随后,带出了对全胃切除术的评价指标。①症状:包括反流性食管炎、食后饱胀、恶心呕吐、食欲缺乏、进食困难、腹痛腹泻及非特异性不适;②进食量:一般用术后进食占术前正常时进食的百分比来表示;③体重:一般用术后体重占术前正常时体重的百分比来表示;④按照"体重增长/日进食量"判断喂养效率;⑤用有放射标记的固体、半固体、液体食物做饮食实验可以判断代胃的储存功能;⑥口服葡萄糖耐量实验有助于判断效果;⑦根据血浆营养参数的总蛋白、白蛋白、总胆固醇、运铁蛋白、血清铁、钙等判断等。这种评价指标就使临床中抽象观察,变为可见的依据,应用起来更具科学性。传递的是手术前是经过周密思考的,手术后有着严格的判断依据。体现的是学术意识。

3. 提出了对手术方式的评价,如多数学者认为"代胃"能很快使患者适应"无胃"情况,迅速提供足够的储存功能,为短期内恢复和增加体重创造条件,所以即使不能预期患者有过长的生存期,如果客观条件允许,建造空肠"代胃"也是可取的。

随后,介绍代胃空肠间置于食管和十二指肠之间,间置肠段的血供及神经支配的完整性有保障,这样可保留运动及部分消化功能,术后并发症少,可贮存食物,并可具有基本正常的饮食习惯,通过随访,术后功能及营养状态令人满意。

对"代胃"持否定意见者认为代胃增加了手术的复杂性,且对术后远期观察结果分析,代胃与无代胃患者在营养状态和生活质量方面均有明显改善,两者之间无显著差异。

带血管蒂的单管或双管空肠间置于食管与十二指肠之间,使食糜通过十二指肠,可刺激十二指肠分泌促胰酶素(Secretin)和缩胆囊胰酶素(CCK-PZ),促使胆囊收缩,胆汁排入肠道及胰液胰酶分泌,并使之与食糜充分混合,有利于消化及胰岛分泌,促进碳水化合物吸收。

在比较中,体现出学术带头人钻研业务,知识库是丰满的,起到引领学习的作用。受众感受到的是科研意识,渗透着探索精神,听起来有接受,有比较,能够提高接受质量,还为查房后查阅资料提供了线索,查房就有了生命。

4. 提出"无胃综合征"概念,即由于全胃切除破坏了消化道的连续性和完整性,丧失了胃的贮存、混合食物及分泌消化液的功能,影响了食物的摄入及消化吸收,往往造成术后营养不良,并且常引起诸如进食困难、反流性食管炎及倾倒综合征等后遗症,可导致患

者工作及生活能力的丧失,严重者可危及生命。

随后讲述,全胃切除术后营养状况的下降应归因于食物摄取不足及消化吸收不良两大因素。前者主要由于食物储器的丧失、进食困难与反流性食管炎等后遗症所致。后者主要由于胃消化酶丧失、原发性或继发性胰腺外分泌功能不全、上段小肠排空过快、胆胰失同步化、上段小肠细菌过度繁殖等几方面原因所致。

老年人是胃癌手术术后并发症高发人群;免疫力低下可导致切口感染;并发症糖尿病、低蛋白血症、贫血可导致切口裂开和吻合口瘘;吸烟史、呼吸肌功能退化、肺活量下降等导致肺部感染;合并高血压、心血管疾病可导致术后心律失常。

由此引起受众对术后近远期的观察意识,避免了非左即右的形而上学,提倡的是辩证认知,丰富的是学术精华。

这仅仅是一种举例,强调丰富查房内涵的途径。查房过程检验的是主持者的知识库存,受众既听,更在想,思考的是能力竞争。受众的思维相当活跃,不会满足于水上的浮萍,而是扎根的莲藕。就需要避免谈全胃切除手术时缺少根基的内容,谈吻合和消化道重建时,缺少整体观念,谈并发症时仅提到其中的一部分,听起来没有了嚼头,结果印象为"半斤八两"。唯有留下"一套套""面面俱到"的效果,受众才会感觉到"高不可攀","到哪一天才能与学术带头人比肩",才可能心服口服地跟着走,才会有"说一不二"的局面,管理就非常容易了。

切记:三级查房是给学术带头人提供的竞争平台,必须主宰住话语权,争取不到受众的倾心膜拜,就等于自己在飞蛾扑火,提前备存查房的食料,才可能烹饪出可口的美味。每次查房都有备料,时间长了就熟能生巧,慧眼频生,发现问题如草芥,直到不经意地脱口而出"套话""串话",工夫娴熟,而且越来越

多,形象就树立起来了。

"准确无误"待患者

患者和家属与医务人员的思维状况不同,医务人员对患者疾病的思维属于后台间断性,前台连续性。即患者住院后,主管医生很快就能够通过病史的询问、体征的捕获、相关辅助检查和检验的支持,通过诊断和鉴别诊断的分析思考,得到了临床印象诊断,随后就进入了实验诊治阶段,以后再根据疾病演变规律展开工作。因为管理患者数量多,每天头脑中都要装着很多患者信息,包括刚住院的、准备出院的、病情突变的、常规处理的患者等,不可能仅关注一位患者,就只能是接触到哪位患者,就处理哪位患者实际问题,也包括医疗组或科室背后研究患者病情,给患者和家属的印象是全程关心着患者,实际上离开患者后的思维很快转向患者的群体,而不可能是一位。

患者和家属则与医务人员的思维不一样,患者住院后,立即成为全家的头等大事,甚至波及亲属、同事、邻里。在经济上要付出各种费用,生活上安排好患者起居,生活习惯都要随着患者住院而改变。要与医务人员沟通,处理各种医疗手续等,接触医务人员要涉及疾病诊断和转归,回家还要顾及各种工作,精神始终是紧绷着的。所以,前台与后台的思维都是连续的。

医务人员的思维间断,有时不容易被患者和家属察觉,例如,住院医生能够清晰地介绍病史和体征,掌握住辅助检查和检验信息,主治医生借助核实信息的机会承接住住院医生提供的资料,副主任医生借助查房机会深入了解疾病特征,分析判断诊断和鉴别诊断,主任医生利用三级查房统管诊治工作,形成诊治工作的整体,提高患者和家属对诊治工作的信任和依赖程度,凝聚出科室的集团优势,给患者和家属较大的信任度,投放出住院的安全信息。

在繁忙的临床工作,医护人员要同时监管多名患者,对患者信息掌握得再不非常准确,就容易在患者和家属面前出现失误,降低威信,影响医患关系。例如对一名手术后第3天的急性阑尾炎患者查房,医务人员与患者之间出现了以下谈话。

主任医生:这位患者是谁主管的?

住院医生:是我主管的。

主任医生:说说情况吧。

主治医生:手术那天,我的父亲病了,是另一组住院医生替我上的手术,病情还是由他介绍吧。

主任医生:没有参加手术就不能介绍病情了吗?

住院医生:能介绍。

主任医生:是呀,如果我们的医生只能是谁主管,谁掌握病情,那还叫科室吗?

主治医生:(指住院医生)那你就介绍吧。

住院医生:患者姓名王大力。

患者:我不叫王大力。

住院医生:啊哦,对了,不好意思,患者叫李小三。

患者:没错。

主任医生:连名字都能记混了,患者还能信得过你吗?

主治医生:(指住院医生)告诉你没有?主任查房时非常严格,千万不要出错,就是没记性。

住院医生:啊哦,不好意思,今后一定注意。

主任医生:还是由主治医生介绍吧!

主治医生:患者叫李小三,男性,22岁……

患者:不是,我21岁。

主治医生:病史3天……

患者:不是3天,是2天。

主治医生:最开始的症状是发热……

患者:我记得是先肚子痛的。

主任医生:不要再介绍这些了,手术情

况哪？

主治医生：手术挺好的，赵主治组那位住院医生的手术技巧不错，手术没有遇到什么困难，伤口缝合得也不错。

躺在病床上的患者，看着离去的一群医务人员，哭笑不得。

主任不考虑保护性医疗原则，引导着自己的队伍暴露隐私，主治医生只关注手术，对患者的基本情况所知不多，主管患者的住院医生如同代管，手术还是另一位住院医生所为，就很难博得患者的赞许，医疗质量得不到保障，医疗风险就容易紧跟其后。

"二级医生"种好田

三级医师负责制是为了保证各级临床医师履行自己的职责，保证患者得到连贯性医疗服务，不断提高医疗质量，提高各级医师的医疗水平，培养良好的医疗行为和医疗习惯而制订的制度。制度规定突出了各级医生工作的质量要求，强调了医疗行为和医疗习惯的养成，三级医生之间靠连贯服务不断提高医疗质量，提高各级医师的医疗水平。

三级查房是在三级医生负责制基础上的监督检查制度。按照三级查房制度规定，主任查房的重点是检查和制订疑难、危重和特殊患者的治疗计划，检查和决定重大手术、特殊检查、新的治疗方法，审查新住院患者，抽查医嘱、病历及护理质量，发现缺陷，改正错误，指导实践，承担三级医师负责制度顶层监督、指导和提携义务。

三级医生负责制规定了二级医生的职责为：①有义务向科主任汇报工作并安排主任查房；②对新入院患者、诊断不明或治疗效果不好的病例，制订诊疗计划；③对危重患者提出有效和切实可行的处理措施；④对超出自己业务能力的疑难、危重与特殊患者，必须及时请示上级医生指导或协助处理；⑤对主管患者进行系统查房，确定诊断、治疗方案、手术方式、进一步检查措施，了解病情变化并进

行疗效评定；⑥系统检查病历和各项医疗记录，了解诊疗进度和医嘱执行情况，严密观察治疗效果，及时发现问题和处理问题；⑦检查住院医师、进修医师医嘱，避免和杜绝医疗差错事故的发生；⑧签发会诊单、特殊检查申请单、特殊药品处方，检查病历首页并签字；⑨决定患者的出院、转科、转院等问题。

由此不难看出，二级医生是在主任领导下，承担管理患者的主要责任，是一线医生工作的带头人，既是主任工作的助手，也是主任查房的主要对象，在一定程度上左右着主任查房质量，是必须高度重视的医疗环节。这就要求二线医生除了疑难、危重和特殊患者之外，必须掌控住本组一线医生的医疗质量，监控到临床工作的关键环节，为一线医生做好中流砥柱的榜样，完成每日的查房工作。

参加主任查房时，二级医生的工作如下。

1. 查房前，及时向主任汇报医疗组内的患者概况，针对疑难、危重和特殊患者，期冀主任查房的焦点、存在的诊治矛盾、拟提出的治疗计划。

2. 系统复习重点患者的基础资料，掌握当前的治疗细节，争取在最短时间内，高度概括疾病特点，力所能及地为主任提供所需内容。

3. 检查和指导一线医生的工作质量，包括：①完善医疗文书的记录，避免出现低级错误；②归纳诊断和鉴别诊断的证据；③分析治疗和处置的适应证和禁忌证；④观察诊治后的效果，找出存在问题，提出矫正方向；倾听一线医生和患者对诊治工作的反映。

4. 指导一线医生做好主任查房的流程、资料、难点、质疑的心理准备，必要时指出事先需要查阅的资料。

5. 根据病情需要，分配向主任汇报的内容。包括自己直接汇报什么，一线医生必须汇报的几个方面，向患者做好主任查房前的安民告示。

6. 检查和监督一线医生完成主任查房

后的病历记录,做好向患者进一步告知工作,向主任反馈本次查房效果。

"潜移默化"水穿石

笔者在临床工作的几十年里,参加查房不计其数,总结起来可以大致归总为三个阶段,这就是在医学信息闭塞阶段,辅助设备和检验资料为临床诊治提供的帮助有限,高低年资医生之间的知识底蕴差距相当大,知识交接主要靠口传心授,查房时迫切希望高年资医生,尤其是主任"讲病",往自己的耳朵里灌输临床经验时非常解渴。进入第二阶段,教科书厚了,参考书多了,国内外杂志看不过来了、大型设备多了、检验的项目多了,诊断疾病相对直观了,再听高年资医生的查房就觉得多少有些老生常谈。于是笔者组织查房时就采取"新、奇、特"的原则,靠制造猎奇效应"就病发挥",夺中低年资医生的眼球,查房变成了"小讲课"。随着生物医学工程和计算机效能的突飞猛进,科学技术对医学的辅佐功能提高,尤其是网络渗透到临床工作后,临床医生诊断疾病更容易了,获取知识渠道相当广泛且快速,连不识医学为何物的老百姓都敢凭"网"与医生对决诊断和治疗,查房时若再靠高年资医生或主任讲述如何诊断、治疗原则就少有应者如云了,留给高年资医生和主任必须"变革"临床查房的课题。

由生物医学转入到现代"生物-心理-社会"医学模式后,根本的转变是要求临床医生由单纯的看病拓展为同时要看患者的心理,将医学回归给社会。查房的主题就由病转化到患者上,靠医学知识提高诊治效果,靠研究患者的心理活动建立诊治威信,靠优质服务感动患者,调动起患者抗御疾病的潜能,最大限度地发挥诊治和保健能力。基于这种认识,临床查房的功能就变成了靠临床查房提高科室的医疗和安全质量底线,宣传现代化科学技术在保障患者生命和提高生活质量的能力和作用,成为患者的健康维护者,贴心人

和不可或缺的朋友。听到侯世科院长介绍常委们参加科室交班的三个目的时,又一次唤起笔者头脑中必须变革查房意识的思考,与现代"生物-心理-社会"医学模式一脉相承的"宣传医院、督导工作、联络感情"告诫,有机地联系起来,涌现出指导临床查房变革的关键词,这就是"宣传医院、督导临床工作、联络各方感情"。

当前,滞后科室的临床工作存在的最大问题是诊治工作现代化导致了临床实践肤浅,不同年资之间的知识差距被压缩的同时挤走了临床的逻辑思维推理能力,仍然存在用"一句话病史"替代几天、几个月、几年、甚至十几年的疾病演变过程,"诊断依据"被现代化信息所取代,用计算机提供的数字指导治疗等现象,少了就患者论患者的刻苦钻研精神,达不到"三甲医院"临床医生和教学医院"临床教师"的水平,难免出现误诊误治,围术期并发症的控制不力、发现滞后、处理离谱等现象。这就需要科室的技术人员较其他医院更具有雄厚的实力,善于掌握科室基础能力不足规律,能够就具体患者严格把关,发现诊治瑕疵,确保医疗安全底线,提高医疗质量。

临床查房分为三个档次,最高档次的查房应该做到针对患者谈学术,通过理论结合实际发现诊治疾病的优劣,靠肯定成绩积淀科室底蕴,形成诊治行为的统一标准,反映集体医疗的综合水平,与此同时要靠慧眼发现瑕疵和不足,找出原因,提出改进措施,提升科室医疗安全的底线,靠水涨船高整体推进科室的基础能力,逐渐减少发展科室的滞后因素,靠意识统领科室发展。次一等的查房主要靠讲述,由高年资医生或科室主任把疾病反复讲给中低年资医生,靠不厌其烦灌输基本功,通过日积月累推进科室走向高层次,这种查房模式是当前的主流,凭借高年资医生和主任的雄厚实力发挥查房功能。还有一种查房现象属于低档次了,表现为高年资医

生或主任按照自己的准备说病，说的是纯书本，与患者视同陌路，与主管医生的思维对不上口径，查房流于形式。在三个档次中，最难的是考验高年资医生和主任观察力、注意力、记忆力、理解力、分析力、逻辑思维推理能力、查房技能技巧，临床阅历、经验和功底的"现抓现卖"模式的查房。

临床查房必须解决的是查什么。受到历史沿革的影响，临床医生靠"照猫画虎""子承父业""自学成才"效仿了既往的查房"套路"又缺少"查房学"的意识、原则、方法的再教育，难免造成"以我为主"的说与"被动接受"的听，接近了"纸上谈兵"，远离着"一针见血"。按照现阶段的需要，高年资医生和主任需要解决的是"以患者为主""以中低年资需要为主""以发展科室和医院综合实力大局为主"，中低年资需要解决的是"以患者为主""以求真务实精神为主""以医院、科室、个人长远利益为主"。通过共同努力，有意识地探索现阶段查房的科学模式，为医院的长治久安奉献我们的才智和能力。

重视临床查房的宣传功能。按照医疗制度的规定，将临床学术活动区分为查房、病例讨论、学术讲座、专题讲座、读书报告、书写总结等，由此不难看出临床查房和病例讨论属于工作范畴，其中的查房更突出了面对患者的工作部分，除了不适宜长篇大论地把患者讲糊涂之外，还必须高度重视宣传医院的功能。据实而言，随着医疗经济投入超患者承受能力地增加着，现代化设备功能和效力远离着患者认知水平，医疗市场的竞争越来越激烈，医患关系长时间处于紧张状态，无不干扰着医务界的形象。医学事业的属性是为政府保护患者的生命安全和生活质量，医疗环境不稳定将降低政府的威信，受波及的也包括医生。从医院自身发展和壮大需要要把宣传医院视同为"饭碗工程"，尤其武警医院双肩担着保卫人民社会安全和生命安全的重任，提高军事效益、社会效益、经济效益，就离不开上千张嘴说给患者，通过感动服务和高质量的诊疗结果争取患者，落实现代"生物-心理-社会"医学模式中的社会功能，将患者拉入我们的阵营里来。

重视临床查房联络感情功能。绝大多数住院患者不很清楚疾病诊断，不很了解现代化医疗给予患者的呵护程度，不很了解主管医生赋予患者多少精力和辛苦，在紧张、焦虑、烦躁的心情支配下，主导心理状态是"我将如何"。在占住院患者绝大多数的中低层收入患者中，诊疗费用越多越不知道钱花到了哪里，医院越大越显得自己渺小，医院和病房环境越气派越紧锁着中低收入患者的心理，如果再误以为医生们从他们口袋里掏钱，医患之间就融合不到一块去了。患者住院后眼见医务人员整天在忙忙碌碌，分摊到具体患者身上十分有限，患者不知道医务人员究竟忙碌给谁了，一旦误以为医务人员怠慢了自己，就容易由不满而演变成矛盾。临床实践中有个非常明显的现象，这就是外向型医生、外在表现亲和能力高的医生、能说善言事无巨细的医生，就比内向、寡言、行动弛缓的医生容易获得病人的好感。通过查房平衡医务人员的行为差别，体现科室的雄厚实力，用行动告诉患者一视同仁，体现对患者的爱心、关心、敬仰之心，为主管医生和医疗组创造和谐和凝聚的氛围，联络感情也就比较容易见成效了。当然查房活动也有联络医务人员内部感情的功能。

第12章　基础理论

"剖腹探查"有定义

有的普外科医生,在术前小结、术前讨论、手术记录中,随手记录着"剖腹探查",却忽视了反复学习剖腹探查的基础理论与基础知识,暴露了工作中的缺陷。

剖腹探查的定义指出,剖腹探查术是普外科医师用来寻找病因或确定病变程度,并进而采取相应手术的一种检查和治疗方法,属于常见的手术类型。

剖腹探查的适应证如下。

1. 腹部损伤后　①有明显腹膜炎症状,腹腔穿刺抽出胃肠道内容,或 X 线检查有气腹者;②失血性休克,腹腔穿刺有不凝血液者;③胃肠道有出血或胃管内抽出血液者;④腹壁损伤在清创时,发现损伤已深及腹腔者;⑤腹壁伤口有气体、血液、尿液、胃肠内容或胆汁流出者。

2. 急性弥漫性腹膜炎　①弥漫性腹膜炎诊断不明而无局限倾向者。②虽然腹膜刺激征不明显,但经腹腔穿刺证明有渗出液,而发病后病情恶化迅速者。③急性腹膜炎在非手术治疗过程中,出现下列情况者:病情未见好转;病情有所加重;体温逐渐上升;白细胞总数及中性粒细胞不断增高;有休克趋势。④不包括急性水肿性胰腺炎无并发症者、原发性腹膜炎、女性盆腔器官感染、腹膜后感染。

3. 急性上消化道出血　①合并休克,非手术治疗病情不见好转者。②急性上消化道出血,经三腔管压迫并输血后,出血暂停,但放松三腔管压迫后又有出血者。③急性上消化道出血,在非手术治疗后时好时犯,治疗效果不稳定者。④过去曾有多次类似出血史者。

4. 腹部肿块　①腹部有明显肿块,部分边缘明确,有关检查未能判明肿块的性质、部位及范围。②腹部肿块经短期治疗观察,情况未见改善。③腹部肿块有比较明显的症状,如腹痛、发热,但因病情不能行有关检查,且亟待解决者。④腹部肿块病情突变,无法进行应有的检查者。⑤不包括异位肾、多囊肾、多囊肝、代偿性肝大、妊娠子宫、膀胱尿潴留、大块粪结石、晚期癌肿腹腔内转移、肠系膜淋巴结结核、慢性淋巴结炎。

5. 急性肠梗阻　①急性肠梗阻,有腹膜炎体征,疑有肠绞窄者。②急性肠梗阻,合并休克。③急性肠梗阻,经非手术疗法治疗后病情未见好转,甚至有所加重者。④急性肠梗阻,经非手术治疗时好时犯,效果不稳定。

剖腹探查是手术名称,书写手术探查记录有着严格的要求,并非摆设。

实施腹部手术前必须按照腹部探查程序,按部就班地进行,所记录的探查内容成为患者的疾病档案一部分,是手术记录的有机组成,必须养成科班的探查和书写习惯,不得粗疏或简化。

能够规范地实施腹部探查的医生未必很多,疾病诊断越明确的、手术越简单的、手术切口越小的,越容易忽略腹部探查。影响规范腹部探查的因素很多,如果缺乏高度的腹部探查意识,遗漏腹部探查的现象就屡见不鲜了。

实施急性阑尾炎的手术时,如果阑尾局

部病变非常典型,探查梅克尔憩室的程序就容易被忽略,潜在的疾病隐患就容易被忽视。相反,阑尾局部病变轻微,或者寻找阑尾较困难的,探查梅克尔憩室的程序反而受到重视,反映部分医生重切除局部病灶,轻整体认识患者,临床思维还不够宽泛,教训多多。

笔者曾经遇到过一例患者,在某医院接受了胆囊切除术,手术后1个多月出现了右上腹部疼痛,被判断为手术后的并发症。手术后3个月,患者对原手术医院失去信任,转来医院诊治,被诊断为结肠肝曲癌。造成的原因是手术医生对开腹手术必须实施腹部探查的程序淡漠,一味追求小切口,切口小到伸不进手术医生的一只手,足以判断未实施腹部探查术,致使与胆囊近在咫尺的结肠肝曲肿物被遗漏,贬义"手术巨匠"的名声在外,在基本功面前被嗤之以鼻。

一例患者接受胆囊切除手术,术后发生了近期低位、完全性、机械性、单纯性肠梗阻,非手术治疗不能缓解,患者转来我院。实施手术后发现回肠与回肠、回肠与腹壁广泛纤维粘连,既有肠管通过的死角,也有肠管部分回旋不良和可复性内疝形成。按照病理改变分析,潜在肠梗阻会迟早发生,黄鼠狼咬伤了病鸭子,惩罚了手术医生。原手术医生为患者实施手术后,解释不清楚缘何出现低位肠梗阻,劳心费力了一段时间,苦恼得夜不能寐,事后为错过举手之劳而叫苦不迭。

几十年前,有一位中年医生为外伤患者实施手术,右下腹暴力的损伤——被合理处理,误以为损伤在局部,没有实施规范的十二指肠和胰腺探查,手术后发生了十二指肠的高位、侧壁、大流量瘘,尽管及时实施了补救手术,仍然没有挽回患者性命。包括本次手术的连续打击后,该手术医生从此一蹶不振,手术前谨小慎微,手术中犹豫不决,手术后提心吊胆,开始提出脱离病房工作,在急症值班了一段时间后仍然适应不了普外科的紧张工作,最后离开了医院。

患者提供的病史未必准确,有的疾病隐匿存在,现代化影像技术也有相当大的局限性,唯有手术医生的眼手最为可靠,即便不是为了患者,为了手术后能睡上个安稳觉,也要在手术中做到洞察秋毫,对手术后的种种变故做到心中有数,即所谓的未雨绸缪,而不是手术后心怀忐忑,疑窦重生,连自己都不清楚患者腹部的基础状况,甚至比不上盲人摸象,诊治工作就乱了方寸,如同作茧自缚。

剖腹探查是基本功,是训练手术医生认真工作,养成科学的手术意识,增强诊治工作自信心理的手段,也是提高医疗质量,规避医疗风险的措施之一。能够为患者提供精准腹部档案的临床医生,与草率手术的临床医生在绝大多数情况下难分伯仲,表面上似乎看不出孰高孰低,内在质量却差之千里,前者能少有坎坷,后者则步履艰难,日久天长就会截然不同。

重视剖腹探查手术,在牛毛中发现基本功,在积淀知识底蕴过程中去掉瑕疵,使我们的医生茁壮成长,芝麻粒就变成了有足轻重,写就共勉的西瓜文章。

"死亡定义"知多少

患者住院死亡包括了正常死亡、非正常死亡、意外死亡,也包括了慢性死亡和猝死,如果不掌握这些死亡的定义,甚至混淆了患者死亡种类,就很容易导致医患纠纷,不利于医患双方的和谐。

死亡定义包括:①正常死亡,是指由内在的健康原因导致的死亡,如病死或老死。②非正常死亡:是指由外部作用导致的死亡,包括火灾、溺水等自然灾难;或工伤、医疗事故、交通事故、自杀、他杀、受伤害等人为事故致死。③意外死亡:是非人为故意为前提的致死。如自然灾害、交通事故、医疗事故等引起的死亡。④猝死是指自然发生、出乎意料的突然死亡,也叫急死,即貌似健康的人或病情经治疗后已稳定或正在好转的患者,在很短时间内发生意想不到的非创伤性死亡。⑤慢性死亡指损伤 3 周以后发生的死亡。⑥原因不明的死亡可能先被列为非正常死亡，在确定死因之后被重新归为正常死亡。

其中，必须分析清楚非正常死亡，抑或是意外死亡。例如，某感染患者服用头孢美唑和奥硝唑期间，在病房内饮酒"6 两"，15 分钟后剧烈呕吐，很快感觉心前区疼痛，胸闷，呼吸急促，迅即神志障碍，心电图表现为广泛的前壁心肌梗死，经救治无效死亡。患者男性，35 岁，平时酗酒量均超过半斤以上，享有"斤不倒"的绰号，平素身体健壮，住院时接受了心、肺、肝、肾功能检查，没有发现潜在疾病。主管医生按照急性心肌梗死诊断告知家属，意即意外死亡，被家属质疑到患者平素饮酒从来不低于"6 两"，本次饮酒量相当于平素的安全范围，何以致死？经过医院组织的死亡病例讨论后，根据年轻患者有服用头孢美唑和奥硝唑史，服用酒精后在 15 分钟左右出现了异常反应，该反应不同于醉酒现象，迅速出现双硫仑反应，随之出现前壁广泛心肌梗死，经积极救治无效死亡。医院掌握患者血液酒精检验证据，有患者丢弃的酒瓶，因此定性为非正常死亡。家属了解了双硫仑反应后，知晓了广泛前壁心肌梗死是因为酒精与药物作用的结果，接受了患者饮酒后死亡的诊断。

告知患者家属意外死亡，讲的是非人为故意致死，家属认为有人为故意的可能，百思不得其解的是健壮体魄，何至于死在饮酒上。如此死亡，既往不但没有闻听过，甚至连想象的余地都没有，也就必然假想到医务人员有无过失。会诊后，在身体健壮与心肌梗死之间找到了必然致死环节，即酒精能够导致所服用抗生素产生双硫仑样物质，阻止了酒精转化为乙醛，终止了酒精的正常代谢，致使患者必然落入死亡的陷阱，性质属于非正常死亡。如此一来就说服了患者家属。用医务人员和患者均无法避免的意外死亡解释，有悖

于患者家属的社会常识，也就不可能被患者家属所接受，患者自己饮酒导致了酒药反应，性质为非正常死亡，却在患者家属的认同范围内，也就接受了现实结果。

某患者接受放射治疗后的第 28 天，突然战栗、高热、憋气、呼吸困难，胸部 CT 显示两肺野出现磨玻璃样改变，血氧饱和度、氧分压、二氧化碳分压均显示肺的交换功能障碍，经治无效死亡，被患者家属判断为放射性肺炎致死，流露出属于非正常死亡的质疑。主管医生认为，本患者高龄，女性，接受恶性肿瘤切除和化疗，放射治疗后第 28 天，突然出现战栗、高热，呼吸功能障碍，符合非放射性肺炎表现。影像学表现肺野内可见片状磨玻璃样改变，炎症分布远远超过食管癌术后的常规照射范围。局部的单次和累加照射量均在安全范围内，而且患者对抗感染治疗的反应突出，因此符合感染类疾病，不支持放射性肺炎。排除了放射性肺炎直接致死，就排除了非正常死亡，或归类于生老病死的正常死亡，或者在肿瘤手术基础上，累加了化疗和放疗对机体的打击，降低了对感染的抗御能力，归类于非正常死亡中的非人为致死的意外死亡。

诊治工作离不开责任划分，经常穿越在诊治责任的界限内外，必须公平、公正、公开地面对诊治结果，既不允许将违规的责任推诿给无辜的患者，也没有必要包揽不该承担的责任而蒙冤，这就需要娴熟诊治工作，秉承诊疗科学办事，其中就包括研究死亡定义，时刻牢记各种死亡的成因，并及时告知患者家属，在共同学习和宣传普及医学知识的过程中，找到医患和谐的基础，排除干扰，取得共识，争取化纠纷为玉帛，还医学以公道。

"遇到疑难"查资料

临床上遇到一例高龄女性，接受胆囊癌、部分肝叶切除后 2 个月的患者，主管医生考虑为上腔静脉综合征。病史特点为：住院前

5 天，患者发现脸部不再松弛，显有光泽，双上肢抬举困难，肩部外侧疼痛。4 天前，发现颈部和肩部肿胀，吞咽食物时不顺畅。2 天前，发现说话时费力气，没有声音嘶哑。1 天前，因感觉症状进展速度快，决定到医院检查。此前未感觉颈部领口有束缚感。体征表现为：仰卧位时，两上肢非指凹性均匀水肿明显，张力明显高于下肢。面部、颈部、躯干上部水肿轻微。眶周水肿不明显，结膜不充血，不伴有眼球突出。在患者喜于平卧位时检查，颈静脉不充盈，胸部和上腹部浅表静脉不曲张、上腔静脉分布区的皮肤不发绀。双上肢肘横纹上 5cm 处周径均为 33cm，肘横纹下 5cm 处周径均为 29cm。肋缘下未触及肝脏边缘，脾脏不肿大，移动性浊音阴性，下肢不水肿。

接触到这种临床表现，需要释疑以下问题：①双上肢均匀肿胀，软组织张力明显增高，颈部与面部肿胀、球结膜水肿，需要定位静脉回流受阻的部位在哪里；②如果患者的自我表述可靠，进展如此迅速的病因是什么；③为什么双上肢与胸壁的静脉曲张不明显；④与胆囊癌的关系是什么；⑤如何进一步明确诊断。比较容易分析的问题是胆囊的静脉血回流入下腔静脉，受到手术干扰，脱落的瘤细胞可以抵达肺部，进入不到上腔静脉系统。除非肝静脉受阻后，经过脐静脉通路的侧支循环，借胸腹壁静脉反流到上腔静脉，此时，应该有肝大、腹水症状，与本患者的临床表现不符，可以排除肿瘤经血管内转移梗阻因素。与肿瘤相联系的另一种情况是经淋巴转移后，外在挤压到上腔静脉。如果不熟悉上腔静脉，及其与周围的局部解剖关系，不清楚多大的淋巴结、位于什么部位就可以造成明显的临床症状，解析临床表现就难免心中无数。

为此，通过复习上腔静脉的局部解剖，取得以下共识。

1. 上腔静脉位于上纵隔右前方，由左、右头臂静脉汇合而成，长 6~8cm，进入心脏前的口径为 1~2cm，扩张后可达 2cm。

2. 右头臂静脉长为 2~3cm，在第 1 胸肋结合处的后方，由背侧汇入上腔静脉，左头臂静脉长 6~7cm，位于胸骨柄和胸腺后方，斜向右下越过主动脉三大分支前面。再共同沿着第 1－2 肋前间隙后面下行，穿心包至第 3 胸肋关节高度注入右心房。

3. 奇静脉的汇入部位在上腔静脉穿过纤维心包反折处之前的后侧，距离进入右心房前 2cm 处，奇静脉与头臂静脉汇入上腔静脉之间相距至少 2cm。

4. 上腔静脉的壁薄、压力低，远较周围的胸骨、气管、右侧支气管、主动脉、肺动脉、肺门和气管旁淋巴结等质软，胸腔内邻近上腔静脉的任何一种结构的病理变化均可压迫上腔静脉。纵隔内的食管、脊柱的病变也可引起上腔静脉综合征。

5. 上腔静脉上部受压后内乳静脉、侧胸静脉、脊柱旁静脉和食管静脉的侧支血流可以通过奇静脉进入心房。

6. 胸前部及脐以上的浅静脉由胸腹壁静脉进入腋静脉，深静脉由胸廓内静脉进入头臂静脉。在上腔静脉部分或完全受阻后，随着静脉压力的增加逐渐引起侧支循环、浅表静脉扩张、面部淤血、结膜水肿、颅内压升高导致的头痛、视物不清和意识障碍。

7. 上腔静脉梗阻可按其与奇静脉的位置关系分为：①奇静脉入口下梗阻；②奇静脉入口上梗阻；③奇静脉和上腔静脉梗阻三型。上腔静脉梗阻后，会建立广泛的侧支循环。胸壁的奇静脉系统是一个最重要的侧支通道。当上腔静脉梗阻位于奇静脉入口下方，上半身静脉回流主要是通过奇静脉和半奇静脉到膈下的腰静脉进入下腔静脉。当梗阻位于奇静脉入口上方，颈部静脉侧支循环建立，血液经奇静脉再进入梗阻下方的上腔静脉和右心房。当奇静脉入口处上腔静脉部位梗阻，上半身血液必须经过上下腔静脉之间侧支循环进入下腔静脉，再回流到右心房。

8. 上腔静脉梗阻后静脉侧支循环的建立与上腔静脉梗阻程度有关。部分或完全上腔静脉梗阻而奇静脉-右心房路仍通畅时,只有少量的侧支循环建立;当上腔静脉完全梗阻,奇静脉系统血流只能反流到下腔静脉时,会有更多的颈和其他部位的侧支循环建立。

掌握了这些基础知识后,就可以如同拼积木那样,将假设的肿大淋巴结嵌入到不同部位,再逐渐加大外在压迫,设想血流受阻后的循环改变,就不难获得以下印象:①上腔静脉如同在管网交错的缝隙中回流到右心房;②上腔静脉沿途接受头臂静脉和奇静脉,进一步固化了上腔静脉的位置;③上腔静脉体后侧周围的组织结构非坚即韧;④上腔静脉壁薄,张力低,靠血液流经后充盈,成为上纵隔最容易被排挤的部位;⑤转移淋巴结的生物学特点是避强趋弱,或者说上腔静脉容易受到转移淋巴结的压迫;⑥相对于上腔静脉的口径,直径 1cm 的淋巴结就可以阻碍一大半血流,如果再加上上腔静脉位置固定因素,阻碍血流的程度就会更加严重;⑦如果肿大的淋巴结位于上腔静脉血管交汇处、心包反折附近,或者气管软骨环、动脉壁与上腔静脉之间,则阻碍血流的后果更明显。

经过了一幕幕过电影般的分析判断后,基本模拟出导致上腔静脉阻塞的原因为转移淋巴结、阻塞的部位在奇静脉汇入上腔静脉之前,阻塞的程度可根据双上肢软组织的张力有余量,判断为不完全性。有了这样的逻辑思维推理分析之后,再申请影像学检查,用以证实自己的认识,发现认知方面的缺陷,为今后更贴近实际打下基础。

"遭遇罕见"觅知音

曾经会诊了一例双硫仑反应的患者,主管医生所在科室的医护人员都知晓酒精与某些药物会发生反应,却没有经历过,结果导致患者处于危难之中。为此,查阅了以下有关资料,呈交给申请会诊单位。

1. 双硫仑反应的定义　双硫仑反应(又称双硫醒样反应),是某些患者使用头孢类药物后,饮酒或与含乙醇的药物配伍使用所引起的一种药物不良反应。

2. 双硫仑是什么物质　双硫仑是一种用于橡胶硫化的催化剂。人们发现,接触了这种物质的人再接触酒精,会引起胸闷气短、面部潮红、头痛、恶心等一系列症状,因此,一些国家被开发成戒酒药上市,以此建立人们对酒精的厌恶。

3. 双硫仑反应的命名　1948 年哥本哈根的 Jacobsen 等发现,并把接触双硫仑后饮酒出现的症状称为双硫仑样反应。又称为戒酒硫样反应或安塔布司(Ahtabuse)反应。

4. 双硫仑反应的症状　面部潮红、眼结膜充血、视物模糊、头颈部血管剧烈搏动或搏动性头痛、头晕、恶心、呕吐、出汗、口干、胸痛、心肌梗死、急性心力衰竭、呼吸衰竭、急性肝损伤,惊厥及死亡等,查体时可有血压下降、心率加速(可达 120 次/分钟)及心电图正常或 ST 段下降、T 波倒置、心肌酶变化及心律失常。双硫仑反应一般在用药与饮酒后 15~30 分钟发生。

5. 双硫仑反应的程度　①双硫仑反应的严重程度主要与接触的酒精量和个人的敏感性有关;②吸收的酒精越多,个体越敏感,症状就越严重;③对于较为敏感的人,或是本身心脏功能就不好的人越严重;④老年人、儿童更为严重。

6. 双硫仑的作用机制　①双硫仑首先与乙醇发生反应;②抑制肝脏中的乙醛脱氢酶;③乙醛脱氢酶受抑制后,使乙醇的氧化终止到乙醛为止,不再继续分解氧化;④乙醛蓄积的结果出现了一系列反应。

7. 正常的乙醇代谢　①乙醇进入体内后,先在肝脏内经乙醇脱氢酶作用转化为乙醛;②乙醛再经乙醛脱氢酶作用转化为乙酸;③乙酸进入枸橼酸循环,最后转变为水和二氧化碳排出。

8. 双硫仑反应的诊断　①近期有注射头孢类药物史;②饮酒后出现戒酒硫样反应;③有典型的症状和体征,面色潮红、头晕、心慌、气短感,心电图示窦性心动过速;④除外其他疾病。

9. 双硫仑反应的处理　①卧床休息,休克者采取"V"形体位;②保持呼吸道通畅,给予氧气吸入 4～6L/min,改善组织缺氧;③建立静脉通道,遵医嘱给予地塞米松 5～10mg加入葡萄糖液中静脉滴注或静脉注射,补液及利尿,并根据病情给予血管活性药物治疗;④对症处理,如恶心、呕吐者可给予甲氧氯普胺 10mg 肌内注射;如嗜睡、意识不清可以给予纳洛酮对抗治疗;⑤床旁备齐急救器械及药品,如除颤仪、吸痰器、气管切开及静脉切开包、呼吸兴奋药、利尿药等其他抢救药品;⑥密切观察患者神志、体温、脉搏、呼吸、心率、心律、血压、尿量及其他临床变化,并做好病情动态的护理记录;⑦及时停药和停用含乙醇制品,轻者可自行缓解,较重者需吸氧及对症治疗;⑧治疗上可洗胃排出胃内乙醇,减少乙醇吸收;⑨因起病突然,症状明显,患者及家属均有紧张、恐惧心理,做好心理疏导工作,使其能积极配合治疗及护理。

10. 常见的药物种类　①头孢菌素类的头孢哌酮、头孢哌酮舒巴坦、头孢曲松、头孢唑林(先锋 V 号)、头孢拉啶(先锋 Ⅵ 号)、头孢美唑、头孢米诺、拉氧头孢、头孢甲肟、头孢孟多、头孢氨苄(先锋 Ⅳ 号)、头孢克洛等,其中以头孢哌酮致双硫仑样反应的报道最多、最敏感;②尼立达唑类,如甲硝唑(灭滴灵)、替硝唑、奥硝唑、塞克硝唑;③其他抗菌药,如呋喃唑酮(痢特灵)、氯霉素、酮康唑、灰黄霉素等。

11. 对反应的进一步研究　这些头孢菌素类在化学结构上共同的特点:在其母核 7 - 氨基头孢烷酸(7-ACA)环的 3 位上有甲硫四氮唑(硫代甲基四唑)取代基,其与辅酶 Ⅰ 竞争乙醛脱氢酶的活性中心,可阻止乙醛继续

氧化,导致乙醛蓄积,从而引起戒酒硫样反应。出现心前区疼痛伴心电图 ST-T 改变是由于甲硫四氮唑取代基引起交感神经兴奋性增高,造成心率加快、心肌耗氧量增加,使心肌舒张期缩短、冠状动脉灌注压降低,导致灌流量减少所致。

12. 头孢菌素的药化学　①头孢菌素类含有甲硫四氮唑(硫代甲基四唑)取代基;②其与辅酶 Ⅰ 竞争乙醛脱氢酶的活性中心,可阻止乙醛继续氧化,导致乙醛蓄积,从而引起戒酒硫样反应;③甲硫四氮唑取代基引起交感神经兴奋性增高,造成心率加快、心肌耗氧量增加,使心肌舒张期缩短,冠状动脉灌注压降低,导致灌流量减少;④出现心前区疼痛伴心电图 ST-T 改变。

13. 预防出现反应的常识　①仔细询问患者的用药史及过敏史,询问饮酒习惯;②严格掌握用药适应证,合理选用药物,防止滥用倾向,合理联用配伍;③在使用可引起双硫仑样反应的药物时,静脉滴注开始速度不宜过快,并密切观察;④建立高度的抢救意识,一旦发生变态反应立即停药抢救;⑤对使用可引起双硫仑样反应药物的患者,应告知患者在使用上述抗菌药期间及停药后 14 天内,均应避免饮酒或进食含乙醇制品;⑥具体告知禁止使用的饮料、食物、药物,详细到白酒、黄酒、啤酒、酒芯巧克力、藿香正气水、氢化可的松注射液,以及不能使用酒精进行皮肤消毒或擦洗降温,尤其老年人、心血管疾病患者更应注意;⑦一旦出现双硫仑样反应,应及时停药和停用乙醇相关制品。

14. 对双硫仑的认知状况　由于症状并不具有特异性,因此,双硫仑样反应误诊率可达 75%,大部分医生需要排除低血糖反应和急性心脑血管病变等其他疾病才能下诊断。

15. 捕捉好三个临床迹象　①酒量好的人突然不耐酒力;②空腹饮酒后更易发生,提供诊断思路;③酒后即刻发作。与普通的醉酒有所区别的是,醉酒往往要经历从亢奋到

少言寡语,最后呼呼大睡的过程。

临床报道及案例如下。

某教授呼吁:临床医生有必要对双硫仑样反应给予足够的认识和重视。对于饮酒后出现胸闷、气短、血压下降、呼吸困难、心律失常、心电图 ST 段和 T 波改变者,医生应详细询问患者的近期用药史和饮酒史,并密切观察心电图及心肌酶变化,不应把急性冠状动脉综合征的诊断放在首位,而对患者行心脏介入治疗,因过度医疗增加患者痛苦和医疗资源的浪费。

关于心电图改变:双硫仑样反应的心电图改变为明显的多导联 ST 段和 T 波改变,在病情缓解后,心电图可完全恢复正常;而急性冠状动脉综合征患者则有缺血性 ST 段和 T 波动态改变。

有的专家认为:心悸、胸闷、气短、血压降低、心肌酶水平轻度增高,系交感神经兴奋、心肌耗氧量增加、冠状动脉灌注压下降所致。此时服用硝酸甘油,能使病情进一步加重。

莫西沙星的使用:莫西沙星于 1999 年 12 月获得美国食品和药物管理局批准后上市,为第四代新型喹诺酮类抗菌药。有报道者检索文献,对莫西沙星用药期间,或以后饮酒,未见诱发双硫仑样反应。

以色列学者认为:环丙孕酮可以有双硫仑样反应。

希腊的学者认为:希腊发表评论说,他们的一项实验室研究或发现了一种新的双硫仑样反应发生机制。在此研究中,所有可诱发双硫仑样反应的药物并未抑制乙醛脱氢酶活性,但增加了脑部 5-羟色胺水平,因此,双硫仑样反应可能是一种 5-羟色胺聚集毒性反应。

专家们指出:可诱发双硫仑样反应的药物在体内经代谢排出体外,需要一定时间。因此,患者在服用上述药物期间及用药后 1 周内,勿饮酒或直接接触酒精、药酒及含乙醇的饮料等。

关于使用酒精浴:一些在重症监护室住院的患者,常需要同时接受抗感染药物和酒精擦浴降温,应怎样避免双硫仑样反应发生?对此,专家们认为,应尽量避免酒精外用降温,可考虑其他降温方法。

网上检索的案例 1:患者男性,40 岁。2009 年 7 月因上呼吸道感染、咽痛,门诊给予头孢哌酮 3.0g 静脉滴注,每日 3 次。第 1～5 天均无不良反应,自觉症状明显好转。于第 5 天晚因朋友邀请饮白酒一杯约 20ml,即感胸闷、心慌、气急窒息感、心前区不适、神志恍惚,送至我院急诊查体:血压 115/80mmHg,心率 122 次/分钟,呼之能应,呈朦胧状态,脸红,少量出汗。心肺无异常,神经系统也未查及阳性体征。心电图显示窦性心动过速、ST-T 改变,疑诊为心源性休克(急性心肌梗死、心肌炎),立即吸氧,平卧,开通静脉通道滴 0.9% 氯化钠溶液。急检心肌酶学无异常,血常规中嗜酸性粒细胞轻度升高,余指标正常。遂给予地塞米松注射液 10mg 静脉注射,5% 葡萄糖注射液内加入纳洛酮注射液 1.2g 静脉滴注。2 小时后症状缓解。48 小时后复查心肌酶谱及心电图均正常。

网上检索的案例 2:患者女性,50 岁,因上呼吸道感染使用头孢曲松 2g,静脉滴注,每日 3 次,第 3 日由于出现腹部不适,自行口服藿香正气水,服后约半小时出现头痛、心慌、气短、恶心、呕吐、呼吸困难等症状。查体:血压 100/65mmHg,心率 95 次/分钟,呼吸 32 次/分钟,头面部潮红,结膜充血明显,呼吸音粗,未闻及啰音,其余检查均正常,结合用药史诊断明确"双硫仑样"反应,立即给予扩容升压抢救治疗及吸氧 4～6L/min、地塞米松 10mg 静脉注射、5% 葡萄糖注射液 250ml 内加入 10% 葡萄糖酸钙注射液 20ml 静滴等支持治疗,3 小时后症状缓解。

"知识更新"收帐下

会诊医院接诊了一例高龄男性左侧致伤

患者,左侧肋骨多发骨折,连枷胸,胸腔积血,急症给予了针对矛盾呼吸和胸腔积血的引流处理。术后第5天突然出现了左侧胸腔大出血,失血量达2600ml,3周后,发生了迟发性脾破裂,腹腔陈旧血2600ml,接受了手术治疗。

1. 临床医生要娴熟"亚急性死亡"的概念 亚急性死亡(subacute death)指损伤或疾病发作第2~3周发生的死亡。常见于损伤的并发症和呈亚急性病程的疾病或中毒。

常见原因如下。

(1)内脏损伤引起的迟发性破裂出血。如亚急性硬脑膜外或硬脑膜下血肿压迫所引起的脑功能障碍;迟发性肝、脾破裂引起失血性休克。

(2)外伤后继发感染。如化脓性脑膜脑炎、支气管肺炎、化脓性胸膜炎或腹膜炎、败血症、脓毒血症、破伤风、气性坏疽等引起的中枢神经系统、呼吸或循环衰竭。

(3)外伤后非感染性并发症。如挤压综合征性急性肾衰竭、栓塞等引起的急性呼吸功能衰竭或急性心力衰竭、中枢神经系统功能障碍。

(4)其他的原因包括:因缺氧、中毒、损伤或某些疾病等引起体内水电解质紊乱、酸或碱中毒。

2. 本例患者出现了两次濒临死亡的风险

(1)第1次左侧胸腔内出血是在伤后影像学诊断提示少量积血,留置了患侧的胸腔闭式引流术后第5天,在严密的监视下,迅速出现失血性休克表现,立即采取了紧急处置,重新放置了闭式引流后,出血得以控制。

(2)第2次是在疾病恢复阶段,患者缺少近期腹部不适的背景下,突然出现了腹部疼痛和失血性休克,影像诊断可见腹腔内积液,急症实施了剖腹探查,发现脾脏损伤后发生了迟发性破裂。

3. 临床医生要掌握迟发性脾破裂的相

关知识

(1)脾脏损伤大多为脾轴呈垂直的段间破裂,脾门的大血管损伤较少见,大多不与段间血管相连,因此短时间内即可自行止血。另外,脾内血小板含量占全身血小板的1/3,故脾血自凝能力很强。

(2)较大血管的破裂出血后,因脾脏血管压力和循环血压的下降、血凝块形成、网膜的封堵、血管内膜的回缩及血管腔内的血栓形成等可以暂时停止出血。也包括脾内出现动静脉分流的情况,降低了动脉压力。

(3)除了所谓自发性脾破裂外,可以将外伤性脾破裂分为3种类型:①立即脾破裂是在外伤时即刻发生脾脏破裂、腹腔内出血、失血性休克,严重者可因急性大出血而于短期内死亡;②迟发性脾破裂是外伤性脾破裂的一种特殊类型,在外伤和脾破裂出血之间有48小时以上的无症状期;③隐匿性脾脏破裂是指脾脏外伤后仅有包膜下出血或轻微裂伤,症状不明显,甚至无明确外伤史可追溯,诊断不易肯定,在出现贫血、左上腹部肿块、脾脏假性囊肿或破裂、腹腔内大出血等才被诊断。

(4)脾破裂分型:①中央破裂,系脾实质的深部破裂,表浅实质及脾包膜完好,而在脾髓内形成血肿,致脾脏逐渐增大,略可隆起,可转归为继续出血的破裂,血肿继发感染,或血肿逐渐吸收或机化;②包膜下破裂,因包膜仍完整,致血液积聚于包膜下;③真性破裂,系脾包膜与实质同时破裂,发生腹腔内大出血。

(5)根据超声、CT、术中DSA及临床表现,美国创伤外科学会(AAST)在1989年公布了器官损伤分级标准,将脾破裂分为5级。①1级:包膜下血肿,不扩展,表面积小于10%,包膜撕裂不出血,深度小于1cm;②2级:包膜下血肿,不扩展,表面积10%~50%,或实质内血肿不扩展,血肿直径小于5cm,包膜撕裂有活动性出血,或实质裂伤深度 1～3cm,但未伤及脾小梁血管;③3 级:包膜下血肿为扩展性,或表面积大于 50%,包膜下血肿破裂并有活动性出血,实质内血肿大于 5cm,或为扩展性,实质裂伤深度大于 3 厘米或伤及脾小梁血管但未使脾段失去血供;④4 级:实质内血肿破裂并有活动性出血,裂伤累及脾段或脾门血管,导致大块脾组织(25% 以上)失去血供;⑤5 级:脾完全破裂,脾门血管损伤,全脾失去血供。

(6) 2000 年 9 月,第 6 届全国脾脏外科学术研讨会通过了脾脏损伤程度分级标准,建议作为全国性的统一规范。①1 级:脾被膜下破裂或被膜及实质轻度损伤,手术所见脾损伤长度≤5cm,深度≤1cm;②2 级:脾裂伤总长度 5cm,深度≥1cm,但脾门未累及,或脾段血管受损;③3 级:脾破裂伤及脾门或脾脏部分离断,或脾叶血管受损;④4 级:脾广泛破裂,或脾蒂、脾动静脉主干受损。

4. 总结每一例诊治经过,汲取其中的营养

(1)本例患者伤后未发现脾脏破裂的迹象,左胸外伤的症状掩盖了脾脏损伤,手术后发生的左侧胸腔出血吸引了主管医生的注意力,手术后较长时间的临床症状稳定,均是容易影响医生格外关注的影响因素。事先难以估计和设想,难度在于及时发现和果断处理。对此,有值得总结和推广的经验,可以帮助主管医生记录下诊断的心得体会,提高监管患者的积极性。

(2)临床医生可能存在这样的疑问,即如果受到损伤的脾脏很严重,为什么当时不出现失血性休克,已经被控制了出血,为什么会反而比开始受伤时的出血还迅猛。医生在初始学习迟发性脾破裂时就有这样的想法。经过认真思考后,认识到:①迟发性脾脏破裂是在血肿张力到一定程度后突然减压,导致了血管内外出现了动脉高压与腹腔内极低压力的压差,无疑对破裂的脾脏血管构成了撕裂伤;②加上动静脉交通后的静脉血反流,尽管

有血小板凝血功能但是无法形成局部凝血;③严重受挤压的脾脏缺乏再生能力,脾组织缺血后形成无菌性炎症,影响了血管的弹力回缩,失去正常防御出血的功能;④受到血肿的影响,机体无法调动大网膜和周围组织封堵出血部位,导致的出血异常迅猛。

这是一例临床少见的病例,请详细记录手术所见,连同胸腔并发症一并总结,会对临床工作有启示作用。

"疾病定义"领思路

定义:肠易激综合征是一组持续或间歇发作,以腹痛、腹胀、排便习惯和大便性状改变为临床表现,而缺乏胃肠道结构和生化异常的肠道功能紊乱性疾病。典型症状为与排便异常相关的腹痛、腹胀,根据主要症状分为腹泻主导型、便秘主导型和腹泻便秘交替型。精神、饮食、寒冷等因素可诱使症状复发或加重。

1. 曾经会诊的一例患者,特点如下。

(1)病史可追溯到住院前的 10 年左右,归类于慢性、非进展性疾病,症状皆集中在消化道。

(2)首次发病于产后第三天,改变进食后。明显症状持续了 40 天。产前、孕前无此症状,说明首次发病与分娩、产后、限食、进食内容改变有关。

(3)腹痛出现在进食过程中,位置在上腹部,波及左上腹部和脐左侧,性质主要为胀痛,程度不重,能够耐受。随排便很快缓解,反映的是肠道受到进食的容积刺激。

(4)进食到一半左右时,出现腹内的"咕噜声",必须到厕所排便,每日便 3 次左右,每次间隔时间约 10 分钟,最后一次排便后腹痛立即消失。

(5)患者主诉排便时可见当时进食的内容物。没有胃结肠瘘的粪性呕气,胃内盐酸刺激结肠的症状。

(6)集中发病后的症状有所缓解,被患者

主动控制进食的内容物,腹痛后多取俯卧位,每月发作1或2次。近5年前没有发作的性质、频度改变,直到住院前。

(7)体重在近5年内减轻了20斤,没有发现某个阶段的突然消瘦,不伴有恶心、呕吐、发热、黏液便、血便、脓便,腹泻与便秘交替表现。

(8)住院后排除了消化管与胰腺部位的神经内分泌类疾病。

以上诸特点反映了:①胃与直肠之间的通过速度极快,几乎可快到进食后的几分钟之内出现便意;②进食为刺激因素,激惹到小肠剧烈蠕动,出现了伴有肠鸣的腹痛,位置在小肠分布范围;③必须靠排便缓解症状,便中可见未消化的进食物;④长时间保持类似的症状,后期较前期不但未加重,反觉发作间隔延长,可以排除恶性占位疾病,或持续存在的良性占位疾病;⑤没有炎性疾病的"红、肿、热、痛、功能障碍"的集约出现;⑥不支持先天类疾病的消化道畸形;⑦产后3天出现症状过程中,不存在意外损伤;⑧不符合消化系统其他类疾病表现;⑨病史长达10年,始终没有明确的疾病病因诊断,已经出现了精神和心理刺激。很容易考虑到肠道被激惹。

2."肠易激综合征"的症状。

(1)腹痛:是肠易激综合征的主要症状,伴有大便次数或形状的异常,腹痛多于排便后缓解,部分患者易在进食后出现,腹痛可发生于腹部任何部位,局限性或弥漫性,疼痛性质多样。

(2)腹泻的特点:①持续性或间歇性腹泻,粪量少,呈糊状,含大量黏液;②禁食72小时后症状消失;③夜间不出现,有别于器质性疾病;④部分患者可因进食诱发;⑤患者可有腹泻与便秘交替现象。

(3)有的表现为便秘,排便困难,大便干结,量少,可带较多黏液,便秘可间断或与腹泻相交替,常伴排便不尽感。

(4)腹胀:白天较重,尤其在午后,夜间睡眠后减轻。

(5)近半数患者有胃灼热、恶心、呕吐等上胃肠道症状,背痛、头痛、心悸、尿频、尿急、性功能障碍等胃肠外表现较器质性肠病显著多见,部分患者尚有不同程度的心理精神异常表现,如焦虑、抑郁、紧张等。

本患者的症状与以上内容基本吻合,具备诊断要件。

3.治疗主张根据患者的具体症状,采用个体化对症治疗方案。

(1)据谈话所知,本患者目前怀疑肿瘤,宜进行耐心的解释工作。讲清楚医生诊断疾病时,必须在肿瘤、炎症、损伤、畸形、其他等五大类疾病中逐一排除,说明排除的科学根据。解释清楚肠易激综合征的特点,与患者的表现吻合,直到患者确信无疑。

(2)患者进食有长时间、大量、半流质特点,加之胃下垂等,对胃腔构成了不良刺激因素。宜指导患者进入正常饮食习惯,争取回归常人的饮食。唯避免奶制品和豆类因胀气刺激胃肠剧烈蠕动。鼓励患者丰富饮食内容,从中找出适宜自己进食的食物,避免营养不良性消瘦,逐渐解除精神和心理压力。

(3)药物治疗可使用:①胃肠解痉药,是最常用的是抗胆碱能药,可部分拮抗胃结肠反射和减少肠内产气,减轻餐后腹痛。其次是钙通道阻滞药的硝苯地平、匹维溴铵。②消除胃肠道胀气的二甲硅油、药用炭等具有消气去泡作用。③腹泻频繁时,可使用肠道益生菌,纠正肠道菌群紊乱。④精神类药物:可与心理科联系,针对精神症状,适当使用镇静药、抗抑郁药、抗焦虑药。

"抓住机会"述根由

临床带教时,遇到了一例迟发性脾破裂的患者,既往曾经遇到过一例外伤后来院的患者,在受伤后第23天出现突然腹痛,腹腔内大出血,得到了及时的处置。举出这种案例的目的是为了引起实习医生的重视。同时发现,实习学生普遍对这种现象感到陌生,于是给学生讲述了以下内容。

1. 迟发性脾破裂也称潜在性脾破裂,常发生于伤后1~2周,由于腹部创伤后形成脾包膜下血肿,包膜压力过大或外力下使包膜破裂。多因剧烈咳嗽、喷嚏、便秘、运动等原因,使腹内压突然升高,引起出血,而形成血腹。潜伏期可达数日或数年。

2. 迟发性脾破裂具有伤情隐匿,以及病情突然变化的特点,常令患者及临床医师措手不及,出现严重后果则易导致医患关系紧张。迟发性脾破裂的早期诊断包括:①腹腔穿刺,脾破裂腹穿阳性率在90%以上,可在严密观察下行反复多部位穿刺,这对多发伤患者或神志不清患者尤其重要;②诊断性腹腔灌洗是一种有价值的辅助诊断方法,是判断损伤程度的一种指标,其敏感性高于腹腔穿刺;③B超对脾破裂诊断率约90%;④CT扫描对脾损伤有较高的诊断价值。

3. 脾脏受到外力损伤后,脾索断裂,脾窦开放出血,此时机体启动止血机制,包括生理止血和病理止血过程。而且病理止血过程的血栓形成和溶栓过程是同时启动的一个动态平衡;生理止血则是在约1周,出现两种转归,一种启动纤溶系统,直至血凝块完全溶解;另一种则向结痂愈合,以纤维蛋白伸入血凝块导致机化,最终形成瘢痕组织愈合。其向机化转归的条件是血痂内有免疫复合物存在,如无免疫复合物的纯净血凝块则启动纤溶系统,纤维蛋白降解至完全消失,脾窦由内皮修复。脾破裂出血属完全纯净血凝块,故向纤溶过程转归,如脾索断裂较宽,或加之新的轻微外力作用,则可能致新的破裂出血,裂口将比原来的要大,是迟发型脾破裂的主要发病机制。

4. 迟发性脾破裂发生的现象包括:①真正的迟发性脾破裂,可见于腹部钝性伤后,脾实质受到损伤,脾包膜仍完整,或包膜下出血及血肿经过一段时间后张力增大,包膜破裂

出现腹腔内大出血的症状;②腹外伤致包膜裂伤,血凝块嵌顿裂口、血凝块溶化松解出现腹腔内大出血症状;③脾破裂包膜撕裂后,大网膜及周围脏器包裹或挤压住裂口,经过一段时间后大网膜被浸软,出现腹腔内大出血症状;④脾外伤撕裂包膜,开始出血少,经历一段时间后,出血量缓慢增多,出现腹腔内大出血症状;⑤脾实质或包膜下血肿经过一段时间后形成假性囊肿,其后破裂致腹腔内大出血。

5. 若患者有胸腹部创伤史、腹痛缓解后再度突然出现腹痛、腹腔内有出血的症状和体征、CT与B超检查发现脾脏有裂痕或包膜下血肿、X线检查提示膈肌提高、活动受限或左上腹高密度阴影等表现时,要考虑到有迟发性脾破裂的可能。要避免因询问病史欠详细、检查不全面、过于相信辅助检查、被多发伤掩盖、认识不足等原因导致的误诊。

6. 脾脏除了表面被膜坚韧外,整个实质很脆弱,稍有外力极易破裂,是腹腔内最易因外伤而发生破裂的脏器。脾破裂临床分4种类型:①中心型破裂,是脾实质深部破裂;②被膜下破裂,因包膜完整称不完全破裂;③真性破裂,累及包膜与实质,属完全破裂;④迟发性破裂。中心型破裂和被膜下破裂的诊断常因症状不明显而比较困难。掌握了这4种类型,对任何脾破裂伤者都建立高度的预警意识,是减少延误诊断的必要知识。

7. 我国常用的"脾脏损伤程度分级"标准如下。①Ⅰ级:脾被膜下破裂或被膜及实质轻度损伤,手术所见脾裂伤长度≤5.0cm,深度≤1.0cm;②Ⅱ级:脾裂伤总长度>5.0cm,深度>1.0cm,但脾门未累及,或脾段血管受累;③Ⅲ级:脾破裂伤及脾门部或脾部分离断,或脾叶血管受损;④Ⅳ级:脾广泛破裂,或脾蒂、脾动静脉主干受损。

8. 非手术治疗不是万能措施,在非手术治疗期间内,必须严密观察患者。只适用于部分血流动力学稳定的包膜下或浅层脾破裂的患者,准确判断出血量不多,生命体征稳

定,又没有合并伤的实施非手术治疗。具体适应证为:①按 AAST 分级(或脾外科学组分级)标准为Ⅰ级;②年龄小于 50 岁;③无腹腔内其他脏器的合并伤;④除外病理性脾破裂,无凝血功能异常;⑤血流动力学稳定,输血量不超过 400～800ml;⑥影像学动态监测血肿不扩大,积血不增加,或脾动脉造影无或极少量造影剂外溢。

9. 多数专家观点:对于外科医生和脾脏损伤的患者说,最大的问题不外乎保脾与否和手术方式的选择。多数学者掌握的是以下原则:①先保命再保脾;②年龄越小越优先选择保脾;③根据脾脏损伤的程度、类型选择最适合术式;④必要时联合应用几种术式更为安全;⑤脾保留手术后要注意严密观察和随访患者;⑥遇有老龄患者、主要器官功能减退或障碍、严重感染、腹部复杂多发伤、凝血酶原时间延长者,为避免造成意外,可以考虑脾切除术。

10. 由于脾破裂发生多为急诊,重则可导致失血性休克而危及生命。接诊后一定要对患者的受伤时间、受伤经过、伤情严重程度进行综合分析和评价,一旦决定选择非手术治疗,就要严密制订治疗方案,医护配合,动态观察病情变化,若出现血压下降或血红蛋白、血细胞比容进行性下降、脉搏加速,则提示存在活动性出血的可能,需结合相关检查决定是否立即中转手术。定期反复腹部体征检查,若出现腹膜刺激症状进一步加剧,高度怀疑空腔脏器破裂时,应立即中转手术治疗。对腹腔情况难以做出准确判断且又不能决定立即手术者,可采取腹腔穿刺置双管持续灌洗的方法,对疾病的诊断、鉴别诊断及治疗转归不失为一种简单、安全、有效的方法。治疗期间绝对卧床休息 1～2 周,防止各种可能引起腹压增高的因素。

"膀胱滑疝"春先知

查房时,主管医生介绍收治了一例右侧

腹股沟的膀胱滑疝,术中发现异常后,及时通过导尿管的气囊鉴别,发现导尿管的气囊直接进入疝囊,获得了准确的诊断,按照膀胱滑疝的处理原则实施了手术。

1. 询问患者的病史特点。

(1)患者男性,51 岁,发现右侧腹股沟部位可复性肿物 20 年。

(2)20 年前,继水下作业明显受凉后步行,突然感觉右侧腹股沟部位剧烈疼痛,不得不取蹲踞位,休息十多分钟后疼痛自然消失。

(3)以后每年于步行后,可出现类似的突然疼痛三五次,逐渐发觉右侧腹股沟部位有估算直径约 3cm 的肿块随疼痛出现,轻轻按揉后可以随疼痛消失而消失。

(4)随着肿物出现的逐年频繁,患者掌握了控制规律,即疼痛出现时取仰卧位,按揉局部,步行时出现疼痛后停止走路,通过按揉肿物,待消失后继续步行。

(5)近三五年发现肿物体积慢慢增大,以至于到了住院时的估算直径约 10cm。

(6)患者感觉肿物出现与排尿有明显关系,只要憋尿就必然出现腹股沟部位的肿物,如此表现已经持续约 10 年。

(7)当腹股沟肿物增大后,必须通过排尿减少局部疼痛,而且排尿时不能够一次排净,需要分两次排完尿液。

(8)近两年排尿次数明显增多,夜间必须排尿,直到住院前的几个月,每夜排尿超过 10 次。

(9)患者总结为"每天吃早点只要喝稀的食物,就必然急着上厕所",以至于患者多年养成了早点不喝稀的食物习惯。

(10)外出时,因为肿物出现和憋尿,不得不在马路的背阴处解小便和推回肿物。

(11)常年存在尿频、尿急、尿痛和轻微腰骶部酸痛。

以上病史是罕见的膀胱滑疝典型症状,有必要总结并加以报道。临床上很少见到如此齐全的症状,是因为本例患者家境贫寒,无能力诊治，才以个人痛苦为临床保留下"稍纵即逝"的珍贵资料。临床工作中隐藏着很多看似少见病，实则常见病，以为是常见病，其实是少见病的案例，本例就属于看似常见病，实则少见，如果不紧紧抓住，就丢失了一次难得的学习机会。

2. 为了深入认识膀胱滑疝的特点，提供以下文献资料。

(1)腹股沟滑动疝是指腹腔的后位脏器连同部分腹膜自腹股沟管脱出，构成部分疝囊壁的疝。

(2)腹股沟滑动疝中最常见滑出的脏器依次为乙状结肠、盲肠、膀胱、子宫及附件等。

(3)病理基础：仅有部分腹膜覆盖的升结肠、降结肠、膀胱及输卵管等，由于先天性发育异常或后天因素，加大了脏器移动度，老年患者外加韧带松弛、消瘦、内脏下垂等因素。

(4)膀胱滑疝分为斜疝型及直疝型。斜疝型多见于幼儿，是因为幼儿时期膀胱高于骨盆，紧贴腹前壁，膀胱周围筋膜及韧带发育不完全，活动性大，而内环处腹膜鞘状突未完全闭合，容易形成斜疝。

(5)直疝型滑疝在老年患者中比例偏高，是因为成年人膀胱位于盆腔，与 Hesselbach 三角更为接近，位置相对固定，加上老年男性多有前列腺增生，长期排尿困难，膀胱内压增高，伴随着腹壁肌肉的萎缩，直滑疝的概率也大大增加。

(6)腹股沟滑动疝临床常无特征性表现，术前难以确诊，常在术中确诊。所谓的特殊临床表现，包括：①"二截尿"现象，即排尿时感疝部疼痛，在第 1 次排尿后疝缩小，而不久又有尿意，形成 1 次尿分 2 次排出的现象。此现象多见膀胱疝出且较大者；②牵拉睾丸现象，即牵拉睾丸时滑动疝脱出。

(7)诊断：①形似斜疝，还纳后直立时能迅速出现，有"二截尿"现象，牵拉睾丸疝即出现等，应考虑滑动疝的可能；②少数患者憋尿时包块增大或出现排尿时疼痛；③膀胱不同

于肠管，尤其是成人，其位置相对固定，滑动性有限，不易嵌顿，故形成可复性疝；④大多膀胱滑疝很难同肠管鉴别，典型的包块较为光滑，并具有一定韧性，仔细询问病史能够发现排尿前后包块可有所变化；⑤部分滑疝可通过 B 超检查，膀胱充盈时显示类似囊性肿物，排尿后囊性无回声区可明显缩小；⑥临床中很少通过膀胱造影诊断，本例手术中使用导尿管的气囊鉴别值得推崇；⑦术中不易找到疝囊，或周围脂肪组织较多，应疑为滑动疝；⑧术中发现脱出的肿块还复时疝囊也随之回缩，是滑动性疝的特点。

(8)膀胱滑疝的疝囊存在较大变数，术中所见大致有如下情况：①可见到明确的疝囊，其内侧壁为实性组织，具韧性，为膀胱壁；②疝囊不易辨认，主要为直疝，囊壁紧贴半球形肿物表面或外侧或无法找到，肿物表面有增厚浆膜，可见较多脂肪或血管，其内包绕的组织为实性，有一定弹性，如分离脂肪及浆膜，则显露出肌肉组织；③膀胱是间位性腹腔器官，腹膜仅覆盖其顶部及后面，如果裸露面过多脱出并成为疝的主体，就有可能找不到疝囊，或疝囊很小，并局限于一侧，不清楚这一特点，术中就会将膀胱壁误作疝囊切开，造成膀胱损伤；④如果无法确认，必要时可予穿刺，穿刺是否阳性，取决于膀胱充盈程度。

(9)手术处理原则：①将膀胱自疝囊壁及周围粘连中分离，切实将其还纳，不必将其腹腔内位化；②部分膀胱滑疝的疝囊不明显，勿盲目切开，可连同膀胱一同还纳；③若疝环处分离困难，必要时可将相邻的腹横筋膜切开，将膀胱还纳后，再做缺损性修补；④对于腹壁缺损较大的膀胱滑疝要使用人工材料补片；⑤术前应详细询问病史，若腹股沟疝伴有尿频、尿急，排尿后疝囊缩小，应予导尿(膀胱缩小)及注水(疝囊增大)试验，可助确诊；⑥术中仔细辨明解剖关系，若切开"疝囊"后流出"腹水"超过 200ml，一定要引起注意，应伸入手指检查疝囊是通向腹腔还是膀胱；⑦术后

若患者出现血尿,应行膀胱造影,若发现膀胱变形,应及时再次手术探查。

应该提出的是,申请会诊单位的科室主任及时识别了膀胱滑疝,遵从了术中判断方法,明确了诊断,给予了合理处理,为科室积淀了宝贵的疾病谱,为医生们演绎了基本功,为患者做出了可喜的奉献,提供了今后讲课的宝贵资料。

"摆好棋盘"盼落子

宏观掌握疾病的鉴别诊断,如同下象棋必须知道双方都有哪些棋子,每粒棋子具备哪些功能,出棋有什么规律,才可谓会下棋。为了学习和理解放射科主任提示的腹膜后囊性肿物,有必要为实习医生们准备好相关知识内容,以便借助现有的影像资料搞好教学。为此,收集了以下有关腹膜后肿物的资料。

1. 阑尾肿瘤 阑尾肿瘤的病理类型常见有3种:①阑尾类癌;②阑尾黏液性肿瘤:囊肿大小为数毫米至十余厘米不等,分为潴留性囊肿、良性黏液性囊腺瘤和恶性黏液性囊腺瘤,但肉眼难以区别良恶性,黏液囊腺癌可侵犯阑尾壁黏膜层以外,可发生腹膜种植,并可在腹腔黏液中找到具有分泌功能的上皮细胞;③腺瘤与腺癌:分为绒毛状腺瘤、平滑肌瘤、神经瘤等;④其他:以黏液腺癌及印戒细胞癌为主,恶性淋巴瘤和平滑肌肉瘤罕见。

2. 阑尾黏液囊肿

(1)阑尾黏液囊肿较罕见,占手术切除阑尾标本中约0.43%。

(2)阑尾的成熟细胞主要是黏液细胞,在黏液细胞尚有功能时阑尾发生梗阻,分泌的黏液存在腔内,待阑尾腔内压力增加至一定程度,黏膜失去功能,上皮细胞变扁形,就不再分泌,所以阑尾黏液囊肿大小一般不超过$3.0cm \times 8.0cm$。超过此程度的极为罕见。

(3)阑尾黏液囊肿发病率低,起病缓慢,腹痛为隐痛,无急性感染时,症状和体征似慢性阑尾炎,常难以诊断,体积较大时可在体检中发现完整、周围无粘连的椭圆形肿物。

(4)阑尾腔的阻塞是阑尾黏液囊肿形成的关键。因阑尾黏膜的慢性炎症,瘢痕收缩和异物嵌顿,阑尾壁的粘连、扭曲和受压而引起。管腔阻塞后,远侧阑尾腔内的分泌物无法正常排出,逐渐在腔内潴留,最终导致阑尾腔的膨胀、扩张而形成囊状。

(5)阑尾黏液囊肿的发生和发展,必须具备3个条件。①逐渐形成阑尾腔的阻塞,造成机械性和完全性的阻塞;②阑尾黏膜功能正常,阻塞后远侧阑尾黏膜能正常分泌黏液;③阑尾的内环境特点是无细菌存在,不发生化脓感染。

(6)阑尾黏液囊肿常无症状或表现为右下腹不适,右下腹肿块,其特点有:①在急慢性阑尾炎或阑尾脓肿史后右下腹仍有肿块;②肿块增大缓慢,表面光滑有弹性,边界清楚,可活动,可有轻度压痛。

(7)阑尾黏液囊肿由阑尾病变而来,易误诊为常见的阑尾脓肿,误诊率高达94.6%。CT及B超检查是阑尾黏液囊肿术前与其他病变鉴别的重要手段。

(8)阑尾黏液囊肿病例中,约有10%为恶性型,属于真性肿瘤。

(9)囊肿破裂后可在腹膜上种植形成腹膜假黏液瘤,手术后容易复发,易发生腹腔种植等恶性行为,一般不发生淋巴及血行转移,多数因肠梗阻或肾衰竭死亡。

(10)腹部B超不易发现体积较小的阑尾黏液囊肿,当体积较大时,黏液囊肿呈圆形或椭圆形无回声区或有分隔回声,周边整齐、清晰,有轻度压痛,无阑尾切除史,恶性肿瘤多呈分布不均的低回声区,中间可有钙化或坏死液化区,境界不规则,较晚期肿瘤可发现肝脏转移灶。

(11)X线钡灌肠特点:①多数病例阑尾不显影,少数近端可显影,远端中断,若钡剂进入囊肿腔内可显示圆形或椭圆形影;②盲肠下端内侧由肿瘤压迫而引起的弧形压迹,恶性肿瘤累及盲肠时可见充盈缺损及基底部变窄。

(12)其他检查:①腹部平片可见钙化及肿瘤阴影;②CT及内镜检查可协助诊断,与卵巢、大网膜及盲肠等部位疾病鉴别。

(13)术前诊断困难,常误诊为急慢性阑尾炎、右下腹炎性包块等。凡有不典型阑尾炎病史、右下腹长时间不适或隐痛、右下腹肿块、下消化道出血、回结肠套叠等而原因不明者,应常规行钡灌肠检查。

(14)对于良性的黏液性囊腺瘤完整切除阑尾是唯一的治疗。据统计囊肿多数位于阑尾远端,行包括囊肿在内的阑尾切除即可。手术中操作应轻柔,用敷料将囊肿与周围组织隔开,尽量不使囊肿破裂。应避免穿刺或切开探查,以防黏液外溢、腹腔种植,引起腹膜假黏液瘤。

3. 阑尾囊腺瘤

(1)阑尾黏液性囊腺瘤较少见,是以大量黏液分泌为特征的消化道肿瘤。

(2)阑尾黏液性囊腺瘤发病率比较低,在切除阑尾标本中所占的比例只有 0.13%。

(3)阑尾黏液性囊腺瘤的症状有多种表现形式,所表现出来的症状也不是很典型,体征及影像学表现相近似,因此在临床治疗中很容易出现误诊。

(4)黏液性囊腺瘤分化程度中等,黏液柱状上皮细胞增生明显,常形成乳头状结构,并具有一定的异型性。

4. 阑尾腺癌

(1)临床表现无特异性,可无症状,阑尾腔梗阻而表现为感染症状,少数为右下腹肿块或急性肠梗阻症状,极少数表现为肠道出血、肠套叠症状。

(2)阑尾腺癌可有下列特点:①阑尾炎症状不典型或表现为阑尾脓肿,经积极治疗一度消退又复发;②右下腹实质性肿块;③阑尾短缩、增厚,阑尾腔闭塞,或根部有坚硬肿块;④阑尾切除术后发生长期不愈的瘘管。

(3)阑尾腺癌的术前诊断困难。诊断要点:①原发性阑尾黏液腺癌的高发年龄在40岁以上;②右下腹长期隐痛、腹泻,经消炎对症治疗不见根本好转,又无明显加重;③右下腹触痛及无痛性包块,经消炎治疗后肿块不能完全消散或有增大;④虽有右下腹包块,但无恶病质或突然并发急性阑尾炎的表现;⑤X线检查,盲肠内侧壁可有不规则充盈缺损或回肠末端和盲肠内侧壁间距增宽,癌从阑尾根部长入盲肠腔内,盲肠内侧壁充盈缺损基底部与盲肠壁形成锐角;⑥B超提示右下腹实性包块,应想到阑尾黏液腺癌的可能;⑦手术探查是明确诊断的必要手段,如术中发现实性包块浸润性生长,呈灰白色,则应考虑为腺癌;⑧若阑尾切除后形成瘘管,长期不愈合时,也应考虑腺癌可能。

5. 阑尾类癌

(1)在消化道类癌和阑尾肿瘤中最多见,约占所有阑尾肿瘤的90%。

(2)类癌又可分为纯类癌、腺类癌和类癌腺癌混合型3种。

(3)以纯类癌常见,预后好,女性多见,男女比例为1:3,临床表现可有:①急性阑尾炎症状;②慢性右下腹痛;③罕见类癌综合征的面部潮红、腹泻、痉挛性腹痛、喘鸣及右心心瓣膜病等症状;④个别患者右下腹可触及肿块,一般状况良好。

(4)病灶绝大部分位于阑尾远端,肿瘤直径在1cm以下占70%~90%,2cm以上占1%左右,2cm以下较少转移,发生转移者仅占14%~33%。

(5)阑尾类癌的影像学特点与慢性阑尾炎相似。包括:①阑尾显影粗细不均,外观粗糙不光滑,僵硬变形;②阑尾显影呈扭曲状,位置固定,移动受限;③阑尾部分或完全不显影。

(6)阑尾处坚硬的球形肿块,切面呈黄色或灰黄色,应高度怀疑。镜下常见肿瘤侵犯肌层和淋巴管。

(7)多数学者主张以瘤体大小作为选择术式的主要依据。对直径大于 2cm 的类癌，转移发生率高，可视为恶性类癌，应行右半结肠切除。对于直径小于 1cm 的阑尾类癌，行单纯阑尾切除即可。

(8)也有的学者认为，一旦诊断明确，应行右半结肠切除。与单纯阑尾切除相比，右半结肠切除可明显提高 5 年生存率，减少复发。

(9)腺类癌，较一般类癌恶性度高，15%可发生转移。

(10)Moertel 对 128 例行单纯阑尾类癌切除患者的随访发现，5 年存活 110 例(86%)，10 年以上存活 86 例(67%)，没有发生转移或复发。

(11)对年轻的患者，类癌直径大于 1.5cm，或类癌已浸润至浆膜下或阑尾系膜，可行回盲部或右半结肠切除。

6. 阑尾其他恶性肿瘤　以黏液腺癌及印戒细胞癌为主，恶性淋巴瘤和平滑肌肉瘤罕见。实性肿瘤多为恶性，若术中不能确定肿瘤性质需行冰冻切片检查。争取一期根治切除。由于阑尾缺乏肌层，癌肿浸润黏膜下层即说明病变已达浆膜下层，发现时多属 Dukes B、C 期。此时要按右半结肠癌的手术原则进行右半结肠切除及联合化学、免疫等综合治疗。

7. 腹膜假黏液瘤

(1)是阑尾黏液性囊腺瘤的常见并发症之一。是黏液上皮细胞在腹膜增殖，并在腹膜、肠系膜及大网膜等处形成黏液湖样结节性病变，并非真正的黏液上皮组织所形成的肿块，故称为假黏液瘤。

(2)在临床上约 1/3 的腹膜假黏液瘤患者的卵巢和阑尾同时存在着黏液性肿瘤，近年来应用免疫组化和分子遗传学方法研究，证实阑尾是主要来源，而卵巢病变多为继发性。

(3)腹膜假黏液瘤属低度恶性的肿瘤，对

其治疗方法主要是手术，抗癌药物灌洗腹腔对本病的进展可取得一定的抑制作用。

(4)阑尾黏液性囊腺瘤术前诊断困难，原因主要为：①本病临床少见，经验和认识不足；②临床表现不典型，多数患者以腹痛、腹胀、腹部包块为最常见症状，合并有急性肠梗阻、肠扭转、肠套叠等急腹症情况时，掩盖了原发病，当囊腺瘤较小时可无临床症状；③缺乏特异的检查方法；④B 超的典型表现是类圆形单房或多房性囊肿，呈囊实结构，半固体的胶冻状黏液常提示腹膜假性黏液瘤形成，有时可见黏液腹水包绕在肝、脾周边，呈锯齿样或扇贝样改变；⑤CT 有类似的表现，增强扫描显示囊肿壁可有不同程度强化征象；⑥关于肿瘤标志物在阑尾黏液性囊腺瘤诊断中的作用，文献报道很少。

(5)对于阑尾黏液性囊腺瘤的诊治上应注意几个问题：①成败的关键在于早期诊断的确立；②术前避免肿物穿刺与取样做细胞学检查，是因为常规腹腔穿刺仅能见到少量细胞，无法肯定肿瘤细胞，明显增加肿瘤破溃及腹膜种植机会；③术中应注意勿强行剥离囊肿以免造成其破裂，宁可切除一些正常组织，以求完整切除，从而最大程度减少腹膜假黏液瘤等严重并发症的发生。

8. 腹膜后肿瘤

(1)腹膜后肿瘤主要来源于腹膜后间隙的脂肪，其次为疏松结缔组织、筋膜、肌肉、血管、神经组织、淋巴组织以及胚胎残留组织。

(2)腹膜后肿瘤分为：①良性肿瘤的脂肪瘤、淋巴瘤、纤维瘤、神经节细胞瘤、囊性畸胎瘤、化学感受器瘤、乳糜囊肿、肾源性囊肿、皮样囊肿和肠源性囊肿；②恶性肿瘤的淋巴肉瘤、脂肪肉瘤、未分化肉瘤、平滑肌肉瘤、横纹肌肉瘤、恶性神经鞘瘤及恶性畸胎瘤等。恶性肿瘤约占 2/3。

(3)原发性腹膜后肿瘤的种类繁多，最常见的肿瘤通常起源于腹膜后的肾脏、肾上腺和腹膜后的各种软组织。

（4）按病理组织学分类，原发性腹膜后肿瘤主要包括：①软组织肿瘤；②生殖细胞肿瘤；③淋巴造血系统肿瘤；④肾脏肿瘤；⑤肾上腺肿瘤；⑥转移性肿瘤；⑦其他少见的肿瘤。

（5）按起源分类有：①中胚层；②神经组织；③泌尿生殖系；④胚胎残余等多种组织。

（6）肿瘤可为实性、囊性或混合性。

（7）肿瘤可为单个或多个，大小可相差很多。纤维瘤为白色，脂肪瘤为黄色，肉瘤为粉红或红色。

（8）一般说来，囊性肿瘤大多为良性，实性肿瘤常为恶性。在肿瘤主体的周围，常有小的肿瘤组织，或小的肿瘤组织以小蒂与肿瘤主体相连，手术时不易完全切除或易被忽略，而引起术后复发。

9. 腹膜后脂肪瘤

（1）腹膜后脂肪瘤比脂肪肉瘤少见得多，呈圆形或椭圆形，分叶状，质软，有包膜，切面淡黄色。

（2）组织学特点是瘤组织由成熟的脂肪细胞构成，间质内含有纤维组织、血管及黏液样组织，没有脂肪母细胞。

（3）腹膜后发生的任何脂肪源性肿瘤，当其瘤细胞具有非典型特征时，不管肿瘤多么局限，因具有明显的复发倾向，预后较差，都应诊断为高分化脂肪肉瘤。

10. 腹膜后脂肪肉瘤

（1）占腹膜后肿瘤的 12%～43%，好发于肾脏周围。

（2）多数病例为巨大的孤立性肿瘤，直径多在 4cm 以上，少数病例可表现为多发性孤立的结节。

（3）脂肪肉瘤的特点：①形态不规则，分叶状；②境界清楚，有包膜；③切面有的呈灰黄色，似脂肪瘤样，有的呈灰白色或棕红色；④质软似鱼肉样，部分硬韧；⑤有的切面湿润，似胶冻样半透明状。

（4）镜下可见各个阶段分化不同的脂肪母细胞，间质中含有纤维黏液样物质。发生于腹膜后的脂肪肉瘤比发生在肢体的脂肪肉瘤预后差。

（5）组织学分型包括分化型脂肪肉瘤，又称高分化脂肪肉瘤、黏液性脂肪肉瘤、小圆细胞脂肪肉瘤、梭形细胞脂肪肉瘤、多形性脂肪肉瘤和去分化脂肪肉瘤。

（6）分化型脂肪肉瘤又包括脂肪瘤样脂肪肉瘤、硬化性脂肪肉瘤和炎症性脂肪肉瘤。

（7）腹膜后的脂肪肉瘤绝大部分是高分化脂肪肉瘤，组织学主要由近乎成熟的脂肪细胞构成，其中可见含小脂滴的脂肪母细胞及梭形、核大深染的细胞。

（8）硬化性脂肪肉瘤在上述病变的基础上，瘤内发生明显的纤维组织增生和玻璃样变。

（9）炎症性脂肪肉瘤除硬化性脂肪肉瘤的特点外，瘤组织内还有大量以淋巴细胞和浆细胞为主的炎性细胞浸润。

11. 淋巴管瘤

（1）淋巴管瘤为淋巴管源性疾病，常沿神经血管轴分布，多发生于头颈部，占 75%，腋窝占 20%，5% 可发生于纵隔、脾、骨等器官，发生于腹膜后者更少见。

（2）淋巴管瘤常见的组织学类型有 5 种，即：Ⅰ 型的单纯性淋巴管瘤；Ⅱ 型的海绵状淋巴管瘤；Ⅲ 型的囊性淋巴管瘤；Ⅳ 型的淋巴管血管瘤；Ⅴ 型的淋巴管肉瘤。其中以囊性淋巴管瘤多见。

（3）淋巴管瘤为单房或多房的囊性肿块，相互交通，单房者多见，通常内衬 1～2 层扁平上皮细胞，囊壁较薄，内充满黄色或乳糜样液体，若并发感染或出血时，抽出液为脓性或血性。

（4）淋巴管瘤的确切病因不明。目前主要有下述 4 种观点：①先天性淋巴管发育异常，异位的淋巴组织细胞增生，导致"淋巴管"囊状扩张而形成淋巴管瘤；②后天性因素使淋巴管阻塞，导致区域淋巴管排空障碍，逐渐导致淋巴管囊性增大;③淋巴管和体静脉吻合异常,使淋巴回流受阻有关;④淋巴组织细胞恶变形成淋巴管肉瘤。

(5)腹膜后淋巴管瘤多数体积较大,主要与腹膜后潜在间隙大及淋巴管瘤生长缓慢有关。

(6)一般早期无症状,有的患者通过体检发现,有的直到肿瘤相当大,或者进而造成邻近组织受压移位,出现相应症状时才被发现。

(7)腹膜后淋巴管瘤临床上少见,医务工作者经验少,而且腹膜后间隙深在,组织疏松,肿瘤可以长期隐蔽生长而不出现症状,常在体检时才发现,即使肿瘤长到很大时,临床症状也缺乏特异性,因此术前确诊有一定困难,误诊率高。提高诊断率需要:①查体应仔细、认真,常在腹部某一部位可触及一囊性肿物,较固定,一般无压痛;②利用影像学检查方法,对该病定位、定性有重要意义;③B超、CT导引下行囊肿穿刺检查,不仅可定性,而且能了解囊内液有无感染、出血等;④淋巴管瘤可发生于腹膜后任何部位,易与胰腺囊肿、生殖源性囊肿、囊性畸胎瘤、囊性转移瘤、肾上腺囊肿及脂肪瘤等相混淆,主要靠囊肿穿刺细胞学检查以明确诊断;⑤通过手术证实。

12.恶性纤维组织细胞瘤

(1)占腹膜后肉瘤的第2位。

(2)瘤体积大,直径多在5cm以上,无包膜,境界清楚,结节状或分叶状。

(3)质中等硬度,切面灰白色或灰红色,常见出血、坏死及囊性变。

(4)典型的组织学特征是瘤组织由组织细胞和炎性细胞构成。组织细胞主要为梭形的成纤维细胞、卵圆形的组织细胞等,炎细胞以淋巴细胞为主,浆细胞和中性粒细胞较少。

(5)成纤维细胞常排列成车辐状。细胞胞质内含有丰富脂质而呈泡状,胞核大而畸形,核仁明显,多见病理性核分裂象。

(6)如果瘤组织中富于血管的基质黏液样变超过瘤体的1/2,则称为黏液型恶性纤维组织细胞瘤。

(7)瘤组织中出现大量破骨样多核巨细胞,并伴有局灶性的骨或骨样组织时,则称为巨细胞型恶性纤维组织细胞瘤。

(8)瘤组织中出现大量黄色瘤细胞,同时混杂大量的中性粒细胞、淋巴细胞、浆细胞和嗜酸性粒细胞,其中炎细胞占肿瘤的5%～10%时,称为黄色瘤型恶性纤维组织细胞瘤,或炎症型恶性纤维组织细胞瘤。

13.平滑肌肉瘤

(1)平滑肌肉瘤占腹膜后肉瘤的第3位。

(2)瘤体较大,多在5cm以上,无包膜,境界不清,与周围组织粘连。

(3)切面灰白色,质似鱼肉样。

(4)镜下见瘤组织为异型的梭形细胞或椭圆形细胞构成,平行紧密排列,胞质丰富,伊红深染,核分裂象多见,超过5个/10HPF。常含有与核长轴平行排列的肌源纤维,并有明显的囊性变倾向。

(5)分化程度,可分为高、中、低3型。

(6)肿瘤组织中有大片坏死或肿瘤直径超过10cm时,即使核分裂象较少,也高度提示为恶性。这类肿瘤预后极差,85%以上的患者于诊断后2年内死于肿瘤广泛转移。

14.肾脏血管平滑肌脂肪瘤

(1)是腹膜后的良性肿瘤,由于其平滑肌细胞形态常呈非典型性,所以在活检标本中极易与平滑肌肉瘤混淆。

(2)对于原发于肾门周围、混有成熟的脂肪和厚壁血管,以及成束排列的、非典型性平滑肌细胞为主的肿瘤,免疫组化标记示瘤细胞表达黑色素瘤单克隆抗体(HMB45),则支持血管平滑肌脂肪瘤的诊断。

(3)有少数恶性血管平滑肌脂肪瘤的报道,其诊断标准中除了平滑肌细胞非典型性外,还必须有较多的病理性核分裂象、肿瘤性坏死及瘤细胞浸润周围组织或周围(远处)转移等。

15.腹膜后横纹肌肉瘤

（1）仅限于婴儿和儿童，组织学上通常为胚胎型。

（2）大体上呈水肿透明、柔软的葡萄状肿物，无包膜，界限清楚，灰白色或红色。切面呈鱼肉样，可见黏液样区域及出血、坏死。

（3）瘤组织由未分化的梭形和小圆形细胞构成，夹杂有分化较好的横纹肌母细胞。瘤细胞呈弥散或小巢状分布于疏松黏液基质内。

（4）梭形细胞多位于细胞中央或偏位，胞界清楚，胞核呈梭形、深染，核分裂象多见，胞质较少，嗜酸性，胞质突起相互连接呈星芒状。

（5）小圆形细胞，胞核大、圆形、深染，可见核分裂象，胞质较少。间质血管丰富。

16. 纤维瘤病

（1）腹膜后纤维瘤病主要由成纤维细胞和大量胶原纤维构成，瘤细胞排列成束，纵横交错，有时可累及纵隔。

（2）其与特发性腹膜后纤维化的区别在于，除了病变边缘血管周围有淋巴细胞浸润外，肿瘤实质缺乏明显的炎症成分。

17. 纤维肉瘤

（1）是罕见的腹膜后恶性肿瘤之一。

（2）体积一般较大，有包膜，质较硬。切面灰白色，鱼肉样，常有坏死、囊性变。

（3）瘤组织由成纤维细胞构成，排列成束或编织状，分化好者瘤细胞异型性小，核分裂象较少，瘤细胞间胶原纤维较丰富，分化差者瘤细胞异型显著，核分裂象多。瘤细胞间胶原纤维少，并可见巨细胞。

18. 脉管源性肿瘤　腹膜后发生的脉管源性肿瘤包括血管瘤、血管内皮细胞瘤、血管外皮细胞瘤、淋巴管瘤、淋巴管肌瘤和血管肉瘤等，其组织学形态与软组织的相应肿瘤类似。

19. 神经源性肿瘤　腹膜后良性的周围神经肿瘤的发生率低于纵隔，神经鞘瘤和神经纤维瘤均有报道。腹膜后恶性周围神经肿瘤相对常见，肿瘤可以直接侵犯骨组织并发生广泛转移。常见于肾上腺的交感神经肿瘤也可以发生于腹膜后，包括神经母细胞瘤、节细胞神经母细胞瘤、节细胞神经瘤及它们各种变型的肿瘤。约10%的副神经节瘤发生于肾上腺外，肿瘤可以发生于沿着腹膜后中线的任何部位。腹膜后部分恶性间质肿瘤可呈现上皮样形态，或表现为局灶状颗粒细胞改变，其中的一些间质肿瘤的超微结构提示有神经分化的特征。

20. 生殖细胞肿瘤

（1）腹膜后生殖细胞肿瘤多见于男性。

（2）发生于儿童者为原发性，主要有成熟性畸胎瘤和未成熟性畸胎瘤、卵黄囊瘤和胚胎癌。

（3）发生于成人者可以是原发的，也可以由性腺生殖细胞肿瘤转移而来。

（4）肿瘤的组织学类型包括精原细胞瘤、胚胎癌、成熟性及未成熟性畸胎瘤、成熟性畸胎瘤恶性变、卵黄囊瘤和绒毛膜上皮癌。

（5）在男性，腹膜后转移性生殖细胞肿瘤来自睾丸原发肿瘤比发生在纵隔的同一类型肿瘤的概率高得多。

（6）腹膜后原发性及转移性生殖细胞肿瘤在大体形态上有所不同，一般原发于腹膜后肿瘤多形成单个肿瘤，而由睾丸转移来者则倾向于形成多个结节，且常位于腹膜后两侧。

（7）精原细胞瘤原发的可能性较其他类型的生殖细胞性肿瘤大。

21. 腹膜后其他罕见类型的肿瘤

（1）肌成纤维细胞瘤：又称炎性肌成纤维细胞瘤或血管肌成纤维细胞瘤或炎性假瘤等。目前普遍认为此瘤为良性，但近年已有恶性肌成纤维细胞瘤的报道。

（2）类似于肾上腺的髓性脂肪瘤：可发生在骶前区域，其肿瘤境界清楚，瘤体可以巨大，组织学由脂肪细胞及正常骨髓造血组织混合而组成。该肿瘤临床上常无症状，但当髓外造血成分形成肿瘤(缺乏脂肪、界限不清)时,可伴有骨髓增生性疾病、溶血性贫血或严重的骨骼疾病等。

(3)Müllerian 上皮肿瘤:在盆腔或直肠阴道隔部位的腹膜后偶尔可见到原发性 Müllerian 上皮肿瘤。此类肿瘤可为良性,亦可为恶性。其组织学形态为浆液性、黏液性或子宫内膜样上皮形成的囊性或囊腺性肿瘤。它们起源于异位的卵巢组织或来源于与腹膜间皮层发生的间皮化生,如果肿瘤为子宫内膜样上皮所组成,则常合并子宫内膜异位症。某些腹膜后黏液性肿瘤具有胃黏膜上皮分化的特征,其提示该肿瘤发生于另一个完全不同的组织。

(4)缺乏畸胎瘤成分的肾外腹膜后 Wilms 瘤:其中一些也许是主要或完全由生肾组织组成的畸胎样肿瘤。大部分腹膜后 Wilms 瘤发生于儿童,但也有发生于成人的病例报道。

(5)类癌:作为一种腹膜后原发性肿瘤已有报道,但它究竟是来自不明原发部位肿瘤的转移,还是单胚层的畸胎瘤,或是正常分布于腹膜后的内分泌细胞所发生的肿瘤还有待于进一步研究确定。

(6)腹膜后肌上皮瘤:其组织学形态与神经鞘瘤相似,通常需要免疫组化标记方可确诊。

22. 间叶组织肿瘤

(1)系指由 2 种或 2 种以上间叶组织成分构成的混合瘤,是最常见的腹膜后肿瘤。

(2)间叶组织包括纤维组织、脂肪组织、肌组织及脉管组织等。

(3)良性者以脂肪瘤和瘤样纤维组织增生为多,恶性者以脂肪肉瘤较多,后者往往有明显的黏液性变,称为黏液性脂肪肉瘤,病理组织学应注意与黏液瘤相区别。

(4)常发生于肾周围的脂肪组织,瘤组织呈分叶状,有不完整的包膜,黄白色,肉眼有时很难与脂肪瘤相区别。

(5)腹膜后的成纤维细胞增生病变中,常形成界限不清的肿瘤,局部切除容易复发,通常称为瘤样纤维组织增生,而真正的腹膜后纤维瘤比较少见。

(6)有时瘤细胞混合有脂肪组织、肌组织、脉管组织,甚至有骨和软骨组织,良性者称为间叶瘤,恶性者称为间叶肉瘤,此类肿瘤比较少见。

23. 神经组织肿瘤

(1)来源于腹膜后丰富的交感神经节及自主神经纤维的肿瘤亦很多。

(2)包括神经衣发生的神经纤维瘤,施万细胞来源的神经鞘瘤,以及神经节和化学感受器来源的化学感受器瘤等,相应的恶性肿瘤有神经纤维肉瘤、恶性神经鞘瘤及成神经细胞瘤等。

(3)特点是肿瘤边缘不清,术后容易复发,而且常有变性,特别是神经鞘瘤常有黏液性变、囊性变、出血或坏死,甚至可有钙化。

(4)诊断恶性神经鞘瘤要慎重,除上述变性、出血及坏死不能作为恶性的条件以外,即是细胞生长稍活跃一些,也往往为良性,只有细胞十分丰富、异形性很明显、核分裂较多、有坏死且累及周围组织或器官时,才能诊断恶性神经鞘瘤。

(5)发生于交感神经节的神经节细胞瘤比较罕见,其组织学特点是在丰富的神经纤维组织中,有成堆的或散在的神经节细胞,镜下十分明显,此瘤为良性。若发生于脊髓内,则称为节细胞性胶质瘤,预后较差。

(6)发生于交感神经节的恶性肿瘤主要有成神经细胞瘤,好发于婴幼儿,高度恶性,但也见于成人,除肾上腺为最常见的发病部位以外,腹膜后交感神经节也是肿瘤的主要发源地。

(7)副神经节细胞瘤包括副节细胞瘤、非嗜铬性嗜铬细胞瘤、肾上腺外嗜铬细胞瘤、化学感受器瘤等。见于肾上腺外腹膜后间隙的任何部位,主要位于脊柱两侧的交感神经链处。当有功能时,则称为肾上腺外的嗜铬细胞瘤,瘤细胞内可见嗜铬颗粒,临床表现为阵发性高血压。当无功能时,则称为非嗜铬性嗜铬细胞瘤,瘤细胞内不含嗜铬颗粒,但电镜下可见少数成簇的神经分泌颗粒。

（8）临床主要表现为占位性病变,肿瘤可长得很大,术前难以确诊。

24. 淋巴造血组织肿瘤

（1）淋巴造血组织肿瘤主要有非霍奇金淋巴瘤、霍奇金淋巴瘤,以及所谓的骨髓外骨髓瘤。

（2）当前多数学者认为骨髓外骨髓瘤应属于非霍奇金淋巴瘤的浆细胞型。

（3）恶性淋巴瘤以颈部最为多见,首先发生于腹膜后者少见。

（4）有报道非霍奇金淋巴瘤的尸检中,肿瘤累及腹膜后者占第三位,仅次于颈部及纵隔淋巴结。

25. 来源于胚胎残余组织的肿瘤

（1）胚胎残余组织的肿瘤主要来源于泌尿生殖嵴胚胎残留,主要肿瘤有腹膜后囊肿、皮样囊肿或畸胎瘤、胚胎性癌及精原细胞瘤等。

（2）腹膜后囊肿:比较常见,除来源于泌尿生殖嵴以外,也可来源于脉管,如淋巴管囊肿等,它内衬多为单层扁平或柱状上皮,有时由于感染的关系,病理所见为无内衬上皮,只有薄层的纤维结缔组织,有时诊断为单纯囊肿。腹膜后囊肿多见于女性,多位于肾周围、结肠后或胰尾处,手术切除预后良好。

（3）精原细胞瘤:常来自腹膜后的隐睾或残余的泌尿生殖嵴,多数为一侧睾丸下降不全,但也可发生于两侧睾丸正常的腹膜后精原细胞瘤。原发于腹膜后的精原细胞瘤以成人型为多见,其他类型较少,它常与胚胎性癌共存,两者治疗效果差别较大。

（4）畸胎瘤:在腹膜后肿瘤中,畸胎瘤也比较常见,除卵巢、睾丸及纵隔以外,腹膜后是畸胎瘤的好发部位之一。瘤组织中有一种或多种分化不良的胚胎组织时为恶性畸胎瘤。

（5）脊索瘤:来自胚胎残余组织,但非源于泌尿生殖嵴,它多位于骶尾部或颅内鞍背,有时也可见脊椎的任何部位。

26. 腹膜后肿瘤特点

（1）腹膜后肿瘤部位深,早期多无症状,当肿瘤发展到一定程度,产生压迫脏器及胀痛时始被发现腹部包块。良性者增长缓慢、恶性者发展迅速,肿块多偏于体一侧。

（2）胃肠道受压时,可有恶心呕吐及饱胀感;直肠受压时可有大便次数增多及肛门部胀感,甚至大便变形及排便困难;泌尿系受压常见症状为:尿频、尿急、排尿困难或血尿,输尿管受压可致肾盂积水,血管受压则下肢水肿。

（3）腹膜后肿瘤出现疼痛是由于包膜张力增大,或压迫侵犯刺激神经表现为腰背痛,会阴部痛或下肢痛。肿瘤生长快,突然增大,有出血坏死,则出现胀痛或剧痛。

（4）可以有消瘦、乏力、食欲减退,甚至出现恶病质。少数有内分泌功能的肿瘤,可出现相应的症状。如系嗜铬细胞瘤,因其分泌肾上腺素和去甲肾上腺素,可出现阵发性高血压。如肿瘤压迫胰腺可刺激胰岛素的分泌出现低血糖。

27. 原发性腹膜后肿瘤分类

（1）来自脂肪组织的良性的脂肪瘤、恶性的脂肪肉瘤。

（2）来自平滑肌的良性的平滑肌瘤、恶性的平滑肌肉瘤。

（3）来自结缔组织的良性的纤维瘤、恶性的纤维肉瘤。

（4）来自横纹肌的良性的横纹肌瘤、恶性的横纹肌肉瘤。

（5）来自淋巴管的良性的淋巴管瘤;恶性的淋巴管肉瘤、淋巴肉瘤、网状细胞肉瘤、霍奇金病。

（6）来自血管的良性的血管瘤、血管外皮

瘤;恶性的血管内皮肉瘤、血管外皮肉瘤。

(7)来自间叶组织的良性的间叶瘤;恶性的间叶肉瘤。

(8)来自神经、神经鞘的良性的神经鞘瘤、神经纤维瘤;恶性的恶性神经鞘瘤、神经纤维肉瘤。

(9)来自交感神经的良性的神经节细胞瘤;恶性的成母细胞瘤、节细胞成母神经细胞瘤。

(10)来自嗜铬组织的良性的嗜铬细胞瘤;恶性的恶性嗜铬细胞瘤。

(11)来自化学感受器的良性的非嗜铬性副神经节瘤(腹膜后体瘤);恶性的恶性非嗜铬性副神经细胞瘤。

(12)来自泌尿生殖嵴的良性的囊肿;恶性的精原细胞瘤、绒毛膜上皮瘤。

(13)来自胚胎组织残余的良性的畸胎瘤、皮样囊肿;恶性的恶性畸胎瘤。

(14)来源不明、不能分类的良性的囊肿;恶性的未分化癌、未分化肉瘤、未分化恶性肿瘤、黏液囊腺癌、多房黏液囊腺瘤部分恶变。

28. 与原发性腹膜后肿瘤鉴别的疾病

①肾肿瘤;②肾母细胞瘤;③肾积水;④多囊肾;⑤胰腺囊肿;⑥胰体尾部癌;⑦结肠癌;⑧结核性腹膜炎;⑨腹主动脉瘤;⑩寒性脓肿;⑪腹膜后纤维化;⑫牧区患者须与腹腔和盆腔包虫囊肿鉴别。

29. 原发性腹膜后肿瘤的并发症

(1)肿瘤出血或儿童的腹膜后肿瘤增长较快,可致贫血症。

(2)肿瘤体积较大,推挤或压迫胃肠道时,患者可因食欲缺乏、恶心呕吐、腹泻等,致钾大量丢失和补充不足,使血钾降低,血清电解质紊乱。

(3)肿瘤破裂时,血液刺激腹膜可出现腹痛、腹肌紧张、压痛、反跳痛等急性腹膜炎的症状和体征。

(4)肿瘤破裂或侵及大血管时可引起大量出血,发生低容量性休克。

"取之不绝"广积粮

1. 摘录抗生素应用指南的部分内容

抗生素应用指南中,针对外科手术预防性使用部分,指出了以下规定。

(1)外科手术预防用药目的:①预防手术后切口感染;②清洁-污染或污染手术后手术部位感染;③术后可能发生的全身性感染。

(2)外科手术预防用药基本原则:根据手术野有否污染或污染可能,决定是否预防用抗菌药物。

(3)清洁手术的定义:手术野为人体无菌部位,局部无炎症、无损伤,也不涉及呼吸道、消化道、泌尿生殖道等人体与外界相通的器官。

(4)手术野无污染,通常不需预防用抗菌药物。

(5)手术野无污染时,仅在下列情况时可考虑预防用药:①手术范围大、时间长、污染机会增加;②手术涉及重要脏器,一旦发生感染将造成严重后果者,如头颅手术、心脏手术、眼内手术等;③异物植入手术,如人工心瓣膜植入、永久性心脏起搏器放置、人工关节置换等;④高龄或免疫缺陷等高危人群。

2. 历史沿革的总体状况

(1)三四十年前,抗生素多使用青霉素和链霉素,在当时就是非常好的药物了。但是注射青霉素非常痛,很多患者于术前哀求医生能不能不注射。

(2)当时的手术费用低,收容和收入与医生不挂钩,医疗规定也不严格,手术后发生伤口感染不可能导致纠纷,所以术前使用抗生素预防感染的概念淡薄,甚至几乎很少使用。

(3)据实而言,一类手术后发生手术切口感染的确实非常少。所能够记忆的是"医院内部一类手术切口发生感染超过千分之五的,手术室要停业,彻底消毒",足以见得对一类手术后伤口感染的总体认识。

(4)随着,医院转变为经营性质后,药物

使用与经济利益挂上了钩,抗生素使用首当其冲地走在了前面,势必被外科系统广泛并长时间使用了,其中就包括了一类手术。

(5)随着抗生素使用的泛滥,引起了学界的广泛重视,开始了对抗生素管理阶段,建立了抗生素的全国范围的控制体系,制订了很多规定,其中有的被严格管理。

(6)目前,有的医院严格掌握了一类手术的管理规定,例如北辰医院就不使用预防性抗生素,有的医院开始严格控制,如汉沽医院,有的医院仍然停留在口头管理状态。

3. 违背预防使用抗生素的根源在哪里

(1)在医患关系紧张的环境下,临床医生很容易扩大自己的自卫防线,唯恐手术后因为伤口感染导致医患纠纷。

(2)因为习惯使用了预防性抗生素,伤口感染率确实不高,就将功劳奉献给了抗生素。

(3)不清楚在医疗条件远远不如今天的既往,手术包靠高压蒸汽消毒、很多医用物品暴露在空气环境下,手术室没有层流净化设备,夏天甚至使用吊顶或地上的电风扇降温,消毒药物远不如今天可靠,骨科手术甚至规定使用 5% 的碘酊消毒两遍,抗生素的质量非常原始,患者的生活条件未必比现在好,皮肤的卫生条件极差,手术前还免不了为患者搓身上的老泥,使用乙醚去掉患者身上的油泥。就在这种基础条件下,一类伤口的感染率仍然相当低。

(4)不清楚国内使用抗生素的总体状况,意识上跟不上医务界的水平。

(5)误以为随意使用属于小节。

4. 不应该只从经济利益角度考虑合理使用

(1)是否应该使用抗生素,如何使用抗生素,属于科学范畴。抗生素使用指南是汇集了国内高端专家的意志,是建立在科学循证基础之上,不是硬性规定,而是科学的必然。与医学科学相比较,自己的担心就属于"天下本无事"了。

(2)手术医生能够严格遵守手术的适应证和禁忌证,是因为眼见为实,不遵守就要遭受抗御不了的惩罚。抗生素的使用效果和危害隐晦,使用了没有起到效果,不去想没有适应证,一时看不到危害也就想不到违反了禁忌证,由此导致了不注意抗生素使用的适应证和禁忌证。

(3)临床医生吃过违反使用抗生素的亏。例如痔手术后十多天了,局部感染靠自身防御能力足矣了,却继续使用不起作用的抗生素。患者能吃能动,还敢喝酒,结果就赶上了"双硫仑反应"致死。这份病例如果进入医疗事故鉴定程序,仅只被责问为什么仍然使用抗生素?就可以被定性为"由于违背了使用抗生素原则,在早该停止使用的时间段内继续违规使用,又适逢患者饮酒,致使遭遇到双硫仑反应致死",后果就可想而知了。

(4)一类手术的时间超过 3 小时,必须补加使用抗生素,是因为手术时间的延长弱化了局部抗感染能力,影响了伤口周围的血液循环,影响到成纤维细胞增殖和胶原合成,影响了白细胞吞噬功能。在这种情况下,有的医生并没有适时使用抗生素,就与经济利益的考虑无关了。

(5)有的医生不注意随时检查病历,只管开出医嘱,不注意停止医嘱,结果就造成了脱缰的野马任由奔驰。

(6)有的医生不注意关心患方的经济付出,不清楚患方与医院建立的是契约关系,在契约关系的承诺下,医务人员必须维护患方的权益,其中包括生活质量提高、生命得以维护、经济利益不受侵害、精神不遭受打击等。抗生素的付出如果属于毫无意义,就可能被责问到医务人员失于对契约关系的诚信。

(7)违规使用抗生素对患者是有近期和远期影响的,这在抗生素滥用的相关资料中早有论及。

(8)当然,极个别的医务人员滥用是故意的,行为表现还是我行我素。

5. 必须及时纠正滥用预防性抗生素的习惯

(1)医务人员参与竞争过程中,必须靠点滴积淀,一砖一瓦堆砌出竞争资本。必须认识到违规使用抗生素是往自己的脸上抹泥,如果再被周围人误以为另有所图,就主动放弃了竞争资本。

(2)医务人员科学使用抗生素是学识、基本功和能力的体现,规范使用抗生素是以抗生素适应证和禁忌证为后盾,体现的是守格,做人的规矩,反映的是医学知识底蕴,可不是小事。

(3)科学是基础,敢不敢停止随意使用,体现的是科学意识和态度。胡乱使用就可能落下"任嘛不懂"的负面口碑,没有根据地担心术后感染,就跟不敢上路一样可笑。大胆地放弃原有的顾虑,试验和观察效果,改弦更张必然得到学界的支持,按规定办事,谁也奈何不了自己,就大胆尝试一下。

(4)我们有很多策略自卫,开始规范使用时,如果仍有谨慎心态,可以通过告知加厚壁垒。如策略地告知患者不使用预防性抗生素是规范规定,是制度规定,也包括自我约束,体现的是对患者关心。一旦感染,会及时处理。

(5)预防手术切口感染,还包括了术前准备,手术后对伤口的严密观察等,防御是多方面的。

6. 多说几句

(1)今天谈到的是手术时预防性使用抗生素,其实目的还不仅于此。

(2)科室团队的凝聚力必须体现在工作的步调一致,科室按照医院规定严格管理的目的是为了保护,共同提高医疗质量,规避医疗风险,属于愉悦上班,平安回家的人性化管理。

(3)必须按照客观规律发展科室,按照现代"生物-心理-社会"医学模式管理科室,就需要首先关注患者住院后的心理感受。穷人住院后,算计的是省钱,"因病致贫"是我们都不愿意的,如果不注意患者的贫穷,再好的诊治效果也会被出院后没饭吃而冲淡。良好的口碑还包括了省钱。

(4)我们都不是日进斗金的款爷,但是都能够吃上喝上想吃想喝的东西,在这种情况下还能够想到贫穷人,我们就超脱了治病救人范畴,而跃升到患者的救命恩人水平了,这个"恩"就包括了抑制住自己的随意。用佛教的语言就是得"三生三世因果之福"了。

(5)科室必须严格制止不规范使用抗生素,是受到社会舆论的制约、科学规定的制约、医院制度的制约、科室管理要求的制约,这仅仅是外因。还有更重要的制约因素,就是自我。如果科室内部没有这种违规现象,也就看不到科室反复唠叨这些内容了。

(6)科室要逐渐建立起群防自卫机制,如果同事们互相监督和提醒了,也就不可能暴露在光天化日之下,也就没有了科室主任的不得不讲。

(7)养成良好的工作习惯,其中包括整天心存患者,经常盘算患者的诊断和治疗,反思给患者做了什么工作、没有做什么、哪些医嘱该更改了、对哪位患者还不放心,这都属于临床医生训练的工作能力。

(8)克服浮躁情绪是临床医生必须具备的心理素质。被指点和被批评是个人财富,属于好心人传递给自己的良药。接受指教是学习过程的有机组成,听得不顺耳、觉得不舒服而规避就等于放弃进步。

(9)改正就必须立竿见影,靠逆境商纠正缺点是能人的品德。改正就要动用铭记力,强化铭记力的手段是深思危害,首先弄懂其中的为什么,找到深部根源,才可能有了自我痛恨,也就有了"一朝被蛇咬"后的聪明。接受教训还表现在举一反三,由一处不足联想到方方面面,这一次的代价换回来诸多的警觉,也就少了很多次的不舒服。

知足者常乐,机遇让我们走到了一起。

科室主任不武断,学术公开,放手管理,不下黑手整职工,这就是好天时;医疗组带头人不轻易责怪同志们的工作不足,屈身和大家共同干工作,这就是好地利;剩下来的是就靠心心相印凝聚起来,这就是人和。科室职工可能没有遇到霸道的科室主任整天吆五喝六地胡乱闹,整得大家无所适从;没有遇到医疗组带头人遇事推给低年资医生,欺上瞒下打得乌烟瘴气,科室职工恨不能藏在角落里权且一时安宁。那种滋味只有深处祸害的人知晓。

让我们共同努力,警示一次,获利百天,一切为了明天。

"看似常见"实少见

背景情况:接到申请会诊医院主任的电话,告知一例男性,22 岁的外伤后患者,既往被诊断为家族性息肉病,出现了不完全性肠梗阻,患者要求手术的愿望迫切,要求会诊。

该患者于 11 天前住院,因右侧胸腔锐器伤,右侧血胸,右膈肌破裂,接受了急症右侧膈肌修补,右侧胸腔闭式引流术,术后恢复良好。如期拆线。2 天前出现右上腹部阵发性剧烈绞痛,局部起包块,伴恶心呕吐,黏液血便,要求手术治疗。

患者住院后,主管医生掌握了以下病史。

自患者 4 岁时开始,母亲发现患者双手和口唇边缘有小片状灰黑色色素沉着。因其母亲也有类似皮肤异样,被家庭内部诊断为"家族性息肉病",因为没有腹痛和血便,没有引起过分注意。

住院前 10 年,突然出现左上腹部阵发性剧烈绞痛,痛时左上腹部明显出现包块,不能随腹部疼痛而明显。有恶心和呕吐,间断出现黏液血便,停止排气和排便。疼痛 2 天后,在市内儿童专科医院被诊断为"肠套叠",接受了"肠切除,肠吻合"手术,具体手术部位不详。术后被告知"家族性息肉病",伤口一期愈合出院。出院后的短时间内,腹部疼痛

消失。

手术后半年左右,自此重复了手术前的症状,再次接受了急症手术,仍被告知"肠套叠""肠切除和肠吻合",具体部位仍不详,仍被诊断为"家族性息肉病"。

此次手术后,施术医生告知"今后腹部疼痛力争非手术治疗",从此打消了手术治疗的打算。

近 9 年来,经常出现左上腹部阵发性绞痛,多于季节变化、受凉、饮食不节、情绪变化后出现,每次发作 1～3 天。疼痛出现后,左上腹部起包块,能够感到腹腔内气串感,或停止排气排便,或出现脓血黏液便,伴有恶心呕吐。

曾于 3 年前腹部疼痛剧烈后,准备到医院住院治疗,乘汽车途中出现交通事故,汽车碰撞的瞬间,患者的腹痛突然消失。

腹部情况,可见上腹部左右侧经腹直肌切口各一,未见切口疝。可见左上腹部肋缘下明显膨隆,隐约可见肠型及蠕动波。该部位有明显触痛,无反跳痛和肌紧张。未闻及高调肠鸣和气过水声,未闻及振水音。

肛指检查未见外痔,肛门括约肌不松弛,进指 8cm 处,可触及左侧卧位来自 2 点方向的,突向肠腔的隆起肿物,呈息肉状,直径约 0.7cm,有蒂,质软,指套无血,未触及质硬肿物。

超声检查,可见小肠明显扩张,部分肠壁增厚,可见扩张肠管内的套筒征。

腹部 CT 检查,显示了息肉的位置、大小及边界,病变局部肠腔的狭窄程度,梗阻肠管近端扩张程度等。

患者之母,现年 66 岁,首先发现双手的示指桡侧散在灰黑色的小片状色素沉着。口唇可见直径 0.9cm 的小片状灰黑色色素沉着。曾因为急性肠梗阻,先后 3 次开腹手术,术后诊断为横结肠肠套叠,切除了部分结肠,吻合了肠管。

患者为家中第 3 子,长女体健,未发现皮

肤色素沉着,无腹部疼痛和脓血便史。家中次女与患者皮肤和消化道症状类似,因妊娠中毒症死亡。

根据患者具备:①家族遗传史;②皮肤黏膜色素斑;③胃肠道多发性息肉,符合诊断家族性黑斑息肉病;④已经合并了肠套叠,低位、不完全性、机械性、单纯性肠梗阻;⑤不除外合并肠粘连因素。

会诊后,为了核实诊断,查阅了有关资料,确认诊断为"家族性黑斑息肉病"无误。回复给申请会诊医院书面的会诊意见。并附上以下黑斑息肉病的分析资料。

黑斑息肉病又称为色素沉着-胃肠道息肉综合征,Peutz-Jeghers 综合征,家族性胃肠道多发性息肉病并皮肤黏膜色素沉着综合征,是一种罕见的常染色体显性连锁遗传性疾病。

1896 年,由伦敦的一位外科医生 Hutchinson 首次对该综合征进行了报道,他发现一对孪生姐妹在口唇和口腔黏膜有咖啡色色素沉着。

1921 年,Peutz 研究了一家三代 7 位患者,发现所有患者有皮肤色素沉着的同时,还伴有胃肠道多发性息肉。

1949 年,Jeghers 在详细观察和研究了 10 例患者的临床表现,胃肠道息肉和皮肤黏膜黑色素沉着斑点后,提出该病是一种符合孟德尔遗传规律的常染色体显性遗传病。由此引起了临床医生对该病的重视。

1954 年,此综合征被命名为 Peutz-Jeghers 综合征(PJS)。

Peutz-Jeghers 综合征是一种常染色体显性遗传性疾病,多数患者在儿童或青少年时期发病。大部分患者是因位于 19 号染色体短臂 LKBI 的胚系突变所致。

诊断主要根据:①家族遗传史;②皮肤黏膜色素斑;③胃肠道多发性息肉。患者可有明确或可疑的家族史,亦可为散发病例。

该综合征最显著的特征莫过于口唇黑斑。黑色素斑点在儿童时期即可出现,也有的在婴儿期就有。黑斑分布范围较广,可发生于唇、齿龈、颊黏膜、口、鼻、眼的周围。在此区域内黑斑呈现点或片状,而在面颊部为碎斑,指(趾)的掌面呈对称性分布,阴唇及龟头亦可有黑色素沉着。

色素斑呈圆形,不高出皮肤,直径 1～5mm。色素斑多出现于 3～4 岁。本例患者诉自幼便发现口唇黏膜及手指、脚趾皮肤色素斑。

有报道 PJS 患者的支气管黏膜也发现有黑斑存在。颊黏膜黑斑在 PJS 患者出生后即有,表现颜色为淡褐色,1～2 岁后斑点,颜色逐渐变深成为黑色斑点,此处黑斑终身不变。这些特征对于指导确诊 PJS 患者具有重要的临床意义。

消化道多发息肉的常见部位依次为小肠、结肠、直肠、胃。息肉可有蒂或无蒂,表面光滑或呈"桑椹"状、分叶状,数目达数十至数百个。息肉性质多是错构瘤性息肉。

随着息肉的增长,可引起肠套叠和肠梗阻,严重的还可引起肠坏死。

由于十二指肠的巨大息肉,或十二指肠空肠套叠,表现为原因不明的腹痛,多为阵发性绞痛,可自行消失。

还可引起胆道梗阻。

由于息肉的大量出血,可造成患者贫血,有时还可出现急性消化道出血。患者也可出现腹泻或便秘。临床表现多为腹痛、消化道出血及反复肠套叠等,且临床症状可随着年龄的增长和病情进展越来越明显。

息肉体积逐渐增大、数量增多,癌变率也随之增加,并有着错构瘤-腺瘤-腺癌的发展过程。本例息肉主要位于小肠、结肠,临床表现为肠道多发性息肉所致肠道不全梗阻及肠套叠,息肉数量多,部分病灶体积较大,并有癌变。

在输尿管、膀胱、气管等腔系器官也可存在。

病理上可分为:①腺瘤性息肉,包括管状、绒毛状、管状绒毛状腺瘤;②炎性息肉,包括黏膜炎性增生、血吸虫卵性、良性淋巴样息肉;③错构瘤性,幼年性息肉、黑斑息肉病(Peutz-Jeghers 综合征);④其他包括化生性息肉及黏膜肥大赘生物;⑤多发性腺瘤称为腺瘤病。

肠息肉可以发生在肠道的任何部位,临床上息肉分为:肿瘤性息肉、非肿瘤性息肉、肠息肉病。

肿瘤性息肉。常见部位为结肠、直肠。病理包括管状腺瘤、绒毛状腺瘤、管状绒毛状腺瘤(混合型腺瘤),其中管状腺瘤最多见。发生率分别为 75%～90%、7%～15%、5%～10%。广基腺瘤的癌变率较有蒂腺瘤高。腺瘤越大,癌变的可能性越大,腺瘤结构中绒毛状成分越多,癌变的可能性越大。

非肿瘤性息肉。①幼年性息肉,常见于幼儿,大多 10 岁以下,成人亦可见。60%发生在距肛门 10cm 内的直肠内,呈圆球形,多为单发,病理特征为大小不等的潴留性囊腔,是一种错构瘤;②炎性息肉,最多见于溃疡性结肠炎、克罗恩病、血吸虫病、肠结核、肠阿米巴等慢性炎症刺激所形成。

肠息肉病。在肠道广泛出现,数目多于100 颗以上的息肉,并具有特殊的临床表现时,称为肠息肉病。常见的有:①黑斑息肉病,是一种少见的显性遗传性疾病,特点为胃肠道多发性息肉,伴口腔黏膜、口唇、口周、肛周及双手指掌、足底有黑色素沉着。以小肠息肉为主,约 30%的患者有结肠、直肠息肉。息肉的性质为错构瘤性息肉。②家族性腺瘤性息肉病,是一种常染色体显性遗传病,常在青春发育期出现结、直肠腺瘤,甚至可满布所有结、直肠黏膜,如不及时治疗,终将发生癌变。

家族性腺瘤性息肉病,有时会出现以下两种综合征:①家族性腺瘤性息肉病,并多发性骨瘤和多发性软组织瘤(加德纳综合征);

②家族性腺瘤性息肉病,并中枢神经系统恶性肿瘤(特科特综合征),这两种综合征,并非家族性腺瘤性息肉病的转移。

粪隐血实验常呈阳性。

全消化道钡餐、钡灌肠及气钡双重造影,可发现消化道息肉所造成壁充盈缺损。

纤维内镜检查可进一步确诊。

应用 MR 的 HASTE 技术,可以精确地反映出 PJS 引起的肠套叠和肠扭转。常并发生殖器肿瘤。

CT 可清晰显示息肉的位置、大小及边界、病变局部肠腔的狭窄程度,有无肠套叠及梗阻肠管近端扩张程度等。

"靶征"是肠套叠体部最多见的特征性征象。"靶征"多呈类圆形或呈同心圆状。套叠尾部常呈"彗星尾征""套筒征","靶征"及"套筒征"对于是否有肠套叠有一定的诊断价值。

螺旋 CT 对肠套叠诊断具有定位准确,可以明确病因,对肠腔内外及腹腔情况了解全面等优势。此外,CT 增强扫描有利于病变清晰显示,对病变血供是否丰富及有无肠管坏死可及时做出诊断。

息肉多见于小肠,CT 检查可弥补内镜无法达到的缺陷,作为临床检查的筛选手段之一,有助于术前对病变情况进行较准确地评估。

PJS 患者常常以消化道症状就诊,多因胃肠道内息肉引起腹痛、消化道出血,甚至肠套叠、肠梗阻等外科急症。消化道息肉可发生癌变,并且 PJS 伴发消化道以外部位癌肿的概率也较高,可为胰腺、胆管、乳腺、肺、卵巢、子宫、甲状腺、肾上腺等部位的癌肿。

对该病的认识,有助于早期诊断,能够减少急性并发症的发生,有利于采取更恰当的治疗方法。对于消化道息肉较大的患者,建议手术切除病灶,以防其癌变可能。对于有家族史或已确诊病变较小的患者,应定期复查,注意加强随访。

"老生常谈"并发症

临床教学要对某些常见病、多发病、临床常见并发症等，不厌其烦地反复讲解，多角度围歼，形成认知共同的氛围，积淀到科室的知识底蕴，结合一例乙状结肠肠瘘的术后患者，复习了有关肠瘘的基础知识。

1. 造成手术后乙状结肠肠瘘并发症的主要原因

（1）乙状结肠有容易损伤的原因：乙状结肠动脉进入乙状结肠系膜内，互相吻合，构成动脉血管弓和边缘动脉。其下部与直肠上动脉之间没有边缘动脉连接，成为结肠血供的薄弱点，又称 Sudek 点，容易发生缺血性病变。如果结扎发生于边缘动脉血管弓的最靠近肠壁的部位，供应肠壁的终末动脉就难以通过侧支循环得到血供。

结扎较大结肠动脉的根部后，靠边血管弓的侧支循环不至于造成结肠缺血。如果同时伴有边缘血管弓的发育异常，就可能发生节段性肠缺血，甚至坏死。结扎动脉的部位越靠近肠壁，越容易引起肠壁的血供障碍，有报道一个长支血管的损伤可以使肠管坏死约2.5cm。有人认为周围小动脉的结扎比肠系膜下动脉根部结扎更容易造成肠坏死。

（2）引流管应该作为考虑因素之一：常见的腹腔引流管并发症，包括：①引流口感染；②引流管引起腹腔内的感染；③引流管口出血；④引流管内出血；⑤引流管压迫小肠引起肠梗阻；⑥引流管引起损伤空腔脏器；⑦引流管折断；⑧引流管滑入腹腔内；⑨腹腔引流管周围渗漏。

其中，引流管内出血的主要原因为放置引流管时间过长、残腔久不闭合、引流管腹腔端周围形成大量的肉芽组织，在活动时肉芽组织受到损伤而引起出血。引流管压迫小肠引起肠梗阻的主要原因为引流管质地较硬，放置位置不当，压迫回盲部肠管。引流管引起损伤空腔脏器的主要原因为引流管的管口持续顶压肠壁，造成局部缺血坏死。

（3）本例患者手术后没有腹腔脓肿的临床经过，故在未行经引流管消化道造影前暂不考虑。

2. 必要的消化道造影检查

（1）本患者的肠瘘发生在乙状结肠到直肠之间，根据是：①手术操作位置在盆腔的左侧，术中可见位于乙状结肠附近；②腹腔引流管位于乙状结肠后侧，可见粪内容物；③腹腔引流管内容物与经由直肠流出的内容物性质雷同；④未发现腹部其他部位疼痛。

（2）临床观察已经证实了肠瘘存在，而且肠瘘发生区间基本明确，位置接近肛门，没有必要采用不明肠瘘的侦查手段，如腹部 X 线检查、CT 检查、纤维肠镜检查等。

（3）经腹壁瘘口行消化道造影，是诊断肠瘘的有效手段。本患者适宜通过腹腔引流管造影，发现肠瘘的部位、瘘口的大小、瘘口与皮肤的距离、瘘口是否伴有脓腔及瘘口的引流情况，顺便提供瘘口远、近端肠管状况。

（4）对早期肠外瘘患者多使用泛影葡胺，是因为泛影葡胺进入肠腔内和漏入腹腔后可很快吸收。浓度为 60% 的泛影葡胺多能清楚显示肠瘘情况，切莫稀释，以免因造影对比度差，难以明确肠瘘及其伴随的情况。造影时应动态观察胃肠蠕动和造影剂分布的情况，注意造影剂漏出的部位、漏出的量与速度、有无分支岔道和脓腔等。

3. 手术治疗

（1）手术指征：①未愈的管状瘘，影响管状瘘愈合的因素有结核、肿瘤、远侧肠襻梗阻、异物存留、瘘口附近有残余脓肿、瘘管瘢痕化或上皮化等；②唇状瘘，很少能自愈。

（2）手术时机：确定性肠瘘手术应选择在感染已控制、患者全身情况良好时进行，一般在瘘管发生后 3 个月或更长一些时间。由于炎症、感染、营养不良等因素，早期手术的成功率不高。

（3）手术方式：肠瘘的手术方式有瘘口局

部肠襻楔形切除缝合术、肠段切除吻合术、肠瘘部肠襻旷置术与带血管蒂肠浆肌层片或全层肠片修补术等。其中以肠段切除吻合术最为常用,肠浆肌层片用于修复肠段难以切除的瘘。

(4)手术结束:用大量等渗盐水(6000ml以上)冲洗腹腔,放置双套管负压引流,预防发生腹腔感染。并对行广泛剥离的病例作肠内插管小肠内固定术,避免术后发生粘连性肠梗阻,导致手术失败。

4.应对肠瘘四阶段

(1)第一阶段(瘘发生后7~10日):患者处于瘘口尚未稳定期与感染的初期,腹腔内感染严重,局部炎症水肿,如手术修补肠瘘口往往失败,而且会导致感染扩散;应该给患者禁食,胃肠减压,并给予胃肠外营养纠正一般情况;给予抗生素,彻底引流腹腔感染灶,并将肠内容物彻底引流出腹腔。

(2)第二阶段(10~30日):经过第一阶段处理,患者逐渐恢复,瘘口经过引流或处理已经基本稳定。如感染仍很严重或继续发展扩散时应积极控制感染加强营养。

(3)第三阶段(1~3个月):经前阶段处理,效果较好的瘘口已愈合或稳定。较低肠瘘对营养的影响不大。应及时了解瘘口不愈合的因素,如:①瘘口远端梗阻;②瘘管的组织已上皮化;③结肠黏膜与腹壁愈合,使瘘口呈唇状;④瘘口部有异物存在;⑤瘘口附近有脓肿引流不畅;⑥特殊感染或肿瘤存在。

(4)第四阶段:肠瘘未愈合的患者,腹腔感染控制,瘘口局部情况好,可考虑择期手术,清除病因,以关闭瘘口。如瘘口远端梗阻应解除后再修补瘘口;单纯唇状瘘,或管状瘘,可将瘘翻向肠腔而不要过多地探查腹腔,当然吻合局部因特殊感染或肿瘤存在时,应将病变切除吻合。

5.修补手术的注意事项

(1)肠切除吻合时,肠切除断端用血管钳钳夹过的组织应剪除,对肠病变引起的狭窄,

肠扭转,肠套叠或肠系膜血管损伤,血栓形成等,做肠切除吻合时,宁可多切除一些,以保证肠端组织正常。一般肠断端离坏死肠管(或病变肠管)至少3~5cm。

(2)保证肠吻合端的良好血液循环,切除肠管时,肠系膜对侧多切除一些,以保证血供,分离系膜时,不要太多,不能超过肠端1厘米。缝合时,系膜侧应带着部分无血管的系膜以保证血供,又不损伤供应的血管。

(3)肠切除吻合时,局部不能有感染及血肿存在,缝合必须将肠黏膜内翻,以保证肠端的完全浆膜面对浆膜面愈合。

"术后肠瘘"常复习

外出会诊时,先后遇到两例术后肠瘘的患者,感觉主管医生对肠瘘缺乏系统认识。返回科室后,抓住术后肠瘘隐患的患者,向低年资医生与实习医生介绍了以下内容。

1.绝大多数的术后肠瘘发生在术后的5~9天,即肠功能恢复到开始进食阶段,肠内容物增多,肠腔内压力增高,原已存在的隐匿性瘘被表现出来。

2.术后1周左右,直肠与盆腔壁及周围组织已粘连,肠瘘内容物往往局限于骶前间隙。

3.肠瘘的诊断要点:①术后体温已正常,5~7天后体温再度升高或术后持续高热不退;②白细胞及中性粒细胞均增高;③直肠刺激征及腹膜炎体征均提示瘘已发生;④盆腔引流量增加,混浊或呈粪水样,排气时引流管亦引出气体;⑤重症患者可出现麻痹性肠梗阻、感染中毒性休克、急性肾衰竭等。

4.产生瘘的原因,包括:①高龄患者全身情况相对较差,多合并血管硬化、糖尿病等疾病,免疫功能减退、组织修复能力差,发生肠瘘的风险增加;②肥胖患者的肠壁及盆壁脂肪组织肥厚,术中显露差,肥厚的乙状结肠系膜跨过骶岬的张力大,可能影响其中的血供,吻合口脂肪组织较多,术后液化是形成肠

瘘的因素之一;③术前肠道准备不理想,吻合口近侧结肠内残留的大便增加局部张力,诱发感染而发生,尤其急诊手术和不完全性肠梗阻时;④全身营养状况差、低蛋白血症患者组织易水肿,修复愈合能力差,抗感染能力下降,发生肠瘘的概率相对增大;⑤盆腔引流不畅导致吻合口周围感染,诱发肠瘘;⑥吻合技术不熟练导致吻合口存在缺陷,如针距过大或过小,吻合口血供障碍或缝合不严,吻合器使用不当,导致组织撕裂、钉合不全及夹入其他组织等;⑦游离结扎肠系膜位置过高和过多,使结肠边缘血管弓受损,女性大多直肠下动脉缺如,局部血供差;⑧结扎肠系膜下动脉后,结肠边缘动脉供血不足可能导致肠瘘;⑨糖尿病等全身性疾病;⑩术后引流管放置不当压迫吻合口;⑪手术适应证掌握不当;⑫术中无菌操作不严,导致吻合口周围感染,可能与基质胶原酶-13的异常表达有关;⑬术后早期腹泻可以导致腹胀、肠麻痹、肠壁水肿等,促使肠瘘发生;⑭肿瘤不同的病理分期与吻合口的发生率之间存在明显相关性,其原因可能与患者全身条件相对较差、用于吻合的肠段肠壁水肿,需要切除的肠系膜较多导致吻合口血供较差,吻合口张力较大有关;⑮术前应用类固醇;⑯手术时间长。

5. 较为有效的预防方法:①良好的肠道准备,对肠梗阻患者术中实施肠道灌洗;②围术期积极治疗其他并发疾病,如控制血糖、纠正低蛋白血症等;③保证吻合口无张力和良好的血供,近端结肠游离以适度为宜,不宜一味地为减低张力而牺牲血供;④提高手术技巧,减少对组织的牵拉和挫伤,对并存两种以上的高危患者,术中行保护性结肠造口;⑤术中近端放置肠内导管以预防低位直肠癌前切除术后肠瘘,预防肠瘘效果满意;⑥吻合器吻合后手工缝合加固吻合口;⑦术后扩肛以保持肛门括约肌松弛,直肠内持续留置跨越吻合口的肛管,可有效减轻肠道内容物对吻合口的压力和化学刺激,对吻合口的愈合极为

有利;⑧吻合后行肠瘘气试验,没有把握的可以预防性回肠造瘘。

6. 对下列情况应积极行结肠造口,转流粪便。包括:①急性弥漫性腹膜炎;②估计漏口较大,短期内难以自愈;③全身中毒症状明显;④年龄大、营养差、心肺功能减退,难以耐受较长时间的全胃肠道外营养;⑤原置引流管已拔除,局部处理有困难。

7. 早期手术方式:一般采用横结肠或回肠造口,有报道采用Hartman手术,手术中离断原吻合口,吻合口远侧肠管封闭,近端肠管拉出行单管造瘘;近年来有人提出肠漏的"快速治疗"理论。该理论主张遵循传统治疗原则,或彻底改变传统的治疗原则,促进肠漏的快速自行愈合,在肠漏发生的早期实施确定性肠瘘切除和肠吻合术。

8. 非手术治疗的有关问题:①早期禁食,采用全胃肠外营养或要素饮食;②要根据具体情况尽早恢复进食,是因为肠黏膜所需营养的70%来自肠内营养,静脉营养会使肠黏膜处于饥饿状态,易发生萎缩,降低肠屏障功能,导致肠内细菌或毒素的易位;③有人认为瘘口位置很低,腹腔内无吻合口时,不必顾虑肠内营养物对吻合口的影响,完全可在术后尽早进食,改善患者的营养不良,促进患者的代偿和修复,待患者胃肠功能恢复后可给予口服低渣饮食,适当给予部分静脉营养,不主张予全肠外营养;④有人建议服用适量的收敛剂,促使大便早日成形,减少漏口的渗出,便于漏口周围肉芽组织的生长和填塞;⑤明确有肠瘘后不需禁食,可给予肠内营养、流食或少渣食物,注意不要进食产生较大块食物残渣的食物比如蔬菜等,以免堵塞吸引管。常规给予抗炎、支持治疗。

9. 通过放置于盆腔的引流管注入灌洗液,经肛门插入不易被堵、亦不用固定而不易脱出的直径0.8~1.0cm蕈状管置于直肠腔内,外接电动负压吸引器,用2~3kPa的负压持续吸引。盆腔引流管用生理盐水持续滴

入灌洗,滴速 60～100 滴/分钟,每天可加用 2 次甲硝唑液,每次 100ml 滴入灌洗,至肛门管吸出的灌洗液变清亮,大约需 2 小时,以后可以定期灌洗,每天 4～8 次,每次灌洗的时间视引出液是否浑浊而定。

10. 瘘口愈合是一个逐渐的过程,灌洗液流入和引出变慢最后没有引出,即可认为漏口已经闭合,可以停止灌洗和逐渐拔除直肠内蕈状管。

11. 近年来有关生长激素、生长抑素促进肠漏愈合的研究取得了一些进展,相关报道不少。生长抑素能够有效抑制消化液的分泌,从而减少其由漏口向外渗漏。生长激素能够提高肝 mRNA 的表达,调节氮平衡,促进蛋白质合成,从而加速瘘口的愈合及肠黏膜的生长,两者配合使用能够有效治疗多种消化道瘘。一些营养不良的患者经过口服、肠内或肠外营养再喂养后可能引起的由于代谢异常所导致的严重电解质和体液紊乱,出现所谓的“再喂养综合征”,低磷血症是再喂养综合征的显著特征,生长激素有使其加重的可能,故使用时应注意进行电解质和心电图的监测。

“吻合口瘘”知细节

直肠癌手术后发生吻合口瘘是比较棘手的并发症,国外报道的发生率在 4%～16%,平均 5%;国内报道在 2.3%～11.4%,平均 6.05%。直接影响到医疗质量,较容易引起医患纠纷,值得手术医生高度重视。曾经接受过手术医生询问一例没有纠纷的直肠癌患者,涉及发生吻合口瘘的原因判断和解释,为此,做了以下书面答卷。

吻合口瘘是多种高危因素作用的结果,原因比较复杂,主要涉及患者自身因素、肿瘤本身、手术者的操作技巧等。较难按照病历记载或术者口头介绍做出科学判断,还有赖于术者按照可能的原因,深入细致地回顾手术前后的诸多因素,主动解剖一个案例,总结

出其中的主要矛盾和次要矛盾,为今后的手术铺平道路。

1. 吻合口瘘的局部因素

(1)吻合口位置低:吻合口位置越低,发生吻合口瘘的机会越多,是因为:①低位吻合口远端直肠血供较差;②低位吻合手工操作困难;③双吻合器吻合虽然在操作上有所改善,但其难度亦较直肠上段癌大;④吻合口张力大;⑤男性骨盆比女性骨盆窄,肥胖者骨盆更狭窄,低位吻合操作难度更大,容易污染盆腔。

有资料统计:①Pakkastie 等报道,134 例直肠癌手术,前切除术后吻合口瘘的 16 例,均在 7cm 以下,认为吻合口与肛缘的距离与吻合口瘘的发生率相关;②Detry 等报道,吻合器吻合时低于 5cm 者的发生率为 11.4%,而高位吻合者仅为 2.2%;③Rullier 等的研究发现,直肠癌前切除术后 5cm 以内的吻合高度,发生吻合口瘘的风险要比 5 厘米以上高 6.5 倍;④Rudinskaite 等认为,距肛缘 10cm 以内的吻合危险性,要高于 10cm 以上 3.5 倍。

(2)吻合口血供差:①手术要求完整切除的直肠系膜距肿瘤要大于 5cm,肠管距离肿物要大于 2cm,降低了远端直肠血供,如果手术医生再往远处切除直肠系膜,就有可能进一步影响到肠管的血供;②术中盆腔部位的止血不彻底,容易形成吻合口处血肿,增加了局部血供障碍;③低位的吻合口已接近肛管内口,经直肠侧韧带的血供已完全切断,此时直肠上动脉已被完全分离结扎,经由女性子宫、阴道或男性膀胱之间的吻合支也已完全切断;④操作吻合器过程中,或因旋转钮过紧,或因击发的等待时间过长,均可导致对吻合组织的压榨过度,有可能造成局部的血管内皮损伤,继发了血栓形成而影响局部血供。

(3)吻合口处张力高:保持吻合张力适度,包括了保证吻合处肠管无张力,以及保证由边缘动脉组成的血管弓供血充足。要求必

须充分游离左半结肠,必要时松解结肠脾曲,以降低吻合口张力。

Karanjia 报道,游离结肠脾曲与不游离结肠脾曲吻合口瘘的发生率分别为 9%(17/187)和 22%(7/32),两者有着统计学差别。

(4)吻合口口径差异悬殊:术前有急性肠梗阻时,肠管扩张,虽然术中经阑尾根部进行结肠顺行灌洗,清除近端结肠所存有的粪便和积液,显著缩小了肠腔口径。但结肠直肠吻合或结肠肛管吻合时上下口径仍有差异。

(5)术后远端梗阻:由于肠管痉挛或耻骨直肠肌肥厚导致肠腔内压力增高,尤其在开始进食时,近端肠管蠕动增加更明显。手术后及时扩肛的要求很严格,目的就是为了防范远端梗阻。

(6)局部感染:术前肠道准备不充分,肠腔内存留大量粪便,加之术中污染、术后引流不畅、盆腔积液、残存的陈旧血积聚成脓肿,浸泡或腐蚀吻合口,是感染吻合口及周围的原因,导致吻合口瘘的形成。如果术前肠道准备不充分,或者没有机会清洁肠道,则有人主张术中结肠灌洗。尽管对术中结肠灌洗的认识尚存在分歧,一旦出现了吻合口瘘,强调术中灌洗的意见有可能被更多的人所接受。

(7)电凝损伤:术中使用电刀,在预定靶组织上应用时,会对周围组织器官引起损伤。主要是因为密闭体腔内的"超肤效应",即电流在人体内流动是沿着电阻最小途径进行的,这些导体内的电流移向其表面引起肠管损伤,甚至周围脏器的损伤,在离断周围关系密切组织的过程中要高度警惕延迟的损伤表现。

(8)引流管应用不当。经由腹部引流的引流管端位置过高,引流管低于吻合口,致使引流不畅,感染因素滞留。或者术后负压吸引到吻合口,对吻合口造成牵扯、局部低压、持续刺激等。

2. 吻合口瘘的全身因素

(1)高龄患者的风险增加:65 岁以上的

患者出现吻合口瘘的概率大大增加,这主要是因为老年患者的生理功能减退,应激反应适应性降低,手术刺激等进一步加重各重要脏器功能损害。而且,肿瘤生长既消耗宿主大量营养物质,又释放肿瘤坏死因子促使组织愈合不良,致使老年人术后更易出现吻合口瘘。

(2)营养状况影响吻合口愈合:由于肠道梗阻、肠功能紊乱、肿瘤本身引起患者过度消耗等因素,使患者营养状况差、消瘦、蛋白质及多种营养物质缺乏,直接影响组织的修复功能和机体免疫功能。

(3)伴随疾病影响吻合口愈合:如糖尿病、肝硬化等慢性消耗性疾病和需长期服用激素的疾病,由于长期服用类固醇类药物,抑制了机体免疫功能和胶原纤维增生,进而影响蛋白代谢和组织修复。

3. 发生直肠吻合口瘘的处理原则

(1)手术治疗:具有下列情况的应积极行结肠造口和转流粪便手术。①全身中毒症状明显,术后 5～7 天体温再度升高或术后持续高热不退,血常规检查白细胞和中性粒细胞比率均升高;②有弥漫性腹膜炎体征;③原引流管已拔除或脱落,局部处理有困难。

(2)非手术治疗:症状较轻的亚临床瘘,无腹膜炎体征,吻合口在腹膜返折线以下可以非手术治疗。通过控制炎症,促使炎症局限,确保引流通畅,促进肠黏膜恢复,防止细菌易位,酌情使用生长抑素及营养支持,小的肠瘘有望愈合。

4. 手术医生应该具备的预防能力

(1)主张早期进食:手术前及术后禁食5～7 天,会使肠黏膜发生萎缩,肠道的屏障功能减退,可能导致肠内细菌或毒素易位。故有人认为,直肠癌切除肠吻合术后,应在术后尽早进食,改善患者的营养状况,促进患者的代偿与恢复,不必顾虑对吻合口的影响。

(2)精细的手术操作:①手术操作要细致、精确,充分游离左半结肠,减少吻合口的张力;②注意保护左结肠动脉升支,以保证在结扎肠系膜下动脉后,还可以通过边缘动脉构成的血管弓,供应保留的肠管血供;③手法缝合时要防止针距过密或过疏,结扎松紧度要适度,使用吻合器时要注意紧扣的松紧适度,停留的时间适中;④重建盆底时要清除盆腔积血和组织碎片,缝合要确切,针距不宜太大,以减轻或避免全身中毒症状,为非手术治疗提供有利条件。

(3)重视术中结肠灌洗和术后引流:有人主张,术中切除阑尾,经阑尾残端腔内置导尿管于回盲部顺行结肠灌洗;肠内采用肛门支撑引流管引流,以减缓肠道内压力转流粪便;肠外行双管式持续冲洗骶前盆腔,将骶盆创腔内存在淤积于骶盆吻合口周围的血液、组织碎片及时冲走,防止吻合口周围感染或脓肿导致的吻合口瘘。

(4)熟练使用吻合器:使用吻合器时应注意以下内容。①选择合适口径吻合器,直肠吻合一般使用 32mm 吻合器为宜;②在吻合过程中,旋转器械的松紧度要合适,必须快速击发,以减小吻合器对吻合口肠管压榨时间,缩短局部缺血过程;③缓慢旋转退出吻合器,防止撕裂吻合口;④检查吻合器上下两圈被切除的肠壁是否完整,发现有缺损时,必须在相应部位加强缝合;⑤如条件许可,在吻合口浆肌层补加手工间断缝合,进一步加固吻合口。

(5)合理使用电刀:电刀的使用提高了手术切割效果,减少了缝扎线,缩短了手术时间。不合理使用电刀,会给手术增加风险,尤其当电灼到组织,术中又没有及时发现,就有可能导致延期出现损伤结果。使用电刀时要注意:①合理使用电切和电凝功能,避免混用;②合理地与器械控制出血联合使用,避免单凭电刀止血,防止扩大烧灼范围和深度;③合理使用长短电刀头,用于深部组织时必须更换长头,以保持操作的稳定性;④合理使用电刀,在不适宜使用部位,必须更改为手术

刀、剪锐性分离,以免导致相邻组织的隐性损伤;⑤必须使用适当功率,减少周围组织的副损伤;⑥必须提供良好的暴露和灯光条件,以免误操作;⑦必须确保操作的有效和可靠,对可疑存在的副损伤必须采取补救措施。

(6)正确安置引流管:①将引流管自骶前经肛周引出置于腹腔外,克服了自腹膜外经耻骨上引出,而使引流不畅的缺点;②摆放引流管后,必须保证体内引流管头处于重力侧的最低位置,起到充分引流的作用;③修剪好的引流管头以不对肠管和周围组织锐性损伤为宜;④引流管的摆放方向不得与肠管垂直,必要时要保持一定间距;⑤引流管的管腔和长度必须以能够充分起到引流作用为度;⑥必须强调引流管的体外侧必须缝合固定,防止允许引流管过度移动,造成术后对腹腔内的意外损伤;⑦保证引流管的通畅有效,避免无谓拖延拔出时间。

(7)有人主张术中注气试验或采用亚甲蓝法:有人建议应作为所有直肠吻合的常规检查。直肠内充空气,盆腔注水后,如有气泡冒出或从肛门向肠腔内注入亚甲蓝,在盆腔内发现吻合口周围有蓝色物质沾染,则提示为吻合口瘘,应加强缝合或行近端结肠造口。

对直肠癌术后发生吻合口瘘的认识并没有完全统一,还有很多问题没有解决,其中就包括了开腹手术与腹腔镜下手术的意见分歧。

支持腹腔镜下手术的认为,手缝吻合与器械吻合之间的吻合口瘘发生的风险相比较无明显区别,认为腹腔镜直肠癌根治术已完全可以作为一种成熟的技术应用于临床。重要的是必须掌握一定的手术操作技巧,肠管适当分离切除、残端正确处理、彻底止血及引流管正确留置等。

支持开腹手术的认为,与开腹手术相比,腔镜手术吻合口瘘的危险应该是增加的,主要根据是:①腔镜下切割直肠往往采用了 2 个以上的钉仓,较开放时直接的切割闭合增

加了风险；②在暴露艰难、肿瘤大的情况下，腔镜下的肠管裸化有时不够完全；③腔镜下操作时，未对盆底腹膜的重建严格要求，一旦出现吻合口瘘就可能有腹膜炎扩大的危险。对此有的学者认为，直肠切割超过2个钉仓，即采用保护性近端肠造口术，有人建议把关闭后腹膜重建盆底作为腔镜直肠癌手术的常规，以降低吻合口瘘所产生的危险。

掌握了以上基本知识以后，术者就能够找出自己施术的意识、手术立意和构思、操作技巧、可能存在的隐患等。

"有理有据"有回复

随着临床实践工作的不断积累，很多高年资医生要逐渐接到外院申请的会诊工作，帮助对方解决一些疑难问题，对双方都是学习和考验。申请会诊医生普遍存在病史采集有缺失，体征捕获欠全面，提供的影像资料未必与需要吻合，检验资料虽充分，但与疾病诊断结合不恰当等不足，这就需要会诊医生充分掌握书本知识，运用好临床积淀，从病史和体征入手，合理借助于影像和检验资料，靠临床逻辑思维推理过程，复原疾病的本来面貌。

此前，接受了某医院的会诊要求，电话里告知患者女性，27岁，进行性腹胀，曾在当地两家医院住院，考虑有布加综合征的可能。主管医生介绍的病史为发病14天，有恶心、呕吐、腹泻、进行性腹胀，检查有腹壁静脉曲张，方向向上，腹水穿刺诊断考虑为渗出液，腹部增强CT考虑门静脉有狭窄，多考虑门静脉系统疾病，不除外布加综合征。会诊目的主要围绕布加综合征的鉴别。

依照主管医生介绍的情况，对诊断和鉴别诊断的帮助不大，只能是模模糊糊地了解了疾病的大致框架，如果不通过对细节的掌握，就很难分析诊断和鉴别诊断，不得不重新向患者索要病史，发现体征，找出疾病的特征。

为了获得诊断证据，在病史中，除了主管

医生介绍的恶心、呕吐了14天之外，详细地询问到恶心、呕吐特点为：①发病的14天内，每次呕吐均与进食关系密切；②呕吐在进食后的1个小时之内，恶心后的半个小时左右，是以减少胃容积为目的自卫反应；③呕吐量与进食量相差不多，反映呕吐前并没有胃腔内容物的大量积聚；④呕吐的次数不频繁，每次呕吐不超过三口，没有黄绿苦水，反映胃的逆蠕动不剧烈；⑤呕吐后自我感觉舒适，反映去除了胃内容物后，胃壁又恢复了平静状态；⑥每次呕吐的进食量多含汤水，反映胃腔在某种病因作用下，容积受到影响，或不适应汤水的充盈。由此不难看出，均属于胃壁内脏神经受刺激后的反射性表现，与进食有明显因果关系。所谓的腹泻每天最多两次，并非稀水样，没有脓血、黏液和里急后重，痛前有肠管受到刺激的反应，也同样属于消化道功能障碍，非炎性表现。若与大量腹水一并考虑，则反映的是消化道明显水肿，水肿的存在时间远远超过患者的自觉腹胀时间。这样的病史就排除了消化道肿瘤、炎症、黏膜损伤等疾病，给进一步分析疾病的病因奠定了基础。

检查体征时，按照布加综合征病因学的血栓、瘤栓、隔膜、狭窄、外在压迫；布加综合征的肝内三主静脉病变、下腔静脉病变、混合静脉病变的解剖部位；布加综合征的超级类型、急性类型、亚急性类型、慢性类型的疾病表现形式，逐一发现诊断的支撑和排除证据。检查所见：患者没有心包积液、上腔静脉高压、肝静脉回流受阻、下腔静脉完全梗阻的相关体征，例如，没有心界扩大、颈静脉无怒张、肝脏体积不增大、没有双下肢静脉曲张。患者的大量腹水是在没有肝大的前提下，腹水的进展迅速，可以见到腹侧壁和上胸壁的静脉曲张，程度轻微，没有以脐部为中心侧支静脉怒张，再加上肝脾不大，反映腹水的原因局限在了门静脉系统，并没有影响到脐静脉的回流。

检验资料提供的是没有脾功能亢进，没

有肝功能和肾功能的显著异常,没有低蛋白血症,结合没有腹部的明显压痛,考虑腹水为漏出液。影像学表现进一步证实了肝脏不大,腹腔内大量积液,但是没能够提示第二肝门部位的静脉血管口径、腔内血流信号,没有清晰地反映出门静脉影像,对排除布加综合征缺少了部分证据。因为有腹壁两侧的静脉曲张,还不能够完全排除下腔静脉回流的部分受阻。缺少食道下段和胃壁的影像学资料的支持。

经过了会诊医生亲自掌握病情特征,再结合书本知识提供的诊断布加综合征典型要件的"一黑""二大""三曲张",即下肢足踝区的局部营养障碍所表现出来的色素沉着,肝大和脾大,胸腹壁静脉曲张、双下肢静脉曲张、精索静脉曲张;布加综合征的病损部位和疾病表现类型,门静脉高压的临床表现,脐静脉所提示的鉴别意义,可以看出病史和体征对诊断和鉴别诊断的重要作用。本患者的检验资料提供的是没有肝功能明显损害,没有脾功能亢进,腹水检验的证据为李凡他试验阴性,没有腹膜刺激征,尽管细胞总数和白蛋白轻度升高,但是没有原发性腹膜炎的临床症状,仍然考虑为漏出液。如此判断的根据是临床医生必须相信患者的体征是真实的。

假如没有亲自掌握第一手资料,头脑中建立不起来疾病的主线,凭借似是而非的现象堆积,就很难调动库存的书本知识。头脑中的思绪还没有理清,还要诊断和鉴别诊断,就只能屈从于检验和影像资料,如若这些佐证再难以参考,或者被引向了反面,结果就是误诊。影像诊断医生必须与临床证据为起点,避免停留在看图说话的局限性,释疑不了临床需要。所以在基层医院会诊时,还必须掌握识别影像资料的能力,力求达到释疑解难的水平。本次会诊,做了以下表态。

1. 病史不支持布加综合征的根据是:①病史相当短暂,迅速出现腹胀,疾病过程不凶险,临床症状仅局限在消化道的恶心、呕吐、腹泻、腹胀;②肝脏和脾脏不大;③仅有腹部静脉曲张,方向向上;没有下肢静脉曲张和皮肤的色素沉着;④没有肝硬化、脾功能亢进症的血细胞改变,没有肝功能的明显变化;⑤没有脐周的静脉曲张;⑥没有门静脉周围的占位压迫证据。

2. 不考虑布加综合征的体征部分。按照布加综合征的常见部位,如果属于肝内型或混合有肝后型,则肝脏必须肿大,如果考虑为腔静脉型,则下肢必然有静脉曲张。

3. 按照布加综合征的病程分析,不符合超急性型、急性型、亚急性型表现,也不符合慢性型表现。

4. 排除布加综合征的重要检查为超声,据报道有 95% 布加综合征靠超声检查确诊。凭借第二肝门三条血管与下腔静脉的形态,血流信号,多可以做出诊断,故称超声为"前哨"诊断。本患者的超声检查结果,未涉及肝静脉表现,失去了排除布加综合征诊断的有力证据。

5. 通过增强 CT 检查,了解门静脉及其内外的密度改变,是非常有价值的检查手段。本患者的影像表现不确切,缺少矢状面的成像。

为了明确诊断,建议:①通过超声检查,明确肝静脉和腔静脉的口径和血流信号。②进一步通过门静脉横断和纵向表现,排除布加综合征。③为了探明恶心和呕吐的原因,可以实施胃镜检查。④在没有获得以上资料之前,不支持首先安排下腔静脉造影。⑤假如是门静脉血栓形成,起始的时间要超过两周,甚至更长,D-二聚体的参考价值有限,但是可以检测。

传递科学态度,认真掌握疾病的宏观大局和微观细节,紧紧靠拢书本知识的定义内涵和外延,有理有据地阐述观点,体现临床的逻辑思维推理能力,远比会诊表态的正确与否更为重要。为此写出了书面的会诊意见和建议,愿以一次践行,引起申请会诊医院的医生们思考,补上不可或缺的必要一课。

"围术期"的高血压

笔者外出会诊时,接触到一例 69 岁男性患者,手术前夜血压测值为 190/138mmHg,经过降压药物处理后,晨间血压降至 130/90mmHg。该患者预实施的手术为腰臀部 14cm×13cm×10cm 肿物切除术,原合并高血压 1 级,病史 12 年。随后与主管医生复习了以下基础知识。

1. 围术期高血压病患者的诊断和处理已经是外科医生业务范畴内的基础知识。为了手术安全,需要知晓相关的内容。

2. 高血压分为原发性高血压和继发性高血压,前者占 95% 以上,后者不足 5%。动脉压随年龄的增加而增加,同时心血管死亡率和危险性也随着血压水平的升高而逐渐增加。临床猝死和围术期内意外的发生率增加,影响到医疗安全。

3. 目前多认为正常成人动脉的收缩压≤140mmHg,舒张压≤90mmHg。成人高血压为≥160mmHg,和(或)≥95mmHg。1 级高血压的收缩压 140~159mmHg,舒张压 90~99mmHg(临界高血压的收缩压 140~149mmHg,舒张压 90~94mmHg)。2 级高血压收缩压 160~179mmHg,舒张压 100~109mmHg。3 级高血压收缩压≥180mmHg,舒张压≥110mmHg。

4. 围术期血压的波动性。疾病、手术的恐惧、疼痛、意外伤害等,可造成患者血压升高,升高的程度与患者的基础血压、受刺激的程度相关。

5. 对原无高血压病史者的血压升高。如果血压仅轻、中度升高可不急于处理,部分患者待情绪和病情稳定后血压可恢复正常,对血压仍高的患者要依据血压的具体情况采取相应的治疗措施。

6. 对原有高血压病史者的血压升高。在高血压病患者自身调节功能减退情况下,

手术室诱导之前,气管内插管,切皮及手术探查等强刺激,手术结束拔管前后,由于交感系统及肾素血管紧张素系统兴奋,激活花生四烯酸代谢血栓素 A_2 产生增加等一系列应激反应,极易发生血压急剧升高,其中以气管插管最强。所以,要依据血压的具体情况决定手术时机。

7. 高血压对麻醉处理的影响。为了降低过高的血压,因麻醉加深过快或麻醉药与降压药的不恰当的联合使用,可造成血压的急剧下降。为提升过低的血压,常在给升压药同时又减浅麻醉,可引起血压的再度剧升。如果血压跳跃式波动,血压剧升超过代偿极限,可引起高血压危象、高血压脑病、急性心力衰竭、肾衰竭、脑出血及脑血栓形成等;血压过低,可以导致冠状血管灌注不足,引起心肌缺血,甚至心搏骤停;持续较长的低血压导致血流缓慢,容易引起脑血栓形成。

8. 对择期手术的原则。择期手术一般应在高血压得到控制后进行。

9. 原发性高血压和既往有高血压病史的患者。为了预防手术过程中的血压剧烈波动及心肺血管意外,待患者情绪和病情稳定后,血压仍高于正常的,应给予适当的降压处理。务使血压降至正常或"理想"水平。对于中、青年患者或合并糖尿病的患者,血压降至 135/85mmHg 或正常范围内。对≥60 岁的老年患者将血压降至 140/90mmHg 以下。

10. 术前准备阶段的降压掌控。降压的速度和方法应该依据患者的基本情况,心、脑、肾等主要器官功能,手术的急缓等,选择合理的降压措施,避免造成血压剧烈下降。一般不主张静脉应用降压药物,除非合并高血压危象、高血压脑病、急进性高血压、急性左侧心力衰竭等高血压急症,或术中出现严重的高血压。

11. 手术前降压药物使用原则。宜采用对患者顺从性好,能平稳降压,不至于造成血压的大幅度波动,有利于减少主要的心血管

危险事件,及其保护靶器官损害可能较短的药物。

12. 手术医生应知晓麻醉中的血压控制。手术医生应该知道:①目前尚无安全确切的预防方法,用以控制全麻时气管内插管引起的血压剧升;②采用咽喉部与气管内的充分表面麻醉,小量芬太尼静脉注射,适宜的麻醉深度,诱导用药加深麻醉等措施,仅能适度减少血压波动;③适当加深麻醉和使用药物等,对气管内插管、手术切皮、开胸、开腹、内脏探查等刺激性强的操作所引起血压剧烈变化的控制效果有限;④适量降压药对苏醒期的血压升高有一定效果,但是更主要的是确保无痛、无躁动挣扎、无恶心呕吐;⑤超过基础血压的 25%～30% 即应处理。

13. 术后血压控制受手术前的影响。术后血压受术前高血压的程度、血压准备是否充分、手术创伤的大小、失血的多少、麻醉方式、术中用血管活性药物(包括降压药或升压药物)等多种因素的影响。

14. 不要被假象迷惑。对于较大的手术,患者受失血、麻醉药、镇静药、镇痛药等因素的影响,术后短时间内血压一般不会太高,有时甚至偏低。但随着血容量的补足,麻醉药、镇静药、镇痛药作用的逐渐消退,血压逐渐升高,必须加强术后对血压的随诊。对血压超过基础血压 25%～30%,血压≥160/100mmHg 的患者,必须将血压控制在理想范围。

15. 对于一般患者的术后血压管理。较小手术,局部麻醉,处于清醒状态的患者,术后血压多升高。对血压不超过基础血压 25%～30%,和血压≤160/100mmHg 的患者,可根据患者的不同情况给予镇静药或镇痛药,结合口服降血压药治疗。

基于上述,认为:①患者高龄,男性,既往合并高血压 1 级病史 12 年。②预实施的手术为腰臀部 14cm×13cm×10cm 肿物的择期切除术。估计出血量下限为 150～200ml,手术时间下限约为 1.5 小时。③手术前夜血

压测值为 190/138mmHg,经过降压药物处理后,晨间血压降至 130/90mmHg。属于血压骤升,波动明显,降压效果急剧。④静脉插管和手术操作的安全系数小,患者和家属的精神准备不足,手术后的血压波动仍有风险。

故暂停手术,待血压控制稳定后再决定手术日期。家属和患者对停止手术的决定满意。

"围术期"的糖尿病

在接受手术治疗的患者中,合并糖尿病的患者死亡率是非糖尿病患者的 5～6 倍。糖尿病患者围术期的血糖管理是决定其能否安全度过手术危险期、影响手术成败及患者预后的关键因素。是因为高血糖可造成多种不利影响。血糖升高,胰岛素分泌减少,免疫紊乱,酮体、氧自由基和血小板聚集均增加,引起炎症播散、细胞凋亡和组织损伤等,从而导致住院时间延长,功能丧失甚至死亡。为了便于对围术期内的糖尿病患者管理,摘录了以下资料。

1. 血糖正常值参考

(1)空腹血糖正常值。①一般空腹全血血糖为 3.9～6.1mmol/L,血浆血糖为 3.9～6.9mmol/L;②空腹全血血糖≥6.7mmol/L、血浆血糖≥7.8mmol/L,2 次重复测定可诊断为糖尿病;③当空腹全血血糖在 5.6mmol/L 以上,血浆血糖在 6.4mmol/L 以上,应做糖耐量试验;④当空腹全血血糖超过 11.1mmol/L 时,表示胰岛素分泌极少或缺乏。因此,空腹血糖显著增高时,不必进行其他检查,即可诊断为糖尿病。

(2)餐后血糖正常值。①餐后 1 小时:血糖 6.7～9.4mmol/L,最多也不超过 11.1mmol/L;②餐后 2 小时:血糖≤7.8mmol/L;③餐后 3 小时:第三小时后恢复正常,各次尿糖均为阴性。

2. 常用判断标准

(1)一般认为术前空腹血糖应保持在

7.1～8.3mmol/L。

（2）择期手术不应在血糖＞11.1mmol/L时进行。

（3）手术中使血糖保持在6.1～11.1mmol/L较为安全。

（4）血糖＞13.1mmol/L可诱发酮症酸中毒。

（5）血糖＞16.1mmol/L可诱发非酮症高渗昏迷。

（6）一般认为术后血糖维持在7.1～11.1mmol/L为安全范围，以＜7.1mmol/L为好。

（7）重症监护患者的空腹血糖或餐前血糖8～10mmol/L。

（8）血糖＜2.1mmol/L可增加手术风险。

3. 围术期高血糖患者掌握原则

（1）宽松控制：①普通大中小手术，术前术中及术后采用宽松标准，即空腹血糖或餐前血糖8～10mmol/L；②餐后2小时血糖或不能进食任意时点血糖水平8～12mmol/L；③特殊情况可放宽至13.9mmol/L；④短时间＜15mmol/L也可接受。

（2）一般控制：对非老年患者，如身体状况良好，无脑心血管并发症风险，或单纯应激性高血糖，可采用一般标准，即空腹血糖或餐前血糖6～8mmol/L，餐后2小时血糖或不能进食时任意时点血糖6～8mmol/L。

（3）严格控制：空腹血糖或餐前血糖4.4～6.0mmol/L，或不能进食时任意时点血糖6～8mmol/L。

4. 一般的简便记忆为："2-4-6-8-11-13-16-33"

（1）2：低血糖危险底线，警惕糖尿病治疗期间出现低血糖危象。

（2）4-6：正常范围。

（3）8：允许范围，应问自己是否为糖尿病患者。

（4）11：超安全范围，反映体内胰岛素极

少或缺乏。

（5）13：警惕非酮症酸中毒，反映蛋白质和脂肪分解后的产物。

（6）16：警惕非酮症高渗昏迷。

（7）33：诊断非酮症高渗昏迷。

5. 手术相关因素加重糖代谢紊乱

（1）患者术前焦虑、手术创伤、麻醉及术后疼痛等应激作用下，可造成胰岛素拮抗激素的儿茶酚胺、皮质醇、胰高血糖素、生长激素等分泌增加，加重胰岛素分泌障碍和胰岛素抵抗。

（2）炎症因子的白细胞介素-1、肿瘤坏死因子等过度释放，血管加压素、泌乳素等水平升高，导致糖原分解增多、肝糖输出增加及糖异生作用增强，进一步加重糖代谢紊乱。

（3）正常人体需100～125g/d外源性葡萄糖作为能量支持，而围术期禁食、手术创伤及术后分解代谢增加，导致蛋白质、脂肪迅速动员并分解利用，使患者酮症酸中毒危险增加。

（4）麻醉使患者对低血糖的反应性降低，禁食、术前严格控制血糖、胰岛素剂量调整不当等，均可导致糖尿病患者低血糖发生率升高。

6. 合并糖尿病增加患者手术危险及术后并发症风险

（1）合并糖尿病患者的手术危险性显著增加。

（2）病程较长的糖尿病患者往往合并冠心病、高血压、脑血管疾病及糖尿病肾病等并发症，手术耐受性较差，手术意外和麻醉风险均显著高于非糖尿病者。

（3）应激、失血、麻醉、酮症倾向及低血糖反应等，均可使糖尿病患者处于边缘状态的心肾功能失代偿，提高了围术期死亡率。

（4）糖尿病患者术后的主要并发症是酮症酸中毒、高渗性脱水等代谢紊乱，感染及伤口愈合延迟。

（5）糖尿病患者细胞和体液免疫功能减

退,白细胞趋化、调理及吞噬作用受损,高糖的体液环境更益于细菌生长,使机体抗感染能力下降,术后感染危险增加。

(6)由于细胞正常的需氧代谢得不到充足的葡萄糖能量供应,加之糖代谢异常带来的蛋白质分解增加、合成减少,导致伤口处成纤维细胞功能减退,胶原沉积减少,伤口的抗张力能力下降,造成组织修复能力减弱,术后切口不易愈合。

7. 糖尿病患者需外科手术时注意问题

(1)糖尿病患者在手术或麻醉时体内儿茶酚胺、胰高血糖素及类固醇激素等分泌增加,势必加重糖尿病。

(2)糖尿病患者手术时易并发感染,伤口不易愈合。

(3)糖尿病患者由于胰岛素绝对或相对不足,会给输液及热量补给带来一定困难。

(4)糖尿病患者常合并心、脑、肾等重要脏器的损害,使其手术的危险性增高。糖尿病并非手术禁忌,但需高度重视围术期的处理。

8. 糖尿病患者的术后处理

(1)监测血糖,预防糖尿病酮症酸中毒,预防糖尿病高渗昏迷。包括:①手术后禁食期间每日输糖量保持在 150~200g,胰岛素和糖比例以 1:3~1:4 为宜;②严重感染患者伴不同程度胰岛素抵抗,其比例可提高至 1:2,使血糖水平控制在 11.1mmol/L 以下;③一旦患者恢复正常进食,即停止葡萄糖输液,用"三短一中"胰岛素皮下注射,根据血糖监测结果调整胰岛素剂量;④胰岛素最好沿用至伤口拆线,感染得到完全控制时;⑤如果是骨科疾病患者,胰岛素尽可能沿用至骨折完全愈合后。

(2)维持水、电解质和酸碱平衡。对术前血糖控制不十分理想的糖尿病患者,特别是急诊手术患者,手术后容易发生糖尿病酮症酸中毒和非酮症高渗性糖尿病昏迷,同时伴有水、电解质紊乱。因此,术后应采取措施,

积极予以纠正。

(3)预防感染。术前 30 分钟或麻醉诱导开始时,静脉予以广谱高效足量抗生素注射,手术时间>3 小时者应术中追加一次。对严重感染而抗生素治疗无效者,应警惕念珠菌或其他真菌感染。

(4)术后早期进行活动。运动有利于调整心、肺、神经及内分泌功能,有利于控制血糖,改善脂类代谢和调整体重,更有利于增加胰岛素的敏感性。早期可做全身肌肉的被动运动,然后可适当抬高床头坐起,并逐渐过渡到床边站立、行走。

9. 格外警惕　在强化血糖控制的情况下,虽感染率降低,但并未减少病死率和并发症发生率。过度降糖或饮食不佳时或夜间,可能发生严重的低血糖或诱发心脑血管意外,造成严重后果。

"非酮性高渗昏迷"

本例患者因交通事故导致右侧股骨干骨折,骨科收治患者后发现左侧肾上腺占位,合并高血压,转入肿瘤外科,经过术前检查正是左侧肾上腺肿物,实施了手术切除,术后恢复期间控制血糖和维持治疗。今天为术后第 8 天,发现:①术后胃肠道功能恢复迟缓,控制进食和胃肠减压;②胃液每天在 400~600ml,入量补充不足;③血糖测值不稳定,有时高达 17mmol/L,甚至 23mmol/L;④监测酮体仅为轻度升高;⑤今日上午的血糖高达 33mmol/L;⑥血钠 158mmol/L;⑦明显酸中毒;⑧尿量急剧减少;⑨高钠血症和低钾;⑩上午突然出现昏迷。

没有明显的手术后感染证据是因为:①本例接受了骨科的牵引手术,伤口不红肿,没有脓性分泌物;②左侧肾上腺切除手术属于无菌类,腹腔感染的概率很小;③手术后没有腹膜炎和局部包裹性感染迹象;④伤口感染仅为对外开放性,不至于导致感染性休克;⑤深部置管可以导致感染但不至于进入休克状态;⑥患

者进入昏迷之前没有感染中毒症状；⑦出现昏迷的速度极快，非感染的病理改变。

根据相关资料，对诊断非酮性高渗性糖尿病昏迷的分析如下。

1. 定义　非酮性高渗性糖尿病昏迷简称糖尿病高渗性昏迷。见于中、老年病人，有或未知有糖尿病病史者，病死率较高。

2. 病因　①应激情况性体内胰岛素相对不足；②胰岛素反调节激素增加；③肝糖释放导致严重高血糖；④高血糖引起血浆高渗性脱水和进行性意识障碍。

3. 常见诱因　①严重的应激状态如急性感染、急性心肌梗死、脑血管病、急性胰腺炎、尿毒症、烧伤、颅脑手术等；②噻嗪类、甘露醇、山梨醇、高渗糖及含钠液，以及腹膜透析等可能加重高渗状态；③糖皮质激素、β受体拮抗药、苯妥英钠、二氮嗪、西咪替丁等可能导致胰岛素抵抗而诱发。

4. 临床表现要点　①诱因：各种急性感染、剧烈呕吐及腹泻、急性心肌梗死、脑血管病、急性胰腺炎、脑外伤、烧伤、颅脑手术，以及利尿药、腹膜透析及输入过多葡萄糖液；②起病缓慢渐进，早期口渴、多尿、乏力，食欲减退加重，逐步出现明显的烦渴、多尿，脱水征；③高渗脱水症状：烦渴、唇舌干裂、皮肤干燥、弹性差、眼球下陷、尿少、尿闭；血容量不足：心跳加速、血压低甚至于休克、无尿；④神经精神症状有不同程度的意识障碍，反应迟钝，表情淡漠，幻觉，失语、意识模糊、嗜睡、昏迷等症状。可有上肢粗大震颤、局限性癫痫发作、一过性偏瘫、膝反射亢进或消失，锥体束征可呈阳性反应。

5. 辅助检查要点　①血糖＞33.6mmol/L（600mg/dl），尿糖强阳性；②血酮体正常或轻度升高，尿酮阴性或弱阳性；③血钠＞150mmol/L，血钾正常或降低；④血浆渗透压＞330mOsm/L，有效血浆渗透压可通过公式计算：有效血浆渗透压（mOsm/L）＝2［血钠＋血钾（mmol/L）］＋血糖

（mmol/L）；⑤血pH或二氧化碳结合力正常或偏低，有酸中毒者明显降低；⑥血尿素氮、肌酐因脱水、休克可增高；⑦白细胞计数因感染或脱水等原因可增高，血细胞比容增高；⑧心电图变化可有电解质紊乱（尤其是低钾血症）及心肌缺血或心律失常的改变。

6. 怀疑或高度警惕诊断要点　①凡中老年患者，无论有无糖尿病历史，如发生原因不明的进行性意识障碍与明显脱水表现，而不能用其他疾病解释的，均应考虑本病的可能，应及时检查血糖、尿糖和酮体及血电解质；②如已诊断糖尿病的患者，特别是中老年非胰岛素依赖型糖尿病患者，如未经饮食控制和正规治疗，具有上述诱因于近期内发生多饮、多尿症状突然加重，精神萎靡、倦睡者，除考虑酮症酸中毒外，也应警惕本病的发生。

7. 实验室诊断参考标准　①血糖≥33.3mmol/L；②有效血浆渗透压≥320mOsm/L；③血清碳酸氢根≥15mmol/L，或动脉血pH≥7.30；④尿糖呈强阳性，而尿酮阴性或为弱阳性。

8. 明确诊断标准　①临床有意识障碍与显著脱水表现；②血糖超过33.3mmol/L，尿糖强阳性（肾阈值有改变者可以与血糖不相吻合）；③血浆有效渗透压超过330mOsm/L；④若检查尿酮体为阴性或弱阳性者诊断成立。

9. 鉴别疾病的诊断要点　①糖尿病酮症酸中毒，血、尿酮升高明显，可有酸中毒表现，血钠、血浆渗透压一般不高；②糖尿病患者的低血糖昏迷，有服磺酰脲类药或注射胰岛素史，起病急，变化快，测定血糖易于鉴别；③急性脑血管病昏迷，可有头颅CT或其他影像学阳性所见，血糖、血钠及血渗透压改变不明显；④开颅术后意识障碍加重，常认为系术后颅内高压所致，以致做出加强脱水的错误决定，其结果病情更加恶化而死亡，尤须注意；⑤需要与败血症、消化道感染及中枢神经系统感染等鉴别。根据上述特点全面分析病

情,鉴别诊断应不困难。

10. **治疗要点**　①立即开放静脉,急查血糖、电解质、血气分析、血尿常规、尿酮,以及心电图胸片和脑 CT 等。②补液:输液量按体重的 12％估算,如无心、肾功能障碍,最初 1～2 小时内可快速补充生理盐水 1000～2000ml,继以 2～4 小时 500～1000ml 的速度静脉滴注,至血压回升,尿量增加。但老人,心肾功能不全者,需用中心静脉压监测,以防输液过快导致心力衰竭和肺水肿,不能耐受者可自胃管补液。当血糖降至 13.9mmol/L(250mg/dl),血浆渗透压降至 320 mOsm/L 以下时,改用 5％葡萄糖液。③胰岛素治疗:方法同糖尿病酮症酸中毒的治疗,用小剂量胰岛素持续静脉滴注按 0.1～0.15U/(kg·h),血糖降至 13.9mmol/L,改用 5％葡萄糖或 5％葡萄糖盐水,血糖宜保持在 11.1mmol/L,以防渗透压下降过快引起脑水肿。④补钾原则与酮症酸中毒相同。⑤一般不需补碱,血糖不宜下降过速,以每小时下降 5.6mmol/L(100mg/dl)为宜。病情稳定后,胰岛素可改为皮下注射。

11. **其他治疗**　①去除诱因:感染者应用抗生素;②纠正休克:经补液后休克仍未纠正,可输血浆;③因高渗,血黏度增高,应防治动静脉血栓及弥散性血管内凝血(DIC),予以相应的抗凝血治疗;④防止治疗过程中并发脑水肿。

目前的诊治矛盾为:昏迷之前的潜伏时间长,出现昏迷后的针对性处理延迟,应该出现了进展性的脑水肿,而且因为长时间脱水,电解质紊乱,酸中毒,手术后的应激能力差,故恢复会很慢,不能排除与颅脑缺氧相关的并发症。

注意:①输等渗液,有利于恢复血容量和防止因血渗透压下降过快导致脑水肿。②血压正常,血钠大于 150mmol/L 时,可一开始就用低渗溶液。③补液剂量按患者的失水量相当其体重的 10％～12％估计。④老年患者以及有冠心病者可根据中心静脉压补液,不宜过快过多。⑤经输液后血糖降至小于或等于 13.9mmol/L 时,液体可改为 5％葡萄糖液,若此时血钠仍低于正常时,可用 5％葡萄糖生理盐水。⑥糖尿病高渗性昏迷时,胰岛素使用及补钾同糖尿病酮症酸中毒,只是糖尿病高渗性昏迷患者所需胰岛素量比酮症酸中毒患者小。

"肝颈静脉回流征"

结合患者,给实习学生介绍肝颈静脉回流征。

认识"肝颈征"首先要了解肝脏的血液循环与心前性静脉回流之间的关系。肝脏的供血不同于肾脏仅来自肾动脉,而是靠门静脉和肝动脉双重血液供应。肝动脉供应肝脏约 25％的血液量,为的是供给肝脏所需的氧气。另外 3/4 的血液来自引流胃、肠、脾、胰等脏器的门静脉,将来自消化道的各种营养和有害物质输入肝脏,经肝脏加工处理后,通过肝静脉进入腔静脉,返回到心脏,参与全身循环。

进入肝脏的门静脉经过反复分支,发出很多的微静脉,伸入肝小叶,血流汇入肝小叶周边部位的肝窦。肝动脉分支形成小叶间动脉,其血液也注入肝窦,肝窦就成为门静脉和肝动脉血汇合处。来自门静脉和肝动脉的血液汇集到肝小叶的中心,再进入中央静脉,最后汇合成肝静脉。进入肝内的门静脉与返回到腔静脉的肝静脉都没有瓣膜,就必然"随波逐流"于两端静脉的压力,心前性静脉压力升高,血液就被积存到肝脏,引起肝脏的淤血性肿大。

下肢的静脉有单向开放的瓣膜,如同早先的"压把取水",将水管深入到地下水处,水管内有间断的一个个阀门,靠装置的压把抬高,将阀门深入水下,靠下压装置的压把,将阀门截住的水提上来,如此反复,就可以源源不断地取到地下水。下肢的静脉依靠动脉压力的推动和下肢肌肉收缩的驱动力,将血液驱回心脏。颈静脉血靠血液重力回流到心脏,无须专门设置瓣膜,所以如果人倒立,很快就可以见到"面红耳赤"的静脉淤血表现。

当肺气肿、大面积右心室梗死、大片肺梗死、大量快速静脉输血和输液时,右心室搏出功能障碍,心排血量减少,体循环淤血,静脉压增高。可以造成肝脏淤血肿大,少数可高度肿大,部分患者肋缘下超过 5cm;肝包膜被扩张,右上腹饱胀不适,肝区疼痛;长期肝淤血的慢性心力衰竭,可发生心源性肝硬化,呈"槟榔肝";肾脏淤血引起肾功能减退,白天尿少,夜尿增多,可有蛋白尿、透明或颗粒管型和红细胞,血尿素氮可升高;长期胃肠道淤血,可引起食欲缺乏、腹胀、恶心、呕吐、便秘及上腹疼痛症状等。

正常人立位或坐位时,颈外静脉不显露,平卧位时稍见充盈,但仅限于锁骨上缘至下颌角距离的 2/3 处,若超过上述水平或半卧位 45°时,颈静脉充盈、胀大、饱满则称颈静脉怒张,证明静脉压增高。颈静脉是右心房的压力计,它可以反映右心房压力变化及容量变化。由于右侧颈静脉较左侧颈静脉为短,并且为上腔静脉的直接延续,所以右侧颈静脉较左侧更能反映右心房的压力变化。测量颈外静脉充盈高度与胸骨角的垂直距离,加上 5cm 胸骨角与右心房中心距离的 5cm,可以估计出右心房压。

颈静脉怒张非右侧心力衰竭的专利。正常时心包腔内压力低于大气压,也低于心房压和心室舒张压。当心包渗出液迅速积聚,渗液量超过一定水平时,心包内压力可急骤上升,或心包增厚、僵硬、纤维化,使心包缩窄,整个心脏和大血管出口均受到压迫,妨碍心室舒张和充盈,影响血液回流到右心,也可使静脉压升高;上腔静脉阻塞,造成上腔静脉回流受阻,也会出现颈静脉怒张。

"肝颈征"仅仅是右心衰竭的系统症状和体征之一,利用的是心脏的右心房与颈静脉和肝静脉形成没有瓣膜的通路,对右侧心力衰竭的患者,在肝区加压 30～60 秒,可见颈外静脉充盈水平升高,即称为"肝颈静脉反流征"。检查"肝颈征"时,①患者需要半卧位 45°,或嘱患者卧床,头垫高枕,减少颈静脉的充盈程度,便于观察变化;②嘱患者张口呼吸,避免 Valsalva 憋气动作,防止人为造成胸腔压力升高;③检查者右手掌面轻贴于肝区,摸不到肿大肝脏的无须实施此项检查;④逐渐加压,至少持续 10 秒,否则难以驱动肝脏内的淤血流出肝脏,施压超过一分钟仍无颈静脉怒张的,可以排除"肝颈征";⑤要观察颈静脉怒张的范围和扩张程度,有的患者手臂浅表静脉也可同时充盈、怒张。

"异位嗜铬细胞瘤"

在某医院会诊上腹部肿物,术前临床诊断异位嗜铬细胞瘤,手术中血压异常波动,由初始手术时的 150/90mmHg,随手术探查操作激升至 230/140mmHg,停止操作 5 分钟左右,血压能降到 170/90mmHg,结扎并切断供应肿瘤的动脉血管后,血压稳定在 170/90mmHg 左右,肿瘤的术中表现符合嗜铬细胞瘤特征。术后病理诊断为异位嗜铬细胞瘤。

手术操作过程中,不涉及麻醉医生借助控制麻醉深度,使用肌松药等调控血压因素,仅就操作技术导致血压波动因素总结如下。

1. **手术切口的确定** 要力所能及地使被切除肿物位于手术切口的正中,目的是减少手术拉钩对肿物的刺激。本例患者肥胖,肿物位于上腹部的腹膜后,肠系膜上动脉的体后侧,右侧毗邻肠系膜上静脉。左上腹部经腹直肌切开 15cm 后,5cm×5cm×4cm 的肿物恰好位于切口中上部位。如果没有血压异常波动的影响,应该是很理想的切除环境。手术操作时,将大网膜和横结肠推向了患者的右上腹腔,将近段空肠推向左侧腹腔,再使用棉垫维持住现场,被肿物顶起的肠系膜根部在周围似小小盆地的衬托下,孤零零地摆在了那里,几乎无须使用器械拉钩。

如果按照计划,手术助手能够轻轻地拦住周围肠管,避免过快,或过早地涌向手术切口,靠术者和第一助手轻柔地协同操作,能够控制住血压频繁升高,即便升高也不至于过快过猛。由于临时组合,第二、三助手缺少拉钩的基本功,使用拉钩时没有掌握"轻拿轻放、调控位置、持续适度"三原则,金属拉钩就形同"局部搅拌器"。助手不得不反复调整拉钩,多次直接触碰肿物,牵扯肿物,显露局部和影响操作的功过参半。

曾经会诊过一例异位嗜铬细胞瘤的手术,术前没有周密分析手术切口的位置和长度,操作时必须靠助手牵拉肿物局部,再加上术者和助手的操作动作均属于重量级,致使手术无法进行。参加手术后,首先告知手术人员的动作务必轻柔,不得有致使肿物移位的操作,不得自作主张地帮倒忙,不得改变已经显露好的手术野,以便充分利用好所创造的手术环境。

2. 盘算好手术操作步骤 建立切除肿物的整体意识,即攻克的主要环节是游离好匍匐并粘连于肿物表面的肠系膜上动脉,尽最大可能切断供应肿物的滋养动脉,为进一步游离肿物创造条件。分离好覆盖在肿物表面的根部肠系膜和腹膜后组织,在避免损伤肿物周围肠系膜上静脉及其分支的基础上,逐渐向肿物的四周及其体后侧深入。

该肿物主体位于肠系膜上动脉的起始部,球形肿物将肠系膜上动脉推向腹前侧。肠系膜上动脉对肿物形成轻微陷下的压迹,且被肿物压扁,两者之间含有较致密的结缔组织。肠系膜上动脉受累长度 5cm,估计滋养肿瘤的动脉应该位于肠系膜上动脉的后侧,或者侧后方。经由肠系膜上动脉远端侧向肠系膜根部方向解剖的安全系数大,宜尽最大可能切断供应肿物的滋养动脉,为进一步游离肿物创造条件。

解剖肠系膜上动脉的难度为系膜根部的操作余量不大,粘连最重,位置深陷,周围结构看不清楚,凭手感触诊时,因为周围解剖未到位,不便贸然操作。肿物右侧为肠系膜上静脉位置,该区域受到横结肠系膜影响,操作空间有限,一旦损伤静脉,修补时势必要反复刺激肿物,就不得不在高血压状态下操作,增加了手术风险。

3. 操作时需要总结的教训 尽管有了操作的周密计划,实施操作时因决策不够坚决,再加上没有适宜的血管手术器械,只得用丝线牵拉肠系膜上动脉,游离出肠系膜上动脉达 3cm 后,没有有效地切断供应肿物的动脉,就转向了其他操作,血压继续波动,不得不做做停停。事后发现,如果继续游离肠系膜上动脉 0.5cm,就能够切断供应肿物的主要动脉,血压就不至于出现如此波动。

因为手术班子配合得不甚理想,操作过程不够流畅。受到申请会诊医院条件的限制,没有提供肿物周围的静脉期影像资料,导致手术操作的顾虑多,没有更大的决心沿一个部位深入,否则会节省更多的时间,减少对血压的影响。

4. 游离肿物的操作断断续续 在游离肠系膜上动脉的操作过程中,手术人员体会到了何为轻柔,何为有效操作,逐渐进入了规范分离阶段。术者和助手在基本不触动肿物的前提下,紧贴肿物表面分离,充分利用电刀的有利条件,有条不紊地游离到肿物的体后侧。游离过程中,肿物的足侧周围静脉得到保护,基本上游离到肿物的近后侧。经由小肠系膜根部切开,游离肿物的左侧,借此操作为肿物的后侧解剖找到缝隙,起到至关重要的作用。借助已经游离出的空间,向肿物右侧分离,就有把握地保护了肠系膜上静脉及其分支。

肿物的足侧大部分被游离后,剩余的肿物头侧尚有占肿物体积的 1/3 左右部分与肠系膜上动脉需要游离。此时,因为有了可操作的缝隙，继续按照不触动肿物的原则，一点点地推进到动脉根部。随后，用手指经由肿物后侧，紧贴肿物钝性推开周围组织，直到能够将肿物做 180° 的翻转。因为周围已经没有了大的动脉分支，遂采取了锐性切除肿物。此过程损伤了两支肠系膜上动脉细小分支，约有 50ml 的出血。因为肿物已经移除，对肠系膜上动脉小分支处理起来就安全可靠了。术者先用手控制住出血，随后使用了血管钳控制住动脉的近远端，使用鼠齿钳钳夹出血血管，靠血管缝合两针结扎住出血血管，完成了切除肿物的操作。

5. 坚持不断与家属沟通，履行好尽告知义务 手术前，尽管没有询问出患者高血压波动病史，但是存在血压高的体征，两侧肾上腺清晰可见，仍决定按照异位嗜铬细胞瘤实施手术。手术前再次向患者家属做术前告知，承诺随时通报血压情况，与家属共同决定实施手术方案。术中发现血压异常波动后，首先告知异位嗜铬细胞瘤的诊断成立。在准备继续分离肠系膜上动脉根部时，再次告知手术将面临更大风险。

此时，家属中增加了很多亲属和同村中的所谓"智者"。在众说纷纭中，家属推翻了术前的坚决要求手术决定。出乎意料的是，后来人提出"反复告知是因为患者已经遇到不测"，乃至于提出"患者是不是还活着"的质疑。麻醉医生和术者决定，破例允许家属和一位陪同者进入手术室，看过手术现场后，再继续手术，以免出现意外后的无谓纠纷。家属和陪同人员看过现场后，做出了继续手术的决定，履行了医疗程序。待手术结束后，家属认识到医务人员面临的手术难度，为今后的医患和谐打下了较好的基础。

6. 对手术操作技术的考验 切除嗜铬细胞瘤的操作技术要求的是轻巧。忌讳以下操作，如：忽略使用器械，荒废左手的辅助功能。平时强调必须训练左手的功能，永远不允许空着左手，更不准左手徒手替代器械。

经过严格训练的手术医生的左手，或拿镊子，或拿止血钳辅助右手的操作。上级医生指导助手操作时，常用"剃头匠"形容左手失用，即给顾客剃头时，下工左手按着顾客脑袋，右手拿着推子剃头，上工给顾客剃头时，左手始终拿着梳子，左手从来不触碰顾客头部。

有了电刀以后，有的手术医生一把电刀走天下，靠电刀头或分或铲或抠，几乎不再使用止血钳或镊子。待需要使用时就暴露了不流畅。切除嗜铬细胞瘤的手术时，必须靠止血钳精细操作避免血压突增，因为左手的辅助效果差，手术就不高端了。

必须掌握手的观察功能。手术医生的手就是自己的眼，感知肿物背侧时，不可能用眼看到，手术器械也难以到达时，手就成为最可靠的探查工具。本例手术就是靠手的感知，钝性分离到肿物背侧近肠系膜上动脉根部。如果不是这样，分离操作还要费时费力。因为不善于用手钝性分离，所以切开小肠系膜时，要求切开范围过大，切开肿瘤右侧系膜根部时也未必一定需要。

血管出血并不可怕。本例手术必须翻转肿物 180°，否则无法切除。肠系膜上动脉已经被绝大部分游离，手术操作空间足以处理其分支的出血，于是决定翻转肿物，靠锐性切除肿物。手术进入了攻坚阶段，遇到了肠系膜上动脉被肿物抬高了 3～4cm 后的弹性回缩，切除肿物的同时，扯断了两支肠系膜上动脉的细小动脉，遂使用鼠齿钳钳夹住小血管根部及肠系膜上动脉的部分侧壁，缝合止血。操作时没有牵拉撕扯肠系膜上动脉横断的暴力，即便是撕裂了动脉，处理起来也没有难度。实施此项操作时，误以为已经切断了供应肿物的主要血管，未估计到还有细小动脉分支与肿物相连，造成出血也属值得今后注意的瑕疵。

局部蘸血切勿使用整块纱布，只要用一块敷料的边角止血足矣。申请会诊医院的手术台上不准备小块纱布，也是影响本次操作的弊端之一。如果准备几块小纱布，随分离随用纱布压迫止血，更能减少触碰肿物。必须避免吸引器不停地发声，明明是在山顶上操作，还必须将盆底的血吸除干净，就属于老医生告诫的"手术时见不得血"，没有算计没有必要的吸血时间，导致出血要多于忽略少量出血的快速跟进。本例手术过程中，或术者左手把持吸引器亲自吸血，或第二助手始终浪费一只手拿着吸引器吸血，吸引器开通时间约占局部手术的 1/3 左右，如此使用吸引器就成为必须改正的坏毛病。

第13章 基础知识

"病史陈述"知其者

住院病历记录中,专门设置了一项"病史陈述者",其后附加了"可靠程度"的判断。表示的是由谁来陈述的病史,该病史的可信程度。常见的病史陈述者包括了患者本人、患者的配偶、患者的父母、患者的子女、患者的邻居、患者的同事、护送患者的当事人、护送患者的目击人、护送患者的公务人员等。因为涉及病史陈述者种类多,有的对病史掌握得深入,有的了解肤浅,甚至还可能与实情不符,所以就必须判断病史陈述的可靠程度,被区分为"可靠""基本可靠""供参考"的三种可能。

医务人员需要掌握的病史内容繁多,如患者伤病发生的原因、时间、症状,曾接受过哪些检查、曾得到过什么诊断、采用过何种治疗、效果如何等,也包括既往的疾病。掌握个人和家族情况,女性患者还需要了解月经、孕产情况等。一般来说,只要患者神志清楚,具有一定的表述能力,不存在特殊的隐私,多要求其亲自表述,以确保病史陈述的可靠性。

临床医生接受病史陈述时,常遇到以下情况。

1. 陈述病史时,患者本人讲一些与疾病无关的话,表达内容不清楚,或者家属认为患者没有表述清楚,难免插话。在这种情况下,主管医生容易转移视线,由询问患者转向了询问家属。

2. 病史要尽量由患者自己陈述,如因病重或年幼不能陈述的,需要由最了解情况的人代述。代述过程中,容易出现几位家属其说不一,结果没有了主要陈述者,病史询问的可靠程度下降。

3. 病史涉及隐私方面,患者有顾虑,一时决定不了是否应告诉医生。就需要主管医生及时洞察,待回避周围无关人员后,再个别询问,以免因为重要病史遗漏,影响疾病判断。

4. 有的患者自己将疾病症状作了区分,只选择其认为有用的部分介绍,保留了部分病史。如曾经遇到过一例患者曾经被外院诊断过卵巢肿物,自以为诊断清楚了,就没有告诉医生,检查时被主管医生发现了盆腔占位,本次高度怀疑胃占位,疾病的最后诊断为库肯勃瘤。

5. 有的患者误以为医生诊断不清楚才询问病史,介绍病史时不耐烦。有的患者误以为设备检查才能诊断,常急着要求做各项化验和仪器检查,对病史介绍不重视。

6. 有的患者为了引起医生的重视,容易夸大病情,有的对接诊医生没有信心,懒得详细介绍,有的怕耽搁医生的时间,都会影响对病史的采集。

7. 有的患者不敢讲既往诊治经过,有的怕接诊医生走前人的老路子,故意隐瞒了重要的病史。

因为有以上列举影响对病史询问的情况,就需要医生耐下心来,一点点地挖掘病史,如此才做到了询问病史的结果可靠。在检查病历质量时,发现"基本可靠"的比例明显高于"可靠",而且有越来越多的趋势,原因并不是患者不会介绍病史了,而是医务人员不重视病史的询问了,自己也知道病史询问得不细致,应运而生的就是"基本可靠"了。

"病史陈述"可靠性

"陈述"指的是"陈说""叙述",有条理地说出。病史陈述指的是患方为协助医生的诊断和治疗,介绍患病经历的全过程。有行为民事能力者要对自己的陈述负责。按照民法的协作原则、举证原则、医疗的制度和惯例,医务人员可以依据患者病史陈述为法律证据,支持自己的正确工作。当然更重要的是提高医疗质量,密切医患关系。

患者有自己的隐私权,允许拒绝向医务人员陈述真实病史。例如,患者向主管医生介绍的病史为一年。出院后受到保险赔付的影响,患者要求主管医生将病史提前到半年,并以"主管医生误写误记"为由,发生了医患纠纷。法院以患者已经对病史陈述签字画押为根据,支持了医院的主张,驳回了患者"没有认真看病史陈述内容就签字了"的理由。在医患关系欠和谐的背景下,因病史陈述及其可靠性导致的矛盾,时有发生。

按照陈述病史及其可靠性的规定,原则上必须由患者亲自陈述病史,家属无权替代患者述说,何况家属不可能深入知晓患者的自我感受。所以,医务人员必须直接向患者采集病史,询问有行为能力的患者病情时要求家属回避。曾经遇到一位男性患者住院后,接受主管医生询问病史。在场的患者夫人不但插话,还句句反驳患者的陈述。允许患者家属在身旁的医务人员讲:"我到底听你们谁的?"结果被激怒的患者一走了之,空荡荡的病床旁边只剩下了医生和患者夫人,没了唱戏的主角。

医务人员要对患者陈述的可靠性加以判断,区分"可靠""欠可靠""供参考"。

判断"可靠"的根据是:①能够主动陈述,或在医生的启发下,讲清楚起病时间,发病急缓,原因或诱因,能对多个症状具体介绍;②能描述对主要症状的出现时间、部位、性质、持续时间和程度、缓解或加剧的因素;③知晓并讲述有无明显的发病诱因,包括似是而非的推测;④能够述说病情的发展与演变;⑤能在主要症状的基础上,介绍伴有的其他症状;⑥能够介绍本次就诊前,所接受过的诊断检查及其结果,治疗所用药物的名称、剂量、给药途径、疗程及疗效;⑦能清楚介绍病后的精神、体力状态、饮食情况、睡眠与大小便等。

"欠可靠"的根据是:①由家属全部替代患者介绍病史,患者又属于据有行为能力的;②患者介绍病史过程中,过多地出现"记不清楚了""忘了""不详""不知道"等,致使证据链断裂的;③因患者自身缄默、忧伤、焦虑、忧郁、唠叨等因素,致使医生难以获得系统病史,对病史提供内容难以完全置信的;④受到文化程度、语言表达能力、社会等因素影响,需要在诊治过程中反复核实、补充病史,一时难以采集到可靠病史的;⑤症状错综复杂,病情反复变化,致使医务人员难以分析和推断疾病主线的。

"不可靠""供参考"的含义类似,由于医患关系紧张,病历记录时不适宜记录为"不可靠",常规记录为"供参考"。确定的根据是:①患者来院时自己不能够陈述病史,由家属、亲友、同事、公安人员、路人介绍的;②患者已暴露出对医生不信任,或涉及隐私,欺骗或隐瞒病史的;③对病情危重、老人、儿童、智障者的病史一般记录为"供参考";④对无行为能力者的病史。

病史采集和判断可靠程度,需由医患双方落实,要避免医方影响病史陈述,甚至影响病史提供的可靠性。这就要求医生做到,要能够帮患者解决心中的疑问,认真倾听系统病史;要分清主次,重点问诊主要症状,注意疾病发展史;必须用常人易懂的词语代替难懂的医学术语;避免因为暗示和逼问,影响病史内容的准确、可靠。

"切莫忽略"饮酒史

平时强调个人史中必须记录饮酒史,详细到饮酒了多少年、什么性质的酒、每次饮酒多少量、每天饮酒总量,总以为属于流程性质的工作,凭借对病历书写的自我要求,习惯像和尚撞钟般地询问和记录,不了解其中的意义在哪里。

一次遇到使用抗生素的患者,继饮酒之后出现了双硫仑反应,救治期间需要与醉酒鉴别,掌握心肌梗死的病因是否与饮酒有关,就离不开了解患者的饮酒史。查阅病历记载,只见到"患者有饮酒史"没有所需要的详细信息,给诊治工作造成了不小的影响。

抢救过程中,主管医生已经确切掌握患者一次饮52度白酒3两,这种酒的酒精含量对平时没有饮酒习惯,或者不胜酒量的人来说就足以构成醉酒,对豪饮白酒者来说,这点酒精量跟蜻蜓点水一般。于是有必要从个人史的记录中查找既往的饮酒史,借以判断这三两52°白酒对患者来说有多大危害。结果病历记载中没有"定夺",或者"划界"的标准记录。离开了标准也就摸着石头过河了。

抢救过程中,发现了广泛前壁心肌梗死证据,对于33岁的患者来说需要与冠状动脉粥样硬化鉴别。假如患者有十几年的酗酒史,不但饮酒的时间长,而且每次饮酒的量大,甚至一日三餐均饮酒,对心脏器质性病变的思考倾向就会多一些,有必要在双硫仑反应与非双硫仑反应所致的心肌梗死之间进一步鉴别,其结论可能会更倾向于双硫仑反应。没有了这方面的参考就只能各占一半了。

抢救期间,主管医生及时采取了患者的血标本,结果酒精浓度异常升高。主管医生掌握患者饮酒的准确时间,有明确的酒精浓度,精准的饮酒量,而且有使用抗生素的种类、剂量、时间、途径等数据,只要实时监测血液中的酒精浓度、乙醛浓度,对认知双硫仑反应就能提供宝贵的资料。向学界提供完整的

临床资料,使更多的临床工作者从中得到借鉴,不啻一份礼物给予同道。因为没有按照规定操作,尽管发现了有价值的信息,却无法成为可信的文章,辛苦就付之流水了。

在抢救过程中,我们非常渴求找到饮酒量与双硫仑反应的关系,发作的时间,症状严重程度与酒精浓度有无相关性等资料,结果很少有记载。而我们掌握了这例患者的相关信息,但是没有可供统计的基础资料,甚至连患者的饮酒史都没有记录,所做的临床工作落不到实处,也就错过了一次很有价值的临床工作。这仅仅是表面现象,更重要的是求知欲望还没有进入教学医院水平,对自己的要求还处于平庸状态,肩负科室发展使命感还有距离。

事后查阅了双硫仑反应的资料,发现所记录的内容还相当粗糙,很多临床必需关注的内容被一带而过,还没有细致到临床应用的程度,还需要经历过双硫仑反应的医务人员深入工作,为临床积累更多的证据,其中包括我们在内,规范记录必要的资料,使之成为可信的一个点,再汇聚成一条线,一个面,一个体,才可以见于文章中,学界才有自己的一个亮点。

笔者科室是经历双硫仑反应的单位,切身体会到饮酒史的重要性,就应该引以为戒,从此重视病历书写。在饮酒史的询问上,必须精确到饮酒了多少年,每天饮酒几次,每次饮酒多少量,在饮酒的种类方面,要记录白酒、红酒、啤酒,其中的白酒要记录酒精浓度。必要时还可以记录也许比饮酒史更加重要的醉酒情况。

询问饮酒史还与很多疾病的病因有关,混淆疾病特征,影响诊治效果。通过饮酒史的询问,训练严谨的工作作风,密切医患关系。也包括提醒患者使用某些抗生素和能够导致双硫仑反应的药物后,禁忌使用酒精。

通过饮酒史的反思,可以认识到病历记录内容积淀了前人的丰富临床经验,只有搞

不清楚为什么需要记录,没有记录的内容与临床无关。病历记录质量反映了医务人员的综合素质,成为自己的一张名片,必须高度重视。

"医生姓名"应名牌

医生需要社会承认,医患之间需要建立密切的往来关系,临床医生要提高智商和情商,必须占有最大的"回头客",靠庞大的患者基数筛选出高质量的病种,支持自己的业务成长,才符合现代"生物-心理-社会"医学的工作模式。

患者住院后,接受了临床医生的高质量服务,开始信任医生、信赖医生,成为医生的可靠"堡垒户",把良好的口碑给医生,把患者介绍给医生是他们能够做到的回报。因此,使患者和家属记住医生的名字,珍藏好医生的电话号码,是医生管理患者,吸引患者的重要工作之一。

一日上午,采用巡诊方式询问了 31 位住院患者或家属。

1. 知道主管医生全组姓名的 2 位。

2. 能够知道主管医生姓名的 12 位。

3. 患者或家属记住名字最多的医生有 3 人。

4. 只知道医生姓什么的几乎占绝大多数。

5. 连主管医生姓氏名谁都不知道的 2 位。

6. 只有一位知道主管医疗组以外医生的名字。

7. 连声感谢某医生,只知道被感谢的医生"的姓",叫不出名字的 2 位。

8. 对某医生的口碑不错,但是没有一位能够说出其姓氏名谁来。

9. 一位患者家属反映:每年来武警医院多次,最少一两次,家住天津市的某区,守着附近的医院却定点来武警医院,认为普外科的服务热情程度高,心满意足,心存感激后,

只知道主管医生"的姓",叫不出名字。

10. 有的患者和家属能提供主管医生的体貌特征,或者模糊知道姓名中的一个字。

11. 有的患者和家属能够记住给自己换药的年轻医生的名字,记不住上级医生的名字。

12. 一位患者多次住院,向医院介绍了几位患者接受胃镜检查,却没有通过主管自己的普外科医生,任由被介绍者到医院撞大运。医生的工作只开花未结果。

13. 某医生主动超额借给患者 300 元,患者说"我一辈子忘不了这位医生"。患者能够准确地写出这位医生的名字。

14. 某医生在患者住院后仅带 1700 元的情况下,主动要为患者垫付 1300 元,被患者比喻为"给了第二次生命的再生父母"。患者和家属常将这位医生的名字挂在嘴边。

15. 一位患者说:"三年前就认识了某医生,始终忘不了他。"

16. 一位患者说:"某医生经常晚下班,晚上七八点钟换药,我能记不住他嘛!"

17. 一位患者告诉另一位患者"主管你的医生叫什么,他还给我留了电话号码",说话间脸上带着一丝自豪感,责问:"人家医生都告诉过你叫什么,怎么就记不住?"

18. 有的患者反映:"不好意思问医生叫什么名字"。

19. 普遍愿意与医生交朋友。一位河南民工和一位来自东北患者则认为没有必要。

20. 普遍愿意在出院时得到主管医生的电话号码。

本次仅仅是非常随意的了解,发现了很多值得发扬的事例,大家为患者做了很多感人的工作,在患者心目中留下了不可磨灭的印象,足以获得"雷锋科室"的赞誉,问题是雷锋的姓名如雷贯耳,医生却隐名埋姓,更像"地下工作者"。

医务人员是为人服务的,口碑是药,是满足患者心理需要的良药,大名头的医生给患

者喝碗凉水都能够起到药引子的作用,我们给患者付出如此辛苦却没占有"声誉权",干的是赔本买卖。

笔者跟患者开玩笑,"你光知道姓赵,今后只能找灶王爷看病了"。患者和家属未必都长着广泛联系医生的"后眼",这就需要医生给患者实施"后眼移植手术",培养他们学会主动联系医生,不断扩大医生的势力范围,向社会竞争患者。

有的患者说:"医生要是能够主动告诉我们就好了。"笔者说:"每位医生的胸前都有姓名的告知牌,挂上游街的大牌子醒目,问题是没法干工作了。"关键在于结交意识。看病时患者主动来医院,是有求于医生,患者出院后必须向医生不断提供患者,是医生有求于患者,形成良性供需关系,这就需要医生会吆喝,要在无声的告知牌上增添音响设备,响当当地喊出医生的名字。

一位患者说:"我知道医生叫什么,但是现在又忘了。"告诫医生必须反复强化患者的记忆。要想让患者和家属记住医生的名字是非常容易的事情,关键在于利用好病房阵地,医疗组内相互提携,各尽所能地为其他医生提高声誉,诸如"三百元的某医生""有家不回的某医生""一记三年的某医生""众口皆碑的埋名医生""中讲率高的某医生"等要挂在上级医生的嘴边,下级医生要为医疗组呐喊(绝不是吹嘘),在医务人员包围患者的态势下,营销姓名的小买卖就做了起来。

在31名被调查的患者中,能够记住一组医生姓名的屈指可数,有效资源被医生利用得实在太少了,如果31名患者和家属能够记住全体医生的姓名,改变疾病谱的时间就能大大缩短。只要大家提高工作意识,一定能够有好方法扩大医生的社会知名度。

性格内向的医生埋头工作是优点,原汁原味地展示给患者同样可以受到患者的爱戴,没有必要由少言寡语变为口吐莲花,性格外向的较容易与患者迅速升温,还要记住少

年老成。关键在于结合工作需要,研究患者、适应患者、吸引患者、争取患者,在训练情商上下工夫,搞好自己的饭碗子工程。

值得提出的是,患者记住詹嘉莹护士长和很多护士姓名的要比医生多,因为不是做系统调查,不便进行对比分析,但是值得思考。病房的护患座谈会也是扩大医务人员知名度的有效措施,是将一位患者切身体会迅速蔓延的途径,要为患者和家属提供一吐为快的机会,做好病房的舆论导向工作。

"问诊意识"常鸣钟

在物化诊断盛行的年代,实体器官的占位性病变基本上被联合影像检查所发现,多数空腔脏器能够被内镜所看到,很多疾病在手术前得到了病理结果,还可以通过微创手术替代直观手术,从而极大提升了诊治水平,简化了疾病诊断,缩短了探究疾病的时间,体现了现代科学对临床医学的支持作用。

人类疾病的总体特点是本质没有变化,例如急性阑尾炎在几十年前的临床表现跟现在的变化不大,胆石症除了发病率有所增加,患者就诊时间提前之外,不同时代的临床表现也大同小异。疾病是客观存在,患者需要诊治,临床医生必须为患者解除病痛,就势必有一整套适应当时需要的诊治手段,这就是详细地询问病史、认真地检查体征,密切观察病情演变,靠丰富的临床经验和严密的医学组织工作。

以心脏病诊断为例,几十年前没有电生理检查手段,完全凭借心脏听诊判断疾病性质,运用了心脏电生理检查手段,勾画出心脏的向量图,从此开拓出诊治疾病的影像学领域,有了超声诊断技术后,间接看到了心脏的运动功能和瓣膜改变,有了螺旋CT和血管造影技术后对心脏的了解基本形态化,还不清楚未来会进步到什么程度。以胆道系统疾病为例,在没有超声设备之前,胆道疾病是考验临床医生能力和水平的试金石,绝大多数

医院不敢接诊胆石症患者，出现了超声设备后，胆石症的诊断由临床推导变成了医生所见，很快打破了少数医院的垄断现象，再以后出现了微创技术，截至目前微创切除胆囊已经进入普及阶段，包括天津市周围地区的县级医院几乎都已经开展了。

随着物化诊断能力的不断提高，今后的发展趋势肯定会越来越高级，诊治能力会越来越精准。与此同时临床诊断也被物化诊断技术所带动，有了更快的发展，两者相得益彰。越来越多的临床医生掌握了运用物化诊断能力，给临床诊断注入了新鲜血液，不但提高了临床诊断率，也极大限度地规避了临床风险，可谓如鱼得水。也因为当前的物化诊断能力还不足以渗透到疾病的各个角落，掌握物化诊断能力的专业人员还没有成为精于物化诊断技术的临床医生，临床医生还没有成为娴熟物化诊断技术的多面手，就在物化诊断与临床诊断之间出现了不小的缝隙，成为临床工作的陷阱，时不时地伤害着临床医生。

在没有物化诊断技术之前，临床医生必须忠实于物理诊断学，必然带着鉴别诊断意识详细地采集病史，不敢有丝毫马虎，否则就推导不出疾病的本质，就很容易或必然误诊，长此以往就训练出询问病史的能力，成为接诊患者的重要的工作环节。因为养成了科学的工作习惯，尽管物化诊断技术进入临床工作，仍然坚信临床诊断坚不可摧，就能够合理并适时地运用物化诊断技术，不是依靠，而是检验临床诊断的正确与否，不但应用，而且能够精准地评价物化诊断，就将物化诊断技术使用活了，无疑地提高了诊治水平。

物化诊断和临床诊断是一对孪生姊妹，两者缺一不可。以普外科医生为例，物化诊断技术已经对临床工作起到了重要的引领作用，超声、CT、磁共振、血管造影、PET-CT、同位素技术、腔隙造影和内镜技术等，已经普遍应用于临床，然而普外科临床医生，未必娴熟掌握各种检查技术的原理，能力，实用性和适用性，如果还不能够独立使用相关技术，不得不依赖于诊断报告工作，就将疾病的诊断权拱手交给了与患者瞬间接触的物化诊断医生，被物化诊断报告所左右。

物化诊断医生是依据诊断设备工作的，获得的图像是由设备提供的，正诊率取决于物化诊断医生的临床知识和能力，脱离了临床医生提供的翔实信息，孤立地分析图像结果就难免误诊。所以，物化诊断是以临床诊断为基础的，临床医生忽视临床诊断，不了解物化诊断推导疾病的规律，不尊重物化诊断医生的声誉，申请报告内容支离破碎、三言两语，或者为物化诊断医生提供了假信息，就坑苦了物化诊断医生，也将自己带入了误诊的深渊，结果是双双败阵。

临床医生过分依赖物化诊断就必然放松了临床诊断，接诊患者后还没有详细判断疾病就开出了一系列物化诊断申请报告，其后就是等着物化诊断给出结果，却未知残缺不全的申请报告隐藏着风险，将诊断结果命系于机械设备和远离患者的看图识病的物化诊断医生，自己变成了诊断疾病的第三者，对患者来说无异于玩火。

问诊意识是护卫医生的盾牌，在物化诊断尚未根植于临床医生身上的前提下，如果再不重视临床诊断，就减损了临床医生的看家本领，就将成功与失败人为地结成了对子，误诊误治就可能形影不离地紧跟着临床医生，时不时地绊倒一次临床医生，必然陷入成功时高兴不起来，落入陷阱就难受好长一阵子，就给愉悦的临床工作平添了独属于自己的风险。

提高问诊意识必须始于足下，前提是认知危害之大。

"动态认识"血色素

临床查房时，主管医生提出"患者有贫血，术前的血色素为 9.5g/L，手术后第一次检查为 9.8g/L,现在是 8.5g/L",对此可做以下分析。

1. 入院时的血色素为 9.5g/L,反映的是患者术前基础状况。

值得思考的是:①患者病史中有没有急性失血,如果没有失血则考虑为慢性贫血;②慢性贫血的病因包括原料缺乏、合成能力下降、额外消耗;③恶性肿瘤患者属于消耗性疾病范畴,有可能合并慢性贫血;④胃部疾病半年,有可能吸收不良,导致营养障碍性贫血;⑤胃部溃疡和肿瘤,有可能合并间断少量出血;⑥入院时检查的血色素是否为真实状况,是否有液体负平衡的可能,含有血液浓缩的假象;⑦对于慢性贫血患者,血色素在 9.5g/L 左右,允许实施手术。

2. 手术后第一次检查,血色素为 9.8 克/升,反映的是术后的大致状态。

值得思考的是:①全胃切除术的一般出血量为 400ml 左右,处于患者可耐受范畴;②本例手术中的出血量是多少;③术中补充的液体、不显性失水量、尿量、胃肠减压量是多少;④术中是否补充红细胞或血浆,目的是什么;⑤抽取血样本时,患者的体液平衡状况如何;⑥手术后第一次检测的血色素能否表示机体的实际状况;⑦手术后的血色素高于术前的数值差极小,有无实际分析意义;⑧检测数值提示的是,当前没有发生术后大出血,红细胞可以维持患者生命稳定。

3. 现在是血色素为 8.5g/L,也许是真实状况。

值得思考的是:①血色素每降低 1.0g/L,提示的失血量约 300ml(以慢性贫血计算);②本患者手术后各个引流管流出的内容物中,含血量是否超过了这个丢失数量;③手术对患者造血功能会有一定影响,但是不足以表现在血色素如此变化上;④假如是大细胞性贫血,手术前胃的产酸就少,切除后不会在如此短的时间内突出表现;⑤靠三次检查结果的不同数值,很难做出具体原因分析;

⑥可以肯定地说,检验数值反映的是红细胞与血浆比例是在动态变化中;⑦手术后的血色素是在医生对体液平衡的监管之下,患者没有显性失血的证据,应该最接近机体的实际情况;⑧对于慢性贫血患者,手术后的血色素能维持在 8.5g/L,管理得很不错了。

4. 值得提醒的是,如何看待检验数值。

临床医生要重视检验数值,更要相信自己对患者的观察、分析和判断,例如:①为什么要监测患者的血色素,目的是判断患者的诊断,入院时的血色素提示的诊断是慢性贫血;②手术后检测的目的是获得术后的基础数值,大致估计血液内环境状况;③继续监测的目的还包括对体液平衡的掌控效果,发现隐患;④血色素变化包括增多、稳定、减少三种病因;⑤慢性肺部疾病的血色素升高,属于机体的代偿机制;⑥排除了失血后,手术后的短时间内不存在红细胞破坏因素,无须额外补充红细胞;⑦在没有异常失血的前提下,血色素变化的重要原因多考虑为体液平衡失常,提醒关注液体治疗;⑧血色素检测是动态的,干扰因素相当多,可以继续观察血色素检测数值的波动;⑨全胃切除术后可以出现大细胞低血色素性贫血,但是发生时间要在手术后 4 年左右,目前补充叶酸和维生素 B_{12} 的意义不大。

值得肯定的是,主管医生不放过蛛丝马迹,工作中不断质疑,求解其原因,在释疑的过程中丰满自己,这就是学习和提高。

"精准计算"失血量

医生与患者如果不发生诊治关系,当视同陌路,临床医生接诊了患者,在医患契约关系下,就受到法律的约束,从此步入了双方维权的历程,服务方将承担比被服务方更大的风险,这就是医疗服务的特点。

手术医生为患者实施手术是在原有疾病的基础上,人为增加麻醉和手术打击,对患者长远来说是疾病的解脱,近期则雪上加霜,对此,有的临床医生对手术风险估计不足,甚至盲目乐观,口头上承认"如履薄冰""如走钢丝",表现在手术记录上却缺乏最基本的保护意识。

权且不论"举证倒置"将患者视为弱势群体,法理上由医生举证工作的正确和没有失误或瑕疵是否合理,"举证倒置"承认临床医生的病历书证为临床医生提供了部分保护,则应该被医生所利用。

检查临床医生的手术记录,对手术中失血量落笔过于随意,单纯胃大部切除手术的失血量记录为"700ml",询问手术时何处多量出血? 回答是"没有较大动静脉活动性出血",经认真核实后,"失血量不足 350ml",原因是统计失血量时包括了混入的其他液体。如果该医生事先了解单纯胃大部切除手术的允许失血量不超过 400ml 后,落笔就不会轻易超出此范围。

一份病历记录着"甲状腺上动静脉结扎线脱落,立即压迫止血后再次结扎,失血量为 10ml",显然记录失血量被隐瞒。这是因为甲状腺上动静脉位于手术野的隐蔽部位,手术操作空间有限,照明条件不理想,能够造成至关重要手术步骤的结扎动静脉脱落,手术技能技巧当数不足,心理上容易减少记录失血程度,经过核实,失血量至少为"120ml"。能够引起对失血量多少的质疑,是因为记录着手术意外,上级医生表扬其如实记录手术意外的诚实,批评其过少估计失血量的错误心态,告诫了由"外紧内松",转变为"内紧外松"的文字技巧。

一份病历记录着"立即抽吸脾门处的大量积血,吸引速度赶不上出血速度,不得不使用棉垫压迫",术中失血量"3500ml"。脾门部位的活动性出血对手是有冲击感的,一旦发现局部大量积血的第一措施是用手感觉出血部位,能用徒手控制的临时控制,控制不住的改为靠棉垫压迫控制,随后再吸除积血,目的是迅速阻断出血的恶性循环。靠吸引器管

既要吸除积血,还要超过出血速度是极其困难的,如此记录就暴露了"处理不力"。其后"不得不"是山穷水尽的被动措施的自白,无异于记录着"经验不足"。

一份病历记录着"开腹后吸除积血 2100ml",手术后总失血量记录为"2800ml",审查手术记录时,手术医生告知"手术过程中并没有发生大出血"。询问总失血量为 2800ml,开腹后吸除积血为 2100ml,所差的 700ml 血液来自何处时,手术医生的回答"开始吸除了 2100ml,手术后又吸除了残余的积血为 700ml",再问"文字是铁证,何以见得不是发生了手术过程中的意外操作损伤",手术医生哑然,沉思片刻后回答"根本没过脑子就写上了"。

"手术中失血量"是有约定成俗范围的,超过此范围就必须有疾病病理改变为基础,必须反映在手术记录上,不记录失血量,或者不重视失血量的科学记录,笔下轻率或故意隐瞒都是不允许的。手术记录的是手术医生的头脑,落实在文字上切勿"注水"。实施规范手术、现场应变能力、严谨的手术记录是一脉相承的,要学会自我保护,不要把有理的手术扭曲成无理,不要引导患者将刃器主动放到自己的脖子上,是因为手术医生力主乾坤。

"体温数值"随病程

曾经参与过一次医患纠纷的鉴定工作,患者死亡于术后第 21 天,死因为术后合并炎性肠梗阻,先后两次为患者剖腹探查,随后发生了医源性小肠瘘、腹腔内出血,最终死于多脏器功能衰竭。

会诊时为了剖析医疗责任,必须掌握手术后疾病的演变过程,找出定性责任的关键时点,左右手术适应证的症状、体征、辅助检查证据,判断一次次后续诊治工作的质量,发现医患纠纷的症结所在,都离不开病程中的生命体征记录。

纵观手术后的 32 次病程记录,其中,仅

有手术后高烧时段记录了体温"39.8℃"以及转天的"38.2℃"，其余的体温记录内容为"患者体温平稳""今日不发热""今日低热""今日较昨天体温有所下降""体温不高已经持续了4天"，在发热期间，有的病程志中没有记录体温状况。

为了搞清楚术后的发热情况，参加鉴定的医生们凑在一起，有的翻阅病历，有的检查体温表，有的从病程记录中发现体温片段内容，再结合检验资料复原患者住院经过，边查阅，边记录，边整理，随后粗略地统计出术后的体温状况，可谓费了九牛二虎之力。

参与鉴定工作的医生们，尽管都没有直接评价被鉴定医院、科室和主管医生的工作状况，内心中的感觉可想而知。随后听到的是挑剔手术记录的时间不准确，探查内容记录得不完整，发现肠梗阻的时间延误，对肺部感染的体征重视不够等。

发热是物理诊断学中的重要诊断和鉴别诊断项目，而且列于所有症状中的首位，足以见得发热在临床工作中的地位之高。手术后的发热，有的属于机体防御反射的一部分，有的为某种并发症的前驱迹象，发热既是患者向医务人员发出需要关注的信号，也是医务人员捕捉患者疾病的路标，因此术后病程中必须随时记录体温变化的具体数值，辅以必要的分析和判断。

曾经遇到一例患者，由病房转到放射科接受上消化道造影，返回后体温突然升高到"38.6℃"家属认为患者"感冒了"，转天晨间体温"37.1℃"，第3天晨间体温"36.5℃"，第4天晨间体温"37.0℃"，每日测量四次体温，体温差不到1.0℃，临床检查没有发现主要脏器的炎性改变证据。发热的第5天，根据病情需要再次接受上消化道钡餐检查，返回病房后的一个小时内，体温突然升高到"40.1℃"检查前未发现肺部感染体征，也没有呼吸道症状，能够排除其他脏器或器官的炎症因素。根据体温短时间内骤升，在常见

的稽留热、弛张热、波状热、回归热、反常热、双峰热、衰竭热、不规则热型鉴别中，很容易地集中到了毒素一次释放因素，拔除了深静脉的引流管后，转天体温降到了正常水平。如果没有此前准确的体温监测，分析和判断就比较困难了。

病历书写规定中，要求必须每天记录体温变化，发现体温高热后要间断记录体温变化，搞不清楚疾病诊断的更要随时记录体温升高的变化曲线，合理地运用好体温检测结果。中医理论中谈到"上工治未病"，告诫我们及时发现疾病的预警信号，在疾病刚刚出现苗头的时候就引起注意，并顺藤摸瓜地找出疾病的诊断依据，其中就包括洞察体温变化。

忽略临床迹象的临床医生，不重视疾病提供的线索，掌握不住萌芽阶段的诊断技能，待到病情明朗到了路人皆知的程度才能发现和做出处理，医疗质量就落后了很多，长此以往就将自己的诊治能力固定在紧追慢赶的水平上。

病历记录严格规定必须及时登统体温，一方面是为了患者安全，保护医务人员不遗漏重要信息，另一方面监督和提醒主管医生关注体温变化。每天记录体温变化，需要具体了解病人的症状和体征，查阅体温测量记录，分析体温规律等，需要做很多工作。看似烦琐，习以为常后就觉得捎带脚就捕捉到体温的信息，顺手就记录到了病程志中，没有记录还觉得少干了什么，也就不可能遗漏了。

有的医生知道体温的重要性，又没有亲自下工夫雕琢病历，于是就出现了"患者体温平稳""今日不发热""今日低热""今日较昨天体温有所下降""体温不高已经持续了4天"等总结性病程记录。如果书写病历的医生知道，病程记录中必须以客观记录为依据，没有了体温的客观数值，仅记录主观分析和判断就如同空中楼阁，落不到实处。

认真管理患者，就必须每天询问患者体

温,详细了解病情变化,综合分析每天的病情进展,并结合辅助检查做出当前和今后的诊治计划,不可能不掌握体温的具体数值。体温数值的记录优劣也就成为判断临床医生工作质量的指标之一。有的医生以为体温不过就是个"数",记录不记录关系不大,是把重要的体征看孤立了,间接反映主管医生没有周密观察病情变化,遗漏了重要的分析线索,长此以往就难免出现误诊。

"密切关注"血糖值

科室交班时,值班护士报告两位患者的血糖值,分别为 17.5mmol/L,18.6mmol/L。检查部分病例中,也可见到血糖值偏离正常范围很大,却没有引起足够重视,存在着安全隐患。

糖尿病是临床常见的疾病,手术前后可以加重糖尿病患者的病情,糖尿病可以影响对疾病的观察,甚至做出误判断,成为外科医生需要经常处理的并发症。值班医生必须掌握最基本的诊断和处理原则,尤其是糖尿病重症。如糖尿病合并低血糖,糖尿病合并酮症酸中毒,糖尿病合并非酮症高渗昏迷等。

外科手术治疗期间,糖尿病患者的血糖数值可不同程度升高,但是不允许有太大的波动。如果血糖检测值达到了 16.7～33.2mmol/L,甚至高达 55.5mmol/L 以上,再有血酮体超过 4.8mmol/L 以上,CO_2 结合力降低到 13.5～18.0mmol/L,或者更低到 9.0mmol/L 以下,血 pH<7.35,呈代谢性酸中毒,就处在了酮症酸中毒范畴。血糖监测超过 16.7mmol/L,就成为高度警惕酮症酸中毒的信号。交班,患者病历中记录了血糖监测值为 17.5mmol/L 和 18.6mmol/L,显然应该做出解释。

外科医生应该知道血糖仪的使用。血糖仪主要分为两种:基于葡萄糖氧化酶原理的血糖仪和基于葡萄糖脱氢酶原理的血糖仪。不同酶和辅酶有不同的特性,检测的准确性、

精确性和抗干扰能力也各不相同。葡萄糖氧化酶对葡萄糖特异性高,但由于反应过程需要氧的参与,因此测量结果容易受血氧含量影响,造成结果出现偏差;试纸也容易与空气中氧气发生反应,一般应在开封后几个月内用完。葡萄糖脱氢酶不受血液或空气中氧分子干扰,试纸一般可以使用至标明的有效期,但是由于反应过程需要一定的辅酶和介质的参与,有些辅基,如吡咯喹啉醌可能与注射用麦芽糖、口服木糖和半乳糖发生反应,造成结果假性升高。

引起血糖大幅波动有内、外两方面的原因,内因是患者自身胰岛功能衰竭,体内胰岛素水平低,对血糖调节能力差,对药物非常敏感,只要有一点点的影响,血糖就会大起大落。临床可见于胰岛素依赖型糖尿病患者和晚期重症非胰岛素依赖型糖尿病患者,外因是饮食和运动不规律、用药方案不合理、治疗依从性差、情绪激动、失眠、酗酒、感染发热,也包括手术影响等。

血糖波动可引起血管内皮损伤,导致大血管和微血管并发症的风险增加,如心脑血管、糖尿病肾病和视网膜病变等。所以对糖尿病患者治疗过程中,一定要加强对血糖的监测,根据血糖变化情况及时合理调整治疗方案,安全控糖,尽可能减少血糖异常波动,从而降低心脑血管风险,减少并发症的发生。

外科临床医生还应该知道,血糖升高后可以导致血钾偏低,白细胞和中性分类的升高。曾经遇到主管不注意血糖变化与血钾和白细胞的关系,发现了没有丢失体内钾因素的前提下,未能及时探讨与高血糖之间的关系。见到白细胞和中性分类升高就判断为感染,同样忽略了与高血糖的关系。

也曾经发现过晨间采血时,患者正在输液,未注意生理盐水的输入可以影响血糖测定值的准确性,未注意正在输入葡萄糖,结果收回了血糖异常结果,不记录在案就等于无效检查,记录在案就出现了假象。

血糖值的背后,需要掌握相关的基础知识,建立预警信号规定,考验的是基本功,应该引起足够的重视。

"临床应知"白蛋白

科室组织病例讨论,其中涉及低蛋白血症的相关问题,为此笔者将既往学习白蛋白的有关资料整理如下。

1. 有关白蛋白的基础数据

(1)白蛋白为血浆蛋白中的主要成分,占血浆蛋白的 50%～60%。

(2)血浆中白蛋白总量约为 120g,组织液中的白蛋白约为 160g,组织液中白蛋白浓度是血浆中的一半。白蛋白含 584 个氨基酸。

(3)血浆中白蛋白通过毛细血管壁间隙进入组织液中,然后通过淋巴系统重新进入血浆中,白蛋白的循环半衰期为 16 小时。

(4)人体肝脏每天生成 9～12g 白蛋白,机体每日分解丢失 9～14g 白蛋白。

(5)外源性白蛋白进入人体后,从血浆中迅速消失,进入组织间隙,分布半衰期约为 15 小时,消除半衰期约为 19 天。

(6)人体热量和蛋白质的不足会加速白蛋白的代谢,严重的蛋白质缺乏症会降低白蛋白的生成。

(7)血浆胶体渗透压的 70%～80%靠白蛋白维持,每克白蛋白可结合 18ml 水,能阻止液体从血管内向血管外扩散。每静滴 20%的白蛋白 10g,会从组织间隙向血管内"拉"回 150～200ml 的液体。

2. 有关白蛋白的临床现象

(1)白蛋白降低是病理性结果,而非引起病情恶化的起因,盲目添加外源性白蛋白的益处并不大。

(2)成年住院患者患低蛋白血症的占全部患者的 21%左右。

(3)手术后可导致稀释性或漏出性的低白蛋白血症,即所谓"分布性低白蛋白血症",

表现为原本健康的青壮年患者,于创伤、手术后的 24 小时内,白蛋白水平急骤下降。是因为伴随体液重新分布和毛细血管渗漏,而非丢失,所以降低速度远远快于白蛋白的半衰期。

(4)蛋白浓度与患者愈后有一定的相关性。例如,血浆蛋白浓度降低 10g/L,死亡率会增加 137%、发病率会增加 89%、ICU 住院时间延长 28%、住院时间延长 71%、医药费用增加 66%。危重患者的血浆蛋白浓度低于 2g/L,其死亡率几乎达到 100%。

(5)若血清白蛋白<20～25g/L,即提示白蛋白水平已不能完成日常的物质代谢交换功能,需要补充外源白蛋白。

(6)白蛋白的使用并不能改善患者的死亡率、肺通气率、肾功能,以及愈后等情况。

3. 白蛋白的具体使用

(1)5%的白蛋白常用于低血容量的患者,25%的白蛋白常用于低蛋白血症、儿童患者及水钠限制的患者中。

(2)常规的白蛋白起始剂量为 25g,假如在 15～30 分钟内没有起效,重复用相同的剂量。一天的最大量可用到 125g,但在 48 小时内不应超过 250g。

(3)为避免血容量过大和肺水肿的发生,滴注 5%白蛋白的速度不应超过 2～4ml/min,25%白蛋白不应超过 1ml/min。低蛋白血症患者的血容量基本正常,因此滴注白蛋白的速度应比较慢,5%的白蛋白不应超过 5～10ml/min,20%的白蛋白不应超过 2～3ml/min,25%的白蛋白不应超过 2ml/min。

(4)输注 20%～25%的白蛋白溶液时,最好以生理盐水或林格液作为溶媒,尽量保证细胞外液渗透压等环境的稳定。

4. 临床上公认的输入白蛋白适应证

(1)严重感染、手术失血、创伤出血后的急性低血容量。

(2)烧伤所致的血浆渗透压减低及低血容量性休克,可于烧伤 24 小时后应用白蛋白。

（3）为消除成人呼吸窘迫综合征的肺水肿，改善症状，可联合使用白蛋白与利尿药。

（4）肝功能严重受损所致的低白蛋白血症，当血清白蛋白＜20g/L，或由于严重低白蛋白血症、大量腹水影响心血管功能时。

（5）某些血液置换治疗、肾透析或体外循环手术患者。

基于以上资料，不难看出以下几点。

1. 对患者来说，当前的主要矛盾是低蛋白血症。如果没有办法控制住白蛋白经由尿路丢失、纠正体内白蛋白的异常代谢，解决不了白蛋白的入不敷出，就无法切断低蛋白血症的恶性循环，预示着患者难以逆转终结生命的必然规律。

2. 在白蛋白低于 20～25g/L 情况下，任何干扰内外环境的有创检查、输液、抽血、院内交互感染等，均隐藏着未能料及的风险，成为住院期间各种并发症和意外的导火索，其结果是医患皆输。

3. 院外检查，谓"腹腔占位性病变"。在没有明显消化道症状、没有手术预期的前提下，探究消化道腔内是否有肿瘤就没有了明确的目的性。发现不了肿瘤则徒有此举，即便发现肿瘤，也对患者难有裨益。

4. 其他医院之所以未能帮助患者，是秉承"有所为，有所不为"原则，即能够治疗的绝不放走一例患者，不能为患者有所帮助的，则一定不去触摸。

5. 临床工作必须自卫，本患者住在病房内属于高危范畴，合并院内感染都能夺走患者的性命，更何况不能很好进食，靠外源输入维持不住最低要求的白蛋白水平，支出费用不菲，还要设计某些检查，无异于鼓捣定时炸弹。一旦病情变化，导致患者出不了病房，还没有很好的处置手段，只剩下了劳而无功的滞留，有可能陷入骑虎难下的被动。

6. 对履经受挫，抱着热火罐住院的患者，迟早要被动员出院，拖延的时间越长，越

容易导致不满的反弹，"快刀斩乱麻"是当前最好的抉择。

某患者曾在某医院住院，外科医生欲为患者实施手术治疗，随后因无能力逆转低蛋白血症而退避三舍，转而嘱患者出院。随后，在另一家医院为明确小肠腔内是否可见肿瘤，欲为患者实施小肠镜检查，被患者拒绝。前者医院的医生接患者时，未高度重视低蛋白血症的后果，思维焦点集中到了"切除肿瘤"，后者医生未考虑发现后还将做什么，思考的也是"直指肿瘤"，忽略了肿瘤是全身性疾病的一部分。对此患者切除肿瘤，既无救急，也无减状效果，就应该告诉患者或家属"手术切除肿瘤绝非良策，鼓励患者带瘤生存"。

"使用血浆"适应证

检查医院病历过程中，发现医院使用血浆的频度高，使用量大。结合病历分析，估计是部分临床医生将血浆当成了营养物质和扩容物质，与血浆的正确使用不吻合。为此摘录了以下资料。

1. 随着医学和输血学的发展，促进了对血浆资源合理利用的重新估价，在国内，血浆的用量仅次于全血。

2. 临床使用血浆存在使用不合理情况，特别是用血浆补充血容量和补充营养。不符合使用血浆的适应证，值得我们认真思考，尽可能避免使用血浆方面的盲目性。

3. 不用血浆补充血容量，是因为：①血浆不能灭活病毒，能够传播肝炎和艾滋病；②存在不良反应的可能性，特别是荨麻疹或变态反应；③某些血浆可以致敏患者产生相应的抗体，发生延迟性输血后溶血；④对老、幼、衰弱和功能不全的患者有引起循环超负荷的危险；⑤同样有效、安全、价廉的晶体液和胶体液及白蛋白替代血浆补充血容量和抗休克；⑥血浆是一种有限的宝贵资源，生产各种血浆蛋白制品原料由于一定难度，应珍惜

保护,不可作不必要的大量使用。

4. 不用血浆来补充营养,是因为:①血浆的绝大部分是水(910~920g/L),血清总蛋白占60~70g/L,其中白蛋白占多数(38~48g/L)。白蛋白的主要功能是维持血浆的胶体渗透压,由于它缺乏合成蛋白质的色氨酸,故营养价值不大;②血浆含营养物质,如葡萄糖、脂肪等也很少,故热量供给有限,应用血浆来补充营养,费用是昂贵的;③补充营养时,最好是经口进食,其次是通过胃管注射流质食物;如不可能,就应施行静脉营养,包括注射葡萄糖、脂肪乳剂、水解蛋白液或复合氨基酸液等,而不是输注血浆。

5. 血浆蛋白质的功能 ①维持血浆胶体渗透压,组成血液缓冲体系,参与维持血液酸碱平衡;②运输营养和代谢物质,血浆蛋白质为亲水胶体,许多难溶于水的物质与其结合变为易溶于水的物质;③营养功能,血浆蛋白分解产生的氨基酸,可用于合成组织蛋白质或氧化分解供应能量;④参与凝血和免疫作用;⑤血浆的无机盐主要以离子状态存在,正负离子总量相等,保持电中性。这些离子在维持血浆晶体渗透压、酸碱平衡,以及神经-肌肉的正常兴奋性等方面起着重要作用。血浆的各种化学成分常在一定范围内不断地变动,其中以葡萄糖、蛋白质、脂肪和激素等的浓度最易受营养状况和机体活动情况的影响,而无机盐浓度的变动范围较小。血浆的理化特性相对恒定是内环境稳态的首要表现。

6. 输注血浆的注意事项 ①新鲜冰冻血浆融化后必须在2小时内输完,特殊情况不用时,不可再冰冻,如放在4℃冰箱内,必须24小时输注,不可在10℃环境放置超过24小时;②血浆融化后发现颜色异常,见有凝集,则禁止输注;③血浆输注时应用输血器,对血浆起滤过作用,以免纤维蛋白的凝块阻塞针头,输注前后用生理盐水冲管,以防血浆与所输溶液中的药物发生反应,确保血浆

的作用和输入量的准确;④输注过程要严密观察患者有无变态反应,如荨麻疹、皮疹等,发现后应即刻给予静脉注射地塞米松,口服或肌内注射异丙嗪。

7. 有的作者认为,大量输注悬浮红细胞后,能够导致纤维蛋白原降低,凝血酶原时间、活化部分凝血活酶时间、凝血酶时间延长,及时补充血浆和(或)血小板,改善患者的凝血功能,能够减少出血事件的再次发生。

8. 新鲜液体血浆主要用于补充多种凝血因子缺陷及严重肝病患者。

9. 普通冰冻血浆 ①主要用于补充稳定的凝血因子;②不伴有贫血的烧伤早期,以及某些内、儿科疾病引起的血容量减少;③以丧失水分或血浆为主时,要根据情况输用晶体液、血浆、白蛋白;④大面积烧伤、肝硬化、慢性肾炎、肠道吸收障碍等低血浆蛋白血症的患者,当血浆总蛋白低时可输用。

10. 新鲜冰冻血浆的应用范围 ①用于各种原因引起的多种凝血因子或抗凝血酶Ⅲ缺乏,并伴有出血表现时;②外科 PT 或 APTT 超过正常 1.5 倍,创面弥漫性渗血时;③患者急性大出血输入大量库存全血或红细胞悬液后(出血量或输血量相当于患者自身血容量);④病史或临床过程表现有先天性或获得性凝血功能障碍时输用。一般需输入 10~15ml/kg 新鲜冷冻血浆。

11. 理想的血浆代用品要具备 ①无毒性、无抗原性、无致热原,以及无致癌、致畸和致突变不良反应;②输入血管后能存留适当时间,以期对血容量产生有效的替代作用;③利于排泄或被体内代谢,而无持久的蓄积作用;④在有效剂量范围内对血液有形成分和凝血系统无明显干扰,对机体重要脏器无明显损害,对机体内环境平衡无明显不良影响;⑤理化性能稳定,可长期保存。

12. 人造代血浆是一种含有 6% 的药用羟乙基淀粉的电解质平衡代血浆,其电解质与血浆相近,含有钠、钾、氯和镁离子,并含有

HCO_3^-,能提供碱储备,是一种较好的血浆增量剂,它不仅具有补充血容量,维持胶体渗透压的作用,尚能补充功能性细胞外液的电解质成分,预防及纠正大量失血和血液稀释后可能产生的酸中毒。

13. 羟乙基淀粉输入体内后,在血中存留率 4 小时为 80%,24 小时为 60%,24 小时后血中浓度逐渐降低,并很快从尿排出。特点:①性质稳定,溶解氧气的能力比人血大一倍,并能将二氧化碳等废物带走,排出体外。②人造血液没有血型之分,输入任何人的血液里都不会引起不良反应。缺点:①人造血液中没有白细胞,不具备抵抗外来病毒和病菌侵入人体的功能;②人造血液中不含血小板,血液流出后便难以凝结。

14. 中分子右旋糖酐作用　①防治各种类型的休克,如出血、创伤、烧伤、冻伤、中毒和感染,或手术麻醉期低血压,控制性低血压;②失血性休克:抢救急性大量出血,可快速输注中分子右旋糖酐 $500\sim1000ml$,使血压上升至 10.7kPa,但不宜输注过多,以免增加出血倾向;③内科肾脏疾病;每日 $500\sim1000ml$,连续滴注 $7\sim10$ 天;④妇产科妊娠毒血症;⑤体外循环预充剂;⑥麻醉填充剂,可延长神经阻滞作用。低分子右旋糖酐作用:①扩充血容量,造成血液稀释,降低血液黏滞性,改善微循环作用;②抑制血小板功能,出血时间延长,可抑制手术创伤所致血小板黏附和聚集力的增加,还可减少血小板第 3 因子的释放,使用恰当,控制用量,一般不会影响凝血功能;③使红细胞表面覆盖一层右旋糖酐,增加表面电荷,使红细胞相互排斥,避免发生聚集;④增加红细胞变形能力,易于通过狭窄的毛细血管;⑤在循环中停留时间短,易于排出,故多作为微循环灌流的辅助治疗。

15. 明胶是一种蛋白质,可从动物皮胶、骨骼、肌腱中的胶原经水解后提取,其中含有大量羟脯氨酸。其胶体渗透压与人血浆白蛋白相近,扩容作用较右旋糖酐和羟乙基淀粉弱。近年来临床常用的有尿联明胶和琥珀明胶两种溶液。

合理、安全、有效地使用血浆,必须对血浆在新观念下重新认识血浆疗法,有必要放弃一些旧的不合理使用方法,保证患者在治疗中更安全有效而又能减轻经济负担。

"行之有效"腹平片

临床工作中,有些既重要,又简便、经济的检查手段,逐渐被 CT 等检查所取代,其中,忽视利用腹平片诊断肠梗阻就属于典型的例子。

肠梗阻是常见的急腹症,可以区分为机械性肠梗阻、麻痹性肠梗阻及血供性肠梗阻三类,通过立位或仰卧位平片,对胃肠道含有气体和液体的多少,气体与液体的关系,积气影,管腔影,粪便影,空肠与回肠的黏膜皱襞,腹脂线和腰大肌外缘影的观察,判断有没有肠管胀气扩张,肠腔内容物淤积,消化液大量积聚,再根据气液平面的分布、形状、多少、大小、排列,随着病情演变的表现,做出肠梗阻的诊断,进一步根据空肠、回肠、结肠胀气肠管黏膜形态及其位置分布,分析出梗阻部位的高与低、梗阻的程度的完全或不完全,诊断就大致清楚了。

以绞窄性小肠梗阻为例,在立位或仰卧位平片上表现出闭襻的形态,如可以见到:①假肿瘤征;②小肠显著扩大征;③小肠长液面征;④空回肠换位征;⑤小跨度蜷曲肠襻等。再辅以:①病程 $1\sim2$ 日,出现大量腹水征;②胃内多液多气、直肠积气、积便的征象;③临床常有明显的绞窄性肠梗阻的症状和体征,而 X 线片检查却无阳性发现,常可以做出肠管受到粘连带压迫、小肠扭转、内疝、血供障碍的结论。就很容易与单纯性肠梗阻、麻痹性肠风阻、肠套叠、乙状结肠扭转相鉴别。

由于腹平片逐渐远离了临床医生的视

野，就出现了被超声和 CT 检查替代的趋势。一些普外科科室或没有给患者安排腹平片检查，或首先汇报超声和腹部 CT 诊断结果，尽管有腹平片也让位给了其他检查结果。查房时，中青年医生在介绍影像诊断结果时，很少有首先介绍腹平片的，似乎对这种廉价的检查不屑一顾。面对腹平片的阅读就更难有质量了。

曾经借病案质控检查的机会，统计了 63 例急性肠梗阻的病历记录，手术前能够记录肠梗阻的位置高低、单纯与绞窄、完全与不完全、功能与机械性的几乎不足 1/3，术前安排了腹部 CT 检查的约占 3/4，没有安排的皆为急症住院后很快就手术者，没有腹平片检查的约占 1/4，利用腹平片对比检查的非常少。如果再加上识别腹部 CT 的能力不强的一部分，术前诊断的深入程度就很差了。有必要指出的是，科室主任越年轻的利用腹平片的比例越少，基层医院比甲家医院的使用率相对高一些。

借助会诊和查房时，考察中年资医生阅读腹平片的能力，几乎很少能系统讲出正常腹平片的观察步骤，面对肠梗阻读片时的第一句话是"气液平在哪里"，忽视构成肠梗阻要件的诸多元素，更谈不上判断肠梗阻的性质和程度了。分析诊断根据时，很少能够结合到病理改变。更有甚者，在肠梗阻症状的"痛呕胀闭"片段与 CT 诊断报告的文字之间串联，按照"肠梗阻"和"该手术"的应用型规律工作，术前很少投入主管医生的逻辑思维推理能力，打开肚子才知道发生了什么样的病理改变，学术含量不是很多。

如果主管医生还了解腹平片还有助于帮助诊断：①消化道肿瘤、炎症、外伤引起的消化道穿孔。②肠梗阻，并可鉴别是机械性肠梗阻还是麻痹性或是绞窄性肠梗阻。③腹膜炎、腹腔脓肿、腹腔肿块。④消化道不透 X 线的结石、钛夹、异物。⑤腹部异常钙化，如腹腔淋巴钙化、肝包虫病的钙化。脾脏、肾和肾上腺、胰腺等脏器有肿瘤、结核、寄生虫和炎症时均可发生钙化，可根据钙化的形态、部位做出诊断。⑥可观察腹腔内脏器（肝肾脾等）的轮廓、位置和大小改变，例如肝脏肿瘤、包虫病、囊肿等病变可使肝脏轮廓发生改变，并且其体积可以增大；肾盂积水、多囊肾和肾肿瘤可使肾影增大；一侧肾发育不全和肾动脉狭窄可使肾影缩小。⑦可根据腰大肌影像是否肿大、模糊，腰椎有无侧弯，椎体骨质有无破坏来诊断腰椎结核、肾周围脓肿等。⑧腹部平片对诊断新生儿消化道畸形亦有很大的意义，如食管闭锁时，胃肠道内可无气体；幽门狭窄时，则胃扩大充气，而肠管内气体少或无气体；先天性小肠狭窄时，闭锁以上的肠管内充气扩张并有液平面形成，而闭锁以远的肠管内无气体；肛门闭锁和胎便性腹膜炎都能在腹部平片上有所表现。⑨可观察金属避孕环是否存在，及其位置和形态等。

"三杯试验"简而明

到某医院会诊血尿患者，涉及三杯试验，由此联想到原始检查手段的应用价值，医务人员对病史采集的重视程度，疾病诊断的逻辑思维推理能力。

患者为年轻男性，因交通事故，多发肋骨骨折、右侧肱骨骨折，右侧腹膜后血肿住院。伤后没有发现血尿，没有尿急、尿频、尿痛、排尿困难。经过积极抢救治疗后生命体征日趋平稳。住院 3 周后，出现血尿，为间断、少量，能够自限。主管医生告知患者家属的血尿原因是外伤所致，家属对此不理解，要求会诊。

会诊医生赶到后，询问了病史，认真倾听了主管医生的介绍。其中，一位医生讲到"我是肾内科医生，我的主要工作是排除泌尿系感染性疾病，根据患者没有发热和泌尿系统症状，相差检查中红细胞没有受到挤压，尿中没有脓球和管型，因此不考虑泌尿系统感染"。谈话间反复强调"肉眼血尿很少考虑泌尿系统感染性疾病"。

泌尿外科主管医生谈到，因为出现了血尿，患者被他们科室接管，细致观察了患者的尿血，3 次尿血的性质差不多，都是淡血性质，估计 3 次总失血量约 10ml，每阶段出血持续两三天，每阶段总共 3ml 左右，他们认为最多的可能为创伤性血尿，不过不好解释的是刚刚受伤后没有血尿，住院期间没有血尿，二十多天后出现血尿，不清楚这中间是如何联系的。

会诊医生同意两位医生的认识，不过感觉第 1 位医生的会诊意识属于抱走自己的孩子，以摘出了"不是感染性血尿"为目的，没有"融入"会诊集体，帮助主管医生进一步分析血尿的最大可能是什么。另一位医生根据明显的外伤史，受伤后出现了血尿，所以就将血尿与外伤联系到一起，判断为外伤性血尿，尽管自己也解释不通为什么伤后没有血尿，二十多天后反而出现了血尿。

会诊医生试图搞清楚出血原因的思维意识不同于押宝，而是宏观上掌握导致血尿的主要病因，微观上逐一分析各种疾病的主要特征，在此基础上识别患者的临床表现，给予患者恰如其分的临床诊断。抓住的主要矛盾是"无痛性血尿"，间断出现了 3 次，每次出血不多，持续时间不长。鉴别诊断范围包括炎症、损伤、肿瘤、畸形和泌尿系统结石等五大类。

根据没有尿痛、尿急、尿频、排尿困难和腰痛，刚刚受伤后并没有血尿，也就不可能考虑泌尿系统感染和外伤性血尿。主管医生提出腹部 CT 影像提示肾盂结石。共识是泌尿系统结石导致的出血不可能没有剧烈疼痛，解释不了三次间断的无痛性血尿。剩下来的鉴别诊断范围就局限在了肿瘤和畸形。

会诊医生提出需要了解血尿的具体特征，两位医生同时提出"我们见到的是全程血尿，而且发现排尿将近结束时颜色略微变浅"主管医生没有给患者实施"三杯试验"，理由是"很少做"。两位医生均没有掌握"三杯试

验"的有效性，所以没有有效观察血尿状况，也就有了"排尿将近结束时颜色变浅"的结论，有悖于前尿道出血色深在第 1 杯，膀胱出血色深在第 3 杯，三杯血色相差无几为肾脏和输尿管出血，难以解释两位医生的所见。

会诊医生提出，患者在伤后的住院期间出血，应该属于没有明显诱因的无痛性血尿，出血量又很有限，仅凭症状和体征是很难鉴别清楚的。也有的血尿属于临床鉴别困难，甚至难有结论。医生所做的工作是判断血尿的危害程度，是否允许继续观察，确定观察的内容，做好进一步出血，甚或较大量出血的预案，稳定住患者家属紧张心理，引导患者家属接受临床分析，配合今后的诊治工作。

取得共识后，向患者家属转告了会诊梗概。家属反映所担心的问题包括两个方面，一方面为患者刚刚受伤时并没有尿血，住院期间反倒出血了，而且出血时机是在骨折内固定以后，不清楚与手术有没有关系；另一方面是一下子就尿血了三次，今后还不知道要尿到什么时候，很担心留下后遗症。

询问患者家属，对医务人员告知的反映时，患者家属谈到，他们很信任治病的医生们，很感谢救孩子命的医院。见到孩子尿血后，家属很担心，不清楚为什么就尿血了，医生告诉他们的是"跟外伤有关系"。他们感觉不好接受的是，刚刚受伤的时候应该是最重的，最重的时候并没有尿血，受伤都二十多天了反而尿血了，搁谁也觉得解释不通，觉得不对劲，也就想到了很多。

在会诊医生的询问下，患者家属坦言，因为对主管医生的告知解释不通，接受不了，就觉得内中有诈，于是就想到是不是在给孩子手术时造成了尿血。可是也解释不通的是做手术的部位在左上肢，又跟尿血联系不上，也就没有向医生们提出，也不敢贸然认为是医生们给造成的。心里不放心，又不能相信医生的解释，这就是他们提出请会诊的目的。

会诊医生会同参与会诊的当地医生，向

患者家属逐一分析了五种类鉴别疾病，结合患者的症状由浅入深地解释了为什么不考虑泌尿系统感染、泌尿系统损伤、泌尿系统结石，都得到患者家属的认同。然后将主要矛盾集中到了无明显诱因的无痛性血尿，不能够排除的疾病有哪些，也被患者家属所接受。

随后，征求患者家属的意见，一种考虑是血尿的量很少，还有可能自限，就暂时不安排有损伤孩子的检查，靠主管医生周密的观察，保护住患者在相对安全范围内，其结果有可能今后不再出血，或者出血越来越多，届时再考虑安排诊治计划。另一种考虑是紧锣密鼓地为患者安排有创检查，找到病因为好，找不到病因能够缩小思考范围

患者家属表示担心的，一个是当前有没有很大的危险，一个是今后有没有后遗症。如果当前的出血量不多，影响不到患者的生命，就依靠医生们的观察和治疗，出血量大了就按照今后的考虑诊断和处理，符合家属的愿望。有没有后遗症还需要首先搞清楚为什么出血，目前还谈不到。也谈到，通过医生们的告知内容，已经解除了对诊治工作的疑问，特别是告诉他们不考虑外伤性尿血，让他们最感到高兴。

患者家属还谈道，自从住院后就对医院十分感谢，对医生们的告知和解释言听计从，从来没有怀疑过医疗质量，也不去多想诊治工作。自从出现血尿后，他们很怕肾脏出问题，知道肾脏出问题的后果很可怕，又不清楚为什么，就越来越紧张。问过医生后又告诉他们的是跟外伤有关系，一下子联想到受伤后没完没了地发展下去，今天出了尿血，明天还不清楚出现什么病，就由有底变成了没有底，因为后怕就想了很多，最后就想到了有没有向他们隐瞒了什么。

经过这次会诊，给了我们很多启发。其中，最主要的是医务人员必须取信于患者和家属，通过有效沟通为患者和家属释疑解难。取信于患者和有效沟通的前提是提高医务人员的求知欲，首先搞清楚疾病的诊断和鉴别诊断，有的放矢地告知家属诊治实情，在医患沟通中解放自己。

"病程记录"双刃剑

与临床医生交换如何书写病程记录时，能够听到三种内心的反映，例如：有的认为"要是按照病历书写规定的要求完成病程记录，也就不至于有医患纠纷了"；有的认为"独立完成高质量的病例谈何容易"；有的认为"患者方按照病程记录的要求卡医生，医生的工作就实在太难了"，代表了部分临床医生的所思所想。

发生了医患纠纷后，患者方的第一反应是扣封病历，寄希望在病历记录中发现诊疗工作的瑕疵、缺点、错误，逐步紧缩到医务人员未尽提高医疗质量义务，追究侵犯了患方的安全权益，力所能及地索取最大化的经济利益。医疗组和主管医生最担心的是病历书写质量，唯恐因为病历质量不符合规范要求处于被动地位。

医患双方处于对弈地位之后，能够轻易地被患方抓住病历质量把柄，而且被病历质量的枷锁套牢到毫无周旋余地，是医务人员极其可悲的归属。究其原因是不清楚病历如何保护着医务人员，没有认真研究病历记录，甚至不清楚何谓病历或病程记录。也就有了发生医患纠纷之初，主管医生振振有词，或者信誓旦旦地强调"病历质量百分之百地没有问题"，被患方抓住病历质量把柄后，不解患方竟会如此巧夺天工，悔不该出现工作纰漏的反复重演。

研究临床医生以上所存在的症结，不难归结到对病历记录规定认知的茫然。在这里不妨按照2010年版《病历书写基本规范》第二十二条规定："病程记录是指继入院记录之后，对患者病情和诊疗过程所进行的连续性记录。内容包括患者的病情变化情况、重要的辅助检查结果及临床意义、上级医师查房

意见、会诊意见、医师分析讨论意见、所采取的诊疗措施及效果、医嘱更改及理由、向患者及其近亲属告知的重要事项等。"分析部分临床医生的工作，从中找出今后的努力方向。

为了便于分析，我们选取一位主诉为"间断上腹部疼痛伴发热 3 个月，加重 4 天"的 79 岁女性住院患者，现病史记录的是"3 个月前，无明显诱因出现上腹部隐痛，无明显周围放射痛，伴腹胀、食欲缺乏。上述症状可自行缓解，无明显心悸、胸闷、咳嗽、咳痰，无明显泛酸、呃逆、嗳气、呕吐、腹泻、便秘，无明显发热、尿频、尿急、尿痛不适，上述症状发作频繁，无明显规律性，未予针对治疗。2 个月前，突发高热，体温最高达 39.4℃，在天津市某医院就诊，CT 检查提示'腹部感染，胆囊多发结石，胆囊炎，胆囊积气'，给予药物非手术治疗，腹痛缓解，体温恢复正常后出院。其后体温反复升高，未超过 38.7℃，药物处理后恢复正常，腹部不适时有发作。4 天前夜间休息时腹痛突然发作，程度剧烈，位于右上腹部，向腰背部放射，伴恶心未呕吐，症状一直未能完全缓解，今为求进一步诊治来院，门诊以'胆囊结石伴胆囊炎'收入院，患者此次发病后精神差，食欲差，大小便正常，自觉乏力。"既往史记录的是"既往冠心病病史 30 余年，平素未系统治疗；胆囊结石病史 1 年余，未治疗。"

转天住院后第 1 次病程记录的是"患者神智清，精神差，主诉腹胀、恶心不适。查体神清，全身皮肤黏膜不黄染，无出血点和瘀斑，未见肝掌和蜘蛛痣。巩膜无黄染，全身浅表淋巴结均未触及肿大。心肺未见异常，腹部平坦，未见胃肠型及蠕动波，腹壁未见静脉曲张，全腹软，右上腹部压痛，无反跳痛和肌紧张，未扪及包块，墨菲征阳性，肝脾肋缘下未触及，肝脾区无叩痛，移动性浊音阴性，肠鸣音 5 次/分，双肾区无压痛及叩击痛。科主任查房后分析：不排除胆囊肠管瘘的可能性，鉴于患者高龄，基础疾病较多，心肺重要脏器

功能差，建议尽快完善相关辅助检查项目，全面评估，行科内病例讨论，拟定下一步治疗方案，给予抑酸及营养支持治疗，药物应用，加强对症处理，密切观察病情变化"。

按照规范的第 1 次病程记录的要求，本病程记录的缺陷如下。

1. "病程记录是指继入院记录之后，对患者病情和诊疗过程所进行的连续性记录"的规定，必须反映是"继入院记录后""进行的连续性记录"，就要求明确记录"住院后第一天"，以示"住院后，连续记录"的开始。

2. "内容包括患者的病情变化情况"，就要求记录患者自住院后到第一次病程记录之间的病情状况，包括：①生命体征的四项内容肯定与初入院时不同，必须如实记录体温、脉搏、呼吸、血压的具体数值；②腹胀的程度，持续时间，与初入院对比是加重了还是减轻了；③恶心的程度是加重了还是减轻了；④从体征记录上判断，患者是有腹部疼痛的，就该对疼痛的性质、范围、程度有所记录。否则就没有反映出病情的变化，看不出主管医生为患者的病情做了哪些细致观察。

3. 主任查房的要件包括：①提出住院后印象诊断的根据，如"胆囊炎"和"胆囊结石"的诊断要点；②发现胆囊结石 1 年，与近三个月、2 个月、4 天前症状的因果关系；③提出明确诊断尚需补充询问哪些病史；④质疑腹痛的规律，发烧的热型及其规律；⑤发热与腹痛之间的关系；⑥解析既往腹部 CT 所谓"腹部感染，胆囊多发结石，胆囊炎，胆囊积气"表现；⑦分析"胆囊积气"的常见原因，多角度认识胆囊积气的成因，从病史中排除胆肠瘘的可能；⑧提出今后的诊断方向和应该采取的具体措施。离开了认知疾病的主线，主任就起不到三级查房把关的作用了。

4. 主任提出"基础疾病较多"指的是哪些疾病？病史记录的仅为"冠状动脉粥样硬化性心脏病"，心电图提示的"窦性心律，左心房扩大，T 波倒置"，涉及不到"较多"。盲目

落笔"基础疾病较多"是因为平素缺少归纳病史和诊断的训练,病程中没有记录确凿证据的习惯。

5. 病程记录要求记录"重要的辅助检查结果及临床意义"的目的是督促主管医生全面认知患者,掌握疾病的基本特征。如果主管医生能够认真分析患者带来的腹部 CT 影像结果,知道这是 2 个月前的动态检查资料,再结合来到本院后的腹部 CT 检查结果,发现了前者有胆囊积气表现,后者并没有胆囊积气征象,势必会质疑其中的为什么,就为科学的临床思维提供了分析线索。掌握了辅助检查的临床意义,就不会贸然地做出"胆肠瘘"的少见诊断,有可能避免了此后为排除胆肠瘘所安排的胃镜、肠镜检查。

6. 如果主管医生习惯记录为患者安排哪些辅助检查,对"尽快完善相关辅助检查项目"进行了逐一分解,说明检查意义所在,就会思考胃镜和肠镜检查对发现胆肠瘘的意义何在。如果与疾病做整体分析,事先做好预检查结果判断,提前设计拟治疗方案,就会对 79 岁高龄患者设计 ERCP 检查和治疗,借助检查过程中的胆道造影,完全可以确诊或排除胆肠瘘,而且效果直接,达到一箭双雕的目的,完全可以避免有创伤的虚设检查。

7. 如果主任查房时知晓"右上腹部疼痛与墨菲征拮抗",听到主管医生报告右上腹部疼痛时,不可能再检查墨菲征,就需要告知主管医生"墨菲征是用来检查右上腹部没有疼痛"的患者,只针对的是发现炎症的小胆囊。就不至于在病历中出现知识概念的歧解。

8. 如果主管医生习惯记录处理原则和具体措施,就会知道为患者安排的"抑酸"治疗有何意义。根据第一天病程记录的内容,有什么根据使用"营养支持治疗",应该使用哪些"药物","加强对症处理"又指向哪里。

9. 病历记录"密切观察病情变化"只是一句空话,是因为第一天的病程记录就没有观察患者住院后的病情,也就谈不上有何"变化",更谈不上"密切"了。

10. 病程记录还包括了"向患者及其近亲属告知重要事项",第一次病程记录势必要记录向患者和家属告知了"疾病的印象诊断""当前的诊治矛盾""拟安排的主要检查项目及其目的""目前的对症和对因治疗原则和具体手段""患者高龄住院的应知内容",具备条件的要告知住院预期和大致费用。

通过以上病程记录规定和具体记录内容,就可以看出什么是医疗质量的保证,如何规避医疗风险。有的临床医生会质疑,将主要精力都集中到了病程记录上,其他工作还干不干了,对此,我们不妨从病程记录的目的和意义角度,做以下解释。

1. "病程记录是历史经验的总结" 临床医生都不希望被烦琐的工作压得喘不过气来,决定了病程记录势必经历过由繁到简,由简到繁,繁简混杂,直到繁简统一的今天,决定了病程记录的规定为学界共同认知的结果。任何医务人员都必须按此执行,否则就谈不上医疗的高质量,规避不了医疗风险。要求临床医生必须认识到病程记录内容的规定是至关重要的法宝,是工作的护身符,顶礼膜拜在病程记录规定内容的石榴裙下,是在享受着传统的恩惠,只有执行的智者与愚者之分,没有挑剔和指责的余地。

2. "病程记录保护着一代代医务人员" 病程记录源于先辈、用于前辈、延于今天,遍及世界各家医院,是因为确实起到保护医务人员的职能。我国优秀病程记录首推协和医院,该院至今保留着孙中山的病程记录,为此享誉世界。1966 年前,各家医院的病程记录无可挑剔。病历和病程记录质量被冲击以后,医务人员开始不重视病历质量,伪造病历有之,粗制滥造有之,忽视内容质量有之,致使病历对医务人员的护卫功能越来越下降,以至于成为患者抢先捕获的对象,以病历质量反制医务人员,病程记录反而成为伤及医务人员的利器,悲哀始于对病程记录的轻蔑。

3. "病程记录反映临床医生的综合素质和能力" 书写病程记录靠的是医学知识底蕴和基本功,文字记录的背后反映的是铁杵成针的功底,都要经历由不会记录到初具模样,由内容烦琐到通俗简练,由挂一漏万到点石成金,由平庸枯涩到落笔生花,看似是在践行病程记录,其实是创造财富。上文列举的这份不成体统的病程记录,对疾病的认识谈不上入木三分,临床思维简单到了平摆浮搁,对疾病的本质没入眼、没入脑,没入心,没咀嚼,没消化,也就不可能留痕。没有在书本知识与患者之间架起桥梁,只获得了现象层面上的皮毛收获,也就谈不上知识和业务能力上的长进。

4. "出色的病程记录来不得半点捷径" 病程记录的书写背后是丰富的书本知识和临床阅历,没有下米之炊,就做不成美味佳肴。例如认知"胆囊积气"的背后需要相当多的病理生理知识,要认知胆肠瘘疾病的发生规律,影像资料的识别能力,动态思维的反复训练,发现胆肠瘘的常用手段,临床工作经验的反复积累等,如果不从临床现象中捕捉求知的线索,就不知道在哪里找答案,应该水落石出的结论就被始终掩盖着,拿不到手就永远不属于自己。本患者的病情并不复杂,如果没有被胆囊积气体征干扰,主管医生和医疗组会当机立断采取积极的应对措施,很快安排ERCP检查和治疗,患者就不至于搁浅在"病情疑难"的假象中,也就不会因为胃镜和肠镜检查耽搁了处理时机,不会因为发现了良性结肠息肉等待病理结果,遭遇到急性梗阻性胆管炎的窘境。

5. "临床医生对病程记录要有本投入与产出账" 本病历的主管医生没有费工夫地记录了病程记录,结果是没有医疗的高质量,医疗风险跟着自己往前走。不像样的病程记录还要耗费时间,要付出精力和体力,换来的是没有深知,没有收获,干的是赔钱的买卖。致力于病程记录的医生,靠记录病程训练出火眼金睛,养成了科学的临床思维推理能力,不断提高着自己的观察力、注意力、记忆力、理解力、分析力和技能技巧,久而久之就必然产生观察问题的敏锐,理解问题的灵感,分析问题的捷径,判断问题的果敢,就会不断减少失误,提高正诊率。由此不难看出投入到病程记录上的工夫,为的是长自己的本事,致力于医学事业就必须为此投入。

6. "熟能生巧,工夫不负有心人" 病程记录属于会了不难,认为难者是因为不会。病程记录靠的是"传统约束"和"童子功的自律"。病历书写,也包括病程记录均为医学原始教育的一部分,临床医生都知道书写要求和规定,也经过了见习和实习的手把手教,毕业后的指点、指责,结果路还走偏,不能不说童子功阶段的塑造不严格。周围环境的约束能力,即传统的约束起着非常大的作用。先天不足又逢后天不利,就使病历质量失去了严格把关。病历和病程记录是有格式化的,临床医生所接触到的疾病类型非常有限,只要有了模式化的病历书写思维和意识,就能很容易地制作出合格的病历。按照规范书写病历,每弥补一项不足,每改正一处缺点,每纠正一处错误,就会惠及今后的一大片,其实不难,问题是自律要求到什么程度。

一些临床医生被病历质量困扰,有的被不合格病历咬伤,带给自己莫大的损失。一经被蛇咬,就要吃一堑长一智,搞清楚失败的原因,就不会在原地反复跌跤。当前的局面是,病历质量伤及医务人员的事实人人皆知,病历质量提高的愿望比比皆有,不合格的病历却仍然大面积存在,被动挨打的局面并没有解决,这对于靠知识和能力工作的知识分子来说,也包括医务界无异于莫大的讽刺。只担心自己不被打,行动上没有防备挨打措施,看到周围人挨打,还不知道殃及自己只是时间早晚,应该是头脑不清楚者的悲哀。

"重症记录"总出量

每次看重症监护患者,总离不开分析液体平衡状态,其中,记录着输液量、鼻饲或饮水量、尿量、大便量、胃肠减压量、引流量、总入量、总出量,借以判断体内液体处于平衡、正平衡、负平衡。主管医生和责任护士据此介绍患者液体治疗效果,工作相当认真负责。

记录单上的总入量相当精确,每项出量的计算也很细致,但是与患者的实际体液平衡有差距,即出量至少遗漏统计了 1000ml 左右。例如,某天的记录为入量 2670ml,尿量 2130ml,大便量 140ml,统计的总出量 2270ml,体液平衡记录的是正 400ml;某日记录的入量 3845ml,尿量 1975ml,引流量 147ml,总出量 2122ml,体液平衡记录的是正 1723ml;某日记录的入量 3700ml,尿量 2910ml,大便量 140ml,引流量 135ml,总出量 3185ml,体液平衡量记录的是正 515ml,均没有统计不显性失水的 1000ml 左右,如果统计了不显性失水,则有两次的体液处于负平衡,一次正平衡。这种统计上的遗漏对患者当前治疗会有影响,今后用于学术统计会无意义,有必要对此提出己见。

本记录单上没有记录"无形失水"。

1. 人体在正常生理条件下,皮肤和呼吸道蒸发的水分,每日约850ml,是机体只要进行正常生理活动就必然丢失的水分。

2. 新陈代谢过程中,物质氧化生成水约300ml,遇有严格限制入水量的急性肾衰竭时,必须将此内生水计入出入量。

3. 体温增高可增加水分蒸发,体温每增高1℃,每日每千克体重将增加失水 3～5ml,39℃ 以上体温时,每日失水量约1000ml。

4. 明显出汗时,汗液湿透一身衬衣裤约失水1000ml。

5. 气管切开患者呼吸失水量是正常时的 2～3 倍,每日失水量约1000ml。

6. 室温超过 28℃ 时,每日失水量约 1000ml。

不显性水的丢失量不容易记录,所以记录单上的总出量应该是"显性失水量",或者"显性总出量",不显性失水由主管医生判断。出入量平衡指数如果未计算不显性失水就有缺陷了。

规范科学术语是教学医院的特征之一,术语是指在特定学科领域用来表示概念的称谓集合,具有专业性、科学性、单义性、系统性特征。科学运用专业术语的目的是引导医务人员一方面向医学知识的书本深入,一方面向临床实践拓展,如果临床医生使用了"显性失水"汇报语汇,就反映其后的"隐性失水"概念清楚,掌握的诊治工作就符合患者需要。

监护病房的记录内容非常细致,其中的体液平衡部分需要增加"显性"两字,平衡项下也需要增加"显性"两字就符合科学要求了。医护人员在掌握时,按照不显性水1000ml 测算体液平衡状态,再记住几个常用经验补充量,就基本符合了患者的实际情况。

再结合,①球结膜水肿是肺水肿的前期表现;②患者口渴反映急性失水量约为体重的 2%;③舌面干燥到触摸无水分的急性失水量约为体重的 4%;④舌面干裂的急性失水量约为体重的 6%;⑤平卧位颈静脉塌陷为失水的重要体征;⑥肾功能正常时,尿比重的高低反映体液平衡,就可以适当调节液体的出入量了。

"万千世界"有颜色

从事普外科临床与教学工作离不开分辨颜色,于是针对胆汁引流,总结出京剧脸谱与胆汁颜色的记忆方法,如:①孙悟空的脸谱,正常胆汁橘黄色,含有胆红素;②赵云的脸谱(净脸),胆汁停止分泌,所见胆汁为胆管壁分泌的无色黏液;③西海龙王的脸谱,胆红素被感染或接触空气氧化为胆绿素,变为绿色;④关公的脸谱,胆道出血后染红了胆汁或纯血呈红色;⑤曹操的脸谱,胆汁中含钙胆汁呈白色;⑥包公的脸谱,胆汁高度浓缩后呈黑色。

其他的排泄物和体表颜色等也有不同,就需要医务人员如实反映到口语和文字上。受到每个人观察颜色的能力有较明显区别,临床观察颜色又缺乏统一标准,就演绎出很多描述颜色的错误用词。例如:①同一位患者的正常胆汁引流物被病历中记录为"金黄色""明黄色""土黄色""鲜黄色""大黄色"等。②错误地记录了颜色,如无色胃液被记录为"白色胃液"。无色胆汁被记录为"白色胆汁"。③错误地使用了渲染,如柏油便前面加上了"耀眼的柏油便",腹腔引流物被描写成"鲜血般的红色",大便颜色被形容为"荞麦窝头色"。笔者的一位忠诚学生在病历中记录胆汁引流物"如同包公脸谱般的黑色"。④在颜色的程度上过于精细,如记录含血性腹腔引流物被记录为"淡淡的洗肉水样",转天的颜色加深被记录为"用力挤肉后的洗肉水样"。⑤实习期间,一位同学描述夜间阵发性血红蛋白尿的颜色为"黄昏看栗子皮色",被老师表扬"有个琢磨精神",随后告诫教科书上已经定性了的颜色是"酱油色"。⑥在特殊病房接诊了一位非洲黑人患梗阻性黄疸,病历中记录皮肤的颜色"黑里透黄"。闻听后核实皮肤颜色,根本看出来黄在了哪里,唯独看到巩膜、悬韧带和舌系带确实黄了,尿黄了。

临床用语必须与教科书上的描述一致,例如按痰的性质,可分成以下几种。①白色泡沫黏液痰:多见于支气管炎和支气管哮喘;②黄色脓样痰:为化脓性感染所致;③粉红色泡沫痰:肺水肿的特征;④铁锈色痰:是肺炎双球菌引起的大叶性肺炎的典型特点;⑤果酱样痰:肺吸虫病的典型表现之一;⑥清水样痰伴有"粉皮"样囊壁:肺包囊虫病临床诊断的重要依据;⑦大量脓性泡沫痰:肺脓肿和支气管扩张的典型特点;⑧黑色或灰白色痰:多见煤尘肺和各种矽肺。

病历记录中只需要加上颜色深浅就足矣了。腹水被染成淡血色时,所需血液的量很少,稍微增加一些出血就会变得很深,无须刻意在深浅颜色上进一步区分,由此得出结论"颜色的描述目的是定性","定量颜色困难,除非变化相当明显"。书本是我们工作的基础,必须遵照书本告诉的颜色描写,不得有误,无须渲染。

"常说常讲"弥珍贵

临床的应知应会要常说常讲,形成病房的流行语,例如:

1. "痰中带血"的应知应会　肺癌住院患者的病历记录中反复出现"痰中带血"症状,涉及以下基础知识。

(1)咯血的定义,是指因肺络受伤而致血自肺中,经气道咳嗽而出,或纯血鲜红,或痰血相兼,或痰中带血丝的现象。

(2)咯血定义中明确指出了咯血的三种表现,即①纯血鲜红;②痰血相间;③痰中带血丝。告诉的是一次咯血量的多、中、少。"痰中带血"介于②③范畴,如果没有补充说明咯血量,就不容易理解一次咯血的态势。

(3)咯血是现象,诊治疾病更重要的是找到咯血的原因。需要从①支气管疾病;②肺部疾病;③心血管疾病;④其他类疾病等四个方面分析。

(4)伴随着咯血所出现的症状包括:①伴发热;②伴胸痛;③伴呛咳;④伴皮肤黏膜出血;⑤伴黄疸。

(5)咯血的态势反映疾病的部位和程度。

(6)还需要与呼吸系统症状的咳嗽、咳痰、胸痛、呼吸困难一并考虑,使咯血症状不至于成为孤立的现象。

对于涉及胸部治疗患者,务必遵从呼吸系统症状和循环系统症状,详实地采集病史,掌握住病变的病理生理特征,为今后诊治工作夯实基础,在保证医疗质量的同时,规避医疗风险。

本患者病理诊断为鳞癌,很容易联想到来自于气管上皮系统,若同时合并了肿瘤出血,就要根据:①"纯血鲜红"有可能来自肿瘤内部或侵犯到血管;②"痰血相间"有可能出血的部位浅在;③"痰中血丝"有可能出血部位就在肿物表面。就给氩氦刀治疗提供了有可能术后不同程度出血的警示性信号。

本患者痰中带血的同时伴发热,其中包括39℃的体温,但是没有介绍发热的热型、持续时间,也就无从分析发热的可能原因了。最简单的直观联系"肺癌、痰中带血、发热",就可能提示着肺癌局部的坏死或感染,给进一步治疗埋伏下未知数。

2."心功能二级"的应知应会 目前主要是根据患者自觉的活动能力,将心功能划分为四级。①一级:患者患有心脏病,但活动量不受限制,平时一般活动不引起疲乏、心悸、呼吸困难或心绞痛;②二级:心脏病患者的体力活动受到轻度的限制,休息时无自觉症状,但一般体力活动下可出现疲乏、心悸、呼吸困难或心绞痛;③三级:心脏病患者体力活动明显受限,小于平时一般活动即引起上述的症状;④四级:心脏病患者不能从事任何体力活动。休息状态下出现心力衰竭的症状,体力活动后加重。

本患者的心功能为二级,即患者的体力活动受到轻度的限制,休息时无自觉症状,但一般体力活动下可出现疲乏、心悸、呼吸困难或心绞痛,耐受手术的能力较常人差。

3."慢性阻塞性肺炎"的应知应会 本患者的入院诊断包括了慢性阻塞性肺炎,接诊医生需要掌握的知识如下。

(1)慢性阻塞性肺炎的定义:系终末细支气管远端部分(包括呼吸性细支气管、肺泡管、肺泡囊和肺泡)膨胀,并伴有气腔壁的破坏。

(2)慢阻肺早期可无症状或仅在劳动、运动时感到气短,逐渐难以胜任原来的工作,严重时稍活动甚或完全休息时仍感气短。

(3)可感到乏力、体重下降、食欲减退、上腹胀满。

(4)除气短外还有咳嗽、咳痰等症状。

(5)典型慢阻肺患者胸廓前后径增大,呈桶状胸,呼吸运动减弱,语音震颤减弱,叩诊过清音,心脏浊音界缩小,肝浊音界下移,呼吸音减低,有时可听到干、湿啰音,心率增快,心音低远,肺动脉第二心音亢进。

值得重视的慢性阻塞性肺炎的并发症,包括:①阻塞性肺气肿往往呼吸功能严重受损,在某些诱因如呼吸道感染、分泌物干结潴留、不适当氧疗、应用静脉剂过量、外科手术等的影响下,通气和换气功能障碍进一步加重,可诱发呼吸衰竭。②阻塞性肺气肿时,多因胸膜下肺大疱破裂,空气泄入胸膜腔气胸。若患者基础肺功能较差,即使气体量不多,临床表现也较重,必须积极处理。③阻塞性肺炎时,因低氧血症、二氧化碳潴留,肺泡毛细血管床破坏等原因,可引起肺动脉高压。当呼吸系病变进一步加重,肺动脉压显著增高,心脏负荷加重,加上心肌缺氧和代谢障碍等因素,可诱发右侧心力衰竭。

应该属于治疗过程中潜在的危险因素。

4."高血压三级"的应知应会

(1)高血压是心脑血管病最主要的危险因素,脑卒中、心肌梗死、心力衰竭及慢性肾脏病是其主要并发症。

(2)高血压的危害性与患者的血压水平相关外,还取决于同时存在的其他心血管病危险因素、靶器官损伤,以及合并的其他疾病的情况。

(3)在高血压的分类中,根据血压水平分为正常、正常高值血压和1、2、3级高血压,3级高血压属于重度高血压。

(4)除了分级之外,根据血压水平、心血管危险因素、靶器官损害、临床并发症和糖尿病,分为低危、中危、高危和很高危四个层次。本患者处于3级高血压水平,合并了冠状动脉粥样硬化性心脏病、陈旧性心肌梗死、不稳定型心绞痛、心功能二级,阻塞性肺炎、肺感染、右肺肺癌,冠状动脉支架手术后57天服用抗凝血药,脑供血不足、脑梗死后遗症、前列腺肥大等,应该属于很高危对象。

(5)住院后患者的血压接近正常值,降低了风险程度,但是潜在应激能力下降的风险并没有解除。病历中仍有:①一般情况欠佳,头痛,头晕,下肢乏力,站立不稳,间断发热,咳嗽咳痰较多,间断咯血,被轮椅推入病房;②桶状胸、右下肺湿啰音、右上肺少量哮鸣音;③脑系科会诊记录头晕乏力3个月,双下肢水肿不适;④泌尿科会诊纪录排尿困难2年余,尿线细,排尿无力,尿频,夜尿最多可达10余次。

(6)对于三级高血压,高危险患者,必须实施严密的血压监测,病程记录中,除了入院是记录了一次血压数值之外,直到手术前均没有血压测定值。转入记录中还明确记录着"极高危",就给自己潜伏下极高危险。

5."医疗安全"的应知应会

(1)患者转入肿瘤病房的体检结果,体温36.9℃,脉搏95次/分,呼吸21次/分,尽管记录了"近一个月来间断发热,体温最高39℃",但是没有近一两天的体温描述,就在治疗计划中给予了"解热"处理,而且间断见于多次病程记录中,属于治疗手段与病情需要不符。

(2)病史和病程记录中,均记录着"下肢不肿",脑系科会诊却记录着"患者头晕乏力3个月,夜间双下肢肿胀不适",还有心功能二级表现,就需要核实下肢有无水肿,属于观察症状和体征不统一。

(3)病程记录中反复记录着"发热、咳嗽、咳痰、咯血症状缓解",而且是持续在缓解着,就不清楚所谓的缓解依据是什么。例如发热的缓解必须体现在体温下降,咳嗽的缓解必须体现在咳嗽次数减少,发作的频率减少,咳痰的缓解必须体现在咳痰次数、咳痰量、咳痰形状改善,咯血的缓解必须体现在咯血次数、

咯血量,以及呼吸系统诸多症状的好转,属于用不实的结论替代严密观察,没有记录病情的具体表现。

(4)病程记录中记录着"请心内科会诊评估病情后进一步诊治",意味着:①已经发现了病情的潜在风险,还不清楚风险程度;②必须请心内科会诊,帮助判断风险程度;③在心内科没有会诊之前实施诊治就有"越轨之嫌";④没有履行请心内科会诊的决定,就将解释权拱手交给了患方。

(5)副主任指示"患者间断头晕伴双下肢乏力,行路不稳,考虑不除外神经系统病变可能",故指示提请脑系科会诊。值得商榷的是:①入院诊断缺血性脑血管病,脑梗死,脑梗死后遗症的根据是什么;②主管医生针对下肢乏力和行路不稳做了哪些体征的记录;③脑系科会诊提出的"头晕乏力3个月,夜间双下肢肿胀不适"是怎样询问出来的,为什么没有出现在本病史的记录中;④为什么脑系科医生首次发现了"足背动脉触不清""颈部血管杂音"体征;⑤肿瘤外科医生被脑系科医生建议"颈部及双下肢血管B超检查",难合情理。

(6)泌尿科医生会诊记录"患者排尿困难2年余,尿线细,排尿无力,尿频,夜尿频多,最多可达十余次,无尿痛""查体:前列腺增大,双肾触叩痛"。①查阅病历,短缺了患者的既往史、个人史、生活史,没有描记患者的大小便、饮食等状况;②夜尿可多达十余次,反映了前列腺增生的程度,双肾叩击痛的原因未清楚,不知是否需要手术后留置导尿管;③肿瘤外科医生对老年男性患者预实施手术,不询问前列腺相应症状,不检查前列腺是难以解释的;④泌尿科医生建议"行血PSA检查",不知是否执行了。

(7)预实施手术之前,脑系科、泌尿科会诊医生都给开出了3种药物,加起来就是6种,如果心内科医生执行了会诊,也必须给予治疗药物,主管医生是执行还是不执行?一

份会诊病历记录的会诊意见为"处理意见"，没有选择的余地，一份病历记录的是"建议意见"，给处理留下了余地。

（8）为患者在局麻下胸腔肿物穿刺，穿刺活检记录中"5ml注射器抽取利多卡因行局部麻醉"，没有记录麻醉药物浓度，没有记录使用的总量，没有记录在什么部位局麻，违反了核心医疗制度的规定。

（9）实施有损伤的肺部穿刺术的转天，第二天，均没有病程记录，穿刺前还有"双肺呼吸音减弱，右下肺呼吸音减弱明显，右下肺可闻及少量湿啰音"，穿刺前后还使用着抗血小板凝聚药，反映了风险意识淡漠。

（10）手术后病程记录着"患者术后出现体温降低"，很费解。是因为：①局麻药物没有降体温功能；②所谓的体温降低是从术前的发热状态下降，还是从正常体温开始降低；③恒温动物的体核温度降到正常体温以下的称为低体温状态，是否与本患者有关；④休克状态下末梢循环不良，可以出现口唇苍白，肢端发冷，肛温未必降低。

（11）"心脏支架植入后，需要被血管内皮全覆盖，使之与血管融为一体的时间1～3个月"，即在刚刚放置支架的三个月内，植入物还不能算完全被机体安全接纳，时间越久就越安全。接待家属时，家属反映"心脏放支架两个月……"，病历记载的是"放支架一月余"，核实结果是放置支架57天。再有3天就满两个月了，主管医生放弃采用科学的"57天"，或安全的"将近两个月"，而记录为"一月余"，就将风险留给了自己。

（12）麻醉科为患者会诊后，实施了气管插管操作，但是没有反映在病程记录中，也没有填写会诊申请记录，没有记录麻醉的告知程序，没有患者家属明确接受救治的签字。气管插管属于危难之中的风险操作，必须严格执行核心医疗制度的规定，维护好医患双方的权益。

（13）按照规定，术后的前三天，必须记录

患者生命体征及全身状况。生命体征包括患者的神态、体温、脉搏、心律、血压、呼吸、氧饱和度、尿量、皮肤黏膜颜色。本患者实施手术前的最后病程记录中没有生命体征的具体描述，手术结束后没有记录生命体征，出现危重状况后仅有"某时某分，心率升至130次/分"，判断病情如何演变就比较困难了。

"意外死亡"界内外

患者死亡分为家属可预见死亡和意外死亡，意外死亡又分为医务人员已经预见的死亡和未曾预见的死亡，由此导致患者死亡后出现医患仍然和谐、患方可以接受，患方不能接受的诸多现象，其中患方未曾预料，又不能接受的死亡，就很容易引起纠纷。

一例壮年男性患者因交通事故致伤住院，单纯的左侧股骨干闭合性骨折，生命体征稳定，患者家属知悉疾病的病情，没有考虑到会有死亡的可能。住院期间发现了左侧肾上腺肿物，为了骨折手术的安全，手术科室的医生认为有必要除外肾上腺嗜铬细胞瘤，以免在骨科手术时出现肾上腺危象威胁到骨折的治疗效果，而且左侧肾上腺肿物的直径大于6cm，具备了手术适应证。患者家属接受了肾上腺手术的风险，同意了手术治疗。手术中和手术后的病情稳定，家属和患者都认为手术进入围术期恢复期，对患者死亡的警惕性同时下降。患者原有糖尿病，结果在手术后的第7天出现了非酮症的高渗昏迷，经过救治无效死亡，由此导致了患方的情绪难以控制，医患纠纷爆发。

本例患者住院时并没有表现出死亡的症候，家属没有面对死亡的精神准备，接受肾上腺肿物的手术前后产生了对可能死亡的担心，手术后随着病情的稳定，重又进入了等待出院的心态，性质属于家属感到意外的死亡范畴。医务人员考虑到肾上腺嗜铬细胞瘤手术确有较大风险，如果确因肾上腺危象导致的死亡，则属于医务人员可预见到的死亡，而

本例并没有出现医务人员可预见到了死亡，糖尿病并发症的死亡就属于医务人员未预料到的死亡。患者家属和医务人员都未预料到患者可能死亡，佐证了患者家属未能够得到死亡危险的告知，难以接受在情理之中。

在这种情况下，就要分析这种医患双方都没有预见到的死亡责任。分析的角度为，是否具备了手术适应证，有无禁忌证，何时发现了糖尿病的并发症，采取了什么救治措施。本患者具备了手术适应证，没有手术的绝对禁忌证，问题自然就集中到了患者术后的血糖曲线，借以判断从什么时间段开始出现了非酮症高渗昏迷的信号。如果患者的血糖曲线始终在正常范围内，仅只在昏迷前的短时间内出现异常剧烈升高，就要分析发现异常后的救治措施是否合理有效。如果手术后的血糖曲线已经提示了可能发生并发症，没有引起医务人员的重视，即没有早发现和早诊断，医务人员就难以推卸应负的责任了。诊断成立后，还需要分析救治措施是否合理有效。

还要分析患者家属在出现了糖尿病并发症后是否知情，什么时间知晓了糖尿病非酮症酸中毒的诊断，医务人员是否掌握了患者的精神和心理状态，对高危并发症的承受能力，以及医务人员做了哪些补救措施，补救措施的有效性如何。如果主管医生自己都不掌握高危并发症的特点，也就不可能做好善后的细致工作，直到家属面临着突如其来的死亡结果，短时间内情绪异常波动，就难以控制事后的发展了。

接诊医生的医学知识底蕴和基本功有差别，医生遇到"既往所不知"，也就观察不到风险所在，不可能及时采取有效措施，更没有办法预见后果，就只能接受不测的事实。正因为如此，核心医疗制度就规定了三级查房、病例讨论和会诊制度，弥补医务人员的先天差距，靠集体智慧弥补个体医疗的不足。

由此看来，临床医生要养成规避患者意外死亡习惯，靠细致的工作减少医疗风险，靠集体团结合作减少意外事件的发生。

现病史中见"车祸"

检查病历时，能够见到现病史中写到"患者车祸外伤"，接着记录的是出现了哪些症状，无疑将车祸致伤与跌倒致伤、被开水烫伤、饮食不洁、不慎割伤、寒冷冻伤、蛇虫咬伤等混同，忽略了对"车祸"的深入理解。

"车祸"的定义是指行车发生的伤亡事故。其实包括两个概念，一个是"车"，而且是行驶着的车，不包括人往停着的车上撞，一个是人"祸"出于车，还必须出现了伤亡。

"行驶中的车"所涉及的内容就相当多了，仅机动车就包括了轻便摩托车、摩托车、三轮摩托车、手扶拖拉机、小型方向盘式拖拉机、大型方向盘式拖拉机、三轮农用运输车、四轮农用运输车、电瓶车、无轨电车、有轨电车、特种车、专用汽车、小型汽车、大型汽车、半挂车、全挂车等，至少 17 种。每种车型和车速不同，可能伤害人的部位和程度也就千差万别了。

行驶的车辆与车辆发生事故，又分为车行追尾、顺行相撞、对向相撞、一车拐弯相撞、正面相撞、侧向相撞、刹车时相撞、多车连环相撞、高速相撞、低速相撞等。行驶车辆还可能自己撞于固定物、翻车、滚落、爆胎、躲闪等。还包括自己撞它车，它车撞自己等。

车祸之于人的情况就更复杂了。车辆内的遇险人，常因车辆急刹车，或有前后车辆相撞，行驶的车辆突然减速，在惯性力作用下，人冲向前方或退向座椅背，造成颅脑损伤、颈椎损伤，主动脉破裂、心脏、损伤、心包损伤，以及司机的"方向盘胸"，司乘人员的"安全带损伤"等，归属于减速伤范畴。也包括车辆直接与人撞击的撞击伤，被车辆碾压伤、挫伤，被变形车厢、车身、驾驶室挤压伤害后发生的颅脑外伤、窒息、失血性休克、挤压综合征、骨折、内脏损伤等。

"车祸"发生后，交通管理部门要出现场，

固定好现场证据及旁证,鉴定车辆属于"致车祸""被车祸",确定司机应负全责、主责、次责和免责。医疗单位要提供接诊后患者、家属、目击人、护送人对车祸致伤的主诉;可能的病因诊断,损伤部位、损伤程度、主要处理,借以判断暴力程度和预后,甚至伤残评级等,必要时,依车方、患方、医方的要求,可能提交司法鉴定,作为维护多方权益的证据。

发生"车祸后"的院方,既要提供致伤的证据、伤情判断、处置依据,又作为"车祸"的第三方或第四方,承担救治义务,成为当事人。作为肇事方和受害方有权质疑医方有无错误诊断、延误诊断、漏误诊断、性质判断错误、程度判断错误,抓住院方有无错误处理、延误处理和漏误处理,使用药物有无不当,对并发症的处理有无违约等。

曾经有过"车祸"后,发生了右股骨干开放性骨折,合并活动性出血,伤口长度累计18cm。急诊医生在未注意右侧"连枷胸"的矛盾呼吸体征,未注意有无腹腔内出血的前提下,没有使用止血带控制显性出血,结果在手术室内针对股骨干开放骨折止血过程中,出现了多发伤的危险症状,所幸在多科室协作下挽救了患者生命。也曾经有过伤后涉及死者系直接暴力致死,抑或院方处理不当的间接死亡,由司法部门实施了尸检,支持了院方的处置。

临床医生的训练,包括了养成一丝不苟和精益求精的工作作风。手术科室都必须涉及暴力外伤的处置,凭经验、靠技巧获得致伤机制,属于学术范围不可或缺的一部分,必须下意识地探究每一例患者的损伤原理,避免知其然、不知其所以然地依赖于影像资料,尤其在教学医院"事师"者,为了培养合格的学生们,就更需要说话有出处、分析有证据、结论经得住推敲。

掌握了"车祸"定义的内涵和外延,就有了深入探讨的意识,由此将注意力向受伤机制的书本方向转移,临床经验就丰满到有源之水、

有本之木,临床医生的体魄也就健硕了。

"只管拉车"不问路

检查病历时发现某患者的血压为120/100mmHg,该患者64岁,右侧腹股沟疝修补手术后的第5天,同时记录的体温为36.7℃,心率86次/分,呼吸为20次/分,伤口没有红、肿、疼痛等感染迹象,既往有冠心病病史。主管医生讲,血压数值是"根据监测设备显示"的数值记录的。随后,与主管医生共同看患者,患者没有特殊不适,没有头痛、头晕、心慌、气短,使用臂式人工血压计复查患者的血压,测定值为130/74mmHg。

这里不涉及病例中出现"血压120/100mmHg"记录的原因,只分析一下主管医生落笔时应该想到什么。"血压120/100mmHg"包含着3个数值,即收缩压为120mmHg、舒张压为100mmHg、脉压为20mmHg。其中的舒张压高于正常值,脉压小于正常值,是必须重点思考的临床现象,发现数值背后的为什么。

1. 收缩压在正常范围内,舒张压为100mmHg,符合舒张压升高的高血压病。

2. 正常人的收缩压与舒张压之间的脉压差值约为40mmHg,大于60mmHg,称为脉压增大,小于20mmHg称为脉压减小。本例属于脉压缩小。

3. 凡能影响收缩压和舒张压的因素,都可以影响到脉压。包括:①每搏量增加时,收缩压高,舒张压变化较小,导致脉压加大;②心率减慢,舒张期射血时间延长,舒张末期动脉的残余血量少,收缩压变化不大,舒张压降低,脉压加大;③每搏量减少时,收缩压下降,舒张压变化不大,导致脉压减小;④心率加快,舒张期射血时间缩短,舒张末期动脉的残余血量多,收缩压变化不大,舒张压升高,脉压减少。本例的收缩压在正常范围,心率在正常范围,就应该在收缩压正常,舒张压升高范畴内寻找原因。

4. 在青中年人群中,可以见到收缩压为 120～130mmHg,舒张压可高达 100～110mmHg 现象,考虑是由于此年龄段的大动脉弹性较好,适应心脏血入主动脉时,主动脉很容易弹性扩张,缓冲了血流动力对血管壁的压力收缩压不升高。由于这部分人的交感神经处于激活状态,当心脏舒张时,主动脉弹性回缩有力,加上周围血管处于收缩状态,这时产生的舒张压就会较高。这种单纯舒张压高的患者常诉说头晕胸闷、心悸等症状。本患者的年龄接近高龄,既往有高血压和冠心病史,主动脉已经硬化,难以用交感神经处于激活状态解释。

5. 年事已高的患者出现脉压减小到 20mmHg,意味着心脏输出与回流的血液量不足,难以保证心、脑、肾、肺等重要器官的需要量,属于危重信号,必须给予高度重视。养成只要遇到脉压减小,就立即联系到心包大量积液、缩窄性心包炎、严重的二尖瓣狭窄、主动脉瓣狭窄、重度心力衰竭、末梢循环衰竭、休克、血液黏稠度增高,或合并糖尿病、高脂血症、肥胖等可能的因素,通过逐一排除方法,明确病因。

经过上述的前思后想,解释不了导致"血压 120/100mmHg"确切原因,明显反映与患者的病情"不配套"。于是不得不考虑是否存在设备故障原因、有无看错监测仪荧光屏上显示的数值等多种可能。事后了解到,晨起巡视病房时,医务人员待记录检测仪器上的数值时,其他床位的患者喊走了医务人员,由患者家属口述"血压 120/100mmHg"。

病历中出现"血压 120/100mmHg",反映:①违背了捕获数据必须亲力亲为的原则,属于自己分内的工作,不允许由其他医务人员替代,更不能靠患者和家属代劳;②发现异常数值后,要凭日常工作所知,判断危险程度,避免检查患者是不考虑病历记录,书写病历记录时脱离患者;③判断"医事"孰大孰小,靠的是基础知识、基础理论、基础技能,既不

能小题大做,也不允许视而不见;④看似医疗风险意识指的是医务人员的觉悟程度,其实更多指的是学术底蕴,知道本例"脉压减小"属于危险范畴,才可能警惕到数值的出现;⑤经一事长一智,多知道些脉压缩小的系统知识,就掌握了观察收缩压、舒张压之外的脉压的第三只眼。

"忽视引流"惹麻烦

接到某医院电话,告知患者接受阑尾切除手术后 10 天,发热,右下腹部疼痛,要求会诊。

患者女性,54 岁,住院的 5 天前出现腹部疼痛,被当地医院诊断为急性阑尾炎,实施了经腹腔镜阑尾切除手术。手术历时 2 个小时。据手术医生介绍,阑尾位置不好,操作十分困难。手术中发现为急性穿孔性阑尾炎,阑尾周围脓性分泌物多,切除阑尾后局部吸出了脓液,没有放置腹腔引流管,结束手术。

手术后前 4 天,体温波动在 38.3℃ 左右,腹部疼痛明显。在超声引导下针对阑尾周围直径 6cm 的积液区域,进行了局部穿刺,抽出了部分脓液。以后体温没有超过 37.5℃,腹痛明显减轻。

1. 接触患者,检查腹部体征,亲自实施了腹部超声检查后,对患者解释

(1)急性化脓性阑尾炎的诊断明确,手术必须接受,手术切除了病灶的化脓、穿孔阑尾,达到了手术治疗的预期目的。

(2)由于切除阑尾时机为发病后的第 5 天,除了穿孔化脓的阑尾之外,还必须考虑到阑尾周围炎症的种植,手术后必须经历阑尾周围炎症的消散历程,如果细菌的毒力强,机体周围的抵抗力弱,对抗炎治疗反应不很好,就很可能导致手术后的局部化脓性积液。

(3)手术后,在严密的临床观察下,经过缜密的治疗,已经度过了炎症疾病的高潮阶段,目前已经进入可控阶段。

(4)目前体温连续 3 天,每天波动不超过

1℃,可以视为不存在发热,说明机体抗御炎症的能力超过了细菌的毒力,属于好转的提示。

(5)腹部疼痛已经明显减轻,局部体征为手术后的恢复表现。

(6)每天持续使用抗感染治疗,对于局部起不到应有的作用,而且因为输液,影响到患者下地活动,未必有益于患者。

2.基于以上考虑

(1)停用静脉使用抗生素。

(2)可以考虑局部热敷。

(3)加强下地活动。

3.总结本例手术的不足

(1)手术属于科学,不论接受手术者的职务和职位,均应该严格按照医疗护理技术操作常规的要求规范实施。

(2)应该高度重视急性化脓性阑尾炎的手术时机,本患者为发病后的第5天,此时除了阑尾病变以外,还同时存在阑尾周围炎。切除阑尾并不能控制局部定植炎症的继续渗出,因此放置腹腔引流管是必不可少的。

(3)手术后长时间靠输液维持,没有及时恢复到正常饮食,致使患者长时间卧床,影响到机体恢复,增加了今后阑尾周围粘连机会。

(4)手术医生要训练自己的自信心理,不论接受手术的对象如何,均应保持常态工作,本例手术因为不希望放置引流管,反而影响了手术效果,得不偿失。

手术后是否放置引流管,要本着当放则放的原则,取决于疾病的需要。如果认识到放置引流管是对病人的保护,不放置必要的引流管就失于对患者的保护,也就对自己放弃了保护。

"探查所见"务当真

病历中常见"根据探查所见决定手术方式",包括病程记录中,住院医生填写治疗原则,上级医生查房所做的指示,术前讨论时的总结结论,将很多处理原则统而言之为"根据所见处理","根据所见处理"也就成为术前省略处理原则的代名词。

手术探查属于手术名称,通过探查所见,能够解释清楚"物化诊断"与临床诊断结果,为确定手术方案提供有力的证据。以腹部探查为例,通过肿瘤的部位、形态、大小、质地、活动度、与周围关系,判断局部能否切除,根据周围受累程度,波及范围,决定当否切除。对炎症类疾病,可以通过局部的充血水肿判断受累器官,炎症到什么程度,周围受到什么影响,是否需要手术切除器官,切除到什么范围等。对损伤类疾病的探查,可以发现空腔性,或者实质性脏器损伤,内出血或者炎症的程度,手术方案应该如何制订,手术的风险有多大等。

手术探查所见与术前临床分析有可能完全吻合,有可能部分吻合,当然也包括不吻合。例如,直肠癌的肛指检查能够触及肿物是否固定,如果不但固定,而且与周围融为一团,手术切除的可能性就微乎其微了,如此判断应该与手术探查所见吻合。手术前的影像诊断能够判断直肠癌的肝转移,腹腔淋巴转移,到了这种程度,手术探查也应该与术前判断吻合。对腹腔内巨大囊性肿物的术前判断,多分析到大网膜囊肿、肠系膜囊肿、游走肾、卵巢囊肿、甚至巨大肾盂积水,再深入判断就需要附加相当多的检查手段。对此,因为患者已经具备了腹腔肿物的证据,已经有了手术适应证,就可以安排手术治疗,就属于术前诊断多与手术探查结果部分吻合,再根据手术探查所见,决定手术切除的是什么,切除的范围到哪里等。也有的术前判断不了疾病的诊断,不得不依靠手术探查得出结论。

也有的不需要术前一定做出明确诊断,只能根据探查所见决定手术方式。例如,急腹症时,患者已经具备了腹膜刺激征,必须靠手术治疗,就没有必要强调必须搞清楚具体脏器或器官,波及多大范围等,完全可以通过手术探查进一步明确诊断,以免耽搁了诊治机会。腹部闭合性损伤时，患者没有条件接受繁复的术前检查，只要具备了剖腹探查的适应证，就可以实施手术治疗，具体的诊断由探查判断。在这种情况下，"通过手术探查决定手术方式"不但不影响诊治工作，而且为患者争取了时间，就属于主动决定手术方式的一种，不但不应该反对，而且值得提倡。

正因为临床上确实存在"根据手术探查所见决定手术方式"，也就有了应用的泛化，用"探查决定"替代临床思维，牺牲的是在实践中学习。例如，实施急性阑尾炎的手术时，可以将局限性腹膜炎作为手术适应证，此时无须再细致判断阑尾炎处于什么状况。可以将手术适应证深入到急性蜂窝织炎性、化脓性、坏疽性、局限性腹膜炎型，甚至弥漫性腹膜炎等。还可以在术前估计出阑尾的具体部位、距离腹壁的深浅，局部渗出的多少，周围包裹的程度等，进一步可以判断手术切开的最佳部位、适当的切口长度、手术操作的难易程度等。手术前的诊断越接近真实的病理改变，制订的手术方案就越有利于患者，方便手术操作。

限制低年资医生随便使用"根据手术探查所见决定手术方式"，是为了督促学习。不允许术前不细致分析诊断，就必须结合教科书寻找诊断依据，不得不详细地询问病史，完善必要的检查和辅助检查，靠逻辑思维推理整合临床资料，使正确诊断逐渐浮出水面。临床医生就是通过这样的一次次磨炼，在临床思维与手术所见之间不断缩短距离，由开始的错多对少，到后来的对多错少，临床诊断能力就与日俱增了。

临床医学知识记录在书本上，散在于广大患者身上，临床医生就是在广大的患者身上寻找疾病的专业人员。寻找疾病的根据就是教科书上对疾病的记载。教科书上的文字是死的，患者身上的症状和体征是活的，教科书上的记载是明的，存在于患者身上的症状和体征是隐晦的。教科书上记载的是系统

的，患者身上的症状和体征是凌乱无序的。教科书上记载的是疾病的共性，患者身上的症状和体征是个性的，有别于教科书的面面俱到。教科书记载的是单一的疾病，不可能涵盖各种并发症，不可能顾及患者性别、年龄、体质、文化、教育、经济、社会等诸多因素的差异。就需要通过教科书发现患者，通过患者翻阅教科书，直到吃透教科书上文字的内涵，理解患者身上的症状体征，达到见教科书就知患者病在哪里，见患者病就知教科书记载的是什么。日积月累也就有了临床知识和技能，必要的知识底蕴，可靠的基本功。

获取医学知识必须通过在书本与实践间质疑，首先要有对患者症状和体征的不解，收集到很多症状和体征找不到落脚点，或者明知诊断方向却拿不到必要的证据，也包括诊断正确了却搞不清楚对在了哪里，诊断错误了不明原因在哪里，就反映了书本上的文字记载尽管看过记住了，但是不属于自己。抓住了患者的症状和体征，但是归拢不起来，推导不出合理的诊断，就仅仅是抓住了。教科书文字的背后记载的是大千世界，真正搞清楚、搞懂、搞深入，其实是非常难的。患者的症状和体征相对于教科书却简单了很多，也就决定了要想学好教科书，捷径就在患者身上。靠一例例具体的患者，深刻理解教科书，知识随着患者逐渐增多而丰满。为患者做出疾病诊断，是学习过程的副产品，是学习的必然产物，是帮助学习的手段。如果不重视病历的书写，轻易地流失临床思维，随意简化疾病的逻辑推理，在教科书与临床实践中开小差，绕着走，从患者身上丢知识，丢资源，就无异于放着河水不洗船，背着金碗要饭吃，就离教学医院的败家子不远了。

在教科书与临床实践中穿梭往来是苦尽甘来的过程，开始必须下足了辛苦，靠自己学，靠周围医生的帮助，靠上级医生的指点和监督，靠规章制度的约束，靠患者睁大的眼睛，不断紧缩周围的松懈余地，逼迫自己步入

规范的守格意识中,夜以继日地重复劳作,靠几十份病历提炼出点滴精华,如同蜜蜂筑巢酿蜜,蚂蚁啃骨头一般地辛勤耕耘,凭的是只见投入,欣赏不到产出的自律,誓攀高峰的决心和毅力,矢志不移地朝着预定的目标努力着,路遥遥,路漫漫,实在不容易。也就决定了临床医生迟早要区分出造诣深浅,能力高低,受到敬重,流于一般的差异。如果临床医生能既有后眼,也有前眼,看到自己医学生涯的始末,清清楚楚勾画出明天的结果,又希望自己有所造诣,就不敢荒废学业,用不着由谁来监督,不可能不如饥似渴地吞噬着教科书上的油墨香,不能不废寝忘食地榨取来自患者身上的精髓,并且通过自己的深加工,及时制作出成品的病历。封存于自己心底,成为自己的知识源泉,工作的本领,增长才智的阶梯,能在丛中笑的资本。

"重视交班"谈功能

随着适应经济分配的医疗分组制度推行,以医疗组为中心的医疗活动日益突出,交班就成为强化科室集中管理的重要活动,充分利用好交班的功能作用,就成为科室发展的必由之路,理应引起全体职工的高度重视。其中就包括了交班促进学习的功能。

交班由科主任和护士长领导,全体人员参加,形式上由值班护士和值班医生报告夜间的工作,全体人员倾听涉及本组和其他主管组患者的情况,最后由科室主任和护士长总结、点评夜间工作,提出注意事项,安排当天的工作。交班就相当于科室工作的阶段性报告,医疗活动的动态总结。

交班质量取决于科室传统管理的建立和传承,值班人员的发现能力和处理水平,全体职工的综合素质。传统决定了交班的质量要求,值班人员的交班质量决定了提供学习的索引,全体职工的综合素质决定了从交班中能够获得什么。

重视交班活动首先需要提高交班意识,做到"言者从心,闻者入脑",大家都从交班活动中获取最大的收获,值班人员就可能倾心地组织好值班所见,处理体会,传递经验,并体现在交班报告中,参加交班的人员通过交班介绍,除了掌握科室工作动态之外,还获得了学习线索,就形成了相互促进,相互提高的学习氛围,交班就增强了科室的凝聚力。

我们可以将参加交班的人员区分为护理和医疗两部分。按照职务和职称区分为科主任和护士长、不同级别的护士、副高级以上医生、主治医生、住院医生、进修医生、见实习医生等。各级人员的所处层级不同,对交班的关注程度不可能一样,按照降幂排列,大致可以区分为护士长和科室主任级、医疗组组长级、主治医生和住院医生级、进修医生和见实习医生级。

护士长和科室主任级的关注程度最高。管理科室离不开对科室工作的全面掌控,交班过程提供了科室的住院总人数、出院数量、新入院患者的基本情况、借以了解科室现有的疾病谱;通过夜间患者的总体病情变化,了解科室人员的工作密度、医疗质量和安全程度;通过夜间的准备性工作,掌握手术数量、种类、各个医疗组的人员动态,估计当日的工作状况;通过值班人员的报告内容,观察诊治工作的质量,构思提高医疗质量和医疗安全底线的途径和方法,寻找科室查房的主要课题;发现科室工作当前存在的主要问题,提出工作要求。因此成为科室交班的最为关注者。

医疗组组长级的关注程度仅次于上一级。是因为其工作权限仅局限在所带的医疗组,主要是注意组内患者的夜间动态,在组内动态中,又尤为关注的是心目中的重点患者。集中精力倾听夜间工作报告中的所需部分,对其他医疗组的工作,有的重点倾听,有的不甚关心。由于工作经验的积累,能够发现值班人员工作报告的优缺点,以及报告内容所存在的问题。

主治医生和住院医生级的关注程度又次于上一级。是因为习惯了分组工作模式，形成了把好自己管辖范围的意识，对其他医疗组的患者不甚关心。另一个因素是主治医生和住院医生养成了晨间提前巡视病房的习惯，交班前就已经了解了所管患者的基本状况，交班时注意倾听的兴奋程度低。

进修医生和见实习医生级的关注程度相比较时最低的。除了个别的进修医生非常关注交班之外，绝大多数的低年资进修医生和见实习医生还不清楚交班工作的重要性还不清楚病房的疾病谱，不注意发现问题和解决问题，视交班为常规的工作流程。再加上没有工作压力，倾听交班的主动性差。

以上的这些状况，是当前各个医院普遍存在的，是与重物化诊断，轻临床思维过程的现象伴行的，反映了医务人员对提高注意力和观察力的训练意识不足。流失了重要的学习机会，涣散了科室的集中领导，解离了医疗组之间的关系，影响到医务人员的求知和进步。科室人员需要知道交班究竟与自己有什么关系，从中能够获得哪些个人利益，提高了对交班的重视程度，也就有了注意倾听和分析的兴趣。

1. 交班内容告诉医生科室的疾病谱　医务人员应该有两方面的心知肚明，一方面是自己已经掌握了哪些疾病的诊治能力，另一方面是还没有掌握的知识。交班报告中的新入院病种，告诉的是收治了常见病和多发病，还是少见病和罕见病，提醒医生及时掌握。例如收治了脊索瘤的患者，对于有些医生属于接诊过的病，有的就可能是少见病，尽管不属于自己管理，但是科室的共有病种，就属于必须掌握的疾病。知道了收治信息，就有了求索的动力，或请教主管医疗组，或寻找相关资料，就发现了书本与实践的结合机遇，脊索瘤就成为囊中之病，再遇到就不会生疏，这就是交班起到的"未雨绸缪"作用。

2. 交班内容告诉医生科室的现有水平　医务人员应该有两方面的能力评估，一方面是自己已经能够实施的手术，另一方面是自己尚没有实施过，或者自己还有没有能力实施的手术。交班报告内容包括了已经实施的手术，提醒科室医生关注其中的手术适应证，手术方案的制订，手术方法的关键环节，手术效果，手术后的并发症等。医疗组管理患者的数量仅仅是科室全部患者的几分之一，归属于自己的精管范畴，其他组的患者属于潜藏范畴，从潜藏范畴发现精选患者，就必须靠获得信息。有了交班提供的信息，进一步学习相关知识，就扩大了学习范围，一天就等于了几天，甚至更多。

3. 交班内容告诉医生诊治工作的优缺点　医务人员应该有两方面的训练，一方面是主动发现自己工作中的优缺点，另一方面是以周围同事的优缺点为借鉴，靠照镜子警示自己，提高自己。交班报告集中反映了值班人员的常规和应急处理，富含着大量知识、经验、瑕疵、失误案例，扬弃地倾听，结合自己临床实践搞自我教育，是提高基本功，充实知识底蕴的绝佳途径。例如，交班时倾听到患者多尿，就要分析多尿的原因，结合教科书的水平衡章节，分析出心前性、心性和心后性多尿的机制，发现治疗过程中的致病原因，反思自己的患者是否出现过多尿，找出今后管理患者的原则，诊治能力会有较大程度的提升。

4. 交班内容告诉医生科室内部竞争的趋势　科室内部鼓励竞争，竞争是与自己的基本功和知识底蕴的竞争，而非其他。医务人员应该有两方面的竞争意识，一方面是恰如其分地评估自己的基本功和知识底蕴，另一方面是正确评估周围同事的基本功和知识底蕴，从中找到自己的努力方向。例如，夜班值班护士报告三位患者发热，针对手术后发热 37.7℃患者给予动态观察，对于中等程度发热的 38.6℃，结合手术切口疼痛症状，发现了伤口感染体征，报告了值班医生，给予了塞肛降温措施，对于连续几天高热的

39.4℃患者,采取了物理降温措施,就体现良好的基本功。倾听者结合自己的工作,对照分析自己的工作质量,就启动了竞争意识,再落实到行动上,靠医疗质量提高竞争的自信,心就静了下来,少了一些浮躁,多了一些内功。

5. 交班过程反映了科室的和谐与凝聚力 值班人员报告科室工作,既有工作流程需要,也有体现科室和谐与凝聚功能。交班是科室的正常工作之一,值班人员认真交班反映的是科室管理效果,体现出科室鼓励什么,支持什么和反对什么。如果交班流于形式,主管医生寥寥数语,对新入院患者只谈到"主管组医生已经做了相关处理",对手术后患者只谈到"夜间平稳",对手术患者只谈到"准备就绪",对护理部报告的病情变化没有了下文,也就谈不上有质量了。科室人员倾听值班人员报告工作,不可能始终高度注意,再加上报告内容的枯涩,交班工作就很难管理了。为了增强科室的和谐与凝聚,需要首先从交班质量入手,要求科室人员尊重值班人员的劳动,注意倾听,慢慢就感觉到有所收获,要我交班就变成了我要交班,就会发挥出交班的功能。

"科室交班"如考试

参加交班时,发现夜间值班医生与护士没有汇报胃手术后的胃管引流内容物颜色和引流量。查房时发现,胃肠减压液体呈咖啡色,总量约100ml,胃管内现存液体呈淡血色,反映夜间曾出现过胃腔内出血,目前出血基本停止,还需要继续观察有无再次出血,观察排便的颜色和总量,估计其中的含血量。

值班护士告诉护士长,发现了胃管内引流物的颜色有问题,也告诉了夜间的值班医生,只是没有汇报给大家。经过与科室主任和护士长沟通认识,一致认为需要强调提高对胃手术后并发症的警惕。为此,归纳了胃手术后的常见早期并发症。

1. 术后胃出血 胃手术后的出血有时间规律,即:①术后24小时内的出血,多属于术中止血不彻底,缝合黏膜下血管有疏漏,一次结扎组织量过大,未注意暂时凝血的假象等;②手术后4~6天的出血,多属于吻合口黏膜坏死脱落后,暴露的血管破裂出血;③手术后10~20天出血,多属于吻合口黏膜下脓肿腐蚀血管后的出血。

2. 十二指肠残端破裂 多见于毕Ⅱ式,术后3~6天,出现酷似溃疡病急性穿孔的化学性腹膜炎体征,须立即手术。

3. 胃壁缺血坏死、胃肠吻合口破裂或发生了消化管瘘 多发生在术后5~7天,若吻合口破裂,需立即手术进行修补;外瘘形成,应行外引流、胃管减压;若经久不愈合,应考虑手术切除。

4. 术后梗阻 ①急性完全性输入段梗阻,表现为呕吐食物中不含胆汁,需手术治疗;②慢性不完全性输入段梗阻,表现为呕吐物含大量胆汁,呕吐后症状立即消失,若症状长期不能缓解,可手术治疗;③输出段梗阻,表现为上腹饱胀、呕吐食物和胆汁,经X线钡餐确诊后,若不能自行缓解,应立即手术;④吻合口梗阻,若为机械性梗阻,确诊后需手术重做较大的胃空肠吻合口;胃吻合口排空障碍,可非手术治疗,无须再次手术。

5. 胃排空障碍 ①近端胃切除时,迷走神经被切断,位于胃大弯中上1/3的胃蠕动"起搏点"被切除,使胃的正常蠕动和排空受到抑制;②远端胃切除时,切除了分泌胃泌素、胃动素等兴奋性激素的部位,残胃排空功能减退;③胃肠道重建后,破坏了胃的正常生理解剖结构;④迷走神经损伤、手术应激、精神紧张、糖尿病等可引起自主神经功能紊乱;交感神经兴奋性增加,抑制胃肠神经丛;儿茶酚胺释放后,可抑制平滑肌收缩,使胃排空延迟;⑤手术时间过长,脏器暴露过久,挫伤胃壁组织,吻合技术欠佳,缝合线反应等,引起胃壁及腹膜炎症、水肿、粘连等,影响到胃壁的蠕动动力；⑥手术前后患者情绪紧张、恐惧、焦虑、抑郁等，可能影响胃肠道功能，导致胃排空障碍。

值班医生与护士掌握了胃手术后常见的早期并发症后，就可以主动观察：①有无消化道内外出血的局部和周身反应迹象；②胃管内引流物的量及颜色；③有无呕吐、腹胀；④有无突然的剧烈腹痛和腹膜刺激征，及时发现异常现象。

汇报夜间患者安全状况，可分为直观的现象观察、有分析的病理观察。直观观察只提供现象，如在什么时间发现了胃管内出现了咖啡色，量有多少。病理观察则细化到术后第几天，发现胃腔出血的时间，患者有无恶心、呕吐、腹胀、腹痛、生命体征如何，实时观察胃管内血性颜色变化，到交班前的最后一次观察结果等。

医疗工作事无巨细，干好了确实相当不容易，只要每天长进一点点。

"参观手术"有所思

参观了一例远端胃癌手术，肿物侵犯了幽门，腹腔有淋巴结转移。施术者切除胃的远端，切除线距离肿物近端 10cm。询问助手，计划切除线设定在哪里？回答的是理论上距离肿物近端边缘 5cm。

按照目前学界比较公认的切割线是这样讲的，"胃切断线应根据胃癌病期与类型决定：进展期胃癌，局限型应在癌之口侧上缘 3～4cm 以上，浸润型癌应在癌之口侧上缘 5～6cm 以上，包括团块型幽门部癌"。根据这样的记载，可以进一步考虑其中的为什么，认为 6cm 包含了以下几层意义：①肿瘤沿胃壁转移不超过 6cm，允许在 6cm 的部位上设定切割线；②切除过多胃壁没有实际意义；③过多的切除导致手术操作进入腹腔内，拖延手术时间，未必能够提高操作效果；④残留胃壁过少，影响胃肠吻合口设置在低位；⑤手术后胃的残腔小，不利于今后的生活质量。

1. 手术所见的情况

（1）本患者的空虚胃非低张力型，所设定的切割线距离幽门肿物的口侧端 10cm 后，使用切割器时，已经深入腹腔内至少 3cm。断端的浆肌层缝合不得不在腹腔内操作。

（2）胃空肠吻合部位选择在胃壁的后侧中央，而不是近大弯侧，没有保证位置的恰到好处。

（3）胃空肠吻合选择在结肠前，吻合口就被拉向了口侧，位置在脊柱左侧是术后并发症多的因素之一。

（4）放置空肠营养管和吻合口近段内胃管时，缺少了自然角度。

2. 提醒

（1）手术操作必须按照规定严格执行，以体现教学医院的基本功。

（2）操作时，该给余量的给余量，不该余量的一定不多余切除，其背后是医患双方的安全系数。

（3）术中目测的准确性很重要，平时要有计量 6cm 的演练，通常靠手指长度和宽度判断。

（4）结肠前和结肠后胃空肠吻合，均有各自的优缺点，一般的胃大部切除手术少有再次接触梗阻的可能，胃癌就必须设想还有肿物存在后再次手术的可能，设计在结肠前吻合似乎有点道理（也未必一定就好）。

（5）笔者读到过胃空肠吻合时，要考虑吻合口位于脊柱的哪侧，位于脊柱右侧的很少出现吻合口输出障碍，位于脊柱左侧的明显增多。

（6）胃空肠吻合口的位置要尽可能靠近大弯侧的后壁。

（7）有报道胃空肠吻合口之间的部位为缺血区，是吻合口瘘的好发部位。靠近大弯侧的血供优于其他部位，也是吻合口靠近大弯侧的理由之一。

（8）曾有一例胃断端包埋过多，术后一团胃壁组织堵住了吻合口的失误。该患者为溃疡病,手术医生为了更多地切除产生胃酸的基础,超范围切除了胃壁,胃空肠吻合口不得不靠近了残胃边缘,内翻的胃壁又过多,几个因素加到了一起就意想不到地出了并发症,不得不再次手术修理。

手术是由一个个看似不起眼的小操作组合而成的,在每一个环节上都被琢磨透了,知其然更知其所以然,就自然有了赏心悦目的出色技能,不论到哪里都令人有可学习的长处,才可抵达天下无敌手的境界。

"思维定式"胰腺炎

早上交班时,护理部值班护士报告:"昨晚急症收治了一例急性胰腺炎患者,今晨腹痛减轻,体温 36.7℃、心率 86 次/分、呼吸 19 次/分、血压 120/82mmHg。"夜间值班医生报告:"患者腹痛一天,有酗酒的病史,上腹部压痛,血淀粉酶高于正常将近 3 倍,夜间病情还算稳定,超声检查发现胰头部水肿,考虑是急性胰腺炎。"

查房时见到患者平躺在病床上,没有急性病容,询问患者病史后得知,饮酒后出现上腹部一阵阵疼痛,程度中等,非进行性,疼痛范围始终局限在上腹部的剑突下,没有恶心与呕吐,不口渴、尿不黄、没有肩背部疼痛、不发热。在查房现场按压患者的上腹部没有局限性疼痛反应,没有肌紧张和反跳痛,肠鸣音正常。随后,嘱患者用手掌拍击腹部,回答医生的是"肚子一点也不痛",再嘱患者用力按压上腹部,仍然回答"不痛",显然不能诊断为急性胰腺炎。

导致夜间值班医生误判的原因很多,主要的原因如下。

1. 对急性胰腺炎的定义认识不深刻 定义指出,急性胰腺炎是多种病因导致胰酶在胰腺内被激活后,引起胰腺组织自身消化、水肿、出血甚至坏死的炎症反应,表现为急性上腹痛、恶心、呕吐、发热和血胰酶增高等。需要接诊医生在发现"急性上腹痛、恶心、呕吐、发热和血胰酶增高"的系列症状中,找到"胰酶被激活"的证据。本患者仅有急性上腹部疼痛与血淀粉酶升高的证据,不足以构成确凿的证据链条。

2. 对急性胰腺炎的症状掌握得不深入 腹部疼痛、恶心、呕吐为上腹部常见症状,可以见于各种消化道疾病。然而,急性胰腺炎的腹部疼痛特点为:腹腔神经丛受到刺激,疼痛出现得最早、发作突然、呈持续性进行性加重态势、程度剧烈到似刀割样、能够令接诊医生感觉到"来得够快、疼得不轻",伴随着恶心与呕吐。本患者的腹部疼痛缓慢出现、非进展性、程度中等,腹腔内及周身反应不明显,不伴随发热,生命体征相当平稳。显然与急性胰腺炎的症状有区别。

3. 酗酒不是急性胰腺炎的专利 导致急性胰腺炎的因素,包括了梗阻因素、酒精因素、血管因素、外伤因素、感染因素、代谢性疾病,以及药物过敏、血色沉着症、遗传因素等。临床诊断急性胰腺炎时往往格外关注酗酒,甚至进入因为酗酒所以诊断的思维定式。应该建立正确的临床逻辑思维,即酗酒在急性胰腺炎的发病中占有越来越大的比重,酗酒未必导致急性胰腺炎,酗酒还可以造成上消化道的损伤、炎症、溃疡、消化道穿孔等。患者酗酒的诱因,必须服从于定性的证据链。

4. 认识血淀粉酶 血淀粉酶的升高,尤其超过正常值的 3 倍,对诊断急性胰腺炎很有帮助。同时也必须知道,淀粉酶升高不能作为诊断急性胰腺炎的唯一证据。胰腺癌、胰腺损伤、急性胆囊炎、胃溃疡、溃疡病穿孔、酒精中毒等都可以导致血淀粉酶的升高。急性胰腺炎的血淀粉酶升高的动态特点为,发病后 2～12 小时活性开始升高,12～72 小时达峰值,3～4 天恢复正常,追踪血淀粉酶的变化曲线,有助于诊断急性胰腺炎。

5. 受到超声诊断的误导 超声可以作为急性胰腺炎的常规初筛检查,但是必须注意因患者腹胀导致的假阳性与假阴性。本例患者的超声诊断为"胰头部水肿",患者的临床表现不支持急性胰腺炎的诊断,显然在超声诊断环节上出现了误诊。主管医生轻信了超声诊断,影响到对临床表现的进一步推敲。

有了"酗酒、腹痛、淀粉酶升高"很容易诱使医生误判,要格外注意。

"风口浪尖"话轻飘

医患纠纷发生后,要求医院必须对患者的并发症做出解释,焦点集中到了患者为什么出现了心搏和呼吸停止,为什么经过急救后患者浅昏迷达 4 个月之久。经过医院多次组织病例讨论仍没有水落石出,就不得不较真到病历记录。

围术期内出现并发症后,救治的及时与否就成为判断医事责任的关键所在。患者方始终提出"为什么很多会诊医生都强调昏迷是可逆的,患者却没有清醒"言外之意归结为"本该能够恢复,院方救治措施不力"。

多位会诊医生确实对患者家属做过"昏迷可以恢复"的表态,根据是患者心跳和呼吸骤停的时间在 4～6 分钟,证据来自于病历记录的时间。在缺氧时,脑的各部位神经细胞对缺氧的耐受时间分别是:大脑皮质 4～6 分钟;中脑 5～10 分钟;小脑 10～15 分钟;延髓/脑干 20～30 分钟。从以上资料不难看出,大脑皮质死亡时限远远早于脑干死亡。还提出在判定标准上留有充分的"保险系数"。

超过了大脑皮质死亡的警戒红线时间,就有可能造成大脑细胞不可恢复,此"4～6分钟"就成为临床医生抢救患者的黄金时间。临床医生还必须知道"4～6 分钟"是统计数字,指的是绝大多数患者适用于"4～6 分钟"标准,势必有部分患者少于,或者多于此常用标准。也有的患者原本就有脑血管供血不足,心跳和呼吸骤停后,耐受缺氧的程度远远到不了"4～6 分钟",就可能陷入了大脑细胞不可逆状态。

为了判断病历记载的"4～6 分钟"时间是否与实际情况吻合,首先需要接诊科室明确是否为患者实施了呼吸复苏,其次要测算接诊科室通知麻醉医生的具体时间,麻醉医生由手术室赶到接诊科室的距离,所需要的最短时间。

经过实地测量,接诊科室位于病房楼的三层楼,手术室位于病房楼的四层楼。①由接诊科室的主任办公室开始计算,快速步行到楼梯部位,每步 80cm,共计 82 步,大约 65.6m;②由三楼到四楼的楼梯,共 24 阶,加转角两步,共计 26 步;③由楼梯口到手术室门口,每步 80cm,共计 116 步,大约 92.8m;④快速步行的全程时间为 3 分钟,相当于身高 160cm 的女医生疾走或慢跑,估计女医生快走的时间为 3 分钟 20 秒;⑤接诊科室电话通知麻醉科医生,到麻醉科医生出发时间,要经历接电话,在手术室内步行,换鞋等,估计为 1 分钟;⑥麻醉科医生进入接诊科室,到实施气管插管的准备时间,由麻醉科医生估计,一般最少需要 20～40 秒;⑦由两位医生按照上述流程计算耗费时间,就可以估计到脑缺血是否在"4～6 分钟"。

医学的科学性来不得丝毫松动,时间计算得不精确,错判了脑缺血的程度,突破了患方的耐受限度,造成诸多医务人员"出言不实",到头来被动的是纠纷升级。同时告诫临床医生慎重表态,只能评说过去和今天,切忌畅想明天。

另一方面,"患者有高血压病,氧分压低,鼾症的病史时间长,脑细胞耐受缺氧的能力不足,尽管训练有素的麻醉医生遵预警习惯,疾跑到接诊科室,而且事先按照鼾症术后备气管插管的规定,也在极限的 4 分钟内实施了紧急抢救,仍超过了脑细胞耐受缺氧的能力",可以作为一种应对诉讼的解释。

"阿司匹林"险惹祸

手术前必须重视阿司匹林药物的使用,

对此有过教训。那是某年的春节前，患者迫切希望能够节前手术，因为处于阿司匹林用药期间，于是请示麻醉科主任，回复必须停药7天，否则容易出血。当时，未曾遇到过此药物使用后的出血病例，反复拜托能准予手术。结果麻醉科主任同意改硬膜外麻醉为周身麻醉，可以避免麻醉的局部穿刺出血风险，但是不负责与手术操作有关的出血。由于没有吃过这只危险的"螃蟹"，不知道阿司匹林导致凝血障碍出血的厉害，从腹壁切开之始就到处渗血，方知提前停药非危言耸听。所幸术中没有出现大的危险、术后没有在手术切口部位出现血肿，提心吊胆到患者出院已是后话。

阿司匹林药物说明中提到：①通过抑制血小板的环加氧酶，减少前列腺素的生成，抑制血小板聚集作用。②吸收后分布于各组织，也能渗入关节腔和脑脊液中。③血药浓度达稳定状态所需的时间随每日剂量而增加，在大剂量用药时一般需7天，但需2～3周或更长时间以达到最佳疗效。

查阅了网上资料，国内报道，有的提出7天前停药。有的提出手术前5天停药。7天前停药的没有提出根据。5天前停药的根据如：

爱尔兰一项新的研究提示，为了确保手术日的止血效果，对于择期手术的患者，应在术前5日中断服用阿司匹林。

爱尔兰Cork大学医院Redmond医师说，在手术前什么时间停用阿司匹林需要斟酌，如果停药太早，可能使患者血栓形成的危险增加；相反，停药太迟，则患者手术中出血危险增加。

Redmond和同事进行了一项安慰剂对照研究，评价了51名健康志愿者的出血时间与血小板功能，参试者随机接受阿司匹林（每日75mg或300mg）或安慰剂，共14天。有38人的资料可供分析。

研究者发现，正如所预料的，参试者在阿司匹林治疗期间出血时间延长；在停用阿司

匹林96小时内，所有参试者的出血时间恢复正常；到144小时，所有血小板功能检测全部恢复正常。阿司匹林大剂量组或小剂量组之间，未观察到显著差异。

根据上述结果，研究者结论认为，应在择期手术前5日停止阿司匹林治疗，这将使患者停用阿司匹林后的危险降至最低，而不增加围术期过度出血的危险。

因为经历过使用阿司匹林出血的教训，结合所见文献资料，笔者的观点是：①使用阿司匹林后，确实能够引起手术中渗血。②既往知道使用阿司匹林后停药7天再手术，但是不清楚根据是什么。③见到停药5天后的报道，可以作为使用药物的根据。④实验者提出"大剂量使用阿司匹林"，不清楚小剂量使用后如何。⑤安全的掌握原则，停药后5～7天，再实施择期手术为妥。

"质疑使用"开塞露

开塞露是民间常用的一种协助排便的润滑剂。其主要成分为52.8%～58.3%的甘油与山梨醇，辅料为纯净水。其作用原理是，利用高浓度的甘油和起到高渗作用的山梨醇，在直肠内发挥高渗作用，促使肠壁向肠腔内渗入较多水分，借以软化大便，刺激肠壁，反射性地引起排便反应，再加上其具有润滑作用，能使大便容易排出。

根据开塞露的药理成分就不难看出其适应证为，协助干便、硬便、便秘患者容易排便。用药的前提是直肠内必须含有大便，而且粪便需要软化，直肠和肛门需要润滑，否则就不适宜使用开塞露。

肠梗阻的患者能否应该使用开塞露，需要具体患者具体分析。假如是粪便性肠梗阻，使用开塞露起到润滑直肠和肛门的作用，减少干硬粪便损伤软组织还未尝不可，其他肠梗阻若没有干硬粪便积存在直肠和肛门部位，就没有使用的理由。

谈到肠梗阻时是否应该使用开塞露，还

必须搞清楚针对排便措施的适应证,例如,温盐水灌肠、肥皂水灌肠、药物灌肠、中药灌肠、口服缓泻药物、液状石蜡、服甘露醇,甚至用手抠大便等,都各有其适用的范围。

温盐水灌肠或肥皂水灌肠的作用是清除肠道内的粪便和气体,常用于清除肠道内容物的术前,肠镜检查前,也可用于便秘患者。口服 20%甘露醇注射液,清除肠道粪便及积气的效果优于用肥皂水灌肠。直肠吸收药物有效成分的总量比口服给药高,与静脉给药吸收总量相当,直肠给药生物利用度较口服给药增加 100%,所以中药灌肠能加速奏效时间,促进肠蠕动的能力强,适用于肠蠕动功能降低患者。

粪便性肠梗阻患者,往往既有大便干硬,还有粪便大量积存,单纯靠口服药物、各种灌肠治疗,使用开塞露等,均难以克服粪便积存后的阻力,故临床上常通过手抠大便,发挥立竿见影的作用。

肠梗阻患者的发病机制为肠道通过障碍,粪便难以成型在直肠和肛门内,因此绝大多数肠梗阻患者的直肠和肛门内是空虚的,不具备使用开塞露的适应证。再者使用开塞露之前应该做肛指检查,如果触及不到干硬粪便,则不主张使用开塞露。

开塞露一般没有不良反应,只是长期应用能导致肠壁干燥,容易形成习惯性便秘,与本文涉及的开塞露使用原则联系不大。

"聚少成多"出经验

发生了乙状结肠瘘后,经由瘘附近的腹腔引流管内流出了粪样内容物,明确了瘘的存在。进一步的工作是了解瘘的病理特征、具体部位、瘘与周围的关系,制订治疗原则。

腹腔引流管流出了粪样内容物就告诉我们:①结肠瘘的存在;②结肠内容物可以通过引流管排出到体外;③经过引流管注入液体可以进入到结肠;④使用液体对比造影剂可以显示瘘的病理状况;⑤较之常用的腹平片、

腹部 CT 检查更直观、有效和安全。

通过泛影葡胺经由腹腔引流管对比造影,已经达到了预期目的:①见到了乙状结肠瘘口,相当于乙状结肠与直肠交界的部位,距离肛门约 15cm;②乙状结肠的瘘口很小,若为单纯侧壁瘘,理论上可以自行愈合;③引流管周围有 2cm×2.5cm×3cm 的空腔,估计为囊内切除肿物后所致;④同时显示了部分乙状结肠和直肠,近端不扩张,远端通畅;⑤不清楚残留于腹腔内的包裹肿物组织的厚度,难以估计预后;⑥因为有了瘘口附近残腔,形成了"间接瘘",很可能导致瘘口难以愈合,面临不可避免的远期再次手术。

造影结果提示医生必须了解残留于腹腔内的残腔特点,是因为:①已经证实肿物恶性,囊壁又已经与周围浸润,必然含有肿瘤成分;②该囊壁非一日形成,主要成分为纤维结缔组织,如果壁的厚度较大,而且已经为术后五周仍然存在,则较难缩小;③如果囊壁的厚度较大,形态再有厚有薄,应该考虑引流管位于肿物之中,就不能等待三个月后再次修补手术,以及再次手术可能遇到的复杂问题;④本例手术后的残腔与周围脓肿后残腔壁的结构不同,就在于纤维结缔组织壁坚而厚,含有肿瘤成分,期望靠通畅引流自行愈合的机会很少,甚至是不可能的;⑤掌握腹腔内的情况是当前决定处理原则的关键,必须未雨绸缪,否则将给善后工作带来麻烦。

结肠镜检查是在被动情况下勉强实施的,施术前使用了乳胶导管探路,检查发现了局部缺血改变,对今后工作有所提示。检查前建议不要使用结肠镜检查,是因为风险确实存在。又考虑术后五周的肠瘘基本稳定,周围有抗损伤的能力,掌握肠镜的医生敢于承担责任,未必一定出问题,所以没有完全制止,只是认为重复检查。

经引流管造影后,建议盆腹腔对比剂下的增强 CT 检查,即经由引流管注入泛影葡胺显示残腔和结、直肠后增强检查,了解残腔壁的厚度,与周围的关系,用以推导预后。如果结果提示难以愈合,则转入渗透远期预后的告知工作。

出现手术并发症后,越早告知医生掌握的病情,就越能够稳定患方情绪,配合治疗的心理准备越足,发生纠纷的可能性就越少。经由腹腔引流管造影的时间不早,发现腹腔内存在残腔后,一并安排盆腹腔增强 CT 检查,就比延期检查好。目前患者和家属还在盼着早日痊愈,就要提防"热火罐"能抱多久。

如果考虑患方的经济负担,时至今日还可以考虑再次经由腹腔引流管造影,观察残腔的大小。如果残腔明显缩小就反映了囊壁不厚,有可能变为单纯外瘘。最近一段时间的发热,非单纯瘘的表现,不能排除残腔的存在。如果通过冲洗引流管能够退热,则证实残腔的存在,节后再研究如何向患者和家属告知。

经过一件事反思一件事,才可能从教训中走出来。所谓的临床经验未必一定是宏图大业,很多时候只不过是些凤毛麟角的知识,积少成多、集腋成裘,也变成了博学多知。

"认识疾病"靠推理

临床医生认识疾病、判断疾病和治疗疾病等,必须掌握逻辑思维推理的方法,依照疾病的一般规律移植到特定个体疾病上。通过病史采集、体格检查、诊疗操作等工作,发现问题、分析问题、解决问题的实践活动,升华到对具体问题比较、推理、判断的思维过程,就组成了临床思维。临床医生通过实践获得的资料越翔实,知识越广博,经验越丰富,思维过程就越快捷、越切中要害,越接近实际,越能做出正确的判断。

临床诊断离不开推理,即以教科书或前人经验为准绳,以患者的实际情况为基础,找出疾病的因果关系。

推理诊断急性阑尾炎:是依据阑尾管腔狭窄,管道绵长,阑尾开口部位容易造成管腔

梗阻,导致首先由阑尾的腔内压力升高和黏膜层炎症开始,随着炎症向浆膜层方向进展,症状逐渐加重和演变着。临床医生通过病史询问,获取了临床资料,即所谓的诊断信息,成为推理的前提。随后,取证到这种表现仅可能存在于细小的管腔内,必须能够,并且有限度地扩散炎症,由内脏神经和脊神经的参与,位置局限在右下腹部的固定点上,直到得出结论部分的临床诊断。推理过程的核心是中间思维环节,在证据与根据之间搭起了过度的桥梁。

演绎推理:诊断粪石性肠梗阻时,靠患者口述的低位性、不全性、单纯性、机械性肠梗阻的"痛、呕、胀、闭"特点,明确了消化道的基本表现,随后,按照病史时间长、间断出现的肠痉挛来得突然,去得利索,绞痛部位多变,可以伴随着腹部包块和间断少量排气,就比较容易从带有普遍和共性的原理出发,推论对个别事物的认识并导出新的结论。结论是否正确,取决于临床资料的真实性。

归纳推理:从肾上腺嗜铬细胞瘤的表现,推导出异位嗜铬细胞瘤的特殊临床表现,总结出腹腔肿物及腹膜后肿物的诊治规律,制订出诊治程序,就由个别上升到一般,由特殊性上升到普遍性。

类比推理:是认识疾病的重要方法之一。是根据两个或两个以上疾病在临床表现上有某些相同或相似,但也有不同之处,经过比较、鉴别、推论而确定其中一个疾病的推理方法。属于鉴别诊断方法。

根据所发现的诊断线索和信息去寻找更多的诊断依据。当医生获得临床资料中有价值的诊断信息后,经过较短时间的分析产生一种较为可能的临床印象,根据这一印象再进一步去分析、收集临床资料,可获取更多的有助于证实诊断的依据。

根据患者的临床表现去对照患者的诊断标准和诊断条件。患者典型的特异的临床表现逐一与疾病诊断标准对照,这也是形成临

床诊断的一种方法。

经验再现:医生在临床实践过程中积累的知识和技能称为临床经验。它在临床诊断疾病的各个环节中起着重要的作用。在临床诊断疾病的过程中,经验再现的例子很多,但应注意"同病异治"和"同症异病"的现象。经验再现只有与其他诊断疾病的临床思维方法结合起来,才能更好地避免诊断失误。

广博的医学知识、灵活的思维、符合逻辑的分析和评价,是正确诊断疾病必要的条件。

1. 对具体病例的诊断,也有人提出了以下的临床思维程序

(1)解剖的观点,有何结构异常?

(2)从生理观点,有何功能改变?

(3)从病从理解生理的观点,提出病理变化和发病机制的可能性。

(4)考虑几个可能的致病原因。

(5)考虑病情的轻重,勿放过严重情况。

(6)提出 1~2 个特殊的假说。

(7)检验该假说的真伪,权衡支持与不支持的症状和体征。

(8)寻找特殊的症状和体征组合,进行鉴别诊断。

(9)缩小诊断范围,考虑诊断的最大可能性。

(10)提出进一步检查及处理措施。

2. 诊断中应该值得注意的问题

(1)现象与本质:现象是指临床表现,本质是疾病的病理改变。现象要反映本质,现象要与本质统一。

(2)主要与次要:哪些资料反映疾病的本质。反映疾病本质的是主要临床资料,次要资料为临床诊断提供旁证。

(3)局部与整体:局部病变可引起全身改变,不可只见树木不见森林。

(4)典型与不典型:典型与不典型是相对的。造成临床部典型的原因:老年体弱者、疾病晚期者、治疗干扰者、多种疾病的干扰影响、婴幼儿、器官移位者、医生的认识水平。

3. 诊断思维的基本原则

(1)首先考虑常见病与多发病:符合该病的基本原理,有其数学和逻辑学依据。

(2)当地流行和发生的传染病与地方病。

(3)尽可能以一种疾病去解释多种临床表现。

(4)首先应考虑器质性疾病的存在,以免延误诊断。

(5)首先考虑可治性疾病诊断。

(6)医生必须实事求是地对待客观现象,不能仅仅依据自己的知识范围和局限的临床经验任意取舍。不应将临床现象牵强附会地纳入自己理解的框架中。

(7)以患者为整体,但要抓重点、关键的临床现象。

4. 临床思维的误区　由于各种客观原因造成的漏诊、误诊、病因判断错误、疾病性质判断错误、延误诊断。

(1)病史资料不完整、不确切。

(2)观察不细致或检查结果误差较大。

(3)先入为主,主观臆断,妨碍了客观而全面地搜集、分析和评价临床资料。

(4)医学知识不足,缺乏临床经验。

(5)其他,如病情表现不典型,诊断条件不具备,以及复杂的社会原因等。

5. 诊断的内容与格式　诊断是医生制订治疗方案的依据,必须是全面概括、重点突出的综合诊断。

(1)病因诊断:致病原因。对疾病的发展、转归、治疗和预防都有指导意义。是最重要的,也是最理想的临床诊断内容。

(2)病理解剖诊断:对病变部位、性质、细微结构变化的判断。

(3)病理生理诊断:是疾病引起的功能变化,判断脏器功能做出预后和劳动能力鉴定。

(4)疾病的分型和分期:发挥对治疗的选择的指导作用。

(5)并发症的诊断:是指原发疾病的发展或是在原发病的基础上产生和导致机体脏器

的进一步损害。与发病机制有密切关系。

（6）伴发病诊断：伴发病是指同时存在、与主要诊断的疾病不相关的疾病。

对"待诊"患者提出诊断的倾向性有利于合理安排进一步的检查和治疗。尽可能在规定时间内确诊。

"善攻善守"善运筹

某医院询问，该院接诊了一例直肠癌合并不全梗阻患者，手术医生为患者实施了肿物切除，一期肠吻合手术，术后发生了吻合口瘘。提出了几方面问题，希望能够帮助判断医方的责任。

1. 家属提出直肠癌已经梗阻了，就不应该给患者实施一期吻合　应该与不应该是相对的。在几十年前，假如直肠肿物切除后进行了一期肠吻合手术，手术后又发生了吻合口瘘，就会有人提出：①左半结肠的肠壁壁薄，吻合操作的可靠性差；②局部胶原代谢差，自身愈合能力受到影响；③肠系膜下动脉远途供应的血供差，吻合口局部容易缺血；④左半结肠腔内粪便稠厚，影响术中肠腔冲洗效果；⑤大肠埃希菌数量及毒力较其他肠段高，更容易污染。观点认为不适宜一期左半结肠吻合。

近年来，随着医学的进步，逐步克服了既往影响一期吻合因素，例如：①抗生素的杀菌和抑菌能力大幅度提升，减少了局部和周身感染因素；②术后全胃肠外营养弥补了肿瘤消耗，有力地支持了机体抗御能力；③研究出较多的术中肠道清洁的处理方法，改善了肠腔的局部条件；④出现了适合肠道吻合的手术器械，简化了手术步骤，节约了手术时间，提高了吻合效果；⑤手术技术普及，原本仅能够在部分医院开展的手术，现今已经成为各个医院的常见手术。

综观直肠癌手术的发展历史，不难看出，不宜绝对认为能否实施一期吻合，既不能因为没有出现吻合口瘘就认为术式选择准确，

也不能因为出现了吻合口瘘就强调术式选择有误。

2. 临床医生容易出现的倾向　临床医生为患者诊治的潜意识中，容易倾向一期吻合，不愿意为患者实施左半结肠切除，近端造口，经过几个月后再二期造瘘还纳。既往吻合口瘘的发生率极高的年代，同样有临床医生试探着一期吻合手术。

一期切除吻合手术确实有二期手术无法比拟的优点，如：①避免了患者经多次手术的痛苦，住院时间明显缩短，费用降低；②一次手术并发症的发生率要低于两次手术；③二期手术患者需要在短时间内接受麻醉和手术打击，周身并发症的发生率高于一期吻合手术；④一期手术患者因切除了原发病灶且无须结肠造口，术后 5 年存活率及生活质量提高。

一期切除肿物和肠吻合手术在意识上容易被医生和患者接受，而且手术的优点多于二期手术，就比较容易放宽一期手术的适应证。在急症治疗结直肠癌合并急性肠梗阻的目的方面，突出了根治性切除肿瘤的远期效果，忽视了解除梗阻的救命原则，实施一期切除吻合手术后出现了吻合口瘘的严重并发症，导致水电解质紊乱，感染，营养不良，甚至死亡。

3. 一期肠吻合手术属于指向医患的双刃剑　一期肿物切除和肠吻合手术是在恶性肿瘤进展到肠梗阻基础上的急症手术，患者多高龄、体弱、多病，家属多心焦，紧张。很容易接受术前一期手术的告知，也容易手术后因并发症而反悔。

一期吻合手术后不发生肠瘘，医患双方关系融洽，发生了吻合口瘘将面临患者痛苦、家属劳顿、经济付出、后果难测的尴尬局面。一旦发生了吻合口瘘，就会因为此手术方式未录入教科书内，致使手术医生难以提供有效避免吻合口瘘的依据，提供了也未必能够说服家属接受。

在实施一期肿物切除和肠吻合相当多的医院,患者常主动要求主管医生为其避免二期手术,形成患者主动要求,医生善意接受的局面,术后即便发生了吻合口瘘,导致医患纠纷的案例较少,在缺乏良好环境氛围的医院实施一期切除肿物和肠吻合手术后,就相对容易发生纠纷。

手术切除氛围较差的医院,临床医生为了开展一期手术,势必要精于防范,在各个工作环节上设防,例如:①手术医生足以掌控手术后的局面;②患者和家属具备并发症的承受能力;③已经做好了和谐医患关系的铺垫工作;④严格掌握手术适应证,由环节到终末病历的文字记录完整;⑤手术操作过程符合技术要求,能够经受得住推敲;⑥善后的工作能够满足患者和家属的心愿。

4. 肿瘤切除和一期结肠吻合的探查记录要求 记录探查所见是能否实施一期吻合的证据,要求记录的内容为:①腹腔内有无腹水,是否被污染,有无转移和淋巴结肿大;②结肠肿物的部位、形状、大小、边缘、表面、质地、活动度,是否对周围侵犯或粘连;③以肿瘤为中心的近远端结肠口径,及其对比程度;④梗阻近端肠腔内积液和积气状况;⑤肿物能否被切除的根据。

5. 记录术中减压及顺行肠道灌洗经过 通过减压和灌洗,能够清除结肠近端肠腔的粪便和积液,减少肠管膨胀以改善肠壁血供,减少肠腔内细菌含量。需要详细记录:①肠道灌洗的途径;②使用液体量;③灌洗内容物的观察;④灌洗的起止时间;⑤对周围的保护措施;⑥灌洗过程对肠管血供的观察。以备执反对意见者就延长手术时间,增加污染机会,加大手术风险的质疑。

6. 详细记录待吻合肠管的状况 要求做到"清洁、血供、对合、可靠"。必须记录:①断端肠管被冲洗后的清洁和水肿状况;②肠系膜解剖后的对端肠管血供情况;③说明吻合后肠管近远端的张力情况;④记录使用吻合器的规格、型号、入路、吻合后的检查;⑤对断端使用抗生素盐水,碘伏消毒的情况;⑥记录吻合效果,是否采取了防范吻合口瘘的其他措施等。

7. 详细记录腹腔引流管的放置 吻合口瘘是一期吻合后最危险的并发症,放置引流管对吻合口瘘的早期发现和治疗至关重要。要求:①放置到最低位置,除了手术中直接放置到最低位置之外,观察引流量的变化,就可以知道引流管有效部位距离最低位置的关系;②选准放置引流管的腹部切开位置,避免压迫肠管;③注意剪取引流管侧孔的位置、大小、数量,避免出现无效侧孔,或者导致引流管失效的侧孔;④尖端部位不会造成锐性损伤。对此要逐一记录。

8. 减少对吻合口构成威胁 肛门是术后造成吻合口瘘的因素之一。肛门紧闭,括约肌痉挛,可以导致术后吻合段肠腔内压力升高,扩张着吻合口,使肠壁变薄,血供减少,愈合物质供给障碍。在开始进食后,肠管蠕动增加,粪便会淤积于吻合口,影响吻合口愈合。通过术后扩肛,可有效降低肠腔内压力,促进内容物离开吻合口,保证吻合口的顺利愈合。要求每天扩肛 2～3 次。

保证吻合口无张力吻合,保证血供在局部松弛状态下有效供给。使用合理型号的吻合器,既不无谓扩张吻合部位,也避免吻合口过窄。

综上所述,一期吻合对患者有好处,为患者实施手术就要做到尽善尽美。详细记录以上内容的目的是告诫我们手术确实存在风险,防微杜渐是为了患者相信医生的工作无可挑剔,记录病历是对自己的反复磨炼过程。

为患者能攻善守的医生,靠过细的工作意识要求自己,手术的安全系数就会提高,实施手术才可能如鱼得水。

"缺一不可"镇关隘

临床管理的每一个细节都关乎着诊治效

果,应用起来却难免因为管理的粗疏,给患者和自己带来不应有的损失。一次外出会诊急症手术后,主管医生提出接收了一例棘手的高龄肠梗阻患者,年届90岁,既往接受过急性阑尾炎切除手术,手术后因肠梗阻接受过肠粘连松解,肠排列手术。本次为手术后第10年,期间曾有过4次类似发作,每次持续1～2天。住院后为患者实施了胃肠减压,支持和营养治疗,经过两天的观察,不见好转。要求协助判断是否需要急症手术。

接触患者后被告知:①腹部胀满感3天,发病后第1天的腹胀最重,一天前开始减轻,今天进一步好转;②发病时觉腹部疼痛,目前,仰卧位和在病床上轻微活动时腹部不痛,可以下地行走;③自3天前开始停止排便和排气;④不恶心不吐,不发热;⑤此前两三年内,没有腹部间断疼痛史,不觉消瘦和乏力,没有排便习惯改变,没有脓血和黏液便史。

检查患者体征:①没有急性痛苦和消瘦病容,一般状况可,可以在床上活动;②没有贫血貌,轻度脱水征,表浅淋巴结未触及肿大;③明显桶状胸,两肺底呼吸音对称,未闻及湿啰音,心律齐,未闻病理性啰音;④腹式呼吸存在,腹胀,未见胃肠型和蠕动波,可见阑尾手术一期愈合切口,和右侧经腹直肌一期愈合切口;⑤全腹软,未触及固定的压痛、反跳痛和肌紧张;⑥未触及明显肿物,肠鸣音减弱,未闻及高调肠鸣和气过水声;⑦移动性浊音未叩出;⑧肛指检查未触及肿物,指套无血。

检查了患者的检验数值,水、电解质和酸碱平衡、血气分析、生化检查和血尿便常规在正常范围。仅有立位腹平片,可见双侧膈肌没有抬高,胃泡不扩大,高位小肠内可见气液平,散在分布,小肠口径没有异常增粗,升结肠内可见散在气体影像,肠壁不增厚。

每天减压出来的液体和气体总量不足300ml。调整胃肠减压管,发现放入胃腔内的胃管长度在55cm左右,胃管与外接负压泵之间的接口部位不匹配,负压泵提供的压力明显不足,再加上接口部位封闭不住,导致胃肠减压效果不理想。检查后更换了胃肠减压管和减压泵。

根据以上判断,本次符合低位、不完全性、单纯性、粘连性肠梗阻,没有内疝形成、扭转和套叠,没有肠管的血运障碍,仍可继续非手术治疗。目前主要问题是胃肠减压效果不可靠,没有动态的腹部X线结果比较。调整了胃肠减压后,陪同患者检查立位和仰卧位腹平片。分析认为:①入院后第3天的立位腹平片显示小肠内气体量明显多于术前,范围波及末端小肠;②入院后第3天立位腹平片的小肠口径不增粗,部分小肠较入院前口径还略显变小;③入院后的立位腹平片可见横结肠内的气体显影,反映当前小肠为不全性肠梗阻;④立位腹平片的盆腔范围密度不增加;⑤配和仰卧位平片观察,未见明显的肠腔内占位影像。

分析认为:①本患者为手术后粘连性肠梗阻反复发作类型,没有血运性肠梗阻迹象,属于非手术治疗范畴;②住院后的腹部症状呈逐渐减轻趋势,佐证了非手术治疗后,可以避免急症手术;③住院前后的立位腹平片对比,可见住院后的立位腹平片中,腹部气体含量远远多于住院前,反映胃肠减压未起到应有的作用;④如此高龄患者,经历过两次腹部手术,还有明显的桶状胸,一旦手术将面临较大的风险;⑤胃肠减压设备质量低劣,直接影响到引流效果,所幸患者本身未完全依靠胃肠减压救命,否则对患者和手术医生均构成威胁;⑥诊断清楚后,还必须有合理的治疗,治疗手段还必须得到具体落实,缺一不可。

"意料之外"呈困局

临床误诊的原因中,包括了"看似常见病,其实是少见病;看似少见病其实是常见病"。普外科会诊了一例被当地诊断为急性胰腺炎的患者,因为血尿淀粉酶不升高,高三酰甘油血症极其严重,引起了诊断时的关注,会诊医生判断为:急性胰腺炎的血尿淀粉酶可以不升高,高脂血症是造成急性胰腺炎的病因之一。该医院的行政院长为内科主任,参加病例讨论时提示了高甘油酸血症必须引起诊断时的注意,提醒会诊医生弄清楚高甘油酸血症在哪个环节上导致急性胰腺炎的发作。

会诊后,及时复习了高脂血症与急性胰腺炎的关系,内科学教科书上仅谈到高脂血症可以导致胰腺炎,加重胆石性和酒精性胰腺炎的发病,没有涉及为什么造成急性胰腺炎,外科学教科书上仅谈到高脂血症可以造成急性胰腺炎,也没有深入介绍具体的致病环节。在网上也没有查找到令人信服的解释,印象这种情况属于少见病。

在介绍临床少见病的著作中,发现了"高三酰甘油血症型急性胰腺炎"的报道,对三酰甘油增高程度与急性胰腺炎的关系,危险因素等作了论述,也谈到了这种急性胰腺炎的血尿淀粉酶可以不升高。据实而论,既往诊断急性胰腺炎的例数相当多了,但是均没有引起对高脂血症的格外重视,肯定漏诊了一些患者。通过会诊,得到内科医生的提示,开始建立了"高三酰甘油血症性急性胰腺炎"的概念,避免了今后的误诊,提高了诊治急性胰腺炎的质量。更为可贵的是:对高脂血症时使用脂肪乳,糖尿病时使用胰岛素有了进一步认识,前者存在慎用和禁用,后者存在改变不了细胞内营养供给不足问题,由此及彼,无疑对指导今后手术后的处理获益匪浅。

这是一例典型的"在常见病中潜藏着少见病"的例子。高脂血症的患者不少见,自己也知道高脂血症是急性胰腺炎的病因之一,因为既往接触到的三酰甘油没有高到这种程度,没有引起足够的重视,成为自己基本功的空白。有了这次实践,再接触到急性胰腺炎的患者,势必会尤其关注是否存在高脂血症,慎重使用脂肪乳,对高血糖的细胞内营养不

足也会有所警觉,考虑问题就比以前更周全些。在常见病中发现少见病,使少见病成为临床医生的可见病,甚至成为诊治娴熟的疾病,临床医生的诊治能力就不断提高了。

在会诊时,遇到当地医院的一位医生固守自己惯性思维的例子很多。同样以这次会诊为例,当地医院的普外科主任主张为这例患者实施手术治疗,其中谈到了"我们遇到这种情况都采取手术治疗,而且效果很好,一周左右就能够痊愈"。而会诊的医生认为不具备手术适应证,非手术治疗符合现代医学观点。由于会诊不能够替代当地医院的全部工作,不干涉当地医院的诊治习惯,还必须适时适度地阐述观点。结果被行政管理人员制止手术。

"我们遇到这种情况都采取手术治疗,而且效果很好,一周左右就能够痊愈"的谈话内容切断了学术交流,是因为其强调了手术效果好。其实这位医生忽略了手术适应证,其道理在于,能够在手术后1周左右痊愈的急性胰腺炎均为非重症急性胰腺炎,否则不可能在短时间内痊愈,对无须手术治疗的患者均实施了手术治疗显然是不可取的,如此主张既反映了没有跟上当前的学术观点,也暴露了临床思维的科学性不强。

临床病例讨论贵在学术交流,表述个人认识是调出头脑中的存货,属于运用自己的已知部分,对表述者已不重要,接受其他医生的观点是增加内存,注意倾听和分析,从中发现知识缺欠,是弥补基本功不足,是克服或切断临床惯性思维的重要手段,远比表述观点更珍贵。

医学的大千世界远非我们头脑所能够装入的,教科书中对高脂血症可以造成急性胰腺炎的记载非常醒目,自己给学生讲述急性胰腺炎的次数相当多,经历的急性胰腺炎患者也不少,"高脂血症"这几个字和自己见面不计其数,唯独没有引起自己的格外关注,如果不是因为这例会诊,也许此生此世还将与

"高甘油酸血症性急性胰腺炎"视同陌路,病因就在于临床工作中存在惯性思维。

教学医院的临床医生所承担的责任和义务是传播医学知识,以往给学生讲授急性胰腺炎时,没有建立"高甘油酸血症性急性胰腺炎的概念"就如同我事先没有接受这方面的教育一样,传授给学生的知识就不完整,就要误人子弟。弥补了知识缺欠以后,再向学生传授急性胰腺炎的知识时,有了具体事例,能够深入表述自己的认识,就拓展了学生的思路,教学效果就不一样了。

教学医院的临床医生必须远离"手术匠"的范畴,既要看到自己已经掌握的,更要观察其他医生掌握了什么,决不可因为自己掌握了就沾沾自喜,更不可以借此就轻视其他医生。学术交流还必须创造交流的氛围,只有在都具备求知欲望的临床医生之间才可能实现交流,与主观上没有接受愿望的临床医生是没法进行交流的,切断了交流的渠道就很难有学术上的突飞猛进,今天的故步自封就意味着今后的"仅此而已"。

必须克服临床工作中的惯性思维,适用于所有的临床医生。在这次会诊过程中,每位临床医生的收获不同,靠求知欲望切断惯性思维,能够发现自己的基本功缺欠,看到知识底蕴的不足。在医学知识相互撞击的过程中,在镜子里又一次看到了形象很不完美,就更加注意倾听每一位医生的表述,更加留意自己的内存是否到位,敲开了一扇门,就找到了继续扩大知识领域的钥匙,这种愉悦唯独属于自己所有。

"身份证号"道原委

不少临床医生忽视患者的身份证,给患者办理住院手续时不要求提供身份证件,病历首页没有登记患者的身份证号码,有时因病历中记录患者身份引起纠纷的案例时有发生。

医院为了追讨逃避交纳费用患者时,发现身份证"伪造""查无此人",甚至病历中找不到患者身份证明,所记录的姓名、住址、电话等均不存在,反映患者住院时就已经预谋逃费。

例如,医院接收了锐器伤害致肠破裂患者,公安机关已经笔录了伤害经过。手术后第4天,患者带着腹腔引流管,还没有拆除伤口缝合线就不辞而别了,病历中患者口述的身份证号码与公安机关笔录的号码不一致。一位患者住院时告诉"身份证丢失了",医务人员发现患者有逃费迹象,安排了医护人员"盯着"患者,结果住院后第7天夜间逃走了。

一位患者出院后提出"住院时使用的名字不是自己的",要求更改病历中的姓名。谈话中发现,患者住院时提供的身份证号码,是可以在保险公司享受保险的其他人,办理保险时发现该人不符合保险的某些规定,保险公司不负担此次住院保险,于是要求医院恢复患者本人身份,重新享受医保待遇。仔细观察两份身份证,发现身份证提示的相貌特征毫无相似之处,反映主管医生没有认真核对身份证是否为本人。

事后,与医务人员交换认识时发现,医务人员不重视身份证的作用,忽视居民身份证是公民进行社会活动,维护社会秩序,保障公民合法权益,证明公民身份的法定功能,不清楚身份证不止用来证明公民身份,它还关系着公民权益和公共安全。

我们曾在实习学生中搞过一次问卷调查,即"你的身份证上18个号码的含义",93名学生的调查结果:

能够完整说出各个号码含义的仅有3名,占全部问卷学生的3.2%;

第1、2位是省、自治区编号的16名,占17.29%;

第3、4位是地市编号的9名,占9.7%;

第5、6位是区县编号的6名,占6.5%;

第7～14位是出生日期码的91名,占98%;

第 15～17 位为顺序码的 6 名，占6.5%；

第17位奇数为男性，偶数为女性的32名，占34.4%；

第18位为校验码的3名，占3.2%。

以上结果反映实习学生对身份证的重视程度差。

经过问卷调查后，实习学生注意到询问患者身份证号码时，必须亲自检查身份证上的文字记录，还要与患者口述的其他信息核对。例如，我们将老师的身份证交给实习学生，由实习学生拿着办理住院手续，另外找来不知情的实习学生接待，结果，看过身份证照片的学生提出"这不是你的身份证"，看过出生日期的学生提出"你的年龄与身份证上的年龄差了几十岁"，看过性别标记的学生提出"身份证上记录的是男性，你是女性"。还有一位实习学生告诉大家，曾经有一位女性患者住院时提供的姓名为"王铁蛋"，反复核实的结果"患者坚持自己就叫王铁蛋"，主管医生明知有诈，也只能按照患者所说，承认其就叫王铁蛋了。如果掌握身份证上有性别符号，坚持患者提供有效身份证，就不难证明其不叫王铁蛋了。

第14章 基本技能

"病历汇报"须适境

病历汇报是最基本的临床工作之一,掌握病历汇报的目的就能够做到有的放矢,运用好汇报病历的技能技巧,就能够提高病历汇报的内在质量。

1. 病历汇报的基本功能

(1)病历汇报是科室正常业务:示教查房、临床查房、病历讨论和巡诊患者是科室医疗活动的重要组成部分。下级医生向上级医生汇报病历是医疗活动的必要程序,完成好病例汇报和接受上级医生的指导是下级医生的责任和义务。

(2)病历汇报是教学医院的重要的教学手段:"言者有意"、"闻者有心"是教学互动的一种方式。通过病例汇报,上级医生可以从中发现学生的个性或共性问题,并以此为线索展开教学活动,通过实践检验教学效果,增加学生的临床经验,建立科学的临床思维。

(3)病历汇报是向上级医生介绍患者的基本情况:病例汇报是详细或概要地向上级医生告知患者的具体状况,必须使周围的人员能够了解本例疾病的发生和发展过程,为上级医生进一步展开临床或教学活动提供必要的信息。

(4)病历汇报是反映自己对疾病的基本认识:病例汇报的内容不是简单的信息罗列,不是一笔"豆腐账",而是有条理、有层次地展示自己对疾病诊断或治疗的观点,反映自己的能力,通过汇报和上级医生进行学术交流。

(5)病历汇报是检查个人对患者和疾病的掌握程度:病例汇报的质量评价标准,反映

在汇报过程的逻辑性,立意是不是清楚,论据是不是充分,表述得是不是恰到好处,能不能和敢不敢大胆取舍,有没有个人的评判和筛选。

2. 病历汇报的不同目的

(1)为了基本功示教教学的需要:在基本功教学的特定场合,病例汇报的教学目的是训练学生的记忆力,学生要接收诊断学知识的系统检查,而且是不厌其烦地接受检查,这就要求学生全面系统地汇报病历,必须按照诊断学的要求项目齐全,内容充实,不得自作主张地简化内容。

(2)为了临床教学的需要:临床教学的病例汇报不是以听取病历汇报为主,重点是通过病历进行分析力和理解力的训练,学生应该为临床教学的主要内容服务,预留充分的教学时间,病历汇报以简洁明了为主。

(3)为了临床诊治的需要:为了临床诊治需要的病例汇报,必须纲举目张,用最简洁的语言突出疾病的特点和汇报主要诊断依据或处理的根据,不强调病例汇报的完整性,不一定要求项目和内容的完整。

(4)为了查房和巡诊的需要:查房和巡诊不同于单一的疾病示教。查房和巡诊的时间有限,患者数量多,目的是发现疾病的变化,检查诊治效果,病例汇报力求三言两语,主要的任务是汇报观察所见,准确回答上级医生提出的问题。

3. 汇报病历的技能技巧

(1)全面掌握病人的基本情况:病例汇报的优劣固然与语言表达能力、科学素养的养成、接受训练的程度有关,但是最基本的决定

因素是对患者和病历的熟悉程度。有了完成的内容即便表达不顺畅,上级医生能够了解,远比支离破碎的内容罗列为好。

(2)根据病例汇报的目的做好相应的几种准备:简洁来自于内容的提炼。简洁是从系统全面发展而来的,学生的基本功训练必须从系统全面开始,要学会系统汇报病历,简要介绍病历、梗概介绍病历、提纲式介绍病历,甚至是三言两语地介绍病历。

(3)根据上级医生的要求,限时、限内容的汇报技巧:经过临床训练,学生们不难掌握每次病例汇报的要求。在没有掌握好病例汇报的技巧之前,可以按照上级医生的要求,限时、限内容地汇报病历,采取保留框架缩减内容、减少项目提炼内容、梗概介绍筛选内容等方式,逐步适应。

(4)汇报时的语言技巧:汇报病历是一项模式化的工作,有的内容"需要组织语言介绍",有的汇报需习以为常,不用思索"成串"出现的,有的是通过"镶嵌、填空"临时搭配的,需要找寻规律进行总结,通过反复训练才能逐渐熟练。

(5)汇报时的层次掌握技巧:汇报病历需要有清晰的层次,主诉是病例汇报的大纲,是疾病的主要矛盾,是论点。现病史是得出论点的根据,其他介绍是佐证。每一项症状或体征,实验室检查和辅助检查的汇报按照病理学知识,又分为论点和论据逐项引出,依此类推。

(6)汇报时的应变技巧:汇报病历的过程可以采取平铺直叙的方式,按照疾病的发展过程展开,也可以采取按照症状或体征的单项顺序汇报,也可以采取提出主诉后的逐层剖析的方式等。

(7)汇报时的记忆技巧:影响汇报病历连贯性的主要因素是具体的数字,如时间、检验数值等,每个人要根据自己的记忆特点做好相应的准备,突破了数字障碍就使得汇报病历比较流畅。

(8)汇报时注意力转移的技巧:病例汇报的受众是在场的所有人员,汇报病历不是我想怎么说,我想说什么,不一定能够按照自己的愿望序贯汇报,要学会领悟在场人员的心理活动,随时调整自己汇报的重点和顺序,尽可能地减少被上级医生中断汇报的次数。

(9)汇报后的总结和补充:每次汇报病历后都要及时总结,重点是回忆上级医生的反应和提出的问题,根据上级医生的病例分析,找出自己病例汇报的主线是不是清晰,层次是不是分明,内容的繁简程度,并且借鉴其他人员的病例汇报提高自己的汇报水平。

(10)病历和病历小结对汇报的支持作用:经过训练的医生能够将首次病程记录完整地背诵出来,经过自己的详细询问和认真书写医疗文件以后总结出来的材料应该是非常容易记忆的。汇报病历前再抓紧复习一遍,对病例汇报效果会起到很好的作用。

4. 病历汇报的基本内容

(1)患者的基本情况:与诊断和鉴别诊断有关的基本情况必须汇报,学生可以按照上级医生的具体要求,根据疾病的特点和教学或临床的整体布局做出选择,一般的原则是首先掌握全面汇报的资料,临时进行筛选。

(2)疾病的主要诊断和次要诊断:按照一元化疾病诊断原则,主要诊断往往就是一个,所谓的次要诊断就是同时伴发的疾病或者是并发症。次要诊断疾病有时干扰主要疾病的诊断和治疗,因此和主要疾病同样重要。

(3)诊断疾病的主要根据:诊断疾病的主要根据是每次病例汇报的重点,主要根据实际上就是症状鉴别诊断的具体内容,通过症状出现和特点的分析就可以推导出疾病的诊断和鉴别诊断。

(4)诊断疾病的阴性病史和体征:诊断疾病的阴性病史和体征是必须汇报的内容,不过有的时候上级医生不强调必须汇报,这就需要主治医生事先给予指导。一般掌握的原则是诊断明确的,病史简单的,属于常见病和多发病的往往更注重隐性病史和体征。

（5）主要的鉴别诊断：主要的鉴别诊断应该在病例汇报时影射出来，根据情况可以特别提出疾病的鉴别诊断及其根据，也可以只提出诊断疾病的名称，由上级医生提出问题后给予解答，有时不用提出鉴别诊断。

（6）完成诊断的必要实验室检查和辅助检查：实验室检查和辅助检查是病例汇报的一部分，难以掌握的是究竟汇报到什么程度。一般掌握的原则是，当疾病诊断非常明确时只汇报重要的项目和数值，诊断不明确或疾病病史比较复杂，鉴别诊断内容比较多，需要现场较多分析时就必须详细汇报各项的具体数值。

（7）诊治计划：诊治计划往往是在病例汇报之后的提问内容，除非诊断非常明确的常见病、多发病，或者同一种疾病经过反复的示教或讨论后，才有可能有学生在汇报病历的同时谈出诊治计划。

（8）提出个人的疑问和主见：随着对疾病的了解和学习的深入，必然会总结出很多的经验，也会涌现出越来越多的临床问题，因此通过病例汇报可以和上级医生展开讨论和交流。学生不要因为接触临床的时间短、知识框架不完整就把自己放到医疗集体之外，要多发表主见，提出疑问。

临床实践中不断总结经验，靠日积月累，一定能够提高病历汇报质量。

"举手之劳"摸气管

气管位置的临床意义：在正常情况下，气管位置居中，某些胸部疾病发展到一定阶段时，气管位置可以偏移。造成气管移位的原因有两种可能：一种是气管被牵引而偏向患侧，例如一侧上叶肺不张，肺纤维性变，肺切除及广泛的胸膜增厚等；另一种是患侧胸腔内压力增加而使气管推向对侧，例如大量胸膜腔积液和气胸等，检查气管位置对这些疾病的诊断常有参考价值。

检测方法：让患者头居中位、用右手中指沿胸骨切迹向后触摸气管，示指与无名指分别在左、右两侧胸锁关节处，看中指是否与其他两指等距离，或将中指触摸气管，观察中指与两侧胸乳突肌所构成间隙的大小，以判断气管是否移位。

肺外伤后可以造成气管移位，如：①患侧胸腔内压力减小，而健侧肺因为代偿，出现体积膨大，健侧胸腔内压力相对和绝对增高，因此向患侧移位；②患侧由于胸膜增厚、粘连，也会牵拉气管和纵隔内的其他结构向患侧移位。

查房时，遇到了一例右侧肋骨骨折，胸腔血性积液，闭式引流术后 12 天的患者，引流物几近消失，患者无明显呼吸困难和其他不适主诉，但是观察胸廓运动时发现，右侧的呼吸动度减弱，于是对患者胸部做了以下检查：①气管位置右移。②右肺底叩诊浊音。③右肺底呼吸音减弱。④右肺底语颤稍增强。⑤未闻啰音。

根据以上体征可以判断右侧胸腔的容积缩小，右肺的呼吸动度降低，不支持大量胸腔积液，考虑右侧胸膜粘连，右肺膨胀不全。

如果患者既往肺部是正常的话，右侧胸腔积液和肋骨骨折后，理论上要经历以下过程：①右侧胸腔积液阶段，右胸腔张力高，气管位置应该移向左侧。②引流了右侧胸腔积液后，右侧胸腔张力逐渐减低，气管位置逐渐恢复到正中位置。③随着右侧的胸膜粘连，影响到肺膨胀，气管向右侧偏移。④发生了右侧胸膜肥厚后，气管位置偏向右侧并长期固定。⑤如果合并了右侧肺不张，气管位置右移。⑥如果合并了右侧肺不张、气胸、血胸、矛盾呼吸等复杂因素，气管位置会发生相应变化。

由此不难看出，对胸部外伤患者触摸气管位置是不可或缺的重要项目。待准备拔除胸腔引流管阶段，患者气管位置明显右移，反映在治疗过程中忽视了肺功能的训练。今后要在出血停止后,尽早采用吹气球的方式,鼓励患者训练肺活量,争取肺泡反复扩张,尽可能地减少胸膜粘连面积,改善肺功能,提高患者今后的生活质量。

气管位置的检查既简单,又实用,没有难度可言。之所以被忽视是因为过分依赖影像诊断,小看了自己万能的双手。如果认识到胸部外伤后的气管位置能动态地告诉我们胸腔内环境变化,是影像资料无法取代的,就会反复训练自己的手感,先于影像诊断施用于患者,我们的诊治能力就显现出来,争取的是患者,这就叫作"手到擒来""信手拈来""事半功倍""立竿见影"。

"阑尾压痛点"是点

诊断急性阑尾炎的"上工"为病理诊断,"中工"为病名诊断,"下工"为腹膜炎诊断。同样都在诊断,内含质量是有区别的。

接待急性阑尾炎患者时,容易忽略判断阑尾的病理改变,只满足获得急性阑尾炎的诊断,淡化其中的细节,集中体现在对检查固定压痛点的理解和检查。

临床医生触诊患者腹部时,惯用中指、示指、无名指同时检查腹部压痛,容易出现"范围过大、按压突然、手法过重、抬手过猛"四大错误,是因为头脑中缺乏探索病理改变的意识。

"范围过大"是指医生用三个手指按压腹部,所按压的范围超出了阑尾局部,难以区分阑尾炎与阑尾周围炎。如果用姚明巨手的三指按压,有可能难以区分阑尾周围的周围炎。其实,阑尾的横径要小于医生一个手指肚大小,利用一个手指的指肚按压足矣,无须搭配上另外两个指肚滥竽充数。急性单纯性阑尾炎的固定压痛点其实是很小的,按压在病变的阑尾上出现疼痛,稍微离开阑尾部位后,压痛减轻或消失是其特征,超出此范围就不能够用急性单纯性阑尾炎解释。超出很小的局限压痛点则提示阑尾周围炎,压痛点已经弥散,则有腹腔较多炎性渗出甚或化脓,使用三个指肚难以做到精细判断。从这个意义上说笑话,"姚明医生"注定是诊断早期急性阑尾炎的劣者,除非借用"邓亚萍"之纤指触诊。

"按压突然"是指医生检查时没有按照腹部四部触诊原则,没有给患者接受腹部触诊的适应过程,或者没有充分准备,一上来就直指阑尾部位触诊。转移性腹痛与阑尾局部压痛属于关联表现,上腹部压痛与阑尾局部压痛很少同时存在,部分溃疡病穿孔患者术前被诊断为急性阑尾炎,皆因为没有判断上腹部是否同时存在压痛,没有区分好不同部位压痛的程度,只满足了局部体征而忽略腹部其他部位的压痛,甚至更明显的压痛。

"手法过重"是指检查医生重手出击与局部压强过大。腹部触诊的要诀是手指不得弯曲,不能像一般按摩或对珍爱之物的屈指把玩,务必手指伸直,轻起轻落,只允许手指错落有致的微细感觉。触诊之所以区分为四步是品味局部的解剖结构,掌握阑尾的位置、形状、判断切口位置和长度等。手法过重容易出现肌紧张的假象。腹部触诊忌讳手指弯曲是因为触诊非"抠诊"。

"抬手过猛"是指有的医生按压住患者腹部后,为了检查反跳痛而猛然抬手,大有手被烧烫,猝然躲避状。医生的手从患者腹部离去时靠的是肩轴带动肘轴,肘轴带动腕轴,腕轴再带动手指,其生物力学原理是以肩轴作为支点,肘轴抬高的习惯动作瞬间必然造成手指对腹部先施压再离去,形成对局部"已经加压-再次加压-抬手"的重复加压,所获得的体征未必真实。正因为如此,检查反跳痛时要求肩轴、肘轴固定,仅腕轴活动带动手指抬起,靠腹壁的弹力回缩刺激腹膜产生疼痛,这种动作独属于临床检查反跳痛时使用,日常生活极少有此动作。抬手的力度只需满足腹膜脱离与阑尾的接触为限,自然越小越好。

实施腹部体征检查的序贯动作是有科学依据的,通过检查要获取最大的收获,就必须掌握检查的目的和技巧,尽可能地利用好我们的检查手段,力求精准,其中的"一指禅功"符合临床诊断要求,望能抛砖引玉,提高我们的基本功。

"腹部触诊"实为触

宁折不弯是个褒义词,同义于宁死不屈。引用于腹部触诊时的手法运用是再好不过的了。

腹部触诊包括浅部触诊,深部触诊、境界触诊和冲击触诊,所使用的精妙词汇为"触",被词典解释为"抵、顶、碰、撞、遇着",均表示为接触之意。触与抠不同,"抠"被词典解释为"用手指或细小的东西挖,向狭窄的方面探求、探究",均含有搅动之意。"触"也不同于"挖"和"挠"。

教科书和物理诊断等专著中,均提到触诊是将手指平放于腹部,没有任何作者强调使用自己的指关节屈曲,通过反复屈伸感知腹部体征的。

例如,浅部触诊是将右手平放在被检查部位,以掌指关节和腕关节的运动,触知被检查部位有无触痛或异常感觉。感知腹壁的厚度、柔韧度,有无腹壁的结节、包块等。深部触诊是将浅部触诊手法用于深部,境界触诊是运用浅部触诊手法放于腹部,靠患者配合或围绕局部感知异常,冲击触诊也同样是运用浅部触诊的手法,靠冲击按压发现体征。如果不是这样,靠指间关节往复屈伸,就变成了抠和挠患者的腹壁,对痒痒肉多的患者无异于挑逗腹壁与自己对抗。

也许有的临床医生认为强调靠掌指关节轻微活动的触诊是吹毛求疵,只要控制好手法,与指间关节屈伸触诊的效果别无二致,其实不然。只要认真观察不正规的触诊手法,就毫无例外地分清触诊的四个层次,而且肯定是直挺着身子,如同蜻蜓点水,探囊取物般地搅动腹部。如果询问患者的感受,难免得到"感觉实在不舒服"的回答,不知不觉中已

经降低了患者对自己的敬重成色。

教学医院的临床教师,力求要求自己成为教科书的代言人,容不得丝毫随意,培养出来的学生才能有科班的特色,动作一致、举止划一。临床医生必须靠精准的技术提高自己的诊疗水平,于己规避医疗风险,于他人相互提携,共同提升科室的基本功,最终的受益者还是自己。

规范触诊腹部手法的目的不是摆花架势,更主要的是强调提高手的感知功能,通过增加检查手与腹壁接触的时间,接触的面积,减缓触摸手的动作频率,轻轻地触摸、细细地感觉,认真玩味局部的提示,乃至于获得肿物的部位、形状、大小、表面、边缘、质地、活动度、压痛和搏动等证据,为自己的诊断增加可信度,增强诊断的自信心,如同往自己的腰板上增加钢筋,往脚底上垫砖,就可以高高地举起自己的检查手,不惜投保以重金,珍惜好自己的检查手。

笔者重视规范的触诊手法,源自于实习阶段一次接受老师的教诲。那是实习妇产科时,上级医生令笔者给相当肥胖的患者实施双合诊检查,笔者的右手僵挺挺、硬邦邦地放在患者腹部,越使劲越促使患者的腹壁紧绷着,不自觉地就动用起指间关节的屈伸功能,被老师不断示意纠正。检查过后,指导教师没有好气地给了一句"你那种检查手法连鸡蛋都摸不出来,更不用说这例患者子宫上玉米粒大小的肿物了"。笔者确实什么也没有触诊到,待参加手术拉钩时,子宫顶部确实有一枚似玉米粒大小的肿物。令笔者诧异的是,居然能够隔着如此厚的腹壁,触觉出一颗小小的玉米粒,不由地对老师那双有特异功能的手崇拜得五体投地,此前的训斥顿时变成了一股暖流沁透肺腑,比老师高出一截的笔者顿时觉得矮了半截,以此为契机,开始了对自己手工夫的磨砺旅程。

触诊是我们的看家本领,牢记"宁折不屈"的手法,挺直我们的腰板。

"腹部触诊"识玄机

急腹症中,鉴别不清溃疡病穿孔与急性阑尾炎的案例不少,多见将溃疡病穿孔诊断为急性阑尾炎安排了手术。发生这两种疾病混淆的原因是因为右侧的结肠旁沟能够引流内容物,两个疾病均属于临床常见,患者来得急,留给鉴别和观察的时间有限,患者普遍处于痛苦、紧张、恐惧之中,对病情表述不耐烦,影响到病史的精准,加之疾病特征还没有完全暴露出来,致使有时确实不容易鉴别。

在不可避免的鉴别困难外,还隐藏着由于病史询问不仔细,捕获体征肤浅,鉴别思考不够深的误诊。检讨自己误将溃疡病穿孔判断为急性阑尾炎的教训,体会最深的是没有琢磨透化学性腹膜炎和感染性腹膜炎对腹肌的影响,检查手法上只注意发现腹膜刺激征,没有有意识地感知两种腹膜炎的微细差别,触诊的工夫没有磨砺到家。

溃疡病穿孔致腹膜炎的病因是化学性刺激,腹膜承受的是强酸烧灼,来自于瞬间高浓度,腹膜急速充血水肿促使了腹肌强烈且持续收缩,因此被教科书形容为"板状腹"。急性阑尾炎进展到黏膜和黏膜下层受累后,通过神经反射引起上腹部疼痛,该疼痛缘自神经受刺激,可以造成肌肉张力的有限提高,但是不可能呈现板状。所以,触诊腹部时,有意识地以感知"板状"为线索,指导自己的诊断思路,就必然在获得腹膜刺激征之后,进行三个步骤的检查,即在上腹部感知腹肌的硬度,在右下腹部寻找有无局部突出的压痛点,在上腹部与右下腹部之间有无压痛减轻区。

认知了以上体征的固有区别之后,就清楚了检查腹部体征的手法应该有多么的轻、多么的细、多么的精致、多么的巧。存在上腹部疼痛阶段的急性阑尾炎,多数处于波及右下腹膜炎症的早期,压痛明显部位有限,而且呈由右下腹部向上腹部呈递减趋势,检查手法是利用自己的一个手指适度按压,即所谓

的比较触诊,原则是切勿造成疼痛的泛化,不要因为"重手搅局",导致按哪哪痛。

除了带着病理机制改变的思考触诊之外,还有一些诊断线索。

1. 溃疡病穿孔的腹痛是因为化学性内容物突然流出所致,容易具备起病的突然性,多数患者能够准确地讲清楚疼痛始于具体的时间,精确到小时。

2. 影响溃疡病穿孔患者口述起病时间的因素为,溃疡病穿孔之前多数有非穿孔性疼痛,询问时必须得到一般溃疡病疼痛与穿孔时特有疼痛的转折点。

3. 溃疡病穿孔时的腹膜刺激疼痛有别于阑尾的神经反射痛另一个特点是疼痛的性质,溃疡病穿孔疼痛为刀割样,或者烧灼样。

4. 溃疡病穿孔能够导致右下腹部疼痛的,内容物的量势必较多,因此还存在疼痛蔓延的快慢特点,溃疡病的疼痛泛化速度远远快于急性阑尾炎的反射痛。

5. 来自内脏的痛觉冲动直接激发脊髓体表感觉神经元,引起相应体表区域的痛感(病变内脏与分布在体表的传入神经进入脊髓的同一节段,并在后角发生联系)。

"叩诊技艺"分高下

十八般武艺,指能使用十八般兵器的本领,包括矛、锤、弓、弩、铳、鞭、锏、剑、链、挝、斧、钺、戈、戟、牌、棒、枪、扒。童子功由十八式组合而成,包括腰功、腿功、跳跃、耐力、旋转、平衡等基本训练形式组成。临床医生捕捉体征靠的是四功,由望、触、叩、听组成。间接叩诊靠的是接触患者的"扳指",实施叩击动作的"叩指",两者密切配合完成叩诊。

叩诊与十八般武艺和童子功不同的是,叩诊不需要每天坚持训练几个小时,不会一练就浑身是汗、精疲力竭,绝不会跌打滚爬、腾飞跳跃,相同的是都属于基本功范畴,有其科学道理,需要循顺序、守规矩,一步一个脚印地学,熟能生巧到信手拈来、精准无误,其

至在嘈杂的环境下稍叩则知，永远不可能随心所欲地虚晃一招。

会诊、查房、教学时，免不了随时观察医生们的叩诊方法，其中，不规范操作的人数不少。通过医生们的叩诊方法，不难看出需要练童子功阶段的工夫没有下到，临床工作阶段有没有对十八般武艺反复修炼，应用时对自我规范操作的要求不高，叩诊时忽略了被叩击部位组织或器官的致密度、弹性、含气量及与体表的间距，影响了对音响的频率和振幅的辨识，难说能够真正区分出清音、浊音、鼓音、实音、过清音。

回忆临床实习阶段，内科主任查房时亲自示范了叩诊一例胸腔积液患者的胸部体征，在患者坐位条件下，扣出了胸腔积液平面呈向上的弓形，最高点在腋中线，最低点在脊柱对侧的 Damoiseau 曲线，叩出了该线与脊柱之间呈倒三角区的 Garland 三角区，在前胸积液的浊音界上方，靠近肺门处可叩出了称之为 Skoda 叩响的浊鼓音区，在健侧的脊柱旁叩出了称作 Grocco 三角区的三角形的浊音区，随后用甲紫画出了标志线，示教了肺缘移动度的叩诊手法，触摸了气管位置向健侧移位，听诊了"羊鸣音"。随后与患者的立位胸片做了对比，物理检查的精准程度与胸片所见可谓天衣无缝。有了这条标志线，指导了穿刺胸腔积液量的多少，每天靠物理检查判断积液量的变化。

当今，医学发展了，认识到正常人胸膜腔内有 3～15ml 液体，起到呼吸运动时的润滑作用，每天有 500～1000ml 的液体在胸腔内集聚与吸收，掌握了影响胸腔液体渗出和吸收的机制，积液量超过 0.5L 后，患者逐渐感到胸闷。立位 X 线胸片依靠肋膈角变钝能够诊断超过 300ml 的积液，超声和 CT 检查能够发现更少量胸腔积液，为诊治疾病提供了更宽泛的空间，无疑对临床叩诊起到了辅助、促进和提高的作用。

然而，医学的现代化发展，助长了部分临床医生懒于动手，由开始阶段的借鉴影像诊断，退步到离不开影像诊断，甚至只能依靠影像诊断，不相信自己还能够靠物理诊断工作。于是出现了部分医生问病史不认真，检查体征如同摆设，还没有经过自己的独立思考，就像撒大网捕鱼似地开出了一系列影像诊断和检验的申请单，等着看设备和计算机告诉自己是什么病，再给患者做出临床印象诊断，临床诊断就变成了"物化诊断"。

基本功扎实的临床医生同样在使用影像诊断技术，所不同的是先有自己的注意和观察，详细了解患者的疾病经过，再与所发现的体征反复推敲，在书本知识与临床实践间发挥逻辑思维推理能力，基本上掌握了疾病的主要特征，诊断疾病的立意基本差不多了之后，对病理改变还没有崭露清晰头角的部分，主动交给影像和检验环节，帮助自己了解细微变化，对基本明确诊断的疾病靠影像和检验结果证实自己的判断，对确凿无疑的诊断，则只是利用影像和检验保留临床证据，与依赖影像和检验资料工作的医生截然不同。

以胸腔积液的叩诊为例，不难看出每位医生的基本功差距在哪里。

1. 临床查房时，主管医生汇报患者的右侧有胸腔积液。此时的高年资医生仅间接叩诊了患者的左右侧胸前部和两腋间区，没有触摸气管位置，没有了解胸腔积液的量，就反映高年资医生缺乏亲自发现意识，不清楚没有当众嘱患者坐位检查，就等于没有言传身教如何发现胸腔积液的体征，就以自己的不规范操作以讹传讹。

2. 间接叩诊要求医师用一手中指的第二指节紧贴于叩诊部位，该手的其余手指稍微抬起，勿与体表接触。实际工作中，不难发现检查医生的四个指头全覆盖在患者的胸壁上的不在少数，甚至与患者的体表接触得还很紧密。为了了解手指全覆盖于患者胸壁上，是否果真就影响了叩诊音的传导，做过效果比较实验，因为叩诊能力未必达到著书者的水平,没有发现有什么区别。因为我们的工作必须与教科书记载的一致,就必须按照教科书上的规范操作,就跟腹部检查规定必须首先听诊一样。患者的肠壁属于内脏神经支配,没有触觉,而且肠鸣音听诊结果粗疏多变,因为医生检查的触诊就改变了对肠鸣音的听诊,似乎有些过于吹毛求疵了。即便腹部血管杂音听诊,也很少会受到触诊的影响,否则患者的腹部将处于整天不安宁状态。这仅仅是个人理解,检查时还必须按照规定的"首先听诊",无须对此与自己过不去。

3. 叩诊肺部体征时,告诫医生要严格注意:①叩击动作要灵活、短促、富有弹性;②叩诊时应以腕关节与掌指关节的活动为主,避免肘关节和肩关节参与运动;③叩击后右手中指应立即抬起,以免影响对叩诊音的判断。违反操作规范的原因很多,其中包括了一开始就没有按照教科书指点的技术要求训练,没有注意观察叩诊出色医生的操作手法,没有琢磨叩诊的正确手法,误以为叩了出去就行。

4. 叩诊操规范,还要求叩诊的用力要均匀适当。如果我们在一旁仔细倾听叩诊的声音,就能够发现有的医生叩诊声音呈递减规律,第一下有力,第二下力减,第三下声音很微弱。而且一出手就重演着同一规律。反映了叩诊医生未必了解:①常规叩诊贵在同一力度下的反复确定,针对的是胸部深度 5～7cm;②叩诊力量应视不同的检查部位、病变组织性质、范围大小或位置深浅等情况而定;③轻叩诊适用检查部位范围小或位置浅,病变位于含气空腔组织或病变表面有含气组织遮盖的心脏、肝脏相对浊音界;④中度力量叩诊适用于检查部位范围比较大或位置比较深的病变;⑤若病灶位置距体表约达 7cm,以及肥胖、肌肉发达者时则需用重叩诊。

5. 连续叩诊几下也是有规定的,教科书上记载来的是"可连续叩击 2～3 下",常用的是 3 下,不主张只叩诊 1 下,或连续叩诊 4～5 下。避免不间断地连续、快速叩击,因为这样叩诊不利于分辨声音。当一个叩击 2～3 下后,未获得明确印象,应在同一部位重复一次 2～3 下的叩诊。有的医生在同一部位不停顿抵叩诊五六下以上,就让人感觉听力实在太差了。

掌握胸腔积液的叩诊技巧,就可以减少很多次不必要的检查,对于经常实施胸腔积液穿刺的临床科室,未必在重复穿刺时频繁靠超声医生的定位,于己方便,于患者方便,还能够靠严格要求自己提高自己的基本功,由此及彼全面提高物理检查技能,建立临床诊断的自信心,提高医疗质量,规避医疗风险。

"娴熟叩诊"寻腹水

叩诊腹腔内移动性浊音是普外科不可或缺的基本功,是医学界前辈们摸索出的检查手段,在临床工作中发挥了不小的作用。经历过没有超声诊断设备的年代,为了诊断原发性或继发性腹水,都必须叩诊患者腹部,只要叩诊出腹腔移动性浊音的,就可以在患者两侧腹部实验性穿刺,获取腹腔积液做常规检查,决定进一步处理。

超声设备普遍应用于临床后,有了两种发现腹水的手段,出现了 CT 设备以后,又有了第三种手段,今后可能会有更多的手段。随之带来了腹腔积液究竟应该由谁来发现的问题。临床医生接诊患者后,能够亲自叩诊出胸腔的清音、浊音、实音,肝脏的实音区、陶贝区、腹腔的鼓音,膀胱充盈后的实音,也就同样应该叩诊移动性浊音。

一次在某医院会诊了一例急性重症胰腺炎的患者,发病后的第 8 天,已经出现了弥漫性腹膜炎,同时怀疑肺感染、深部置管后的感染,凭借一般规律分析,深部置管后感染不能除外,能够靠物理检查手段,能够区分肺感染和腹腔渗出。肺部体征的气管位置居中,两肺叩诊清音，肺缘移动度未受限，呼吸音清晰，未闻及湿啰音和胸膜摩擦音，结合患者呼吸频率22次/分，心率94次/分，不支持严重的肺感染。腹腔稍胀，腹式呼吸受限，肠鸣音减少，全腹部压痛、反跳痛和肌紧张，可以叩诊出移动性浊音，故高度怀疑主要矛盾在腹腔感染。

叩诊出腹腔移动性浊音的可靠体征后，申请会诊科室的主管医生并没有亲自复核，提出请超声科室帮助。超声诊断医生在患者床旁检查了患者腹部，边探查边自言自语地讲"肠管的气体太多了""不容易发现""超声发现不了少量积液"。最后，放下超声探头，告诉主管医生"没有发现腹水"。因为涉及疾病诊断和处理，不得不接过超声探头，嘱患者在身体长轴方向侧卧十分钟后，再次探查，结果发现了腹腔积液，获得了腹腔感染的证据，明确了诊断。

一次在外院会诊时，询问申请会诊单位的主任"有没有腹腔积液"，这位主任随口问主管医生"做没做超声检查？"，主管医生回答的是"超声科主任的父亲病了，还得等1个钟头才能回来"。主任向会诊医生解释"病房的检查，一般都是主任亲自来做"。显而易见，这个科室已经放弃了腹腔移动性浊音的检查手段。经过物理检查，被会诊患者有腹腔移动性浊音，诊断的指向基本明确。

教科书上写着"移动性浊音是确诊腹腔有无积液的重要检查方法"，当腹腔有积液患者仰卧位时，液体积聚于腹腔重力侧，能够叩诊出含气肠管的鼓音，腹部两侧呈浊音，嘱患者取侧卧位时，液体同样积聚于重力侧，就可以在肠管内的气体与液体界面叩诊出浊音。超声检查医生，如果深蕴"移动"概念，嘱患者取侧卧位，就可能发现了腹水体征。

正常人的腹腔内可以有起润滑作用的少量腹水，总量一般不超过200ml，当腹水量在300～500ml时，靠检查移动性浊音的体位变化，可以被超声检查所发现，当腹水量在1000ml左右时，可以通过叩诊发现，当腹腔积液超过这个量后，即便物理检查技巧查的医生也能够靠叩诊发现，当腹水量超过3000ml以上时，仅凭望诊也能够发现。告诫临床医生必须要掌握发现腹腔积液达1000ml的诊断技术。

患者未必知道，诊断能力包括个体诊断能力和集体诊断能力，物理检查诊断能力和设备诊断能力。住到病房后，相信主管医生掌握疾病的底数清晰，认识疾病十分全面，诊断疾病的能力高，给予的治疗及时有效，不清楚主管医生工作时有多少是靠自己的能力诊断的，有多少必须靠设备诊断，还有多少明明靠物理检查能够诊断的却投入了设备检查，不清楚诊治费用中有多大比例是可以节省的。患者不是分不清楚，是因为不了解临床工作，如果医生也同样未必知道，就值得深思了。

叩诊腹腔移动性浊音，相似于到别人家敲门，让主人听到。如果访客不会敲门，主人家又没有安装门铃，就只有终止访问，扭头回家。明明有着一双手，面对患者的腹腔积液不去叩诊，还得求助于超声诊断医生帮助自己去发现，应该是张不开嘴的。患者要是知道了这种隐私，恐怕很难敬重主管医生的诊断能力。

受访者的居室套居室，根本听不到敲门的声音，只能靠电铃传递信息，遇上门铃的电池没电，就闭门羹了来访者。主管医生为了发现腹腔积液，不得不写超声检查申请单，要么推着患者到超声诊断房间，要么等着超声诊断医生来病房检查，还得等着超声诊断医生告诉结果是什么。遇到了工作繁忙，申请医生不得不反复电话联系超声诊断医生，超声诊断医生不得不挤出时间满足科室需要，为的是替代主管医生自己能干的叩诊，超声诊断医生也不会高看主管医生。

临床医生最熟悉病史和体征，掌握患者的病生理改变远远强于超声诊断医生，需要发现体征的意愿又更迫切,理应掌握诊断疾病的基本功。临床需要超声专业的医生帮助诊断少量腹水,腹水量在 300～500ml,或者放宽到 1000ml 以内。申请超声科室检查超过了 1000ml 的腹水量的目的是取证影像信息,而不是没有被自己发现的"茫然"依靠,应该是判断临床医生诊断能力的标准。

主管医生靠移动性浊音的叩诊心知肚明后,就有理由和敢于告诉超声诊断医生,这例患者肥胖,腹腔内的大网膜和肠系膜的脂肪多,加之肠管胀气,患者腹部疼痛后的体位相对固定,难以发现坠积到超声检查的隐蔽部位,影响到发现少量腹水,唯有按照移动性浊音的体位检查,才可以更好地发挥超声诊断能力。超声诊断医生按照移动性浊音的叩诊机制,汇聚了腹水,结果证实患者确实存在腹水,就既明确了诊断,又排除了超声诊断医生提供的假象,诊断质量就不低了。

主管医生主动放弃了物理检查技能的同时,也放弃了自己的工作主动。练习叩诊移动性浊音需要经历"不会""似是而非""需要指点",到"八九不离十"再到"确认无疑"过程,反复训练的是"誓不罢休"意识,支配自己的是"如饥似渴"意志,养成的是过硬的基本功,获得的是临床工作的"游刃有余"。如果看不到叩诊移动性浊音所反映出来"综合素质差距",也就会认为"无所谓",也就缺少了"奋起直追"的动力。

"将门出虎子"指的是优良传统的传承。作为科室的学术带头人,有必要重温教科书上记载的"移动性浊音是确诊腹腔有无积液的重要检查方法",由自己做起,主动拾起物理检查技术,言传身教给中青年医生,尽可能地多发现患者身上的体征,其后再靠影像诊断学验证临床发现。尤其在教学医院,必须牢记向学生传授的是"教科书规定",科学的临床实践经验,而不是缩水的"短路临床",避免培养出离开设备就难以工作的"看图识字"医生。

"肛直腔内"一指禅

医生的手可以无所不到,其中到患者的直肠"探宝"受益匪浅。

就学期间,在校生连续三年,每年一位学生患直肠癌被误诊为痔疮,震惊了朱宪彝校长,惋叹教学医院的接诊医生未实施肛指检查导致误诊是奇耻大辱。作为校训,外科考试必考"发现直肠癌最简捷的手段是什么?答案是肛指检查",占百分制中的一分,白白送给每届学生,以强化肛指检查意识。

医科大学如此重视肛指检查,如同搞了一场"肛指检查运动",在医大总医院对直肠癌如同老鼠过街人人喊打,必伸一指,就地告罄,从此鲜有因为未作肛指检查而误诊或漏诊现象。接受了如此强烈的肛指检查信号,接待患者自然不敢怠慢,必恭恭敬敬地向患者肛门献上一指,久而久之养成了指肛检查必做的工作,成为体格检查的有机组成之一。笔者任职教师之后,对未履行肛指检查的医生必介绍校耻,恳谈体会,以警示学子。

几十年间,门诊接诊直肠癌自不待言;被外院诊断为痔,一指判断为直肠癌有之;到外院会诊时靠肛门指诊一指定乾坤有之;告诫学生不遗漏肛指检查获益者众;来到武警医院后查房时发现直肠癌已经三例,皆非未卜先知,只因手指情不自禁地深入患者直肠探宝,一摸了之。

肛指检查非普外科和泌尿科专利,应该是临床医生普遍必备的基本功。肛门和直肠是手指可探之处,在直肠腔内触摸肿物如同体表触摸外生肿物一样容易,透过直肠壁触摸肿物比隔着腹壁触摸更准确,而且能够为治疗提供重要信息,如此百利无一害的检查手段被临床医生因为操作不顺手而束之高阁,实在可惜。

临床医生一辈子不误诊很难做到,未做指肛检查而误诊是说不过去的。曾经到某医院参加该单位重要人物的会诊,被医院充分信任的主管医生居然没有给患者实施肛指检查，会诊前扫视病历发现没有指肛检查的记录，告诫其立即补充肛指检查缺项，以免被善用指者贻笑大方。片刻，该主管医生欣喜密报"直肠内发现肿物"，核实后诊断为直肠癌肝转移。捅破了这层窗户纸，诊断迎刃而解，所谓的疑难病例讨论变成了诊断汇报。该主管医生庆幸"一指贴金"，此后连续告知"又发现了一例直肠癌"，被笔者戏言"可将此右手食指是重金投保"。通过探宝有获，赏宝有感，指肛检查的队伍就可以不断壮大。

除了精益求精之外，还应该包括"全益求精"，前者指单项技术，后者指不遗漏技术。肛指检查简单得算不上雕虫小技，实施了就诊断，忽略了实施就构成漏误。有的医生能够在提醒下实施肛指检查，做不到持之以恒，是把指肛检查视为了利箭，因为看不到百发百中而放弃，其实肛指检查是盾牌，靠肛指检查保护好自己的安全底线，铁树就迟早开花。搂草打兔子，只要搂住了一例患者，就不枉费以往的重复劳动，有草不搂，兔子就被别人搂去，少了一顿美餐，乐从何来？

给医学院女同窗之母抠大便，解粪便性肠梗阻之苦，被学友赏几粒进口巧克力，美曰："粪球自肛门出颗颗积肥，巧克力赏之于你弹弹入口"。问"师从同门，为己母解难耐应手到擒来，可否与抠便专业户共操此业？"做答："母肛贵丸尊，唯你不出，张嘴!"言毕，硕大之"夹心、两味、进口的"堵嘴且哽咽。思忖，靠入肛之指"养嘴糊口"，指入直肠而口溢香，随恩师入粪道，出入肛门享其乐，只要下颌关节不脱臼，就接着干下去吧。

还需要指出的是，同样都是在给患者检查肛门和直肠，因为检查的构思和发现意图不一样，检查的结果也会有很大的不同。在教学过程中，我们总结了学生们的检查结果，可以区分为以下情况。

（1）满足于发现：指诊肛门很容易发现肿物，有的同学很粗疏地触摸到肿物，就告诉老师"我摸到了"，却没有进一步探究肿物的部位、形状、大小、边缘、表面、质地、活动度，其发现与诊断之间还有相当大的距离。

（2）满足于知道：发现直肠肿物后，有的同学进一步琢磨到肿物的部位、形状、大小、边缘、表面、质地、活动度，但是，没有深入分析肿物侵犯的程度和范围，解决不了能否切除和预判断手术的难易程度。

（3）满足于诊断：有的同学于手术之前确实作了认真的检查，但是没有通过逻辑思维推理构思出手术所见，实施手术时不再考虑术前的感悟结果，在术前与术中之间没有建立好有机的联系，容易造成术前归前，手术归手术，经历过一次手术实践的收获不多，如此往复很难提高诊治水平。

对于女性患者，在情况允许的情况下，还要充分利用阴道检查的便利性和有效性，合理运用。此前遇到了一例女性直肠癌患者，通过三合诊的体会如下。

（1）肛指检查伸入肛门 3cm 处，发现直肠肿物难以容纳指尖通过。可以触诊到肿物来自于直肠后壁，呈偏心性生长，阴道方向肿物占位较少。且肿物表面菜花状，质地硬韧，后壁固定到没有丝毫移动性，无法进一步探查全貌。

（2）经过阴道伸入手指，感觉阴道通畅。借助双合检查，阴道侧手指可以触摸到直肠肿物上极，估计肿物长轴为 6cm，宽度为 3cm，下极距离阴道开口 1cm。

（3）借助于适当用力的直肠内手指，可以稍微扩张开直肠肿物，判断该部位中午并未完全呈环形生长，阴道侧还剩余约 0.5cm 左右的缝隙。

（4）继续深入直肠内手指，可以通过肿瘤间的缝隙探，查到肿物的远侧与阴道壁关系密切，再借助阴道内手指探查，感觉肿物侵犯了部分阴道壁。

（5）借助双合诊检查，可以感觉到直肠肿物近心端的位置同样固定。

由此判断,直肠肿物的长径达 6cm,后壁固定的范围广泛,反映了肿物生长时间长,突破浆膜的范围广,失去了根治的可能性,加之阴道壁受累的可能性相当大。手术前需要通过内镜超声检查,了解阴道壁的受累程度,否则不宜只图切除肿物。如果仍构思切除手术,理想的手术方案为连同阴道一并切除。

肛指检查为我们提供了思考路线。

"肺部听诊"爆裂音

常年养成了手术前后听诊肺部的习惯,掌握了发现肺部干啰音、湿啰音、胸膜摩擦音、捻发音的能力,形成了固定的接收信号和分析判断模式,时间长了也就很少针对肺部听诊查阅资料。

巡诊一例手术后肺部感染的高龄患者,吸气时能够听到左肺中内带的大中水泡音,肺底的细小水泡音,范围弥散,水泡音密集,随吸气持续时间较长。能够听到右肺中小水泡音,主要分布在肺底,范围明显局限,持续时间较短。由于患者咳嗽无力,靠间断鼻管吸痰减少肺部和气管分泌物,效果不甚理想。

一天,听诊患者左肺部体征时,位于患者左侧 4～5 肋间,左锁骨中线稍外侧区域,接近吸气终末阶段,听到了很响亮的一声清脆"啪"音,最初的感觉是怪异,凭响度曾疑及是骨摩擦音,再仔细听诊局部,可以判断声音来自气管内,开始吸气时能够听到细小的水泡音,随后出现了"啪"的一声,声音距离听筒还相当近,是我从医以来第一次听到的。

随着这种声音的出现,按照湿啰音的产生机制,可以判断声音是由小支气管内分泌物所致,即吸气时黏稠的分泌物被气体冲开产生的声音。不解的是这种声音发生在细小水泡音之后,声音的响亮程度又反映细支气管的口径不会很小,声音来源的位置又相当接近胸壁,即在左侧很靠近前胸壁部位,原本应该产生细小水泡音的区域出现了响亮的另一种声音。

为了保留现场,立即请来了 ICU 的医生帮助自己识别,对方告诉笔者这是"爆裂音"。笔者接受了这种指教,但是心中仍未解其中的为什么。待 ICU 医生证实了这种声音后,嘱患者咳嗽,"啪"的声音立即消失了。以后反复追踪,再也没有听到,甚至没有过类似的声音。

经过在网上搜寻,见到了"Velcro 啰音"内容,指的是肺底吸气时,气流通过稀薄分泌物(非黏稠分泌物)产生水泡,并立即破裂(因为不黏稠)产生的吸气性爆裂音,声音的音调高,接近胸壁时的声音响亮,仍然属于细小啰音的范畴,多见于弥漫性肺间质纤维化,也可以出现在局限性炎症类病变、肺淤血、支气管扩张、肺水肿等。Velcro 啰音也可能出现在呼气早期,声音有变异性,可以与中小水泡音同时存在,咳嗽后可以消失,但部位较为恒定。

经过学习认识到,当笔者听到肺内爆裂音后,马上想到的是由一个气泡爆裂的结果,也就解释不了发生在细小水泡音后出现的声音。也考虑过是不是有局部的支气管扩张症的可能,又觉得解释得牵强些。Velcro 啰音提示的是必须具备分泌物稀薄与气泡在瞬间同时破裂的两个条件,所听到的声音是多数气泡同时破裂的集合,所以声音响亮,尤其在传导条件较好的部位,就破解了笔者的疑团。也阅读到"有响性水泡音"的提法,格外强调了与肺组织实变有关。

感谢 ICU 医生的指教,填补了笔者对"爆裂音"的知识空白,由发现异常声音后因想当然的不解,到研读资料后的搞清楚机制。更多的启示是,既往有可能遗漏过相当多的发现机会,也许因为声音还不够如此响亮,或者听诊还不够精细。也感谢患者给了认知肺部体征的机会,用响亮的声音告诫我们工作必须精益求精。

基础阶段学习过肺部体征,临床实践训练过发现能力,普外科专业又离不开对肺部体征的捕获,仍需要周围医生帮助扫盲。学习了 Velcro 啰音以后,必然会格外关注这种声音的存在,不满足于听到了细小水泡音,就提高了自己的查房质量。为了广而告之ICU 医生指点后的反思体会,留此拙文,以表心意。

"闻声见痰"说叩背

经常听到护士给患者拍背的声音,一阵阵"啪啪"声,就想到患者接受了护士的手掌打击,相当于患者犯了错误被挨打,不由得想到为什么要拍背,拍背的效果是什么。

拍背的适应证是呼吸道深处有难以排出的黏痰,利用冲击患者背部的手段震动气管和分泌物,辅助患者将黏稠的痰液咳出。拍击背部时必须减少患者的疼痛感受,就需要考虑靠什么力冲击患者,答案是"空气",而不是掌心和五指。技术要领是五指并拢,手掌呈"帐篷状",靠手掌和五指的边缘叩击患者背部,利用的是手掌拢住的气团冲击患者背部。规范动作所发出的声音是"嘭嘭"的。

偶尔一次,侧听到两位护士给一位患者拍背,两人同时下手,"啪啪"声连续了不下五十余次,如同按摩房的掌击按摩,响度可观、速度极快,其后并没有嘱患者用力咳嗽,就只剩下了连击拍打。

拍背的目的是即时排痰,所以要求自胸腔的腹侧向头部方向,有节奏地叩击,靠一组组动作流程中嘱患者用力咳嗽,如此往复到痰液咳出。听到的声音应该是"嘭嘭有度",随后是患者的咳嗽声,如果再有咳痰的声音就技术到位了。带着目的工作,护士会省力,患者会舒服,效果会更好。

如果患者能够体位配合,理想的排痰还应该包括左侧卧位,右侧卧位和头低位。在肺脓肿多发年代,设备极其简陋,作为实习医生和低年资医生经常为患者叩背排痰,借助体位和叩击排痰部位和力度效果明显,随着叩击能够咳出大口脓痰,被叩击的患者吐出

口里脓痰后的第一句话是"谢谢",奉献者心中悠然升起一丝成就感,不亦乐乎。

嘱患者深吸气有助于排痰,于是想到如何促使患者深吸气。手术前,有个屏气试验,即嘱患者憋住气,直到憋不住为止,看患者能否憋气 30 秒,超过这个数值则多反映患者能够耐受住全身麻醉。移植到排痰操作,可以用湿手巾堵住患者的鼻子和嘴,直到患者摇头躲避再放开,患者必然猛吸一口气,此时的肺泡是张开的。在拍背排痰后,再加上堵住鼻子和嘴的效果非常明显,不妨试一试。

需要辅助排痰的患者也会有迹象告诉我们,只要嘱患者深吸一口气后用力咳嗽,有黏痰的患者会发出痰鸣的声音,有意识地听是能够听出来的。嘱患者深吸一口气后叩击背部,在气管扩张状态下冲击痰液的效果比随机叩击的效果要好,在细节上思考和用功就增加了自己的基本技巧,这就是能力的具体体现。

对需要排痰的患者,能够靠一个有效轮回的拍背,达到排痰的预期目的,就省却了频繁无效劳作。经过一组组排痰拍背后,患者咳出了积存在气管深处的痰液,减少了感染的潜在因素,能够尽快地送走病愈者,同样可以减少医务人员无谓的体力消耗,看似简单的技术操作就发挥了大作用。这也许就是技术精益求精的内涵所在。

"医者仁心"话吸痰

查房过程中,发现责任护士给气管切开置管的患者吸痰违规,为其示范了"吸痰术"的技术要领,事后告诫要纠正错误习惯。

对照教科书"吸痰术"知识,责任护士应该知道以下要求。

1. "将吸痰管自深部向上提拉,左右旋转" 要求将吸痰管尽可能地放到气管或左右支气管的最深处,提供负压后左右旋转吸痰管,边吸引,边提出吸痰管,强调的技术动作是"向上提拉与旋转"。

错误的操作"如同捣蒜",将吸痰管上下抽动,患者随抽动的强刺激全身振动,既容易发生出血、心脏等并发症,又不利于黏稠痰脱离气管壁。

2."每次吸痰时间不超过 15 秒" 规定 15 秒的时间,考虑的是患者最大耐受程度,包括耐受缺氧和痛苦。对于高龄、病重患者要适当缩短每次吸痰时间,掌握在不超过 10 秒左右。这个时间包括了吸痰管的送进和拔出的一次全过程。

吸痰管在患者气管内频繁地上下抽吸、动作幅度大、动作频率高、停留时间超过 15 秒,迫使患者处于"持续呛咳状态",心率加快、短暂缺氧,违背了教科书上记录的"以免患者缺氧"规定。

3."气管套管内吸痰,需严格执行无菌技术操作" 吸痰管必须按照无菌技术要求,要避免外源性细菌进一步加重呼吸道感染。常用的方法是戴无菌手套持拿或使用镊子钳夹吸痰管。

使用有菌的一次性手套直接拿吸痰管只保护了操作者的手,并没有保护住患者,因此是违规的。吸痰时要避免吸痰管触碰到气管套管周围,如果设备提供了吸痰孔,则必须消毒局部。经由吸痰孔吸痰时,吸痰管的口径必须足够细,以便于插入和拔出时污染吸痰管。

4."瓶子系在床旁" 吸痰过程中,必然有黏稠的浓痰被吸附在吸痰管的内壁上,需要备无菌生理盐水于床旁,每吸痰一次就必须清理一次吸痰管。

如果没有准备无菌生理盐水瓶,则被推导为没有冲洗吸引管的习惯,生理盐水瓶远离操作者,每次吸痰时无法使用,也被视为没有冲洗吸引管的习惯。

待需要使用时,责任护士在监护设备后面拿出了一个市售的黄色饮料瓶,就反映了既没有冲洗吸痰管的习惯,又远离无菌操作概念。

5."注意吸出物的性状、量及颜色等" 吸痰时必须注意吸出物的性状、量及颜色等,目的是观察肺部感染状况,分析吸痰效果,决定下一次吸痰时间。

责任护士使用的吸痰管是不透明的乳胶管,看不到饮料瓶的液面,影响观察吸痰管的内容物性状,难说吸痰过程中带着质疑,适应患者需要,决定吸痰的间隔时间了。

6."观察吸痰前后呼吸频率的改变" 观察吸痰前后呼吸频率改变,包括了吸痰的即时变化与吸痰后的呼吸频率变化两部分,目的是调整呼吸道护理。

养成观察习惯就会发现,吸痰时患者的呼吸频率突然加快得很多,就会启发学习兴趣,思考如何减少呼吸频率的剧烈变化,甚至求教有经验的人员,弥补自己的不足。

7. 养成听声音的习惯 吸痰管的负压足以产生"吹风音""笛音",而且有一定的频率和响度。养成听声音的习惯就很清楚如何将浓痰吸引出来,了解每次吸痰效果,慢慢就能够快捷有效地完成一次吸痰工作,成为此项操作的能人。还可以根据痰液的黏稠程度,吸痰时适当使用 α-糜蛋白酶和生理盐水稀释痰液,便于吸出,会听到声音起了变化,就有了自己的独到之处。

"医者仁心"的关键词是"心",指的是心系患者的安危。鼓励患者排痰和直接用吸痰管吸痰仍扭转不了肺部的浓痰集聚,不得以才主动气管切开,并合理利用体位排痰。主管医生向患者家属告知气管切开有难度,缩短气管置管时间就显得尤为重要了。尽可能地减少气管切开率与及时实施气管切开均反映医院的质量。气管切开后的尽早拔除则主要反映护理质量。离不开用心服务。

"医者仁心"离不开医学知识底蕴和基本功。吸痰本无深奥的医学知识,无非物理学的负压原理、痰液如何脱离气管壁、生理的呛咳反射、医学的无菌操作,再加上一双"妙手",慧眼识别内容物和患者反应,想着患者呛咳反射的难受程度，心悬医疗安全。这些内容统统被记录在教科书里，入门时没有注意，工作中远离书本，操作时放松学习，没有用心获取医学知识和技能，想给患者施以仁心，却不清楚什么是"仁"，结果就事与愿违了。

"医者仁心"还告诉我们必须有心。"吾日三省吾身"的"省"指的是心有所悟，临床医学属于经验范畴的学术活动，离不开不断地反思，提倡在团队工作中相互学习，不断总结，靠水涨船高提高自己的能力，其中就包括了接受指教和批评。吸痰术被当成了"差事"，缺陷堆积到不成体统，就辜负了为之付出的精力和体力，无心就导致面对患者无言以对。

"医者仁心"还告诉我们医务人员必须塑造形象。ICU 是医院的重要科室，培养专业的 ICU 医生和护士是相当难的，一旦掌握了这门技术，无论在哪所医院都有广阔的生存空间。能够获此机遇不是所有医务人员都能够做到的，有幸进入到这个团队就必须下辛苦、劳体、劳心、劳智，今日种树，明天结果，给自己创造幸福指数。如果错失了机遇，没有达到工作需要的最低标准，徒有 ICU 工作经历，得不到求知若渴的远景，即便转战也结果平平，博得不了应有的口碑，就只剩下了奉献苦力。

"医者仁心"还包括中青年医务工作者会学习和工作。高年资医生离不开可靠的助手，无时无刻地寻觅可塑造的苗子，其中就包括观察中青年医务人员的智商、情商和逆境商。较之智商和情商相比，更重要的是考察逆境商，其中就包括了发现缺点错误和改正的能力。在诸多缺陷面前竟不清楚错在哪里，有了错误不知道倾听，甚至用无知辩解，就反映逆境商不高了。临床医学服务于患者，从业宗旨是提高患者的生活质量，延续患者的生命，带着瑕疵工作，再暴露给患者和家属，就必然承受逆境商不足的冲击。

"医者仁心"是奉献给医务人员的桂冠，获得这种美誉靠的是工作中摆好每一砖，每一瓦，离不开每个细节。知识底蕴丰厚指的是一个个知识片段的集合，基本功过硬指的是基础知识、基础理论、基础技能与教科书同步，需要攻守兼备，既要不断获取新的知识和技能，还要守住医疗质量和规避医疗风险的底线。

"吸痰术"是常用技术，因为技术含量低，就更需要用"医者仁心"要求自己，立足于自己主观需要，及时补上这一课，放掉包袱解放自己，尽快规范起来，医患就都双赢了。

"一招一式"皆科班

一次手术，一次接待患者，都有很多乐趣可供吸取，不放过任何蛛丝马迹，在鸡蛋里挑骨头就可能挑出货真价实的启示、经验。通过手术中的联想，再堆积成小豆腐块的文章，供闲来无事时回味，就不腻烦了。

1. 手术切口与医疗安全　为患者采用了右侧经腹直肌切口，实施剖腹探查手术，开始设计的切口长度为 10cm，刚刚能够容纳石莹医生的一只纤手，肯定满足不了手术的需要。随着手术进展，分别向切口下极延长 5cm，向上极延长 3cm，保证手术安全进行。

按照手术前的预判断，本例患者的病史超过了 24 小时，弥漫性腹膜炎的证据确凿，手术前中毒症状明显，腹胀已经成为突出表现，均提示腹腔内部充血水肿较为严重，影响到麻醉的深度，副损伤的机会明显增多，成为手术的不安全因素。作为常在河边站的临床医生遇到这种情况，务必要为自己的毕生从业创造理想的安全条件，手术切口宁大勿小，即别给自己穿小鞋，最起码要比一般手术习惯采取的切口要长一些，绝不允许用小切口操作。本例手术在探查阶段就出血很多，实际操作时的出血反倒有限，就应该总结切口小的教训，避免下次手术再出现类似情况。按照病情分析，因为组织充血水肿，瘢痕性粘连,分次部分切除胆囊是在没有控制支配胆囊血供的情况下,出血量应该控制在 400ml 以内,实际出血量超过的多了些就反映了整体构思上的不足。

2. 手术操作的轻柔程度　手术既是手的技巧也是脑的工作,合作手术需要相互适应,这里有个基本的操作原则,是以轻柔为标准的。女医生的特点是轻柔,远比男医生的大刀阔斧来得到美观。打结操作的力度、速度、有效性考验着手术心态,力量过大、速度过快、分解动作交代得不清晰都不能归类于好的手术。本例手术的特点是长时间炎症导致了组织松脆,结扎动作就必须体现出"对此有所考虑",要对周围医生有安民告示,一次用力过大对组织造成了切割,就不应该再有第二次,即所谓的手底下有结扎力度的准星,助手松开止血钳子赶不上术者收紧缝合线的速度就对组织起到了切割作用,术者就要适当减慢速度。缝合已经明显肝硬化的肝脏时,居然能够像刀切一样用缝合线离断了肝脏,所使用的力量之大远远超过肝脏的承受能力,手术不为人知的内在技巧就少了很多。

3. 适度使用电刀　电刀是生物医学工程发展的产物,有着很多的优点,成为现代临床医生热衷的手术工具,也因为手术中看不到电刀热效应带来的损害,使用电刀的适应证被过于宽泛了。要养成合理使用电刀的习惯贵于严格要求自己,当使则使,该使用手术刀或手术剪时绝对不相互替代,长此以往就形成了独属于自己的风格,有了区别于常人的特色,才可能算做精益求精了。例如,在两把止血钳之间离断组织不允许使用电刀加大副损伤,对于较粗的血管出血不允许使用电刀试探电凝止血,对水肿局部不轻易采用电凝止血,以免手术后腹腔内出血等,都是临床医生必须掌握的操作原则。

4. 要肩负好为师的责任　临床教师要善待自己的部下,不愧对依附于自己的低年资医生,就要严格管束青年人。本例手术从开始到结束,青年医生暴露出来的基本功缺失如同漫天之雪,如果一招一式看不出来曾经接受过严师的教诲,责任将归咎于老师,而不是尚还无知的青年医生。对青年医生的帮助应该从进入手术室开始,此言确凿之至,可由我们共同努力改变现状。

"左右开弓"练于勤

手是劳动创造世界的功臣,因为有了双手才使得人类游刃有余地生活,由于大脑的偏见致使人的左右手功能不甚一致,右力者的右手善于精细动作,左手则显得笨拙。离开了左手的辅助和配合,射击运动员就没有了瞄准的纹丝不动,羽毛球运动员就缺少了方向感和稳定性,外科医生给患者实施手术,更离不开双手。

右力者的左手,在手术中究竟起到什么作用,离开了左手的配合会出现什么缺陷,值得外科医生深入思考。为了搞清楚左手的功能,我们不妨按照左手辅助手术的能力,分别称为"主导手""合作手""废用手"。

观察这部分医生"主导手"的左手操作,不得不赞赏的方面如下。

1. 有的外科医生自幼属于左力者,随着家长和学校的管束,逐渐训练得右手能够从事精细操作,左手尽管失去了部分高难度操作机会,但是其威未减,致使双手功能接近,少有悬殊的差别。双手具备如此功能的手术医生,很容易成为手术操作的佼佼者。

2. 双手配合动作如同行云流水。手术中四大基本动作的切开操作,能够使用左手切开皮肤,走直线时轨迹笔直,深度均匀一致,不歪不偏,而且速度不慢。使用剪刀时,能够剪断精细部位,一步到位,不摇不颤。使用止血钳止血时,钳夹方向和力度恰到好处,钳夹部位不多不少。使用缝合线打结时双线用力恰到好处。尤其缝合操作,进入到左右开弓的程度,就没有了倒用针、反向缝、缝合效果上乘。

3."主导手"的探查功能。左手功能更突出地体现在探查时的触诊感觉上。手术探查除了发挥眼的视觉功能外,离不开视觉难以到达部位的触觉感知。例如触诊肝脏的膈顶、脾脏的膈面、盆底脏器、结肠肝曲、结肠脾区、胰腺、肾脏等,也包括需要精细判断疾病诊断的触觉感知。被强化的左手功能提升了触诊的感知自信,提高了诊断的可靠性。

4."主导手"辅助暴露。绝大多数手术需要在直视下操作,手术的固定器械拉钩,助手的人为拉钩,都不可能完全提供充分暴露的效果,所以就有了"三分辅助,七分自主"暴露的共识。施术时,助手的暴露功能贵在提供整体空间,很难在深部或者洞穴内理想暴露,这就需要发挥术者左手的暴露功能,边使用器械的辅助暴露,边实施操作。因为"主导手"的暴露自主、直接、有效,操作起来就比较顺畅,误损伤、误操作、须返工、不理想的现象明显减少。

5."主导手"的引导和带路。很多操作的成功取决于左手的出色配合,包括处理甲状腺上动静脉时,依靠左手在血管深部触诊,明确判断到无血管区后,右手使用止血钳顶在左手指上,很容易突破血管周围的纤维结缔组织,止血钳损伤周围的概率明显减少。很多深部操作是在盲探的基础上,凭借手的感觉钳夹局部,切断与周围的关系,甚至穿过缝合线,深部结扎等,减少了不必要的反复难堪暴露,减少了副损伤,节省了时间,提升了手术质量。

6."主导手"增强了手术的自信心理。由于双手的功能突出,手术过程流畅,减少了所谓的操作难度,无异于为手术医生站脚助威。由于双手的操作特长,改变了一些操作的固有模式,例如肠吻合时无须考虑经由哪一侧缝向哪一侧,荷包缝合时无须顾忌顺逆时针方向和缝合的起止点,无须刻意要求助手格外"克己奉公",减少了不必要的调整、更换、

改变拉钩配合,为手术的医疗团队提供了良好的心态,增强了手术成功的自信。

"合作手"是指手术医生能够双手配合操作。绝大多数手术医生是靠"合作手"操作的,能够明显看出哪只手是主要操作手,哪只手起辅助功能。随着应用意识不断紧跟工作需要,上级医生的刻意要求,周围医生的感染,手术医生的左手功能不断提高着。

"合作手"受到手术医生某种追求意识的影响,往往扩大,或者苛求了左手功能,不但没有增添手术的成色,反而减色了手术效果。

(1)右力者的左手功能不是所有人都与生具备的,提倡提高左手操作能力,不等于强行将重要动作交给左手。如果左手的灵活程度差,精细的操作就必须避免,控制左手不在深部单手结扎血管,遇有使用的器械形成不便的角度,或者操作方向十分别扭的部位就切莫使用左手操作,以免出现意外损伤,打结脱落等风险。

(2)提倡在浅部操作时主动训练左手功能,深部手术时仅仅在万不得已的情况下,交给左手操作。有的临床医生为了训练左手功能,本应靠右手既合理,又方便的操作,反而使用上了明显笨拙左手,笨笨磕磕地运作,操作费时费力,周围人等耐着性子候着,场面谈不上美感,效果还不敢恭维,就没有必要为了突出左手而表演了。

(3)值得提出的是,尚处于奠定基本功功底阶段的部分年轻医生,轻易使用左手剪线,左手使用止血钳。这是因为青年医生受到"心灵手巧"的思维影响,误以为左手灵活是能力和技术优秀的标志,不是水到渠成地运用左手功能,故意使用左手操作,结果左手剪线剪不断,不是留长线头,就是将线头剪得很短,唯有蒙上的一次才是合理的长度,就失去了养成基本功的目的了。

(4)医生用左手执止血钳,有的十分合理,有的就略显运用笨拙。有的医生实施深部分离时,双手配合差,左手对右手的支持作

用不理想。有的医生尽管使用上了左手,操作时因为左手不甚灵活,不得不中途改由右手操作。有的医生不具备左手操作能力,勉强操作影响了手术效果。

"废用手"是指右力者的左手起不到应有的操作功能,不但影响手术效果,也波及右手的功能运用。

(1)有的术者习惯于单纯的右手操作,违反了手术台上"不能空着左手"的教诲,原本靠左手器械暴露的,因为没有拿镊子或止血钳,就直接伸手到腹腔深部,徒手牵拉组织、暴露周围、寻找缝隙,帮着右手操作。更有甚者,竟靠深入腹腔的左手直接抓住深部的缝合针,右手再用针持钳夹缝合针,拔针拉线,非常严肃的手术,十分严谨的工作,被不规范动作冲淡得不成体统。

(2)因为左手的废用,暴露功能就只能依靠助手。手术过程中,经常听到术者不满意助手的拉钩,不是方向不合适、力度不够,就是拉钩没有坚持住。为了在深部便于操作,不得不竭尽全力推开周围的柔软组织,一把拉钩不够用,就增加拉钩数量,小小的空间被压缩得更加不利于操作,拉钩的助手又很难配合理想,以至于术者操作一个动作,纠正一次拉钩,处理一个点,累倒一大片。

(3)因为左手的功能废用,本应该起到的分离操作被放弃,代之以右手分离组织、分离过程中缺少了左手的支撑作用,分离层次不清晰,分离过程不安全,分离效果不可靠。也有的术者干脆连右手也不好好进行分离操作,手术层次不清楚,手术效果不敢恭维。

(4)有的术者分离组织时,左手配合不上,只能靠右手的止血钳通过组织间隙,其后嘱助手扶着这把止血钳,术者再拿一把止血钳钳夹住组织,由自己或助手完成下一步钳夹组织的操作。手法不是规范的标准动作,操作不甚合理,动作显得十分随意,暴露了接受教育阶段未遇良师,或者虽有良师却未能利用好。

(5)有的术者,自至始至终使用电刀,几乎不依靠助手辅助操作,电刀的刀头成了分离器,靠连挑带拨发现解剖层次,靠连捅带划找缝隙,随后就是电刀烧灼,如此往复。因为电刀不离手,右手就很少使用止血钳分离组织,几乎很少使用剪刀,久而久之就进展到徒手在腹腔内帮着右手操作的现象,左手就只剩下"导盲犬"的功能了。

手术医生必须接受严格的规范教育,在入门之始就必须知道辅助手功能的重要性,了解各种手术器械的功能和适用范围,学会学懂手术操作的各个步骤,不但知道什么是正规的,还必须懂得不规范操作的表现和危害。手术技术动作属于基本功范畴,同样来自一所医科大学的同年级医生,手术操作的规范程度迥异,严格来说就属于学校教育的不规范。

指导外科医生的手术操作必须从极其微小的点滴做起,就包括左手必须拿有器械,右手永远不准空着。左手的暴露是在深部拉钩暴露到一定程度后,如同挑起窗帘、撩起门帘,将难以用金属拉钩限制的障碍组织避开,为肉眼观察提供有限的一段时间,随后使用器械或分离,或切断,或控制,很快就能够完成预计的操作。

临床工作中,必须靠操作的一致性体现基本功的扎实程度,科室的深厚底蕴,临床教学意识的根基之深,不能五花八门,甚至良莠不齐到难以入目。这就需要发挥集体的约束力,形成规范操作的共识,共同研究何谓规范,错在哪里,找出理想的标准动作,人人效仿,不断提高,不留死角。

有的手术医生认识不到低劣的操作技术如何影响个人形象,手术时满足于能做了、熟练了、做多了,却不觉得带伤上阵的"乌眼青""满脸花""鼻涕横流""眼泪汪汪"的丑陋。结果年龄越长,背后得到的负面议论越多,留下的非议还如同"秃子头上的虱子"明摆着,再好的手术结果却掩盖不住技术歪七扭八,在内行中站不住脚。外出会诊时，充其量也就只能够获得手术熟练的评价。

在教学医院里，学生的眼睛很亮，多数能够识别谁的手术技术高超。毕业后，学生的操作一旦被明眼人挑剔，令学生感到恩师教给自己的是不规范动作，萌生了大呼上当的感觉，今天的教学就铭刻到了明天的账本上，如此降低威信实在不值得。

如果想到独臂英雄，失去双臂的残疾人能够在事业上有所造诣，就一定有信心从基础做起，从改正不规范操作做起，研究手术基本功，虚心求教于周围的人，发现短缺，接受他人的长处，卸下包袱，丰满自己。

"品味器械"各有道

在没有接触到国际社会之前，理念中的吃西餐就是使用一把餐刀，一把叉子，一把勺。超过中式西餐之外，慢慢了解到真正西餐使用的"筷子"有很多种，吃一种食物用一种餐具，否则就不算会吃西餐。

做手术也跟吃西餐一样，手术工具各有其独到的功能，始于童子功的手术医生该使用哪样工具就使哪样，绝不允许胡乱使用。笔者记得学习阶段，分离肠管边缘的肠系膜血管时没有使用蚊式止血钳，结果上级医生命令更改过来。使用过后忘记了放下，结果分离肠系膜血管时就顺便使用了蚊式止血钳，结果又一次被命令更改为中弯止血钳。进入腹腔深部操作之前，上级医生就提醒"用长钳"，于是立即要长钳待命，绝不允许乱了方寸。

一次手术时，随意使用了中弯止血钳钳夹敷料，固定吸引胶管，被上级医生一眼扫到，"这是你干的活？"随后训斥到："谁教你这么干的，鼠齿钳是干什么用的？"只得灰溜溜地更改过来。一次切除乳癌，器械护士问能不能使用普通刀片切皮，征得笔者的同意就没有另外准备大刀片。手术过程中，上级医生到手术室发现使用的是普通刀片，就问：

"你怎么不使用大刀片操作？"又补充了一句，"要是普通刀片好用，为什么还生产大刀片，胡闹！"气哼哼地离开手术室。事后，上级医生还为此加了说理"小灶"，中心意思是你自己不注意使用器械，教出来的学生四不像，是给咱们医院和科室丢人。

有了严格要求，手术时就不但观察手术过程，还必须牢记如何使用手术器械，日久天长就格外注意到使用止血钳的方向、力度、钳夹量，使用刀剪的技巧也颇有体会，操作时就少了很多盲目，精细操作能力增强。教学时能够秉承前辈的教诲，绝不放松操作的基本功，成为学生们议论的靶子，得到了严格要求的回报。

观察有些医生的手术操作，可谓技术熟练有加，使用器械却五花八门。此前的一次手术中，粗略统计了器械乱用，包括使用电刀长短柄不分，深部操作时使用短柄，顾得上接近烧灼部位，顾不上按动电钮，更换长柄后又一直使到底，在腹部浅处晃动长柄电刀，如同近距离贴身打仗却使用了长矛一般，很不好用，更不雅观。

有的使用一把电刀走天下。术者的右手离不开电刀，手术全程电刀的刺啦声不断，烧灼点遍地开花，艺术性操作变成了电刀掌门。该分离时，电刀头就成了止血钳，术者和助手之间谈不上合作，几乎很少见到有钳夹动作，甚至在两把止血钳之间离断时，也用电刀替代刀剪操作，白白地给患者增加烧灼的后反应。

一次参观两位医生的操作，在处理胃壁附近的小血管出血时，习惯使用钳夹技术的医生下意识地钳夹住出血部位，另一位医生提出电凝止血。仅仅从哪种操作合理分析，可以说差别不大。使用钳夹止血的医生讲："不，还是钳夹好，不然手术后出血就惨了。"可见其经常使用钳夹技术，使用电凝止血的医生也不会担心以后出血，问题是博采众长，该使用哪种技术的就使用哪种，简单地说，如果需要钳夹止血的部位,靠一把止血钳钳夹有效,而且比电凝的损伤小,就应该钳夹,否则的话使用电凝。

有的医生操作就几乎看不到使用蚊式止血钳,拿来压肠板随意弯曲替代手术拉钩,各种拉钩混用,缝合针线不分型号,精细粗糙操作不分,将就材料的操作比比皆是,认为手术操作可以随心所欲,就很不合适了。

"手术拉钩"曾惹事

暴露手术野是提高手术质量和手术安全的保证之一,属于手术基础训练的内容,看似微不足道,其实相当重要。临床医生实施手术时常高度入境,容易忽视随时调整手术拉钩,不得不在别别扭扭的环境下费时费力地弥补拉钩的缺欠,被临床称为"用死钩"。

使用手术拉钩必须遵从三原则:①手术拉钩归属于术者管理,属于手术技术的一部分;②手术拉钩要因时因势,合理调整;③手术拉钩使用不合理的责任不在助手,而是因术者照顾不周造成的。明确了这样的三原则,术者视调整拉钩为己任,应用拉钩辅助手术的自觉性增强了,使用拉钩将会更加合理。

手术拉钩起到暴露手术野的作用,手术越复杂,部位越深,范围越广,手术切口越小,拉钩的作用就越大。腹部除了阑尾手术之外,上下腹部手术拉钩的用力方向均朝向骨骼一侧,容易受到骨骼的阻挡,拉钩时既要施加一定的力度,掌握一定的角度,还要防止内脏损伤,避免影响手术操作,就形成了放置和使用拉钩的困难。

术者掌控着手术的进行,经常合作的助手容易理解术者的操作意图,跟得上术者的步调,负责拉钩的助手年资低,配合不熟练,多半不很清楚。常出现:①术者只顾干自己的,忽视还有助手拉着钩,助手做着无用功;②术者没有及时调整拉钩位置和方向,使用拉钩不顺手还继续将就着;③术者着急时,横挑鼻子竖挑眼地指责拉钩不到位;④术者只

顾一个劲地指示拉钩助手用力再用力,岂不知道事实上是办不到的;⑤助手看不到手术野,不清楚需要如何调整拉钩的力度和方向,术者未能够及时指导;⑥术者或第一助手站位不合理,挤占了拉钩助手的位置,致使拉钩助手在体位极不合理的情况下工作,影响了拉钩的稳定性;⑦手术操作无序,术者允许拉钩助手参与影响拉钩的工作,造成工作的混乱;⑧在不合理的位置上摆放拉钩,拉钩助手操作粗暴导致内脏器官的损伤;⑨拉钩助手持续用力牵拉肋弓,导致术后的局部疼痛;⑩术者安排的拉钩过多,占用了助手的双手,影响到关键部位的拉钩效果,致使每个拉钩均不到位。

手术过程中,需要经常更换拉钩的部位和方向,适时调整拉钩的力度,需要注意的是:①拉钩助手与器械固定拉钩不同的是需要合理休息,术者必须为其安排好用力缓解时间;②拉钩能够造成腹壁的局部缺血和压迫,应该提倡尽量少使用和短时间使用;③研究手术拉钩的选择、方向、角度、力度,使其更加符合力学原理;④术者要养成合理调动拉钩助手积极性的能力,防止助手因为枯燥而开小差;⑤需要拉钩用力的告诫与嘱咐拉钩助手稍事休息要间断进行;⑥术者传达指令要明确,与其不断指责拉钩助手,莫不如让拉钩助手明白术者究竟要干什么;⑦术者操作较为困难的时候,也是拉钩助手最无奈的时候,为便于操作调整拉钩,靠语言交流能够缓解精神紧张;⑧与第一助手配合,训练第一助手随时指导拉钩助手的工作,能够弥补术者的工作不协调;⑨养成手术前后交流和总结的习惯,变手术中的不协调为未雨绸缪。

只要转变观念,术者认识到拉钩由自己负责,指导助手拉钩是自己的责任,就可以避免"拉死钩""死拉沟"和"用死钩",就会多一些和谐和凝聚。

"使用纱布"慢镜头

在外院参观过一例手术,由开始切开腹部到缝合好手术切口,直到术者脱掉了乳胶手套,轻松地离开了手术室,手术的细节被封存在患者的腹部。不知道术者对手术过程有过什么样的反思,是不是思考过其中的成功与失误。

这位手术医生的操作技术总体上不错,打结动作还有独特的手法,属于构思严谨类型,如果不把其动作进行分解,用实况录像记录下来再慢速播放,几乎看不出来有什么过多的缺欠,分解了这位手术医生的操作过程,就发现了问题。

镜头聚焦到腹腔内的一处小血管的出血,见到了出血后,常规使用了纱布吸除局部的积血,判断到如果不缝合就控制不住出血后,用针线缝合了局部的出血部位,缝合后看到局部出血继续存在就补加了一次缝合和结扎,缝合了三针后出血停止。这样的操作过程应该无可挑剔。

回放这个过程:术者在结束手术前的收尾瞬间,对原切断和缝合关键区域不放心,用手术拉钩重新暴露局部,局部没有出血迹象,因为局部有微量的冲洗液体,于是使用了一块纱布吸除影响直视效果的液体后进一步观察,就在拿出纱布时局部出现了上述的出血场景。被缝合的部位原本并没有出血,只是因为术者的探查反倒出了血,应了鲁迅"原本并没有路,只不过走的人多了也就成了路"的精辟名言。

再将出血过程进行特写放大,于是就发现了以下三个问题。

1. 术者使用了干纱布 在腹腔内部使用纱布的目的是在局部适当施加压力控制出血,以及靠纱布吸走积血,无非就是为了看到局部。为了达此目的最理想的材料是被攥干了盐水的湿纱布,而蓬松的干纱布支支棱棱,虹吸效果赶不上湿纱布。术者之所以采用了违规的干纱布,无非就是臆断到干纱布能够多吸除血液,如同"懒老婆纫长线",多多益善。其实靠纱布吸除的血液不可能量大到蘸满整个干纱布,出血量到了整块干纱布的程度,纱布就失去了应有的作用,代之以吸引器了。

2. 使用的纱布大材小用了 受到手术规定的限制,不允许量需使用大小不同,供多种需要的纱布块,以免因为纱布块过小,数量过多造成手术后的异物残留。试想,如果允许使用各种大小不同的纱布块,对本例手术中的局部微小血管出血就没人会使用整团纱布"大炮打蚊子"。纱布是死的,术者可是活的,完全可以使用四方纱布的一个角,利用镊子或止血钳将纱布送入到需要使用的部位,即变整团纱布为便于利用的小纱布块,使用过程就由铺天盖地为直视下轻送轻出,控制和观察出血部位的效果远远比"云山雾罩"要好得多。

3. 蘸血有别于擦血 在麻醉状况下患者不知道痛,如果不实施麻醉,医生手里的这一块干纱布将能令患者痛不欲生。从理论上讲,即便使用了一块干纱布蘸血也不至于造成局部出血,之所以出血还必须存在一个剪力,纱布摩擦了局部组织,如同牵扯撕拉到血管,其力量超过了组织的耐受程度,血管被术者拉断了。

通过慢镜头的播放,不禁令我们思考"什么是规范手术""何谓手术做得好",本例能不能算得上乘手术?结论应该是不能够,问题就出在被忽视的细节上粗制滥造了。通过"纱布惹祸"的深入思考,展开议论,放大细节,重新反思自己的手术,落实靠基本功提高手术技艺就为时不远了。

"手术铺单"足挂齿

手术铺单对外科医生来说是极其小的操作,小到无足挂齿的程度,然而,如果将我们的医生转移到综合性教学医院,在那里展示手术铺单技术,就会立即被指出操作技术的不规范,给人留下基本功不过硬的印象,非常小的事情就被扩大到我们医院的手术能力和水平,小事就变成了大事。

手术铺单一般都是由低年资医生操作,体现的是无菌操作概念,反映的是提高基本功意识。基本功过硬和基本功稍差的不同医生都可以将手术巾单铺在患者的手术切口周围,然而基本功稍差医生的操作过程是在违反无菌操作原则的情况下实施的,简单的动作就缺少了质量。

在铺单的过程中,器械护士一方属于绝对无菌区,执行铺单的手术医生因为已经实施了手术野局部的消毒工作,尽管手术医生的双手已经经过了消毒的处理,由于较长时间暴露在有菌的空间,理论上已经属于相对无菌状态,完成铺单工作以后还要进行第二次手臂的消毒就是这个道理。因此,在手术医生与器械护士交接手术巾单的过程中必须按照无菌操作原则进行,即手术医生的双手与器械护士的双手必须远离,避免有相互接触的可能,并反映在无菌操作技术规范中,对手术医生和器械护士提出了严格的要求。

如果没有认真地学习无菌技术操作规范的内容,缺少对规范操作的深入探讨,得不到规范操作的具体指导,无菌操作意识再稍差一些,医生的动作就可能走板。规范动作要求手术医生的双手接单时必须主动远离器械护士的双手,所实施的动作必须确保医护之间的双手不可能接触,否则技术动作就属于不规范。

为了满足这样的要求,首先强调器械护士双手执单后的位置固定,等待手术医生主动接单,只允许主动接近手术医生和方便手术医生取单。手术医生处于取单的主动一方,强调的是取,而不是等。其次是交接动作要避免医护之间的双手接触,为了满足医护双手不可能接触就要求器械护士的双手远距离地拿着手术巾单,执单位置在手术巾单的

两边,而医生的双手必须靠拢,拿住手术巾单的中央部位,随后靠手在巾单上的滑动,执住巾单的两边,再覆盖到患者的手术野。

不规范动作的表现:①器械护士的占位不便于手术医生接取巾单;②器械护士主动往手术医生的手里送巾单;③器械护士双手的位置不固定;④手术医生等着器械护士送巾单;⑤手术医生取单时的双手直接朝向器械护士的双手位置等,表现出接取手术巾单的随意性。

手术医生之所以养成了这种不正规操作习惯,是自己认为有把握触及不到器械护士的双手,完全可以依靠自己的"留神"保证符合无菌操作规定,然而,手术技术操作规范所要求的是制度,而不是留神。在"制度"与"留神"之间可能会产生相同的效果,存在的区别却是临床医生向基本功靠拢的程度不同,对书本知识的渴望不同,对医学科学理论的探索精神不同,经常反省自己工作的意识不同,刻意塑造自己形象的要求不同,共同研讨手术技术的氛围不同等。

"由小看大"要求我们精益求精,不放过任何蛛丝马迹,从点滴要求,从点滴做起,如果把确实很小的问题都能够上升到基本功缺失的高度去认识,我们的工作就更加严谨,每项工作的技术含金量就会提高,这就是我们常说的知识底蕴。"由小看大"还需要我们举一反三,重新审视我们的手术操作技术,不但要求能够实施手术,还要将手术做得更精致,更完美,手术操作的举手投足无懈可击,技术质量既能够在科室内部处于领先地位,还能够在医院以外博得一致的好评,到这种程度,我们才可以理直气壮地说:"我入门了。"

"穿手术衣"看作派

手术衣是隔绝手术操作者身体携带的细菌,避免患者受到细菌污染的人为屏障,分为布制和无纺布两种。经过消毒的手术衣被分为相对无菌和无菌两部分,手术人员穿手术

衣时仅允许接触手术衣的领口和里面,否则就视为违规操作。这样一来,手术操作人员就必须双手持捏手术衣的领口,靠手术衣的重力,衣里朝向自己,垂落展开。然后将手术衣抛向自己的正前方,瞬即双手臂同时朝着袖笼方向伸入,再由巡回护士在手术人员的背后,向后拉手术衣,直至手术人员的双手伸至袖口之外,按照手术衣的制式要求或由自己,或由巡回护士帮助系上腰带,结束穿衣过程。

手术人员常年从事穿手术衣的动作,轻车熟路地延续着无菌操作规程,理应不会出现违规现象,但由于习惯动作,加之初始阶段没有接受童子功的训练,工作中对要求自己又不够严格,就会养成不堪入目的歪七扭八的穿着样式。

1. 单臂套入式 手术人员从来不向上抛起手术衣,仅由一只助力手捏拿手术衣的衣领部位,另一只手伸入手术衣的袖笼口,靠抻扯手术衣伸入手臂,就形成了拉弓放箭的姿势。

2. 双臂半套入式 手术人员尽管有向上抛起手术衣的动作,但是抛起的高度不够,没有双臂套入袖笼的时间,造成双臂终止于手术衣的袖子一半,如若此时双臂不动,等着巡回护士帮助,仍可完成规范的穿衣动作。因为已经习惯每次入半,随后的补救措施仍由自己解决,就出现了双手甩动马尾般穿衣。

3. 双臂分立式 同样因为手术衣上抛不到位,手术人员的双臂套入量不够,又没有请巡回护士帮助,靠自己解决就采取了双臂向左右大张开,手术衣就随着双臂的用力靠近了穿衣者的身体,完成了穿衣动作。也因为如此,双臂超出了无菌操作不得超过双肩的规定,造成了违规穿衣。

4. 徒手帮助式 因为手术衣的袖口常有松紧控制,穿衣时的双臂运行不到位,手就伸不出袖口,此时必须靠巡回护士帮助向后拉手术衣,施术人员双手静止不动,靠手术衣的后移被动地露出双手。因为施术人员长此以往,就徒手抓住手术衣的袖子,帮助手伸到袖口之外,此时相对有菌的手已经触碰到了无菌的手术衣。

开始训练穿手术衣时,巡回护士会反复提醒操作的失误所在,受训斥、挨批评是家常便饭。因为不愿意经常难堪,就提高了规范穿衣意识,平时经常仿效手术衣的抛起动作,久而久之也就会穿了、穿好了。要求自己不严格的手术人员,不敢向上稍用力地抛起手术衣,手术衣就像布单一样团在了手上,两个袖笼展不开,也就不好穿了。

手术衣不好穿,就要学习,穿不好就不原谅自己,才能有思考如何正规的探索动力,意识上不放松对自己的要求,就不可能一次穿不好,还次次穿不好,穿手术衣就反映了素质。穿手术衣容易被部分医务人员认为小事,穿不好的不认为是工作缺陷,看到了的不认为大到哪去,结果就形成了自律和管理的空白,危险之处也就在于此。

发现了穿手术衣不合格,就拿过来一件练习,熟练了流程,也就找到了穿用时的技巧,没有任何难度可言,只是该所为的没有为,不该所为的所为了,维护外科医生的格调没有高起来。工作精益求精,必须从微不足道的点滴事情上开始,把缺陷当作影响质量的苗头,医疗风险隐患的开始,就必然从意识角度观察问题,才能找到解决的途径和方法。

穿白大衣的优与劣,好与差仅在毫厘之间,带着丑陋不堪的形象工作一辈子,一个黑点伴一生,黑点就成了一路黑、黑一片。只是因为毛病没有及时改正,焕然一新地工作,形象就截然不同。促使大家为集体上台阶,多一些教学医院的本色,少一些不符合要求的习气,兴旺了医院,收获到自己的完美,还需要的是舆论。

"医用电刀"沉甸甸

使用传统金属手术刀上百年后,发明了

高频电刀,很快就因高频电刀具有:①切割速度快、止血效果好、操作简单、安全方便;②可大大缩短手术时间,减少患者失血量及输血量,降低并发症及手术费用;③适应手术范围广,容易进入手术部位,操作简便,性能价格比合理等优越性,风靡全球,成为外科医生的得力助手,普及到绝大多数手术室。

任何手术器械在发挥其优越性的同时,也必然带来不可避免的缺点,如果再不能正确使用时,就可能造成不良后果。正因为如此,临床医生使用电刀和电凝时,必须掌握使用器械的基本功,做到"知其然,还必须知其所以然",熟悉所使用器械的应用原理,充分利用其提携手术的功能,避免带给患者不良作用,才能游刃有余地使用好器械设备,提高医疗质量。

使用电刀和电凝器械时,最起码的基本功是掌握应用原理。例如,电刀和电凝利用的是"瞬间烧灼"作用,电切利用的是连续的高频波形电流,其特点是低电压、高能量的高频电流在瞬间产生大量的热量和极高的温度,这种温度使细胞组织汽化从而使组织分离。电凝利用的是间歇、脉冲型的高频波形电流,其特点是高电压、低能量,瞬间产生的热量少,温度低,不足以使组织汽化而仅仅产生烫伤的效果,烧煳组织,达到凝血作用。不难看出电刀和电凝是通过对人体施加电击和烧伤后起作用的,需要人体付出相应的代价。

电刀确实非常好使,与常规的手术刀相比具有以下三大优点:①具有非常好的离断作用。靠电弧效应对组织造成炭化离断组织,起到常规手术刀类似的切断作用,相当于手术刀中的尖刀,而且能够双向使用,更像利剑的双刃,使用起来更为方便。②具有非常好的凝血作用。靠电刀热效应对出血的局部产生热凝作用,相当于止血钳钳夹局部后的结扎止血,少了结扎线头,省了时间,流畅了手术过程,而且与切开一气呵成。③具有非常好的分离作用。靠电刀物理性能施加到手

术局部的疏松组织间隙,利用电刀头扁平且薄的特性分离组织,优于止血钳和镊子头的粗钝,一物取代了多种器械的功能,运用好了得心应手。

总结到以上优点,对电刀的发明者心存敬意。电刀的优点归优点,其实电刀还存在很大的缺点,这就是热效应对周围组织的伤害和影响。热伤害除了改变局部的大体所见,还因为瞬间的组织回缩掩盖了局部表现,使用不当反倒会引起出血增多,甚至意外损伤。①准备集束切断组织,切断后补加结扎或缝扎,此时标准的操作是使用剪刀或常规的手术刀,利用电刀离断就无形中增加了有害无补的热伤害。②微小部位的渗血可以通过纱布压迫或钳夹就可以止血的,也允许使用功率恰当的电刀点击止血,使用电刀较长时间烧灼,热伤害的面积远远超过所需,甚至烧到黑团一块就不妥了。③看到局部出血就上电刀,使用前没有慎重分析局部出血特点和来源,越烧出血越多,结果引狼入室到深层血管,电刀就起到了破坏作用。④以分离胆囊床为例,局部疏松结缔组织在没有受到炎症破坏的情况下,仅靠钝性分离就能够完成操作,电刀可以替代止血钳的分离作用,结果全部过程都使用电刀一点点地离断,如同是在利用了电刀的缺点干工作。⑤使用电刀需要有个捉摸劲儿,电刀的着力点,着力的多少,对电刀的施力大小,移动速度,一次离断量都是有科学依据的,尽管不能强求医生们都使用得非常合理,停顿在一个地方没完没了地电烧或电凝总是不合适的。

外国人吃西餐很有讲究,一招一式要有绅士模样,借以体现出自己的高贵不俗,因为约定俗成习惯了想不绅士都不行。没有接受过吃西餐严格训练的,总觉得模仿外国人吃饭是受罪,周围有人的时候不敢放肆,没人的时候就随便地往嘴里放,为的是既填饱肚子又不失脸面。也有的人我行我素,管他中国人外国人,拿餐具既不分左右手,还敲打得碟

子叮咣乱响,因为这样的人不考虑还有面子是归自己管的。

使用电刀也与吃西餐拿餐具一样,应该有使用规范。传统的手术器械使用的年代久远,摸索出了使用规范动作并纳入了教科书里,电刀的使用来得晚,一下子被广泛应用到临床上,还没有形成一整套使用规范,就出现了百花齐放、鲜花与毒草并存。作为临床医生为了高标准地要求自己,就必须自学成材,其中包括了为医学事业总结出科学合理的使用标准,并持之以恒地贯彻下去。

大量的临床统计告诉我们,使用电刀和电凝器械后,由于受到局部高温的影响,造成了:①皮下脂肪组织受到浅表烧伤;②部分脂肪细胞因热损伤发生变性;③脂肪组织内毛细血管由于凝固作用而栓塞;④少血供应的肥厚脂肪组织进一步缺血,致使术后脂肪组织发生无菌性坏死,形成较多渗液,影响切口愈合。表现为:①切口在手术后 5～7 天,有较多渗液;②常规检查切口时发现敷料上有黄色渗液,按压切口皮下有较多渗液;③切口愈合不良,皮下组织游离,渗液中可见飘浮的脂肪滴;④切口周围不红肿,无压痛,切口边缘及皮下组织无坏死征象;⑤渗出液涂片镜检可见大量脂肪滴;⑥连续 3 次培养无细菌生长,足以见得发生了脂肪液化。

因为脂肪液化是延时发生的,往往未被手术医生高度重视,边使用电刀和电凝措施,边促使着脂肪液化,手术后影响伤口一期愈合,优质手术功亏于小小的操作环节上,善心未做好善事,就得不偿失了。临床医生使用电刀和电凝时,如果时刻牢记电击和烧伤的后放作用,就能够避免出现以下不合理使用现象。

1. 合理掌握输出功率 手术医生觉得电刀和电凝的"劲不够大",恨不得使用了电切和电凝后就得"立竿见影"出效果,结果盲目加大输出功率,加重了局部烧伤。如果认知功率大小应以满足手术效果为限,就不会

随心所欲了。一般手术功率输出建议在30～70W,不要轻易突破高限,除非另有需要。

2. 电切与电凝混用 电切是汽化组织,电凝是烟化组织,两者的区别在于汽化集中在局部,烟化所波及的烧伤范围广。汽化电切时不可能完全起到电凝的止血作用,于是有的手术医生为了既切开组织,同时又发挥电凝效果,于是就应用了电凝条件实施切开功能,无形中加大了局部组织的烧伤后果。

3. 不合理使用电凝功能 任何设备和器械都有其应用的极限范围,电凝功能仅限于有一定口径的小血管出血,遇到口径稍粗,即不适宜电凝止血时,必须利用止血钳钳夹止血,其后或结扎止血,或再靠电凝止血。有的手术医生对较粗血管出血也使用电凝功能,结果在局部烧灼得一塌糊涂,更有甚者竟能够电凝出一个焦煳的黑窟窿,周围的烧伤程度可想而知。

4. 将电凝功能当成了电熨斗 手术操作时,未必见到血就止血,有的微量出血仅靠纱布压迫,就能够在很短时间内控制住出血。有的手术医生见到局部少量渗血,根本看不到来自小血管的活动性出血,忽略了纱布的压迫止血作用,就动用了电凝功能,似使用电熨斗般地来回清扫,付出了一片脂肪组织地统统被烧伤的代价,得不偿失。

5. 忘记了剪和刀的功能 手术操作是艺术,如同典雅地吃西餐,刀叉勺各就其位,各有所能,不能混用一样,该使用什么器械是不能乱的。例如钳夹好组织待切断结扎时,应该使用的是剪刀,或者手术刀切断,除此别无选择。有的手术医生却使用了电切功能替代剪刀,多此一举就无形中增加了断端的烧伤。

6. 没有提供组织的张力 电切和电凝时,为了减少器械与组织接触面积和接触时间,最有效的措施是提高组织的张力,如同松弛的绳子不容易被切断,绷紧的绳子就能迎刃而断一样,务求千方百计地提高被切断组

织的张力,减少脂肪液化的范围。有的手术医生使用电切时,如同在棉花套子里操作,电刀就在松软的组织内连切带烫地拖来拉去,人为增加了烧伤范围和程度。

7. 电刀是"剑",不是"刀" 受到电刀名称的影响,临床医生使用起来就模仿了传统的金属手术刀,总是一个方向地"切割",刀的运行轨迹为短途、累加、重叠,切开的轨迹就出现了很多断面,无形中增加了脂肪液化的概率。其实,我们使用的是电"剑",是双刃的"刀",可以来回往复地切开组织,一次运行的轨迹可以长达几厘米,甚至十几厘米,如此一来就可以一气呵成,节省了时间,减少了重复,少了很多接茬的断面,理应成为规范的操作。

8. 不能够区别对待患者 对于肥胖患者施术,应将电刀的强度调到以恰好能切割组织的最低限度为宜,切勿以高强度电流切割组织。同时应尽量缩短电刀与脂肪组织接触的时间,避免反复切割组织,以免造成大量脂肪组织破坏。有人主张对腹部脂肪厚度超过 2 厘米以上的患者,最好使用传统的手术刀切开皮下组织,再用电刀局部电凝止血以减少切口发生脂肪液化的概率,不无道理。

9. 娴熟避免脂肪液化的措施 避免切口暴露时间长,在挤压、钳夹、机械刺激下易发生氧化分解反应及水肿,引起无菌性炎症反应,减少脂肪组织自溶、破裂或液化。避免因缝合脂肪层时骑跨组织过多、缝线密集、结扎线过紧,造成脂肪组织缺血、无菌性坏死,导致液化。缝合腹膜之后,用生理盐水冲洗,将已脱落坏死的组织冲洗掉,减少术后坏死的总量。若皮下脂肪组织过厚,可分层缝合或立八字缝合,放置橡皮条引流 24~48 小时后取出。对肥胖患者术后用红外线照射切口,酒精湿敷,促使切口干燥,有利于预防切口脂肪液化。

10. 对有并发症患者慎用 合并糖尿病、低蛋白血症,以及贫血、咳嗽患者等,均影响切口愈合,增加脂肪液化的危险性,更应严格掌握器械的规范使用。

临床师生使用传统的金属手术刀时,能随时提防不要误伤到自己的手,使用电刀时却对伤及患者的警觉性不足,是因为手术现场看不到脂肪组织液化的病理改变,手术后发现了脂肪液化又缺少必要的反思,反映出缺乏精益求精意识。手术医生操作的一招一式都经历过历史积淀,必须捉摸透每一步操作蕴藏着的科学性,在不断探索中发现问题,找到解决问题的途径和方法,解释清楚其中的道理,成为有别于"手术匠"的临床教师。

让我们共同托起沉甸甸的"手术刀、电刀",敬之、畏之、爱之、为我用之。

"小肠之度"尺眼间

度量衡是指在日常生活中用于计量物体长短、容积、轻重的物体的统称。计量长短的用的器具称为度,测定计算容积的器皿称为量,测量物体轻重的工具称为衡。人体的脏器或器官有度的长短之分,探查手术时需要记录小肠之度。

小肠的长度因人而异,影响测量的因素非常多,所以人们对小肠的长度少有较真的关注,更多的是注意小肠的消化和吸收功能。外科手术时,常规要测量小肠的长度,作为患者腹腔内脏器和器官的"档案",留在手术记录里。实施消化道手术时,为了避免远端肠道存在病变,尤其若有梗阻因素,有可能术后对吻合口形成威胁,需要探查全段小肠和大肠。

在探查小肠长度时,原则上从蔡氏韧带开始,按部就班地计算长度,直到回盲部,所测量到的小肠长度并没有包括全部小肠,因为缺少了从幽门开始到蔡氏韧带的十二指肠长度。在病历记录中需要注明是从蔡氏韧带开始的一段小肠。

手术切除小肠时,临床医生一定要牢记三种长度差距,即在活体上观察到的切除小肠长度,与切除下来的长度有差距,切除后的小肠内容物一旦被排除,其长度一定会缩短,肠管失活后与固定液固定后的长度必然进一步缩短。要求手术时记录"判断的长度约多长",手术后要记录"实际测量长度",并立刻要记录接标本时的长度与固定后的长度。

有心计的患者和家属会非常珍惜被切除肠管的长度,曾经遇到过一例医患纠纷,起自于手术记录切除的肠管长度为 120cm,手术后向患者家属告知的是 100cm,病理报告诊断的肠管长度为 83cm。为此,患者方追究缺少的那一段肠管到哪里去了。事后,手术医生解释当时没有测量长度,手术记录上的长度是凭肉眼估计的。告知患者家属的医生解释到,不清楚手术记录的是 120cm,凭自己的观察在 100cm 左右。病理科的解释是将肠管放到甲醛溶液后的实际测量长度,没有记录接到切除标本后的实际长度。

在检查病历书写质量时,只记录切除小肠长度,没有记录到体内尚保留的肠管长度,由其切除长度超过 2m 肠管时,没有记录保留的肠管长度是不应该的。医学前辈告诫我们,切除的对患者已不非常重要,手术后患者肠道功能是否受到影响却是患者最需要知道的。当然只有少量肠管切除时,没有必要纪录还保留多少肠管。

测量小肠长度是件认真的工作,必须凭眼力、讲手法、靠经验,一丝不苟地逐步测量。假如我们将小肠分为 100 段,按每段 10cm 计算,测量时每段差 1cm,总长度就差了 1m,每段差 2cm,总长度就差了 2m,每段差 3cm,总长度就差了 3m。按照统计学结果,成年人的肠管长度在 5~7m,告诫我们测量时必须"心中有数",超过这个范围就需要留心测量时有无偏差,必要时重新测量,以免造成罕见的超长肠管报道现象。

据报道,成人绝对的空回肠长度约为 7m,正常人体内肠管受到持续肌张力的限制,小肠长度会明显缩短,测量时可以短至仅约 3m。所以临床医生能够体会到空虚的小肠比充盈的小肠总长度要短很多,肠梗阻时的肠管长度会更短。肠梗阻时肉眼估计切除的肠管要比切除后的实际测量短了很多。这就需要手术医生不但要实际测量小肠长度,还要根据肠管的即时状况给予适当的调整,才能够比较接近患者的肠管的实际长度。

在与手术医生议论肠管长度时,有的医生提出,他所见的患者身体高,所以肠管相对较长。对此医学统计方面也有明确的告知,即婴幼儿肠道为身长的 6 倍,成人肠道为身长的 4.5 倍,身高 180cm 的患者,小肠长度上限约在 8m 左右,还是指肠管处于空虚状态,身高 2.2m 的人,肠管长度才有可能长到 10m。

闲言碎语了小肠长度的测量,意在养成一丝不苟的工作作风。

"连续缝合"夺天工

在传统的综合性教学医院工作了几十年,接受恩师的教育、指点、告诫、训斥多多,能够总结出很多名言警句,其中就包括了手术操作技术必须"弃匠从师"的教诲,鞭策和激励弟子们矢志不移地提高切开、止血、打结、缝合四大技术,逐渐悟出了"弃匠从师"的内涵和哲理。

"匠"的解释包括了中性的"有手艺的人",如"匠人";略有贬义的"具有某一方面熟练技能,但平庸板滞,缺乏独到之处的人",如"匠气";褒义的"灵巧,巧妙的人",如"独具匠心"。"师"的解释是"教人的人"。"弃匠从师"就是告诫我们远离手术操作技艺的匠气,靠独具匠心,争取成为手术操作的能工巧匠,当一位名副其实的临床教师。

缝合操作技术的难易程度无足挂齿,只要缝补过衣服的破口,缝过扣子的人,就能够利用缘自发明骨针时代就有了的原始技术。连续缝合是利用一条较长的缝合针线,不中断地一针针缝合分离着的组织,比间断缝合增加了"送针、拔针、持针器夹针、抽线"四项技术，精雕细刻了这四个环节动作，手术操作就流畅自如，赏心悦目。

连续缝合的"送针"后不是拔之、弃之不用，而是前一针缝合的即将结束，后一针缝合的即将开始，为拔针和紧接其后用持针器夹针做好准备的环节，视缝合针的长短、曲度和局部缝合条件分为一次送针和两次送针。

"拔针"动作包括了结束上一次缝合的用针过程，下一次缝合的夹持针开始，是流畅连续缝合的最关键环节，发挥着承上启下的功能。不论术者还是助手拔针，都要求将缝合针"拔出即止"，以最小的距离停留在缝合处，等待用持针器接针。

"持针器夹针"是指术者将缝合针送出后，紧跟着的连续动作就是使用持针器接针，且一次恰到好处地夹持到缝合针的靠尾部三分之一，同时调整好针的方向，随后无须调整地执行下一针的进针缝合动作。

"抽线"在持针器夹针之后，抽出的缝合线不要影响下一步缝合操作。

明确了以上的四个技术环节之后，再观察临床医生的连续缝合技术，就可以发现以下不足。

"顾后不顾前"送出的针"头少尾长"，不便于拔针，或造成拔针动作笨拙。

"拔针扬长而去"拔针只为抽线，因为"一拔到底"缝合针就高入云端。

"跟踪追击"拔针云游天下，术者就只能用手捏针，或持针器找针夹持。

"作茧自缚"术者拔出的针恰好与下一次缝合反向，必须调整缝合针方向。

"别着马腿"该由对侧向已侧缝合的缝反向了，每一针都与助手别着劲。

"乱点鸳鸯谱"每次拔针后的摆针位置多变，不是等着夹持，而是"碰对"。

"责任混淆"术者与助手之间必须达到抽线分工的默契，不能随意处理。

"多此一举"夹持针做到了，部位和方向合理了，习惯用手再调整几下。

"少走半步"夹持针的部位、角度、扣紧持针器的力度不够，缝合不畅。

"吞吞吐吐"技术环节都符合要求，唯独操作时犹犹豫豫，停停顿顿。

手术医生延续了学医前对缝合的理解，朴素地使用着手术器械，信马由缰地对待着手下技艺，我行我素地走过了夯实基本功阶段，尽管已经做到了熟练程度，却达不到精益求精的标准，距离临床教师也就差了看似一步之遥。

临床教师必须研究手术操作技艺，通过言传身教影响一批学生，甚至一代人，给学生种下"教师完美"的种子，避免由学生敬告教师不规范在哪里。

"有效止血"热盐水

利用热盐水控制血管出血是很古老的手段，笔者第一次接触热盐水是在几十年前，当时开展脾肾静脉吻合手术，弥补缝合血管不严密的手段是反复加针。直到看不到活动性出血为止。科室的上级医生，也包括科室老主任看到了笔者的手术结果，当场被戏言为"烂眼猴"，告诫如此缝合毫无必要，堆积的缝合线越多越容易导致今后的瘢痕狭窄，合理的处理措施是应用热盐水控制出血。

随后，上级医生带领笔者参加使用热盐水的手术，实施门腔静脉吻合时，缝合血管比笔者操作的针距大，即使出血比笔者缝合时要多很多，在担心如此缝合效果难以保证时，立即用热盐水填塞到吻合血管局部，十分钟后出血全无，再审时被吻合的血管针针清晰可见，间距十分合理，表面平整漂亮，不得不承认这种处理实在是高，而且高出了一大截子。

以后使用热盐水就成为笔者的习惯，因为师从同门，手术方式基本相同，手术室内常备热盐水，随用随供应，使用起来很便利，一直沿用至今。目前使用热盐水的单位在逐渐减少,代之以凝胶海绵等凝血材料的越来越多,有的利用补针控制出血,因为属于各家手术方式不同,再次不便加以分析。

在使用热盐水的过程中,比较困难的是到外院会诊,手术前告知准备热盐水,应用时只提供的是温盐水,既耽误时间,又影响手术效果。关键是对热的理解。其实热盐水的热度必须超过80℃,进入到患者体内的温度不得低于60℃,唯此才能在局部造成蛋白凝固作用,起到有效的止血作用。这样的温度是否会造成血管内凝血是使用时所关心的,其实是比较安全的,这是因为血管内的血液是流动着的,这种方法好就好在血管内的温度被带走,血管外的温度足以构成凝血条件,而且使用方便。

加热盐水时也遇到过加热时没有在瓶装盐水上加用针头通气,导致盐水瓶爆裂,加热软质盐水袋时过度膨胀,只要及时提醒,事先详细介绍使用目的,告知加热方法,多能得到很好解决。

提出热盐水使用倒不是强调一定都要用,只是提供一种方便、价廉、有效的治学方法,供手术时参考。

"冰面之下"鱼常在

实施甲状腺手术与腹部手术不同的是对体位要求较为严格,教科书上介绍的体位为肩背部抬高,具体抬高到什么程度,有什么要求却少有分析。师从前辈们的施术方法,大致可以算作为照猫画虎,思考得不多,注意得不够。参加会诊,也包括审视周围医生们摆放的体位,逐渐发现了关注体位的重要性。

一次参加外院的会诊,该医院手术室条件比较简陋,用于甲状腺手术的背垫规格少,手术床上使用的是很容易被压扁的海绵垫子,手术前没有过多地考虑用自制代用品来确保肩背部垫高的有效性,手术中发现颈部基本没有敞开,表现为:①颈部皮肤松弛,手术刀带动的皮肤有很大的移动度;②游离皮瓣时颈扩肌的张力不足,颈部软组织被提的较高,施术效果不好;③甲状腺组织的位置相对深在,操作时的视野不清晰;④使用拉钩时,患者的下颌影响了拉钩的方向,患者竟然反映拉钩导致其下颌疼痛;⑤手术操作空间明显缩小,影响到手术效果。

有了这次颈部基本上没有垫高的经历,悟出了甲状腺手术背部垫高的道理,增强了摆放患者体位的目的性。患者的颈部有长有短,有粗有细,颈部肌肉力量有强有弱,也包括甲状腺有大有小,病变有单有双,施术有难有易,手术范围有广泛有局限,手术时间长短不一,患者对体位的耐受程度不同,就需要手术医生慎重摆放体位,这样做既关爱了患者,也方便了自己。

肩背部垫高是因为患者的颈椎正常姿势时前屈,头部稍微后仰,平卧位时枕部垫枕头的目的是维持住颈部的弯曲度,届时颈部处于相对松弛状态,这符合生理条件。手术时的体位是违反生理姿势的,目的是靠加大颈部前屈来方便手术操作,提供更大的手术安全系数。

经过不断地摸索发现,颈部后仰除了靠颈椎的活动限制,颈部肌肉的维持之外,还受到了颈前区皮肤的牵制,施术医生所能观察到的是颈前区的皮肤张力。颈前区皮肤是有弹力和张力的,之所以如此是因为颈部活动的结果,即有多大的活动范围,就有多大的皮肤弹力和张力,因此靠颈部皮肤张力判断后仰的范围就成为甲状腺施术时的摆位依据。

其方法为,施术前在患者正常体位上触摸患者下颌与颈部交角部位的皮肤张力,该部位的张力是颈部最小的,手术摆放患者后仰姿势时,以该部位为依据,只要皮肤被绷紧,患者的下颌角上仰即为合理体位,张力不足的影响手术操作,张力过大的造成患者术后颈部不适的多。这种体位尤其适宜颈部较短、手术操作难度大,时间长的手术。

甲状腺手术时有特殊的消毒规定,影响

消毒效果的原因是颈部为圆柱状,横行切口的两极距离消毒范围的边缘不足 8 厘米,因此就有了使用无菌手术巾团填塞到颈部两侧补救措施,意在延长消毒范围。这种构想有一定根据,但是应用时受到颈部血液波及无菌手术巾团,不可避免的患者颈部移动,待手术结束时,绝少有手术巾团与患者颈部贴合得如同预想的效果,因此,这样的操作存在一定的不合理性。

沿着颈部放置无菌手术巾团的线索深入思考,假如将手术铺单缝合于患者颈部,靠手术铺单隔绝了颈部的非手术区,等同于消毒范围的扩大。采用的方法是颈部消毒后,仍然于颈部的两侧填塞上无菌手术巾团,铺手术巾单后将手术野周围的巾单间断缝合于患者的软组织上,预留出的颈部施术范围完全暴露在无菌巾单的预留空间,要比不缝合时暴露出两个窟窿好,不至于由窟窿中落入纱布,手术台面还显得规整些。

影响甲状腺手术操作的因素很多,其中,较为突出的是游离皮瓣。实施甲状腺手术时,颈部皮瓣必须按照皮纹方向切开,颈部肌群基本纵向走行,导致游离皮瓣成为不可避免的操作,属于不得不给患者添加的额外损伤,既然是额外的就需要有个最小的度数,因此有探讨的必要。

教科书上对游离范围有明确记录,所介绍的内容适用于标准手术,照本宣科地采取标准的游离范围,对于颈部较长,甲状腺肿物较小,手术时间短,操作又较为顺畅的手术,游离的皮瓣就相对富裕了。绝大多数的施术医生能够十分注意游离皮瓣的度,也有的医生失于设计,或盲目扩大到备而不用,或无意缩小游离范围,而影响到手术操作,降低了手术的科学性。

游离皮瓣的多少要服从于手术的需要,甲状腺手术需要的关键是甲状腺的上下极,只要满足了上下极处理需要,甲状腺表面和外界就同时得到满足。甲状腺上极的位置常

深于下极,暴露效果不如下极,处理不当的出血给手术带来一定难度,尽管下极的喉返神经损伤后果更为严重,施术医生仍然关注的是甲状腺上动静脉的处理。因此,游离皮瓣的设计应以上极为主要参照物。

甲状腺上动静脉的处理需要空间,空间的大小是以能够安全地钳闭和切断血管束,即能够放置两把止血钳或三把止血钳,以及可供切断的组织余量为标准,操作时将拉钩的作用考虑在内。游离皮瓣的最小范围还应该考虑到如果游离范围不足将影响拉钩的摆放和用力因素。有了这两方面的思考,就能够在手术前根据触诊甲状腺上极的位置做出预判断。

根据以上的设计,绝大多数能够满足手术的需要,除非甲状腺肿物形状异常,周围关系识别困难之外,很少有补加扩大游离皮瓣的操作。运用熟练的操作技巧,合理地游离皮瓣时多数小于教科书上的标准范围,因为不是刻意追求缩小游离皮瓣,使手术的科学性得以落实。

参观了一例双侧甲状腺手术,手术全过程的操作相当好,待自己还在品味思考之中,于手术收尾阶段的引流管放置纳入眼帘,与全部手术非常不和谐,留下了不美的印象。

即将结束甲状腺手术时,为患者放置了手术局部的引流管,估计术者考虑的是颈部双侧手术,为了引流双侧就使用了两条引流管,因为颈部左右的距离远,就分别经由颈部戳孔,形成了"一线两点"的结束手术结果,后期手术瘢痕也就成了"一线两点"了。

从预防手术后渗出液的存留和观察出血而牺牲颈部表面的美观是值得的,因为为了预防而添加了不必要的操作,影响到美观就不理想,关键在于手术设计和构思的是否必要和合理。

放置引流管实属必要,两侧分别放置也是必需的,问题是有没有必要放置两条,而且两条还分别引出体外。如果由笔者选择,笔

者的处理方法是仅放置一条引流管，只需要将这一条引流管沿长轴方向一分为二，完整的引流管就变成了有分叉的引流管，如同"裤衩状"，两条裤腿分别放置在颈部的左右侧，裤裆和裤腰是完整的，只需在皮肤上戳一个孔将引流管的完整部分引向体外，既能够完成引流作用，还减少了一条引流管的戳孔，效果不受影响。

"一线两点"与"一线一点"就差在了这"一点"上，这一点如果属于手术医生应该想到和必须想到的，就要研究其道理。如果有的医生长此以往地使用裤衩状引流管引流，而且效果理想，就不妨试着使用。

"观察伤口"说美容

患者留下的切口瘢痕是手术医生的不朽名片。

手术瘢痕每天伴随着患者生活，是对医生赞叹，无动于衷，还是不齿于手术技术，皆因伤口是否美观。

手术代表着医院的综合实力，科室的服务理念，直接影响患者的信任程度。作为高年资医生的助手，多承担缝合手术切口的工作，患者见不到深部手术过程，但是能看到手术切口瘢痕，往往凭借手术切口估摸手术技术。因此，为手术负责，就必须严把切口缝合环节。

巡视病房时，看到了几例手术切口，感觉不甚满意。主要缺陷如下。

1. "形同蜈蚣"。腹部切口长度约 14cm，十几条缝合线切割到皮肤，形成与切口垂直的条条瘢痕，如同蜈蚣匍匐，非常不美观。手术缝合线的功能是对合皮肤，靠机体愈合机制形成纤维素和血管长入。缝合线过紧后，局部处于缺血状态不利于愈合。缝合线过紧后，直接嵌压到局部，导致与缝合线接触的皮肤坏死，最后瘢痕形成。

2. "参差不齐"。精工巧匠的特征是每次下针的部位不差分毫，缝合后的轨迹形如铁栅栏般地美观。总共十几针缝合线，结果长边距大到 3cm，小边距为 2cm，看上去长的长，短的短，就反映缝合时粗枝大叶了。

3. "歪七扭八"缝合的间距有大有小，缝合线之间不平衡。

4. 两针缝合线间出现了伤口开裂，原因可能也与缝合线过紧有关。

如果将这四种不规范都集中到了一位患者身上，手术切口就不堪入目了。

矫正缝合线的松紧，需要靠对每例患者的细心观察，这次手术缝合紧了，下次手术就稍微松一点，松过了头就再稍微紧一点。我的体会是"缝合时，伤口是稍微张着口的"，给手术后局部水肿留出余量，即加上水肿因素，仍不会造成皮肤坏死为度，愈合后如同"小"字，一线两点，而不是"十字架"。

缝合轨迹的美观，需要靠每次手术训练，熟能生巧。标准是两针缝合线间距 1cm，两针边距是 1cm，缝合后的两线四点形成正方形。

"举足轻重"引流管

腹部手术后利用好"预防性"与"治疗性"引流管，可以减少手术后的继发感染、局部出血、消化道瘘、腹腔积液、腹腔积气；治疗局限性脓肿、病理性积液、消化道瘘、减轻组织水肿、气体或液体造成的张力性压迫等。要将以下平面文字的使用须知，升华到自己的临床实践经验，有助于保驾手术的安全恢复。

1. 引流管的应用

(1)根据疾病的性质、术中状况、使用习惯，选择引流方法和引流管。

(2)术前未能作肠道准备、缝合或吻合的消化管有明显的炎症、瘢痕、水肿或缺血，难以防止发生术后消化管瘘、外伤挫灭组织多的腹腔手术时，必须使用腹腔引流管。

(3)急性坏死性胰腺炎手术后的腹腔引流，具有预防胰腺进一步坏死的作用，应视为治疗性质的引流。

（4）引流管的腹内端应放置于需要引流的重力侧最低部位，胃肠手术应放在吻合口附近，以确保充分引流出内容物，避免残留无效腔导致的引流管不得不长时间滞留。

（5）无菌手术的腹腔引流管允许经由手术切口引出体外，为了避免腹腔内容物污染整个手术切口，增加术后伤口感染和全层裂开的并发症，主张另外戳口引出引流管。

（6）为了预防引流管脱出或滑入体内，需要靠缝合技术与黏膏并用，牢固固定在腹壁上。固定引流管的缝合线距离腹壁 0.5cm 处打死结，绑缚在距离腹壁 0.5cm 的引流管上，引流管的体外段还需要利用黏膏与皮肤固定，以免暴力突然作用于引流管，发生意外。

（7）缝合组织时，勿将引流管缝于深部组织上，避免造成难以拔除引流管。遇到这种情况时，禁忌强行拔出，可以利用引流管的自身弹性，靠止血钳对引流管施加持续的低张力，直到如同肛瘘的挂线疗法，利用被牵张的缝合线切断被缝入的组织。

（8）术后必须确保引流通畅，防止引流管打折、移位，及时清除引流管内堵塞物。

（9）术后应详细观察引流液的数量、颜色、气味，以判断疾病的转归。

2. 临床常用引流管的拔除指征　引流管去留的时间，一般根据不同引流适应证及引流量决定。拔除过早，分泌物引流不充分，重新积聚。拔除过晚，感染机会增加，影响伤口愈合，甚至产生其他并发症。

（1）无菌手术的伤口和体腔渗血引流：一般伤口和体腔内，预防性引流管如渗出液（血）已停止或引流量少于 30～50ml/d，可于手术后 24～48 小时内一次拔除。拔除时应先予以旋转、松动，使引流管与周围组织粘连分离，然后向外拔除。如有障碍，切不可用力猛拔以免断裂，可等待次日拔除，对内部有固定的引流管更须注意。如有数根引流管，则可分次取出。

（2）脓肿引流：在脓腔缩小，引流量显著减少，小于 10ml/d，可采用更换细引流管或逐渐拔除，使伤口由肉芽组织所填充，防止皮肤层过早愈合。有时可用 X 线造影检查或通过 B 超、CT 或 MRI 观察脓腔是否消失，再决定引流管能否拔除。

（3）肝、胆、胰、十二指肠，泌尿系手术缝合处附近引流管，一般保留至术后 5～7 天，一切引流液停止始可拔除。

（4）纱垫压迫止血，宜在病情稳定，放置 3 天起，分次逐渐外拔剪短并于术后 7～10 天全部拔除。

（5）胃十二指肠减压管：一般术后 2～5 天拔除，其拔管指征：①吸引量减少，无明显腹胀，夹管后无腹胀。②肠蠕动恢复，肠鸣音正常。③肛门有排气，或排便。

（6）胆总管引流管：一般在术后 2～3 周拔除。拔除时应明确两点：①胆管内无感染。②胆总管远端畅通无阻。其拔管指征：①体温正常，黄疸消退，胆汁清亮，无絮状物及结石残渣，显微镜检无脓球。②胆汁引流量逐日减少，粪色正常。③引流管抬高，钳夹三天，无右上腹胀痛不适，无发热黄疸。④胆道造影，由引流管注入 12.5% 碘化钠溶液 20～60ml，X 线检查证明胆总管下端无阻塞，无结石存在。或 B 超检查 T 形管胆道镜检正常。拔管后，伤口以凡士林纱布覆盖换药，一周左右即可愈合。如手术仅限于胆总管探查或取石，术后 10 天左右便可拔除引流管，如胆道感染严重或肝胆管残留结石，引流时间应延长，并可经引流管胆道镜取石。对胆道狭窄或损伤成形修补术后之引流支撑管，须保留数周至数月之久。如需第二次手术，引流管不应拔除，以便手术时寻找胆总管。

（7）胸腔引流管：①胸腔闭式引流管与水封瓶衔接必须牢靠，避免衔头脱落，空气吸入胸腔造成急性气胸。②应将水封瓶玻璃引流管末端置于水平面以下 2～3cm，并依引出量多少，调节玻璃管入水深度，水封瓶应低于患者胸部 15cm 以利引流。引流量大者应用吸引装置吸引。胸管有效负压吸引为 15～20cmH$_2$O。③拔管指征：视病情而定，一般于术后 2～4 天拔除。肺膨胀良好（通过肺部听诊 X 线检查确定）。水封瓶玻璃管水柱无波动或 24 小时内引流量少于 50～60ml。夹管 24 小时，胸腔不再积气，即可拔管。④拔管方法：先剪除固定引流管的缝线，嘱患者深吸气然后屏气，同时将管拔出。并立即以凡士林纱布及厚敷料覆盖伤口，以胶布固定于胸壁，保持 12～24 小时，以防空气吸入胸腔。⑤脓胸引流管，闭式引流时，要经常注水测定脓腔大小，必要时，用碘油或 12.5％碘化钠溶液注入脓腔造影，如脓腔缩小至 15 毫升以下，可取出引流管，伤口换药，使其自行愈合。如为开放式引流，其处理与一般脓腔引流原则相同。

急性穿孔化脓性阑尾炎的腹腔引流管，长达 12 天仍没有被拔除，前一天的盆腔引流液为 20ml，查房时观察盆腔引流液为清亮透明的淡黄色液体，没有腹部疼痛和直肠刺激症状，反映腹腔内没有肠瘘、化脓性改变，也没有原发性腹膜炎的佐证，显然应该归结为"引流不畅"所致。

3. 不当使用引流管　按照引流目的，引流管可以被区分为预防性和治疗性两类，预防性应用的引流管应在 48～72 小时拔除，腹腔化脓的治疗性引流管留置时间视情况拔除。常见的引流管留置不当的原因，可以分为以下几种。

（1）引流管体内侧部分的处置不当：常用乳胶引流管需要由手术医生修剪腹腔内段的管头，剪出侧孔。管头部位的修剪呈"鱼口状"，为的是防止管头部位被组织封堵。侧孔要求剪出两个，第一个距离管头 2cm，第二个距离管头 4cm，而且位于第一个侧孔的对侧。是因为起到引流作用的是第二个侧孔，管头和第一个侧孔只起到收集液体作用。如果侧孔距离管头很远，或者侧孔过多，就等于引流

管的管端远离引流的最低位置，引流效果反而差了。再一个注意的是，侧孔的大小要与管腔口径一致，是因为起到引流作用的是引流管的管腔，不论侧孔被剪得多大，均需要通过引流管的管腔到体外。过大的侧孔会影响引流管的连续性，有被周围组织堵塞、长入，甚至有引流管断裂的危险。

（2）腹腔和盆腔引流管的放置不当：要求管端必须放置腹腔或盆腔的身体重力侧的最低部位。引流管的管端位置"悬空"，相当于仅引流积液的表面部分。造成管端位置"悬空"的常见原因包括：①阑尾手术的切口长度有限，难以确认引流管的管端放置确实放到盆底部位；②手术后的肠管蠕动和体位变化，改变了引流管管端位置；③手术固定引流管时，引流管的位置已经改动；④手术后，引流管向体外移动；⑤也包括引流管的侧孔位置过高因素。因此，普外科前辈强调"引流管必须由术者亲自放置"。

（3）引流管体外部分的处置不当：引流管接引流袋的目的是充分引流，引流效果最好的是引流管直接接到引流袋内，只是无法实现。既能够实现引流目的，还不至于影响患者在病床上适当翻身，就需要有适当的引流管体外长度。体外长度过短影响患者活动，造成引流管牵引的腹部疼痛，甚至引流管被拔出体外。引流管过长，会因管内液体积存，增加了体外阻力，影响引流效果。曾经见到体外引流管加上引流袋的塑料管总长 1200cm，再加上引流袋的塑料过口径远远小于乳胶管，两管接口部位的接头口径更小，造成了引流不畅。固定引流管的缝针要求在身体的重力侧，防止缝合线始终牵拉着引流管，增加局部疼痛。

（4）引流管的术后管理不当：引流管的管理包括两部分，一部分是动态观察引流量和性状，追踪每天的量是不是逐渐递减，有没有突然增多或减少，引流内容物的性状是否符合疾病的转归，借以判断腹腔内病理改变是

否与预期吻合。一部分是引流管位置的调节。要求手术后 2～3 天适当旋转一次，防止管端压迫周围组织，侧孔被周围组织封堵。注意体外固定是否可靠，防止被腹带或其他原因折曲引流管。

"知晓冲洗"引流管

冲洗的定义是"用水冲，去掉附着的东西"，之所以没有单用"洗"，加上了"冲"就意味着靠水的撞击作用，需要加些力注入水。冲洗腹腔引流管就包括了用水、适当用力和反复进行的三层含义。临床医生运用冲洗技术，需要本着这三方面研究具体的操作。

1."冲洗用水" 包括了用普通消毒水、生理盐水、高渗盐水、含有药物的水等。①普通消毒水起到稀释作用，适用于管道和残腔的冲洗，尤其适用于分泌物黏稠时使用，医院内的灌装蒸馏水便宜是其最大的优点；②生理盐水冲洗与普通医院用水作用相同，优点是与机体的渗透压相同，避免了机体不必要的微量吸收；③高渗盐水适用于炎症性残腔，不但能够起到冲洗作用，还能够减少局部水肿，有利于炎症消散；④含有杀灭细菌药物的水适用于残腔含菌量高，残留在腔内的冲洗液维持一定时间是其优点。

2."冲洗力度" 冲洗的目的是去除附着物，就需要视具体情况决定冲洗力度。冲洗封闭的残腔时，要考虑残腔的大小和腔壁的抗张强度，掌握的原则是以能够使黏稠的分泌物稀释，使沉积物能够飘起和浮动为准。对于瘘的冲洗时，要考虑部分冲洗液会通过瘘口逃逸，用力越大则逃逸的液体越多，稀释分泌物和沉积物的液体未必比适当用力更多。

3."反复冲洗" 冲和洗是一对姊妹，如同洗衣服一样，用水少量多次就比一次大量洗得干净。对于封闭的残腔一次注满未必比反复多半量冲洗效果好。对于瘘的冲洗，希望冲洗液在残腔内多停留，再随着瘘口流走，

以提高效果。以使用 20ml 注射器为例，一次注射全部液体时，液体顺利注入，说明流走的液体多。假如将 20ml 液体分次注入，即用力注射 5ml 液体后稍加停顿，然后再注射 5ml，如此反复的效果就比一次注射好。

4."观察思考" 冲洗的目的是为了患者，通过冲洗观察和思考是为了丰富自己的经验。例如：①一次注入 20ml 的液体，毫无用力就如同进入旷野般，反映了瘘口的通畅程度；②注入 20ml 液体后，靠静力水压反流 15ml，证明了残腔的大小仍为 2cm×2.5cm×3cm，基本与上次造影所见相同，反映残腔没有明显缩小；③第一次流出的冲洗液清亮透明，说明残腔内被基本冲洗干净，抽吸注射器后可见含有粪便内容物，为肠内容无反流；④因为冲洗液量过多，冲洗后患者需要上厕所排便，属于医生给患者增加了不适；⑤对于 15ml 的残腔冲洗，用量 60～80ml 就差不多了，是因为以 5ml 为一个冲洗单位，60ml 的液体用量就可以反复冲洗 20 次，应该能够见到清亮的液体；⑥因为引流管口径小，与其反复冲洗，莫不如极低流量的缓慢滴注。

5."滴注方法" 在引流管的某个部位接上三通管，平时患者随便活动，只要卧床就借三通管接上含有甲硝唑的冲洗液，并且与生理盐水或高渗盐水交替使用，每分钟滴注 10～15 滴。鼓励患者滴注的时间越长越好，起到封堵瘘口和冲洗残腔的作用。此法节省劳力，增加患者的治疗信心。

"引流置管"难拔出

在某县医院会诊了一例腹腔引流管并发症。患者为腹部外伤术后，盆腔引流管放置第 23 天，拔除困难。试图扩大腹壁戳孔处，持续牵张引流管，靠引流管弹力回缩由腹腔内退出，结果均告失败。会诊时切开了腹壁，进入了腹腔，取出引流管后发现：①乳胶引流管的腹腔内部分长度 6cm；②在长度 6cm 的范围内剪取侧孔 6 个，相当于每厘米一个侧

孔;③肉芽组织已经长入到引流管内;④不同侧孔长入的肉芽与肉芽融合成一体,封堵住引流管内孔;⑤引流管内外的肉芽组织结为一体,将引流管固定于腹腔内。

会诊后不禁想到以下内容。

1. 老一辈普外科医生谆谆教诲"术者必须亲自放置腹腔引流管"。这些前辈医生应该经历,或耳闻过类似典型的引流管并发症。手术医生事先想象不到会有这样的结局,故有必要旧话重提,广而告之临床医生借鉴宝贵经验。

2. 施术者剪取如此之多的侧孔,本意是防止引流管腔被堵塞。如果事先考虑到侧孔越多,引流效果越差,放置引流管的时间越长,并发症越多,就可能慎重思考设置每一个侧孔的必要性。

3. 腹腔引流管是通过流体虹吸起作用的,因此只有距离体外最近的一个侧孔实现虹吸作用,其他侧孔只提供液体聚集环境。在腹腔内引流管 6cm 的范围内剪取了 6 个侧孔,就完全破坏了引流管的虹吸作用,不可能有效完成引流任务,结果就导致了腹腔渗液缠绵不断,始终拔除不了引流管。

4. 亲自放置引流管的目的是确保最低位引流效果,与此相联系,对神志障碍、休克、术后无法控制体位者,要考虑如何实现合理腹腔引流。

5. 如果手术后短时间内出现了多部位的局限性包裹性积液,炎性腹膜炎迁延不退,炎性肠梗阻长时间僵持,多反映腹腔引流管的放置有误。

看似不起眼的腹腔引流管,或因为没有起到应有的作用,或因为长时间留置导致了并发症,给患者带来了痛苦,构成了医疗事故,就说不过去了。

在一些由年轻医生组合的手术科室,没有经历过腹腔引流管并发症的鞭挞,不清楚怎样避免并发症,发生并发症以后不清楚导致的原因,是难免的。任何操作都有其规定的程序和注意事项,有的摆在明处,人人皆知,有的比较隐晦,未必都清楚,还有的百年不遇,或者很少遇到,就需要有人指点或告诫。

有经验的会诊医生会自然而然地上手挤压引流管,发现引流管不通畅,观察到引流管并发症,能及时调整引流管的位置和方向,是因为引流管放置位置不妥,管腔被异物堵塞,管前端出现异常情况等曾经困扰过会诊医生,折磨过医生和患者,乃至于视引流管并发症为"井绳",下意识地提高了警觉。

术者要养成亲自放置引流管的习惯。有的主管医生想起来就把关,想不起来就听任下级医生处理。查房时,对引流管放置效果听之任之,轻视对引流管手术后并发症监管。反映有的医生尚不善于凭借引流管内容物的多少变化,随体位发生什么现象,判断引流管尖端位置,不善于预见引流管并发症极其影响程度。引流管的使用并没有什么高深的学问,然而使用不好会给整个治疗工作带来不小的影响,甚至使手术毁于一旦,贵在知晓和坚持亲自动手,不断总结经验。

"血糖监测"应知会

血糖监测是指对血糖值的定期检查,实施血糖监测可以更好地掌控糖尿病患者的血糖变化,对生活规律、活动、运动、饮食,以及合理用药都具有重要的指导意义,并可以帮助患者随时发现问题,及时到医院就医。

1. *血糖监测的意义* ①实施血糖监测可以更好地掌控患者的血糖变化,随时发现问题;②血糖监测结果可反映饮食控制和药物治疗的结果,指导对治疗方案的调整,改善治疗状况;③实时血糖检测可以降低糖尿病并发症的风险;④良好的血糖控制可以提高患者的生活质量,改善身体状况。

2. *监测血糖的时间* ①每天监测 4 次,三餐前、睡前各一次;②每天监测 7 次,三餐前、三餐后 2 小时、睡前、必要时下半夜还要监测 1 次;③出现低血糖时,要马上测血糖;④出现高血糖时,要马上测血糖并采取措施,1.5 小时后,若身体出现不适时也要及时监测。

3. 不同时间段监测血糖的意义　①空腹血糖是指末次进食 8~10 小时后的血糖值,反映在没有饮食负荷时的基础血糖水平,是糖尿病诊断的重要依据;②餐后 2 小时的血糖是反映胰岛 B 细胞储备功能的重要指标,提示进食后食物刺激 B 细胞分泌胰岛素的能力;③测餐后 2 小时的血糖能发现有无餐后高血糖,能较好地反映进食与使用降糖药是否合适,弥补空腹血糖不能反映的血糖状况;④睡前血糖反映胰岛 B 细胞对进食晚餐后高血糖的控制能力,是指导夜间用药或注射胰岛素剂量的依据;⑤随机血糖:可以了解机体在特殊情况下对血糖的影响,如进餐的多少、饮酒、劳累、生病、情绪变化、月经期等。

4. 监测血糖的频率　①刚刚被诊断为糖尿病,接受胰岛素治疗或正在使用胰岛素泵的患者,每天监测血糖 4~7 次;②胰岛素依赖型糖尿病患者空腹血糖>12mmol/L 每天监测血糖 4~7 次;③非胰岛素依赖型糖尿病患者空腹血糖>16.2mmol/L 每天监测血糖 4 次;④反复出现低血糖,妊娠或打算妊娠时,调整胰岛素的用量时,要及时监测血糖。

5. 适合自我检测血糖的糖尿病患者　①服用口服降血糖药的患者;②实行胰岛素强化治疗的患者;③全部用胰岛素治疗的患者;④不稳定糖尿病患者;⑤反复出现低血糖和酮症的患者;⑥妊娠糖尿病的患者;⑦肥胖患者。

6. 血糖监测的注意事项　①应每年检查 1~2 次患者的自我监测技术,尤其当自我监测结果与糖化血红蛋白或临床情况不相符时;②血浆葡萄糖水平比全血葡萄糖水平高 10%~15%;③患者应做好血糖监测日记,包括:血糖测定时间、血糖值、进餐时间及进餐量、运动时间及运动量、用药量及时间,以及一些特殊事件的记录。

7. 需要及时监测血糖的情况　①出现饥饿感,有可能是因为低血糖,或者因胰岛素抵抗,虽有高血糖但是不能被机体利用,一定要查血糖,以避免盲目施治;②口渴是高血糖的症状之一,要搞清楚是因为血糖高,还是因为体内缺水;③血糖波动时,患者易感疲劳,如果觉得全身没劲,应测一下血糖;④患者在高血糖或低血糖时开车都是很危险的,如果血糖过低,你可以先吃点糖,15 分钟后再检测一下,确认正常后再上路,如果测出来血糖过高,最好请别人开车;⑤有些患者因血糖过高和过低,都可以表现为睡得特别死;⑥低血糖的症状包括易怒、焦虑、颤抖、心慌、出汗、饥饿等,出现情绪变坏时,应该测血糖;⑦压力骤增、家庭变故、工作压力会使血糖水平升高,如果压力来源持续存在,需要频测血糖;⑧忙碌本身会让血糖升高,另外也容易让人忘记测血糖,甚至忘记吃饭;⑨运动会使血糖短暂升高,随后又能降低血糖;⑩糖尿病患者应该对身体的暗示保持敏感,出现任何不适都要尽快测血糖。

了解了以上有关监测血糖的内容后,我们就掌握了:①在病房内的晨间采血,未必采集的是空腹血糖。假如患者在采血前的 8 个小时内有过进食,则所测定的值就不准确了。②空腹血糖必须是指没有外界糖源供给情况下的基础血糖数值,如果静脉供给了糖粉,就没有了测定意义。③于输入葡萄糖时采集血糖数值属于违规操作,不但对患者毫无意义,还会造成误诊误治,无效检查还可能导致费用纠纷。④餐后 2 小时血糖数值的测定目的,是了解胰岛 B 细胞功能,一次测定后就基本掌握了患者糖尿病的概况,没有必要反复测定。⑤空腹血糖和随机血糖的测定非常重要,餐后血糖,尤其对输液中的腹部手术后患者,要根据需要灵活掌握。⑥有人试验,输入葡萄糖液体后监测血糖,证明对血糖数值有影响,尤其对糖尿病患者和老年人的影响明显。也有人主张,输入含糖液体2小时后监测血糖,其数值基本不受影响。⑦有人统计,在输入含糖液体的同侧肢体上抽血,必然影响血糖的监测数值。⑧假如在输液时抽血,查出的血糖值为20mmol/L,是非常难办的。凭此数值提示的是高血糖高危状态,护理老师未及时通知主管医生,则属于"知情未报",主管医生未予处理,则属于"置若罔闻"。摆在病历中就留下了"难圆其说"的纠纷隐患,再次复查对患者又"出师无名"。

第15章 提高素质

"成才规律"话短长

1. 临床医生需要社会的承认　医疗服务是一种高级服务行业。临床医生必须通过医疗行为实现自己存在的价值,因此,吸引广大患者人群到自己的周围,得到广大患者的承认、向往和崇拜,就应该属于行业的需要。研究临床医生的成才规律,也就是说要研究如何在医疗市场上占有一席之地,成为能人,是摆在每位从事医疗活动人员面前的课题之一。

临床医生的成才必须被广大患者认可。用老百姓的话说就是达到"专家、名人"的程度。作为医生本人就是获取社会上的"知名度"。"知名度"的获得需要时间,时间短了不行,必须有数量上的积累。

要对基本患者人群有清醒的认识。所谓的基本患者人群,是指有了病专门找你求治,或者是经过你的诊治以后就离不开你,除了你以外不再找别人看病的患者人群。

在现代"生物-心理-社会"医疗模式下,临床医生更应该重视的是临床医学的生理和社会部分,更应该重视对患者和家属的心理诊治。

2. 临床医生要训练自己能力　人的素质,主要由智能和技能组成。智能表现在:观察力、注意力、记忆力、理解力、分析力、逻辑思维推理能力。作为一种行业,医务人员的素质特点不同于其他行业。

(1)观察力:"生物-心理-社会"的现代医学模式,要求我们医务人员既要观察患者,也要观察导致疾病的心理和社会背景。盲人没有眼睛也要观察世界,聋哑人不能用语言交流也要交流世界。医生是干什么的?是看病的。"病"并没有写在每个患者的脸上,你只有通过"望闻问切"才能发现疾病,这就要求你既知道有什么样的病,这就是基础学习;你还得知道病在不同患者身上的表现形式,还能想方设法得到病的信息,这就是临床诊断和鉴别诊断的经验。

(2)注意力:人的注意力是有区别的,医生的注意力要高于其他从业人员。国外律师的秉公办事、高薪养廉,会计师的经济调控、帷幄运筹,医生职业的救死扶伤、综合复杂,决定了报酬的可观程度。综合性医院的注意力在于面面俱到,专科医院的注意力在于重点突出。专业分科决定了医生注意力的走向。不同年龄段的医生注意力也不同,低年资的医生注意力更多的是发现疾病,高年资的医生注意力更多的是发现疾病过程的合理性。注意力的培养只能循序渐进,而且不能错过任何机会。

(3)记忆力:记忆力分速记力和铭记力。基辛格能记住一万多个电话号码。克格勃、中央情报局的特工能在一分钟内记住60个杂乱无章的图形。医科大学的学生念书门类是相对多的,完全记住不可能,但是铭记力越好的人,工作起来越灵活。铭记能力差的可以通过电脑帮助记忆,先决条件是你的信息库必须大。医院的条件决定了医生是不是占有更大的信息库,能不能接收。"狗熊掰棒子"是形容速记力差的一种寓言故事,临床医生吃一堑不长一智的案例实在太多了。

(4)理解力:临床诊断如同撒网捕鱼,鉴

别诊断的过程实际上就是"覆盖一个面",限定疾病的范围;"设置一张网",去粗取精、去伪存真;"收网捕鱼"得出你要的正确诊断。理解能力高的,能选择到下网的区域,知道用多大的网眼正合适,收网的过程中还别让鱼跑了。知识面越广,临床积累越多,理解力越高。

(5)分析力:病例讨论、出院讨论、死亡病例讨论、会诊、查房都是训练分析力的过程。主动分析和被动分析有着本质的区别。

(6)逻辑思维推理能力:是必不可少的抽象思维,高层次的思维,这是临床医生必须刻意训练的素质。

(7)再有就是技能:临床科室、检验科室、影像诊断科室、介入科室、治疗科室都有对人员的基本技能要求。

3. 临床医生要做到诚信 只有经得住考验的临床医生才能走得更远、更高。

(1)临床医学是经验医学或探索医学,运用已知和探索未知始终贯穿在医疗活动中。

(2)不同年龄段的临床医生要面临不同程度的成功与失败。

(3)要想获得社会的承认,首先要获得医院、科室、同事的承认。

(4)临床医疗活动是有评价标准的。

(5)付出永远大于获得。

(6)真才实学来不得半点虚假,包括:①诊断能力和水平是通过比较,逐渐体现的;②进步的梯度远远重于登场亮相的瞬间;③干到别人干不到的程度,就不用任何虚假。

"临床医学"惠强人

人属于动物,动物的本性离不开争巢斗争、争雌斗争、争食斗争,体现在工作中就是争强斗争,希望自己是最强的。人又是高等动物,有别于低级动物的是具有了思维和理智,懂得控制自己争强的欲望,由此维护着集体利益,保持着和谐与凝聚。

临床医学的属性为经验实践活动,不属于单纯的发明创造科学,更多的是借助于前人经验,参考现成的信息,将已有的医学知识转嫁到患者身上,说简单了就是效仿或模仿前人的工作,吸取前人的经验,积淀自己的经验,不断进步。

患者各异,疾病表现不可能一个模样,加之临床医生千人千面,就形成了疾病的复杂性,或者诊治疾病的简易或疑难程度,也就有了诊治疾病质量的高低之分,决定了成功与失误将伴随着临床医生的一生。

世界上五十多亿人口,临床医生几十年接触的患者只能是人口中的沧海一粟,所见疾病十分有限,再考虑到年龄、阅历、所处环境等因素限制,所见疾病就更少了。没听过、没见过的病例多如牛毛,自己无非充当着眼前疾病的诊疗者,谈不上有多么大的高大,能当上个应对临床工作的娴熟者就已经不错了。

之所以这样讲,是因为临床工作中,还有个别医生争强到"表演医学"的程度。因为故作强人,本应不为的手术有所为了,本应不耻下问的羞愧了,本应三省吾身的不省了,本应纠正失误的掩耳盗铃了,结果事与愿违,不但强大不起来反而暴露了知识缺欠,使自己遭受了一次又一次打击,损失不可小视。

临床医学的经验和实践告诉我们,成功不足奇,失败不足挂齿,我们就是在患者的满足和失望中进步着的,不断积累满足患者,减少失望和弥补失望的不足是我们的唯一选择,也就不会因为了满足就沾沾自喜,也用不着因为不足或失误遮掩,坦然以对,就不会人前挺着,夜晚陷于苦恼之中了,整天用警觉的眼睛环视周围人对自己的观感,闻着每位医生散发的气味。

面临失误就惧怕了,推脱责任,避患者以远之,强词夺理,死不认账是故作强人内心空虚的表现。要知道没有见过的疾病实在太多了,诊疗矛盾导致诊治棘手的疾病非临床医生所能左右,导致临床医生陷入被动的偶然因素暗箭难防,阴错阳差引诱临床医生落入陷阱也非罕见,诸如此类伤害临床医生的现象确实存在,遭遇到了就只能硬挺着上,躲不开,避不掉,越惧怕就越上赶着临床医生,受伤害最重的是故作强人者。

临床医生是需要接受保护的,真正聪明的医生是找到靠山,靠山来自高年资医生,有诊治单病的经验者和敢于承担责任的游刃有余者,只需一个"请示"记录在案就得到了有效保护。科室主任是最需要保护的,这是因为没有了退身步,唯有依靠三级医疗、会诊、病例讨论、报告制度才能保护住自己远离风险。故作强人者毫无疑问的是不能利用保护伞,放着河水不洗船,甚至排他的莽撞人。

临床医学来不得半点虚假,患者是最实在的路灯,诊治对了就亮绿灯,诊治有误就亮黄灯,诊治大相径庭就亮红灯,除非色盲或色弱,明摆着的结果人人皆知。唯独交通法盲,众人皆停唯他独闯,被交通警察拦住还不知惊醒,受到处罚还不知下不为例,将故作强者比喻为交通法盲,言之不过。

争做临床医学的强人值得提倡,靠自己的铁杵磨针的持之以恒,周围人毫无顾忌地鼎力帮助,良好的综合素质,夜以继日地苦读,实践中不懈地积累经验,脱离"伪强人"的虚幻臆造,逐渐打造自己成才。

"上中下工"知足迹

病房是医患共同活动的场所,是演绎医疗活动的舞台,在病房空间活动的人既是演员也是观众,翻开记录人物活动的剧本,追踪临床医生的行为轨迹,处处充满着无声的竞争,上工"深得患者民心"、中工"人过忘记留名"、下工"甘为众人牺牲"。

住院时,患者和家属对临床医生不了解,面对着瓜果梨桃各个鲜香,吃到嘴里方知味道如何。患者和家属都有心里的小九九,孰甜孰酸皆心知肚明,或缄口不语或脱口而出,变幻出一段段病房情结。出院时,有的患者盘算着如何缠住主管医生不放,为今后开方便之门;有的认为主管医生无足轻重,联系不联系两可,有的则视主管医生为庸医,从此避而远之。

患者住院时的心态满足来自两个方面,一方面体验主管医生对自己如何,另一方面是判断自己在所有患者之中是否享受到最好的待遇,均得到满意,就产生甜的感觉。主管医生只对所管辖的患者格外下工夫,对其他患者视而不见,漠不关心,其他患者就会产生酸的感觉。这一甜一酸就酿造了病房对每位临床医生的舆论,盘旋在病房空间。

绝大多数临床医生靠本能工作,很多医疗行为是下意识的,很少有临床医生念念不忘与周围医生竞争患者的口碑,实际上,只要与患者接触就实践着医务人员之间的竞争。有的临床医生轻而易举就获得了患者的信任和爱戴,有的临床医生成为优秀医生的陪衬,也有的临床医生自毁威信,靠拉大与优秀医生的差距,扶植着优秀医生越来越好。这就是病房工作的特点,即由优秀医生唱主角,周围众星捧月的无情竞争规律,由不得临床医生是否愿意和能否接受。

例如,早上巡诊病房时,临床医生面见患者的口语和肢体语言,既影响所管辖的患者,也影响同病室的其他患者,当临床医生只想着在患者面前如何表现自己,随心所欲地说、随心所欲地想,不考虑患者在想什么、盼望着什么,不认真倾听患者的表述,没有解决患者的顾虑和疑问,不思考患者如何分析自己、如何判断自己,就与患者的心灵格格不入,如果再走马观花、蜻蜓点水似地走过场,医患之间的两颗心都还在凉着,主管医生不懂得教给患者使用赞美的语言,也就享受不到患者编纂赞美故事的兴奋,即便患者想往这样的医生脸上贴金,都找不到地方,剩下的也就只有不满,甚至诋毁了。

患者住院后,恨不得医护人员围着自己转,整天对自己嘘寒问暖,获得在襁褓中的感觉，虽非亲人却胜似亲人，目的是得到安全感。临床医生管一组患者，工作繁忙，有时无序，不可能完全满足患者的要求，甚至相差甚远。娴熟患者心态的主管医生，无须费很多时间，见缝插针地扫上患者一眼，打声招呼，走到患者床旁说上两句话，在患者漫长等待中出现了可供休息的驿站，医生无心换来的是患者有意，就比光提供早点，没有午饭和夜餐更容易博得患者的倾心。

白天病房里人来人往，医生和护士的人数多，患者之间也相互有个关照，到了夜间是患者最感孤寂的时间段，所以，下午的下班前查房最受患者欢迎。夜间值班医生的工作量不好估计，每位医生的责任心还不甚一样，能否坚持在这时查房最能体现主管医生对患者的关心程度。每个医疗组都能够履行查房义务，就需要看哪个医疗组与患者更贴心，如果有的医疗组查房，有的医疗组不认真查房，甚至不查房，就等于告诉了患者我是不关心你的医生，对比之下，不查房的医生就处于科室内部竞争的下风。

患者住院时，主管医生善于校准患者的定盘星，调整好医患之间的紧张度，永远使患者和家属的紧张度高于主管医生。住院期间靠行为缓解患者的心理紧张，使患者看到希望，想象到必然结果，教会患者如何住院，引领患者跟着主管医生走，患者就会牢牢地挂着医生这根拐棍，而不是快要跌跟头时再到处找主管医生要扶手。出院时要向患者敞开大门，主动表现出对患者恋恋不舍，直接约定患者复诊，或暗示给患者随时接待其亲朋好友回来做客。患者出院后，使患者感觉到自己还四平八稳地躺在主管医生心中。

临床医生的性别、性格、年龄、阅历不同，接待患者不可能千篇一律，利用自身的特点，外向的医生有外向的接待患者手段，内向的医生有内向的接待长处，不能成为科室内部竞争优劣的决定因素。关键的是必须具备高度的竞争意识，由下意识工作转变为有意识

地参与科室竞争，鼓励后浪推前浪，提倡水涨船高，病房的良性舆论不断提升，所有医生就都得到患者推崇，其结果是大家共同受益，也就达到了内部竞争的最终目的。

"科班培养"习微雕

经常有学生询问什么叫科班。查阅现代汉语词典的解释为"旧时招收儿童，培养成为戏曲演员的教学组织。常用来比喻正规教育或训练。"反义词就是不正规教育，或不规范训练。如此一来就比较容易回答什么叫科班了。

曾经参与一次手术后肠瘘成因的会诊，该肠瘘出现在手术后第三天，位于手术切口下极正中的小肠前壁上，直径约1cm，肠壁充血水肿，肠瘘边缘外翻，肠内容物显稍微浑浊的墨绿色，能够排除胃空肠吻合口瘘、空肠空肠吻合口瘘。参与手术的人员详细汇报了手术经过，排除了直接损伤到肠管的可能。有的会诊医生认为，有可能是缝合腹壁伤口时缝合到了肠管上，导致术后出现肠瘘。主管医生对这种损伤原因表示不好理解，认为自己关腹时非常注意了避免副损伤，而且谈到"缝合时，我已经习惯使用上了压肠板，怎么能够损伤到肠管？"

事后，带着主管医生是否有损伤肠管可能的质疑，观察了其手术的关腹过程，而且嘱咐其务必随着操作，讲解技术要领，证明自己的手术操作是规范的，没有损伤肠管的可能。手术过程中，为了强化科班意识，针对不规范的操作提出了问题，施术者逐一予以回答。

1. 缝合腹壁的起止 术者宣布开始关腹，于是术者使用镊子夹住一侧腹壁，拿起了圆针准备缝合。

此时提出："你决定从哪里开始缝合腹壁？"

"从哪里开始缝合，是问我吗？"术者迟疑道。

"你准备从剑突方向向脐部方向缝合，还

是从脐侧开始?"

"这有关系吗?我有的时候从上往下缝,有的时候从下往上缝。"

"两种方向的缝合,有区别吗?"

"怎么还不是缝合呀?"

"损伤腹腔脏器或器官的概率一样吗?"

显然术者对这样的提问没有精神准备。

于是告诉术者:①直视下缝合的损伤机会最小,应该最先缝合容易损伤肠管的部位;②随着缝合到最后,越来越不容易见到腹腔内容物,成为损伤的高发部位;③上腹部的剑突下为胃壁,耐受损伤的能力强于脐周的肠管。"由脐周开始关腹"这就是教学医院必须反复告诫学生的规范缝合起止方向。

2. 使用了压肠板　术者随后调整了缝合的起止部位,改成了规范的从脐周开始。器械护士熟练地递出了压肠板,助手顺势将压肠板放入腹腔。待术者准备缝合时,提出了质疑,询问:"将压肠板放到腹腔时,应该注意什么,换句话说,压肠板的功能是什么?"

"就是把肠子压住,不往手术切口跑!"

"上腹部有大网膜,与胃癌根治术后没有大网膜时,肠管对压肠板如何反应?"紧接着告诉到:①将压肠板放到腹腔内,确实能够起到压住肠管的作用;②金属的压肠板质量不同,有的轻,有的重,因为压肠板有重量,就有可能如同"按下葫芦起了瓢",致使肠管移动到压肠板的浅面;③压肠板的效果与深入腹腔的深度有关,未必越向腹腔深处放就越有效;④压肠板具有一定的柔软性,将常被手术医生弯曲得歪七扭八,使用前必须根据现场需要调整;⑤务必轻轻放置压肠板,必要时需要助手调整使用;⑥本例患者已经没有了大网膜,幽门梗阻导致肠管较为空虚,耐受不住压肠板的力量,结果随着压肠板下沉,周围肠管似一拥而上,手术切口下仍然堆积着肠管。

培养规范的手术医生,就必须知晓使用器械的用途、方法、注意事项。粗看压肠板就是一块定型的金属片,其实进入腹腔后会出现很多种状态,知道了才可能为我所用。

3. 缝合进针时的提醒　助手调整好了压肠板后,术者熟练地缝合了腹直肌后鞘及其腹膜。这时向助手讲到此时的误伤因素。包括:①有的术者习惯使用压肠板,有的不使用,要知道使用压肠板后必须如同没使用时一样,仍然需要靠直观所见,证实没有损伤肠管;②压肠板的宽度不足以保证远离切缘的缝合安全,进针时必须用镊子提起腹直肌后鞘和腹膜,确认没有损伤;③应该养成大网膜复位的习惯,借助大网膜防止直接缝合肠管,避免肠管与腹壁粘连,甚至肠管由腹壁缝合间隙疝出;④有的术者待缝合完腹膜和腹直肌后鞘后,伸入手指,进一步证实缝合时没有副损伤,腹壁缝合效果可靠。

经过手术现场的观察和分析,想必手术医生会清楚,科班培养的医生具备了先天免疫功能,发生类似肠管损伤的机会大大减少,既能够警惕意外肠瘘的发生,也能够较为科学地做出损伤原因的分析。没有经过规范培养的手术医生,难以步入坦途,就比较容易与风险为伍。

有的手术医生面对手术的损伤感到不解,束缚在"长此以往,就是这么干的,为什么就不出事"的困扰之中。其实这样的疑窦也不难解开,长此以往在不规范下工作,隐患必然时时刻刻地追随着自己,出现事件仅仅是一次缺陷的暴露。不规范操作未必次次缝合到肠管。接受科班的规范培养,也不见得不出现手术意外,然而从意外发生概率上分析,工作的安全程度要高了很多。

经过了实地考察,与术者共同探讨了手术后肠瘘的发生原因,无不归结为对"疏忽"的防备能力不足,认识到手术的基本功,既包括了提高手术质量,也包括了如何规避手术风险。

工夫源于基本,就要推导到提出标准、确定标准的源头,探究其中的为什么,也就自然而然地通晓了为什么不能出格。所谓的童子功,也是告诫的是基本功,需要从"童子"阶段练起,是因为一张白纸没有瑕疵,所练的工夫不走样,更符合"基本"的要求。

"临床工作"议三商

医务人员的成长离不开"三商",即智商、情商、逆境商。智商相当于一个人头脑的能力,对临床工作反应运转的快慢,智商高的医生可以取得更大的成绩;情商是对医疗环境的适应和工作情绪的调节能力,智商高的医生为人处世面面俱到,不慌不忙,能够从容应对、潜心处理;逆境商指的是医务人员面对逆境不屈不挠的精神,战胜逆境的勇气与能力。

情商范围较广,一般包括了逆境商。逆境商高的医务人员,其情绪调节能力与情商同步,离不开情商好的基础。智商相当于情商和逆境商的基础,是先天的硬件条件,有一定智商的医务人员,才能更好地去领悟医学领域,作为情商的开发软件,促使情商得到更大的发展。智商高,情商低的医务人员,没有很好地提高情商,过于专注了学习和学业发展,很难创造出优异成绩。情商高的医务人员,其逆境商也不会低。服务于病患的临床专业医务人员,在提高智商的同时,必须重视情商和逆境商的训练。

优秀医务人员的绝大多数是从孩童时期就开始接受良好教育,进入到大学阶段接受系统的医学专业教育,实践中接受书本知识与实践结合的教育,为的是提高自己硬件的智商。学业的成绩最大限度地反映了医务人员的智商水平,表现在重点中学、名优医科大学毕业学生的智商确实较高,认识问题和接受问题的能力强,被人们普遍认为"脑子快",所以智商高的学生受到名牌医科大学和用人单位的欢迎。

在工作单位,智商高的医务人员体现在基本功过硬,基本功就包括了掌握书本知识的扎实,对医疗实践的认知能力高,懂得在实践中不断丰富书本知识,由书本知识转化到

实践能力的速度快,靠实践中的质疑找到书本上的释疑所在,问诊病史和捕捉体征与教科书要求同步,掌握适应证和禁忌证合理,应用物化诊断恰到好处,治疗效果佳。智商高的医务人员重视书本知识和临床实践,就为积淀知识底蕴提供了基础。在实践中,能够由里及表、由点到面、由浅入深、举一反三地扩大知识面,逐渐体会到临床工作的有所为和有所不为,越来越多地积累到工作经验,直至认识到在常见病中的少见病,看似少见病实则常见病的规律,将临床逻辑思维引申到疾病的背后,靠观察力、注意力、记忆力、理解力、分析力、逻辑思维推理能力和技能技巧,丰满着自己。

医务人员的成长速度既受到医学知识基础的影响,也受到实践时间和数量的影响,就有了成长速度慢的必然规律。慢的原因就在于所面对的患者"一面千人",同样的病患反映在不同的患者身上,诸如患者的年龄、性别、体质、生活基础、受教育条件、认知疾病的能力、就医的主动意识、既往患病的有无、周围疾病谱等,会影响患者对疾病的感受和表述能力;患者就医的时间早晚,对疾病的感受和反应强度,对诊治效果的预期,对医学的理解,对医务人员的适应能力会影响接受诊治的依赖性;医疗群体的传统,人员组合的梯队形成,诊治疾病的疾病谱,科室积淀经验的厚度,医院设备和相关科室的支持能力,培养医务人员的意识等,都会影响到医务人员的智能发展。基于以上诸多内外界因素,就有了脑系科和眼科的成才速度快于普通外科,普通外科快于内科,专科医务人员快于综合医院等常见现象,或者说规律。

按理说,情商的提高是与智商同步的,然而,情商指的是对医疗环境的适应和工作情绪的调节能力,又与智商拮抗。不适应医疗环境和工作情绪不高的医务人员,就比较容易降低了智商的不断进取意识,在智商方面表现出有所下降,或者停滞不前,出现了进取

过程的低谷。这种低谷延续时间的长短,直接影响到医务人员能否成才和成才的时间早晚。在临床上,可以见到有的医务人员始终稳步发展,胸怀远大,有一股子矢志攀登的气势;有的医务人员三天打鱼两天晒网,一个阶段很卖力气地工作,一个阶段低沉;有的医务人员整天昏昏沉沉,如同和尚撞钟一般,给人留下了走不远的印象。

医疗环境对医务人员的影响不可小视。其中包括:①能否正确估计自己在医院和科室所处的地位;②能否从医院和科室的传统中获得最大影响;③医院和科室的疾病谱能否支持自己提高知识底蕴;④科室的学术带头人能否带领自己向学术领域的纵深发展;⑤医院和科室的学术氛围能否有力地逼迫自己不能有所懈怠;⑥周围同年资工作人员的竞争意识能否促进自己的学习;⑦周围是否有指出临床行为缺陷的良师益友;⑧医院和科室有无严格监督工作行为的实施措施;⑨医疗的社会环境是否有利于医务人员大胆工作,勇于进取;⑩医患关系的局部基础能否有利于工作的稳定开展等。

工作情绪是情商的重要体现。其中包括:①能否靠职业意识支持自己不虚度年华,永葆医学生命的价值;②能否把握住自己的工作环节不走偏、不失误、不低迷;③能否正确认识眼前利益的组成,不断矫正从医的远见;④能否认识到不重已有,一日三省,能见不足,是医务人员的成长规律;⑤能否正确判断医院惠予的机遇,把握住外因的支持作用;⑥能否正确处理医院、科室、家庭与自己的辩证关系;⑦能否从周围医务人员身上获取到营养自己的经验、教训,并践行到自己的工作中;⑧是否有经验总结意识,记录下工作的每一天,不断丰满自己的知识档案;⑨能否严格执行规章制度,靠守格不浮躁地读书和实践;⑩能否认识到竞争是与自己竞争,靠的是基本功和知识底蕴等。

医务人员面对的是社会人的患者,医学

经验的书本知识,不属于发明创造的临床实践,执行的是前人经验的总结结果,被制约在临床医学的法律法规,医务人员行为准则之下,是共同诊治疾病过程中的一个环节,是落实诊治质量的责任人之一,系患者提高生活质量和生命延续的重任者。因此,决定了医患和谐与凝聚,医患矛盾与纠纷并存,是不以医务人员的意志为转移的客观规律。扩大了这种必然的矛盾就会使医务人员谨小慎微,缩手不前,影响到医务人员的成长,忽视了矛盾的错综复杂性,就令医务人员深陷到苦恼之中,容易出现前进过程的低谷。因此需要医务人员面对逆境不屈不挠的精神,战胜逆境的勇气与能力。

面对逆境的不屈不挠精神,需要:①掌握医患矛盾和纠纷的客观规律,知晓只要选择了这个职业,就同时接受了逆境的现实和考验;②认识到临床逆境有其必然规律,偶然规律,甚至有不可预见的遭遇性;③认识到医患矛盾和纠纷的引爆,与医务人员的智商和情商缺陷难脱干系;④应该承认医患矛盾和纠纷,有选择地剑指那些"只拉车,不问路"的部分医务人员;⑤医疗缺陷和差错形影不离地贴近医务人员,考验着医务人员的免疫能力;⑥提高智商和情商,构筑避免医患矛盾和纠纷的防线,提高自卫医学的能力,将规避医疗风险的红线前移是明智之举;⑦认识到"生物医学"理念是发生医患矛盾和纠纷的根源所在,研究和运用现代"生物-心理-社会"医学模式,是医务人员的必由之路;⑧提高综合素质,依靠行政人员管理,紧跟医院的部署,靠集体力量远离医疗风险,是形势的需要;⑨认清"规范、质量、服务"三者的关系,靠规范保质量,靠质量服务于患者,是医患和谐的基石;⑩在重视医患关系、医护关系的同时,还必须高度重视患者内部矛盾、经济矛盾和社会矛盾对和谐患者的影响等。

战胜逆境的勇气与能力,需要:①善于研究处于逆境的主要矛盾所在,权衡好医患双方矛盾的症结所在,掌握缓解矛盾和纠纷的主动,是勇气的基础;②合理判断次要矛盾因素的发生、积累、撞线、爆发,是实施勇气大小的评分标准;③勇气来源于医务人员的宏观掌控意识,微观处理决断,而不是靠气势和蛮干;④逆境商赋予医务人员缓解医患矛盾和纠纷的途径、手段和方法;⑤智商是把双刃剑,依赖于智商,仅靠学术说服远离学术的患者方,无异于火上浇油,拉大医患间的距离;⑥情商的施展前提,必须是医患间开始有了融洽的氛围之后,有了能谈实质问题的境遇,否则我就成了退缩和懦弱;⑦以进为退、不进不退、以退为进,辅以以事实为依据的互通认识,找到双方敞开心扉之门的钥匙,使勇气有了用武之地,体现的是能力;⑧经一事长一智,不在原地反复跌跟头,不重犯他人的缺陷,是支持勇气的强心剂;⑨因势利导,不因解决纠纷而恶化局面,靠取信于患者方,渗透好医方的有责、无责信息,解决矛盾和纠纷的原则和底线,靠无形的宣传达成共识,同样反映的是勇气;⑩与其同情患者方于矛盾和纠纷之后,莫不如靠勇气和能力贵在防范,再高的逆境商也不如智商和情商的功效等。

有的医务人员面对临床工作,调动不起来智商、情商、逆境商,演绎出错综复杂的临床现象,充当了赔付患者的工具,令亲者痛。除了上述的诸种因素之外,还包括:①学习阶段重智商教育,忽视情商培养,很少涉及逆境商的讲授和训练,再加上学习上一路顺风,进入工作后再有了浮躁情绪,比较容易暴露情商和逆境商的缺陷;②"三商"缺陷是影响人才培养,干扰医院统一部署,影响科室内部稳定的天敌;③缺少提示临床行为和医疗安全缺陷的指南,得不到"预防为主"的信息,致使出现了缺陷后,无从找到矫正的线索、依据、途径、方法,造成错误的长期滞留;④在医患关系紧张环境下,当事的医务人员不敢暴露自身痼疾,科室的管理被局部镂空,周围的医务人员退避三舍,致使矛盾被上缴到医院的

管理层面,解决起来比较棘手;⑤承认"智商不足"的前提是承认基本功不足,知识底蕴贫乏,势必触动医务人员的基本形象,"维护面子"就成了涉事人员的一道屏障;⑥在医患矛盾转变到病历矛盾、经济矛盾和社会矛盾之后,部分医务人员并没有认清形势,仍然放松在关键环节上设防,将病历缺陷拱手交给了患者方,在自己手下将医疗质量毁于一旦,用自己的服务行为激怒患者方,置自己于不堪一击的地步;⑦认识不到承认缺陷和差错体现的是从医理念,职业意识,不屈不挠的奋斗精神,局部缺憾未必影响医务人员的形象,包容的结果是抹黑自己;⑧围剿错误诊断、延误诊断、漏误诊断、性质判断错误、程度判断错误是医务人员毕生努力之所在,需要倾听传统,在实践中学习,在反思中进步;⑨"自卫医学"和"限制外科"告诫的是医疗安全防线提前,支持的背后是提高医疗质量和密切医患关系,而不是与患方盲目对立,无根据地据理力争;⑩综合素质体现在对理想的信念、形势的判断、强院意识、集体意志、职业行为、定位和守格、认真细致地面对患者,也包括不浮躁地看重自己,一步一个脚印地参与竞争等。

智商、情商、逆境商随着年龄与日俱增是规律,不同年龄阶段的丰满程度与临床所需同步是规律。青年医生主要增长的是智商,人到中年时的情商要基本到位,高年资医生更需要接受逆境商的考验,同样是规律。

"完人"难求,求的是接近"完人",接近"完人"首先要有"完人"意识,离开了"完人"标准,就没有了"完人",看不到与"完人"的差距,就塑造不出真正的"完人"。其实,"完人"就潜藏在自己的基本功和知识底蕴之中,表演在智商、情商、逆境商的舞台上,培育在每一天的点点滴滴细节里。

"医生守格"忌轻浮

没有规矩不成方圆,圆是靠圆周限定圈内圈外,格靠经纬线区分出格和守格。国有

国格,人有人格,游戏规则要求守格,格就是制约出格的标准。

临床医生必须守格,守法律、法规和规章制度所圈定的格,守格就是按照法律授予临床医生诊治疾病的权利,法规所界定的权益范围内,在规章制度的制约下,履行自己的义务,享受到应有的社会保护。

手术医生给患者实施有损伤的治疗,例如,在患者的身体上切开胸腔、腹腔、颅腔,或者在肢体上切割,切除患者的脏器或器官,改变患者的内环境等都属于对患者的损伤,由于法律授予了临床医生诊治权,这种损伤就不触犯法律、法规,享受到免责的权益,得到社会的支持。

医疗事故是指临床医生违反了法律、法规和规章制度的规定,超出了守格的范畴,其性质就构成了对患者的伤害,不享受免责的保护。因为这种对患者的伤害发生在工作行为中,所以按照医疗事故处理,如果存在明显的故意,也难免构成伤害罪,遭受到法律的制裁。

患者具有提高生活质量和维系生命的人权,有选择治疗和不接受治疗的自主权,所以临床医生在接待患者时必须履行告知义务,首先满足患者的知情权,在患者知情的基础上指导患者行使其同意权和不同意权,满足患者的决定权,临床医生则只能在患者决定权益的范围内,实施有限度的诊治工作。如果不是这样,临床医生的工作就得不到社会的保护,其行为就属于出格。

临床工作是从未知探索到已知的过程,病历记载中的诊断和鉴别诊断就是这种过程的总结。临床医生由未知到已知需要学习书面知识和积累临床经验,理论和实践经验储备的多少就决定了其诊治能力和水平。也因为法律要求临床医生必须属恪守临床诊治工作标准,理论和实践能力差的临床医生就容易出格,也就有了三级医疗管理制度的规定,制约各级临床医生,靠集体医疗行为提高医

疗质量,确保医疗安全,通过保护临床医生达到实现社会医疗效果的最终目的。

临床医生必须强化遵守法律、法规和规章制度的意识,严守住医师法所界定的权限,即通过守格提高医疗质量和规避意想不到的医疗风险,达到免责的目的。如果不是这样,就要办傻事、办错事,超越了如履薄冰的界限,就要承受追究责任的痛苦,一旦到了患者告状、医院不能饶恕、科室防不胜防、职工避而远之,就进入到步履艰难的程度。

为了使临床医生不出格,就必须认清出格的以下典型表现,目的是为了守格。

1. "表演意识"　临床工作是水到渠成的服务,靠水涨船高积累工作经验,这里面必然存在能力所及的运用和超能力的刻意进取追求,掌握有度并非容易。到了习以为常的程度,工作时就少了些表现欲望,因为刻意追求就要承受一定的危险,要求科室集体助阵就成了必不可少的积极措施。所谓的"表演意识"是指为了突出个人有超凡能力,靠露一手能耐哗众取宠,使自己了脱离集体的保护,"表演意识"就向医疗风险靠拢了。

2. "蔑视群雄"　临床医生的工作能力存在质的差别、个别人必然超出年龄、职称、工作环境的一般水平、任何人又都不可能逾越医学成才规律、竞争的实质是基本功的竞争等,应该是科室职工的共识。"蔑视群雄"指的是过来人以临床积淀为资本轻视后来人,后来人凭点滴感悟瞧不起过来人,将自己凌驾于集体之上,前者使周围人感到压抑,后者受到周围人的鄙视,动摇临床工作的集体构架,结果是失道寡助。

3. "旱地拔葱"　临床医生的成长需要外部环境的培养和支持,新兴科室缺少传统的无形束缚,容易出现自我定位错误,缺少了对科室内部权威的崇拜,容易产生浮躁情绪,进一步发展就会出现"旱地拔葱"现象。有了"旱地拔葱"意识,就接受不了科室的三级医疗管理体制,眼里就没有了上级医生,心里就

没有了行政管理的上级，自己还以一葱鹤立为荣，得不到科室雨露的滋润，挺不起来的蔫葱没有人肯于提拔，面临医疗风险又没有人能够主动为其分担责任，这棵葱也就摆不到大雅之堂了。

4."华而不实" 临床工作只是就病论病，靠基本功幽径取直，由简单开始直到简单结束，即便是有所突破也仅仅是突破了自己，有所发明也仅仅是规律中发现了必然，毫无轰轰烈烈而言。有了"华而不实"的非分所想，就必然在平凡的临床工作中添枝加叶，靠说大话、讲狂语、编典故、造经验填补知识的空白，用涂脂抹粉遮挡脸红，借一张嘴弥补心虚，却忽略了基本功越扎实，需要表白的就越少，"华而不实"到能把阿斗都训练得聪明起来，就只能等着接患者的告状信苦度时光了。

5."凭空捏造" 临床医生需要通过自己的观察力、注意力、记忆力、理解力、分析力、逻辑思维推理能力和技能技巧增长才智，即便有绝顶能力临床医生也不可能跨越时空，不付出辛苦就不可能立地成佛。在基本功的竞争中，缺少了真才实学还盼着脱颖而出，就必然"凭空捏造"，对内摆出绝对超群的架势，诊断必国内领先，治疗必世界一流，对周围医生横加指责，动辄扣上医疗差错、医疗事故的帽子，把大部分精力用在了科室内部孰高孰低上，对外靠不实宣传往脸上贴金，甚至不惜牺牲科室利益，贬低科室医生的能力，一不留神被患者抓住把柄，还要丢人现眼。"凭空捏造"下的孤军奋战和四处树敌经受不住时间的检验，损失的是科室的今天，自己的久远。

6."虚度时光" 临床医生的成才离不开脚踏实地，只有一个心思扑在患者身上认识疾病、检验真知、总结经验、裁弯取直才有可能积淀出临床经验，在夯实基本功的过程中有所造诣，即"一分耕耘、一分收获"，唯此别无其他。知识底蕴与天高成反比，知识底蕴越深看到的天就越高，天底下的格就越小，靠知识底蕴守格的意识就越强。在"虚度时光"

临床医生眼里的天是低的，自以为知识底蕴绰绰有余，没有看不透的疾病，没有诊治不了病人，临床经验已经丰满，在临床医学的时空隧道中已经往来自如，其实是在医疗风险中玩火。这种天高三尺，知识底蕴平平，缺少高度守格意识的临床医生不可能珍惜每一位患者，不娴熟争取患者的技艺，与患者缺乏情感交流就容易发生医患矛盾，出现医患矛盾后更容易转化为医患纠纷。

7."欲盖弥彰" 临床医生的工作不可能没有失误，按照错误诊断、漏误诊断、延误诊断和性质诊断不到位，程度诊断不到位的五种误诊判断，单纯靠临床医生个人是很难抗御的，这就要求科室的和谐与凝聚，大家集思广益，相互提携，共同守格，共同承担责任，在保护医院和科室利益的同时保护好自己。脱离了集体的约束和保护，其行为就已经越轨，越轨之后的医疗工作就裸露在医疗风险之中，出现了医疗差错和事故后得不到科室和职工的谅解，"欲盖弥彰"就成为出格者的护身符，靠修改病历、编造病历、上推下卸、嫁祸于人等惯常手段掩盖矛盾，使科室不得安宁，凝聚力涣散。

8."以进为退" 临床工作，尤其是手术科室的性质属于集体劳作，只要尊重周围的同志，注意表述观点的恰如其分，接受倾听时一丝不苟，发生争论时以礼相待，不固执己见，不强词夺理，不压抑对方，不背后议论，不故意贬低其他医生，就能够博得大家的欢迎，成为大家可团结、可信赖，甚至可尊敬的同事。不能守格的临床医生毫无例外地都是缺少人缘，甚至心理不甚健康的个别人，毫无例外地靠炫耀、倾轧、假象、狡辩堆造个人形象，其结果是挑逗了周围医生的自尊意识，超出了周围医生可接受的情感底线，动摇了科室平衡的人际关系，破坏科室的和谐与凝聚，成为科室少受欢迎的人。科室职工所形成的合力构筑了对个别人的压力，迫使个别人将矛头转移到科室的管理者、技术高者、对其反应强烈者,继而向科室以外宣泄,所造成的危害由科室内部进一步扩大,待水落石出时,科室的外部形象迅速扭转,"以进为退"的始作俑者在科室内部进一步孤立。

9. "异想天开"　天津市的医学地位不很高,武警医院才刚刚崛起,面对着不足三甲医院的疾病谱,人家三甲医院在挑拣着患者吃饭,我们的医生靠急症外科在喝汤,人家在高质量病种上递进,我们在重复劳动下牺牲着宝贵时光,老百姓还记不住我们的名字,回头客还寥寥无几,根本不存在胡折腾的资本和理由,为了明天比今天好,莫不如少有些异想天开,卧薪尝胆地干好工作。再者,在武警医院普外科的十几位医生中,即便当上了牛犊子的头,没有任何观赏价值的土鸡尾,出了门连口大气都不敢喘,就不要自欺欺人了。世界之大,能人辈出,临床医生既不能直接创造财富,也不可能靠日常工作一鸣惊人,病种少得可怜就得不到丰富的临床经验,没有高质量的病种就养育不出高质量的医生,不主动从周围医生身上学习只能落得胸无点墨,再强作"医学大家"就只能是自我满足了。

10. "饥不择食"　临床医生的接诊能力既决定于自身的技术能力,也决定于社会经验和人文水平,技术高的临床医生未必是患者心目中的名医,吸引不了患者的注意力,获得不多回头客,就出现了高医疗能力低患者群的脱节现象。不守格的医生关注的焦点是如何把自己做大做强,把为患者服务当成手段而非目的,就把疾病分为了喜欢接待与不喜欢接待两类,必然牺牲掉大量所谓看不上眼的患者群,损失掉宝贵的潜在医疗资源,接诊患者住院的数量就不可能逐年递增。在有限的接诊患者中满足不了临床医生索取高质量病种的心理需要,就会出现"饥不择食"现象。受到通过超水平发挥自己的能力,展示超群诊治效果的动机驱使,以主动接受其他医院不能收和不敢收的患者小试牛刀为荣,就有可能违背临床医生有所为和有所不为的

工作准则,听不得劝告,接受不了告诫,不可避免地落入医疗事故的误区,再加上主动规避医疗风险的意识不强,争取不到患者对诊治工作的顺应心理,把"举证倒置的双刃剑柄还奉献给了患者家属,到头来医疗事故不断追身,功没成,名没就,反被毁誉压得抬不起头,干的都是赔本买卖。

导致临床医生出格的原因中,既有主观原因,又有客观原因。主观原因中最主要的是临床工作需要患者群的支持,需要良好的声誉支持诊治效果,获得不断增加的患者数量,在数量多的基础上获得高病种质量,促使临床医生早日成才。正因为离不开患者的赞誉口碑,就会出现取之有道和非良性竞争的两种行为表现,靠基本功争取患者的就离不开守格,而采取非正常手段竞争的只能靠出格。在客观原因中,最主要的是因为科室缺乏传统束缚,缺少科室的业务崇拜目标,科室的综合实力不强,任何新加入科室的成员都希望尽快显示个人的业务实力,表现出不同程度的浮躁心态,形成离心力大于凝聚与和谐的科室状况,既要统一科室的意志,又不能挫伤广大职工积极向上的心理,教育群众、动员群众和组织群众的工作就离不开涵养和耐心,必然要给个别综合素质差的医生浑水摸鱼的机会。随着科室力量对比的转化,积累了实施严格管理的条件以后,出格者的活动市场出现了动摇,利用确凿的证据孤立、闲置,甚至定点净化科室也就为时不远了。

"心态平和"防浮躁

"登峰造极"与"居高临下"只差毫厘之间,然而这毫厘之差却重金难买。获取知识需要欲望,从周围获取知识靠的是注意力、观察力、记忆力、理解力、分析力、逻辑思维推理能力和技能技巧。"登峰造极"阶段产生了马放南山的满足心理就会一叶障目,在洋洋得意之中瞧不起周围的医生,视自己为飞黄腾达,把周围人当成了草芥,就不可避免地塑造

言必对、行必准的虚假形象，只顾着往脸上涂脂抹粉却不知道自己还光着臀部，早已被人嗤之以鼻。"居高临下"是从"登峰造极"过来的，既懂得刀枪剑戟的冲锋，也知晓盾牌的守护作用，在磨难后的冷静心态下，开始全面审视自己的"走麦城"，才懂得如何珍惜每一次在诊治成果，把关注的焦点由手术的局部逐渐拓展到医疗的全过程，尤为重视预防和处理手术后的并发症。

传统的综合性教学医院的医生之间矛盾少有激化，是因为所有的医生经历了常年的遴选，各自的能力早已经成为公论，在基本功底线十分接近的基础上，唯有与自己的基本功竞争才可能有所突破，在人人皆有可能，人人皆不可杜绝的并发症面前，没有人敢冒天下之大不韪，触动科室稳定的戒律，引火烧身而遭灭顶之灾，即使因为错综复杂的矛盾到了老死不相往来的程度，也不会利用并发症为武器攻击对方。所以科室能够始终保持相对和谐，人员的凝聚力不至于涣散，全体医生能够在科室学术带头人的带领下齐头并进，认同靠实力脱颖而出的少数人，在周而复始的良性运转中不断成长壮大。

有的新兴科室，相同年龄组的引进专家基本上处于"登峰造极"的心态阶段，相互之间的底数不清，自我防线构筑的十分严密，在窗户纸还没有被捅破之前，必然存在表现多、研究少，肯定多、商量少，强调多、融合少，拔高多、退让少的现象，在这种很难抵御的不利因素面前，只要有人率先跨越了其他人心理承受的底线，科室出现矛盾就不可避免，手术后并发症也就成为攻击对方的武器，科室内部无休止的混战就此铺开。

"登峰造极"的心态有明显自闭性，具有这种心态的医生必须靠无所不能来维持外在形象，言必"高师教诲"，出口"引经据典"，展示阅历十足，暗示晓谕天下，轻则对其他医生的成绩不屑一顾，重则唯恐有人超越自己，甚至不惜利用诋毁对方的手段维系自己的一枝

独秀。靠手术创牌子缺少内行的推崇，在手术后并发症上做文章易如反掌，自以为得意的同时，却想象不到火上浇油的反弹力度，以及被逼出来的对立面的后放效应有多大，到头来既苦了别人，也害了自己。

"登峰造极"的心态具有很强的对抗性，具有这种心态的医生深知苦心经营的来之不易，淡化了医院的条件和环境、恩师的培养、周围医生的衬托，长期奋斗的精神准备不足，致使为之奋斗的终极目标被提前到路途的中点上。过早地耗竭了心血和精力，就产生了保住成果的意识，周围的医生对其挨不得、碰不得，陷入逆反心理和一触即发的误区之中，各路树敌在所难免，且习以为常。

"居高临下"的心态早已经少有了"表演意识"，格外关注预防和避免出现手术后的并发症，比"登峰造极"阶段多了一双慧眼，这种刻意地追求必须早预防、早发现、早处理的意识就比出现了还没有意识到，提前了很多，医疗质量和医疗安全程度要高于"登峰造极"阶段。在手术后并发症面前，"居高临下"者靠种种迹象洞察到隐患的存在，"登峰造极"者还不具备这样的基本功，忠言逆耳或被当成耳边风，或被认为跟自己过不去，如果再掺杂些性格等因素影响，正常的医疗活动就不得不退避三舍，就很少有人对其工作问津了。

由"登峰造极"到"居高临下"的质变过程历经的艰辛要远远超过"登峰造极"者，这是因为不是所有的外科医生都能够进入到这个阶段，很多外科医生提前陨灭在"登峰造极"阶段是因为没有享受到医院的知名度，没有遇到足以促使自己走得更远的恩师，得不到周围医生的良性竞争、帮助和支持，缺少了自身必要的投入和努力，方方面面的机遇少之又少，再加上个人的品质和性格不足以承受到"居高临下"的恩赐，也就只能是半途而废了。

以病例讨论为例，"居高临下"者参加病例讨论已经无须顾及最终的押宝，无须考虑

周围医生能够做出何种评价,绝不会与任何医生争论得无止无休,不需要以"老师说""英美德日说""经验说"作为证据,只是靠充分占有资料和科学的推理过程说明白,讲清楚疾病的本质足矣,判断正确时要想到还会有错误的时候,判断错误要检讨产生错误的所在,"见过则喜"意味着今后还会有很大的提升空间。病例讨论后,"登峰造极"者早已经将病例讨论的定义弃之脑后,代之以褒贬"居高临下"如何之无能,把科学的病例讨论与参加讨论的人混为一谈,既然"居高临下"已经无足挂齿了,为什么还要挂在嘴上拼命地咀嚼,这就让旁观者弄不清楚究竟是"居高临下"者不懂疾病的定义,还是"登峰造极"者自己没活明白,还是始终在糊涂着。病例讨论后能不能随意议论每位医生的表态,这能与不能虽只差毫厘之间,却映射着每个人内心世界的红与黑。

应对手术时,"居高临下"已经不再是能闯的闯,不能闯的也要闯,具备了手术前的多一层思量,手术操作已经有了研究每一个细节的经历,进入了手术层次和操作规范要求阶段,不断增长着手术现场的大局观。手术后则进入能够发现和善于发现的工作当中。"登峰造极"与"居高临下"都在干工作,都在完成相同或类似的手术,都在管理着手术后的患者,内在的基本功含量却不尽相同。在"登峰造极"者炫耀自己的成果时,却不清楚"居高临下"者早已观察到"登峰造极"基本功缺失到什么程度、还有多少需要弥补、多少需要改进不足。这倒不是"居高临下"者有什么高人之处,而是常年养成的基本功有了用武之地,基本功所差的这一点点,却重金难买。

"故步自封"设阻力

传授临床知识固然重要,临床教学还必须重视对人的培养,其中包括对医务人员"故步自封"意识的解释和剖析。

"故步自封"往往存在于科室医疗技术能力较高层的部分人员,尤其容易出现在总体医疗质量不很高,科室内部矛盾比较多的临床科室,这就说明"故步自封"是以医疗视野不宽泛和人际关系紧张为背景的。临床医疗既需要依靠科室的集思广益,也不排除医生个人的主见和开拓,在这两者之间没有严格的界限,不能武断地认为经常依靠集体的医生就正确,坚持个人主见,力排众议的开拓就不正确。能够得到大家共识的是,如果没有个人的主见和开拓,时时处处要汇报请示,依赖于集体的卵翼,这样的医生是很难成才的。认识不到临床工作的特殊性,个人的主见和开拓离开了科室集体的保护,自己又没有十足的把握,诊治工作还存在非常多的瑕疵,以至于影响到医疗质量或出现医疗安全隐患,给自己带来负面影响的"故步自封"就不正确了。

"故步自封"的最常见的表现形式是以"专家"自居。专家的定义是"对某一门学问有专门研究或擅长某项技术的人"。"研究"或"擅长"的含义是十分模糊的,正因为如此,在浮躁心理的支配下,为了将医疗服务推向市场化,医院里的副高级以上的医生就都被冠以专家的头衔,并通过专家门诊的形式被固定下来,加之晋升标准的简单化一,昨天的主治医生一夜间就变成了今天副高级的专家,助长了专家意识的膨胀。按照专家定义分析,专家的内涵必须是对"学问"有"专门"的研究,或擅长某种"技术",能够做到这种程度的人应该占人群的少数,否则的话,一个临床科室专家如云,都是专家也就都不是专家了。由于专家意识的泛化,部分医生把专家的虚衔当真了,再加上被医院作为专家引进,被工作需要所重用,头脑就开始发胀,忽略了自己能否被周围医生所承认。临床科室内部如果年龄段相似,如果没有极其特殊的业绩或造诣,如果没有被学术界所公认,应该不存在真正意义上的专家,在这种情况下,以专家自居的医生就势必失掉民心,脱离群众,影响科室的团结。

"故步自封"还出现在心态不正常的个别医生身上,总想用"一招鲜"垄断科室业务,生怕自己掌握的知识被其他医生获得。容易在具体个例疾病诊治能力上争高下,经常为自己取得的成绩沾沾自喜,视其他医生的工作成绩不屑一顾,甚至不惜贬低别人,抬高自己,苦心经营着一团绿草、一个水洼、一个自我满足的小空井,用鼠目寸光固守眼前的点滴能力。临床医生的良性竞争属于宏观意识的竞争和知识底蕴的竞争,患者是有形且公开的,认识疾病是有据可查的,只要肯于下工夫就一定能够掌握所在科室的各项技术,能够接受更多的医学知识,今后的学术地位就会更高。越是肯于学习和善于学习的医生越希望大家能够从他身上学到掌握知识的能力,希望传授综合素质和诊治疾病的头脑,靠的是取之不尽,用之不竭的知识底蕴,成为肯于主动业务公开,不但不怕自己的知识被其他医生所掌握,还要追着其他医生传授知识的道理所在。

"故步自封"还集中表现在掩盖医疗缺欠和差错方面。临床工作面对的是未知领域,临床医生一辈子离不开成功和失误,只不过成功和失误多少不一罢了。最典型的例子是某德高望重的著名专家,七十岁生日那天提出"从此结束手术生涯,做最后一次手术表演",意想不到的结果是这台手术居然失败,患者死在手术台上。某医院请来国外著名专家表演直肠癌切除手术,手术中这位专家用手术刀指着输尿管告诫"千万不要切断输尿管",结果一刀下去亲自切断了患者左侧的输尿管。中青年医生正在长知识阶段,必须经历失败,科室的职能是保护医生们的积极性,为医生们的提供安全保证,科室主任的义务是为医生们排忧解难,甚至力排众议,保护好被科室医生孤立的个别人,切断任何借医疗缺欠或失误制造矛盾的可能,确保今后科室的长治久安。掩盖医疗缺欠或差错起因于既

往的"挑剔"或"被挑剔"经历,也有的是因为"故意炫耀"后不得不掩盖,更主要的原因是"故步自封",明知存在着风险还硬挺着。

以上列举的现象表面上看都存在着人际关系因素,内在原因是基本功缺失,产生的原因是没有端正提高基本功的心态,部分医生对基本功缺失讳莫如深,似乎一提到这样的问题就贬低了自己的身份,影响到学术地位,就犯了大忌。其实不然,提高基本功是个永恒的话题,适用于所有的临床医生。

临床医生基本功的养成始自于学生时代,受到学校的质量,教师的启发和指导能力,学习的氛围,所在班级的状况等影响;在见习、实习阶段受到医院质量,教师的能力,医院的病种,提供的学习环境等影响;毕业后受到所在医院质量、科室的综合实力、提供给自己的病种质量、上级医生的能力等影响。除此之外,还包括提高基本功训练质量的外在压力、监督力度,以及自己提高基本功训练意识、手段、毅力等。受到这些因素的影响,每位医生的基本功水平不可能完全一样,基本功缺失不能由医生本人负全部责任,其中有很大的社会因素和环境因素。来自不同单位的医生走到一起,既要如实审视自己的基本功,也要客观地分析其他医生的基本功,切不可将基本功的优劣作为资本,破坏科室内部的有机平衡关系,影响科室的可持续发展。

从历史角度分析,临床医生的基本功训练受到过多次严重冲击,例如"文革"动摇了医院的三级管理体制,晋升制度忽略了教学和临床能力的权重,忽略巩固临床基地的管理等,都直接冲击着临床医生的基本功训练。培养临床医生必须有基本功的严格把关机制,必须坚持书写规范病历的训练,临床教师必须认真修改实习医生书写的病历,必须亲临现场带领实习医生询问病史,手把手地教给学生发现体征,认认真真地教给实习学生缝合打结技术,讲述诊断和鉴别诊断依据,介绍如何治疗和观察诊治效果,能够将临床教

学为己任,替学生今后的前途着想,投入起码的爱心等。否则培养出来的医生不可能不存在基本功的缺失,我们就不难解释为什么我们的病历缺骨头少肉,为什么我们实施的手术容易出现并发症,出现并发症后得不到早期发现和妥善处理,为什么我们的医疗质量还不是很高,医疗安全隐患得不到有效控制等。

由于部分临床医生缺少了三级管理体制的训练,没有体会到真正逐层把关是获取知识重要渠道的科学性,体会不到什么是深厚的知识底蕴,什么是优秀的科室学术带头人,什么是医学知识差距,也就缺少了正确估计自己的标准,天变得低了,云离自己近了,甚至以为自己已经进入云端,甚至以为身价比天高。部分临床医生产生这种误解的责任是因为我们缺少了医学史和传统教育,产生了浮躁情绪,出现了不利于提高基本功的倾向。通过对矛盾激化科室的状况分析,可以看出,只要科室学术骨干的能力超群,科室就稳定;科室管理科学化程度越强,矛盾越少;科室的浮躁情绪越少,科室的发展就越显著。

临床工作是务实的,医疗目的就是针对具体的患者,解决患者的具体问题,不能脱离所在医院和科室的现有能力和水平,必须用医疗质量和医疗安全的唯一标准衡量临床医生的基本功,而不是其他。部分医生之所以忽略基本功的训练,是因为受到非临床的荣誉、成绩或头衔干扰,如同一碗饭菜,表面上看肉菜很多,底层的米饭不能果腹一样,临床医生最基本的碳水化合物不足,代之以高蛋白、高脂肪、高热量饮食,眼前还看不出来营养不平衡,久而久之就必然要受疾病所累,迟早要尝到基本功缺失之苦。

通过以上分析,我们不难看出,基本功的训练离不开临床医生的不断提高意识,靠提高基本功凝聚科室的合力必须从自我做起,当然,首当其冲的是避免"故步自封"意识。

"皆因无知"示无畏

人们都知道恩师管教弟子与狱警教化犯人不同,医院内部检查病历质量与司法和医疗鉴定部门审视病历有别,医院内部的死亡病例讨论与事故责任鉴定性质截然不同。在医院内部,组织相关科室高年资医生参加的死亡病例讨论,属于提高医务人员医学知识底蕴和基本功的纯学术性质活动,应该是被讨论科室热衷参加,如实摆出诊治过程,介绍工作中的逻辑思维推理过程,倾听各方面提出的质疑,有选择地听取分析意见和建议,在研究和讨论过程中澄清认识,接受主流观点,为事后的反思提供质疑线索。

死亡病例讨论,因为冠以"死亡"两字,致使参与讨论的医务人员多少有些"挑毛病"的潜意识,如果讨论结果再与经济利益挂钩,学术讨论的比重下降,为减轻应付责任的意识增强,就很容易出现当事人与所在科室,当事人与参与讨论的高年资医生产生矛盾,不但提高不了医疗质量,还会导致潜在的管理危机。

曾经参加过一次死亡病例讨论,在倾听科室病例介绍,主管医生和医疗组长的分析后,考虑到科室对死亡病例讨论缺乏基本认识,对某些诊治过程难以自圆其说,医学知识底蕴和基本功明显缺失,参与病例讨论的目的不明确,决定不再详细分析诊治工作,仅提出了应有的分析线索,提供了需要学习的书籍和章节。

死亡病例讨论开始,所在科室主任简短主持后,由年轻医生演示了诊治经过的课件,主治医生重复介绍了课件内容。至此,没有提出死亡讨论要件的诊断依据、手术适应证和禁忌证、手术所见和处理经过、手术并发症的原因、直接致死原因等。接下来就是医疗组组长对死亡原因的解释,意外听到的是:①国内外对腹腔镜治疗肠粘连执推崇态度;②这是自己千例以上腹腔镜操作的唯一一次出血,出血来源为腹壁;③开腹探查所见为腹腔内渗出血量达5000ml;④患者如果不自动出院,肯定是死不了的;⑤现场播放了使用腹腔镜分离粘连的录像,提供了国内外主张腹腔镜手术治疗肠粘连的统计资料。

医疗组组长示强了自己的诊治能力,提出了腹腔镜手术的合理性,操作过程的规范性,死亡原因的不可预见性,面对医疗组组长信誓旦旦的表述,就要求参与讨论的医生迅即判断,是其对学术的无知,还是规避涉及讨论手术适应证,是真的不清楚腹腔内出血的原因,还是另有隐情。待医疗组组长结束了自己的死亡病例讨论发言,再结合提供的书面资料,不得不得出"皆因无知,方示无畏"的结论。

为了临床医生认识死亡病例讨论的目的,如何参加病例讨论,有必要借鉴这次病例讨论中存在的问题,促进深入思考。

1. 医疗组组长提出"自己具备腹腔镜操作千例以上的经验""国内外提倡利用腹腔镜治疗粘连性肠梗阻"。为了证明手术是安全的,提供了为患者"实施腹腔镜手术的分离录像资料",几方面的表述目的是说明腹腔镜施术无可挑剔。

为了判断医疗组组长提供的证据能否成立,就需要在病历资料中找答案。病历中与手术适应证相关的内容为:患者为中老年男性,3年前被诊断为胆管癌,接受了手术切除治疗,1年前接受了伽马射线治疗,10天前出现了上腹部胀痛,在门诊检查胃镜发现十二指肠球后溃疡,被收治住院。住院期间发现腹腔内有小液平,被诊断为不全性肠梗阻,同时病历中记录到每天有排气,直到实施腹腔镜手术的前一天。术前讨论和小结中,对手术适应证的记录为"反复的不全性肠梗阻"和"家属强烈要求腹腔镜下手术治疗"。

据此,参与讨论的医生们认为,医疗组组长确实对手术适应证失于正确理解,根据如下。

(1)本患者3年前接受过胆囊癌手术治疗,1年前接受了伽马射线治疗,就需要了解手术对消化道的骚扰有多大,伽马射线照射治疗后对右上腹部和腹腔的粘连有多严重。

(2)本次住院前的10天开始,出现了右上腹部疼痛,每天都有排气,腹不胀,没有呕吐,就反映了没有完全性机械性肠梗阻。患者的术前诊断中,没有注明"单纯性粘连性"肠梗阻,是因为"单纯性粘连性肠梗阻"为非手术治疗适应证。

(3)既往没有类似症状,本次腹部疼痛的时间为10天,却在手术适应证的记录中,自设陷阱的,非手术适应证的"反复的不全性肠梗阻",没有手术治疗适应证的"已经有肠绞窄趋势"和"经非手术治疗无效"三条。

(4)施术医生应该没有估计到本患者腹腔内瘢痕粘连的程度和手术风险,即便具备手术适应证,施术时都难免遇到"如坐针毡""无从下手""难以收场""先聋后哑"的被动局面,少有临床医生愿意主动接待这样的患者,更鲜有在毫无手术适应证的前提下,主动为患者手术的。

反映施术医生对肠梗阻手术的认识还不够深,经历还不够多,经验还较浅薄,发生患者死亡后还不具备及时反思和善后解决的能力。

2. 解释第一次手术后出血和第二次手术后继续出血的原因,难用常见医学规律解释。

施术者为了证明腹腔镜分离肠粘连的适用性,给在场参与死亡讨论的医生播放了手术录像,可见腹腔内确实有肠管及其粘连系带。但是所提供图像中的肠管是不充血水肿的,肠管是不扩张的,血供是良好的,系带粘连是松散的,忽略了所提供的影像位于梗阻的远端,难以处置的肠粘连影响未包括其中,不能证明具备手术适应证。

第一次腹腔镜手术后失血1700ml,被施术者解释为"穿刺腹壁时,穿刺器损伤了腹壁血管"。实施过开腹手术的医生都知道,腹壁动静脉的口径是有限的,穿刺器的尖端靠张力扩张突破肌肉的阻力,血管受到周围肌肉的制约,即便有损伤后出血,也不至于长时间和大量出血到如此程度。

施术者解释第一次出血是因为穿刺器所致,开腹后经过对腹壁戳口处修补,就应该很快结束手术。但是,在手术记录中记录了手术操作 4 个小时,术中出血量达 5000ml 就超出了腹壁出血的解释范畴。施术者解释出血来源为局部渗出,就不清楚这个局部是在哪里,有哪些血管出血的可能,需要多少血管同时渗出,渗出多少时间才可能达到 5000ml。

即便承认确实因局部渗出导致了 5000ml 出血,就必然反诘施术者采用了哪些控制渗出的具体措施,为什么控制不住局部渗出,做出合理的解释也是非常困难的。所以"局部渗出达 5000ml"的解释,难以自圆其说。

3. 施术者的表述已经告诉参加死亡病例讨论的医生,没有再进行讨论的必要了,根据如下。

(1)所提供的现病史缺少原胆管癌手术方式,没有判断高位抑或是低位肠梗阻、完全抑或是不完全性、机械抑或是功能性、单纯抑或是绞窄性肠梗阻的完整内容,难以分析诊断根据。

(2)根据主管医生提供的印象诊断为"不完全性肠梗阻",就已经否定具备手术治疗的指征。对不该手术治疗的患者实施了手术治疗,就同时突破手术适应证和禁忌证的双重防线。

(3)施术者以自己具备腹腔镜手术千例以上的经验为循证根据,说明腹壁出血是罕见的,违反了循证的取证原则。参加病例讨论医生尚在质疑"穿刺器导致腹壁出血"的解释,施术者没有进一步解释手术所见和对出血原因的分析,就难有说服力了。

(4)本例患者的右上腹部接受过手术骚扰和射线覆盖,手术的局部分离操作可能有相当难度,这种肠粘连属于"难分难解"的复杂瘢痕粘连类型,是有经验医生忌惮的"底数不清"的手术。在患者病情并没有逼着临床医生被迫上阵的情况下,反而主动为患者实施腹腔镜手术,顺利结束手术近乎奇迹,落入陷阱是顺理成章的结局。

(5)腹腔镜手术后出血 1700ml,开腹手术中出血 5000ml,手术后腹腔内继续出血,必须给出具体的原因解释,使参与讨论的医生掌握腹腔处于什么状态,什么部位的什么血管出血,出血的速度和量,采用了哪些控制出血的手段,为什么控制不住出血,才有利于提高今后的工作质量。结果只是告诉局部渗血,超出了讨论医生们的知识范围和既往所见范畴,就没有办法再探讨下去了。

4. 还应该考虑,如果手术医生不清楚死亡病例讨论的常规套路,不知道该说什么,忌讳什么,没有接受经验教训的精神准备,面对患者的死亡始终在表述着自己的能力所在,就上演了一场罕见的悲情死亡病例讨论。

参加病例讨论的医生,要出于不断学习的目的,在发现问题的同时检验自己的知识能力和水平,考量自己的基本功是否过硬。如果手术医生能够主动请教,参加病例讨论医生告诉问题的症结在哪里,令手术医生知道以下内容。

(1)手术医生是否注意了胆管癌的手术和伽马射线治疗对机体的打击,目前患者的腹腔处于什么状况,敢于主动为患者安排手术,就说明了底数不清楚。

(2)做出不完全粘连性肠梗阻的诊断之前,是否考虑到"单纯性",是否掌握了单纯性不完全性肠梗阻的治疗原则是非手术,就避免了这次手术。

(3)术者引证了国内外资料,证明腹腔镜可以治疗粘连性肠梗阻,但是没有认真研读粘连性肠梗阻的类型。与此同时,还有相当多的资料介绍肠粘连影响腹腔镜施术,风险远远高于非肠粘连者,还有的资料提醒施术者提防腹腔粘连。

(4)因为不可能用穿刺器解释腹腔内出血,就必然存在操作过程中触及危险境地,即试图分离肠粘连时,遇到了肠系膜血管出血。发现出血后,未能够及时中转开腹手术,就带着出血结束了手术。二次开腹手术时,局部血痂覆盖了出血部位,探查时又造成了继续损伤,进入了越操作损伤越多的恶性循环。

(5)手术医生必须具备良好的逆境商,遇到解决不了的问题及时求援,事后认真总结,避免前方败阵,后防伤脸。

医务人员工作中的失误不能说人皆有之,也不能说有"金身之人",否则就没有了三级查房、集体讨论、院内外会诊的一道道防线。知错必改,不遮不掩,洗个澡就更干净于日前。实习医生不可能不犯错误,其中很大程度是因为"羽翼未丰",免不了深一脚浅一脚地踩上了地雷,遇事冷静思考,有错误及时纠正过来,切莫要在原有的错误上反复强化周围人对自己的印象,原来只不过是一道黑,结果变成了黑脸的"包公",就得不偿失了。

"淡化面子"重能力

不注重面子的只有两种人,一种是还不懂得有面子的低龄儿,另一种是顾不上面子的低能人,除此之外尽人皆好面子。注重面子分场合、环境、群体、时间、事件,影响因素相当多,遮掩面子的手段是多渠道地解释、遮掩,其结果是面子一次次被丢失掉。

临床医学多少有些经验成分,各年龄段的医生都会出现丢面子的现象,有的医生掌握的原则是该丢就丢,有的则固守住面子不放,前者的面子会越来丢得越少,后者因为没有人愿意奉献给对方不快,保住了一次面子导致了面子已经被揭掉,反倒没有了更多的面子,这就是面子哲学。

笔者回忆自己从医经历,直到进入正高

级医生之后还不断被前辈指责到工作的不足,是因为前辈能够发现笔者的缺点,也因为笔者对批评和指责报以感激,铸就了愿打愿挨的工作关系,脸上的表皮层早已经贴到了臀部,在一次次被揭掉面子的过程中进步着。由一位珍惜面子的临床医生到肯于失掉面子的背后是求知欲望,有着一种不甘落后的心理在涌动着,为的是挺着腰板过生活。

谁都知道同志之间要保持和谐关系,水至清则无鱼,懂得明哲保身的浅显道理。能够揭掉对方脸上面纱者不外乎三种思考,一种是心存恶意,靠侮辱面子攻击对方,一种是出于关爱施以托起之手帮助对方,另一种是踩低别人抬高自己,贬低对方。识别的方法是首先分析自己是否存在伤面子的事实,其次是分析对方与自己有无利害关系,也就是判断好对方的出发点。

自己有了伤面子的事实后,唯一能够保住面子的是承认事实的存在,相信任何解释和遮掩都是苍白无力的。这是因为攻击者无须听自己的解释,想踩着自己的希望看到对方接二连三地丢面子,真心帮助自己者留下的是遗憾。

仍以病史的时间为例,研究诊治疾病的过程中,高年资医生发现病史的时间有误之前,已经十分慎重地询问了患者,构思好如何引导低年资医生认识病史询问的重要性,使用了非常中性的语言流露出病史询问的粗疏,低年资医生书写的病历中已经暴露了缺点,还要解释当时询问的病史就是一天,显然这是在维护着面子。上级医生为了强化询问病史意识,进而分析到一天的病史不可能出现如此临床表现,不得不联系到疾病的病理改变,暴露出越来越多的知识缺欠,最后落脚到为什么出现误诊后还不重新询问病史的浅显质疑,面子就一丢再丢了。

询问病史不仔细属于低年资医生的通病,只有经过一次次的实践逐步认识到珍惜病史,才可能得到提高,这本是非常简单的进步过程,无须上纲上线大做文章。上级医生出于关爱,揭示误诊的原因,让低年资医生心服口服,这种心服口服的不是对上级医生,而是承认工作有缺点的心服口服,唯此才能吃一堑长一智,目的就是为了增长低年资医生的本事。

原本诊断有误,事情发生后连病史都没有重新询问是说不过去的,如此重要的学习机会被放过了,这是上级医生最感痛心的。就是为了照顾年轻人面子,上级医生心里积压的一团思绪被涵养软化了,听到了没有底蕴的回答就更感到下级医生丢掉了智慧的面子,在上级医生的伤痛上抹盐就更不应该了。今天下级医生遇到的是致力于年轻人成长的高年资医生,非常了解低年资医生的状况,相信能够通过拨云驱雾获得学问和能力,靠水涨船高真正做到都有了面子。

翻掉过去的一页也就有了新的一页,共同研究临床工作,以临床工作为纽带创造和谐和凝聚,为的是吃好、喝好、能睡上个安稳觉,写好新的一页。

"如水做人"评误诊

有的临床科室受到外压内扰的桎梏,有的医务人员走不出人际矛盾的束缚,很大的原因是没有搞清楚临床工作的规律,深陷在迷茫之中。

迷茫之一是没有认清误诊误治不完全是个人错误,弄不懂临床医生需要从误诊误治中积淀科室财富和个人的真才实学,贵在吃一堑长一智,从误诊误治中走出来,面对误诊误治后的"明白过来"就是临床医生必须获得的素质之一。为此而努力就必须靠志向和胸怀揭掉毫无价值的虚幻面纱,走出"误诊误治即错误"的误区,不因误认为而讳疾忌医,才能用敞开的心灵大门迎接科室和个人的进步。

迷茫之二是将业务矛盾扩大为人际矛盾。医疗矛盾的存在是永恒的,是推动科室

发展的媒介之一,通过分歧或较真才能去伪存真,去粗取精,深入到疾病的本质,所以就有了三级查房和各种研讨案例的临床集体行为。在积极向上的正规科室,不存在揭示医疗矛盾的障碍,与之相反,在医疗矛盾激化的科室却任由发展,鸦雀无声,将挨打的棒子交给了患者,人人自危,无异于集体的糊涂。将业务矛盾视为人际矛盾,进入到不得不回避医疗矛盾的怪圈,其结果与求知的积极向上背道而驰,助长了医疗矛盾的存在和泛化,转化和助长了人际间的矛盾,弊远远大于利。

迷茫之三是没有认清临床工作的个人守格,科室集体的三级管理制度。医学积淀的精髓所在是人为地将医务人员严格区分为三个层次,规定了各级人员的恪尽职守,圈定了服务范围和深度,通过三级查房制度衔接三个层次的内在运转。如果搞不清楚三级查房是提升科室安全底线,查房就变成了腾云驾雾,利用不好诸多的学术环节,科室也就谈不上能高到何处。因为没有搞清楚,误将向上级请示理解为无知的暴露,三级查房击中不到要害,发挥不了己防和群防功能,也就固守不住临床医学的防线,受到一次次医患矛盾的冲击也就只能咎由自取了。

因为错误理解误诊误治,谈"误"就有贬低或被贬低之嫌,医疗矛盾不得不被埋伏下来,也就难有个人的守格和科室的集体自卫,医疗矛盾和纠纷就必然乘势而上,皆因为小不明而乱大谋,吃亏的是科室和个人。

引领临床科室不受和少受外压内扰,使医务人员走出人际矛盾的束缚,最终靠的是科室和个人提高综合素质,启动则首先靠宣传和说理,共同明白临床医学的规律所在,内部不因误诊误治而迷茫到伤己筋,动己骨,承认揭示医疗矛盾是事出有因,认清剖析医疗矛盾是苦口良药,履行的是科室工作行为,看重的是科室集体利益。人人都在自己身上发现华益慰的影子,靠主动切断已经存在的恶性循环,虽干不成大业,起码能造福于科室和

个人。

在颂扬华益慰的事迹中，有不少篇幅指出华益慰"不因一时成功而沾沾自喜，也不因一时的失意而一蹶不振，经得起得与失、荣与辱的考验，是每名革命军人应有的品格"，体现了革命军人，一位共产党员生命不息，奋斗不止的信念，大德无碑，真水无香的敬业，如水做人，如山做事的情操。

临床医学是经验和实践科学，面对的是渴求得到医疗救护的患者，临床医生认识患者从不知到知，获得诊断凭借注意力、观察力、记忆力、理解力、分析力和逻辑思维推理能力，治疗患者要秉承适应证，还要动态观察病情变化，应对诸多想到想不到的情况，不可能一帆风顺，只得不失，只荣不辱。华益慰"不因一时成功而沾沾自喜，也不因一时的失意而一蹶不振"为我们做出了正确认知"荣辱观"的表率。

误诊误治是医务人员的天敌，只要认知误诊包括错误诊断、漏误诊断、延误诊断、程度判断错误、性质判断错误，就没有任何临床医生能够躲过这种"误"。除了对工作极端不认真、对患者极端不负责任之外，难免出现个人、医疗组，甚至科室集体误诊误治，否则就没有了三级查房和多层次的院内外会诊。临床医生最大的心理障碍是将误诊误治与个人利益挂钩，误以为误诊误治属于个人错误，对照华益慰"经得起得与失、荣与辱的考验"，就能够远离患得患失，从心理误区中走出来，相信靠误诊误治伤害不了同道，自残是因为一而再再而三地重蹈覆辙，在原地反复跌跟头，跌倒在欲求得而失、欲得荣而辱的痛中。

临床矛盾缘自医疗工作，始于对疾病认识的分歧，萌生于诊治工作的得与失，落脚在心理感受的荣与辱，本质是基本功与医学底蕴的矛盾。临床医生因为工作走到了一起，从事的不是发明和创造科学，必须遵循前人经验总结和集体实践的结果，有章可循，有书本知识可查，也就必然存在着已知与未知，先

知与后知的差别。华益慰能够做到"大德无碑，真水无香"，能够看淡功名，也就有了成不骄、败不馁、对己严、对他宽的品格，成为我们处理临床矛盾的指南。

医务人员的职称之所以区分为低、中、高，之所以有三级查房、病例讨论、出院讨论、死亡讨论、读书报告、学术活动，是因为医疗工作艰辛复杂，容不得些许闪失。正因为如此，临床医生就必须固守本位，恪守上下级关系，靠三级查房提升科室基本功底线，靠学术活动推进科室综合素质高度，和谐和凝聚就成为医务人员的共同需要。华益慰"如水做人，如山做事"，体现的是忘我精神，看重的是我为患者付出了多少，给患者带来了多少愉悦生活，在医疗集体中敬业到什么程度，为科室做出了多少奉献，告诫我们远离"包揽医学""表演医学"意识，多一些卧薪尝胆，懂得如何守格。

华益慰"生命不息，奋斗不止"在医学事业上，所思所想的是临床医学的真谛，不折不扣地为患者着想，就有了干不完的工作，永无休止的求索进取，在医学征程上没有了满足感，不可能被工作挫折所折服，始终用阳光心态面对每一天，每一事，也就有了平凡中见精神，默默工作中积淀业绩，为自己不朽的一生画上了实惠予患者的句号。

华益慰用伟大人生诠释了医务人员的"水之静，山之高"。学习华益慰始终用水之静考量自己在成绩面前是不是沾沾自喜了，敬业于医疗工作是不是高标准了，也就比较容易发现自己综合素质的差距，临床工作的瑕疵和不足，不会斤斤计较虚幻的形象，也就有了容纳百川的胸怀，孜孜以求的进取动力，成为医学事业的栋梁之材，二次创业的骨干。

"手术技艺"常修炼

临床医学是靠技术和经验支撑的，技术好未必经验就一定多，经验多的技术未必好多少，强化基本功训练和积淀知识底蕴的目

的就是争取技术和经验都优秀,即所谓的早日成才。道理没有什么深奥的,实践上却经常混淆这两者之间的关系,难免导致技术好的就认为经验一定多,经验多的误以为技术就高得了不得,当然也有的因为技术不如人,就觉得经验比别人一定少了很多,或者因为经验不足就不承认自己的技术还不错,摆错了自己的位置,引起科室内部矛盾。

手术技术指的是"心、眼、手"的技艺,常常用心灵手巧来形容。获得手术技术既有先天赋予的条件,也有后天训练的结果,看到别人的手术技巧非常好,自己照猫画虎地模仿,有的人能够效仿得很出色,有的却怎么也练不到炉火纯青的程度。有的人手术提高幅度相当快,有的长时间停滞不前。手术最大的特点是具有公开性,每位医生的手术技术都表现在外,有心计的人凭参观手术就能够掌握别人的招数,学以致用后再融入自己的特长,不断缩小与周围医生之间的差距,随着磨炼,日臻成熟。临床工作还有一个特点,这就是手术技术高的一招一式非常规范,手术结果好,手术技术差的也能够完成手术,效果尽管差一些,然而在效果上未必能够被患者识别,因此,孰优孰劣多掌握在科室职工的心目中。临床工作中少有因为手术技术较劲的。

临床经验则不然,和手术技术相比,临床经验深藏在医务人员的头脑中,贯穿在诊治疾病的全过程。例如"看似常见病实则少见病,认为是少见病其实是多发病"就需要靠临床经验鉴别,诊断错了手术技术就迷失了方向,"有所为和有所不为"告诉我们哪些手术能做,哪些手术是陷阱,哪些手术可以矢志不移地进行下去,哪些手术要避而远之,或者适可而止,搞不清楚就有可能因为手术技术而伤害了自己。临床经验就存在知与不知、多知与少知、先知与后知的差别,必须靠孜孜不倦地学习书本知识,不断与疾病对话,医务人员间相互取长补短,临床经验的代代相传。临床经验体现在"知"上,知就是知,不知就是

不知,就必须由知者传递给不知者,获取临床经验就区分为事先知、过程中知、事后知,违背了这样的规律就只能是"吃一堑才长一智",甚至"吃了堑也长不了智",也就难以做到不断长"知"。

我们常把手术技术比作技能技巧,表现在诊治过程中的操作环节上,属于"匠"的范畴,临床经验则属于智能范畴,离不开观察力、注意力、记忆力、理解力、分析力和逻辑思维推理能力,以及阅历和经历的积累,由手术的匠升华为手术的师非一朝一夕,再有能力的医生也不可能一蹴而就,智商再高的医生也不可能制造出临床经验来,这就需要脚踏实地地点滴积累。临床经验没有封顶的极限,都是比较而言,高年资医生的临床经验多一些,但是医学寿命几近尽头,如果经验再不多一些,就成了白痴呓语,更何况高一些只不过在低年资中显出来,遇到恩师就如同瘪了气的皮球,老老实实地听着,借以吸吮更多的乳汁。低年资医生也不是经验全无,只不过临床医学容不得半点失误,经不住,也没有必要误入陷阱,就需要有垫脚石、软扶梯、保护伞、挡箭牌,把风险交给高年资医生分担,把经验留给自己独享。

临床经验的多少是自然规律造成的,是临床医学复杂性决定的,是客观存在的,由不得自己承认不承认。如果不是半瓶子醋的高年资医生就不可能以经验盛气凌人,经过长年修炼的高年资医生是从低年资医生过来的,完全清楚低年资医生的求知过程,不可能因为低年资医生的经验不足而小视于人。低年资医生比高年资医生更珍惜眼前的形象,希望在人前展现得更完美,是因为还没有切身经历过以后的漫长过程,还反思不到能人的成长过程常常经历上升阶段的自信、逆反、好强、逞强,累积经验后的冷静、收敛、务实、成熟、收官的几个阶段,不清楚身处哪个阶段就必然表现出哪个阶段特点的规律。学会倾听对于中低年资医生来说就做到了"年少老

成"，对人到中年来说就是"娴熟哲理"，不是丢人现眼，而是明智之举。

学术水平的高低既要看距离珠穆朗玛峰有多远，也要看木桶效应中的短板有多矮。如果认识到临床工作主要是效仿，越接近书本和前人所运用的科学知识，越符合诊治规律的，越不搞离经叛道的，诊治质量就越高，离医疗风险就越远，就会清楚已经会干什么、能干什么和干到什么程度等，都是水到渠成的必然结果，影响自己今后发展的是还没有认识清楚，没有干好的短板。临床医学是非常残酷的，出色治愈患者是应该的，治愈的患者越多，治疗效果越好，口碑就越高，但是经受不住误诊误治的摧残，即一个耗子屎能毁一锅汤。在某种意义上说，提防要胜于满足，越欲拔高就越有短板，越容易自伤。

临床工作需要高度自信，自信来自于扎实的基本功和深厚的知识底蕴，凭自信视取得的成绩为必然，靠自信看淡工作中的瑕疵和缺欠，就能够踏踏实实地应对每一例患者，宣示成不骄败不馁的综合素质，时间长了就有了人气。基本功上有缺欠和知识底蕴不足就容易出现误诊误治，出了问题也就没有了自信，如果再分析不出来龙去脉，找不出失误在哪里，就可能在自身以外找原因，萌生出很多不应该有的想法，学术上的失误就泛化成了矛盾。缺乏自信与不善倾听是一对孪生姊妹，因为缺乏自信就觉得倾听失面子，因为不善倾听就远离了经验，也就建立不起来自信。临床经验属于科室的集体财产，高年资医生的义务就包括毫无保留地传递经验，不传授就是失职，低年资医生必须接受高年资医生的经验，不接受就是蛮干，否则就没有了高低年资之分和三级查房制度了。

功到自然成对手术科室来说，包括了手术技术的工夫要下足，疾病的知识要如饥似渴地研读，获取临床经验的付出要下够，才能成为有高质量医术的临床医生，贯穿这条主线的是工夫下到了就一定成功的自信，别无

其他。影响功到自然成的是浮躁，表现出急于求成，在学术方面夹杂了表演成分，少了积淀、多了获取，在工作方面以为科学替代求真务实，对自己的期望值过高，一路厮杀，不计后果，结果被短板束缚住手脚。另外，还需要提高的是求知意识，即面对眼前的患者问自己可曾见过类似疾病，经历过多少，诊治过程中问自己为什么与自己的设想背道而驰，诊治终结后反思怎么会是这样的结果，解释不了的就请教周围的医生，即通过不耻下问增长本领。

说一千道一万，临床医生干的是诊治工作，只要工夫下到对得起自己的程度，就必然有成于患者的生命安全和有保障的生活质量，不愧对于治病救人的天职，没有理由不修炼自己的基本功，不积累为病人服务的知识底蕴，不提高手术技艺，不如饥似渴地吞噬他人的经验。再者，临床医生的工夫是无止境的，到老也难以功成名就，想一想科室基础的薄弱，人员组合的不强势，疾病谱的低档次，即便出色完成了诊治任务也只不过平平而已，较之肩负的使命，创业过程的艰难，征程的遥远，全体都把成功留给自然，把精力都集中在下工夫上，靠卧薪尝胆提高医疗质量，在病人身上找愉悦，换安全，少了些过失也就有缩短了与成功的距离。

"修理患者"知轻重

手术做给患者，居然也能够作为一个命题，看似闲来无事，其实不然，如果看一看临床医生给患者做手术时，没有因地制宜，因人而异，是按照自己的意愿设计手术方案和实施操作，就知道还有部分医生没有弄清楚手术是做给患者的。

有的医生为了显示手术技巧高超，操作娴熟，以为了患者的名义，适应部分不掌握医学常识患者的心理，标榜"小切口施术"，并以此为荣。"小切口"就成为这部分医生的口头禅，以至到了炫耀的程度。微创手术值得提

倡是因为手术切口确实非常小，因为有了适应微创手术的系统器械和设备，解决了局部的可视性，操作的可靠性，意外损伤的可控性，得到迅速普及和提高。微创手术还不能全部替代传统的手术是因为部分复杂的情况决定了必须靠传统手术方式确保患者的安全。

受到微创手术意识的影响，传统手术方式的长切口似乎就成了有缺点的手术，个别临床医生开始投入到传统小切口手术器械的研究，试图借鉴微创手术的原理，在传统开腹手术时使用了腹腔内照明，能够深入腹腔内的精细拉钩和各种切开、缝合、打结器械，形成了半器械半人工的手术方式，构思相当不错，只不过在微创程度上比不过成型，且流行的微创手术，与传统手术方式除了手术切口确实缩小了很多之外，显示不出更多的优点，没有得到普外科界的认可，不知道研究此项器械设备的发明者是否还在坚持使用着。

标榜"小切口"的部分医生，由缩小切口到刻意将切口微缩到容不下术者的一只手，超过手术需要的极限长度，还使用着传统常规的手术器械操作，就有些说不过去了。任何腹腔内手术都包括了两部分，一部分是腹腔探查，另一部分是有的放矢的技术操作，而手术切口是保障完成手术的通路，因为切口不足以实现手术探查的目的，操作过程中视野不清晰，局部暴露不理想，动作不确切，效果难以保证，无疑是在给自己的工作上增加难度，如同加长走钢丝的长度和钢丝距离地面的高度，危险系数提高了。

再好的手术也不如做好，再高超的手术也需要在患者的腹部遗留瘢痕，这就需要分析手术切口长短与手术需要之间的关系，从理论角度分析，每位患者根据手术需要总有一个最适宜的切口长度，既不允许浪费也不得以牺牲手术质量医疗安全为代价地紧缩手术切口。如果手术医生能够接待过由其他医院转来，或者知晓过自己使用小切口切除胆

囊，不到两个月后被诊断为结肠肝区结肠癌，并且是以肠梗阻为主诉住院接受了另一次手术，听一听患者对原手术医生不满意的程度就会后悔当初伪造探查的遗憾。如果参观到其他医生实施小切口操作，既费力又延长很多不必要的时间，完整顺畅的手术被四面埋伏分割得支离破碎，手术操作已经远离了规范，就不可能欣赏或者敬佩这样的手术者，甚至搞不清楚刻意缩小切口究竟能给患者带来什么好处。

为了获得患者对小切口的一句暂时的心理满足，却失去同道们的科学理念层面上的认可，得与失值得商榷，更重要的是违反了手术操作技术常规的允许范畴，不值得，也没有必要。归根结底是手术医生究竟是给患者做手术，还是自己在表演手术，是提高手术技巧还是冲击着医疗安全底线。凡是有着深厚的医学知识底蕴，已经将手术视为不得已而为之的治疗措施，手术仅仅为全部工作的一部分，就不可能靠手术的点滴搞形象工程，少了些浮躁就远离了不规范操作，也就能够做到真正为患者做手术了。

"医务人员"务守时

寓言"龟兔赛跑"的两位主人公是兔子和乌龟，兔子是公认的竞跑能手，乌龟则以逍遥漫步著称，不同量级的比赛结果不言而喻。兔子按照极限速度要求，应该守时在获冠的规定时限内，结果兔子违反了守时的规定，满以为连蹦带跳、走走歇歇，甚至睡上一觉都可以超脱于乌龟的守时。寓言告诫的是慎待优势地位，靠智商判断综合素质的短长，靠情商获得社会的声誉和口碑，也包括乌龟倚仗逆境商正名。

医务人员不属于公众人物范畴，但是往往受到有些人的期许、盼望、等待，甚至如同与生命和时间赛跑，在"人命关天"的竞技场上，守时于医务人员一言九鼎的允诺，符合公众共同遵守的准则，避免令对方心急如焚，烦

躁到无奈,等待到失望,甚至烛光缓缓熄灭。

曾经记得一份报道,中国某名校,一位才学超众的女大学生留学法国,因为没有守时赴约,令候着的法国本土同窗感到意外,因为是第一次聚会,没有人提出异议。第二次赴约也延误了一段时间,法国人就有些反感了,因为面对的是外国同窗,忍耐住了。第三次赴约再次不准时,如此接二连三,终于激怒了法国学友,好端端的赴法留学生,因为行为上不守时,暴露了对周围人心存不敬的隐私,惨遭唾弃,从此没有人再搭理她,离乡背井的女留学生耐不住独来独往的孤独与离群,选择了坠楼自杀。

医务人员所服务的对象是待治、待救的病患者,生活在"受盼"的氛围下,在守时上容不得有丝毫闪失。例如,患者抢先挂号,为的是得到优先诊治的机会,结果医生迟到诊室,自己晚来五分钟,候诊的十几个人被耽搁的时间总量就是一个多小时。医务人员迟到后,不知步履如飞,不懂面露愧疚,有的竟敢迈四方步,昂首挺胸,天马行空般,如入无人之境。可知此时众候诊者在脑鸣医务人员的无德,腹鸣医务人员的无信,驱走了原本的敬重,舍不得再奉献出溢美的口碑,失之守时,报得冤怨,因小失大,得不偿失。

周六上午,众弟子们结束了分内的工作,候着上级医生来医院查房。突接电话,告知"需要稍候",弟子们围坐静待,盼上级医生尽快来医院。又接电话,说"需要再候",弟子们开始起起落落,更盼上级医生能够早一点来。再接电话,又再再接电话讲"很快赶到",结果随着电话时间间隔的延长,弟子们越来越不耐烦,直到接到最后一次电话,交底"今天需要修上水,结果修理工迟到""约定岳丈来家,结果违约迟迟未到""等夫人下夜班上岗,结果爱妻先去了菜市场""因为抗御不了违约,决定本次查房暂停"。如释重负的弟子们迅速离开医院,不知因为"候着违约人",入围"违约者"几何。

一次,去一医院会诊,在手术室等候迟迟未到的主任时,闻听麻醉科医生议论,既往曾经遇到直系亲属住院手术,与这位主任约定上午 10 点半开台手术,患者准时进入手术室,各种准备工作就绪。这时接到术者电话,谓"不得不带领着自己的小学老师看病,用不了几分钟就赶到",全体手术人员静待术者进入手术室时,已经接近了中午 12 点。议论间,麻醉医生流露出对术者不守时的不满。约莫过了十余分钟,迟到的主任匆匆赶来,丝毫没有对任何人表示歉意,反而冒出了一句"时间富裕,才刚刚上午 12 点。"麻醉医生回敬到"你比会诊主任进来得还晚,有什么重要的事情必须赶在这会儿办!""这不是来了个老同学,能让人家等着嘛。""人家主任做完手术还得往回赶,你这不是耽搁主任的时间了嘛。""赶路不差这点时间。"

一次去某单位普及健康讲座,承担讲课任务的主任准时等候在车前,按照约定讲课的时间很近了,组织这次活动的年轻人方迟迟赶到。年轻人对讲课地点不熟悉,接受讲座受众的底数不清,结果赶到会场时迟到了 10 分钟。讲课主任事先与听众没有相互交流时间,如若不是常年讲座的功底,很难保证效果。结束后,主任问年轻人,为什么迟到了?得到的回答是"是咱们给他们讲课,时间还不得随着咱们嘛",主任再问:"你比告诉我的时间晚来了十多分钟,是你讲课,还是谁讲课?"年轻人至此方觉语出有误。

一次集合乘车到某地开会,距离约定的时间还差 5 分钟,于是,召集人向大家喊话:"还差 5 分钟了,赶快去到集合地点!"这时,从不同方向同时冒出了"别去早了,去早了也得等着!"结果兵分两路,一部分人赶到了集合地点,一部分人该干什么干什么。待到规定的集合时间后,在车上的人等着陆续到来的迟到者,闻听"怎么样,不还得等着嘛!"这种现象还可以见于外出旅游,按照规定时间返回者等候迟迟未归人,聚餐时,守摊于餐桌上的美食，候着迟迟未到者。如此陋习随着"不好意思"由难于启齿，变成了"口头禅"，结果就可悲了。

曾遇外出会诊，时值雾天夜半，高速公路封闭，国道修路，司机不识绕行捷径，本该一个半小时的路程，结果耗时几乎到 6 个小时。晨曦将至，十几位患者家属云集于医院的大门口，潮湿的衣服足见雾中等候时间，寒暄问候的话语出自肺腑，前拥后跟地簇拥如待亲人。与当地的医护人员伴随着进入病房，会诊还没有开始，结果就已经展示在患者和家属的面庞上。原本会诊目的包括缓解医患紧张情绪，因为连夜兼程，守时于患者的心目中，拉近了感情距离，博得了信赖，捅破了医患猜忌的窗户纸，会诊表态一路绿灯，结果超乎想象的圆满。

守时是美德、属教养、凭自重、靠自律。其实大家都有心中的一杆秤，不守时者毫无例外地留驻在"私"的阴影下。满足了自己的同时，想不到还有其他需要顾及，驱使他人反感，由此疏远，甚至难以为伍，占了微不足道的小便宜，却吃了失信于人的大亏。

"侦查工具"随身带

听诊是临床医学的重要侦查工具，西医讲的望触叩听，中医称之望闻问切，都包括了听诊。中西医不同的是西医擅用听诊器，现时某些时髦的中医也时不时地配上了听诊器。新闻媒体很知道听诊器的作用，一件白大衣加上听诊器似乎成为临床医生的形象标志，有的冒牌专家出镜做广告，顶着耳鼻喉科的头镜，颈项上挂着听诊器，明眼人一看就知道此君玷污着医学，外行却相信这就是堂而皇之的名医，足以见得听诊器的重要地位。

听诊器起源于男女授受不亲，男医生为了避嫌在女患者身上放置了一张纸，未曾想听诊效果远远优于耳朵直接贴于胸壁，以后又有了便于制作的木质管状听诊筒和其他材质的听诊筒，再以后成为当今广泛使用的各

种听诊器，随着医学科学的进步，听诊器必将被能转化声音的设备所取代。听诊器也有缺点，这就是携带很不方便，因为直接接触了患者的检查部位和医生的耳朵，构成了传播疾病的媒介，清洗和消毒成为问题。

内科医生是医院配备听诊器最多的科室，心脏内科和呼吸内科的临床医生离开了听诊器寸步难行，儿内科基本归属于内科性质，与成人几无差异。有的临床科室的使用率不是很高，也有的科室几乎很少使用。内科医生经常使用听诊器既是工作需要，也是因为养成了习惯，尽管携带不方便，还庆幸好于神经科的检眼镜、叩诊锤、手电筒、音叉、皮尺等一嘟噜。

普外科医生对听诊器的依赖程度不亚于心脏科和呼吸内科，这是因为涉及疾病诊断和手术后的心肺腹部管理。心肺检查和肠鸣音是病历的有机组成；甲状腺功能亢进、脾大、腹主动脉瘤的诊断离不开血管杂音的佐证；手术后的监测和管理更是离不开听诊器的功能。常说内科是外科之母，外科医生离开了内科基础就贴上了"手术匠"的标签，没有了听诊器很难想象工作是如何进行的。

笔者曾经到过一个单位的普外科会诊，站脚助威的一队人马竟没有一位携带听诊器的，好歹找来了科室唯一的"珍贵宝贝"，还是老态龙钟的残废，据说是量血压的专用设备。有的听诊器胶管长度能令医生与患者各奔东西，有的胶管长度足以构成医患亲密无间，两个耳塞不离婚却黑白分明，想必生出来的孩子是"灰姑娘"，遇有丧偶胶布团配之，夫妻退位则双胶布团联姻，其结果是耳塞厂倒闭，胶布厂绝处逢生，听诊器的其他部位具有考古价值，用不了多少银子的常用设备因为不受青睐，不堪入目。

普外科是诸多外科专业的基础科室，是训练基本功的启蒙基地，试想如果听诊时需要找和借用，听诊器的使用频度应该不高；住院医生不带听诊器，病历记录的听诊体征就

可能与事实有出入；上级医生不带听诊器，借用下级医生的听诊器就放弃了言传身教；带组医生不带听诊器科风就远离了规范；如果再加上听诊程序之潦草、对存在的体征听而不见、术后并发症之多、被会诊医生嘴里不说心里有数的"降点"，不带听诊器的危害就非同小可了。

参加天津市组织的医院质量检查，进入普外科的第一眼就是看看听诊器的携带情况，有的科室清一色地携带，有的似繁星，有的如残月，科室的基本功底蕴尽收眼底。听诊器是"荣"的标志，反映临床医生工作的深度和广度，透视着今后是否咄咄逼人，宣示着是否师出有名门，决定着给自己身价的定位。

听诊器不离身，还要不离用，靠熟能生巧长身高，靠运用能力壮体魄，听诊器就融入了机体。

"检查刷手"看自律

考核了一位主治医生的刷手操作，按理说术前刷手经过了很多年的频繁应用，不会存在明显瑕疵，结果却漏洞百出。包括：①在刷手池前站立，刷手衣就紧贴到了池边。受试者身体贴近刷手池之前，还侧身观察了刷手池边，示意确认没有水渍才贴上去的。刷手操作规定，身体必须远离刷手池边，而不是取决于刷手池边是否有水渍。②打开水龙头时，没有调整好水流速度就伸手接水，结果飞溅的水花喷到了刷手衣上。理论上讲，刷手衣被水浸湿能够波及以后的手术衣，术者身上的细菌就可以通过水为媒介，游动到手术衣外，手术衣就不再无菌。保持刷手衣不被浸湿，再穿无菌手术衣时，就切断了细菌的布朗式运动，才能够保持手术衣的无菌。③使用无菌手术刷刷手的第一步是刷双手，包括刷每个手指的甲沟、指纹、指间，掌心掌背及其掌纹，刷好了一只手后，再刷另一只手。受试者采用的方法是"一刷到肘"。在此过程中，看不到如何细致地刷甲沟、刷指掌纹，而

是手、腕、臂一气呵成，随后就进入到改刷另一只手，显然违反了最起码的原则。④随后的刷手动作是刷双肘及肘上，肘上范围仅只距离肘横纹 3cm，显然少于教科书上记录的至少 4cm。对于身高 170cm 的受试者来说当属错误。

刷手操作是实习阶段，甚至见习阶段就接收到的基本功，教科书上有明文记录，详细讲解了其中的缘由。带教老师要做示范，分解每一个步骤，还要边演示边指出注意事项。学生要实际练习，接受考核，直至通过后才允许进一步学习穿手术衣，戴无菌手套。到了主治医生阶段，刷手的基本功必然轻车熟路，理应不该出现低级缺点和错误。

不应该出现的缺点和错误竟出现了，而且环环出错，就不得不推测造成的原因，结论必然落脚到其所在医院教学和临床传统了，也包括在实习阶段的求知意识。

临床医生无不打上医院传统的烙印，基本功和知识底蕴深厚的教学医院推崇的是规范，必然形成了人人以规范为荣，粗疏为耻的氛围；人人要求自己事无巨细，也就没有了粗疏的余地，原本基本功不甚扎实的被耳濡目染带好了，存在的知识缺陷被逐渐弥补了；教学和临床能力不强的有迟早被打入另册的危险，也就不可能存在影响医院形象的漏洞百出。

行政管理和规章制度属于外因，必须通过内因起作用，内因质量就决定了接受外因影响的意识和能力。医院和科室的传统则不然，医院传统是无形的紧箍咒，靠约定俗成和彼此制约，使工作人员定格在严格的范畴内，超出此范畴势必如同过街老鼠被人人喊打，任何违规行动不是不为，而是不敢，就如同人不敢裸体上街，好人不想偷东西一样，相辅相成于医院的管理环节，成为医院组织管理的另一个侧面。

不规范操作难以靠行政管理纠正，也不可能借助考核和检查一蹴而就。科室主任的

基本功过硬,学术底蕴深厚,造就了发现问题的鹰眼,起到防微杜渐的管理功能,自己刷手术时莫须格外注意,就能够扫见不规范操作。各级医务人员的操作规范了,见到不规范操作就格外显眼,也就减少了不规范操作的发生频率。手术室的人员肩负着发现不规范动作职责,有权利和义务挑剔操作的违规,会责无旁贷地提醒和批评,传统就形成了对违规的合围之势,没有了违规的藏身之处,也就养成了规范。

医务人员离开了原有的传统约束,或者原有单位的约束能力不强,品质不高,就必须靠自律。医院和科室形象属于身外装潢,唯独自己的形象才真,才能经受得住时间的检验,永不泯灭。自我形象包括了内在形象、暂时形象和轰动形象,医务人员内在形象指的是难以撼动的基本功,暂时形象如果是内在形象的暂时反映就助长了形象的完整,暂时形象是在内在形象不其巩固基础上的表现,就难以长期保持,轰动形象最容易保持不住热度,就容易陷入虎头蛇尾的尴尬局面,结果聪明反被聪明误。

自律程度是随身暴露着的,是无法掩盖的贴身之物,有多大的自律能力,就有多大的外在形象。以刷手为例。

1. 之所以凝聚了严格的刷手规范,是因为医疗行为直接关乎患者的生活质量和生命安全。在没有无菌刷手之前,医务人员的双手曾经成为院内传染的媒介,伤害过很多无辜的患者,所以才将无菌操作视为医学的一大跨时代的进步。刷手时镌刻上医学史的底蕴,就必然引起自己的重视。

2. 刷手必须按照规范有步骤地渐进,是因为手上含有常驻细菌和临时细菌,临时细菌只能靠刷的动作,一点点地清除,常驻细菌要靠消毒剂杀灭,也就必然会有必需的步骤,严格的手法,交替范围的规定,时间的要求。如果忽略了刷手的科学性,没有很好地刷指掌纹,在前臂上胡乱地刷来刷去,毛刷上的细

菌被东抹西蹭到各处,再加上刷手范围不合要求,时间仅为规定的一半,手术医生的双手就被视同为没有刷,微细之处就暴露了大问题。

3. 自律源自于内心,穿上了白大衣,从事了诊疗工作,就从此与医疗质量和医疗安全融为一体,这就是职业道德。因为没有自律,或者自律性不强,带着伤病参加工作,就亵渎了职业的高尚,非无菌的双手一旦造成术后感染,难能换来患者的倾心口碑,也就悔之晚矣。自律的背后是标准,高标准要求自己,就必须从基本功上起步,按照投桃报李的共识,医务人员的自律程度决定了今天的身高,明天的可能,缺少了以点窥豹的警觉,放松就成为自毁。

4. 刷手看似小事一桩,其实不然。医务人员职业要求的是责任感,既包括了对患者的负责任,也包括了对自己的负责任。假如手术医生给艾滋病患者实施手术,其警惕受到感染之心,高到尽人皆知,为了患者实施手术,就考虑不到患者的安全和家属的期盼,身在手术室内,忽略了手术室之外悬着的心,责任感没有了高标准,塑造出来的医务人员形象差,也就怪不得医疗环境如何了。身在医院,就必须为医院打造基本功,为整体形象努力,有了这样的动力就由不得自己成为脱缰的野马,由此不难看出,自律与政治觉悟息息相关。

5. 建立医院的传统,靠的是每位医务人员的自律,传统的综合性教学医院之所以威震四方,凭借的就是人人规范,个个精兵,举手投足无不令人心服口服,日积月累才能形成舆论,硬件的医院与软件的个人相辅相成,最终获利的是医务人员托起的医院,医院托起了医务人员的个体。群体意识是制约个体行为的管理手段,考察医务人员的技能被纳入组织管理之中,势必潜移默化地起到了引导医院发展的作用,尽管无声但作用深远。

工作中的点滴瑕疵最容易被自己忽视,

暴露在公众面前就在自己的脸上抹了黑，小事就变成了影响综合形象的大事。

"工作噪声"能避免

手术是美的，是享受，是愉悦。

手术又是紧张的，凡是做过手术的临床医生都有这样的体会，这就是在手术操作过程中所说过的话未必都能够回忆起来，这是因为精神高度集中的结果，所以没有人计较手术过程中都说过什么话。

手术室内是有噪声的，多数出现在术者的高声，指责，极个别的是挖苦或谩骂。高声的不少见，指责时有发生，挖苦和谩骂属于个别现象。术者在紧张的工作中对下级医生发出了高声或指责如果源于下级医生工作的不认真或失误，甚至出现了事件，应该归类于下级医生自找。挖苦和谩骂无论如何都是不应该发生的。

当事者迷，迷在了听众可不仅仅是手术组的成员，周围的人都在听，都在看，一次两次的还问题不大，长此以往地如此工作就会落下不良印象，损失就不好挽回。有的术者不了解自己这样做的危害，不在乎这样做的结果，甚至以此为荣，关键是没有反问过几个为什么。

手术噪音都来自于术者，而没有首先发自下级医生的，说明噪音背后是靠权力支撑着。这就需要分析一下手术算什么？临床医生实施的手术基本上是对前人的模仿，与下级医生的差别只不过是先知先觉，再考虑所有术者都是由助手过度来的，就不应该站在七十步的位置上，轻视五十步者。

手术是操作技术，只有不错而无最好。手术靠的是心态，熟能生巧，熟能生稳，熟能生静。手术干到了娴熟和应对自如的程度是不可能急躁的。如同丢钱，一贫如洗的穷人，丢了几百元就可能痛不欲生，家缠万贯的可以随便挥霍成千上万，道理是一样的。遇到了手术棘手的时候，任何手术医生都可能急

躁，同样都在急躁着，有经验医生的优势是一般人发现不了的。常见手术，手术中还没有到了应该急躁的时候已经急躁了，暴露的是手术基本功的不足，手术还没有发家致富。

术者的急躁必然影响手术效果，这是因为任何助手都不愿意平白无故地遭殃，出于良好的愿望协助术者到头来碰了一鼻子灰，还不清楚术者想干什么就提前往脸上抹黑，稍微不如术者意就没鼻子没脸了，涵养再大的助手也明白不掺和的明智，采取了让我干我才干的自卫，与术者总是慢半拍，手术效果也就好不了多少了。

手术室的噪音有时来自实习医生，包括不懂得在手术室内低声细语地说话、不能谈论与手术无关的话题、不能对手术意外长吁短叹、不能因自己不注意发出意外响声等。关注手术室内的噪音，认识危害，警惕了就不可能老出噪音。

这里仅仅指出了手术室内工作噪音，平时在病房与门诊工作时同样会出现工作中的噪音，盖当避免，以体现自己的综合素质。

"唐突拜访"为求知

办公室内，几位医生刚刚结束了查房，一位约莫二十五六岁的男青年在姑姑的陪同下闯了进来，"你们哪位是邵主任？"说话间手里提着两盒礼品橘子。"主任在办公室，不在这里"，来人二话没说，扭头走了。

主任办公室里正在开会，男青年和他的姑姑没有敲门就径直进来，"你们哪位是邵主任？""你是从哪来的？""从老家来的。""找邵主任有什么事情吗？""问问考研的分数，看看我能不能被录取。"手中提着的两箱礼品橘子似乎就要送给接茬的医生。"我不是邵主任，那位年龄最大的是邵主任。"

"邵主任，您好！"说话时微微致意，进一步凑到了主任面前。"不成敬意，在门口买了点橘子，也不值几个钱。"邵主任问："你是报名考研的？""是的，您能告诉我这个医院要多

少分数的吗？""你估计能够考多少分？""这个可没准,也许分数高点,也许分数低点。""现在还都不知道具体分数,需要统一公布分数线以后才知道。"

"您能要我吗？"谈话开始进入正题。"你想来吗？""你要是要我,我就想来!""今年报考这个专业的多于去年,你的外语条件如何？""我最担心的就是外语,不过这次考得还算不错,主要是作文押上题了,应该能够多拿点分。""主要还是看录取成绩,首先能够入围,入围后再进一步比较,优中取优吧。""如果有可能,能不能优先照顾我？""你有什么特殊条件吗？""我的家离这里近。""还有什么？""没有了。""行了,知道成绩以后再说吧。""请主任到时候想着我点!"这时男青年的姑姑插话道:"我们这个孩子非常能干,跟着主任以后能够替主任干很多事情。"

"今后看情况再说吧。"邵主任很客气地结束了谈话,男青年和他的姑姑将两盒礼品橘子放到了邵主任的办公桌上,相继退出了办公室。随后,引来了在场人的议论。

"说了半天,却没有自报家门,不知道从哪来,到哪去。"

"最起码的要带上一份简单的履历,或者写上个名字的纸条,让对方知道你,或者记住你。"

"他应该知道我们中间年岁最大的是主任,结果跟我这位年龄最小的科住院对上话了。"

"按理说应该知道医院的规矩,最起码的是要敲门,准许后再进来。"

"拿着两箱礼品橘子,大模大样地闯了进来,说话时一直提拉着,临走时还放到了主任的办公桌上。"

"他应该知道,我们正在这里干什么,真验证了在家不背父母,在外不背医生。"

"行了,咱们还是继续商量吧。有的年轻人接受社会行为学的教育实在太差了,不知道很多社会常识。"

实习医生毕业后初涉社会,尚未知晓医院的"乡"在哪里,进入医院也就很难随医院的"俗"。单纯的就职者,希望拿着敲门砖入"乡",却未搞清楚医院的"俗"是什么。敬重导师的学术造诣,适时落落大方地出现在主任面前,展示好外在表现,先投放出自己的亲和力,再用吸铁石吸住,哪怕是铁石心肠的主任,也会被高格调的求职者打动。

"参与面试"评考官

对待录用人员的面试及其管理是医院的常规工作之一,充分发挥好录用环节的"宣传医院、择优录用、基础调研"的三项功能,借面试学习,不断适应录用管理,就显得十分必要了。笔者的体会如下。

1. 录用人员仅占应试者中的极少部分,拟被录用人员也许还会另有去处,利用好应试者的传播功能,宣传医院和扩大影响就成为此项活动的主旨。

2. 考官是宣传医院的喉舌,通过面试传递给应试者"武警医院人"的自豪感、幸福指数、对前景自信心理,对于处在徘徊阶段的应试者最有穿透力。

3. 通过倾听、关爱、辅导等途径,使受试者感到武警医院与其他接待单位不同,即便其最终没有进入武警医院也要留下深刻印象。

4. 面试过程中,要避免提出令受试者难堪的问题,例如突然提出个英文名词,专业方面的所谓高端,与受试者年龄、阅历、经验不匹配的问题等达不到面试的目的。

5. 掌握面试考试的基本功能,充分利用好面试对受试者综合素质和潜力的发现。

6. 面试是把"双刃剑",流于形式的面试,只能令受试者轻视录用单位。集三项功能为一体的录用活动,是对试录用人员的集中授课,提高录用的正规程度,使受试用者全面了解医院,巩固去向选择,为医院提供更多的待选人员。

7. 面试过程也是调研的工作之一。例如了解受试者所在医学院校的状况,培养学生的氛围、方法、效果,其所在医院的教学状况,应试者的社会、人文、智商、情商、逆境商等,为我院的工作提供科学数据。

以下谈谈自己承担考官的体会和理解。

面试是笔试问答考试、标准命题考试、口试、论文考试、模拟考试、跟踪考试中的口试范畴,其优势表现在以下几个方面:①仪表风度:通过观察应试者的体型、外貌、气色、衣着、举止、精神状态等,判断做事的规律性、自我约束能力、责任心。②专业知识:借助面试对专业知识的考察的灵活性,了解应试者掌握专业知识的深度和广度,是否符合所要录用职位的要求。③工作实践经验:掌握应试者有关背景及过去工作的情况,以补充、证实其所具有的实践经验,深入考察应试者的责任感、主动性、思维力、口头表达能力及理智状况。④口头表达能力:通过表达的逻辑性、准确性、感染力、音质、音色、音量、音调等,考察应试者能否将自己的思想、观点、意见或建议顺畅地用语言表达出来。⑤综合分析能力:观察应试者对主考官所提出的问题,能否抓住本质,并且说理透彻、分析全面、条理清晰。⑥反应能力与应变能力:观察应试者对主考官提出问题的理解是否准确,回答的迅速性、准确性等,对突发问题的反应是否机智敏捷,对意外事件的处理是否得当。⑦人际交往能力:通过应试者参加的社团活动,交往的人群、扮演的角色,了解应试者的人际交往倾向和相处技巧。⑧自我控制能力与情绪稳定性:了解应试人员遇到批评指责、工作有压力、个人利益受到冲击时,能否克制、容忍、理智地对待,情绪不会有较大波动,体现出耐心和韧劲。⑨工作态度:了解应试者学习、工作的态度、报考职位的态度,观察其能否勤勤恳恳、认真负责。⑩上进心、进取心:通过观察有无事业上的奋斗目标,努力方向,能否立足于眼前,心存创新意识,了解应试者的上进

心、进取心。⑪求职动机:了解应试者希望来本单位的工作动机,最感兴趣的工作,在工作中追求什么,以便权衡能否满足其工作要求和期望。⑫业余兴趣与爱好:通过应试者爱哪些运动,阅读哪些书籍,观看哪些电视节目,有什么嗜好等兴趣爱好,完善全面认识。

对考官应该强调的注意事项,包括:①考官代表的是医院,专业考官即便是为了本科室录用人员,也必须立足于医院的整体工作。②考官对学生提问时,不宜表现考官的个人才能,不要高谈学术前沿、专业难点,代之以如何有利于受试者的进步。③考官要思考如何通过面试,使受试者有所收获,进而爱上医院。④考官要理解受试者心理,传递医院的录用标准,明确指出医院欢迎什么、鼓励什么、抑制什么,最终目的是促使受试者下决心到我院工作。⑤考官要引导学生进入温馨环境,避免居高临下地对待应试者,理念上要明确受试者不是本院职工,他们处于双向选择阶段,考官的工作是拉进来,而不是推出去,令受试人员退缩了、吓跑了,一去不复返了。⑥应试时,应试人员的精神高度集中,如果此时能够传递给受试者终身难忘的印象,考官的参与就成功了。如果考官提出的问题令受试者反感一辈子,我们就给医院干了赔本生意。⑦参与面试,也是对考官综合素质的考察,要主动研究面试活动,共同为面试工作努力。

“接受招聘”过头关

组织了一次招聘会,应聘者52人,分别来自不同城市的医学院校,其中,包括在读和毕业的博士、硕士、大学本科,以及曾经在其他单位就职的工作人员等。均采取撒网式投报单位,有的与多家单位双向选择,有的第一次接受应聘筛选。绝大多数应聘者的应聘能力比较好,也有的暴露出明显缺点或不足。招应聘活动也是素质教育的好机会,有必要向应聘者讲清应聘技能,尤其要闯过心理关,

争取令应聘者不枉来此一行。

1. 面部若隐若现。一位超力型的女应聘者穿了一件似貂皮的上衣，围着一条又长、又厚、又宽大的暗褐色围脖，挡住了下颌，披肩头发的前额部分几乎遮盖了右半个脸，戴着一副宽边黑色的大镜框眼镜，眼镜框后边的眼睛还不算大，好端端的"田字脸"，如同被包裹一般。

2. 凸显骨瘦如柴。一位弱力体型的男应聘者，身高 170cm，体重估计在 55kg，一出场就给人"痨病体质"的印象。正赶巧又是在队列第一位，首先出场。如果能够挺胸阔步，也许能够稍微掩盖一些身体弱势，结果在其他人均以冬装出场的背景下，这位应聘者却穿了一件鲜黄色体恤，大领口上摆着一个骨感十足的细长脖子，格外显眼。

3. 似枯柴老树。一位应聘者身高 184cm，脊柱轻度前屈，身着灰黑色敞领衫。远看头发丝应该非常粗硬，发长约两寸，如果规整一些，应该留的是分头。进得门来，头发蓬松，尤其沿着发际周围的头发每根都像飞机的机翼，看上去很像刚从深山老林中钻出来似的。

4. 似雕塑女白领。护理系女应聘者的站姿普遍优于其他专业的男男女女，比较突出的是站得住、站得直，基本能够做到挺胸收腹，双手轻握，始终放于腰带附近，而且很重视面部表情的调整，讲话时音调不是很高，声音不是很快，使用敬语很自然。

5. 缺少礼仪教育。一位女性应聘者进门后，从自报家门开始就倾斜着身子，脊柱大约向右前方弯曲 5°，还是以颈椎和胸椎为轴心，给大家来了个侧向见面礼。回答问题时，仰着头，两眼斜视左上方，双手前后摇摆，给人非常傲气，又很不自信的印象。

6. 令人眼睛一亮。应聘者中有一位，论身材充其量中等，论体质看上去也很一般，面相很不出众，唯一出场就给周围人一种亲切感，面部表情自然，眼神坦诚执着，说话的音调、语流、语速掌握得恰到好处，而且回答问题的时机不急不慢。直到结束提问时，应聘者谈到"我有一个特殊的身份，这就是来自台湾"。

7. 犹如事不关己。接受应聘时体态端正，可是在排队等待应聘时，左手插着口袋，右脚打着拍子，右手不停地转着圆珠笔，似乎若无其事，有一搭无一搭地面对应聘，没有认真倾听正在接受质询者的发言，轮到自己被质询时，前言不搭后语，应变和反应能力一般。

8. 当众私事公办。一位应聘者等候接受提问时，不止一次地用手抠鼻孔，抠完了还非常细致地观察收获几何。有的当众伸懒腰，还有一位将左手口袋里的钱拿了出来，稍微看了看，又放到了右手的口袋里，还一不留神掉落了一枚硬币。

9. 仓促上战场。一位应聘男性，体质一般，下身穿休闲裤，白色的汗衫领子没有熨烫过，因为没有系领扣显得有些松散，里面是一件开领羊毛衫，一共五枚扣子，竟掉了两枚，而且是紧挨着的。因为外边还有外套，如果是临时掉的，完全可以系上外衣的纽扣。

10. 摆弄手指头。一位应聘人员等候提问时纹丝不动，待轮到自己回答问题时双手放于身前，不时用一只手用力地搓弄另一只手的手指，搓手的力量还不小，时不时地扭动一下身子，接着又换了一只手，搓另一只手。

11. 用力喘大气。接受面试时难免心里紧张，必须自我约束。一位受试者，站在公众面前，既有上半身的耸肩、大吸气，又伴随着拖长音的大喘气，吸引到众位评委们的顿时关注。此时，这位应试者又一次给了大家清晰的紧张心理演示。

12. 身姿稳不住。一位受试者随列队进入台上，一开始接受面试就双手互抱于胸前，而且一只手在对侧的上臂部位不停地点滴拍打，稍息位置上的前脚似乎在打着节拍。一位评委询问："你是否很喜欢音乐?"受试者茫然地回答："没有这种爱好呀？"原来是下意识的习惯动作。

13. 注意力不集中。一位受试者的眼神飘逸，站在台前就东瞧瞧西看看，可能是被不远墙面上的"装饰画""警示语"所吸引，嘴里还似乎念叨墙上的文字。看不出在注意倾听其他受试者的表述与回答质询，没有做相互间的优劣势比较，没有利用有限时间构思自己的表现。

14. 一位应聘者说话的声音如同耳语音，介绍自己的内容传递不到招聘人员的鼓膜上，讲述的工作不明不白，一上来就给主持招聘人员"有气无力"的感觉。

15. 介绍个人业绩时，一位介绍的是"师从全国著名的专家"，欲招聘科室的主任却没有听到过这位全国著名专家的名字。经过反复核实，这位研究生的导师并未列入全国著名范畴。

16. 一位硕士在学研究生，介绍自己的工作状况时谈到"我能够独立完成急症值班，就是还不熟练。"经过仔细询问，该应聘者的本意是能够不很熟练地参加急症值班。

17. 一位硕士在学研究生，介绍的内容是自己以全县最高分录取入大学，是全校的业务尖子，研究的课题是最高端的，传授知识的恩师是最有名的，然而，提问所研究课题内容的基础知识时，回答结果则漏洞百出。

18. 一位大学本科毕业的应聘者，与博士、硕士应聘者在同一考场，博士毕业者主要谈学术论文多少篇，发表在什么期刊上，硕士主要谈的是科研方向，所取得的成绩。大学本科毕业的应聘者显然跟不上他人的节奏，于是表现出十分歉意地说："我实在没有他们说的那种成绩，能够在病房和门急诊看点患者是我的强项。"

19. 一位应聘者谈完了自己的基本情况和能力后，主动谈到了自己的缺点，而且不加隐晦地讲到"我干工作容易忘事"，接着的应聘者也都一个接着一个地谈起了缺点。其中

一位讲到"我的缺点是不能够熬夜"，最后一位跟着讲到"我也不能熬夜，所以最怕上夜班"。该人申报的科室是重症。

20. 一位应聘者介绍自己时，为了强调文艺爱好，用了相当长的篇幅介绍自己如何参加学校的社团活动，参加室内举办的文艺比赛，取得的多种荣誉。与之相反，待介绍到学业所长的内容却寥若晨星，突出了一个方面，却忽视了从业的本分。

"形体告知"宜合理

医患之间一般没有上下级，领导与被领导的关系，双方进行沟通带有一种随意性和灵活性，没有固定的沟通模式或方法，只有靠医生们在处理日常人际关系时灵活掌握即可。

医生向患者进行沟通时，需要考虑患者的接受能力，如果患者的知识水平和理解能力和医生一样，医生可以按照自己头脑中的理解向患者发出信息；如果医生认为患者的知识水平不如医生，理解能力不高，医生就可能向患者发出简单、易于理解的信息，不至于遭到患者的抵触。所以医生对患者的感觉不仅影响医生所要传递的信息内容，而且影响信息传递方式，医生向患者沟通受到对患者印象的影响。同样，医生和患者沟通也受患者对医生印象的影响，对同一信息产生不同的反应。

曾经在一次查房时，上下级医生针对一位78岁的男性患者疾病，共同运用英语谈话与中文混杂说事情。其中包括对病情的分析。等这些医生的话都讲完了，老年患者非常客气地对医生们讲，你们说的英语未必贴切，有的不符合英语的口语习惯。英国的医生们说话，不如你们的身姿随便，更有一种肃穆的氛围。你们说的病情我听明白了，能够告诉我肿瘤的目前状况，非常感谢你们。原来这位患者曾经在英国的一家公司工作，以后因为被迫强制劳动，致使看不出白领的

痕迹。

除了医生和患者相互间的印象影响沟通以外，信息本身也制约着相互的沟通，在患者面前忌讳用耳语，指着病历似打哑谜地交谈，以免引起警觉患者的疑心。如果传达的是患者认为的好消息，沟通起来就非常容易，医生也愿意沟通，患者也愿意接受。相反对坏消息的沟通，医生往往会含糊其辞，行动上容易暴露出不愿意在患者床旁停留，或者试探着，或兜着圈子与患者交谈，时不时地用余光关注着患者的反映。以至于患者主动提出"有什么话，你就直说吧，我能够接受"。

医生向患者沟通时使用的语言、语调往往带有感情色彩，形体显示着一种自信和刚毅。医生必须掌握对任何患者、应对不同情况的沟通技巧，争取患者长时间对医生的信任。曾经有一位大学的同窗从国外回来，在病房抽暇见面，看到了往来的医生们，谈到"你应该管管，哪里允许穿休闲的裤子上班，走路慢慢腾腾，松松垮垮，跟你谈话时连个站相都没有，说话的语气过于流俗，声音也太大，患者怎么能够放心住院。"

有时形态语言和语调要比想要表达的语言内容更有作用，因为说话的语调中往往潜意识地反映出医生对事实的真正态度。语调是通过声音的高低、快慢表达情感的，能够加强沟通或被设置障碍。查房时，一位主管医生对患者近期病情变化掌握得不深入，回答查房主任质疑时，吞吞吐吐，面露愧色，还不住地摇头示意致歉。结果，患者当场追问主任："是不是有什么病情瞒着我？"

身体语言、姿势语言、手势等非语言沟通是通过暗示起作用的。曾经有一位患者讲，我最希望医生们摸着我，握着我的手说话。心理学家指出，抚摸传达的是母爱，能使患者感到亲切，增强医患之间的信任。不正确的体态语言，有可能令患者产生误解、迷惑。例如，纠纷患者经常会谈到，管我的医生，就跟赶集的一样，转到我的病床前，脚跟还没站稳，没等我说完话就一溜烟地走了，由此赶到冷遇。不同文化背景和阶层的人容易产生沟通过程中的误解。医生必须注意沟通过程中的空间距离、时间、外表形象和手势。

不同国家的人交谈时，要求有不同的空间距离，中国人分的合理距离大约为1m。北方人与人之间的距离大于南方人与人之间的距离；英国人与人交谈时希望保持大于1m的距离，阿拉伯人交谈时能够感觉到对方的鼻息，日本人要避免口气触及对方。过近的距离常用于审犯人，给犯人以咄咄逼人的压抑，距离过远则显得非常疏远。

直视被认为是一种空间的侵入。对有紧张情绪或有防备心理的患者，要避免与之长时间的直视，避免侵犯患者的私人空间。例如，查房后，一位妙龄女性追着主任问："管我的医生一直死盯盯地看着我，是不是我的气色不好了？你跟我说实话。"

医生必须了解患者的文化背景，尽量从这样的背景出发使患者感到亲切。例如一位研究甲骨文的教授住院，主动提出传授一些甲骨文的知识，被主管医生搪塞过去。主任知晓了这种情况后，找机会请患者说说甲骨文常识。这位教书转天嘱妻子和儿子搬来了好几本厚厚的精装甲骨文资料。对甲骨文一窍不通的科室主任，捧着一本甲骨文专业的厚书，坐在病床旁的椅子上，倾心地听着教授讲述。结果与患者结交为挚友。

在沟通中要考虑到患者个人的不同，灵活应变。在沟通时不要急于介入主题，要使患者有一定的精神准备。医务人员因为重任在身，需要办理的事情相当多，容易在患者面前停留不住，开门见山地询问患者："给你的药都吃了吗？""按照我告诉你的话办了吗？"患者毫无精神准备就一下子进入了病情谈话，有悖于人们往常的对话规律。切记患者最愿意听到的是医生能够生活化，有些问候，有些对病情的了解，然后再听医生们的嘱咐。

医生要学会观察患者要求的空间距离。

过大的距离反映医生的自信和地位,医生不应该随意的扩大占有空间。

医生不要随意中断患者的活动。医生的表现反映其地位、受教育程度、文化背景、自信心等。要注意和患者沟通时的起坐先后、发话的先后、总结的先后等。巧遇一位医生向患者家属告知,医生时不时地"你等会再说,先听我的""你说的话我们早听熟了",随后草率地将医疗文书推给患者,"你们看好了就签字,我还有点事"。说话间,这位医生交给患者家属一支圆珠笔,匆匆地离开了医生办公室。尚还坐在那里的家属,左看看右看看医疗文书,不解地叨念着"在哪里签字都没说就走了",流露出对医生的不满。

与患者交往必须严格掌握时间,注意时间观念。守时是文明社会的文化现象。医生要注意与患者时间约定的技巧,不要指令患者长时间的等待,或在约定的时间内见不到医生。医生不守时的现象不在少数,一位医生约定家属到医院谈患者病情,几位家属准时集中到了病房,却见不到医生的面,于是找到科室主任反映:"我们好不容易凑齐了人,结果全被晾在了这里,谁都不是闲人。你能够给我们找找这位医生吗?"

要适应不同语速的患者,对说话慢慢腾腾的患者不要表现出不耐烦,更不允许讲"您快点说行吗,我还有好多工作要干,要不你先想想,待一会我再来跟你谈话",对于急性子患者,不要轻易打断患者的谈话,如"你等会再说,先听听我说",还有的讲"你说了半天,一句有用的话都没有"。不要因为自己的喜好而影响了对患者行为的公正判断。

良好的第一印象往往能持久地影响患者。体态和走姿是外表现象中十分重要的因素。昂首挺胸、充满自信与怯怯生生、缩头缩脑,给患者的印象绝不相同,腰板挺直和驼背罗锅不同,衣着怪异、头发凌乱、化妆妖艳、衣着污迹斑斑等不修边幅或刻意标新立异的行为都能暴露医生的形象。体现了个性,给人

以草率行事的印象。外在形象能留给患者很深的印象,进入患者的思维评定的定势中。

外表与时尚通常紧密联系,医务人员应该有职业的基本标准,约定自己的装束和打扮只能在一定的范围内。

"职业形象"晓着装

"白大衣"是医务人员工作服的别称,随着工作服的时装化趋势,白大衣会逐渐发生变化。看到过第一世界的工作服,其样式、颜色都已经远离了传统的白大衣,"由衣变服"融入了智慧。早在20世纪的90年代初,曾经动议过研制临床工作服,与天津市服装研究所的工程师共同设计了二十余件,我是没事瞎捉摸,对方想的是推广后盈利。

其实白大衣的使用很不合理,最典型的是现有白大衣过长,前襟扣子的数量和位置不合理,只要医生下蹲就兼具扫地功能,裤子成了受害者,如何确定衣袖长度,怎样设计袖口开合、松紧、穿脱等都有待思考余地,再一个是应该有几个口袋,口袋的大小,口袋放在什么部位,怎样设计便于放置专科必备用品等均需在考虑范围。设计出了一套时装化的工作服以后,厂家投入了生产,所在医院受到诸多因素的影响没能够推行开。

这里所谈的白大衣只是说医务人员如何使用。笔者曾经接待过一位法国游客,乘飞机时心脏病发作,被接待到当时条件下已经很不错的病房,没想到的是这位法国高龄女性提出了"我需要医生不穿白大衣",经过翻译密报的结果是患者与其陪同导游法国人说"医生们里边的衣裳很漂亮,外边的很脏"。笔者心里想连命都快没有了的人,居然会注意医生工作服的脏净,不过"爱国主义"意识促使笔者申请给每位接触患者的工作人员换上了新白大衣,以后还成为医院工作的惯例,不会说一句中国话的外国老太太叽里咕噜地说天书,从脸上看应该是满意了。

一些从国外回来的"海派",也包括能够

跟笔者说得上的友人，免不了将医务人员的白大衣与炸油果的画上了等号，这些人都了解国情，只是说不干净而已。也曾经抓住过坑蒙拐骗者穿着售货员的白大衣到医院游说患者，是因为白大衣被很多行业使用，进入到医院的白大衣已不高贵。我们比不了国外的工作服几乎一天一换，件件洗过上浆和熨烫，被墨迹污染后丢弃等财力十足的浪费，但是能够做到干净。

如果横比一下，一些医院的白大衣是很不错的，包括布料、设计、标示、更换频次、清洗质量和密度、穿着合体等要优于很多医院，甚至处于优势地位。有了这样的条件后，医务人员如果再注意到按时更换，口袋不要塞得鼓鼓的，扣子不要短缺，穿着时再多注意一点，我们的工作服就更具宣传效果，只要心里美，尽管白大衣没有时装化，因为穿着时髦了，白大衣嫁主随主也就增添了精气神。

说到了白大衣，也不得不谈谈医务人员的职业形象。经常生活在医务圈子里，对周围医务人员的职业形象习以为常，如果以影视节目中的医务人员形象作比对，就会发现导演及演员心目中的医务人员什么样，当然指的是正面角色。在医院工作的护士形象普遍好于医生，是因为护士的工作服包括了裤子，而且统一发放了袜子和鞋，再加上戴着专有的帽子，暴露在外的只剩下了很少的部分，只要规定头发、化妆、饰物、指甲限制就行了。医务人员则不然，只要看看医生们鞋子、裤子的五花八门，就可以一眼扫出来哪位是运动员、哪位是打鱼者。患者以生活质量、生命安全相许，面对的形象令心发颤，医务人员的职业形象也就被冲淡了。

"语言悦耳"壮声威

良好的音质、高亢的音量、流畅的语速、结构严谨的语言内容等，能提高交流的亲切感，为自己的临床、教学工作加分。

音乐课上，老师经常纠正我们的发音部位，指导我们将发音部位尽可能地移向口腔的后方，来自丹田之气才能够灌满口腔，引起共鸣的声音才浑圆。说话与唱歌大同小异，说话时也要掌握好发音部位，相比较来说，发音部位越靠口腔的后部，发出的声音就越好听。

单田芳的发音很不科学，声音是憋出来的，很可能还患有声带息肉，只因为说评书的行业需要，沙哑的声音特殊反而成名，如果我们的发音跟单田芳的一样就不行了。相比之下刘兰芳的发音就非常好听，说出的评书场面宏大，感召力非常强，成为评书界的女中豪杰。当然，发音的榜样是播音员，多听听他们的发音，对提高自己的语言质量会很有帮助。

天主教徒必须唱诗，牧师指导唱诗时采用的方法是告诫信徒们心向天主，把提着的一口气往脑门上顶，唱出的声音就高了八度，发出的声音就好听了很多。在牧师的引导下，原来把气含在口里唱的变成了依靠喉部发音，发出的声音就不像口里含着东西似的，原来音量很低的，因为提着一口气，气流一个劲地往上蹿，口腔比原来张大了很多，发出的声音就有了精气神。

临床医生的职业发音不很讲究，只要能够声音洪亮、吐字清楚、便于接受就行了。交班时的语言属于面对公众演讲范畴，要求就比普通说话高一些。开始时，必须收腹、提气，适当张口，稍微用点气力，发出的音量要大一些，声音一定要灌满交班室，咬字务必清晰，而且必须贯彻始终，否则就容易感觉沉闷，给人无精打采的感觉。

影响声音悦耳的因素包括：①待表述的内容准备不充分，顾得上考虑内容就顾不上提醒自己的发音了；②恨不得将心里想的内容一股子说出来，说出的话就难免自己赶上自己了；③发音部位靠在口腔的前部，口腔运动范围过小，致使声音拖泥带水；④发音前松后紧，声音前大后小；⑤不善于使用丹田气，声音很低、传递距离很短。

语言的悦耳还包括讲述内容的精准。交班时不一定要求必须背诵，照着交班本的内容，将书面文字转变为口语，流畅地告诉大家是完全允许的。介绍的内容务必重点突出，区分好孰重孰轻、孰大孰小、孰先孰后，与听众的思维才能合拍，否则的话就显得凌乱，听众的注意力就不容易集中，评价交班效果就不算十分完美。

交班时语言悦耳体现了科室的综合素质。回想在医科大学代表科室招收普外科医生时，除了看学习成绩、实习表现、个人情趣爱好、接受面试时的站立坐姿、对提出问题的应变能力之外，还必须看身高、体重、长相、肤色、发音等。其中的语言特征是很重要的，"声如馨钟"就比"弱如耳语"抢分。

人生是个大舞台，每个人都是演员，说话就是表演了。既然是表演就要纯真，必须调动起浑身解数，语言就必须接受自己的塑造。交班时的立意和语言构思也是表演，拿分就需要靠内容的精练、层次的有序、重点的突出，语言的洪亮和流畅。切忌因为追求一定要背着交班本，致使交班内容被切割、语言反复停顿、时不时地翻阅交班本，意欲突出管理病人的熟练程度，结果却事与愿违。

普外科病区有几位年轻医生的交班质量明显提高，这种从小事上要求自己，为今后登台讲课做准备的未雨绸缪精神很值得我们学习。

"看书读书"贵于精

按照科学读书的原则，看到了两位精英在书本上对急性阑尾炎重点内容的圈划，口头上作了点评。有必要留下痕迹。谈谈认识。

1. 读书贵在于"精"　精是指入木三分。在书上画出重点内容，提炼出该节的重点，就比没有总结的好了很多。为今后迎考节省了很多时间，是聪明人之举。

精是指找到了必须记忆的内容，每个人

圈划的范围不同，反映的是对内容的理解。其实每章节内容都包括了两部分，前面介绍的内容是为后面诊断和治疗服务的，圈划重点时必须前后呼应，思前想后就使知识立体起来。

精是指搞懂了，例如为什么小小的阑尾会得到学界的如此重视，哪些因素导致了阑尾的发病率如此之高，为什么采用了梗阻学说，阑尾内部的炎症如何由内波及浆膜等，都属于精读理解的过程。

精是指弄清楚了内容的相关关系。例如为什么急性阑尾炎的发病规律是：先痛后吐再发烧，右下腹痛最重要，检查莫忘直肠诊，化验先做白细胞。

2. 经过了一次圈划后，进一步的工作是"合上书，想一遍"　人的记忆是靠强化巩固的。记忆分为速记力和铭记力，速记力指的是马上记住了，铭记力指的是过目不忘，铭记力必须在速记力的基础上发展。

中央情报局和克格勃收纳特工人员时必须经过考核，速记力的考核为观察 60 件毫不相干的小东西，一分钟后复述出来。铭记力考核的内容为，告诉你更改过来的名字不叫王小三，而是张大壮，转天在背后突然叫出王小三来，如果受试者有了应答反应，就失去了被遴选的机会，相反呼叫张大壮时得到回应者方可能进入下一步考核。

基辛格的记忆力超强，竞选时，能够说出万名朋友的名字和通讯地址，这在没有计算机的时代是实难想象的。凭借基辛格的良好记忆能力，争取到了很多的竞选支持者，值得我们学习。

有了好的读书技巧后，还必须训练自己的记忆能力。有些人费死力气也记不住书本知识，总结不出所学知识的宏观和微观范畴，把书念死了，考试时再加上心里紧张，就很难如愿以偿。会念数和会记忆的人是在念书时找到记忆的技巧，首先训练自己的速记力，这就是"合上书，想一遍"，这个"想"就是记忆的开始。

人们用"狗熊掰棒子""竹篮打水一场空"形容没有真正得到,对我们需要记忆和应考的学子来说,不是念过多少遍书,而是记住了多少有用的内容。这就是将书面文字转化成头脑中信号的过程,从电脑中下载了很多资料,结果没有入脑后的加工,也就不可能运用了。

两位有希望的医学生,完全具备赶上来,闯出去的能力。是因为考试内容有范围,就是那些书本知识,即便既往掌握得未必很深很透,一旦掌握了科学的学习方法,就如同龟兔赛跑,矢志不渝地前进,就必然赶过相当多的"苦读书,读死书"者,这就是聪明人的自信,也是实习医生初入医道的素质表现。

第 16 章　言传身教

"病史采集"人之初

现代"生物-心理-社会"医学模式,高度重视医患之间的情感和心理交流,是因为医疗服务不同于社会上其他的服务关系,医务人员面对的是医学知识不平等的"有病在身"者,患者平时与接诊医生素昧平生,互不了解,需要短时间内密切关系,迅速升温到相互信任,落实提高患者生活质量,延续生命的彼此重任,还得共赢,就离不开诚信和依赖。

采集病史是医患之间的"初识"沟通,拉近彼此距离的开始,突破心理防线的手段,取得患方信任的策略。患者最担心的是接诊医生不把自己的病"当回事",想说出的话"没全说出来",就需要医生通过交谈暗示给患者,要对疾病的发生、发展、高潮做全面了解,不放松对每个症状的分析,始终判断着症状的内在联系,掌握疾病的严重程度,为诊断和治疗谋算着下一步。这种情感交流得越彻底、范围越广、内容越多,越能够满足患者安全自卫的心理需要。沟通就起到了"抑疑扬信"的功能。

物理诊断已经为医务人员提供了与患者交流的"谈资",只要按照教科书内容,按部就班地传达给患者,就起到唤醒患者回忆疾病的功能,而且面面俱到,还超出患者来院前的"意料",就促使患者逐渐对医生的所思、所想、所做、所料产生敬佩之心,进一步转化成信赖感。询问病史就帮助患者建立安全感,突破了双方的心理隔阂,为今后建立感情奠定了可靠的基础。

如果不是这样,接诊医生没有很好地询问病史,没有与疾病认真对话,只是听患者说,患者就觉得医生所掌握的知识与自己平起平坐了。医患之间的心理和情感还没有加温到一定火候,就接受了医生开出的一系列检查单和化验单,难免给患者留下了"医生是靠设备"给自己看病的。再加上医生不策略地告知患者"等检查结果回来再说",心目中的医生也就难以高大起来。社会上出现的,患者来医院主动要求的不是靠医生的诊断,而是提出"做超声检查""照 CT""做化验",住院患者紧盯着医生告诉"物化诊断"结果,与受到不重视病史采集结果的影响不无关系,实际上降低了医务界的威信。

临床医疗活动始终围绕着患者这个主体工作的,离开了患者的由衷感动,缺少了发自肺腑的动情,内心悬着的"这位医生能行吗?""会不会没治聋,反治哑?"的疑窦仍然横生着,就难免出现患者询问医生"你见过这样的病吗?""你治这个病有把握吗?""吃你给的药有效吗?""是不是再让别的医生给会诊?"等不信任的怪象。其中的主要原因,是接诊医生未能够满足患者的倾诉欲,没有以身作则宣示医疗质量的内涵和评价标准,没有用事实启发患者对医生能力的判断,没有按照服务客体的规定履行好职责。

曾记得实习阶段,为了采集病史的系统和完整,在患者面前,边翻着《诊断学》教科书,边询问患者病史,为的是一步到位,防止因反复补充询问病史激怒患者,给自己找麻烦。这种"知雉事雉"的举止被患者放大,于临床查房时,向上级医生汇报病历后,患者主动告诉主任:"这个实习医生,问得再详细不过了,还看着书本问我,刨根问底到我都一时想不起来,结果问得我底儿掉,太让我感动了,你们这些医生们真行!"说话时脸上流露的是满足与信任。低年资医生采集病史代表的是科室团队,严于律己地把住患者"入门关",就为上级医生的工作开启了信任之门,显示了科室的综合实力。

患者住院目的非常单一,就是为了治病,诊治效果必然受到自我感觉的影响。不难见到,医生认为患者的诊治工作未达理想,但是患者可能感到非常满意,也必然会有医务人员认为倾尽了全力,患者未必认同,甚至不满。这种认知分歧往往起源于一开始接触医生时,就没有达到满意的期望值。

低年资医生只要认识到采集病史绝非个人行为,除了训练自己的观察力、注意力、记忆力、理解力、分析力、逻辑思维推理能力和技能、技巧之外,还肩负践行科室发展为己任,维护好团队利益,就逼得自己不可小觑,调整好工作模式和习惯,将注意力向书本知识靠拢,塌下心来重走基本功的训练之路,从病史和体征开始理解疾病的病理变化,用求知欲克服"半路出家",切断离不开"物化诊断"的短路思维,养成自己能说、能写、能干的素养,才能以不变应万变,游刃有余地工作于颇有风险的医疗事业。

"遇险不惊"忆当年

手术操作中,经常会遇到眼前的问题棘手,如同没见过阳澄湖闸蟹不知从何下嘴,有时面对多种选择,判断不准该如何处置,即遇到了困难,陷入了被动。

青年时代,夜间值班遇到外伤者不畏惧病情重,不欣喜病情轻,只要遵循适应证和基本的处理原则,转归多半理想。唯独遇到模棱两可的诊断,因为骑虎难下,处理棘手,或者虽有章但难循时,就感到茫然,其中较典型的是处理腹膜后血肿。

据回忆第1次遇到腹膜后血肿时,看到

一团暗紫红色的"血包",想到肯定来自于损伤后的出血,就想切开后腹膜,寻找出血源。带笔者做手术的上级医生告诫,腹膜后的出血被渗透到疏松的结缔组织间隙,切开后不容易看到出血血管,手术过程必然会伤及原本正常的小血管,因此不是见"血包"就切开后腹膜探查。如此一来,后就有了两种处理原则,一种是能够证明存在活动性大出血的,必须切开后腹膜积极止血,另一种是探查时血肿已经稳定,或者能够通过维持现状稳定的,就不要破坏原有的自卫屏障,维持后腹膜的完整。

腹膜后能够导致大出血的血管,来自于泌尿系统、下腔静脉系统、门静脉系统、骶前静脉丛、腹主动脉和腰动脉等。我们可以按照血管性质分为动脉出血和静脉出血,按照血管口径可以分为小血管,口径中等程度血管和大血管,按照血管损伤程度可以分为完全断裂、部分断裂,侧壁损伤,按照损伤机理分为锐器伤、挫灭伤、爆裂伤等。出血结果就可以划分为能够自然止血的非致死出血,有可能持续出血的需要干预的出血,必须紧急控制的致死性出血。

可以想象到,腹膜后多条静脉血管同时受损,其结果是聚集成较大血肿,随着腹膜后血肿的张力升高,能逐渐控制住静水压几乎为零的小静脉出血,而且时间不需要相当长,往往于开腹探查时表现为血肿体积不再增加。由此可以推断,探查所见的腹膜后血肿体积很小,或者体积较大但是没有增大趋势的,应该属于所谓的静止状态,不需要切开后腹膜探查。

如果腹膜后静脉血管的口径较大,血流量多,流出的速度大于周围阻力,外溢的血液足以突破后腹膜,及其间隙提供的局部张力,血肿就必然逐渐增大。所以开腹探查时所见到的血肿体积不可能很小,随着时间的推移会有肉眼可见的体积逐渐增大。例如,我们曾遇到过一例腹部闭合性损伤患者,开始探查腹腔时,血肿位于右中腹部,内侧界限没有超过脊柱,不久就发现血肿范围超过了脊柱,延伸到对侧腹膜后,而且血肿张力较初始探查时高了很多。切开后腹膜探查发现肾静脉血管横断,仍有活动性出血。

动脉损伤后的出血量和流速远远高于后腹膜和周围疏松结缔组织的阻力,出血难以控制,表现出持续,进行性的大量出血。开腹探查时往往能看到血肿体积大,尤为突出的是能够感觉到搏动。

由此不难看出,开腹探查时,见到:①血肿体积相当大;②肉眼所见血肿体积呈现出进展性;③能够感觉到血肿有动脉搏动感,就应该能够诊断为腹膜后仍有活动性出血,符合切开后腹膜探查指征,仔细止血。另外,还应该包括一些佐证隐蔽出血的证据,例如:④随着手术探查,尽管控制住肉眼可见的活动性出血,生命体征仍难以维持;⑤按压住腹膜后血肿出现深坑,靠解除压迫后恢复过程的局部张力感,判断有无活动性血供。

临床诊断腹膜后活动性出血,还需要考虑自损伤到开腹探查的时间,总结血肿的常见大小,感知常见腹膜后血肿的张力,经历过局部按压,知晓凹陷恢复时间,也需要经历过不应该探查的探查了,原认为不需要探查的结果不探查不行等案例的熏陶。

腹膜后血肿是临床棘手的探查疾病,贵在总结实践经验。腹膜后大出血的探查绝非易事,明知出血来源于腹膜后,就是难以寻觅的案例不少见,需要平时多听多思考,模拟出多种处理预案,以备万一。外出会诊时,能遇到内部对腹膜后血肿的处理纷争,看似是对学术认真探讨,实际毫无意义,是因为诊断腹膜后是否存在活动性出血,凭的是多次实践的真实总结,必须经历模棱两可的犹豫不决,甚至切开与不切开后腹膜的思维历练,只能靠术者的体验,非旁人隔岸观火,甚至轻易论及短长。

纸上谈腹膜后血肿,如同隔山买牛,争议

腹膜后血肿的手术适应证无非浅显到上述的5条标准,也属于临床常识范畴,具体应用时更重要的是靠综合分析,凭眼力、靠手感,判断血肿内部静止还是不静止,闹腾还是不闹腾,安全还是不安全。

据实而论,腹膜后血肿考验的是临床实践能力,需要在手术现场判断如何处理,做出果断的决定。而且,无论决定切开后腹膜,还是不切开,都不能依照押宝的模式,事后幸运得出孰对孰错,更不应该说天书,论法道,结果离题太远,分不出半斤八两,人为堆砌出本不应该有的悬案。

"防范壁垒"当有度

中学阶段,学校邀请了参加上甘岭战斗的著名英雄介绍事迹,无意中听到了打仗时要有后备准备,其中就包括了判断这场战斗能否胜利,战斗中预计消耗多少炮弹和子弹,有多少人员死亡,有多少战士受伤,需要多少民工送给养和后送伤员。第一次知道了打仗不是仅想到占领阵地,插上红旗,还必须想到后路和可能的牺牲。

临床医生的工作是有风险的,如果不冒风险就停留在庸碌无为,冒了风险就必须想到退路,这就是必须有防范壁垒。防范壁垒越巩固,发生不测就越少,否则就容易暴露在风险之中,或伤及患者,或自己受伤害。

给患者实施左侧肾上腺切除手术是需要能力的,没有一定的临床经验和手术能力,一般就不敢碰肾上腺的手术,没有经历过肾上腺嗜铬细胞瘤的手术,就不可能术前安排好肾上腺皮质和髓质的功能检查,也不可能在麻醉和手术阶段做精心处理,反映了手术医生的手术战斗力是非常强的。

成功的肾上腺切除手术,除了手术操作之外,还必须包括手术后的围术期的妥善处理。就如同打仗,占领了城市后,必须逐门逐家地清扫尚隐蔽的敌人,以免残余的敌方战斗力仍存在,导致了自己受伤害。

本例患者同时合并了糖尿病,就有可能成为术后的一大隐患。如同占领一个地区后,还有敌人的聚集点,还有很强战斗力的集团敌人。如果术后仅表现为血糖的轻微升高,可能无关大局,相当于小股散兵游勇作乱。如果术后的血糖异常升高,超过了 11.3mmol/L,甚至超过了高血糖危象信号的 16mmol/L,就反映了还有强大的敌人据点在活动着,这种敌对势力掌握着强有力的反攻武器,不但能反攻,甚至有可能卷土重来,就可能带来致命的伤害。

手术后,血糖数值升高,突破了危险信号,甚至提示了高血糖危象存在,结果没有引起临床医生的高度重视,致使血糖高达 22mmol/L,甚至 33mmol/L,遭到糖尿病非酮症高渗昏迷打击,冲淡了前期手术的成果,陷入了极其被动局面。

手术后的糖尿病非酮症高渗昏迷尽管有可能在短时间内发生,但是常规规律是"慢性过程"。可以比喻为敌人存在不小的反抗据点,每天都在往据点里输送武器弹药,散落的敌人向据点内集中着,而且已经向占领军发出反抗的信号,示强着战斗力,不断派出小股部队骚扰,还试验发射导弹,向周边发动一次次反攻,结果没有被占领军足够重视,直至泛滥成灾。

糖尿病患者接受手术后,主管医生非常重视患者应激能力下降,影响伤口愈合,给术后管理增加了负担,但是,忽视糖尿病危象潜在的破坏力。治疗糖尿病的特点是血糖数值是波动着的,很难有控制到最佳的稳定数值,经常是在标准数值的一左一右,稍微超过了标准值是允许的,就忽视了超过多少就不允许的概念,如同发现了敌人据点,却不清楚敌人的战斗力有多强。

血糖升高对机体是有影响的,轻微升高只能轻微影响患者,明显升高就明显影响患者,危险致命性升高就造成难以挽回的恶果。当血糖升高超过了 16mmol/L,仍没有及时处理,就意味着临床医生已经亲临敌人的打击之下,可能错失了反手之力,面临着极大的风险,进入到非酮症高渗昏迷阶段,就濒临战败的可能。

血糖升高持续存在,主管医生没有警觉,危险信号被轻易放过,已经出现了高渗昏迷还不知为什么,就反映了战斗能力明显不足。占领城市仅是战斗的阶段性胜利,占领了守不住,不但前功尽弃,甚至以败阵收场,这场战斗就没有打的必要。战斗指挥家都懂得必须一鼓作气,彻底消灭敌人的有生力量,直到巩固住优势,绝对不能半途而废。

任何战斗都是残酷的,为了保护自己就必须派出侦察力量,甚至在敌人内部安插特务,发现敌人的动向,获得敌人的作战部署和武器配置,以糖尿病非酮症高渗昏迷来说,血糖不稳定和不断升高,脱水和神志变化是必然存在的前驱症状,为了控制住这股敌人,就必须随时观察和发现,绝对不允许在眼皮子底下作乱,失于观察就导致未查的后果。

战斗员可能缺乏宏观的判断能力,上级一层的指挥者就只能亲临一线,做具体的部署和检查。上级医生未必能够掌控战斗的走向,就必须进一步采取会商途径,研究今后的作战部署。发现了血糖超范围,而且大大地超范围,就必须走会诊之路,求得外援,否则就迷迷糊糊地被敌人击溃。

战斗的胜负乃兵家常事,胜要胜得清楚,败要败得明白。这就需要及时补充作战知识和基本功。战败后,首先要总结的是作战意识,一定要认识到冲锋容易,守城难。容易在于冲锋是死打一个点,靠的是手术技能,守则难在了相关知识浩瀚,事无巨细,稍有闪失就酿成不良后果。其次要总结的是工作责任心,活的患者来医院,躺着离开人世,只是因为观察和处理不及时,错失了救治机会,带给自己的后果是刻骨铭心的阴影。当然积淀知识底蕴和强化基本功非一朝一夕,但是莫忘记勤能补拙。

败下阵来不是年轻医生的专利，老年医生同样有走麦城和溃不成军的惨痛教训，只不过发生在既往，未必被当今的医生所见。这就需要团队的精诚，为科室的共同利益相互取长补短，多听多看，靠集体力量规避医疗风险。更何况是在具备相当水平的基础上，遭遇到并非常见的手术后并发症，补上这一课就行了，为的是翻过这一页，变交学费为今后的患者更受益，所得就远远大于所失，这就是医学的必然规律。

还要提到的是，经过童子功培养的医生要比闯天下的临床医生的防范壁垒巩固。是因为继承老一辈的经验教训多，在严格管教下比较明白了"有所为和有所不为""在常见病中隐藏着少见病""看似少见病其实是常见病""对手术的认识比较清晰，对围术期的管理更加重视"。临床医生在重视手术技能的同时，必须更加重视手术之外的危险因素，加快医生成长速度的不在于做了什么手术，而是保住了多少手术安全收尾，即保住了多少城池。

在当今医疗环境下，成功的手术未必能够壮大自己的声势，失误的负面影响却能如急风暴雨般地毁坏声誉，高年资医生不畏惧失误的负面影响是因为形象已经基本定型，年轻医生必须苦心经营好自己的一亩三分地，千万不要伤及根基，不断在成功与失误中艰辛攀爬，以至于毁誉参半。

"扩大防范壁垒"，既决定于防范意识，也离不开在实践中学习防范技能，成功的经验固然可取，失误是进入未知，较之成功经验更为珍重。不论成功与失误均贵在头脑清楚，以经验为台阶，在失误中获取最大的营养，就有了"胜台高筑""远离风险"的"尽享职业的愉悦"和"我在丛中笑"。

愿将此文献给实习医生，互勉。

"贫瘠年代"精于脑

在没有超声、CT、磁共振等影像设备的年代，诊治疾病只能主要靠病史和体征分析病情诊断，决定治疗方案，有的不得不靠剖腹探查明确诊断。

急症接诊了一例房屋建筑事故致伤的患者，患者于 7.5m 高处坠落，跌在砖地上。据同时劳作的建筑工人介绍，跌落时小腿被脚手架垫了一下，右侧身体着地，落地后呻吟到右侧半身疼痛，被放到了平车上急送到医院，途中用时 30 分钟。将患者抬于车上和运送过程细心，没有二次损伤迹象。

患者进入急症室时呈急性痛苦面容，面色和肢体末梢苍白，神智淡漠，心率 110 次/分，呼吸 24 次/分，血压 90/50mmHg。急症值班医生立即组织普外科、胸外科、脑外科、泌尿外科科住院医生会诊，诊断为创伤失血性休克。脑系科科住院医生认为具备创伤失血性休克的证据，颅脑损伤的急症鉴别点为血压升高、心率减慢，尽管神智淡漠，主要矛盾还应该属于其他科室，退出了会诊现场。泌尿科科住院医生根据急症导尿后的尿液外观和镜下检查结果，没有见到泌尿系统出血迹象，也退出了会诊。剩下的是普外科和胸外科与急症科医生联合会诊。

胸外科科住院医生认为：①患者为青壮年男性，由 7.5m 高处跌落，右侧身体着地，暴力性质足以构成内脏损伤；②受伤到会诊时间约 45 分钟，在没有二次损伤的前提下，首先考虑脏器损伤在右侧，也要高度注意脾脏的对冲性损伤；③目前有创伤失血性休克，反映内出血至少在 1000ml 以上，而且仍有持续性出血；④检查患者的右头颞部皮下血肿，直径约 5cm，右胸腹部片状皮下淤血，右膝部外侧和右踝部外侧擦伤，进一步验证了护送人员的伤情表述；⑤可以触及右侧的第7、8 肋骨骨摩擦音，局部明显压痛，证实存在骨折，尽管气管位置居中，仍有可能存在右侧胸腔积血；⑥右肋缘下压痛体征明显，肝脏损伤也必须在考虑之内；⑦具备了手术指征，可以考虑胸外科与普外科同时到手术室，在手术室进一步胸腔穿刺和腹腔穿刺，决定由哪个科室首先手术。

普外科科住院认为：①患者为青壮年男性，由 7.5m 高处跌落，右侧身体着地，受伤到会诊时间约 45 分钟，右侧体表软组织多处损伤，右侧的第 7、8 肋骨骨折明确，脑系科和泌尿外科已经会诊过；②目前有创伤失血性休克，根据内出血的量、出血速度、持续性出血的存在，提示手术是当务之急；③首先考虑脏器损伤在右侧，暴力性质和程度提示注意脾脏的对冲性损伤；④患者的右上腹部压痛，腹部似有反跳痛和肌紧张，肠鸣音减少，不能排除腹腔内出血，也包括了肝脏损伤；⑤已经给患者实施过腹腔穿刺，没有抽吸出不凝血，胸腔穿刺抽出了不凝血；⑥具备了手术指征，同意与胸外科同时手术；⑦倾向于由胸外科首先探查，普外科在手术室根据情况决定是否探查。

普外科科住院决定不了临床诊断，于是请来普外科主任定夺。普外科主任了解了患者受伤机制，检查了体征，决定由普外科首先探查。根据是：①患者由 7.5m 高处跌落，尽管有右侧的肋骨骨折，也证明了右侧的胸腔积血，但是休克来得过快，程度过重，难以用现有的胸腔体征解释；②患者的呼吸状况未表现出吸气性困难、气管位置居中、斜坡位叩诊没有大量胸腔积液体征，右侧肺底的呼吸音减弱，但是没有消失；③在用胸部外伤解释不了如此程度的创伤失血性休克的基础上，就必须细致发现腹部体征；④患者没有吸气性呼吸困难，但是呼吸频率加快，这种呼吸频率加快有可能是休克的临床表现，但是伴随着呼吸动度减弱，就必须考虑另有因素；⑤患者的腹部压痛范围超过了右侧第 7、8 肋间神经支配区域，也超过了暴力致伤右侧软组织波及的区域，提示腹腔内另有导致压痛的病因；⑥腹部存在反跳痛和肌紧张，比较此体征主要集中在上腹部，左下腹部还不十分明显，不难得出上腹部器官受到损伤；⑦暴力致伤后，必须考虑到脾脏的对冲性损伤，但是患者

左侧的压痛轻于右侧、左季肋部没有叩击痛、讨贝区不缩小，还不能判断一定有了脾脏的严重损伤，排除不了右侧器官损伤；⑧目前只能诊断为右侧的实质性脏器损伤，有没有空腔脏器损伤只能靠剖腹探查诊断；⑨右侧胸腔穿刺可见不凝血，只能证明积血的存在，提示诊治过程中给予高度重视，发现是否呈进行性，手术过程中如果经由腹腔控制出血后，仍存在内出血的迹象，则果断开胸探查；⑩腹腔穿刺没有发现不凝血，不是排除内出血的证据，是普外科医生必须牢记的。

经过会诊，首先由普外科实施了探查手术，发现肝脏右顶部粉碎性损伤，右侧膈肌破裂，腹腔和胸腔血性积液，右肺由麻醉医生配合，证实充气后膨胀程度良好，排除了右胸腔严重损伤。放置了右胸腔的闭式引流管，完成了肝脏损伤的修补手术，放置了腹腔引流管，患者的生命得到保护。

30 年前的一幕，告诫我们临床医生凭借自己的头脑与物理检查的基本功，靠逻辑思维推理能力能够诊断很多疾病，足以替代一些影像诊断的辅助作用。有了联合影像诊断设备后的今天，临床医生除了有自己的主观功能之外，还有第三只眼保证我们的诊断更加精准，诊断质量理所应当要有所提高。然而，由于放弃了人脑的功能，一味靠影像设备的电脑诊断，轻易放走了诊断疾病的诸多证据，就很容易陷入设备诊断的盲区。出现了影像资料提供了胸腔积液证据，腹部体征不能排除手术适应证的难以定夺局面，如若再加上临床经验不足，由胸科首先探查，就远离了基本功的保护，误诊误治也就在所难免了。

"无意栽柳"柳成荫

医务人员整天接待患者，日复一日地忙于工作，很少静下心来盘算接待了多少患者。同在一个科室工作，都清楚哪位医生接诊患者多，哪位医生接诊数量少，自己的接诊数量处于什么水平，却少有研究其中的为什么。

高年资医生接诊患者的数量普遍多，但是也有门可罗雀者，有的中年资医生接诊数量异军突起，有的低年资医生很受患者欢迎，其中必有其规律性。研究接诊技能，找到扩大病源的途径和方法，对扩大病源，改善疾病谱将有所裨益。

回忆30年前，曾经接待过一位来自牡丹江地区的患者，该患者时任当地计划委员会高职，腹部疾病不十分复杂，当地医院未必不能解决，因为打心眼里慕名北京和天津医院的声誉，先到北京后转天津，比较之后来到笔者所在的医院，住院在笔者的医疗组。诊治工作难度一般，因为是外地慕名来医院的患者，作为被殃及的池鱼，接诊的兴奋性倍增。谅患者在本市无亲无故，查房和巡诊自然会比其他患者稍微多了些，生活照顾更加细致。患者天性外向，有自来熟的交往特点，好说直白的话，好管别人的闲事，还知恩图报。该患者主动帮助护士干点活计，接受医生询问和检查时一个劲地说好，住院没几天就跟医生、护士、病友们混得相当熟，频繁述说却病后的生物学感受之"佳"，受到款待后心理学知会的"优"，与医生们的关系越来越近。

大东北来的，尤其牡丹江几乎到了北方边陲地区，往来极不方便，此前多少年也见不到一例患者到天津市看病，似觉像阿庆嫂一般，工作到患者满意就行了，翻开一页后也就没有再见面的打算了。患者出院前提出，要是有患者来医院看病你愿意吗？我笑脸相迎，下意识地回答："哪有不欢迎的道理？"心里想的却是他的病不需要复查，牡丹江能有多少人跟他一样，不惜往返劳顿地来看病。

时间不长，快下班的时候，这位患者风尘仆仆地闯进医生办公室，后边还跟着一位老年患者，连带着三位亲属。这是他第一次把当地患者引进到天津市。当时，在病房非常紧张的情况下，说通护士长后占用了转天住院的保留床，安顿好患者住院，帮助找到住宿的旅馆，在门口的小饭店吃了迎客餐。诊治

工作没有什么特殊疑难的。与第一次接待患者不同的是，这例患者已经属于"患者朋友"第一次介绍来的，预想到今后还可能有第三位，接待工作由"应诊"进入了主动"争取"阶段。工作时给"患者朋友"留足了面子，让患者感到格外受宠，诊治工作上加了点小灶，手术提前安排，病房条件上乘，查房多投入时间，观察倍加仔细，临走时还给患者带上了天津特产的桂发祥麻花。

又过了两个多月，"知己患者"又陪着送来一位牡丹江的患者。这次送来患者的诊治工作就不那么容易了，论病种不十分多见，论病情确实应该到天津市的医院诊治，论手术需要承担部分风险，论治疗需要花费多，论住院时间相对较长。光凭接待热情已经满足不了患者和家属的需要，必须靠高质量的诊治结果取信于患者。"知己患者"只来过两次就已经和医院很多科室的医生相识，笔者科室的主任也与其多次沟通，为了医疗安全，由医院出面组织了几次多学科著名专家集体会诊，科室主任亲自把关，形式上由医疗组诊治上升为科室共同诊治。此举，让患者感到"一步登天"，远远超过想象的"热情"，临走时说出了"这次天津之行不白来，难怪我们牡丹江的患者要到这里来"。

连续接待过三位牡丹江患者之后，大致了解到当地的医疗水平，预判会有患者相继来到天津，于是，将想法汇报给科室主任，科室决定只要是牡丹江患者住院，一律优先安置，优先处理，科室必须组织病例讨论，增加查房人员数量，提高诊治质量，千方百计地吸引更多的患者来天津诊治，将科室的影响外延到东北地区。随后的来津患者不断增加，来客人人满意，各个欣喜，患者得到实惠，科室增加了病源，用现在的话讲实现了"双赢"。

经过一年半左右的时间后，科室派笔者到牡丹江搞院际间合作，当地穿针引线人就是从这里返回的几位患者，凭借当地高层的谋划能力，天津医院的威望，很快与一家医院

建立了短期技术支援意向。笔者在那里考察了医疗状况，掌握了当地患者转往哈尔滨和沈阳的病种和患者背景情况，估计每年能够转往天津的患者在 50 例左右，基本完成了调研任务。因为两地相距甚远，医院的部分医生难以应付外出独立工作需要，靠少数人外出工作难度较大，决定了不可能长期合作，运转半年后解离了合作关系。

以后，医院每年接待牡丹江患者在 40 例左右，普外科接待 20 例左右，一直延续到笔者停止返聘，普外科接待牡丹江患者数量相对可观了。初次结交的"患者朋友"由开始的陪送，发展到重要患者陪送及陪同到出院，比较重视的患者陪送到津后返回，一般患者通过电话联系后由患者自己来天津。这位"患者朋友"退休后，继续为当地患者当红娘，成为到天津看病的掌门人，如果没有其引荐就心中没底。笔者转到武警医院后，该"患者朋友"曾将患者介绍到这里，终因住院条件没有超过当地水平而作罢。

这是一部活灵活现的接诊演义史，是医院最远途的外联工作。通过一位患者发酵出几百例患者慕名来津，为当地患者排难解忧，为医院获得了社会影响和经济效益。其中，"朋友患者"主观上愿意转变为"知心朋友"，再提升到"挚友兄弟"，离不开他助人为乐，情商难得的素质，确实功不可没。由此看出了接诊工作必须由"散客"到"回头客"，再进而到"慕名客"的必然规律。总结这个过程，不难看出。

1. 重视"散客" 散是指零散，无规律。患者到医院看病的背景很复杂，绝大多数患者没有医生关系，未必知道医院内情，多取就近看病的思路，或者看医院的牌子，凭主观想象，靠耳觉印象，街巷传闻，实则蒙着闯入医院。其中数量最多的是医院周围的"窝边草"。

"散客"的最大特点是观察、感觉、体验医院的诊治效果，不满意的就一锤子买卖，从此不再踏入医院的大门。"散客"的另一个特点

是病情未必非常重，不容易被医务人员所重视，能够感动患者的招数不多，就决定了这部分患者很容易流失。"散客"的第三个特点是居家距离医院近，尽管不十分满意医院的诊治工作，仍有再次登门的可能。

医院医务人员对"散客"的重视程度两极分化，有的科室争取患者的能力很强，有的科室仍在流失着患者。按照六年为基数判断，在笔者医院工作六年仍吸引不到满足科室需要的散客量，就属于工作意识失误了。曾经统计过病房患者知晓主管医生姓名的比例，在 34 名患者中，知道主管医生姓名的不足一半，说出医疗组全体医生姓名的不足 1/3，甚至有的患者临近出院才只知道主管医生姓什么。与之相比较，百分之百地知道护士长姓名，知道护士的名字远远多于医生。这种统计极不科学，但是能够反映医患之间的疏远程度，"散客"去向不定的事实。

2. 争取"回头客" "回头客"的特点是经历过一次就诊，主动到医院再次看病或住院。"回头客"中，有的是感受到医院的关爱后主动投奔，有的是既无感，又无受，随机或不得不再次就诊。其中包括了就近看病意识，没有舍近求远的特殊需要，其他医院看病难，经历过的医生还不如这里等影响因素。其中数量最多的是"不拒绝"。

"回头客"的最大特点是抱着再次品尝和咀嚼心态，"以身试医"，掂量诊治效果，继续满意的就接着来此医院，觉得仍不满意的就以后再说。"回头客"中还有不少的患者与医务人员"一见钟情"，延续着第一次看病的美好回忆，续演着医患凝聚，很可能通过此次就诊确立了明确的就医意愿。还有的"回头客"，在原有的基础上，仍品味不出接诊工作好在了哪里，就有可能再来或者不再来。

笔者所在医院接诊患者中的"回头客"数量不少，但是距离满足医院病源需要来说还远远不够。有的科室吸引了不少"回头客"，不受旱涝的影响，有的还靠急症、120 散客支

撑着收治数量，经受不住气候变化的冲击，形成了不愁病源的足食科室，苦于兵源不足的温饱科室，干着急的缺衣少食饥渴科室并存的局面。医务人员收治率的差距明显，有的医务人员每个月收治量是同科室医生的一倍，甚至更多，有的守着几位低质量病种等米下炊。

"回头客"是接诊患者的转折点，抓不住这部分患者，"回头客"就与"散客"等同，很容易地流失掉。"回头客"经历过第一次就诊就必然产生比较意识，没有接诊的"步步高"，就必然"层层下"。争取"回头客"是需要能力的，能否保住这部分患者取决于技术实力的强弱，接诊能力的优劣，更主要的靠沟通打动患者心理。光说不练，光练不说都难以与患者需求摩擦出火花。没有在患者身上下真工夫的医务人员，抓不住"散客"，就很难想象能够吸引住"回头客"。

3. 发酵"慕名客" "慕名客"的特点是发自内心地仰慕医院和医生，由此排他了其他医疗机构，矢志不移地选择在此就诊。"慕名客"多数由"散客""回头客"进展而来，除非医院的名气足以抗衡其他医院，医务人员的声誉响彻患者周围。"慕名客"必须有靠名医诊治的意愿，或病情需要，或心理需要，或社会推崇，几经周折后才确定了目标。"慕名客"中的绝大部分是"慕人"而来，因为有了"慕"就比较容易接待，也因为"慕"的存在，不满以后的反弹更明显。

"慕名客"大致可分为，经历过"散客""回头客"之后，发现了仰慕的医生，亲身感受到了效果满意，主动投奔到"受慕者"，再加上"受慕"医生本身就具备很好的服务能力，成为医院和医生最为巩固的患者群。有的经人介绍，事先就知道了这里"藏龙卧虎"，相信能够为自己诊治疾病，而且效果不错，随后与医务人员的关系迅速升温，靠"指南针"介绍，成为快热型患者群。还有的受各种舆论影响，没有经历过"散客""回头客"阶段，主动上门就与医务人员一拍即合，也决定了这部分类型的患者数量有限。

"慕名客"最具宣传力和影响力，是因为这部分患者就医前就具备一定的和谐性，对医务人员的要求高，体会诊治效果的能力强，一旦满意就会不遗余力地宣讲，成为向医院源源不断输送患者的骨干"医托"。吸引"慕名客"的不完全在于医生的诊治能力，更主要的是医务人员的智商、情商、逆境商突出，诊疗的付出与患者需求吻合。患者需要确认身价的就格外托起，患者需要身体感觉好的就引导患者向好的方向体验，患者需要省钱的就不要无谓浪费，患者需要缩短住院时间的就不要拖延，凡此种种细节看似无关轻重，其实是医患间内心通话的良策。

扩大病源，占领医疗市场的更多份额，是医院发展的必由之路。病源充足了，科室间和科室内部就少了很多不必要的矛盾，病种质量提高就避免了低级劳作的巨大浪费，医院的收入增加了，工作人员就提高了幸福指数，医院声誉到了名牌程度，就为"慕名客"找到了投奔地。

医院周围的病源并不少，本该就地看病的患者仍有外流，远处的患者投奔医院的数量还大有提升的空间。相比医院的龙头科室已经为各个临床科室提供了部分病源，医院的管理者有极强的兴院意识，二次创业的意志非同一般，积极为扩大病源呕心沥血的热情，部分临床科室还没有提高接诊意识，本应卖方市场的门诊还没有人头攒动，冷清的局面无异于告诉患者这里很差，病房里见到的患者中生面孔居多，出院后的患者不宣传医务人员的佳绩，嘴上喊着为了医院在创业，实则浪费了宝贵资源。

当前，提高接诊意识，争取进到医院的"散客"能够成为"回头客"，需要做很多的宣传、动员、组织工作。为了实现"留住每一位患者"的目标，首先需要医务人员认识到接诊规律，研究与患者情感融洽的技能技巧，实现

"患者需要我"到"我需要患者"的工作模式转变，就可以控制患者流的走向，对外形成"农村包围城市"，对内形成"汗滴禾下土"的双管齐下的意志，持之以恒地搞下去，不浪费已有和可能有的病源，不枉费领导的良苦用心，就能不断提升医院的综合实力，二次创业也就得以早日实现。

"充当角色"导盲犬

见习实习医生进入病房，可谓两眼一抹黑，必须靠临床教师逐一引路，每行一步必须落实，不能放养，以免鞋底已经磨偏，路已走歪，再纠正就事半功倍了。为此，教师带教学生采集患者病史时，充当了"导盲犬"的角色，进行了如下教学。

从患者的腹部疼痛能够提示我们什么？①患者主诉为"右上腹隐痛1个月"，从时间上判断为介于长时间和短时间之间的疼痛，仅凭时间分析，难以做出疾病的轮廓定性。②在一个月内，有规律地出现在夜间11点左右，即患者入睡前右上腹部的疼痛，提示存在非肿瘤的刺激因素。③该疼痛缓慢出现，程度轻微，持续一个小时左右，缓慢消失，其间没有阵发性加重，没有疼痛性质改变，不伴随恶心、反酸，偶有上腹部胀感、嗳气。不影响睡眠，提示刺激因素轻微，不支持管道通过障碍。④有长期饮酒历史，每次低度酒半斤左右，出现腹痛后继续饮酒，有时中午饮酒半斤，未出现过下午类似的腹痛，酗酒是致病因素之一，与夜间11点发作疼痛可能有相关关系，但是未必就一定构成病因。⑤按照右上腹部的解剖分析，肝脏、胆囊、胆道系统、胃及十二指肠、结肠肝曲、部分小肠、胰头、右侧肾上腺、腹壁和膈肌、右侧胸腔、心脏，乃至神经、血管、淋巴等脏器或器官，能够造成如此特点疼痛的唯空腔脏器。⑥未述及呕吐、食欲改变、腹泻、便秘、脓血便和排便规律改变，排除了消化道的诸多疾病。通过以上病史的询问，尽管我们尚不能判断疾病的确切诊断，但是可以排除胆囊结石为疼痛的病因。严格来说，胆囊结石仅仅是本次住院的并发症。

如果不考虑其他因素，搞清临床诊断，必须针对病因做进一步检查，给予胆囊结石以"无症状结石"的公正结论。如果考虑到对非老年患者切除无症状胆囊结石也属必要，既然患者有切除的迫切愿望，已经具备了胆囊切除的适应证，本次住院后实施手术符合临床要求，加之上腹部疼痛的症状轻微，通过手术后禁食和饮食指导，有可能终止了腹部疼痛，实施胆囊切除手术不可挑剔。

询问既往史获得了以下线索：①2005年9月接受"右下肺叶切除手术"，系因反复咯血一年，先后咳鲜血几十次，每次血量不足十毫升。被诊断为"支气管扩张症"。可追溯到"自幼有咳喘"历史，应该属于先天因素所致。②2007年5月，接受"右侧听骨胆质瘤切除"手术，属于肿瘤性质疾病。③2003年春，接受"扁桃体切除"手术，属于炎症性疾病。④2007年，因血压150/110mmHg，被诊断为"高血压"，以及本次的胆囊结石均属于五大病理分类的其他类疾病。在一位患者身上，除了创伤类疾病之外，涵盖了其他四种主要病理改变，仅此就足以构成珍贵的教学病例。

以上为通过病史询问获得的教学信息，使实习学生们认知病史询问的重要性，进一步引申还可以继续启发和引导学生。

通过病史询问，该患者腹痛特点不支持为典型的"胆道系统疼痛"，依此线索展开以胆囊为中心的症状鉴别诊断，借区分胆囊排空障碍、胆绞痛、急性胆囊炎、慢性胆囊炎、胆囊积水、胆囊积脓、胆囊坏疽、胆囊肿瘤的临床表现，充分利用了这位患者的疾病特点，有了深入介绍临床知识的谈资，有助于使学生对胆系疾病有粗浅的整体印象。

针对不典型的腹部疼痛，介绍胆囊疾病特有的"墨菲征"，指导学生查体手法，其目的性就比较强了。与此同时提问学生"墨菲征可否与右上腹部压痛同时存在？"在学生思考后难以定夺的情况下,告知学生墨菲征是用来发现不具备右上腹部疼痛患者的专用体征,如果存在右上腹部疼痛,甚至已经存在了胀大的胆囊,乃至于出现了局限性腹膜炎后,仍然在病历上记录着墨菲征如何,反映的是对墨菲征的不理解,属于基本概念错误。

涉及疾病治疗,重点强调询问病史与手术构思之间的关系。通过这例患者的病史询问可以做出以下深入思考:①中青年男性患胆囊结石往往有解剖因素作基础,临床教师与"手术匠"的区别就在于不满足能够实施手术,更重要的是训练自己不断探讨疾病的机制;②在胆囊的成石因素中,肝内胆管和肝外胆管更容易形成结石;③胆囊管的长度与成石因素有关,胆囊管越长,口径相对越细,成石的概率就越高;④胆囊管与胆总管汇合状态也影响成石,如交汇角度过小,胆囊管异常汇合或其他种种变异等;⑤该患者的胆囊与周围粘连的概率很低,手术操作的难度取决于解剖因素有无特殊,手术探查就成为本例手术的重要步骤,要给予格外关注;⑥因为病史中尚有胆汁流出道阻力增加的质疑,观察和记录胆囊管的长度和口径,描述清楚胆汁的性状就属于构思严谨,而且突出了学术水平。尽管手术后有可能证实与我们的思考不吻合也没有关系,因为我们无意于押宝,贵在锻炼逻辑思维推理能力和临床教学的导向功能。

学生对于胆囊手术的传统和先进方法没有感性认识,只能泛泛地比较。但是可以偏向腹腔镜的探查功能,抓住鉴别诊断的线索,手术构思在发现胆囊管变异造成的流出道异常,与胆囊排空障碍相呼应,整个查房的主线清晰,质量也就体现在其中了。

带领实习学生进行了 40 分钟的病史采集和床旁获取体征的教学,深入发掘了疾病的特点,为临床诊断提供了翔实可靠的依据;利用向学生讲解疾病知识吸引了患者的注意,向患者宣传了临床工作的知识含量,靠临

床工作的认真细致密切医患关系;在学生中树立了科室威信,带教医生、学生、患者利益均赢,教学工作的潜在作用得以体现。

"逐字逐句"修病历

肠梗阻诊断必须包括"高位抑或低位、完全抑或不完全、单纯抑或绞窄、器质抑或功能性"4 个方面,之所以要做这样区分,目的是从病理角度认识肠梗阻。反映到手术记录上,就必须环环紧扣这样的病理生理改变,务求术前诊断与手术所见的一致性。基于这种观点,对一份手术记录提出书面修改意见或建议,顺便解释为什么要这样要求。

1. "见部分小肠肠管浆膜层与右上腹紧密粘连并形成成角畸形"。见此记录,能够理解有一部分小肠粘连到右上腹部。然而,不清楚的是:①小肠分为空肠和回肠,手术记录时可以简单地区分为高位小肠和低位小肠,手术前因为不了解结肠癌手术时是否影响到小肠的位置,对立位腹平片上的两组小肠气液平没有敢过多分析(术后知道了上一组为梗阻近端小肠,下一组为疝入部分小肠),手术时一定要结合手术前判断,考验自己的术前诊断能力,探查究竟是哪段小肠移到了右上腹部就显得非常重要了。②右上腹部的范围很广,我们在 CT 影像上能够看到有一团小肠移到了右上腹部,似乎成为影响内容物通过的回旋盘踞状,估计这部分小肠的长度在 30cm 左右,不知道是否符合。③紧密联系的描述欠科学,粘连分为纤维素性粘连、纤维粘连和瘢痕状粘连,这里估计为纤维粘连,其特点是能够通过缝隙将肠管剥离下来。④成角粘连分为呈锐角状粘连,或呈钝角状粘连,粘连角度影响到肠梗阻的临床表现。⑤小肠与周围粘连时,只要肠管完整就一定是浆膜层接触周围,因此一般只记录成肠管与周围粘连。⑥修改后的记录就成了:"见哪部分小肠移向右上腹部,有多长的小肠曲折成团状与右上腹部的哪里,呈什么角度纤维

粘连。"

2."见腹腔内有腹水 200ml"。本患者手术前曾怀疑过结肠癌转移造成的肠梗阻,怀疑过腹腔淋巴结转移,此腹水是否为癌性腹水? 肠梗阻后可以造成渗出,此腹水是否为肠梗阻所致? 长时间营养不良,可以造成漏出液,此腹水是否为营养不良所致? 因此,必须"描述腹水的量,颜色、透明度、是否混浊。再严格要求则必须留腹水常规检查,给手术后治疗提供依据。"

3."部分小肠胀气,直径约 6cm"。能够测量小肠直径非常好。本病例需要记录五部分小肠的口径:①蔡氏韧带到右上腹部肠管粘连团部分;②右上腹部粘连团部分;③粘连团到内疝起始部位部分;④疝入系带内的部分;⑤疝入部分到回结肠吻合部位部分。梗阻近端小肠直径为 6cm,小肠梗阻远端肠管口径,尤其梗阻近远端肠管口径对比非常重要,对我们掌握肠梗阻的内部状况有更全面的了解。"梗阻近端小肠直径为 6cm,小肠梗阻远端肠管口径为××cm,右上腹部粘连成团部位小肠口径为××cm,疝入部分小肠口径××cm。"

4."距离回肠与横结肠吻合部位 20cm处可见小肠对系膜缘至小肠系膜根部有一系带,粗约 0.5cm,长约 3cm,系带牵拉造成小肠被压迫,形成小肠闭襻性肠梗阻" 记录出梗阻是由粘连系带造成,系带一端来自于小肠的对系膜缘,另一端到肠系膜根部,描述得逼真,非常好。"系带牵拉"就比较费解,牵拉造成小肠被压迫也不好理解。牵拉怎么能够造成闭襻性肠梗阻? 按照记录理解,是否为粘连带与小肠和系膜根部形成了环状间隙? 与后面记录的部分小肠疝入相吻合,如果是这样的话,此诊断就成了"内疝形成"? 在适当位置上,记录"粘连带与小肠和系膜根部形成了环状间隙,成为内疝的疝环。"

5."肠壁充血、水肿,颜色暗红,肠蠕动差,尚有光泽,未见破裂和坏死"。按照这部分描述,应该存在局部肠管的血供障碍,否则颜色不会暗红。根据肠梗阻病理改变分类,出现血供障碍的就应该属于绞窄性肠梗阻,只不过较窄的程度还不足以造成坏死。因为诊断了绞窄性肠梗阻,而且抢在了肠坏死之前,体现了把握手术时机的恰到好处,能够提醒今后对这种类型肠梗阻要尽早手术。基于这样考虑,本病例足以作为教学病例。

6."松解压迫,释放小肠长约 1.5m,探查全部小肠长约 340cm"。此部分的描述符合内疝形成。严格要求,必须分别测量闭襻处距离蔡氏韧带和回结肠吻合口处的距离。至此可以诊断为"低位、完全性、粘连性、绞窄性"肠梗阻。

7."小肠系膜根部至肠管可见扇形质硬区域"。已经送病理检查非常好。为了训练我们的观察能力,还需要记录该区域厚度,呈均匀片状,还是结节状,有无水肿表现? 肠系膜血管什么样子? 有无淋巴管怒张? 局部肠管有无异常线索? 按照结肠癌转移的定义,如果是肿瘤转移,必须在 3 年以内,否则可称为复发。时隔 7 年之久,该部位远离结肠,结肠和小肠部位没有肿瘤,又形如片状,考虑肿瘤复发的可能性也比较牵强。如果不是很厚,炎症的可能性多于肿瘤,因为没有见到现场,隔山买牛的评议权作胡说,只不过提供思考原则罢了。

8."在梗阻远端距离回肠横结肠吻合口约 10cm 肠造口减压"。值得商榷的是:①本例原手术实施的是回肠与结肠对端吻合,已经没有了回盲瓣,容易允许小肠内容物通过;②低位肠系带被切断后,疝入肠管被松解,绝大多数小肠内容物可以移动到回结肠吻合口处;③小肠总长度 340cm,闭襻性肠梗阻腔内尽管液体多于气体,总量也不是极其多;④长时间梗阻,剩余结肠内相对空虚,位于腹腔四周的空间不小,加之手术是在住院后较长时间才施术,减压手术就意味着梗阻程度严重,时间较久,因此,还应尽可能通过手法排除掉小肠内积存的液体,甚至有可能将小肠液体状内容物直接挤至肛门外。肠梗阻时肠减压是非常危险的手术,因为减压,一类手术降格为二类手术,能不采用的尽量不采用。笔者在原单位是不允许轻易使用减压手术的,笔者几乎不做肠减压手术。另外此10cm是在吻合口与距离吻合口20cm病变范围以内,如果是笔者做这例手术,实施减压手术部位,要距离回结肠吻合口40~50cm,该部位游离度相对较大,最少污染腹腔,也因为没有在现场,姑且言之,见谅。

9. 实施手术过程中,书写手术记录时要养成推敲疾病来龙去脉的习惯,要分析本次造成梗阻的诱因是什么,是由于粘连团块造成的,还是与粘连团块无关,还是肠管钻入了疝环。分析原因的目的是为了今后增加更多的判断经验。本例患者的病史提供了非常重要的症状,这就是仰卧位、坐位时疼痛明显,站立位时疼痛减轻。笔者估计粘连系带形成的疝环方向与地面近于平行,疝入小肠不多时,靠重力复位。不知道现场如何?

10. 因为已经构成了内疝,就需要描述疝环部位肠管是否被疝环压榨,该部位血供如何,与其他部位肠管有什么不同。因为切开了肠管,就一定要记录局部消毒处理,对周围严格保护,造口部位选在肠管的对系膜缘等。

书写病历是一次很重要的学习过程,是对过去所掌握知识的一次检验。手术记录质量分为3个层次,即笼统地记录了手术所见、基本上反映了手术所见、以病理改变提纲挈领了手术所见。通过手术记录还可以窥见手术前的诊断思路,判断或推测今后的诊断能力,严格要求自己不放过各个细节,再手术时的眼力就会更好了,主动观察意识就更强了。

"江河入海"源头水

经常与同道们研讨临床中出现的一些问题,查房时也会遇到切口感染的原因分析,集中组织几个科室,商讨不同疾病切口感染的经历不多。此前,应某医院的邀请,在该院质控部门的组织下,与4个临床科室的主任和科室成员面对面地进行了交流,事后颇有感触。

医院质控部门提交了7份被认为是切口感染的病例,分布在4个临床科室,病种分别为急性坏疽性阑尾炎、妇科择期手术、骨科择期手术和藏毛窦手术。事先没有提供详细的病历资料,不了解每例患者究竟发生了什么,主管科室主任是否承认切口感染,承认到什么程度,为什么质疑是否为切口感染,此前经历过什么样的争议和分歧。

研讨会前,质控部门负责人简要介绍了医院的管理意图,即为了提高医院的管理质量,尽可能地减少切口感染,提高医务人员的防范意识,避免因切口感染导致医患矛盾和纠纷。为此集中了一段时间内的切口感染病例,质疑科室并分析原因,反馈的信息是绝大多数科室强调了切口感染的客观原因,有的不承认切口感染,认为是脂肪液化。医院请来一位资深主任参与了集中讨论,其某些观点未能得到普遍接受。

参与这种情况的切口感染研讨会,又是临时外聘人员,本人就由讨论者变成了裁判员,在不了解实情的背景下分析孰是孰非就重蹈了此前到场的资深主任覆辙。据实而言,涉事科室和人员之所以争议切口是否感染,是因为未必掌握了切口感染的诸多原因,没有搞清楚切口感染的因果关系,不娴熟切口管理的具体措施,缺乏减少切口感染的意识。

于是决定首先缓解到会者情绪上的壁垒,从讲切口感染小段子入手,强调预防切口感染,强化切口感染告知意识的体会,如何享受到医患和谐的实例。随后从学术角度剖析了对切口感染各个环节的认识,包括手术切开操作与切口感染的关系,规范缝合为什么能够预防切口感染,如何观察早期切口感染迹象,探查切口是否感染的重要性。有了这样的铺垫,涉事科室和人员就清楚了预防切口感染是系统工程,属于临床医生必备的基本功。

在和谐的氛围下,在场的同道们先后作了以下表述。

1. 切口感染是影响医患关系的并发症,主管医生未必能够预见切口是否感染,切口感染发生率又不高,患者不清楚伤口为什么感染,容易造成医患之间的认知分歧。

听到介绍利用切除后的手术标本,向患者家属讲解急性阑尾炎的病变和程度,切除阑尾仅仅切断了疾病的恶性循环,腹腔内和手术切口感染的病因并没有解除,加上麻醉和手术是对患者进一步打击,手术后切口感染的可能性很大,家属就在实物面前接受了一次活生生的医学知识的普及教育。家属对伤口感染的警惕性增高,手术后就增强了与主管医生配合意识,主动做患者工作,再加上主管医生术后对切口可能感染的累加告知,即便出现了切口感染也不至于感到突然,接受能力的提高,就在一定程度上减少了矛盾嫌隙。

2. 复习了手术切口的分类和分级后,厘清了急性坏疽性阑尾炎的切口感染不计算在切口感染的统计之内,是因为三类手术是在脓性分泌物中操作,伤口被污染是必然的。但是,不能因为三类手术切口就忽略了术中对切口的保护,手术后对切口感染迹象的严密观察,及早探查切口,争取早发现和早处理。明确了三类伤口的术后首次更换敷料时间,最迟不得超过术后 2 天,确诊切口感染的时间不得超过手术后的第 3 天,也包括发现伤口感染的处理是否符合医疗护理技术操作常规的规定。如果首次发现切口感染时,局部已经有脓苔附着、肉芽组织已经陈旧、有大量脓液溢出、切口局部有了明显的蜂窝织炎,则提示延误了发现时机。

3. 认识到脂肪液化的诊断是有严格规定的,之所以强调发现在手术后的 5～7 天,是因为脂肪被烧伤、毛细血管凝固后坏死、脂肪组织发生氧化分解到液化需要这样的时间,因为属于无菌性坏死,局部积存了液性内容物,诊断标准还必须符合培养无细菌的要件,因此不属于切口感染范畴。需要注意的是不要混淆切口感染与脂肪液化的诊断,避免为了规避医患之间矛盾,降低了脂肪液化的诊断标准。

也认识到预防切口脂肪液化的措施包括:①精细操作、仔细止血、缝合时不留无效腔;②对于肥胖患者需用电刀时,应将电刀的强度调到以恰好能切割组织为佳,切勿以高强度电流切割组织;③尽量缩短电刀与脂肪组织接触的时间,避免反复切割组织,以免破坏大量脂肪组织;④用大量生理盐水冲洗切口,将已坏死脂肪组织冲洗掉,减少术后坏死组织量;⑤缝合时应将皮下组织全层缝合,不留无效腔;⑥打结时,动作应轻柔以免切割脂肪组织造成无效腔的形成;⑦若皮下脂肪组织过厚,估计有脂肪液化的可能,应置橡皮片于皮下引流坏死内容物和渗液,24～48 小时后拔除;⑧对于肥胖患者,术后以红外线照射切口,保持切口的干燥有利于预防切口脂肪液化的形成。

4. 妇产科的 2 例择期手术后的切口并发症,都具有手术时间超过 3 小时,其中一例超过了 6 个小时特征,势必存在如何认定手术分级问题。按照使用抗生素的规定,手术时间超过 3 小时,必须补加使用一次预防性抗生素,其道理是有可能发生术后的感染。这就告诉我们,超过 3 小时的手术,就有可能由一类手术降级到二类手术,即切口有可能出现感染,手术时间超过了两个 3 小时,切口感染率就会更高。

手术时间长与疾病种类和需要操作耗时有关,更与是否规范操作关系密切。短时间手术未必渴求环环必须严格规范,长期间手术必然受到诸多"隐患因素"的影响,例如:

①手术切口位置和切口长度是否便于手术操作；②施术过程中对切口部位的肌肉、血管和神经是否造成了过多损伤；③缝合技术是否符合教科书上的规定，严格止血，不留无效腔；④缝合技术是否构成增加切口感染因素；⑤手术后对切口观察是否到位；⑥是否及时有效地探查了手术切口；⑦发现感染迹象后的处理措施是否到位；⑧施术人员是否养成了防范切口感染的习惯，手术后的平均切口感染率是否始终处于低下水平等。

5. 患者切口拆线后出院，其后发生了伤口局部感染，是否与医务人员有关的问题，可以做以下质疑和解释：①切口处的表现是否符合感染，即"红、肿、热、痛、功能障碍"的炎症标准，符合炎症诊断标准，即认定是发生了感染；②感染部位是在手术切口的深部，就必然与手术切口有关；③切口拆线之前没有发生感染，出院后的感染可定性为"延迟感染"；④延迟感染的原因很多，包括深部缝合线的变态反应、局部组织有少量坏死，局部原有无菌性坏死后继发感染等；⑤这种感染的定性，严格来说不属于伤口感染统计范围，而是多种因素导致的特殊案例，涉及患者的过敏体质，异物排异，内源性感染等，必然有很多解释不清楚，甚至有歧解的潜在依据，提出来研究能够发现临床医生的分析和判断能力，对指导今后工作有实际意义。

6. 通过相互之间的对话，澄清了切口感染和脂肪液化的定义，明确了伤口分类和分级的内涵意义，系统掌握了预防切口感染的技术环节，尤其在探查切口感染的重要性方面取得了共识。解答了质疑医生的问题，包括：①预防性抗生素的使用，不适用于感染疾病；②伤口感染一旦被引流，就可依靠患者自身防病能力，允许减少抗生素的使用；③确实有伤口不愈合的案例存在，但是必须排除恶病质、胶原系统和免疫系统疾病，影响切口愈合的常见疾病等；④在容易感染部位的切口感染，如难以实施有效皮肤准备的急症患者，

受到污染的肛周手术等，要格外关注伤口感染；⑤讨论目的是维护医患和谐关系，体现的是医院对医务人员的人文关怀，要逐渐适应这种学术研究，提高自身的综合素质；⑥定期开展学术活动与医院严格管理相结合，是提高医疗质量和规避医疗风险的必由之路，需要靠一次次探讨取得共识；⑦切口感染所涉及的问题相当多，统计切口感染率的目的是为了宏观指导临床医生的工作，研讨具体患者的感染属于微观学术讨论，在管理意识上应该有所区别，避免出现不必要的认知分歧；⑧本次研讨属于务虚性质，没有深入到具体病例，未能精细地剖析伤口感染原因，还难以做到心服口服，今后有必要首先花时间研读病历资料，做好相互之间对话的功课，切实有效地对发生感染的原因进行剖析，将工作落到实处。

"化解疑团"靠求教

会诊遇到了胸骨后甲状腺囊肿患者，合并了颅脑、心脏、肾脏并发症，而且贫血、电解质紊乱。本次住院主因近三天感到憋气，气管轻度受压。申请会诊单位希望先给患者实施甲状腺囊肿穿刺减压，待病情稍微好转后，再切除病变的甲状腺。会诊时得到胸片、超声和CT检查证实。申请会诊医院为患者经由颈部穿刺出稀薄，淡血性，稍混浊内容物60毫升后，胸骨后甲状腺压迫气管的影像表现没有明显缓解。再次观察超生的声像图，发现囊性的甲状腺内部有分隔现象，再次穿刺置管引流，效果仍不明显，最后给患者实施了直视下的手术治疗。

事后查阅了部分资料。

1. 甲状腺囊肿是指在甲状腺中发现含有液体的囊状物。

2. 甲状腺囊肿占结节性甲状腺肿的5%～20%。

3. 甲状腺结节或腺瘤压迫周围静脉，造成局部血液循环障碍，组织缺血，发生变性、

坏死,间质内淤血水肿,液体积聚而形成囊肿。

4. 甲状腺囊肿多为良性。甲状腺癌伴囊肿者少见,1%～2%,癌性囊肿囊液细胞学检查通常能发现癌细胞。

5. 发生于青春发育期、妊娠期或哺乳期,甲状腺轻度或中度肿大,表面光滑,质地柔软,甲状腺功能检查正常,常可自行恢复,应排除甲状腺功能亢进、甲状腺功能减退及其他原因所致甲状腺肿的可能。

6. 甲状腺囊肿有时还与体内补入的碘缺乏,血液中甲状腺素浓度降低,经体液调节,促进垂体前叶多分泌促甲状腺素,从而形成。

7. 甲状腺囊肿肿块呈圆形,直径多在2～5cm。光滑,一般不疼或轻微疼痛,随着吞咽上下移动。多数是单发结节,少见于多发结节。甲状腺囊内压不高时,质地较为柔软,如果液体较多,质地就会比较坚韧。

8. 甲状腺囊肿的症状主要表现为心悸、胸闷、怕热、多汗、手抖、失眠、食欲亢进、消瘦、乏力、腹泻甲状腺肿大及眼球突出等症状和体征起病较急,甲状腺一侧或双侧肿大而较硬,伴有局部疼痛,并常向耳后,后头顶部放射,全身可有畏寒发热,多见于中年妇女。

9. 超声波检查可见肿块内有液性暗区,可与实质性结节区别。放射性核素显像多为“冷结节”。甲状腺功能检查多在正常范围。

10. 甲状腺囊肿的几种类型

(1)浆液性囊肿:多由甲状腺结节或腺瘤退化而成,囊液稀薄,无色,囊壁为纤维结缔组织,少数来源于甲状腺舌导管或腮后体的残余,囊壁则为鳞状上皮细胞。

(2)出血性囊肿:囊液为陈旧性血液,呈咖啡色。

(3)胶原性囊肿:是由甲状腺滤泡相互融合而成,囊液黏稠,淡黄色,为未碘化的甲状腺球蛋白,囊内较多的分隔,呈多房性,囊壁系扁平的滤泡上皮细胞。

(4)坏死性和混合性囊肿:囊液多由坏死组织和陈旧性血液组成,较黏稠,囊壁为纤维结缔组织构成。

会诊当时,隐约知道甲状腺的囊性改变可以有分隔现象,因为常遇到的甲状腺囊肿多位于胸骨切迹以上,造成对呼吸道影响的案例不多,所以对胶原性囊肿的基础知识所知甚少。参与会诊后,及时查阅了有关资料,及时学习了以上资料,为学习共勉。

“入门手术”细雕琢

脂肪瘤本身有完整的包膜,与周围结构有清楚的分界,只要掌握了沿着脂肪瘤的包膜,在周围结构与脂肪瘤间隙内分离,遇到的阻力仅为疏松的结缔组织,无须费力就很容易地剥离出肿物,在体表肿物中属于容易实施的手术。曾参观了一例左侧腋窝脂肪瘤的切除手术,结合既往的手术体会,写出了针对脂肪瘤的切除技巧。

1. 手术前必须掌握脂肪瘤与周围关系。本例患者的脂肪瘤以左腋窝为中心,沿上肢长轴方向的长度为20cm,沿横轴方向宽度约9cm,厚度约5cm。两端钝圆,质地柔软,边界清楚,表面光滑呈分叶状,与皮下组织和周围软组织之间有活动度,无压痛和搏动。没有神经受到刺激,血管受到影响的迹象。提示手术操作的难度有限。

2. 腋窝部位的肿物切除,要注意手术切口切莫影响今后的功能。手术切口长度未必很长,但是要满足手术操作的需要。本例手术可以有两种手术切口,一种是沿着腋窝的腋横纹切开,相当于在脂肪瘤的中间横断方向,另一种切口是在腋窝的前侧,沿着腋窝的胸大肌外缘切开,相当沿着脂肪瘤的纵切口,手术后的切口不会影响功能,结果采取的是沿脂肪瘤的横切口切开。

3. 体表软组织脂肪瘤的共同特点是浅表部位远离重要组织,术者能够找到切开脂肪瘤周围被膜,进一步直接切至脂肪瘤的最

临床教学缺陷与矫正

佳突破部位,周围的软组织结构还不被广泛破坏,就给切除脂肪瘤创造了良好的手术环境。发现脂肪瘤的被膜和看到脂肪瘤包膜是手术顺利实施的关键环节。

4. 有的手术医生实施手术时,不是以上述的"发现"为目的,还没有真正进入到预实施的解剖层次,就急急忙忙地开始了对脂肪瘤的"围剿"操作,结果破坏了脂肪瘤的外在被膜。相当于原计划打开房门,将屋子里的东西一扫光,实际干的是刨走了整个屋子,挖的是整块土地,不得不拆房子、断电线、截水管、周围被弄得一塌糊涂。围剿操作是在脂肪瘤的被膜外进行,手术就漫无边际,切除的不仅仅是脂肪瘤,还包括了周围的软组织。

5. 配合手的触诊探查是手术操作的基本功之一,位置表浅的肿物切除未必显示出手探查的有效性,位置稍微深在,视线又不很好时,手的探查就发挥了积极作用。术者的双手是自己探查的眼睛,当肿物被游离到一定程度后,靠眼看的直视操作,既费事,又费时,底数还不清楚;靠手的探查,技巧在于只要抓住肿物被游离的一部分,其远侧端凡是进入肿物此部分的条索和管道就都成为"体内的多余"成分,一律允许切除,而且一定安全,不会造成意外的损伤。在手的指引下无须看到手下的组织和结构,该直接切除的直接切,该结扎的结扎,就完成了在洞穴内的手术操作。

6. 止血钳的功能之一是分离组织,分离脂肪瘤的被膜和包膜之间疏松结构,非止血钳莫属。不善于使用止血钳分离的术者,直接使用电刀,结果分离的层次始终不很清楚,深一脚,浅一脚地走走停停,时而被膜外,时而被膜内,还可能突然进入到脂肪瘤内,还要时常担心周围的副损伤,用不了多长时间,自己就乱了自己的阵脚,致使手术进入无序状态,观感上就不漂亮了。

7. 有序操作可以不急不躁地稳妥进行。合理地使用止血钳分离,找出膜性结构,直到

抵达脂肪瘤的表面分离不出其他为止,完成的是第一步"发现"。随后做的工作是靠术者的两个指头钝性分离,边感觉边推进,手指头就如同带着地下"深层探测器",秉承"趋松避紧"的原则,在钝的基础上再辅以锐的切和剪,也就不难分离到肿瘤的尽头。"急"就可能一次次损伤被膜,结果是模糊不清,"乱"就带来了无序,东一榔头,西一杠子,自己就把局部解剖关系搞得乱作一团,再想按部就班地操作也就没有了可能。

8. 学会静下心来,变化一下思维。当出现手下动作越做越快,分离进展却越来越慢,在不同部位试来试去,找不到合适"下嘴"的突破口时,常反映术者的心态发生了变化。术者应该养成术中自省的习惯,一旦闪出了"怎么这么不顺手",或者听到了助手提出了手术建议后,就要当即意识到"手术是否最为合理",稍微停一停手术操作,重新审视一下手术现场,回忆一下术前对手术的构思和手术过程,也许就发现了手术是否走了弯路。

9. 不顺利的手术结束后,必须解剖所切除的标本,回顾一下手术的各个环节,分析在哪个步骤上走了弯路,如同棋类比赛的复盘,就掌握了自学的方法。切除下来的脂肪瘤应该是个光溜溜、亮盈盈的"肉蛋蛋",实际切下来的是丝丝拉拉的一堆烂肉,脂肪瘤样组织被埋在其中反倒若隐若现,就切多了。理论上应该在脂肪瘤的原位上全切除,切除后的局部现场应该是个被膜围起来的"坑",观察不到更深更远的粗大血管和神经,更不应该是个血管和神经都被裸露着的深洞。如此里外一对照,就找到了下一次手术的注意事项了。

基本功无止境,越是最简单的操作就越能够发现自己的优缺点。能够在最简单的手术上找出差距,就拉近了与高端技术的距离。

"眼观六路"听八方

某医生收治了一例直肠癌的患者,病例

— 578 —

中记录的病史为入院前 1 年,无明显诱因出现间断便血,呈暗红色,每次量约 5ml,伴里急后重。大便次数增多,稀便,每日约 10 余次,量少。无腹痛、腹胀、腹泻,无恶心、呕吐。无寒战、发热等伴随症状。就诊于某医院行肠镜检查,提示直肠癌,活检病理提示中-高分化腺。上述症状未见明显好转,近一个月上述症状明显加重,伴有腹胀,无恶心和呕吐,无发热、寒战等伴随症状,未行任何特殊治疗。今患者为求进一步治疗来医院,门诊以"直肠癌"收入。患者自发病以来精神、饮食、睡眠可,小便正常,体重减轻约 5kg。腹部查体为腹膨隆,未见胃肠型和蠕动波,中下腹部压痛,无反跳痛和肌紧张,未扪及明显包块,肝肋下未触及,脾脏未触及,移动性浊音阴性,肝及双肾无叩击痛。肠鸣音弱,未闻及气过水声。肛门指诊距离肛门约 3cm 直肠前壁可触及一肿物下缘,质硬,表面菜花状,占据肠腔约一周,活动度差,退出指套染鲜血。腹部和盆腔 CT 平扫提示直肠中下段所见符合直肠癌浸润纤维膜,伴直肠间隙和骶前区多发淋巴结转移。肠镜检查发现距离肛门 4~12cm 直肠近全周可见一溃疡型肿物,肿物溃疡底深,溃疡堤不规则隆起,肠腔偏心性狭窄,内镜通过困难,但能通过,考虑为直肠癌。

这份病历记录的内容可以归纳为以下几句话:①病史一年,无明显诱因出现间断便血。②肠镜检查和活检病理证实为直肠癌。③近一个月,在原有症状基础上,便血明显加重。④体重减轻约 5kg。⑤腹部和盆腔 CT 检查支持直肠癌的诊断。⑥肠镜检查和活检病理支持直肠中-高分化腺癌。

如果解离出"物化诊断"内容,病史采集到的就只剩下了便血症状。在便血的鉴别诊断项下没有了其他内容。之所以能够诊断为直肠癌,除了影像诊断,就是触及了直肠肿物。作为病历记录者,如果知道掌握疾病特点能够给自己丰富知识,考验自己的医学知

识底蕴和基本功,训练细致认真的工作技能,是医学生涯必须经历的艰苦历程,是在为自己积淀着财富,就不会因为工作忙、负担重、干不过来,而缩水了知识库的贮存。

中青年医生未必见到过年长医生们是怎样工作的,也许不知道年长医生在中青年阶段也有过不解和埋怨,认为上级医生两袖轻松,整天死拧住病历质量不放,明知道自己几天几夜没回家,一天收了四个患者,每个患者要手写 11 页的病历,不符合规定的还要被撕了重写。中青年医生也能够看到年长医生们诊断疾病时,格外关注患者信息,思考范围比自己广,总结得快,看问题准,失误少,却不知道工夫是练出来的,医学知识底蕴是从一个个看似不起眼的疾病线索中积淀的,基本功是从一次次训练中逐渐硬起来的。

仅就这份病历记录,相互之间进行一次爱心传递,遥看将来自己也成为年长医生时的境遇,为了青出于蓝而胜于蓝,比较一下年长医生采集病史时的思考内容,对照直肠癌的教科书,发现自己缺少了什么,找到自己的努力方向,立足于学习,进步可就指日可待了。例如

1. 肠镜检查发现,直肠肿物生长呈环状,按照直肠肿物的生长规律判断,便血的病史一年,是否与肿物的生物学特性吻合?

2. 便血是否为直肠癌常见的首发症状,便血之前是否还隐藏着未询问出的更多病史?

3. 假如一开始就以便血出现,直肠癌的局部病理改变应该是什么样,血是从哪来的,还有没有其他可能?

4. 典型的直肠癌出血颜色是否为暗红色,下消化道出血都有多少种颜色,暗红色出血的部位在哪里?

5. 肿物边缘距离肛门仅有 4cm,为什么没有鲜红色的血,直肠癌的每次出血达 5cm,就应该有血管出血,而不是肿物表面被擦伤渗血。能够有这样多的出血,而没有脓血和

黏液,便血的来源应该作何解释?

6. 直肠癌的出血是随着大便排出的,还是自己流出来的,是纯血还是便外带血?

7. 直肠癌的出血不可能持续一年,更不可能规律到每次 5ml,全年累计出血高达 1700ml 可能吗?如果如病历所记,那就肯定不是直肠癌了。

8. 直肠癌可以有里急后重,就说明刺激了直肠周围神经,能否坚持刺激患者一年的时间?果真如此,是否要改变人们对直肠癌的认识?

9. 大便次数增多,稀便,每日 10 余次,量少,就真实地描述了里急后重的表现,如果每天如此,患者这一年内就排便了 3600 次,可能吗?

10. 假如患者初始疾病就如同病历所记录,只是一个月前症状加重,这种加重就必须联想到出现了并发症,而不是肿瘤的继续增大,应作何解释?

11. 记录恶性肿瘤病史的关键是体现出症状的逐渐加重,直肠癌的病史中首先出现的是排便习惯改变,血便、脓血便、里急后重是在肿瘤发展到一定程度后的表现,为什么没有记录首发症状?

12. 直肠癌的典型表现,尤其接近肛门的直肠癌,首发症状是大便逐渐变细,形状改变,出现凹槽,本患者为什么没有?

13. 如同影像学资料所示,本患者的肿物长度超过了 8cm,环周生长的内腔明显变细,为什么没有肠梗阻的丝毫迹象?

14. 病历记录的体重减轻 5kg,一年时间减了 5kg 与近期减了 5kg 的性质截然不同,究竟是在什么时间段内发现了体重减轻,是否有乏力?

15. 近一个月症状加重是结论,加重的根据是什么?如果还是指便血加重,便血将会是什么样的?

16. 近一个月腹胀原因可以是"气""水""气和水",各表示不同的原因,腹胀的部位和范围,腹胀的程度,腹胀的变化都是对诊断有所帮助,是否有过思考?

17. 患者什么时间到当地医院接受了肠镜检查,当时发现的直肠癌特点如何,有了最初的肠镜检查结果,跟这次检查结果对照,就获得了在多长的时间内,肿物变成了什么样的证据,对我们有什么帮助?

18. 直肠癌病史超过了一年时间,就应该考虑到对泌尿系统,盆腔周围,血行和淋巴转移的可能,是否应该记录与之相关的阳性症状和排除症状?

19. 病历记录着"肛门指诊距离肛门约 3cm 直肠前壁可触及一肿物下缘,质硬,表面菜花状,占据肠腔约一周,活动度差,退出指套染鲜血",已经环周生长的肿物,为什么还记录成"直肠前壁"?

20. 是否考虑过详细询问病史不但对诊断有益,而且对处理原则有直接指导作用,一句话的便血史对制订手术方案有什么帮助?

是不是自己忽视了学习,错过了如饥似渴地获得机遇?工夫没有下足的可怕后果是远离书本和实践,不为上工即下工,结果是劳而无功。

"有条有理"有回复

养成每次会诊后,向申请会诊科室呈交书面会诊资料的习惯,有助于监督自己的会诊质量,通过自己对疾病的认识,增加申请会诊科室对边缘知识的掌握,在科室之间互通有无。以下提供的是一份术前会诊后的回复。全文如下。

遵通知看过患者。该患者女性,高龄,难以亲自叙述病史,家属中的陪护男性与患者非共同生活,病史采集量受限。只知晓既往被诊断为"肝炎、肝硬化、冠心病、心房颤动、肺感染、胆囊炎、附件肿物或腹腔肿物、气管炎",近期曾经有过晕厥。本次发病后曾被外院诊断为阑尾炎、胆囊炎等。

家属述,4 天前发现患者萎靡,测试体温

39～40℃,伴战栗,不出大汗。以后仍有低热。其余病史叙述不清。其子告知:听其母亲讲过"肚子右下边,有时能够摸到硬疙瘩"。

检查患者右下腹部体征,特点如下。

1. 下腹部可见正中手术切口瘢痕,长约 12cm。

2. 腹部稍胀,腹式呼吸存在,未见胃肠形及蠕动波,未见右下腹部隆起。

3. 右下腹部可以触及包块,特点为:①肿物呈不规则腊肠形状,长轴与身体矢状面几近垂直;②总体估计,长轴 12cm,横轴 7cm,前后轴 7cm;③表面触诊有结节感,似能分别触到直径 2.5cm、2.0cm 的微隆起结节;④于肿物的近肋方向,能触诊到肿物近后侧的两枚直径 1.5cm 的结节;⑤于肿物的盆腔侧仍有结节感,深部触诊至 7cm,能够感觉到肿物基底,稍有活动度;⑥肿物外侧缘,距离髂骨尚可容一指量宽;⑦肿物内侧缘触诊不满意;⑧总体触诊感觉肿物尚有轻微移动;⑨在肿物上,感觉不到囊性的波动感,硬韧程度更倾向于实质性。⑩右下腹部压痛明显,没有反跳痛和肌紧张,肠鸣音存在,未闻及高调肠鸣和气过水声。

4. 按照阑尾周围脓肿考虑,不支持点为:①追问不到典型的阑尾急性炎症病史;②发现不到由阑尾炎症演变到周围脓肿的进展过程;③仅只一天高热其后转为低热,与阑尾周围脓肿的典型体温不吻合;④影像表现肿物有完整包膜,其厚度达到 1.3cm,且不均匀一致,与周围关系不密切;⑤腔内气体过多,除非产气杆菌感染,阑尾瓣膜处开放,否则解释不了气体来源;⑥肿物位置过于靠近身体中线,远离右侧髂窝,非阑尾脓肿常见部位;⑦整体肿物呈球状,基底还略有移动度,非炎症病理改变所能解释。

5. 按照卵巢囊肿,且有并发症考虑,不支持点为:①肿物内部气体源于何处;②肿物内部气体含量几乎与液性成分相当;③比较肿物内气体吸收速度,减少之快超过常理。

6. 按照结肠占位,且有并发症考虑,支持点为:①因为获取病史有困难,影响到疾病演变的第一手资料,给推导疾病诊断设置了障碍,尽管如此,可以推导病史中没有炎症的典型过程;②右下腹部能够有如此体积的占位,足以见得病史应该不短,局部解剖关系基本确定;③肿物形态已经清晰地反映出所依附的器官;④肿物的边缘基本规整,反映的是受到限制;⑤肿物表面呈现出大结节状,为肿瘤的突出表现;⑥质地硬韧也是鉴别诊断的重要线索;⑦肿物的基底有轻微的活动度应予重视;⑧肿物内含有气体和液体,而且含量有变化;⑨可见肿物局部被强化的影像。据此,有理由判断为右半结肠癌。

7. 目前不清楚的是,既往右下腹部被诊断为卵巢肿物,抑或腹腔肿物的根据。患者体温曲线尚在观察中,没有肠梗阻的迹象,腹部缺少急性腹膜炎体征,患者一般状况尚可,加之高龄,体弱多病,故不主张为了探究疾病诊断,施加有损伤的检查手段。

8. 按照现有肿物特征,首先考虑的是盲肠占位,可以按照"腹腔肿物"的诊断,直接进入术前准备程序,尽早安排手术探查。

9. 如果家属有为患者手术的愿望,可以由肿瘤外科接诊。

10. 如果经济状况允许,应该安排必要的后续检查。会诊后,将责成某医生直接负责。注意寻找其他部位感染灶。

"进修医生"吃小灶

进修医生参加手术时,由于未经过严格的基本功锤炼,缺少严师的手术指导,平时工作时任其所好,"条条道路通罗马"的意识较强,看上去多少有些随心所欲,甚至有些不成体统。到了所进修的医院时,容易带着既往手术的习惯,如若得不到纠正,返回单位后还贴上了所进修医院的标签,就暴露了"只见其容,未修其里"的浮躁,责任主要归结为进修医院的教学意识不强,对进修医生们欠缺责任感。为了提高进修医生的总体综合素质，培训医院的医生们有责任引导进修医生通过规范手术操作，研究手术机制，以点带面地深入学习。

患者男性，74 岁。病史五个月，最初于五个月前首次出现寒战、发热 39.4℃，三天后体温正常。据患者和家属讲，当时除了发热之外，没有感觉其他不适。随后大约每间隔一个月，出现过 1 次寒战和高热，高热均达 39℃左右，持续 2～3 天。追踪每次高热前后，均没有恶心、呕吐、腹胀、腹痛、腹泻，没有发现消化道疾病的其他线索，也没有询问出常见的呼吸系统、泌尿系统的症状。伴随着寒战和高热的唯一线索是"黄疸"，即从五个月前开始就发现了尿色加深，因为最近黄疸和高热诊断不清求治，对这五个月的黄疸情况表述得含含糊糊，得不出"偶尔出现""阶段出现""进行性加重"，但是能够肯定的是未影响大便的颜色。

这样的病史是训练临床逻辑思维推理的极佳案例，既有难解释急性梗阻性胆管炎的没有"痛"，又难解释肿瘤无痛性黄疸的反复"冷烧"，疾病还确实在肝胆系统。假如推导是胆管结石所致，唯一能够牵强解释的只能是结石没有嵌顿到乳头肌开口，最多的可能是肝内胆管结石，或者成人型胆总管有局部囊状扩张部分，甚至硬化性胆管炎。如果用肿瘤解释，肿瘤位置就应该不位于壶腹部，或者乳头开口部位的十二指肠恶性肿瘤，随着肿瘤坏死脱落，再加上乳头肌开口部位松弛，允许逆行性感染。经过进一步询问患者，除了高龄、常年酗酒之外，仍无分析疾病的线索。

面对患者的疑难病史，考验着临床医生注意力、观察力、理解力、分析力。病史如同棋局，就摆在了那里，医生们都在观棋，能够看出"一步棋"者根据"高龄与黄"诊断疾病，看出"两步棋"的觉得似乎有点举棋不定，认为"不典型"，看出几步棋的是在思考究竟胆道系统应该是什么样的病理改变，因局势不明，得不出结论，而"观棋不语"。表面上看，临床医生都在诊断疾病，由于支持诊断的知识底蕴不同，基本功有异，从疾病中获取的营养成分是不一样的。进修医院的医生们必须告诉进修的医生"知其然，必须知其所以然"，在"指哪打哪"与"打哪指哪"之间区分"干才"与"将才"，远离"押宝式的揭盖得诊断工作"争取做"明白工作的临床医生"。

体征的检查时，患者已经处于进入手术室的前刻，所以首先观察的是患者腹部 CT 和腹部磁共振图像，其后检查了患者体征。所见生命体征平稳，体质比恶病质好不了多少，巩膜轻度黄染，魏尔啸淋巴结不肿大，腹部不胀，上腹部不隆起，腹式呼吸不受限，全腹软，没有压痛、反跳痛和肌紧张，可以触及肝左叶稍大，边缘较钝，没有触及痛，肠鸣音微弱，没有检查腹部移动性浊音，没有实施肛门检查。奇怪的是没有触及胀大的胆囊。体征检查也是区分临床医生的环节，下工履行差事，中工寻找支持自己诊断的证据，上工是在琢磨体征告诉了我们什么。由于目的性不同，从体征中获取的信息也就不尽相同。

对这例患者的影像学表现相当重要，进修医生认为：患者的胆总管中段有沿着胆管壁的环周样生长的占位，在肿物的中央可见被缩窄的胆管通道，肿物近端的胆管呈现了"鼠尾征"，占位近端胆管扩张，远端胆管不扩张，胰管不扩张，胰头没有占位，十二指肠乳头部位没有占位，胆管周围没有占位，认为支持了自己诊断的胆管癌判断。从认识疾病角度，还有些值得深入观察和未解之谜，例如：①胆总管的长度约为 8cm，胆总管占位长度约为 1.5cm，占位以上部分的胆总管长度约 3.5cm，以下部分的胆总管长度约 3cm，属于胆总管中段占位性质的病变。②胆总管中段占位的胆管轮廓并没有明显的向外扩展，占为近端胆管横径约 1.3cm，胆管远端横径约 0.9cm，肝内胆管扩张到 9～10 级肝内胆管，为轻度扩张,左右肝管成比例地扩张。肝内外没有结石嵌顿。③在腹部磁共振图像上,此例患者的胆囊长径几乎与胆总管平行,胆囊形状好似悬垂着的松弛的水囊,长径约9cm,胆囊体部横径约5cm,胆囊颈部横径约3cm,体积明显大于正常,但是胆囊内部的张力并不是很大。胆囊壁和胆囊腔内没有明显异常。④胆囊的开口恰好在胆总管占位的部分,属于开口位置较低的类型,胆囊管的长度约2.5cm,最多的可能是占位没有影响到胆囊管开口部位,也应该考虑到部分影响了开口部位。⑤假如按照胆总管中段癌,病史接近五个月中,胆管癌沿着内壁边生长,边浸润,竟然没有造成完全梗阻是比较难以想象的。从硬化型、结节型,弥漫型胆管癌中,多倾向于结节型胆管癌,只是一种推测。⑥文献报告上、中、下段胆管癌的生存期分别为(8.75 ± 6.31)个月、(10.31 ± 8.01)个月和(14.48 ± 12.95)个月,以上段胆管癌的生存期最短,下段胆管癌最长。属浸润型、低分化、有淋巴结转移和肝转移的胆管癌其生存期明显缩短,表明其预后差。而属乳头型、中高分化、无淋巴结转移和肝转移的肝外胆管癌预后相对较好。无论如何,本例患者的疾病演变过程和表现形式,是较少见的。

通过对影像表现的分析,也不难看出,一种阅片目的是在找支持自己判断的影像表现,一种仍然是在寻找疾病病理改变的证据;一种是"看似豁然开朗",一种是"不放弃尚有疑窦",后者体现的是无休止地获取,永远不停留在为了一次诊断而满足。

开腹后的所见:①肝脏左叶体积增大,边缘变钝,表面可见微小结节样改变,显示了一定程度的肝脏硬化,脾脏不大。仅有很少量的腹腔积液,肝脏和消化道没有明显黄染表现。②胆囊属"帆状胆囊"胆囊的悬韧带长度约5cm,其余与影像表现一致。解释了尽管胆囊胀大,张力并不很高,腹部体征上触摸不到胆囊,腹部磁共振上胆囊长轴与胆总管

近乎平行。③胆囊管长度2.5cm,胆囊管横径约0.5cm,而且外观上能够看到呈螺旋状,胆囊管开口部位位于胆总管的前方偏左,胆囊管的开口部位质地柔软,没有被肿物明显侵犯。④胆总管中段,与影像学显示的基本一致,位于胆总管中段可触及$2cm\times2cm\times1.5cm$的硬质肿物,外观上显黄白色。胆总管外形改变不明显,能够触及胆总管内肿物近端的腔内占位。

由以上不难看出学无止境。进修医院的医生们必须靠言传身教,使进修的医生们逐步认识到研究疾病机制的重要性,不满足于能够工作,更重要的是掌握认识疾病的方法,重视病史和体征的捕捉,工作时不仅仅是为了患者服务,而是为了丰富自己的知识底蕴和提高基本功,才可能以不变应万变,少犯临床上的低级错误,被进修医生普遍信服。

"感染切口"吐怨言

感染切口是能够说话的,养成与感染切口对话的习惯,就能够早期发现感染迹象,及时处理就可以缩短患者住院时间,巩固住和谐的医患关系。

一例患者接受过盆腔恶性肿物切除手术,接受过化疗和放射治疗。术后3个月出现了低位、单纯性、完全性、机械性肠梗阻,接受了二次手术,切除了一段小肠后吻合,术后发生了手术切口感染。于发现切口感染的第18天,见到了切口感染表现。就现场所见为实习医生编写了与感染切口的以下对话。

切口:我是感染了吗?

医生:是感染了。

切口:第1次手术为什么就不感染?

医生:第1次手术时,你的身体状况比较好,经过了细致的手术前准备,手术时间不长,切口愈合得很好,感染的概率比较低,没有感染。

切口:同样是我,为什么第2次手术就感染了?

医生:第2次手术距离第1次的时间有多长?

切口:3个月左右。

医生:为什么手术后3个月就再次住院了?

切口:肚子痛,被诊断为肠梗阻,经过一段时间的治疗不见好转,针对术后肠梗阻做了第2次手术。

医生:你比较过两次手术时的身体状况吗?

切口:第2次手术前好长一段时间不能吃东西,再加上肚子痛得受不了,体质肯定差了很多。

医生:身体还处在手术后的恢复阶段,接受了化疗和放射治疗,对身体的影响是不是也不小?

切口:那当然了。

医生:第2次手术时,切除了一段小肠,肠内容物开放了,就属于二类切口,有可能造成切口感染,影响切口愈合。

切口:二类切口就一定要感染吗?

医生:切口感染首先取决于切口的愈合能力,受到身体抗病能力和细菌毒力,影响的因素很多。二类手术切口属于有可能感染类,还难以推导出具体的原因。

切口:按你们医生的说法,我是必然感染的了?

医生:事实是已经发生了感染,还有的患者切口不感染。具体到你这个切口,就是必然的了。

切口:还有能够让我更好接受的理由吗?

医生:从年龄来说你的身体属于中老年,从腹壁条件来说你的腹壁脂肪明显多于一般患者,从手术切口条件来说你属于在原手术切口再次手术,局部质量比其他患者差,再加上你接受过放疗,切口部位受到射线的损伤,会影响切口的愈合能力,所以在细菌感染的毒力相同的基础上,你就容易发生切口感染了。

切口:手术前,你们有没有警惕到我的切口感染?

医生:应该是高度警惕了。

切口:你们都采取了哪些措施?

医生:我们比无菌手术规定时间,提前检查了你的切口。

切口:什么是规定时间?

医生:按照细菌定植切口导致感染的时间,对一类手术切口要在手术后第3天检查切口,属于你这种情况,要求我们必须在手术后第2天就开始检查切口,以便发现感染迹象,及时处理。

切口:我能够感觉到切口感染迹象吗?

医生:从目前切口感染状况分析,你的手术切口上,一共有3处换药感染部位,靠上的感染为深窦道,中间的为皮下隧道形成的两个感染切口,最下边的切口感染的深部脂肪已经形成隧道,应该有感染的迹象。

切口:你能够告诉我有哪些迹象吗?

医生:中间切口感染的位置浅在,手术后应该有局部明显疼痛。

切口:手术后,确实感到切口部位疼痛,是不是应该由医生按压我的切口,靠我对疼痛反应的大小,判断是不是切口感染了?

医生:你说得很对,手术后第2天检查切口就靠的是医生用手按压切口,发现是不是有局部肿胀、下陷、深部裂开,必要时分离切口,检查有无感染。

切口:有3处切口感染,难道都没有迹象吗?

医生:探查切口时,需要将切口分开,切口内积存的液体流出来,就减少了切口感染的概率,这就是我们常说的预防感染的未雨绸缪手段。

切口:如果没有及时探查,是不是就延误了诊断时机?

医生:如果发现切口内流出了脓液,甚至换药时敷料已经被脓液浸湿,才发现手术切口感染了,发现时机就属于延误了。

切口:切口最上边的感染特点是什么?

医生:是小口深窦道,反映感染的位置深,如果长时间不愈合,则反映深部可能有缝合线残留。

切口:深部感染的发现时间会不会稍晚一些?

医生:理论上应该比浅在感染的迹象晚些,假如其他部位的发现时间也晚,发现的时间就都差不多了。

切口:深部要是有缝合线头怎么办?

医生:有的缝合线头可以自己脱落,随脓液流出体外,有的则必须靠剪除,在没有被剪除之前,切口很难愈合,愈合后还可能再次破溃。

切口:是不是需要等待一段时间?

医生:这要看主管医生换药时的发现了,如果深部窦道很快愈合,或者愈合趋势理想的可以继续观察,如果长时间停滞的,每天都有些分泌物流出的,就应该反复探查有没有缝合线的感觉,必要时切开皮肤,敞开深部探查,试着将异物取出。

切口:中间的感染情况如何?

医生:中间切口的特点是皮下形成隧道,需要知道隧道下面为什么长时间不愈合。

切口:应该如何认识这种情况?

医生:有可能在开始的时候为切口多处感染,处理时仅处理了两处,深部感染物就经由这两个开口流出。

切口:既然脓性内容物流了出来,为什么还形成了隧道?

医生:最大的可能是隧道内还残留着缝合线头。

切口:假如隧道内有残留缝合线头,要如何处理?

医生:只要没有残留缝合线头,靠体外施压"皮桥",就可以变隧道为两处各不相干的切口感染,靠局部换药多能愈合。如果深部有缝合线头,最好的办法是切开皮桥,引流出内容物,

切口:怎样确定按照哪种思路处理?

医生:靠主管医生对感染切口的观察,如果深部隧道处于停滞状态,就不如切开隧道表面上的皮肤,及时清理深部的异物组织,促进愈合。

切口:我最关心的是靠下边的感染,你知道是什么原因吗?

医生:最下边的切口感染特点是位置深,已经切除掉皮肤的几针缝合线,深部感染没有得到控制。

切口:原因在哪里?

医生:我们可以将感染切口分为三个深度,浅部位感染指的是距离皮肤表面 1.5cm 左右,为陈旧性肉芽组织,表面有脓苔。中间部位感染的脂肪组织已经愈合,将感染切口分隔成上下两部分,受到深部不愈合的影响,形成了肉芽组织增生的膈。深部位感染是指愈合脂肪组织的深部形成隧道,成为感染内容物的主要来源,影响切口内感染物及时引流。

切口:主要矛盾是深部隧道形成,处理时应该如何掌握?

医生:引流的原则是通畅,形成隧道后局部不再通畅,就需要剪开连接切口两侧的愈合脂肪组织,消灭隧道为必须实施的处理措施。

切口:切开这部分组织后,会不会削弱了腹壁的强度?

医生:手术后经历的时间很长了,腹壁深处如果还没有长上,切口就应该裂开,目前切口没有愈合,也没有裂开,就说明腹部裂开的可能性相当小了。我们剪开的是刚刚愈合的脂肪组织,不肩负防止腹壁裂开的功能,切开前后的腹壁抗张能力所差无几,不用担心。

切口:切开后的有利因素是什么?

医生:消灭了深部隧道,感染切口就深坑、洞穴变成了碗底,就给换药创造了有利条件。

切口:为什么在最上边的感染处使用乳

胶手套的橡胶套圈?

医生:最上边的感染为窦道性质,利用乳胶手套的套圈有一定的支撑度,可以保证放到窦道的最深部位,便于引流。使用纱布条就很难判断放入深度。

切口:中间切口处的皮下隧道为什么也使用橡皮条?

医生:是因为观察到皮下隧道内的分泌物很少,乳胶橡皮条的占位小于纱布条,有利于局部愈合和观察。

切口:最下边处,为什么就不使用橡皮条了?

医生:最下边的属于深而大的感染,坏死组织和陈旧肉芽组织多,分泌物多,需要靠高渗盐水纱布换药,不适宜使用橡皮条。

切口:高渗盐水起到什么作用?

医生:高渗盐水纱布包括了两部分,一部分是高渗盐水,能够吸附切口壁和深部组织的渗液,减少切口炎性水肿,高渗盐水靠渗透压还有杀菌作用,另一部分是纱布,具有虹吸作用,将感染内容物吸引到体外。

切口:可不可以使用药物换药?

医生:医疗工作的原则是越简单越好,高渗盐水能够满足需要,就不使用抗生素和其他药物。只要掌握了感染与影响愈合的原因,有的放矢地处理,就不宜耐不住性子,更改换药原则。

切口:我舍不得去掉腹带,这样对吗?

医生:天气很热,敷料不少,再加上两层腹带,就导致了感染局部厌氧环境,构成了影响愈合的原因,大胆去掉腹带,有利于患者。

切口:随着换药的观察,我们再进一步通话。

"临床出格"编故事

诊治过程中必须保持体内的水平衡,避免输入液体过多,导致潜在的水中毒。临床工作中不乏"医源性多尿"现象,故编写了以下对话内容,供临床医生参考。

主任:今天患者的 24 小时尿量又超过了 2500ml,最多的一天输入 7400ml,尿量 4200ml,连续几天的尿量超过 3200ml,不清楚是如何掌握液体治疗的?

医生:治疗过程中,有很多药物、红细胞、血浆要输入,就多给了液体。

主任:人体肾脏的持续最大利尿速度是每分钟 16ml,一般人 24 小时内能够排出的液体为 2500ml,是靠科学推算出来的,是我们工作中必须掌握的界限。超过肾脏的排出能力,剩余的液体到了哪里?

医生:一旦摄取水分的速度超过了这个标准,过剩的水分会在体内潴留,引起血液渗透压下降和循环血量增多。

主任:机体如何排出多余的水分?

医生:肾脏是排出水分最主要的器官。我好像记得,肾脏的排尿能力很强,即使肾的 90% 丧失功能,仍能正常发挥作用。

主任:正常情况下肾小球的滤过液 24 小时可达 170L,其中 99% 以上的水分被肾小管重吸收,你说的剩余 10% 仍能够发挥作用,指的是具有利尿功能,但是超不过肾阈限定的排尿量。

医生:肾脏排出尿液的目的是清理体内代谢产物,每天满足 1500ml 的尿量足矣,是不是没有必要输液到 24 小时尿量超过 2500ml?

主任:指的是正常尿量不超过 2500ml,超过了就应该诊断为医源性多尿,除非有目的地利尿。

医生:医源性多尿和水中毒之间有什么关系?

主任:中毒有两种含义,一种是毒性物质接触皮肤或侵入身体,另一种是人体必需的物质过量之后对机体的损害。水中毒是指水摄入量超出人体排水量的能力,过量水分产生低钠的中毒症状。超过 2500ml 尿量的大量输液,势必有部分液体潴留在体内,对机体构成损害,只是程度还不明显。

医生：按照体液平衡的计算，每天的水分呼出量，体表散发量、排便量、异常丢失量和尿量的总和，必须与供给量平衡，我们给的液体量应该是超量了。

主任：当摄入水分过多时，首先降低的是血浆渗透压，促使机体减少抗利尿激素，增加排尿量。也随着血容量增大、肾血流量增多，增加排尿量。大量液体输入就等于调动这两种机制做无用功。

医生：存在着水中毒的潜在因素。

主任：所处理的患者如果是严重感染和手术之后，机体处于应激状态，已经造成了体内抗利尿激素分泌过多，尿量减少。患者的血浆蛋白相当低，本身的细胞外液渗透压就很低，水已经处于由细胞外进入细胞状态。如果患者曾一度出现过肾功能不全，目前还有严重的双肺感染，带着呼吸机，输液量还处于严格控制阶段，大量输液的弊端就更明显了。

医生：属于严格管控液体治疗阶段。输液过多可以导致水肿。

主任：水中毒属于细胞内、外液容量同时增多，体液分布的比例仍正常，所以轻、中度水中毒时的组织间液水常不引起可凹性水肿或肺水肿，临床表现不明显，累积的时间长了才可能出现相应的临床症状，所以常被临床医生所忽视。

医生：水中毒的迹象是什么？

主任：水渗透到细胞内，反应最快的是脑细胞，出现脑细胞水肿，增加颅内压，所以首先表现的是精神症状。

医生：患者是有一过性的精神症状。

主任：影响患者精神症状的因素很多，如果给患者的输液量基本属于偏多，应该还没有产生严重的水中毒。

医生：严重水中毒的症状是什么？

主任：头晕脑涨、头痛、呕吐、乏力、视物模糊、嗜睡、呼吸减慢、心律减速，严重时产生昏迷。当血液中水分过多，导致血液中的氯

化钠浓度下降，出现低血钠，病人会出现全身肌肉疼痛和痉挛。这种情况绝少发生在住院患者，否则就构成了事件。

医生：我们怎样避免出现水中毒？

主任：必须严格掌握患者的尿量，尽可能不出现医源性多尿。也包括对有促使分泌抗利尿激素的甲状腺功能减退、肾上腺皮质功能不全、肾脏的稀释和浓缩功能障碍、重度缺钠患者等，要格外警惕发生水中毒。

医生：低钠也容易出现水中毒？

主任：低钠必然连带着低渗。低钠的程度与水中毒的表现有相关关系，例如：①血清钠低于 130mmol/L，开始出现轻度的疲劳感；②低于 120mmol/L，开始出现头痛、呕吐或其他精神症状；③低于 110mmol/L，可以伴随痉挛、昏睡；④低于 100mmol/L 后，影响到神经传递功能，可以导致呼吸困难。

医生：水中毒可以引起肺水肿吗？

主任：脑细胞水肿可以引起视盘水肿，到了一定程度可以引起细胞外液容量增加的水肿，严重的可出现肺水肿。

医生：肾功能障碍时，引起水中毒的机会多。

主任：为什么？

医生：肾功能不全时肾脏的排水能力降低，如果不严格控制摄入水，具有功能的肾单位太少，不能排出增加的水负荷，就可以引起水中毒。

主任：是这样的。

医生：我们给患者输液量过大时，患者能够排出超过 2500ml 的尿，是什么机制？

主任：被称为"水利尿作用"。是指正常人在短时间内大量输液，随着水的大量吸收，血液被稀释，启动了下丘脑-垂体系统，减少分泌抗利尿激素，增加尿量，排除过剩的水。也与血管升压素和肾上腺的糖类皮质激素有关。

医生：有没有简便的观察手段？

主任：尿比重检测是古老而有效的观察

指标。健康成人每天需要由肾脏排除的固体物质约占尿液的3%～5%。尿比重高低随尿中水分、盐类及有机物含量有所升降，在病理的情况下还受蛋白质、尿糖及细胞成分等影响。尿比重测定可粗略反映肾小管的浓缩稀释功能，有助于对肾脏疾病、脱水或水过剩的观察。

医生：有的书上记载"水中毒最重要的化验指标是血浆渗透压降低和血清钠的稀释性降低"。

主任：维持血浆渗透压的阳离子主要是钠，所以血浆渗透压降低和血清钠的稀释性降低经常是一致的。对于水中毒的发现，血浆渗透压和血清钠浓度降低的速度比其下降的数值更为重要。

医生：强调动态观察。

主任：如急性水中毒患者血清钠浓度在1～2天内从140mmol/L降至120mmol/L，就比血清钠较长期维持在115mmol/L的慢性水中毒患者严重得多，血钠浓度如果迅速降低30mmol/L就可引致死亡。

医生：还有哪些检验指标能反映水中毒？

主任：水中毒时细胞外液和血液中水分过多，所以血红蛋白、平均红细胞血红蛋白浓度均可降低，血细胞比容降低。当水分大量转移到细胞内时，平均红细胞体积可以增大。

医生：通过介绍，我们会重视体液治疗的。

主任：治疗手段是有伤害性的，给患者手术是在患者原有疾病基础上增加了麻醉和手术打击，如果不是以治疗为目的，就等于"火上浇油"。输液同样是伤害，医患要冒着输液反应，液体由针孔漏出，药物的毒性作用，也包括液量供给不足和过剩，需要我们掌握好适应证和禁忌证。

医生：必须随时观察患者的反应，随时调整治疗计划。

主任：你说得非常重要。建立了观察每日尿量和比重习惯，而且严格控制尿量在

2500ml之内，就会主动在供给量上掌握治疗计划，心系医源性多尿的警戒线，就必然有很多方法调整输液策略。关键在于认识到多尿对患者有害无利，超过2500ml的过剩尿是医务人员的劳而无功，就不至于多给水了。

医生：您说得有道理，造成医源性多尿的原因是忽略了多尿的危害。

主任：其中包括了"习惯使用"。

医生：工作中忽略了不断学习。

主任：学习书本知识是我们工作的源泉，从实践中获取经验靠的是书本知识作指导，书本知识就是我们工作"格"，一旦出格就必然走偏。

医生：您还能够给我们指出哪些出格的地方？

主任：临床工作属于经验医学范畴，每位医生不论年资高低都必然存在出格之处，相互学习和探讨的目的是减少出格。今天我发现你出格了，明天你发现我出格了，指出来就有了学习和查书的线索，这就是学习的启动机制。如果说出格，我就觉得物理降温出格了。

医生：表现在哪里？

主任：教科书上明确告诉我们，物理降温的适应证针对的是高温患者，高温的定义是腋窝体温为39～40℃。机体发热属于积极行为，通过发热降低病原体的生长速度和数量，促使病毒的酶或毒素失活，靠加快体内化学反应速度提高免疫系统攻击病原体，缩短感染过程。物理降温仅起到避免体温过高对机体的伤害作用。对低度和中度发热要维持一定的发热温度，尽可能地发挥其积极作用。

医生：我们将物理降温当成了常规对症治疗手段，见发热就降温了。

主任：等于机体想靠发热抗御疾病，被我们拦住，然后使用抗感染和病毒的药物控制感染。也包括使用药物退热，会使体内细菌暂时处于假死状态，产生抗药性，一旦死灰复燃，往往更难治疗。

医生：根本原因是没有对发热的机制和处理原则深入学习书本知识。

主任：应该认识到是加害了患者。提高到这样的原则认识通用物理降温是与感染为伍了，跟患者较劲了，就下不去手了。

医生：医务人员还受了累，增加了很多不必要的工作负担。

主任：社会上习惯了物理降温，我们在监护室里就必须带头正本清源，按照科学规范工作。

医生：说得有道理，我们完全可以通过学习发热章节，合理使用物理降温。

主任：共同学习是积淀医学知识底蕴，训练基本功的有效途径。

"网膜诉苦"含心酸

针对手术医生慢待网膜，编写了以下小段。

"橘生淮南则为橘，橘生淮北则为枳"。落生到了猪的身上，吃客们管我叫"板油"，与白面和葱花为伍，延展呈圆片状，煎烙成色香味形俱佳的"脂油饼"，甚至可以登上大雅之堂，列入舌尖上的美食行列。而我，压根就投胎到了灵长类之首，具有劳动和创造功能者的肚子里，给我起了个阴阳怪气的名字，叫什么"大网膜"。所谓的大，只不过是与小网膜站到一起比出来的。说我是膜，实在冤枉，其实我是两层腹膜包着的脂肪、血管、神经和淋巴管的"肉夹馍"。更可气的是还把我推向了"网辈"，好端端的一块"完璧"，毫无镂空雕琢、钻孔打眼的痕迹，体壮得密不透风，居然被称为蜘蛛的居家之"网"，羞煞人也。当然也有伯乐，告诫弟子们"韧带、网膜和系膜，都属于分工不同的腹膜组织"，只是研究我们家谱的学者不多，难以名声大噪。

"人没有必要为食死，鸟没有必要为食亡"，何必践踏自己到"吃货"水平。其实我信奉的是"身在其位，必谋其政"。隔墙有耳，几位医生围着我的主人，分析呕吐的原因，有的说是肠管受刺激后的反射性呕吐，有的说是肠管容量超负荷的反流性呕吐，还有的说是中枢性的呕吐，就没有医生想到大网膜的我。其实我是有感觉的，受交感神经和迷走神经支配的我，危急时刻绝不彷徨，亮明观点不做阿斗，而是声嘶力竭地不停呐喊着，让我的主人及时宣示恶心之心痛，呕吐之难耐，叫他们知道腹腔内不是在排练"三国演义"，而是献演着"四世同堂"，就会有编剧、导演、演员翻译恶心和呕吐的根源，此种用心何其良苦，结果换来的是自作多情，少有人问津于我。

说来惭愧，想当年农村实施女性的计划生育手术，在下腹部正中切开个小口，用以结扎输卵管。为了警世箴言，立足巅峰，夺眼球，找兴奋，靠能与盆壁、小肠壁、小肠系膜和后腹膜粘连的本事，登台表演个"大网膜粘连综合征"。于是，手术后巧用"金箍罩"，派出了我的网膜尖兵，粘连到下腹壁或盆腔，再靠挛缩、牵拉、粘连的"缩骨功"产生腹痛，影响到肠功能运行。结果，接受手术的患者劳动时经常喊腹部疼痛，不断找医生诉苦，不重视我的医生搞不懂是我在作怪，在患者面前黔驴技穷，窘态百出。现在想来以恶作剧体现我的存在，让患者受折磨，无地自容，该受棒打。

更有甚者，我的同道为了显示自己的能耐，故意往长里长，自以为身体越长越好，哪里知道会因过长而发生急性扭转，卡断了自己的血供和营养，不得不屈服于缺血坏死，发生了急腹症，被医生连根拔除，终致命丧黄泉。也有的同命人故意形成绞索、陷阱，死死卡住小肠襻，靠给小肠上"绞刑"引发急性肠梗阻，结果与小肠同归于尽，臭名远扬，人人喊打。难怪因为我们的不消停，逼得医生们常常告诉病人和家属，我们是手术后的罪魁祸首，潜藏敌人，警惕到我们造成的肠管坏死、感染中毒、休克死亡。到头来，家属对我们咬牙切齿，势不两立，几个蝼蚁小辈搅坏了一锅汤。

遗憾的是,尽管绝大多数医生承认我们表面光滑,经常渗出少量的澄清液体,能够减轻脏器移动或肠蠕动时的摩擦,但是手术操作时却不管不顾。在我们家族聚会时,能够听到这样的鸣不平,例如,有的讲到"对我们毫不留情地大把抓,如同把我们放到了炒栗子的大锅里,既有搅拌机的翻滚,又使用铲子翻底,令我们体无完肤";有的讲"在腹腔里使用不沾水的纱布,如同使用干葫芦瓢子给我们去泥搓澡一般";有的说"沾血时不使用大小合适的纱布,随意拿了一块棉垫狂进狂出,如同大炮打蚊子,大面积伤及无辜";有的控诉"医生违规使用钳子镊子,随便给我们上肉刑,造成我们身上伤痕斑斑,还埋怨我们是粘连的罪魁祸首";共同的呼声是"好好研究我们,对我们扬长避短,善待我们和患者,留下医生的好名声,还我们公道"。

我们体内含有大量吞噬细胞,随时寻找游离腹腔内的炎症病灶,靠我们的游离部移动向敌人的驻扎地,及时吸收和粘连包裹病灶,最大限度地限制疾病的蔓延。医生们都知道,当腹腔的某一脏器发生炎症或胃肠穿孔时,我们会即刻移至感染的病灶周围,或堵塞穿孔处,防止形成弥漫性腹膜炎,这是何等值得褒奖的功绩。当腹腔病变器官或组织手术切除后留下较大的组织缺损,医生也常将我们充当一线敢死队充填其中,消灭创腔,促进愈合,我们二话不说。医生还经常把我们覆盖在受损的脏器上,减少脏器和腹壁直接粘连带来的危害,演绎了我们坚守岗位的执着。医生们看重我们富含血管,把我们做成很长的活体组织瓣,以自身生物材料的身份,舍家从军,离开腹腔,被移植到四肢等缺血部位。凡此种种牺牲小我为大家的奉献精神,为我们博得了"腹腔卫士的称号",就不应该"用得着我们的时候恭维我们,实际工作中却不想着我们的安危,发生不愉快现象时不考虑系铃者,反把我们当成了盗铃人"。

要说不公平,那就是对我们"视而不见"。

我们的队伍几乎倾尽所能,为手术医生站岗放哨,上刀山,下火海,拼死拼活地包围到了病灶附近或周围,竭尽了犬马之劳。可是,一些医生打开腹膜后,轻易地解除了我们提供的警报,个别医生居然拿出了不翻江倒海地磨难我们,就誓不罢休的架势,靠赤膊上阵的一介武夫做手术,真是欺人太甚。还有的医生看我们碍事,当成了手术的累赘,随便地朝我们胡切乱剪,能当成风衣材料的我们,被拆解得只能用来补袜子,把我们的身上捅出了血肿,弄断了血管,开出了天窗,甚至像使用提重物的把手那样攥住我们抻来拽去,手术后还把屎盆子顶在我们头上,真是恩将仇报。

又有多少手术医生把我们当成御林军,在关键时刻派上用场。手术结束关腹时,我多么想挺身而出,伸展双臂,舒展体魄,匍匐在手术切口的下面,在手术切口与肠管之间发挥好天然屏障作用,站好这手术的最后一班岗。结果手术医生根本不管我蜷缩在哪里,少了我的保护,缝合腹膜时就有可能伤及肠管,发生伤口裂开时,就利用不上我的保护腹腔的能力,不得不开腹再次手术,逼得我们受二遍苦、二茬罪。没有利用好我们恪尽职守,还连累了腹壁,让我们的门户大哥戴上"腹壁防御能力下降""伤口渗出""缝合线切割""抵挡不住突然的腹腔高压"的罪名。让我们的姻亲肠管直接贴到了腹壁切口上,心惊肉跳地看着此针来、彼针去,任由缝合线在肠子表面拉胡琴,简直不堪入目。

苍天有眼,优劣分明,医生们技能技巧的孰优孰劣尽在我们的眼下,由不得吹擂自赏,皆在我们的功过簿上留痕。开腹手术时跟着我们的路标走,对我们轻提轻放,不时地用点生理盐水润泽我们,使用湿纱布保护我们的体温。用手钝性分离时不施暴力,锐性分离时不伤及无辜。不但不用干纱布搓蹭我们,不使用大块纱布或棉垫铺天盖地地乱压乱塞,止血时学会使用团好的小棉球,点压出血部位。吸引管不吸我们,手术器械不致残我们,始终牢记我们最怕毁容,避免对我们的副损伤。关腹时把我们展开到切口下方,再对我们道一声感谢,抚问良心对得起我们了,手术后尽管我们扬镳各异,别忘了"大网膜"会暗中祝福患者平安,医院兴旺,诸君和家属愉悦和幸福。

"枪压子弹"一梭子

实习学生掌握腹部的疼痛类型不全面,头脑中缺乏宏观认识,很难高屋建瓴地指导病史询问。于是,给学生总结了"腹痛种类"的清单,并以此为根据,应用于日常工作。要求自己每次示教与查房时,只要遇到腹痛就必须背诵送给学生这些疼痛,时间长了顺口而出,学生迟早会应声附和,形成科室的习惯用语。

腹部疼痛是指由于各种原因引起的腹腔内外脏器的病变,而表现为腹部的疼痛。常见的腹部疼痛类型。

1. 急性腹痛 急性腹痛是指患者自觉腹部突发性疼痛,常由腹腔内或腹腔外器官疾病所引起。

2. 慢性腹痛 一种起病比较缓慢的、病程比较长的,或者继发于急性腹痛之后的腹痛,它的定位比较准确。

3. 内脏神经性痛 腹腔内脏器的痛觉神经受到刺激引起的疼痛称为内脏性腹痛,常为阵发性并伴有恶心、呕吐及出汗等一系列相关症状。

4. 脊神经性痛 由躯体神经传导引起的腹痛,常为持续性,多不伴有恶心、呕吐症状。

5. 局限性腹痛 部位局限的腹部疼痛。

6. 弥漫性腹痛 部位弥散的腹部疼痛。

7. 持续性腹痛 持续不变的腹部疼痛。

8. 间断性腹痛 不连续存在的腹部疼痛。

9. 腹部胀痛 腹部一种饱胀的感觉,有时不能确切地表述为腹部疼痛。

10. 腹部隐痛 一种性质较轻微、较模糊、内在的隐约的疼痛。

11. 腹部钝痛 程度较隐痛剧烈的疼痛,表现为不太尖锐的疼痛,性质与刺痛、刀割样痛相反。

12. 腹部绞痛 多发生于空腔脏器,或者有管道的器官,因为梗阻造成的平滑肌痉挛所致,疼痛的程度剧烈。

13. 腹部刺痛 痛如针刺的感觉。

14. 腹部烧灼样痛 腹部有高温炙烫的感觉。

15. 腹部刀割样痛 腹部似刀割一样的疼痛。

16. 腹部钻顶样疼痛 腹部间断出现的,有局部钻顶样感觉的剧烈疼痛。

17. 腹部串痛 腹部疼痛的一种表现形式,常被描述为"有一股气串来串去"。

18. 腹部阵发痛 胃肠平滑肌因血液循环不良而发生痉挛性收缩所出现的一阵阵疼痛。

19. 腹部反射痛 腹部脏器引起的疼痛刺激经内脏神经传入,影响相应的脊髓节段,而定位于体表的疼痛。

20. 腹部轻痛 腹部疼痛的程度轻微。

21. 腹部剧痛 疼痛剧烈,难以忍受,常伴有面色苍白或青紫,大汗等症。

教师的机关枪里压着满膛子弹,只要扣动扳机就必然打出一梭子,学生接受的是"滴水不漏""合盘掌握",日久天长就造就了能打胜仗的机枪班。

"书面分析"严律己

临床会诊的目的,除了针对具体患者谈观点,说认识、提措施、想预后之外,还肩负互通有无,提高医院综合实力的功能。为此,每次会诊后还要求写出会诊后的书面分析,解析会诊的立意根据,区别于"谁的孩子谁抱走"。

背景情况:接到脑系科医生的申请会诊

电话,要求会诊。会诊申请书上记录着:患者女性,64岁,主因"右侧肢体无力2天",于2013年2月2日17时08分,经急症以"脑梗死"收入院。患者近来间断黑粪,于2月15日复查血常规:红细胞1.44×10^{12}/L,血红蛋白45g/L,血细胞比容16.74%,血小板405×10^9/L,提示重度贫血。

1. 结合主管医生介绍,并询问家属获得的病史,查体,阅腹部CT后,归纳的疾病特点如下。

(1)患者女性,64岁,既往体质尚可。

(2)罹患左侧急性脑梗死,住院期间脑梗死范围继续扩大,治疗中。

(3)住院后先后出现3次黑粪,分别为16天前,8天前,会诊的当天。其间没有排便。

(4)3次排便的性状基本类似,每次黑粪量约250ml,色近墨黑,不发亮,黏稠,无奇臭味。

(5)排便前后无烦躁,不出大汗,生命体征无异常变化。

(6)未述及呕血,胃肠减压管内未见鲜血和咖啡色内容物。无脓血便、黏液便、鲜血便。

(7)住院前未述及有何疾病诊断,从无呕血、便血,未述及与急性失血相关的心慌、气短、大汗、神志障碍症状。

(8)平素便干,约每周一次干硬便,不伴随便后带血。

(9)既往曾因"外伤切除脾脏"。

(10)查体:贫血貌,球结合膜不水肿,表浅淋巴结不肿大。心率88次/分,呼吸20次/分。

(11)腹部不胀,腹式呼吸存在,未见腹部异常隆起。全腹软,未见胃肠型和蠕动波,未触及肿物,肠鸣音存在,未闻及高调肠鸣和气过水声。

(12)已经见到当日黑粪,没有实施肛指检查。

(13)血常规检查显示,低血红蛋白、低红细胞。初入院时血红蛋白和红细胞在正常范围。

(14)腹部CT影像资料显示脾脏缺失,结肠内积存粪便。

2. 结合以上所知,可以判断。

(1)根据典型的黑粪,可以诊断为消化道出血。部位位于上消化道,或者高位小肠。

(2)黑粪既可以是盐酸血红蛋白后转化为硫化血红蛋白所表现,也可能因为出血后在消化道内长时间积存,形成硫化血红蛋白所致。

(3)不支持胃腔内出血的理由是胃管内始终没有血性内容物。因此可以排除常见的胃炎、溃疡病合并出血、胃癌出血、门静脉高压症出血、胃黏膜撕裂综合征出血、恒径动脉破裂出血,也包括应激性溃疡出血。

(4)支持消化道小量、间断或持续出血的根据是迁延了半个月,间断排便,每次排便量仅为250ml。

(5)不支持消化道肿瘤出血的根据是迁延少量出血,不符合肿瘤坏死出血模式。

(6)不支持消化道炎症出血的根据是,没有消化道炎症的排便表现。

(7)支持老年肠道血管畸形的诊断,是因为老年、慢性、持续或间断、少量出血,绝大多数属在动脉硬化基础上的血管畸形。本患者曾经有过血容量变化过程,也许成为诱因之一。

(8)如何解释血红蛋白和红细胞异常表现?临床医生的诊断依据为"所见"。假如血红蛋白急性降低了4~5g/L,则按照每降低1g/L血红蛋白,相当于失血400ml计算,就应该有1600~2000ml的显性失血。本患者没有这种表现,则必须相信临床症状,坚信没有发生过导致血红蛋白降低的病理改变。

(9)本患者低血红蛋白、低红细胞、低血细胞比容反映的是小细胞低血红蛋白性贫血,符合营养不良性,或者慢性失血性病因所致。

（10）考虑到初入院时的内环境有无血浓缩，使用扩容治疗后红细胞再分布，加上消化道出血损失至少血红蛋白 2g/L 因素，未超出估计范围。

（11）临床诊断思路首先排除需要紧急处理的"急重危"后，先找丢失大量血液的根据，其次是寻找丢失的血液到了哪里。本患者如果有如此之多的血液丢失，则首先出现的是循环稳定不住，必然有失血性休克的表现，如果没有，也找不到失血的去向，就不再考虑大出血了。

（12）分析病因时，抓住了少量、持续或间断、黑粪、黏稠、长达半个月、总量不超过800ml、患者生命体征稳定，就可以判断消化道内有血管，而且是很小的血管，一股股，或者时断时续地出血。在五大类基本病理中，除了肿瘤、炎症，剩下的就是畸形和损伤。本患者具备老年、高血压、糖尿病、住院期间、血容量波动，常见的也就剩下了肠系膜边缘动脉硬化，血管瘤形成，受到某种因素刺激下破裂出血了。

（13）有无消化道出血后，丢失的血液积存在了消化道内？消化道内同时积存的血液量不超过 300ml，超过此量将必然被排除。如果检查时患者消化道存有血液，则肠鸣要异常活跃。据此判断不存在消化道内大量血液积存。

（14）输血时要考虑到慢性贫血，提高血色素的依据是"循环不稳定和心搏加快"，如果患者已经适应了当前的内环境，就没有必要输血，以免影响到颅脑疾病的治疗。

（15）病历中需要补充"慢性贫血"的诊断。可以记录上"消化道出血原因待查，多支持老年动脉畸形导致的肠系膜动脉出血"。

（16）教科书对这类出血的判断是"很少导致大出血"，允许非手术处理，甚至观察等待出血静止。观察过使用云南白药口服的效果还好，不干涉也行。

"学习心得"值共享

会诊遇到了胸骨后甲状腺囊肿患者，合并了颅脑、心脏、肾脏并发症，而且合并了贫血、电解质紊乱。本次住院主因近 3 天感到憋气，气管轻度受压。申请会诊单位希望先给患者实施甲状腺囊肿穿刺减压，待病情稍微好转后，再切除病变的甲状腺。会诊时得到胸片、超声和 CT 检查证实。申请会诊医院为患者经由颈部穿刺出稀薄、淡血性、稍混浊内容物 60ml 后，胸骨后甲状腺压迫气管的影像表现没有明显缓解。再次观察超声的声像图，发现囊性的甲状腺内部有分隔现象，再次穿刺置管引流，效果仍不明显，最后给患者实施了直视下的手术治疗。

事后查阅了部分资料，稍加总结，如下。

1. 甲状腺囊肿是指在甲状腺中发现含有液体的囊状物。

2. 甲状腺囊肿占结节性甲状腺肿的 5%～20%。

3. 甲状腺结节或腺瘤压迫周围静脉，造成局部血液循环障碍，组织缺血，发生变性、坏死，间质内淤血水肿，液体积聚而形成囊肿。

4. 甲状腺囊肿多为良性。甲状腺癌伴囊肿者少见，1%～2%，癌性囊肿囊液细胞学检查通常能发现癌细胞。

5. 发生于青春发育期、妊娠期或哺乳期，甲状腺轻度或中度肿大，表面光滑，质地柔软，甲状腺功能检查正常，常可自行恢复，应排除甲状腺功能亢进、甲状腺功能减退及其他原因所致甲状腺肿的可能。

6. 甲状腺囊肿有时还与体内补入的碘不足，血液中甲状腺素浓度降低，经体液调节，促进垂体前叶多分泌促甲状腺素，从而形成。

7. 甲状腺囊肿肿块呈圆形，直径多在 2～5cm。光滑，一般不疼或轻微疼痛，随着吞咽上下移动。多数是单发结节，少见于多发结节。甲状腺囊内压不高时，质地较为柔软，如果液体较多，质地就会比较坚韧。

8.甲状腺囊肿的症状主要表现于心悸、胸闷、怕热、多汗、手抖、失眠、食欲亢进、消瘦、乏力、腹泻甲状腺肿大及眼球突出等症状和体征起病较急，甲状腺一侧或双侧肿大而较硬，伴有局部疼痛，并常向耳后，后头顶部放射，全身可有畏寒发热，多见于中年妇女。

9.超声波检查可见肿块内有液性暗区，可与实质性结节区别。放射性核素显像多为"冷结节"。甲状腺功能检查多在正常范围。

10.甲状腺囊肿的几种类型如下。

(1)浆液性囊肿：多由甲状腺结节或腺瘤退化而成，囊液稀薄，无色，囊壁为纤维结缔组织，少数来源于甲状腺舌导管或鳃后体的残余，囊壁则为鳞状上皮细胞。

(2)出血性囊肿：囊液为陈旧性血液，呈咖啡色。

(3)胶原性囊肿：是由甲状腺滤泡相互融合而成，囊液黏稠，淡黄色，为未碘化的甲状腺球蛋白，囊内较多的分隔，呈多房性，囊壁系扁平的滤泡上皮细胞。

(4)坏死性和混合性囊肿：囊液多由坏死组织和陈旧性血液组成，较黏稠，囊壁为纤维结缔组织构成。

会诊当时，隐约知道甲状腺的囊性改变可以有分隔现象，因为常遇到的甲状腺囊肿多位于胸骨切迹以上，造成对呼吸道影响的案例不多，所以对胶原性囊肿的基础知识所知甚少。参与会诊后，及时查阅了有关资料，及时向申请会诊科室回复了以上资料，为学习共勉。

"雅俗共赏"心传书

已经就普外科的一次临床大查房做过系统思考，指出了不规范临床大查房的种种表现。为了做到言之有物，选择了其中的胆石症患者，虚拟一种大查房模式，供议论时使用。

时间：某年某月某日上午

地点：普外科病房

Z：组织查房人

R：主管患者的住院医生

K：主管患者的主治医生

C：患者　以及普外科在病房工作成员、实习医生和进修医生等

大查房对象：一天前新住院患者，女性，59岁

拟查房疾病：发现胆囊结石病史17年，近一周加重

通知大查房之前，Z翻阅了患者的入院记录：17年前，无明显诱因出现右上腹部疼痛，位于上腹部剑突下稍偏右，呈持续性胀痛，程度中等，尚可忍受，无恶心、呕吐，伴右侧肩背部放射痛，无发热。在当地医院超声诊断"胆囊结石伴胆囊炎"，之后腹痛间断发作。进食油腻食物后，偶有恶心、呕吐。入院前1周，因进食油腻食物后腹痛再次发作，性质同前，程度较前加重，伴恶心、呕吐，呕吐多次，为胃内容物，呕吐后腹痛症状有所缓解。不伴寒战、发热，无皮肤巩膜黄染。既往史记录着糖尿病史20年，自服降糖药"二甲双胍片"，血糖控制效果尚可。于21年前行子宫全切术，于17年前行右侧卵巢囊肿切除术。

全体查房人员进入患者病房后，科住院医生主动向患者告知"普外科病区例行大查房，主管医疗组对你格外重视，在你刚刚住院的转天就安排了全体医生们，专门研究你的病情，我是不是应该替你高兴？"

C：那敢情好了。

(注：查房前必须设计好的开场白)

开始大查房后，主管患者的住院医生R简要介绍了上述病史。随后进入大查房流程。

Z：我们都听到了R介绍的情况，医疗组比我们大家掌握的病史准确，我们请组长K提炼和分析一下病史。

K：我们这位59岁的女性患者，已经忍

受胆囊结石的折磨 17 年了,是吗?

C:可不是嘛!

K:不过,在这 17 年间,经历过没有症状阶段、间断出现症状阶段、最近症状加重阶段。主要的症状为右上腹部胀痛,进食油腻食物后恶心,曾经有过呕吐,从来没有过发烧和尿黄。

C:说得没错,17 年就是这样过来的。

K:大娘 17 年前接受过超声检查,当时就发现了"胆囊结石"。这次因为症状加重,不想再留着胆囊和里边的结石了。要求住院手术治疗。

C:岁数越来越大了,留着胆囊结石是祸害,给我做手术不就没事了嘛!

Z:大娘对医疗组非常信任,这与医疗组在老百姓中的口碑有关系。大娘的妹妹就是在武警医院接受胆囊切除手术的。体会到武警医院的技术实力了吗?

C:谁还不懂得好赖,我感觉好了,你们不让我说我也得到处讲呀。

Z:为了满足患者治疗的需要,我们必须让患者知道,过细的工作就包括刨根问到底,直问得患者都感觉厌烦了为止,病人没想到的被我们想到了,目的是心中的底数清楚,患者就必然信任我们,你说是吗?

C:其实,我最想,最盼着医生们详细问我,你们多问我一句,我就多吃下一粒定心丸,我不可能厌烦。

Z:你要是希望我们详细问,我们每一位可就比着问了?

C:随便问,我知道的,能想得起来的就都告诉你们。

Z:大娘希望我们问,那就以 R 介绍的病史为基础,开始吧。

一学生:"养病如养虎",发现了胆囊结石都 17 年了,您为什么不早点到医院做手术?

C:我周围也有胆囊结石的患者,有的始终不疼不痒的。我这个胆石症开始也不疼,以后就算是有时不好受,时间也不长,程度也

不重,也就没当回事。

Z:询问病史也好,查房也好,都要训练我们倾听的能力,这就是注意力和观察力。患者的几句话已经告诉我们好几方面的问诊线索,例如,胆囊结石分为有症状结石和无症状结石,什么是胆囊结石的"有痛有痒",什么是不好受的时间长和时间短,什么是程度重和程度轻。大娘的这几句话已经为我们制订了问诊的提纲,我们就从有无症状开始问吧。第一个问题是:究竟从什么时候开始出现了症状?

C:我们单位体检是在 17 年前,当时就告诉我有"胆囊结石",不让我吃带油腻的食物,我没当回事,什么都照吃无误。10 年前就不行了,有一次喝排骨汤以后就出现了右肋叉子这点胀痛。

(注:病历记录的有症状时间,始于 17 年前,被患者表述纠正)

Z:患者介绍的是自我感觉不适的过程,对我们来说,就必须逐一给予解释。结石在胆囊内,为什么就能够不引起疼痛?实习医生能够回忆书本上的解释,我们临床医生还需要解释实践部分。

一学生:结石在胆囊内不产生症状,只有造成胆汁排出障碍才出现胀痛。所以我想必须具备胆囊能够剧烈收缩、胆囊内必须储存有胆汁,结石能够堵住胆囊管,或者结石经过了胆囊管就能够引起症状。

K:我们这位实习学生的思考很有生活常识。还可以从胆绞痛角度分析。结石可以卡在胆囊的壶腹部位和胆囊管,出现胆绞痛。如果进入胆囊管,又卡在了胆囊管内出不来了,就必然形成胆囊的进行性胀大,合并了炎症就出现了胆囊炎的系列症状,初始阶段也可以有胆绞痛。

Z:有症状结石和无症状结石是胆石症的研究课题之一,涉及的知识很多。例如,从胆囊的收缩能力分析,肝内胆管和帆状胆囊的收缩力最差,造成结石嵌顿的机会就少;结

石充满胆囊或胆囊内巨大结石也不容易嵌顿,相对来说直径1cm左右的结石嵌顿的机会要多一些,小于胆囊管直径的结石可以造成一过性胆绞痛;胆囊壶腹细长、胆囊管过长、解剖位置异常等也与症状有关。我们询问患者症状是想知道胆囊是什么样的。比如这位患者的胆石症症状来得非常低调,几乎没有过大风大浪,是不是,大娘?

C:最近十年也犯病,几个月犯一次,也许一个月犯两次,都不厉害。

Z:只要跟患者对上了口径,说到了一块,话匣子就不容易关上。如果我们再进一步听听患者的介绍,就大概能估计出目前胆囊的状况。比如我们问问每次胀痛的时间有多长?

C:每次胀痛的时间少则几个小时,也有更长到2~3天的。疼痛时就觉得右肋叉子里边胀痛,有时拱着痛,有时针扎的痛。疼一阵后减轻。这种胀痛说厉害不厉害,说不疼还确实痛。

Z:有没有胀痛厉害的时候?

C:要是疼痛到那种程度,我早就做手术了。

(注:病历中没有记录胆石症演变的细节)

Z:说得真精彩。我们就患者的介绍,分析今天的胆囊会是什么样?比如:在这17年间,有没有犯过急性胆囊炎?只要犯了急性胆囊炎就必须出现胆囊壁的充血水肿,炎细胞的浸润,表现为红、肿、热、痛,就必须表现出炎症所具备的发生、发展、高潮、结尾的模样和必要的时间过程,最起码要持续3~5天以上吧?结石在急性炎症的胆囊内必然搅和出症状的程度重、时间相对长。而且,只要有了一次急性胆囊炎发作,就不可能三天两头地,小打小闹地逗你玩。

C:得了胆石症以后,始终没有忍不住的大疼。

Z:有没有恶心和呕吐呢?

C:在我的记忆中没有过。最近两个月开始,右肋叉子里边胀痛的时间长了,几乎每天都痛,白天黑夜都痛,有时轻有时重,就是去不掉了。最近一个星期出现过恶心,呕吐了两次。

Z:再给我们说仔细点?

C:就呕吐了一天,感觉右肋叉子里边胀得受不了,恶心以后就吐了。呕吐是紧跟着两次,间隔的时间很短,就像把一次呕吐分为了两次一样。吐的是吃进去的东西,也就几小口。吐完了就不再吐了。

Z:最近两个月发生了变化,这种变化特点是胀痛时间延长了,不是间断出现了,而是迁延不断了,程度没有到剧烈,出现了呕吐。即使是这样,仍然没有出现急性胆囊炎的临床症状。这种信号能够提示我们什么?

(注:病历记载的是呕吐多次,没有相应的鉴别诊断)

K:容易让人想到胆囊与结石呈现出僵持状态,结石造成了胆绞痛,胆汁还能够排出胆囊,但是又不顺畅。

Z:研究临床就必须隔着肚皮看实质。K医生的思考基础是抓住疼痛的迁延存在,按照中医解释就是"通则不痛,痛则不通",因为出现了胆绞痛,就反证到结石嵌顿在胆囊的出口附近。做出这样的推理凭借的就是胆绞痛的性质和不战不和的存在态势。同学们通过K医生的分析是不是能够认识到询问病史的目的和作用?我们还可以请K医生再深入地解析下去。

K:能够允许结石任意动来动去的部位是胆囊体,影响结石自由活动的是胆囊的壶腹部位,如果胆囊结石的直径大于壶腹容量,就好像妇产科的头盆绝对不称,不可能发生结石的嵌顿。唯有结石与壶腹部位的大小相似,结石就有可能进入壶腹出不来,就具备了嵌顿的条件。结石嵌顿后可以出现急性胆囊炎、慢性胆囊炎、胆囊坏疽、胆囊积脓、胆囊积水等并发症。究竟往哪个方向进展,取决于感染强度、机体抵抗力、嵌顿进展速度等。

Z:我们之所以始终强调必须详细询问病史，目的就是不断深入解析疾病。K医生给我们提示出胆石与胆囊之间的关系，就能够令我们活脱脱地设想到患者腹腔内胆囊大致状况，最起码不可能是小胆囊，这就对我们制订手术方案有所裨益。由于我们对胆囊的了解深入了，就比打开肚子见什么做什么，走到哪说到哪的技术含量高了很多，这就是我们的能力和水平，是我们追求的方向，也是我们武警医院普外科医生迟早高人一筹的底气。

一学生:我们听着好像您说的话距离我们还相当远。我就分不出胆绞痛！

Z:你们的低年资老师就敢肯定，R你敢肯定吗？

R:敢肯定！

Z:为什么敢肯定？每次发作的胀痛时间短暂，程度不重，疼过去就风平浪静，是不是有神出鬼没的感觉？能够鼓捣出胆囊疼痛，还不留痕迹地退却，除了给胆囊口盖上盖子，再去掉盖子之外，还能有什么？这不正是胆绞痛的特征吗？我们的实习学生佩服不佩服老师们？你们的老师没有借助各种检查设备，只是通过病史的询问，就能够初步判断这位大娘的胆囊不缩小，胆囊周围不应该有很严重的粘连。你们的老师是不是非常高明？

学生们:确实高明，实在是高！

Z:那我倒要问，高明在哪里了？病长在患者身上，不是我们医生发明和种植的，患者要是不向我们介绍，再有能耐的医生也没用。所以我们的高人一筹，就高在了问诊和查体上，别人问不出来的我们能够问出来，别人不问的我们问了，而且问到了点子上。问的背后是思想，是思考和想象。

R:我们能够按照这种思路考虑问题吗？

Z:临床工作必须有自己的思路，我们按照逻辑思维推理得出的结论，只是推理的结果，不是押宝。比如我认为胆囊不缩小，手术

后果然见到胀大的胆囊，只证明符合推理过程，见到的是小胆囊就要找推理错误的原因，印证胆囊大小的结果无关紧要，重要的是不允许自己的思维有瞬间停顿。手术前搞清楚病人的胆囊究竟小还是不小，可以借助辅助检查结果，既简便又快捷，那是拿来应用而不是推导，与我们精练头脑运转无关。我们需要的是建立自信，诊断水平越来越高。诊断急性阑尾炎时也同样需要向病理方向接近，不满足于诊断出急性阑尾炎，更重要的是在手术前就尽可能地判断出阑尾的病理改变。

一学生:我们问诊到什么程度就算是够了？

Z:希望老师们给出个问诊的满分定义？实习学生、住院医生、高年资医生的问诊是不一样的。实习学生的问诊不可能有真正的满分，住院医生的问诊也未必都符合要求，这是因为问诊的角度不一样。实习医生是按照教科书的规定问诊，高年资医生是按照常见病和少见病在鉴别问诊。你比如说，汇报病历时提到了"呕吐多次"，这是患者告诉医生的，对吗？

（注:间接指出病史询问的不足）

C:是我告诉医生吐了好多次。

Z:实习医生记录上呕吐就行了，而我必须分出以下层次，例如，这种呕吐是反流性、中枢性，还是反射性？因为我们担负教学任务，就必须主动提醒学生要鉴别。要考虑刺激患者呕吐的始动因素有多大，只呕吐一次和呕吐几次的刺激程度和患者的反应是不同的。也要分析呕吐的量、颜色、味道、呕吐后的反应等。还要分析呕吐出现与胀痛的关系，识别有无其他因素造成呕吐等。患者关心的是呕吐了，我们需要的是发现呕吐背后隐藏着什么。

一学生:我们就感觉问诊问不出东西来。

Z:这很正常，你们问不出来是因为没有养成问的习惯，患者的家属也不会问出很多信息，是因为他不懂得医学，再有的是问诊的

动力,也包括有没有人肯于严格要求,能够要求,要求到点子上。只要形成了问诊的氛围,都研究问诊,都努力问诊,就一定能够从中尝到甜头。实习医生在入门阶段,一方面要跟着上级医生问诊,一方面要对照物理检查的教科书内容,自我检查。我们再转入下一个话题。这就是患者的手术史。

R:患者做过两次手术。

Z:这例患者子宫切除后还可能有月经吗?

实习学生:肯定没有月经了。

Z:在这种情况下,患者38岁就没有了月经,能不能记录为38岁绝经,应该如何记录月经史?

K:绝经是指卵巢功能进一步衰退以至于消失的时期,月经是这种生理改变的外在表象。本患者卵巢功能存在,只不过是因为子宫被切除后没有了月经,因此不符合绝经的定义。本例患者已经切除了子宫,因此不是"绝",而是"没",在病例中有两种处理方法,一种是记录为"子宫切除后没有了月经",一种根本不在月经史项下记录。

(注:病例中错误地记录为绝经时间38岁)

Z:为什么要询问手术史,跟我们诊治疾病有什么关系?患者59岁,21年前切除了子宫,是不是应该知道为什么切除了子宫?当时为什么保留了卵巢?后来切除右侧卵巢囊肿又是为什么,切除的肿物有多大,对腹腔干扰有多大,假如我们给患者实施手术,等于接受的是第三次手术,还是在腹部,应该思考的问题是不是会有很多?如果是我问,我会问到在哪家医院接受手术的,住院时间有多长,手术后恢复是否顺利,还接受过哪些治疗,卵巢囊肿手术是在发现胆石症之前,还是之后等,需要搞清楚来龙去脉。

R:我询问过,没有记录在病历中。

Z:21年前子宫全切除的病因是"子宫内膜异位症",此前,出现症状三年之久,月经前

三天腹腔剧烈疼痛,而且有明显的逐月加重趋势,接受了子宫全切除后症状消失。手术是在中心妇产科医院,由李宝森主任给做的。通过询问既往的手术史,患者会有什么感觉?

C:主任在今天早上问过我子宫手术的情况,当时我还不清楚这次手术跟21年前有什么关系,你们在一起说起我的病,分析得非常透彻,把我整个身体都搞清楚了,让我看到认真到什么程度,增加了相互信任。

Z:我还问了什么?

C:还问了卵巢囊肿的手术。我告诉的是,右侧卵巢囊肿的发现与胆石症在同一天,先发现的是卵巢囊肿,随后又告诉我还有胆囊结石。我把卵巢囊肿切除了,胆石症没有症状,也就没管。卵巢囊肿的手术也是在中心妇产科做的。

(注:病历中没有记录两次手术的具体情况)

K:我们已经询问过患者糖尿病史,从发现到现在已经20年了,似乎感觉胆石症发现、子宫、卵巢、糖尿病都赶在了中年阶段。我们还追踪过胆石出现时间,问过妊娠期间和从记忆开始,都没有右上腹部疼痛情况。对于糖尿病我们还有询问内容,例如最高血糖水平,空腹血糖水平,餐后血糖水平,了解糖尿病对周身脏器或器官的影响,掌握糖尿病与手术关系,为了今后患者诊治糖尿病提供证据。

Z:受到当前诊治费用的影响,临床医生的很多工作受到限制。在我们查房时,患者一定能够体会到医疗组为患者想到的问题很多,我们能够想到,还能够做到,而且做得很好,患者就得到了实惠。查房后,患者对病史和既往史会提供或补充些内容,择其重点记录在病历中,也包括糖尿病的内容。

R:已经申请内分泌会诊了,我们事先一定弄清楚糖尿病的相关问题。

(注:病例中没有详细记录糖尿病情况)

Z:对于刚刚住院的患者,还必须核实体

征。主管医疗组给我们展示你们的检查结果，还是按照分层次进行。周身检查的重点应该包括与糖尿病有关的营养和维生素有无缺乏、有无水肿、脏器并发症，与盆腔手术有关的指肛检查、与胆石症有关的巩膜和皮肤，与临床症状有关的腹部检查。医疗组已经完成了基础检查。我们在这里只检查巩膜，腹部只检查触诊，给实习学生示教一下。

R:检查患者的巩膜有无黄染必须看远离瞳孔的部位，因为那里的弹力纤维多，胆红素选择沉着在弹力纤维上。按照教科书上描述的必须与胡萝卜素、阿地平着色相区别。

Z:R医生介绍的内容和检查手法之所以能够被学生接受，是因为突出了教学意识。为什么要安排腹部检查的触诊，是因为我们必须搞清楚触诊胆囊的重要性。病历中记录着墨菲征阳性，与我前面对胆囊判断相左。我希望大家具体核实清楚，为患者手术的设计更恰到好处。我相信患者最希望我们出现争议，争议过程就是认真，争议的结果是水落石出，争论的目的是为了患者服务。

（R医生演示右上腹部的触诊）

Z:教学医院之所以高于一般医院，就是因我们肩负着教学任务，各种操作必须规范，比如说R医生检查患者的右上腹部时，就严格区分到浅部触诊、深部触诊、境界触诊，这位患者没有腹水，所以不需要冲击触诊。在R医生检查过程中，我们必须隔着肚皮观察其手法是不是合理了，是不是真正在触摸了，触诊的结果是不是准确了。R医生检查结束后，我们再请他的上级医生检查，K医生检查后，我们询问患者的感觉，一定能够听到"K医生检查时比较舒服"。当然，患者还会补充道"R医生检查也不难受"，对吗？

C:都不错，确实都不错！

Z:病人只是告诉我们不错，使用了"错"，我们需要听到的是"非常好""好极了"。

C:我能改过来"确实是好极了"。

Z:不知道应该由哪位医生代表我们全体向你表示敬意了？

C:我谢谢你们大家了。

Z:腹部检查手法决定了检查的精准程度，每个医生的检查手法都是不一样，不注意其中的区别似乎觉不出孰优孰劣，当我们真正搞清楚其中必定有最佳手法，我们的触诊质量就会升华。触诊过程中没有胆囊胀大？

K:没有触到胀大的胆囊。

R:昨天检查时，病人感到右上腹部有压痛。

Z:今天的症状与昨天不同是事实。因为今天没有压痛，我们就必须怀疑昨天是不是存在压痛，这属于临床思维习惯，而且是非常好的习惯，说句透底的话，这就是只相信自己，除非用事实说服自己。究竟昨天是不是有压痛，最好的证明是患者。

C:昨天是疼痛着，压这里确实疼痛了。

Z:说明我们医生的触诊手法非常好，不是我们医生给压痛的？

C:是我自己疼的。要是不痛就不来医院了。

Z:我们为什么反复盯着疼痛不放，是疼痛与手术难易程度有关。还存在一个问题就是患者听不懂的墨菲征。R医生病历中记录着右上腹部压痛，同时记录着"墨菲征阳性"，我们大家随意谈谈墨菲征。

（注：右上腹部压痛与墨菲征相矛盾）

K:墨菲征是检查小胆囊的专有体征，墨菲征阳性时胆囊必须是小的，必须隐藏在肝右叶的藏面，肝脏必须是在右肋缘下不肿大的，患者是能够配合的，胆囊是存在炎症的。

Z:K主治医生对墨菲征研究透了，把墨菲征说得很全面了。根据K主治医生的总结，我们再看看什么情况下不可能有墨菲征？

R:只要右上腹部有压痛的，就不存在墨菲征。

Z:因为有实习学生，请再说得深入一些。

R:如果右上腹部有压痛，就没有必要瞒

患者深吸气才出现疼痛。能在右肋缘下触诊到胀大的胆囊，也就没必要靠墨菲征检查小胆囊了。

其他医生：患者不能够配合，肝脏不能随着呼吸移出到肋缘下，触及胆囊也不疼痛。

Z：墨菲征究竟对我们临床有什么重要作用？为什么会针对小胆囊给予了专有检查体征？

K：小胆囊是长期、反复炎症的结果，也可能有过急性炎症，非常容易影响到胆囊三角，是导致手术损伤右肝管、胆总管重要原因。对于微创手术来说，不但容易损伤，而且耽搁手术时间。

其他医生：有的右上腹部疼痛需要与胆石症和胆囊炎鉴别，与胀大的胆囊容易区分，隐藏在深部的小胆囊则容易误诊。

Z：发现体征的目的是训练我们的一双"慧眼"，例如，我们就根据患者腹式呼吸动度非常大排除腹腔闭合性损伤。平时观察患者腹部时，最容易忽视呼吸类型和呼吸动度，化学性腹膜炎可以有板状腹，即表示腹式呼吸没有了，化脓性腹膜炎可以有肌紧张，即表示呼吸动度减弱了。如果患者能够随意呼吸，而且呼吸动度非常大，就不可能存在腹膜炎，诊断也就清楚了。因为患者刚刚住院，本着现病史要不断询问和补充的原则，大家共同议论一下，还需要在哪些方面补充，哪些方面需要格外强调，在这里提出来，帮助患者再认真地想想。R医生，请你问问患者有没有向右侧肩背部的放射痛？

（注：病历记录有，患者表述的是没有）

经过一段时间的集思广益后，Z总结如下。

1. 能不能在患者身上找到教科书描述的成石因素？

2. 10年前出现临床症状后，能否勾画出疾病的大致轮廓？

3. 认真复习空腔脏器的疼痛特点，胆囊都有哪几种疼痛，各表示了胆囊的什么变化？

4. 疼痛"程度中等"是根据什么判断的，为什么不是轻微、不是重度？

5. 胀痛症状加重的根据，或者标准是什么？

6. 恶心呕吐与右上腹部胀痛同时出现，是否就一定是胆囊疾病的症状吗？

7. 胆囊疾病的呕吐有什么特点？

8. 胆囊疾病在什么情况下会出现右肩背部放散痛？

9. 胆囊疾病在什么情况下会出现发热？

10. 胆囊疾病不影响胆汁经由胆管的排泄功能，为什么会出现黄疸？

11. 根据什么特征排除了溃疡病、胃炎、十二指肠憩室？

12. 有谁看到过患者既往的超声诊断结果？

"知堑长智"避风雨

手术时医源性肠损伤屡见于媒体报道，法律上也有对医源性损伤的解释，绝大多数指向手术医生的责任，是因为缺乏医疗实践的总结，也包括部分高年资医务人员置之度外地臆断现场，部分医务人员谈损伤色变，以及损伤肠管的当事人为损伤而自责。医疗环境复杂后，对医源性肠损伤的讨论讳莫如深，几乎见不到为手术医生讲公道话的资料，进一步加重了临床医生承担责任的份额，因此有必要对医源性肠损伤展开讨论，说出医务人员的心里话。

手术操作过程中损伤小肠和大肠分为可避免、不可避免和难以避免三类。其中，开腹手术和腹腔镜手术过程中，因为操作不当的不经意切割、钳夹、扯断、电灼伤等，属于可避免性质；因为必须解除的瘢痕粘连、解除临迫肠破裂的肠套叠、肠扭转、肠内疝，相当严重的肠壁感染，姑息手术时对被肿瘤粘连的肠管分离等；判断难以避免的原因相对复杂，即介于可避免和不可避免之间的医源性肠损伤。

对医源性肠损伤中的可避免和不可避免类型的认识基本统一,责任分明,无须做学术讨论。但是,必须知晓的是处于不同处境的医务界、病患人、社会舆论的认识未必有同样的解释,属于临床医生难以掌控的现象,提醒临床医生靠智慧理解医源性肠损伤中不可避免部分的内在含义。

为了探讨难以避免的医源性肠损伤,我们不妨设计一例手术,借以表述观点。例如,患者男性,38 岁,既往 7 个月因溃疡病饱食后穿孔,接受胃大部切除手术和右下腹部置管引流,本次发生急性化脓性阑尾炎,局限性腹膜炎。为了施术的安全,采取了右侧的探查切口,术中发现大网膜堆在上腹部,右下腹部没有大网膜的保护,末段回肠粘连到右下腹部,其中包括小肠与右下腹壁、小肠之间、小肠与盲肠、小肠与盆底的粘连。粘连类型包括膜性粘连、瘢痕粘连、成角粘连、肠管与肠系膜粘连。粘连肠管充血水肿,可见脓性渗出,阑尾被包裹在粘连团块内。手术要求切除化脓穿孔的病变阑尾,解除局部的肠粘连,尤其与盆底粘连明显成角的肠管粘连。

对于临床医生来说,实施这种手术就有可能不损伤小肠和盲肠,也有可能损伤肠管,有经验的手术医生在术前会告知患者和家属,切除阑尾手术包括了“不可避免的部分肠切除手术”,将手术定性在“不可避免范畴”,切除部分小肠就不属于医源性损伤,而是有意识地切除受到波及的“病变一部分”。缺乏临床经验的手术医生,仍然取阑尾切口,进入腹腔就面临分离腹腔内粘连难题,又没有另取右下腹部探查切口安全施术的资本,一旦损伤肠管,就陷入了医源性损伤的陷阱。

统计从事腹部外科的临床医生一生中是否“医源性损伤”过患者肠管是很难的,但是笔者知道,自己损伤过不止 1 例,周围的医生也损伤过,而且不止 1 人,外出会诊和医学鉴定时也常能听到。其中,包括了难以避免的类型。

笔者回忆自己的“医源性损伤”原因,包括了以下几方面。

1.“确实不知道”　见习、实习、低年资阶段,接受过避免医源性肠管损伤的教育,跟着上级医生手术时受到过指教,都属于理性认识,到了自己实施操作时,确实不知道损伤的危险在哪里。第一例损伤发生在小肠与腹壁瘢痕粘连,知道要谨慎避免,实际情况是没有分离几下就分离破了小肠。当时总结失误的原因是“手术操作太急太快了”。

2.“注意也损伤”　有了第一次损伤教训,再手术时就减慢了速度,眼看局部,手摸感觉就不再出现明显的操作失误。但是仍然有一次,左手捏住了被粘连小肠,局部操作时明明离开小肠壁有一定距离,结果还是损伤了小肠。事后总结到,因为左手的用力过大,被粘连的小肠壁被拉得极其菲薄,看似是在肠壁以远切断粘连的结缔组织,实际切断的是肠壁。提醒再操作时,一定认真辨识小肠肠壁的延续性,调整手法操作的协调性,避免暴力施术。

3.“靠科学防范”　有了意料之外的肠损伤后,发现自己的技术很不成熟,于是重新想高年资医生学习,反复参观腹部再次手术的操作,注意力集中到微观上。手术时听到高年资医生提醒“用左手摸着感觉操作”“左手用力小一点”“不要使用电刀”“先用止血钳分离”“用剪子剪”“用刀背分”“用刀子划开”“换个方向找缝隙”,逐渐搞清楚了“分离粘连”是一套完整的科学技术,所以才有了“肠粘连松解术”的名称。

4.“仍有吓一跳”　手术属于脑、眼、手并用的集体操作技术,单靠远离肠管意识地操作仅仅是概念上的总结,还必须积淀必要的临床经验。有了一定的操作经验也未必就必然与医源性肠损伤分道扬镳了,仍然有分离时的“吓一跳”,或周围人未察觉到的“心一惊”。这就需要在源头上认知“不可避免”的含义,将有过腹部手术史和考虑有肠粘连可能的手术,定位在恰当的范畴,承受风险能力差的医生要养成"难免实施肠切除手术"的告知技术,如实告知患方可能实施的手术名称,即"肠粘连松解术"。

提醒临床医生重视"肠粘连松解术"。

很多临床医生给患者施术时,明明实施了肠粘连松解术,但是在头脑中却没有明确的印象。例如,切除患者胆囊时,胆囊已经与移位的肠管粘连,切除患者阑尾时发现周围的肠管粘连,实施肿瘤切除时发现原有肠管间的粘连,因为没有引起症状,就忽视了"肠粘连"的存在,因为分离肠管时没有意外损伤到肠管,就忽视曾实施过"肠粘连松解术",久而久之,淡漠了对患者告知诊断和手术的意识。

受到肠粘连的影响,增加了手术的风险程度,影响到医患关系,尤其需要低年资医生重视手术安全。例如:①手术切口的选择。临床医生都知道切口应尽可能避免自原瘢痕处进入。遇到腹部多个手术切口时,既要注意防止腹壁疝、术后适当美观,还要考虑手术的需要,就不是一句简单的概念了。②松解的先后程序。手术医生都知道分离梗阻部位的小肠,要先从空虚肠管开始向充盈肠管段分离。遇到找不到空虚肠管,充盈肠管遮挡住空虚肠管时,就增加了肠损伤的概率。③了解处理时的方法。例如:粘连束带压迫牵引肠管折叠成角,粘连带压迫肠管形成内疝位置多较深在,可伴有部分性肠扭转,要求在直视下进行,避免单靠手指探查盲目切断;肠襻间粘连成团,无法分离或分离后浆膜层损伤严重时,可考虑作肠切除及端端吻合术;粘连成团时应尽量保留有生机的肠管,以防发生术后营养吸收障碍;对不易切除的梗阻肠段,可用梗阻的上下肠襻间作侧侧吻合捷径手术;肠壁与腹壁切口广泛粘连时,可应用刀或剪锐性分离,允许削下部分壁腹膜,而保证肠壁勿受损伤破裂。

"有备而来"居峦顶

严格要求临床带教是需要有教案的,之所以至今没有教案是因为示教患者不固定,有很大的随机性,教学管理单位很难要求示教老师写出教案。为此,模拟出了一份"模拟示教阑尾炎"的教案,不可能推广,仅作为研究课题提出。仅供临床教师们参考。

病历摘要

患者,女性,31岁。因右下腹部疼痛20小时入院。

患者20小时前,觉上腹部、脐周和右下腹部轻微间断疼痛,每次疼痛持续三五分钟,觉伴有腹胀。今天晨醒后觉腹部疼痛阵发性加重,伴恶心,曾呕吐三次,呕吐物味酸苦,含进食物,色黄绿,总量约100ml。病后小便共5次,浅黄色,不混浊,不伴尿痛、尿急和排尿困难,无腰痛。发病以来未解大便,有肛门排气。患者告知本次发病前两天结束月经,经期有性生活史,平时月经规律、血量不多,无血块,白带不多,无臭味。孕一产一,足月顺产,男孩体健。无手术史。无遗传病史、药物过敏史和不良嗜好。出生天津周围县城,无外地久居史。入院体格检查:体温38℃,脉搏92次/分,呼吸19次/分,血压14/10kPa。发育正常,营养佳,无脱水征,皮肤黏膜不苍白,不黄染。表浅淋巴结未触及、甲状腺不肿大。气管位置居中、双肺叩诊清音、呼吸音清晰、未闻及干湿啰音。心界不扩大、心律92次/分,心律齐,无杂音。腹部膨隆(肥胖型),未见肠型及胃肠蠕动波,下腹部压痛,反跳痛,以右下腹部明显,右下腹部肌紧张,未扪及肿块,肝、脾未触及,双输尿管行程未触及压痛,肠鸣音活跃,未闻及高亢肠鸣音及气过水声。肝浊音界正常,移动性浊音阴性,右下腹穿刺未获液体。血常规检查血红蛋白110g/L,白细胞15×10^9/L,中性粒细胞85%,淋巴细胞15%;小便常规正常,潜血试验阴性;胸片正常;腹部立位腹平片:膈下未见游离气体,小肠胀气,可见两个气液平面约3cm;电解质,血尿淀粉酶正常。

采用此病例的目的是对右下腹部疼痛的诊断和鉴别诊断。突出了青年女性,月经两天以后出现右下腹痛。腹痛为持续性,伴有阵发性加重、恶心、呕吐,有右下腹部腹膜炎体征。实验室检查显示白细胞升高,中性分类增加。X线腹平片提示不全性肠梗阻。属于适合于训练实习学生的能力和水平的病例。

1. 第一步为启发学生,分析造成右下腹部局限性腹膜炎的可能原因。

(1)急性化脓性阑尾炎:①右下腹部痛伴有恶心、呕吐。②右下腹部局限性腹痛。

(2)膜炎体征,白细胞增加,中性分类增加。急性盆腔炎:①年轻女性,月经期过后两天出现腹部疼痛;②月经期有性生活史;③下腹部疼痛;④右下腹部局限性腹膜炎体征;⑤白细胞增加,中性分类增加。

(3)肠梗阻:①右下腹部疼痛,伴有阵发性加重;②恶心、呕吐;③没有解大便;④右下腹部局限性腹膜炎体征;⑤立位腹平片显示小肠气液平。

2. 进一步分析为,推导急性阑尾炎的诊断。

(1)急性阑尾炎的腹痛特点:急性阑尾炎是外科最常见的急腹症,70%～80%的急性阑尾炎具有典型的转移性右下腹部疼痛的病史,起病时腹痛多起于脐周和上腹部,位置不固定,呈阵发性,几小时后转移并固定在右下腹部,疼痛呈持续性,逐渐加重。但是也有一部分,即20%～30%的患者从发病开始就表现为右下腹部的疼痛。因此,不能因为没有转移性疼痛就排除阑尾疾病。

(2)诊断急性阑尾疾病最重要的体征是右下腹部固定的局限性腹膜炎,本患者有右下腹部的急性疼痛病史,右下腹部固定的局限性腹膜炎体征,有消化道的症状和白细胞的炎性反应,诊断急性阑尾炎的根据充分。

(3)做出急性阑尾炎的初步诊断以后,还要排除其他疾病的可能。初步考虑为急性阑尾炎之后,还需要与之鉴别的主要疾病为:急性盆腔炎,右侧急性输卵管炎和肠梗阻。

急性盆腔炎,右侧急性输卵管炎:本例患者有这方面的可能,尤其是月经期内的性生活史,容易导致逆行性感染。急性盆腔炎多为盆腔的双侧疼痛,一般消化道症状轻微,常伴有脓性白带,有臭味。支持点不多,但是还需要妇科医生协助诊断(会诊)。右下腹部疼痛加重一天,伴有恶心、呕吐、肠鸣音活跃,但是没有高调肠鸣音或气过水声,X线检查有两个小肠的气液平面,还不能凭此诊断为机械性肠梗阻。

妇科会诊意见:患者的腹部疼痛和压痛、腹膜刺激征主要表现在右下腹部,压痛点在麦氏点部位,双合诊检查阴道无充血、没有脓性分泌物,穹窿部位没有明显触痛、子宫颈没有充血、不水肿、无举痛。子宫体积不大、没有压痛,未触及肿块。妇科认为不排除急性输卵管炎和急性盆腔炎的可能,但是急性阑尾炎的可能性大。进一步超声检查,阑尾直径2.0cm,长度7.8cm,周围有液性暗区,阑尾周围肠管扩张,蠕动活跃,肠间有少量液体,子宫和双侧附件无异常。

3. 随后向实习学生们介绍了治疗经过,如经过禁食水、胸片检查,心电图检查,给予针对革兰阴性菌、厌氧菌的抗生素控制感染后手术治疗。

手术发现:阑尾充血、水肿,大网膜包裹,周围有大量脓性分泌物,盆腔有少量脓液,周围肠管局限性扩张,未见肿瘤,扭转或狭窄。行常规的阑尾切除手术。关腹时已经充分冲洗伤口。术后给予抗炎等治疗。术后第六天出现伤口红肿、压痛,敞开伤口有脓性液体和液化的脂肪组织,给予换药、加强抗生素治疗,术后第十四天伤口肉芽新鲜,无脓性分泌物,二期缝合伤口,愈合良好,第二次缝合后的第八天拆除缝合线,出院。病理报告为急性化脓性阑尾炎。

4.随后，就急性阑尾炎的诊断和治疗启发学生们的各抒己见。要求探出以下内容。

(1)急性阑尾炎是急腹症中最常见的疾病，约占普外科住院患者的 10%～15%，死亡率为 0.1%。早期诊断和治疗的预后很好。阑尾动脉起自回结肠动脉，为终末动脉支，容易缺血。阑尾腔的机械性梗阻是引起急性阑尾炎的基本原因。堵塞的原因为：阑尾腔细长，开口狭小，壁内有丰富的淋巴组织，阑尾系膜短，容易引起阑尾的弯曲和扭曲。引起阑尾腔机械性梗阻的主要原因为：粪石堵塞、食物残渣、管腔狭窄、肠道寄生虫等。阑尾腔梗阻后，腔内压力升高，血液回流障碍，阑尾壁充血、水肿，黏膜发生溃疡，甚至坏死、穿孔。肠腔堵塞可以发生细菌感染，进一步加重上述的病理变化。部分急性阑尾炎是因为肠道的直接蔓延感染，或引起阑尾管壁的肌肉痉挛，血供障碍，导致急性阑尾炎。

(2)急性阑尾炎的症状主要包括以下几点。

1)腹痛：腹痛是急性阑尾炎的早期症状，起始疼痛不剧烈，多位于剑突下和脐周围，以后逐渐加重，疼痛转化为阵发性，反映的是阑尾管腔梗阻，管腔扩张，管壁肌肉收缩引起了内脏神经的兴奋，出现了神经发射性疼痛。经过几小时或十几小时以后，腹痛集中、固定到右下腹部，疼痛性质也转化为持续性，反映阑尾炎症已经侵犯到了浆膜层，壁腹膜受到了刺激，引起了体神经的定位疼痛。有 70%～80% 的患者有这样的典型的转移性疼痛，而且临床常把转移性疼痛作为了急性阑尾炎的专有名词。但是慢性阑尾炎的急性发作时，疼痛常开始于右下腹部，没有转移痛的过程。

由于阑尾的形态和位置的不同，也可以表现为右腰部的疼痛(盲肠后阑尾)，右上腹部的疼痛(高位阑尾)，左侧的腹痛(左侧阑尾)，耻骨上区疼痛(盆腔阑尾)。早期阑尾炎

的疼痛是因为内脏神经的刺激，所以没有明确的定位，只有腹膜刺激征。腹痛的轻重程度与阑尾的病理改变有关。单纯性阑尾炎的疼痛程度轻，表现为隐痛。化脓性阑尾炎和坏疽性阑尾炎的疼痛程度重，而且呈阵发性绞痛或持续性剧痛。腹痛的突然减轻往往预示着阑尾已经穿孔，阑尾腔内压力减低，周身症状没有同时减轻，尤其是腹部疼痛减轻以后再次加重，说明后者是腹膜刺激征的表现，更说明是急性阑尾炎。

2)胃肠道症状：恶心和呕吐常出现在急性阑尾炎的早期，呕吐属于反射性，程度较轻，同时伴有食欲缺乏。有部分患者因为肠道受到刺激，可以出现腹泻和便秘。盆腔阑尾炎，由于炎症刺激直肠和膀胱，可以出现腹泻、里急后重和膀胱刺激症状。阑尾穿孔后可以出现急性弥漫性腹膜炎，导致肠麻痹性肠梗阻。

3)周身反应：早期有头痛、乏力等。炎症加重可以出现畏寒、发热、口渴、出汗等感染症状。急性单纯性阑尾炎的体温一般不超过 38.5℃，化脓性阑尾炎和坏疽性阑尾炎合并穿孔后，常伴有高热、寒战，体温常在 38.5～39℃ 或以上。老年患者由于反应性差，体温可以不升高，小儿阑尾炎的体温常在 38℃ 以上。一般先有腹痛，然后出现发热，这是外科腹痛的特点。如果先出现畏寒、发热，然后出现腹痛，则外科疾病的可能性很小。

(3)急性阑尾炎的临床体征主要包括以下几点。

1)右下腹部疼痛：是急性阑尾炎发作重要的体征。压痛点常在麦氏点附近，可以随着阑尾的位置改变，但是位置固定具有重要的诊断价值。在腹部疼痛主诉仍然在上腹部或脐周时，右下腹部压痛点仍然可以检查出来。当阑尾炎症扩散后，即使有更广泛的腹部疼痛，右下腹部的压痛仍最明显。这也进一步说明了局部体征检查和获得的重要性。

2)腹肌紧张和反跳痛：早期腹肌紧张是

由于内脏腹壁反射所致,检查时感到右下腹部肌肉的抵抗,当阑尾炎症波及壁腹膜以后,肌紧张的程度进一步加重,阑尾穿孔以后,腹膜受到较强烈的刺激,出现的肌紧张的程度更加明显,甚至出现肌肉的强直性收缩。反跳痛反映的是壁腹膜的炎性刺激,而且和腹部的压痛在同一位置上。

3）其他的辅助检查:结肠充气征(Rosering 征)、腰大肌征、闭孔内肌征、治腿抬高试验、直肠指检等。

(4)急性阑尾炎的实验室和辅助检查。

1)血常规:白细胞和中性粒细胞的增高,急性单纯性阑尾炎的白细胞常在 12×10^9/L 左右,中性粒细胞常在 80% 以上。急性坏疽性阑尾炎的白细胞常在 18×10^9/L 以上,中性粒细胞常在 90% 以上。白细胞不增高不能排除阑尾炎的诊断,应反复检查,白细胞逐渐增高可以帮助诊断。

2)B 超检查:可以发现肿大的阑尾征象,阑尾腔内可以有低回声影像,周围可以出现液性暗区和肠管扩张。

(5)需要介绍急性阑尾炎是常见病,多发病,一般不难诊断。当遇到小儿、老年、妇女、肥胖病人检查不出腹膜刺激征,就容易误诊。需要鉴别的疾病主要有以下几种。

1)胃十二指肠溃疡合并穿孔:溃疡穿孔可以出现右上腹部疼痛或剑突下疼痛,穿孔后消化液沿着右侧的结肠旁沟流向右下腹部,出现右下腹部的疼痛,很像转移性右下腹部的疼痛的表现。体格检查也出现右下腹部的压痛和腹膜刺激征。严格来讲这种不同部位出现的疼痛不能称为转移性右下腹部的疼痛,只能称为腹部疼痛的蔓延到右下腹部。转移性右下腹痛必须是伴随着原有的腹部疼痛消失,而出现的右下腹部疼痛,原腹部疼痛部位没有压痛,仅有右下腹部的压痛和反跳痛。溃疡病穿孔造成的腹肌紧张因为是化学性刺激,常形容为板状腹,程度非常重。溃疡病常有溃疡病的历史,发病急,疼痛性质剧

烈,呈刀割样,甚至出现休克表现。尽管有内容物在右下腹部刺激腹膜,但主要体征在上腹部。除此之外,还可以通过 X 线检查和超声检查发现膈下游离气体和液性暗区进一步鉴别。腹腔穿刺对鉴别急性阑尾炎的渗出和溃疡病穿孔后的消化液外溢很有价值,溃疡病穿孔后的消化液的外溢,液体呈黄色、浑浊、含胆汁、无臭味,有时可以见到食物残渣。急性阑尾炎的渗出液为稀脓性,略带臭味。

2)卵巢滤泡破裂:多发生在青年女性,发生时间多在两次月经来潮之间,右侧的卵巢滤泡破裂主要是血性液体刺激腹膜,造成急性腹膜炎与急性阑尾炎有鉴别的可能。卵巢滤泡破裂的发病急,开始就固定在右下腹部,很快就扩散到整个下腹部,出血量大时可以扩大到全腹部,不出现转移性疼痛。卵巢滤泡破裂的腹部疼痛有开始较重,逐渐减轻的特点,腹肌紧张也较轻。腹腔穿刺可以有不凝固的血性液体,只要想到这种疾病一般不难鉴别。

3)急性输卵管炎和急性盆腔炎:疼痛部位可异位与右下腹部或左下腹部,甚至双侧的下腹部,位于右下腹部的疼痛需要与急性阑尾炎鉴别。急性输卵管炎和急性盆腔炎多发生在已婚妇女,致病原因主要是产后或流产后感染、空腔手术后感染、经期不洁、邻近器官的炎症蔓延或慢性盆腔炎的反复发作。询问病史时必须询问月经和生育史,近期有无妇科手术史。年轻妇女的经期性生活史是急性盆腔感染和急性输卵管炎的主要原因,本例患者有经期性生活史的病历采集很好。主要临床表现为:双侧或单侧的下腹部疼痛、压痛位置偏低、盆腔检查可以发现阴道充血、伴有大量脓性分泌物,穹窿有明显触痛,子宫颈充血、水肿、举痛明显。子宫体积增大、有压痛。子宫两侧压痛明显,有时可以触及肿块。盆腔炎症形成脓肿以后可以触及有波动性的包块,后穹穿刺可以发现脓性液体。这两种疾病一般不出现转移性右下腹部疼痛。

4)卵巢囊肿蒂扭转:右侧卵巢囊肿蒂扭转时可以突然出现右下腹部的剧烈疼痛,常伴有恶心、呕吐,严重时可以出现休克表现。扭转出现后的发展趋势是腹部疼痛为持续性,扭转接触后疼痛逐渐减轻或消失。扭转的初期可以没有腹肌紧张,出现囊肿坏死、感染后可以表现为右下腹部的腹膜刺激征,压痛的主要部位在扭转的瘤蒂部位,位置较阑尾低,多在耻骨的右上方。检查时可以发现肿块。妇科检查肿块与子宫相连,触诊子宫颈时疼痛加剧。超声检查可以发现肿块。

5)右侧宫外孕破裂:宫外孕破裂可以出现突然的剧烈疼痛,同时伴有出血体征或大出血体征。腹痛是因为输卵管膨大、破裂,血性液体刺激腹膜等多种因素引起的。详细询问病史可以得到破裂时的撕裂样疼痛,常伴有恶心和呕吐,血液集中在右下腹部时可以感到右下腹部疼痛,血液集中在子宫直肠隐窝时,可以出现肛门部位的坠胀感,出血量多时疼痛范围扩大。常伴有头晕、乏力、脉搏加快、出汗等休克症状。这类患者常有停经历史和阴道流血史,妊娠试验阳性,不伴有畏寒、发热。血色素降低后出现贫血症状。超声检查可以发现盆腔和腹腔积液,诊断行穿刺可以发现不凝固的新鲜或陈旧性血液。

6)右侧输尿管结石:右侧的输尿管结石同样可以产生右下腹部的疼痛,但是这种疼痛发生突然、程度剧烈,为阵发性绞痛,向会阴部放散,没有转移性右下腹部疼痛。体征主要是沿着输尿管走行的压痛尤其是三个输尿管压痛点部位的疼痛,有肾区叩击痛,没有腹膜刺激征。小便检查多可见到红细胞,潜血试验阳性,可以伴有泌尿系统感染。体温一般正常,腹部立位腹平片有时可以见到阳性结石。超声检查有时可以见到梗阻近端的输尿管扩张,甚至发现结石。

7)急性胆囊炎:胆囊的位置较低,胆囊明显肿大,有时容易和高位阑尾炎发生鉴别诊断问题。急性胆囊炎有反复发作的趋势,常以进食油腻或暴饮暴食为诱因,表现为右上腹部和右下腹部同时有压痛和腹膜刺激征。可以触及胀大的胆囊。疼痛性质常为绞痛,伴有寒战、发热,有的患者出现黄疸。超声检查可以发现肿大的胆囊、胆囊炎,有时可以发现胆囊结石,胆总管扩张或胆总管结石。

8)急性肠系膜淋巴结炎:多见于儿童,常伴有上呼吸道感染,一般先出现发热,没有转移性疼痛,不伴有恶心和呕吐,右下腹部压痛范围弥散,不固定,常偏内侧,没有肌紧张和反跳痛。超声检查有时可以发现右下腹部的淋巴结肿大。

9)急性阶段性回肠炎:常发生在回肠的末端,症状和体征和急性阑尾炎有时相似。急性阶段性回肠炎一般没有转移性腹部疼痛表现,常有反复发作历史,常表现为阵发性绞痛,有腹泻和便血的历史,常有畏寒和发热等中毒症状,中毒症状明显是其特点之一。一般很少有腹膜刺激征,肠鸣音活跃。超声检查没有帮助。

5. 实习时准备回答既往曾经听到过的质疑内容。

(1)急性阑尾炎的转移性右下腹部疼痛是很重要的症状,必须抓住转移的特征,而不是扩散。

(2)转移时间一般在几个小时或 1～2 天,一般要超过两个小时,几分钟内就转移的可能性不大。

(3)位置不是诊断的关键,但是位置固定是重要的依据。

(4)出现局部极小范围的右下腹部的腹膜刺激征是诊断急性阑尾炎的重要体征,是与内科疾病鉴别的关键。

(5)腹部超声检查对急性阑尾炎有实用价值,除了对阑尾炎的诊断以外,更重要的是排除其他疾病。

(6)对女性右下腹部疼痛必须排除妇科疾病。

(7)阑尾炎的切除手术是安全、可靠的手

术。手术切除既可防止复发，又可避免继发腹腔感染。因此是治疗急性阑尾炎的主要方法。

(8)急性阑尾炎的非手术疗法适用于早期单纯性阑尾炎，或因为同时伴有其他严重的器质性病变，不能耐受手术的患者。

(9)急性阑尾炎发病超过 72 小时，右下腹部可以触及包块，有局限性腹膜炎，中毒症状不明显者。估计切除阑尾的可能性不大，可以非手术治疗。

(10)非手术治疗不是根本的治疗措施，待炎症消退后 3 个月再行阑尾切除术。

(11)在非手术治疗期间，如果出现腹痛加剧、全身中毒症状加重、腹部包块扩大，则需要进行脓肿切开引流手术。脓肿切开引流手术不强调切除阑尾。

(12)老年人和小儿的急性阑尾炎因为症状不典型，确诊时间晚，患者的抵抗能力较差，容易出现阑尾穿孔，而且炎症不能局限，容易扩散形成弥漫性腹膜炎。因此，对这样的患者一旦确诊，需要早期行阑尾切除手术。

(13)妊娠早期：(妊娠三个月内)需要在妇产科的配合下早期手术，否则随着子宫的增大，阑尾的位置升高受压、缺血，容易并发阑尾穿孔。

(14)妊娠中晚期：由于子宫的增大，是盲肠和阑尾的位置移位，将大网膜和小肠推向一侧，加上胎儿的活动和子宫壁的部位经常改变，阑尾穿孔后的炎症不容易局限，常引起弥漫性腹膜炎。腹膜炎的刺激可以导致早产、产后感染扩散，出现中毒性休克，可导致产妇死亡。因此，中晚期妊娠合并急性阑尾炎已经确诊，应立即手术治疗。

(15)阑尾位于盲肠后或异位阑尾、黏膜下阑尾，手术中寻找阑尾困难。

(16)慢性阑尾炎的急性发作，阑尾与周围粘连严重。

(17)化脓性阑尾炎或坏疽性阑尾炎的基底部增粗肿胀、坏死，阑尾包埋困难。

(18)切口部位选择不妥或切口过小，影响手术的安全性，不宜提倡。

(19)手术中发现术前诊断与事实不符，不要忘记及时请示，不要一意孤行。

(20)切口感染：是急性阑尾炎手术后最常见的并发症。未穿孔的阑尾切除手术切口感染率在 10% 以下，穿孔组的切口感染率可达 20% 以上。发生感染的原因为：①手术时污染切口；②手术时间过长；③手术牵拉严重；④组织损伤过多；⑤存留血肿或异物；⑥引流不畅；⑦患者本身因素；如肥胖或营养不良。

(21)避免切口感染的措施：①对切口的良好保护；②选择合适的部位和切口；③消除无效腔；④确实止血，避免血肿的异物存留；⑤避免过度使用电刀烧灼脂肪；⑥充分减少腹腔内的污染；⑦对切口适当使用引流措施；⑧适当使用抗生素；⑨对切口及时观察和处理。

(22)腹腔残存脓肿：脓肿可以发生在盆腔、肠间隙、右髂窝甚至膈下。视情况局部穿刺或手术引流。要想到手术后有发生肠瘘的可能。

今后必然会遇到手术后的皮下出血、肌层出血、腹腔内出血、腹膜后出血、肠系膜内出血、肠腔内出血等，需要及时请示上级医生。

"自己刨坑"挨数落

为了让临床医生了解患者住院后的心态，我们根据有可能出现的工作缺点和错误，编制了一段"小品性质"诊治经过，并以此为线索剖析医患关系和纠纷的起因。

某中年女性患者，拟接受右侧结节性甲状腺肿切除手术，只身仰卧在身下硬邦邦的手术床上，双眸被无影灯的寒光控制着，耳边不断地响着金属、玻璃的撞击声、刺耳的撕裂声，颤抖的心被无名的焦虑、紧张、恐惧一次次戳破，唯一的希望是主管医生能轻轻地抚摸着自己，贴在耳边告诉一声"有我在，你放心"。

随着手术室的早交班结束,负责为患者麻醉的医生率先进入手术间,紧接着呼喊着巡回护士,赶快过来配合麻醉工作,要来了消毒器械、消毒液、麻醉用巾单,直到麻醉医生的呼喊声由大到小,由急到慢,手术室内很快进入了沉寂。患者躺在独属于自己的有限空间内,被毫不连贯的只言片语扰乱心绪,方知晓手术室内会有如此之多的人不停地打招呼、听招呼,往自己身边送东西,虽然不清楚都送来了什么,有什么用。

"叫什么名字?""说你呐,你叫什么名字",被无影灯照得心烦意乱的患者,凭不耐烦的声音判断询问的是自己,于是道出了自己的名字。"已经跟你核对过了,名字没错了,开始给你麻醉了。"随着麻醉的命令开始,患者觉得自己的头部被搬向了左侧,麻醉医生好像是为了找到一种位置,不时地用手按压颈部,有时点摸,有时按揉,有时重压,最后按了按患者的头部,告诫到:"就这样待着,千万不要动,不然的话你就要受罪了。"

"谁帮我看看麻醉药的名字!"显然是麻醉医生发出的祈使句。"把污物桶给我踢过来点!","再给加点碘伏!"频繁的求助,换来了一句"早干什么去了,一个人干活,还得几个人伺候着!"的巡回护士回应。麻醉医生也不甘示弱,"不给你们找点活,到健身房减肥去,不还得花钱嘛!"这时,不知道什么人说了一句"闭嘴,别胡说八道,患者不是全麻!"手术室内顿时静寂下来。

"给你扎一针"的话音还没有落下,也许是先扎了针后说的话,总之,在患者毫无被扎针的准备下,顿时觉得右侧颈部突然疼了一下,又被"不许动"的命令束缚住,精力全部被集中到了被刺扎的右侧颈部,不清楚还要痛多少次,还要痛到什么程度,麻醉到什么时候才能不疼了。患者躺着,全神贯注地感觉着颈部疼痛,如同看着扬起的鞭子,在眼前晃动着,鞭梢悬空绕了几个圈子,再重重地抽打着

肉身。事后患者说:"我就根本没有听到麻醉医生告诉我'再扎一针''还要扎一针'的告知。"

患者被扎了几针后,终于盼到了麻醉医生停住了手,似乎传来了收拾东西的声音。这时一位男性问道:"麻完了吗?"麻醉医生回答道:"这个患者脖子的肉太多,可不好找了!""行吗?"麻醉医生回答:"看看吧!"患者闻此言,顿时心怀忐忑,一个劲地回忆着"是不是刚才没有遵守规定,头部随便动了"。约莫过了几分钟,麻醉医生掐了患者的右侧脖子,恰逢患者担心自己没有被麻住,冷不丁地被麻醉医生掐了脖子,而且还比较痛,顿时有了揪心的感觉。

"我疼!"始终没有与患者聊过天,谈过话的麻醉医生,被这突如其来的吼叫刺激弄得不知所措,手术室内的很多医护人员聚拢来,围着患者嘘长问短,集中的声音是"你怎么了?"患者声音哽咽,不断重复着:"我疼,麻醉不管用!"这时麻醉医生心平气和地说:"别着急,再等一会就不疼了。"紧接着患者喊着:"我头痛,我腿痛,我受不了了!""我不做手术了!"

麻醉医生问站在一边的主管手术医生说:"你们看看怎么办吧!"主管手术医生对患者讲:"你再等一会,麻醉有效果就不疼了。"情绪亢奋的患者只回答一句话:"我说什么也不做手术了。"主管手术的医生只得与手术室外的患者家属沟通,告诉家属"还需要观察麻醉的效果,手术还没有开始"。家属表示了理解。

手术室内,患者明确表示"坚决不接受手术了",针对患者反映的"头痛,腿痛,哪都不舒服了",决定将患者留在麻醉复苏室,直到稳定后返回病房。两个小时后,患者被麻醉科送回病房,接触到家属,相互间沟通了手术室内的情况,家属代表的长女找到主管手术的主任,询问在手术室内究竟发生了什么?被主任解释到"麻醉过程患者感到疼痛,没有

办法要求患者继续手术,就回病房了"。

时间不长,正赶上麻醉医生送回另一位手术后患者,被患者家属发现,围着不让走,病房内一位年轻的男医生,试图拦住家属,结果控制不住几位女性家属不住地指点麻醉医生的胸部、额部。病房内的年轻男医生赶快退出病房,呼唤来了主管患者的中年女医生。主管患者的中年女医生赶到病房后,立即阻挡住患者家属。

随后的是医患间为善后工作沟通。

通过这个模拟案例,可以看出以下问题。

1. 患者有生以来第一次进入手术室,第一次观察到通道和手术间、第一次见到悬空和落地设备、第一次躺在了窄小的手术床上、第一次嗅到手术室的特殊气味、第一次感悟到手术室人员的服装,第一次见到了周围的陌生人都只露出了双眼、第一次接受麻醉、第一次接受手术,难免恐惧、紧张、焦虑。

2. 患者进入手术室,只身一人躺在了手术床上,诸多生疏尽收眼底,究竟会想什么,是医务人员必须考虑的业务课题。我们曾询问过部分患者,进入手术室内最希望的是什么,多数回答是有家属或者熟人在身边。曾经设计过为接受手术患者设计专用的录像资料,抓拍一些患者住院后与家属交谈、生活的片段,吸引其注意力离开手术室,借助温馨服务缓解精神和心理压力,对密切医患关系起到一定作用。

3. 患者进入手术室后,与亲属割断了联系,与周围人没有可说的贴心话,容易产生孤独感,只知道已经发生了什么,不清楚将要面临的是什么,目的还是接受手术,就容易产生恐惧和紧张,此时,最大的和谐和凝聚的力量就是医务人员主动与患者打个招呼,说上一句"这么多的人都在关心着你""有什么不舒服吗?""还需要我帮助你干什么?""最好的等待是把心静下来"。

4. 主管医生对患者的住院全过程均负有管理责任,而且是从住院处接待患者之后,

到患者办理完出院手续为止。主诊制规定不但要管好自己的三级医疗工作,还要管理好护理、辅助检查、检验、手术、麻醉、病理、会诊、病案、财务、医保、安全等。患者进入手术室后的主要管理责任仍为主管医生,麻醉医生、器械护士、巡回护士等均须在主管医生的统一部署下工作,绝非交班、换岗、委托行为。所以有规定,受术者的身边不能没有医务人员在场,包括手术科室的主管医生必须伴随在患者身旁。

5. 患者进入手术室的同时,主管医生要派员管理,目的是防止工作脱节给自己带来失职的责难。患者被转送到手术室时,需要有医疗组的医务人员在一旁,通过聊天等形式避免患者胡思乱想,是避免患者精神紧张的措施之一。主管医生陪同患者进入手术室后,如果不在患者身旁,就失去了存在的必要。

6. 人际交往的语言除了口对口的直接沟通之外,还包括了形体语言。手术室内的医务人员没有与患者实施有效语言沟通,"语言空间静寂"的同时,代之以肢体语言导致的"异常噪音",对患者构成了难以耐受的刺激。患者在恐惧、紧张、焦虑状态下,突如其来的金属撞击声、敲碎药瓶声、撕扯胶布声等会一次次地骚扰患者。

7. 手术室内的麻醉和手术需要有条不紊地进行,其中就包括了器械设备的准备齐全。给患者实施颈丛麻醉时,要事先准备好穿刺包、麻醉药、消毒物品,甚至污物桶。切忌被患者听到临时增加消毒药、麻醉药、操作器械等呼喊声,撞击到患者早已忐忑不安的心理。

8. 麻醉医生给患者实施右侧颈丛麻醉时,需要先麻醉几个穿刺点,要试探麻醉的深部部位,要变换方向进针,靠患者感觉决定是否投药,再观察效果。有经验的麻醉医生会十分清楚患者配合操作的重要性,首先要解除患者的高度紧张,了解为什么要扎好几针,

如何达到阻滞感觉神经的麻醉目的,需要患者如何配合,最终实现患者满意地接受,痛觉在可耐受范畴。

9. 缺乏经验的麻醉医生,没有让患者疼得明白,等得耐心,恰逢患者对手术室疑窦横生的节骨眼上,开始了操作。患者不清楚医生要干什么,对可能的疼痛毫无心理准备的情况下,挨上了一针。紧接着又挨针,又疼痛,一下子突破了患者的忍耐阈值,被判断为麻醉无效。加上患者早已经反感麻醉医生的准备不充分,说了一些与麻醉无关的闲事,下意识感到麻醉医生对自己的麻醉不甚关心,唯恐生命安全受到威胁,故做出了终止手术的决定。

10. 要随时观察患者的现场反应。当患者已经表示对医务人员工作不满时,切忌简单生硬地顶撞患者。这就要求医务人员搞清楚是为自己服务还是为患者服务,为自己服务就只能要求患者服从自己,为了患者服务就必须倾听患者的反映,满足患者的需要。麻醉医生给患者实施颈丛麻醉时,已经有了麻醉效果不理想的潜意识,听到患者的异常反应后,还没有警觉到潜在的医疗风险,提高医疗质量意识和规避风险意识就比较差了。

11. 患者家属没有与患者见面之前,想象不到手术室内发生了什么,患者在手术室内的情绪不可能不带出手术室,一旦家属与患者共鸣之后,势必会掀起不小的风波。结果麻醉医生与主管医生均没有认真考虑如何接待家属的质疑,或者超出理智控制的举止。任凭事态随意蔓延,潜藏了多种风险。

12. 已将发现了纠纷苗头后,麻醉医生、患者的主管医生、麻醉科室主任、普外科主任,完全有机会商议善后的处理事宜。结果,麻醉医生与患者的主管医生之间没有及时沟通,两个科室的主任全然不知道已经发生了什么,更谈不上商议善后。结果造成了患者与家属沟通后,对麻醉科医生采取了强硬行为,麻醉科医生暴露在患者面前,患者的主管

医生应对处理比较被动。

“模拟查房”告学生

查房时,主管医生介绍了一位急性尿潴留的患者,已经留置了导尿管,病史部分介绍得很少,现场质疑病史部分有损于主管医生的威信,具体讲解又觉得内容浅显,于是决定模拟一份急性尿潴留的查房过程,供主管医生事后阅读,反思工作。

主任:患者为老年男性,住院后根据“尿液在膀胱内不能排出”的定义,诊断为尿潴留;根据来得急,诊断为急性尿潴留;根据患者的前列腺肥大,明确了病因诊断,是这样的思路吗?

医生:是的。

主任:有了这样的决断,一定是在排除了其他因素之后。就需要反映在主管医生与患者的谈话中,都包括了哪些内容?

医生:我问过患者有没有炎症因素的尿急、尿痛、尿血、突然的排尿困难和尿中断,有没有过尿道外伤,是不是经常留置导尿,目的是排除尿道炎症水肿、尿路结石、尿道狭窄、尿道外伤、前列腺肥大,也包括肿瘤引起的。

主任:患者未必清楚我们为什么要问这些内容,但是能够感觉到我们的工作非常细致,起到了密切医患关系的作用。

患者:我都想象不到会问我这样多的情况,连我自己都得静下心来想想,我就觉得医生们确实高明。

主任:有付出就一定有收获。患者主动告诉我们的症状,属于“与患者对话”,我们的工作是与“疾病对话”,需要按照我们对疾病的理解,发觉系统症状。刚才主管医生讲的就是我们必须掌握的梗阻因素,还要包括外在压迫和神经因素,认识疾病就立体了。

主任:前列腺增生是常见病,患者能不能知道这种病从什么时间开始的?

医生:早期的前列腺增生能够被机体代偿,没有典型症状。随着下尿路梗阻加重,症

状才逐渐明显。这种过程相当缓慢,患者难以确定起病时间。

主任:症状出现的特点是比较隐晦。我们需要询问的早期症状是什么?

医生:应该是尿频。

主任:更确切的尿频,应该是夜尿次数增加。

医生:为什么夜间尿频?

主任:包括尿量和排尿次数增加。主要与尿道梗阻、膀胱括约肌功能、夜间尿量及残余量的多少、夜间迷走神经兴奋等有关。这例患者的早期症状出现在什么时段?

医生:在 3 年前。

主任:为了了解前列腺增生后的演变程度,我们还必须进一步了解尿频包括哪些内容。

医生:白天尿频和夜间尿频的次数,排尿量,逐年演变趋势,当前具体情况。

主任:这些对我们诊断疾病有什么作用?

医生:通过尿频症状,了解前列腺的腺体不断增大,造成机械性梗阻的进展态势,认识疾病的特点,掌握规律。

主任:认识疾病规律远比治疗一例患者更重要。有人认为"下尿路梗阻的程度与腺体大小不成正比",由此忽略对尿频的询问,你同意这种观点吗?

医生:我认为这是一个问题的两个方面。前列腺增生肥大与尿频成正比是规律。前列腺肥大未必是均匀分布的,有的更表现在向尿道方向突出,较小的前列腺会导致出现尿频,即便在这种情况下仍然表现为肥大程度与梗阻成正比。正确的说法应该是"前列腺肥大可以导致下尿路梗阻,肥大程度与梗阻成正比,也包括体积小的前列腺"。

主任:这样的说法,反映了主管医生对疾病本质的认识,而不是套用书本知识。这例患者的尿潴留是不是属于慢性的?

医生:根据病史的时间之长,应该诊断为慢性。

主任:那原因是什么?

医生:我理解,就像水库与控制闸的关系,控制膀胱出口的前列腺肥大了,相当于水库的闸门高了。

主任:能解释其中的为什么吗?

医生:略显迟疑。

主任:其实你已经解释了盆底肌肉松弛,膀胱逼尿肌受到影响,膀胱里的尿不能够及时排净,残尿造成了膀胱的有效容量减少,排尿间隔时间缩短。

医生:这样就解释清楚尿频的机制了。

主任:我们询问尿频的目的就是为了获得这样的病理生理证据。

医生:获得尿频症状不是目的,更重要的是展开思维,搞懂疾病。

主任:所见略同。尿频反映的是尿道阻力增加,其后,又会出现哪些症状?

医生:教科书上写着,排尿起始延缓,排尿时间延长,射程不远,尿线细而无力。小便分叉,有排尿不尽感觉。

主任:记得很不错。变成了患者的语言呢?

医生:急着赶到厕所以后,半天尿不出来。

主任:这就是病历记录的"排尿起始延缓"。

医生:别人很快就尿完了,我非得慢慢尿,好像比别人的尿量多,其实并不多。

主任:很精彩。这就是"排尿时间延长"了。

医生:原来尿得很远,现在不行了,软溜溜地几乎尿到鞋面上。

主任:这就是"射程不远"。

医生:尿出的尿不如原来的冲了。

主任:对,"尿线细而无力"。

医生:尿出的尿分叉了。

主任:是因为尿道外口是左右两半的,尿流无力,冲不开尿道口,结果就分流成叉了。

医生:还有,总觉得尿不干净。

主任：一个是患者感觉尿不干净，还有一个现象是尿完了总有几滴尿液沾湿裤衩。

医生：这也是尿流无力的结果。

主任：通过这样的问诊，内容多么精彩。没有详细询问过，就得不到这些有价值的信息，思路也就窄了很多。经常这样询问患者，就练出了"套话"。

医生：越详细询问，就越有问点，知识也就随着丰满了起来。

主任：如梗阻进一步加重，患者必须增加腹压，伴随着深呼吸使劲，来帮助排尿，就会出现尿流中断及淋漓现象。

医生：属于动态演变过程，病史就有了层次感。

主任：再进一步发展呢？

医生：残余尿量继续增加，膀胱会过度膨胀，压力不断升高，超过了尿道阻力，憋不住的尿会从尿道溢出，形成充溢性尿失禁。

主任：很正确。就出现了假性尿失禁。出现这种情况就需要跟神经性膀胱因素鉴别了。

医生：每一步工作都有理论支持着。

主任：有的患者平时残余尿不多，但在受凉、饮酒、憋尿，服用药物或有其他原因引起交感神经兴奋时，可突然发生急性尿潴留。患者尿潴留的症状可时好时坏。可以不可以出现血尿？

医生：前列腺黏膜上毛细血管充血及小血管扩张并受到增大腺体的牵拉或与膀胱摩擦，当膀胱收缩时，可以引起镜下或肉眼血尿。

主任：所以，也是男性老年人血尿常见原因之一，就需要与肿瘤鉴别了。要是合并了感染呢？

医生：可出现尿急、尿频、排尿困难等症状，且伴有尿痛症状。

主任：要是继发上尿路感染哪？

医生：可以出现发热、腰痛及全身中毒症状。

主任：询问病史时，发现了这样的症状，就需要考虑手术时机了。另外，有残余尿时，尿液在膀胱内停留时间延长，可逐渐形成结石，可出现膀胱憩室，在膀胱充盈时可以触诊到下腹部肿块，造成肾积水可以发现上腹部肿块，腹压长期增加可引起疝、痔和脱肛等。

医生：就可以用一元化解释了很多临床发现。

主任：通过询问病史，再加上详细的体征捕获就有了整体认知。接诊了50岁以上的男性，有进行性排尿困难，首先考虑有前列腺增生的可能。如果发现老年患者有膀胱炎、膀胱结石或肾功能不全时，虽无明显排尿困难，亦须注意有无前列腺增生。体检时．注意下腹部有无膨胀的膀胱。排尿后，直肠指诊可触到增大的前列腺表面光滑，质韧、有弹性，中间沟消失或隆起，诊断就基本成立了。

主任：（对患者）我们在互通有无，你可能不太理解，但是都是在讲对你病情的深入认识。

患者：我能够听懂你们所说的一部分，像讲故事一样，说我的病是怎么一步步过来的，就跟你们看着我的病似的，了解得一清二楚。

医生：是主任提出要求，我们跟着思考的。

主任：（对患者）这是他们当着你的面说的，其实是共同研究和分析的结果。

患者：我明白，这就是强将手下无弱兵呀！

主任：医学知识不分年龄高低，我们就是靠团队优势共同维护你的安全。

医生：我们在服务患者的同时，也在不断学习知识。每次查房复习一遍，大家的认识都跟主任接近了，时间长了就有了患者的安全了。

患者：听你们说话，我明白了很多前因后果，出院以后我就能跟人"白呼"了，就有了我的资本，就没白住医院。

主任：病房其实是共同学习的课堂，也包

括患者。当患者亲身体会到这个团队是可信赖的，可依靠的，大家就一条心了。

患者：听你们的说话，就是一种难得的享受，令我不得不佩服，打心眼里敬重你们。

主任：（对患者）结束之前，让我们例行握手礼吧！

查房结束。

"模拟案例"惠同道

在某医院会诊手术后并发症时，了解到手术前的一段经历，涉及主要伤害在哪里，接诊科室归属，如何严密会诊机制等。所涉及的一系列衔接关系都是以科室是否接受为主线，忽略了事关医疗责任谁承担的警觉。如果知晓抱走孩子的科室最安全，就不会出现推诿的现象了。为了说明抱走孩子最安全，将会诊医院的病例和会诊经过进行了改编，疾病设计为胸科、普外科、泌尿科衔接的右侧肾脏开放性锐器伤。模拟案例如下。

夜间 1 点左右，急症值班医生接诊了一例男性，19 岁患者，右侧背部被锐器致伤，经由伤口流出大量鲜血，通过伤口能够触摸到受损的肾脏，探查后伤口处有活动性出血，给予纱布填塞。

通知肾病科和胸科医生会诊，胸科医生诊断右侧胸腔积血，为锐器伤所致，因为没有气胸，未构成张力，故暂不做手术探查处理。肾病科医生会诊后不排除右侧肾脏损伤，因同时存在右侧胸腔积血，故提出放在急症室观察。

急症室值班医生认为，患者脏器损伤证据充分，胸腔积血和右侧背部出血，高度怀疑到肾脏损伤，具备了收留住院的条件。涉及患者没钱可报告给总值班协调，故要求接诊科室给予明确答复。

肾病科医生接诊患者后，考虑到右侧胸腔大量积血，将患者转给了胸腔手术处理，胸科医生为患者实施了右侧胸腔探查手术，发现出血源在腹腔，于是申请普外科会诊。普

外科会诊医生参加手术，未发现腹腔内活动性出血。转而通知肾病科医生参加手术。肾病科医生发现右侧肾脏损伤，有活动性出血，切除了患者右侧肾脏。患者收入肾病科继续治疗。

综观本患者经过了：①急症科首诊接诊；②肾病科、胸外科同时会诊；③肾病科提出留急症室观察；④急症科室将患者去向报告给总值班；⑤肾病科要求胸外科排除疾病；⑥胸外科会诊后，肾病科接受患者；⑦肾病科收入患者后，因为右侧大量胸腔积血转入胸外科；⑧胸外科手术发现出血来源在腹腔，由普外科医生参加手术，排除腹腔内出血；⑨通知肾病科术中会诊，肾病科切除了损伤且伴有活动性出血的肾脏。手术后进入肾病科。

以上演绎了以肾脏损伤来院，在医院内部转了一圈后，以切除肾脏结束。因此有必要分析肾病科医生接诊后的心态和处理原则。

肾病科接触患者后：①心态上首先认为存在肾脏范畴内的疾病，还是寄希望排除肾脏疾病，决定了今后处理态度的积极与否。②在肾脏损伤的同时，合并了其他部位的损伤，肾病科积极收治还是万不得已收留，决定了接诊主动程度。③心存不断扩大知识面，尽可能多了解相关科室疾病，就会产生迫切接诊边缘疾病的主动意识。④如果有积极防卫意识，就必然争取由本科室首先手术探查，属于本科室疾病的避免延误处理，在符合手术探查原则的前提下，不属于本科疾病的及时转移到相关科室，澄清了自己科室的责任。

因为在以上四方面的被动，肾病科没有及时收治患者，收治后又转为胸科首先手术，历经普外科会诊，最后肾病科切除了患者肾脏，原本应该由肾病科首先探查，在探查中训练诊治能力的，变成了未动脑筋的坐享其成，失去了一次很好的锻炼机会。涉及相关责任包括：①在患者未确定手术之前，几经周转的失血量不容小视，容易成为医患纠纷的导火

索。②由胸科医生首先安排手术,采取的入路不利于肾病科接续手术,时间延误导致失血量进一步增多。③经由背部手术探查肾脏,本可以避免普外科盲目参与对腹腔的探查,减少损伤程度和失血程度。④最直接损伤的可能性为肾脏,在不能排除肾脏损伤之前,不允许将患者转到胸科处理,最低限度要与胸科联合手术,否则转科就成为误诊的根据。⑤肾病科参加手术时,已经被其他科室处理终结,今后管理患者的难度增加,如同敬酒不吃吃罚酒。

通过这例患者的接诊过程,告诉我们:①会诊急症患者时,首先建立高度的防范意识,诊断没有把握的一定提高会诊人员的层次。②会诊的目的是将患者及时接收到自己的病房,立足于接受就少犯推诿的错误。③要逐渐建立会诊疾病的要约,做到哪些疾病必须接收、哪些疾病需要联合观察、哪些疾病不能接受,力争在疾病诊断环节上不出致命的误差。④病历上记录下随诊意见后,患者被其他科室接收就意味着存在病情变化的风险。如果接收科室理解变化随诊为排除疾病,请示了随诊过程,会诊科室就陷入风险之中。⑤患者住院后被转出,结果又被转回来,按照因为排除本科疾病才能转出,之所以被转回来是因为存在本科疾病的逻辑推理,此一轮回就陷入误诊的证据之中。⑥胸科探查胸腔后申请普外科手术中会诊时,是否考虑过伤道的走向,在肾脏确实存在损伤和活动性出血的事实面前,为什么没有及时申请肾病科会诊出血原因。也涉及普外科为什么接受了腹腔探查手术。

肾病科值班医生因为没有像急症值班医生那样认真触摸伤口内部感觉,对肾脏损伤的警惕性不高,对存在肾脏损伤的同时合并其他部位损伤的意识不足,转给胸科一团乱麻,致使胸科不得不推导出很多的致病因素。胸科手术后发现膈肌损伤仅为合并性损伤,受到"因为从肾脏科转来,故排除了肾脏损伤"的影响,将出血原因判断到普外科脏器或器官损伤的可能,致使普外科被牵扯进来,因为肾脏确实存在损伤的事实,几个科室都摆脱不了被指控误诊的被动。

假如肾病科首诊后,及时为患者安排探查手术,肾脏的损伤尽收眼底,右侧膈肌破裂一目了然,经由腹腔修补缝合损伤的膈肌手到擒来,免去了普外科的开腹探查手术,就很轻车熟路了。在这里还必须指出:①肾病科诊断胸腔积血后,对出血原因是否进行过诊断和鉴别诊断?②如何排除了肾脏损伤,怎么就敢将患者转到胸外科?③胸外科诊断为膈肌锐器损伤后,根据什么判断为腹腔脏器或器官损伤?④普外科接到会诊通知后,根据什么接受了开腹探查手术?⑤肾病科接受手术后有何感想和体会?

以上为"模拟案例"排除了诊治过程中诸多干扰因素,不是为了区分孰优孰劣,无意于隐喻未卜先知,目的是提高诊断和安全意识,最大限度地保护好自己,积累越来越多的临床应变能力。